ELOGIOS PARA UN LIBRO EN EL QUE LOS PADRES Y LOS MÉDICOS CONFÍAN

❖ ❖ ❖ ❖ ❖

"Excelente. Se lo recomiendo a todas mis nuevas pacientes. Tengo un hijo de 17 meses, y este libro fue como la biblia incluso para mí —que soy pediatra."

—CLAUDIA SOMES,
DOCTORA EN MEDICINA

❖ ❖ ❖

"*Qué se Puede Esperar Cuando se Está Esperando* ha sido mi biblia del embarazo."

—CYNTHIA CRAVENS ALLEN, KENTUCKY

❖ ❖ ❖

"Maravilloso. Bien estructurado, legible."

—CATHERINE C. WILTY,
DOCTORA EN MEDICINA

❖ ❖ ❖

"Su libro . . . ha sido un don del cielo. He leído fielmente cada capítulo antes de empezar el mes correspondiente y su forma de escribir, tan calmada y comprensiva, me ha tranquilizado."

—CAROL ROZNER, CALIFORNIA

❖ ❖ ❖

"Contiene información útil que no proporcionan otros libros."

—JIM WILEY,
DOCTOR EN MEDICINA

❖ ❖ ❖

"Su estilo pausado, alentador, me llena de ánimo para nuestra transición a la paternidad."

—DIANE WHEELER, CALIFORNIA

❖ ❖ ❖

"Muy tranquilizador para la nueva madre."

—RALPH MINEAR, DOCTOR EN MEDICINA

❖ ❖ ❖

"¡Sus libros no han abandonado mi mesita de noche durante 18 meses (excepto cuando me los llevé conmigo al hospital)! Su información siempre aparece en el momento preciso, es clara, concisa e imparcial."

—LORI SLAYTON, NUEVA JERSEY

❖ ❖ ❖

"Excelente, la usamos como nuestra biblia durante el embarazo."

—BRUCE ORAN, DOCTOR EN MEDICINA

❖ ❖ ❖

"Me ha acompañado durante mi primer embarazo . . . siendo una fuente de información concisa y fácil . . . Gracias a su libro, creo que nuestra hija tuvo un buen comienzo de vida."

—VICTORIA SCHEI, ONTARIO

❖ ❖ ❖

"Extremadamente útil. Este libro ha sido un valioso recurso con mis pacientes."

—SAUNDRA SCHOICHET, DOCTORA EN PSICOLOGÍA CLÍNICA

QUÉ SE PUEDE ESPERAR CUANDO SE ESTÁ ESPERANDO

• • •

Heidi Murkoff, Arlene Eisenberg y
Sandee E. Hathaway, B.S.N.

*El consultante médico: Dr. Richard Aubry, M.D., M.P.H.,
Profesor y Director del Departamento Académico y de
Obstetricia Comunitaria en la Universidad Estatal
de Nueva York de la Universidad Médica en Syracuse.*

Consultante de Investigación: Sharon Mazel

WORKMAN PUBLISHING • NEW YORK

*P*ARA EMMA, QUIEN INSPIRÓ ESTE LIBRO MIENTRAS SE HALLABA
AÚN EN LA MATRIZ, QUIEN HIZO TODO LO POSIBLE POR IMPEDIRNOS
ESCRIBIRLO UNA VEZ NACIDA Y QUIEN, ESPERAMOS, LLEGARÁ A
UTILIZARLO ALGÚN DÍA.

*P*ARA HOWARD, ERIK Y TIM, SIN LOS CUALES ESTE LIBRO NO
HABRÍA SIDO POSIBLE EN MÁS DE UNA MANERA.

*P*ARA RACHEL, WYATT Y ETHAN, QUE VINIERON AL MUNDO
UN POCO TARDE PARA NUESTRA PRIMERA EDICIÓN,
PERO CUYAS GESTACIONES CONTRIBUYERON EN GRAN MEDIDA
A LA SEGUNDA, Y A ELIZABETH, CUYA GESTACIÓN
NOS OFRECIÓ AÚN MÁS PARA LA TERCERA.

Y PARA ARLENE, GRACIAS POR TODO CON MUCHO AMOR.

Datos de publicación de la biblioteca del Congreso
Murkoff, Heidi.
What to expect when you're expecting / Heidi Murkoff, Arlene Eisenberg,
y Sandee Hathaway; con prólogo por Richard Aubry.
—3a edición, completamente revisada y actualizada.
p.   cm.
Incluye el índice.
ISBN-13: 978-0-7611-3686-6; ISBN-10: 0-7611-3686-X (pbk.: alk. paper)
1. Pregnancy. 2. Childbirth. 3. Postnatal care.
I. Murkoff, Heidi Eisenberg. II. Hathaway, Sandee Eisenberg. III. Title.
    RG525.E36 2002 618.2'4—dc21   2001043523
                                                                              CIP

Diseño del libro: Lisa Hollander, Kathy Herlihy Paoli, Susan Aronson Stirling
Ilustración de la portada: Judith Cheng
Ilustraciones del libro: Judy Francis

Los libros de Workman están disponibles a precios de descuento cuando se compran por mayor para
premios y promociones de venta así como también ventas para recaudar fondos para uso en la educación.
Se pueden crear ediciones especiales o citas del libro específicas. Para más información, comuníquese
con el director de ventas especiales a la dirección de abajo.

Workman Publishing Company, Inc.
225 Varick Street
New York, NY 10014-4381
www.workman.com

Impreso en los Estados Unidos

La primera impresión de la tercera edición en Marzo de 2002
10 9 8 7 6 5 4

TANTAS PERSONAS POR AGRADECER Y SEGUIMOS RECIBIENDO AGRADECIMIENTOS . . .

En los dieciocho años desde que nosotros pusimos los dedos al teclado para escribir la primera edición de *Qué se Puede Esperar Cuando se Está Esperando,* nosotros hemos aprendido mucho—no sólo lo que comprende la fabricación de un bebé saludable, pero lo que comprende la fabricación de un libro sobre el bebé saludable (o el embarazo). La primera lección: no la hubiéramos podido hacer solos. Muchos amigos y colegas nos han ayudado, nos han apoyado, y nos han guiado a través de la creación y re-creación de este libro—más de lo que nosotros pudiéramos mencionar, por lo menos sin dedicar un capítulo entero en esta tercera edición. Nosotros les agradecemos a todos, incluyendo:

Suzanne Rafer, la mejor amiga y editora que un autor pueda tener—por su entusiasmo, dedicación a los detalles (que hondeen por mucho tiempo las banderas rosadas), su buen humor, sus grandes visiones, su amor y su cuidado, y por estar siempre allí cuando nosotros la necesitamos.

Peter Workman, por ser un editor tan especial. Por su compromiso a la excelencia en publicar y su compromiso a una pequeña serie que pudo hacerlo. Nosotros no hubiéramos podido hacerlo sin usted, o sin . . .

Lisa Hollander, por el nuevo diseño tan refrescante; a Judith Cheng por crear la "Mona Lisa" del embarazo, y luego traerla bellamente al siglo 21; Judy Francis por las nuevas ilustraciones tan bonitas. Jenny Mandel, Carolan Workman, Bruce Harris, Kate Tyler, Jim Eber, Pat Upton, Saundra Pearson, Beth Doty, y todos los miembros de la familia de "Workman" que lo hacen un lugar especial—abrazos y besos a todos ustedes. Las gracias, también, a todos aquéllos que ayudaron con la primera y segunda edición pero que no nos rodean ya más.

Sharon Mazel, por salvar el día. Sus incansables (incluso cuando está exhausta) esfuerzos, su investigación, y sus visiones no sólo hicieron esta edición posible, sino que la hicieron mucho mejor. Las gracias, también, a Kira, por estar en el útero correcto en el momento correcto, y a Daniella y Arianne por compartir a su mamá.

Lisa Bernstein, Directora Ejecutiva de la "What to Expect Foundation", por todo lo que ella hace, que significa casi absolutamente todo. Nadie hace tanto, y nadie lo hace tan bien—y nosotros la queremos por eso y por un millón de otras razones. También, a Zoe y Teddy Bernstein, y Dan Dubno, para su paciencia y comprensión—y por permitirle a mamá hablar tanto por teléfono.

A Richard Aubry, M.D., profesor de obstetricia y ginecología y nuestro valioso consejero médico. El conocimiento tan extenso y la profundidad de su cuidado no sólo lo hace un médico notable, un maestro extraordinario, y un abogado excelente para las mujeres embarazadas y sus bebés, pero un recurso inestimable para nosotros.

Marc Chamlin, por ser el mejor abogado, e incluso el mejor amigo; a Ellen Goldsmith-Vein (con XO's) por manejarlo todo y entonces algo más, por siempre creer, y por siempre ser una persona con la que se goza compartir; a Alan Nevins por ser el mejor; y a todos mis otros amigos del "Artist Management Group".

A todas las personas maravillosas, especializadas en la Universidad Americana de Obstetras y Ginecólogos y de la Academia Americana de Pediatría, por darnos siempre las respuestas que nosotros necesitamos para mantener el libro *Qué se Puede Esperar Cuando se Está Esperando* actualizado, y a los médicos innumerables que han clarificado los puntos, respondido a las preguntas, llenado cuestionarios y ayudado a que este libro sea lo mejor que se pueda.

A tres hombres sin los cuales este libro (y los que siguieron) no hubiera sido posible: Howard Eisenberg, Erik Murkoff y Tim Hathaway. Ustedes son los mejores padres y maridos, y nosotros siempre los amaremos. Y a Mildred y a Harry Scharaga, Víctor Shargai y John Aniello, por su amor y apoyo.

A aquéllos cuya contribución fue tan importante para el éxito de la primera edición, incluyendo a Henry Eisenberg, M.D., Elise y Arnold Goodman, Susan Stirling y Carol Donner.

A todos los doctores, comadronas, y enfermeras que cuidan de las mujeres embarazadas. Y ante todo, a nuestro lector quien es y siempre será nuestro más grande recurso e inspiración.

◆ ◆ ◆

Acerca de la What to Expect® Foundation

◆ ◆ ◆

Nosotros estamos orgullosos de anunciar el nacimiento de la Fundación de What to Expect®, una organización no lucrativa dedicada a proporcionar información, apoyo y recursos a las mujeres embarazadas y necesidades especiales para que lo que cada madre pueda esperar sea un embarazo saludable y un bebé saludable.

◆

Para más información, visite nuestro sitio en el Internet en www.whattoexpect.org

CONTENIDO

────────── *Parte 1* ──────────
EN EL PRINCIPIO

Capítulo 1: ¿Está embarazada? 2
Qué puede preocupar 2

Se recordará de tomar vitaminas ♦ Diagnosticando el embarazo ♦ *Hágase bien la prueba del embarazo hecha en casa* ♦ *Posibles señales de embarazo* ♦ *Señales positivas de embarazo* ♦ Haciendo la primera cita médica ♦ *Si no se está embarazada* ♦ *Programación del Calendario del embarazo* ♦ Fecha de parto o de término del embarazo

Qué es importante saber:
ESCOGIENDO (Y COLABORANDO CON) EL MÉDICO 9

Una mirada al pasado ♦ ¿A qué tipo de paciente pertenece? ♦ ¿Obstetra? ¿Médico de familia? ¿Comadrona? ♦ Tipo de consulta ♦ En busca del candidato ♦ Diferentes alternativas para dar a luz ♦ Como hacer la selección ♦ Como sacar provecho de la relación entre el paciente y el médico ♦ *Para que no se olvide*

Capítulo 2: Ahora que está embarazada 20
Qué puede preocupar 20

El historial ginecológico ♦ *Este libro es para usted* ♦ Abortos provocados previos ♦ El historial obstétrico se repite ♦ Embarazos demasiado seguidos ♦ Tentar la suerte por segunda vez ♦ Tener una familia numerosa ♦ Cesáreas repetidas ♦ Parto vaginal tras una cesárea (PVTC) ♦ Obesidad ♦ Incompatibilidad del Rh ♦ La madre soltera ♦ Tener un bebé después de los 35 ♦ La edad y el examen del síndrome de Down ♦ La edad del padre ♦ Fibromas ♦ Endometriosis ♦ Cérvix Incompetente ♦ Fecundación In Vitro (FIV) ♦ Herpes

─────────────── *Parte 2* ───────────────

NUEVE MESES Y CONTANDO
De la concepción al parto

Capítulo 5: El primer mes
(Aproximadamente de 1 a 4 semanas)

Capítulo 6: El segundo mes

Un vistazo al interior

Cambios venosos ◆ Problemas de la piel ◆ La cintura se ensancha ◆ Perder la línea ◆ Medidas muy pequeñas o muy grandes ◆ Útero inclinado ◆ Acidez de estómago e indigestión ◆ Aversiones y antojos de comida ◆ Aversión o intolerancia a la leche ◆ *Pasteurizado, por favor* ◆ *¿Realmente padece de intolerancia a la lactosa?* ◆ Colesterol ◆ Una dieta sin carne ◆ Una dieta vegetariana ◆ Dietas bajas en carbohidratos ◆ Adicta a los alimentos pre-preparados ◆ *Evaluación de aditivos* ◆ Comidas rápidas ◆ Productos químicos en los alimentos ◆ *Alimentos seguros* ◆ Seguridad al comer sushi ◆ Comida picante ◆ Comida descompuesta ◆ Leer las etiquetas ◆ *La parte interna de las frutas*

Qué es importante saber:

Capítulo 7: El tercer mes

Un vistazo al interior

Estreñimiento ◆ *Otra razón para sentirse cansada, de mal humor y estreñida* ◆ Flatulencia (gases) ◆ Aumento de peso ◆ Dolores de cabeza ◆ Estrías ◆ El latido cardíaco del bebé ◆ Deseo sexual ◆ Sexo oral ◆ Calambres después del orgasmo ◆ Gemelos o más ◆ *Gemelos* ◆ Un quiste del cuerpo lúteo ◆ No poder orinar ◆ Estreptococo en la garganta

Qué es importante saber:

Otros aspectos importantes ◆ *Prevención del peso bajo* ◆ *Análisis del aumento de peso*

Capítulo 8: El cuarto mes

Capítulo 9: El quinto mes

Capítulo 12: El octavo mes

Episiotomía ◆ Distensión provocada por el nacimiento ◆ Uso de estribos durante el parto ◆ Fórceps y extracción por ventosa ◆ *Fórceps y extractor de ventosa* ◆ El índice de Apgar ◆ Posiciónes para la dilatación ◆ Tabla de Apgar

Qué es importante saber:

Posiciones para la fase de dilatación

La primera etapa: Dilatación latente o precoz ◆ *Fases y etapas del parto* ◆ *La percepción del dolor en perspectiva* ◆ *En marcha hacia el hospital o el centro de maternidad* ◆ La segunda etapa: Dilatación activa ◆ La tercera etapa: dilatación activa avanzada o dilatación de transición ◆ *Si el parto no progresa*

El nacimiento del bebé ◆ *Una primera mirada al bebé*

¿Hay un pediatra en la sala?

Parte 3

ÚLTIMO EN ORDEN PERO NO EN IMPORTANCIA

Hemorragias ◆ Condiciones físicas durante el posparto ◆ Dolores de posparto ◆ Dolor en el área perineal ◆ Dificultades para orinar ◆ La primera defecación ◆ Transpiración excesiva ◆ Leche suficiente ◆ Senos congestionados ◆ *Cuándo llamar al médico* ◆ Congestionamiento si la madre no lacta al bebé ◆ Fiebre ◆ Vínculo afectivo ◆ El bebé en la habitación ◆ Recuperación en caso de cesárea ◆ *Estadía en el hospital* ◆ Dolor de espalda

---
Parte 5
EL PRÓXIMO BEBÉ

Otras palabras del médico

Yo no hubiera pensado que era posible. El mejor libro simplemente se ha mejorado.

En mi posición como profesor, así como un proveedor de cuidado de maternidad por más de cuarenta años, yo he venido a comprender la importancia fundamental de una maternidad saludable a la salud y vitalidad de la sociedad. Estas preciosas nuevas vidas, cuando se nutren por medio de padres amorosos resultan ser miembros contribuyentes saludables de una nueva generación. No hay ningún libro que prepare mejor a los padres para ese trabajo tan importante de nutrir esas vidas jóvenes— un trabajo que incluso empieza antes de la unión del esperma con el huevo—que el libro *Qué se Puede Esperar Cuando se Está Esperando.*

Durante diecisiete años, he visto el desarrollo de las ediciones anteriores de *Qué se Puede Esperar,* mientras observo el impacto que el libro ha tenido en una generación de padres esperando, incluyendo a aquéllos en mi cuidado. Como consejero médico, yo he consultado con los autores, inspeccionado los manuscritos, inspeccionado todos los aspectos biológicos y anatómicos. Cuando la primera edición revisada llegó hace unos diez años en mi escritorio, yo me maravillé de las mejoras que habían sido hechas en un libro y pensé que era muy innovativo cuando lo leí originalmente —y con esta nueva, tercera edición, me he maravillado una vez más.

Es difícil mantenerse actualizado en el campo que evoluciona tan rápidamente en el campo de la obstetricia y es más difícil compartir esta información tan compleja en una manera que la mujer (y su compañero/a) quienes no son profesionales médicos puedan entender y personalizar para tranquilizarse, pero como yo lo esperaba, los autores han triunfado. También es muy difícil, quizás, el proporcionar consejos detallados y legítimos en una forma que mejore en vez de contradecir los consejos que los padres recibirán de parte de su proveedor de cuidado de maternidad—pero una vez más ellos lo han logrado. Al igual que en el pasado, *Qué se Puede Esperar Cuando se Está Esperando* atraerá a aquéllos en ambos lados de la mesa de examinar, aceptado por igual por los padres y los proveedores del cuidado de la salud. No solamente es recomendado (o se les da) a los nuevos pacientes por muchos obstetras y enfermeras parteras, pero también es usado por estos proveedores y sus compañeros/as en sus hogares. Nuestros residentes más jóvenes—y muchos otros en programas en toda la nación—lo leen para aprender lo que los pacientes se están preguntando y sus preocupaciones, para que ellos estén bien preparados cuando ellos empiecen en su propia práctica.

Finalmente, esta edición de *Qué se Puede Esperar Cuando se Está Esperando* continúa la tradición de alegrar a los padres que están esperando al aventurarse a enfrentar esta experiencia de cambio de vida mientras les proporciona la inspiración de que ellos "pueden hacerlo."

Los milagros suceden—los mejores deseos en el suyo.

—*Richard Aubry, M.D., M.P.H.*

Una palabra del médico

Estos son los mejores años de la historia para esperar un bebé. En las últimas décadas se ha producido un adelanto notable en el tema de los embarazos—tanto para las madres como para sus hijos. Las mujeres inician el embarazo en un mejor estado de salud; reciben una atención prenatal mejor y más completa; y la sección de maternidad de los hospitales ha sustituido a la mesa de la cocina y a la cama de la casa como lugar en donde nacen los niños.

Pero aún se puede hacer más. Para los que trabajamos en la medicina académica, resulta cada vez más evidente que los buenos médicos y un buen equipo no son suficientes. La mayor reducción de los riesgos durante el embarazo y el parto exigirá también la participación activa de los futuros padres. Para poder aumentar su participación, las parejas deberán estar mejor y más informadas, no sólo sobre la culminante experiencia del parto, sino también acerca de la importancia de los nueve meses que lo preceden; no sólo acerca de los riesgos que significa el embarazo, sino también sobre las medidas que pueden adoptar los padres para reducir y eliminar los riesgos; no sólo acerca de los aspectos médicos del embarazo, sino también sobre los factores psicosociales y de estilo de vida.

¿Dónde pueden adquirir las parejas esta información? Las escuelas superiores y las universidades no disponen de tiempo o de espacio para un curso de "cómo hacer bebés 101" dedicado a ello. Los profesionales que se dedican a la obstetricia tienen también un problema de tiempo. Y a veces son demasiado científicos en sus explicaciones e insuficientemente sensibles a las necesidades psicológicas y emocionales de los futuros padres.

Los defensores del consumidor han abogado por los libros, los artículos de revista y la instrucción en las escuelas. Todo ello es a menudo muy útil, pero también a menudo resulta médicamente inexacto, innecesariamente alarmante y/o desproporcionadamente centrado en las insuficiencias de la profesión médica, lo que abre un abismo de desconfianza entre la pareja y su médico ginecólogo.

Desde hace tiempo resulta evidente la necesidad de un libro que proporcione una información exacta, moderna y médicamente correcta, con un énfasis especial en la nutrición, el modo de vida y los aspectos emocionales del embarazo. En mi opinión, esta necesidad queda cubierta ahora con este libro de fácil lectura y eminentemente práctico formato mensual o sea mes a mes.

Las tres autoras—cada una de ellas con una amplia experiencia como usuaria de los cuidados en las maternidades— nos han suministrado esta perspectiva esencial del usuario. Se han concentrado sabiamente en suministrar a los futuros padres toda la información que les permitirá desempeñar inteligentemente su papel central en todo el proceso, sin acosar a los médicos y a las comadronas con los que deben trabajar en colaboración y armonía.

Qué se Puede Esperar Cuando se Está Esperando es un libro ameno, detallado, de actualidad y bien equilibrado en todo su conjunto. Pero existen cuatro aspectos de su estructura y contenido que merecen un comentario especial:

◆ El enfoque del embarazo, centrado en la familia—con participación del futuro padre durante todo el proceso y con un capítulo dedicado a los problemas y necesidades especiales del padre—es excelente e importante.

◆ Su disposición cronológica práctica, con respuestas razonables a todas las preguntas, importantes y menos importantes, que se plantean un mes tras otro, lo convierte en un libro muy tranquilizador, para consultar día a día y para tener en la mesita de noche.

◆ Su énfasis en la nutrición en el embarazo y modo de vida durante éste, y su enfoque lleno de sentido común de la lactancia y de las dimensiones psicosociales de la maternidad, son rasgos particularmente valiosos y únicos del presente libro.

◆ Su exposición médica, exacta y detallada—particularmente la claridad en sus secciones de genética, teratología, parto prematuro, parto, cesárea y lactancia—es magnífica.

En resumen, creo que este excelente libro debería ser de *lectura obligada* no sólo para los futuros padres, sino también para los médicos y enfermeras que están estudiando obstetricia y para los profesionales que ya la están ejerciendo. Estoy consciente de que con ello me aparto bastante de la imagen del profesor de medicina habitualmente cauto. Pero lo digo con gran convencimiento: Creo que sólo con la colaboración entre unos padres y un personal de salud responsable y bien informado podremos acercarnos a nuestra meta común—la buena salud de los bebés, las madres y la familia. Y en último término de la sociedad.

—*RICHARD AUBRY, M.D., M.P.H.*

Por qué este libro ha vuelto a nacer una . . . y otra vez?

Hace dieciocho años concebí a mi hija y este libro con solamente pocas horas de diferencia. Nutriendo a ambos bebés, Emma y *Qué se Puede Esperar Cuando se Está Esperando* (lo mismo que a mi hijo Wyatt, y junto con mis co-autores—los otros "descendientes" como las continuaciones de *Qué se Puede Esperar* y de la What to Expect Foundation y la series de *What to Expect Kids*) ellos han crecido y evolucionado a través de los años esto ha sido una jornada excitante y exhaustiva así como de confusión y de cumplimiento que llena y que destruye los nervios. Ha sido un viaje increíble (siempre desafiante) y como cualquier padre yo no cambiaría ni siquiera un día. (A pesar que hubo una semana cuando Emma tenia 13 años . . .)

Y ahora, lo hemos traído de nuevo: una nueva tercera edición de *Qué se Puede Esperar Cuando se Está Esperando*. Aunque las impresiones frecuentes nos permiten poner al día nuestros libros con nueva información importante, el nacimiento de esta tercera edición nos ha dado la oportunidad de escribir una revisión completa de principio a fin, agregando y substrayendo e incorporando lo último en innovaciones obstétricas, desde la alta tecnología hasta lo complementario y alternativo, para que *Qué se Puede Esperar Cuando se Está Esperando* continué siendo tan completo y moderno como los padres expectantes lo necesiten.

Estamos tan entusiasmados con tantos cambios. Hemos hecho el libro aun más práctico, incorporando las secciones para la mujer activa embarazada, información para la familia con respecto al manejo del cuidado de la salud, más consejos sobre como verse bonita por dentro y por fuera mientras usted está esperando, más consejo para las mamás por segunda y tercera vez, y una sección extendida que detalla una estrategia de pre-concepción para mamás y papás que están alistándose para hacer un bebé. En nuestra nueva edición hay más preguntas sobre más síntomas, con detalles visuales de usted y su bebé mensualmente, y un más grande y mejor (nosotros creemos) capítulo dedicado al padre. También hemos hecho una dieta para el embarazo mucho más agradable, más manejable y más realista que usted encontrará más fácil de seguir y aplicar en su vida tan corta de tiempo libre. Incluso la mujer de nuestra portada ha sido revitalizada; después de diecisiete años de soportar un peinado permanente y un saco de papas por vestido, a ella le hemos dado peinado y zapatos más modernos, y ahora ella se viste con pantalones.

Pero tan importante como las diferencias en esta tercera edición es lo que precisamente se ha quedado exactamente igual. Cuando yo co-escribí *Qué se Puede Esperar Cuando se Está Esperando,* yo vi mi trabajo como una cruzada personal con una sola meta: Yo nunca quería que ningún padre esperando se preocupara tanto durante su embarazo así como yo me preocupé (y mi marido Erik) durante el mío. Todavía hoy ese sentimiento es verdadero y *Qué se Puede Esperar Cuando se Está Esperando* en su tercera edición está escrito así como el primero, para informar, tranquilizar y ayudar a que los padres puedan dormir tranquilos (o por lo menos un buen sueño en la noche ya que la frecuencia de orinar, los calambres en la pierna y el dolor de espalda vendrán).

Claro, tan pronto como la tinta se seque en esta tercera edición nosotros estaremos probablemente trabajando en la cuarta. Al mismo tiempo, como siempre le damos la bienvenida a cualquiera de las sugerencias que usted quiera hacer. *Qué se Puede Esperar Cuando se Está Esperando*

es, después de todo, un libro que evoluciona constantemente y otros padres continúan siendo nuestro más valioso recurso en este trabajo.

Deseándole el más saludable de los embarazos, y toda una vida de felicidad como padres.

—HEIDI MURKOFF

¿ALGUNAS PREGUNTAS?

Nosotros hemos tratado de contestarlas todas, y esperamos que hayamos contestado la mayoría. Pero, cada embarazo es diferente (al igual que cada padre o madre esperando un bebé) y es muy posible que nos hayamos olvidado de alguna. Si al leer este libro, usted descubre que no hemos contestado a todas sus preguntas y sus preocupaciones, a nosotros nos gustaría saberlo. De esa manera podremos incluirlas en la próxima edición con mucho tiempo anticipado. Esperamos por su próxima colaboración. Escríbanos a Workman Publishing, 708 Broadway, New York, NY 10003-9555.

Cómo nació este libro

Estaba embarazada, lo que me convertía en la mujer más feliz del mundo durante un día de cada tres. Y en la mujer más preocupada los otros dos días.

Preocupada por los sorbos de vino que había tomado en la cena de la noche anterior, y por la ginebra con tónica que había tomado más de una vez antes de cenar durante las primeras seis semanas del embarazo—después de que dos ginecólogos y un análisis de embarazo negativo me hubieran convencido de que no estaba embarazada.

Preocupada por las siete dosis de medroxiprogesterona (Provera) que uno de los médicos me había recetado para solucionar lo que creía que era sólo un retraso en el período, pero que dos semanas más tarde resultó ser una gestación de casi dos meses.

Preocupada por el café que había bebido y por la leche que no había bebido; por el azúcar que había comido y la proteína que no había comido.

Preocupada por los calambres durante el tercer mes y por aquellos cuatro días del quinto mes en que no sentí ni el más pequeño movimiento del feto.

Preocupada por aquella vez que me desmayé durante mi visita al hospital en el que debía dar a luz (no llegué a ver la sección de maternidad), por mi caída sobre la barriga en medio de la calle durante el octavo mes y por las pérdidas vaginales de sangre en el noveno mes.

Preocupada, incluso, por encontrarme bien ("porque si no tengo estreñimiento. . . no estoy mareada por las mañanas . . . no orino con mayor frecuencia ¡algo debe ir mal!")

Preocupada por si sería capaz de soportar el dolor durante el parto, o de resistir la visión de la sangre. Y preocupada porque no sería capaz de amamantar a mi bebé, ya que no conseguía sacar ni una gota del calostro que, según todos los libros, debía llenar mis pechos en el noveno mes.

¿A quién podía dirigirme para encontrar la seguridad de que todo iría bien? Evidentemente no al creciente montón de libros sobre el embarazo que se acumulaban sobre mi mesita de noche. Por muy común y normal que sea la ausencia de actividad fetal durante unos pocos días del quinto mes, no pude encontrar ninguna mención de ello. Y aunque es muy frecuente que una mujer embarazada sufra una caída—casi siempre sin dañar al bebé—los libros no mencionaban nada sobre las caídas accidentales.

Cuando los libros mencionaban mis síntomas, problemas o temores, lo hacían de un modo alarmante que sólo conseguía aumentar mi preocupación. No tome *nunca* medroxiprogesterona a menos que quiera "abortar definitivamente", prevenía uno de los libros—sin añadir que este medicamento aumenta tan poco el riesgo de defectos de nacimiento en un bebé que nunca es necesario pensar en un aborto no deseado. "Existen pruebas de que sólo una bebida con un poquito de alcohol durante el embarazo puede afectar a algunos bebés, según la fase de desarrollo en que estuvieran", advertía siniestramente otro libro—sin tener en cuenta los estudios que demuestran que alguna fiesta con demasiada bebida en los primeros tiempos del embarazo, cuando las mujeres no conocen aún su estado, parece no ejercer ningún efecto sobre el embrión en desarrollo.

Tampoco aliviaba mis preocupaciones el abrir un periódico, escuchar la radio o la televisión, o consultar las revistas. Según estos medios de información, los peligros acechaban por todos lados a las embarazadas: en el aire que respiramos, en la comida que ingerimos, en el agua que bebemos, en la consulta del dentista, en las tiendas e incluso en casa.

Naturalmente, mi médico me tranquilizaba un poco, pero sólo cuando tenía ánimos para telefonearle. (Tenía miedo de que mis temores parecieran tontos, o bien lo tenía de lo que podría escuchar. Por otro lado, ¿cómo podía pasarme dos de cada tres días colgada al teléfono y molestando a mi médico?)

¿Estaba sola con mis temores (y también Erik, mi marido, que se preocupaba por todas las cosas de las que me preocupaba yo, y por algunas más)? De ninguna manera. La preocupación, según un estudio, es uno de los síntomas más comunes del embarazo, que afecta a más mujeres en estado que los mareos matinales y los antojos de comida juntos. Noventa y cuatro de cada cien mujeres se preocupan por si su bebé será normal y un 93% se preocupan por si ellas y sus bebés saldrán sanos y salvos del parto. Durante el embarazo, más mujeres se preocupan de su figura (91%) que de su salud (81%). Y la mayoría de ellas se preocupan porque se preocupan demasiado.

Pero aunque un poco de preocupación es normal en las mujeres embarazadas y sus esposos, una preocupación excesiva representa desperdiciar innecesariamente lo que debería ser una época deliciosamente feliz. A pesar de todo lo que oímos, leemos y nos preocupamos, nunca como ahora en la historia de la reproducción había sido tan seguro tener un bebé—como descubrimos Erik y yo unos siete meses y medio más tarde, cuando di a luz a la niña más sana y más hermosa que hubiera podido imaginar.

De este modo, a partir de nuestras preocupaciones nació *Qué se Puede Esperar Cuando se Está Esperando*. Está dedicado a todas las parejas que esperan un hijo y ha sido escrito con la esperanza de ayudar a los futuros padres y a las futuras madres a preocuparse menos y a disfrutar más de su embarazo.

—*Heidi Murkoff*

Parte 1

EN EL PRINCIPIO

¿Está embarazada?

Quizás la menstruación está atrasada por solamente un día o quizás por casi tres semanas. Quizás el atraso del período sea el único síntoma de embarazo. Quizás se han desarrollado todos los síntomas relacionados con el primer trimestre de embarazo juntamente con otros síntomas. Quizás se ha tratado de concebir por más de seis meses. Quizás hace dos semanas de esa noche en la que no se usó contraceptivos. Quizás verdaderamente no se estaba tratando de concebir. No importa las circunstancias que le ha llevado a leer este libro, seguramente la mujer se estará preguntando: ¿Estaré embarazada?

SE RECORDARÁ DE TOMAR VITAMINAS

Si se está tratando de concebir o si ella cree estar embarazada, la mujer deberá de asegurarse de tomar una vitamina que contenga ácido fólico, hierro y calcio (vea la página 94).

Qué puede preocupar

DIAGNOSTICANDO EL EMBARAZO

"El médico me dijo que el examen físico y la prueba de embarazo indicaron que no estaba embarazada, pero yo siento que sí lo estoy."

Por muy sobresaliente que sea la ciencia médica moderna, en lo que se refiere al diagnóstico del embarazo, queda muchas veces en segundo lugar cuando es comparada con la intuición de la mujer. La precisión del diagnóstico que dan las distintas pruebas de embarazo varía y ninguna de estas pruebas puede diagnosticar el embarazo con tanta anticipación como algunas mujeres que comienzan a sentir el embarazo—a veces a los pocos días de la concepción.

La prueba del embarazo hecha en la casa. Al igual que la prueba de orina hecha en el laboratorio o en el consultorio del médico, la prueba del embarazo hecha en la casa diagnóstica el embarazo detectando la presencia de la hormona GCh (gonadotropina coriónica humana) en la orina. Esta prueba, hecha con una muestra de orina tomada a cualquier hora del día, en solamente minutos y en menos de catorce días después de la concepción (en el primer día de atraso de la menstruación), puede indicar si se está embarazada o no. No obstante, los resultados son más acertados si se espera a que el atraso menstrual sea de unos cuantos días o si se espera a tener una o dos semanas de atraso es mucho mejor. Si la prueba del embarazo hecha en la casa es hecha correctamente puede ser tan precisa como la prueba de orina hecha en el consultorio del médico o en el laboratorio. Además, un resultado positivo tiene más probabilidad de ser correcto que un resultado negativo.

La ventaja que ofrece la prueba del embarazo en la casa es la de poder ser hecha en la privacidad del hogar y de prácticamente dar un resultado inmediato tempranamente en el embarazo. Y como provee un diagnóstico temprano en el embarazo—y posiblemente mucho antes que se considere consultar con el médico o la comadrona—da la oportunidad de comenzar a cuidarse sumamente bien unos días después de la concepción. Sin embargo, estas pruebas pueden resultar ser relativamente caras, y como es probable que no confíe en los resultados, es posible que la mujer crea conveniente hacerse una segunda prueba, aumentando el gasto. (Algunas marcas en el mercado incluyen una segunda prueba en el paquete).

La desventaja de la prueba del embarazo en la casa es que si el resultado equivocadamente es negativo y la mujer sí está embarazada, entonces puede ser que se posponga la visita al médico y la embarazada no se cuide apropiadamente. También puede que con un resultado positivo la mujer posponga la visita al médico asumiendo que la única razón para ver al médico en esta fase del embarazo es solamente para obtener el diagnóstico. Así que, si no usó esta clase de prueba, se tendrá que tener en cuenta que la misma no fue diseñada para reemplazar el examen y la consulta médica. Es esencial que después de hacerse la prueba del embarazo se visite al médico. Si el resultado de la prueba es positivo debería ser confirmado por un examen médico y recibir un examen médico prenatal completo. Si el resultado es negativo y después de una semana de haberse hecho la prueba todavía no le ha bajado la menstruación, habrá que hacer una segunda prueba. Si el resultado de la

segunda prueba es negativo, entonces, tanto la embarazada como el médico tendrán que determinar el por qué. Y mientras se está determinando el asunto se deberá de "actuar como si se estuviera embarazada" (se evitarán las bebidas alcohólicas, los cigarrillos, y cosas por el estilo) hasta que se sepa por seguro que no lo está.

La prueba de la orina en el consultorio médico. Al igual que la variedad de pruebas que se hacen en la casa, esta prueba detecta, con casi un 100% de exactitud, el de GCh en la orina—entre siete a catorce días después de la concepción. A diferencia de la prueba hecha en casa, esta prueba es hecha por un profesional, que por lo menos teóricamente, la hace correctamente. La prueba en el consultorio médico no requiere el uso de la primera muestra de orina en la mañana. Los análisis de la orina cuestan menos que los de la sangre, pero determinan menos información.

El análisis de sangre. El análisis de sangre más avanzado que se usa para determinar el embarazo puede diagnosticar el embarazo con un 100% de exactitud usando solamente unas cuantas gotas de sangre una semana después de la concepción (con excepción de los errores en el laboratorio). Esta prueba puede ayudar a determinar el día exacto de la concepción midiendo la cantidad exacta de GCh en la sangre, ya que los valores de GCh en la sangre cambian según el embarazo va progresando. La mayoría de los médicos, para estar completamente seguros del diagnóstico, ordenan ambas pruebas, la de orina y la de sangre.

El examen médico. No importa la prueba para diagnosticar el embarazo que se use, las probabilidades de que el embarazo sea diagnosticado correctamente aumentan si la prueba va seguida de un examen médico. Algunas de las señales físicas del embarazo—incluyendo el reblandecimiento del útero y un cambio en la textura de la cérvix—pueden ser evidentes para el médico o la comadrona a las cuatro o seis semanas de embarazo. Al igual que con la prueba del embarazo que se hace en la casa, el diagnóstico positivo del "embarazo" dado por el médico tiene más probabilidades de ser correcto que un diagnóstico negativo de "no embarazo", ya que los resultados negativos equivocados son menos comunes cuando se hace un examen médico completo.

Si la mujer está experimentando los primeros síntomas del comienzo de un embarazo (atraso de una o dos menstruaciones, senos hinchados y sensibles, mareos matutinos, orinar frecuentemente, fatiga) aunque se haya hecho o no la prueba del embarazo, se haya hecho o no un examen médico, digan lo que digan los resultados, ella siente y cree estar embarazada, tendrá que actuar como si lo estuviera, tomando todas las precauciones prenatales necesarias hasta que se demuestre definitivamente lo contrario. Los resultados de las pruebas y el diagnóstico médico pueden estar equivocados. La mujer conoce el cuerpo—por lo menos la apariencia física—mejor que el médico. Se solicitará una nueva prueba (de preferencia un análisis de sangre) y otro examen físico una semana más tarde; en algunos casos es posible que sea muy temprano para obtener un diagnóstico

acertado. La realidad es que muy a menudo nace un bebé siete meses y medio u ocho después de que una prueba de embarazo y/o un médico ha determinado que la madre no estaba embarazada.

Si los resultados continúan siendo negativos pero la mujer no ha menstruado, se asegurará de hablar con un médico para descartar un embarazo ectópico, un embarazo que se desarrolla fuera del útero. (Véase página 126 para los síntomas que indican este tipo de embarazo).

Es posible que una mujer sufra todos los malestares y síntomas del comienzo del embarazo sin estar embarazada. Después de todo, un síntoma o una combinación de estos síntomas no es prueba concreta del embarazo. Una vez que dos pruebas de embarazo seguidas por el examen médico hayan descartado la posibilidad de un embarazo, la mujer y el médico deberán investigar qué otras causas biológicas pueden ser la causa de los síntomas. Si el médico no da con un diagnóstico entonces se deberá considerar que el "embarazo" es quizás psicológico—posiblemente sea porque rotundamente no se quiere tener un bebé.

HÁGASE BIEN LA PRUEBA DEL EMBARAZO HECHA EN CASA

Las pruebas de embarazo hechas en la casa hoy día son más fáciles de hacer y más eficientes. Los siguientes consejos al parecer son obvios, pero en la excitación del momento (estaré o no estaré) no se deberá olvidar de:

♦ Leer concienzuda y cuidadosamente las instrucciones de la prueba antes de hacerla (aunque la mujer haya usado anteriormente otra marca). Se leerán una segunda vez para asegurarse de entenderlas y de seguirlas con exactitud.

♦ Tener a mano un reloj fácil de leer para poder contar con exactitud los minutos que se lleva el hacer la prueba.

♦ Asegurarse de que los recipientes, las tiritas graduadas o cualquier otro material o equipo que se vaya a usar, estén limpios cuando se empiece la prueba. Si la mujer quiere hacerse la prueba de nuevo no los volverá a usar.

♦ Colocar la prueba requiere tiempo de espera, coloque la muestra en un área plana, lejos del calor y en un lugar donde no sea perturbada.

♦ Leer los resultados en el tiempo indicado: el leer los resultados antes del tiempo indicado o el leerlos después del tiempo indicado, puede afectar el resultado.

♦ Si la marca que se compró trae una segunda prueba, o si compró dos pruebas, esperar unos cuantos días antes de volver hacerse la prueba.

POSIBLES SEÑALES DE EMBARAZO

La mujer podrá estar sufriendo todos los síntomas que acompañan el embarazo y no estar embarazada. También, podrá sufrir solamente unos cuantos síntomas y estar definitivamente embarazada. Las diferentes señales y síntomas que acompañan el embarazo solamente son indicaciones—es importante prestarle atención, pero no se puede confiar en ellas ni tomarlas como una confirmación verdadera y absoluta.

SEÑALES	CUÁNDO APARECEN	OTRAS POSIBLES CAUSAS
Amenorrea (ausencia de menstruación)*	Después de la concepción	Viajes, cansancio, estrés, temor a un embarazo, problemas hormonales, enfermedades, un aumento o perdida extrema de peso, haber dejado de usar la píldora anticonceptiva, lactancia
Mareos matutinos (nausea, con o sin vomito, a cualquier hora del día)†	De 2 a 8 semanas después de la concepción	Intoxicación alimenticia, tensión emocional, infección y variedad de enfermedades
Orinar frecuentemente	Tan pronto se cumplan de 2 a 3 semanas de gestación	Infección del tracto urinario, diuréticos, tensión, diabetes
Picazón en los senos, senos sensibles, senos hinchados	Unos pocos días después de la concepción	Pastillas para el control de la natalidad, menstruación inminente
Oscurecimiento de la areola (zona que rodea al pezón) y aparición de pequeñas glándulas alrededor del pezón	Primer trimestre	Desequilibrio hormonal o a consecuencia de un embarazo previo
Líneas azules y rosadas debajo de la piel en los senos y más tarde en el abdomen	Primer trimestre	Desequilibrio hormonal o a consecuencia de un embarazo previo
Antojos de comida	Primer trimestre	Dieta pobre, estrés o menstruación inminente
Oscurecimiento de la línea que va del ombligo al pubis (linea nigra)	Del cuarto o al quinto mes	Desequilibrio hormonal a consecuencia de un embarazo previo

*Algunas mujeres durante el primer mes de embarazo manchan o sangran un poco; otras pueden sangrar durante el período que el embrión se implanta en el útero.
†Más de la mitad de todas las mujeres sufren mareos matutinos.

POSIBLES SEÑALES DE EMBARAZO

SEÑALES	CUÁNDO APARECEN	OTRAS POSIBLES CAUSAS
Cambio de color, del tejido vaginal y cervical, a un azulado o color violeta*	En el primer trimestre	Menstruación inminente
Reblandecimiento de la cérvix y el útero*	Después de 6 semanas	Un atraso de la menstruación
Aumento de tamaño del útero* y del abdomen	De 8 a 12 semanas después de la concepción	Fibroides, tumor
Pulsación de la arteria del útero*	Temprano en el embarazo	Fibroides, tumor
Sensación de movimiento en la parte baja del abdomen (Movimientos del feto)	Se sienten por primera vez entre las 16 y las 22 semanas de embarazo	Gases, contracciones intestinales

*Señales de embarazo que se buscan en el examen médico.

SEÑALES POSITIVAS DE EMBARAZO

SEÑALES	CUÁNDO APARECEN	OTRAS POSIBLES CAUSAS
Visualización del embrión o la placenta mediante ultrasonidos*	De 4 a 6 semanas después de la concepción	Ninguna
Latido cardíaco del feto*	De 6 a 10 semanas de embarazo[†]	Ninguna

*Señales de embarazo que se buscan en el examen médico.
[†]Depende del instrumento utilizado; El Doppler, puede detectar el latido entre las 10 a las 12 semanas de embarazo.

HACIENDO LA PRIMERA CITA MÉDICA

"La prueba de embarazo hecha en casa que acabo de hacerme resultó ser positiva. ¿Cuándo debo de ir a ver al médico?"

Para tener un bebé saludable es bien importante tener un buen cuidado prenatal. No se perderá tiempo. Tan pronto se sospeche que se está embarazada o tan pronto se obtenga un resultado positivo en una prueba de embarazo hecha en casa se llamará al médico y se hará una cita. En cuanto a cuándo se podrá ver al médico, depende de las normas y el manejo de la oficina médica. Algunos médicos pueden hacer citas inmediatamente, otros no, algunas oficinas médicas no podrán acomodar la cita sino hasta que pasen muchas semanas o más de embarazo. Hay médicos que de rutina no hacen la primera cita hasta que la mujer tenga seis semanas de embarazo. Pero el que tenga que esperar para la primera visita prenatal no quiere decir que la mujer no tiene que comenzar a cuidarse y a cuidar al bebé.

Sin tener en cuenta cuando se vea al proveedor médico, en cuanto se observe la señal rosada en forma de una cruz en

SI NO SE ESTÁ EMBARAZADA

Si el resultado de la prueba de embarazo hecha en casa es negativa, pero la mujer quiere quedar embaraza lo más pronto que sea posible, tendrá que aprovechar el tiempo de la preconcepción al máximo siguiendo los pasos descritos en el Capítulo 21. La buena preparación antes de la concepción asegura un buen embarazo.

la prueba de embarazo hecha en casa, la mujer deberá de comenzar a tomar vitaminas prenatales (si es que no lo está haciendo ya) y empezará a actuar como que está embarazada (sin tomar alcohol o fumar cigarrillos, y comer saludablemente, y así sucesivamente). Si la embarazada siente que puede ser un caso de alto riesgo (debido a una historia de aborto o embarazos ectópicos) o si se siente mas cómoda visitando al proveedor de cuidado médico más temprano de lo que él o ella normalmente ven a las pacientes embarazadas, se verificará con la oficina para ver si se pueden alterar las reglas un poco y ver si puede entrar antes. (Para leer más sobre lo que se espera de la primera visita prenatal, ver página 108).

PROGRAMACIÓN DEL CALENDARIO DEL EMBARAZO

Mientras la mayoría de las mujeres llevan la cuenta del embarazo por meses, el médico o comadrona llevan la cuenta por semanas. Por esta razón es que a veces hay confusión con la fecha de alumbramiento. Por norma, un embarazo regular dura 40 semanas, pero como se comienza a contar desde el primer día del último período menstrual—y la ovulación y la concepción surgen dos semanas después (si el período menstrual es regular)—la mujer realmente queda embarazada en la 3ra semana después de quedar embarazada. En otras palabras, cuando el espermatozoide se une al óvulo ya se tienen 2 semanas contadas de embarazo. Esto confunde un poco, pero una vez el embarazo comience a progresar y se comience a sufrir los síntomas asociados al embarazo marca-

dos tradicionalmente por semanas (el latido del corazón del bebé de como 10 semanas usando el Doppler, a las 20 semanas la parte de arriba del útero alcanza al ombligo) se comenzará a entender claramente el calendario semanal. Aunque este libro está organizado en capítulos por meses, igualmente provee las semanas correspondientes a cada mes. Se deberá tener en mente que: comenzando con la 1ra semana hasta las 13 semanas de embarazo (aproximadamente) se constituye el primer trimestre e incluye de 1 a 3 meses; desde las 14 semanas hasta las 27 semanas (aproximadamente) se constituye el segundo trimestre e incluye de 4 a 6 meses; y desde las 28 semanas hasta las 40 semanas (aproximadamente) se constituye el tercer trimestre e incluye de 7 a 9 meses.

FECHA DE PARTO O DE TÉRMINO DEL EMBARAZO

"Estoy tratando de planificar mi licencia de maternidad. ¿Cómo puedo saber si la fecha del parto es correcta?"

La vida sería mucho más simple si se pudiera saber, desde el comienzo del embarazo, el día exacto en que se dará a luz. Pero la vida no es siempre así de simple. De acuerdo con algunos estudios, solamente uno de veinte bebés nace exactamente en la fecha indicada por el médico. Esto es debido a que un embarazo normal puede durar entre 38 a 42 semanas; la mayoría de las mujeres dan a luz entre dos semanas antes y dos semanas después de la fecha indicada por el médico.

Porque algunas mujeres no dan a luz en el día estipulado—causando ansiedad innecesaria—algunos en el campo de la obstetricia proponen que la mujer reciba una semana estipulada para dar a luz. Para la primeriza la semana estipulada podría ser entre la semana 40 y 41. Pero hasta que esta sugerencia se ponga en práctica muchos médicos dependen del "día del parto" (EDD por sus siglas en inglés) o sea día estimado del parto. El día que el médico asigna para el parto es simplemente un una aproximación. Usualmente este día es calculado de esta manera: se toma la fecha del primer día de la última regla y se le restan tres meses, luego se le suman siete días—esa es la fecha del parto. Por ejemplo, digamos que el último período empezó el 11 de abril. Se contarán tres meses hacia atrás, lo cual resultará en el mes de enero, entonces se le sumarán 7 días. La fecha del término del embarazo sería el 18 de enero.

Para las mujeres que gozan de un ciclo menstrual regular este sistema funciona bien. Pero si el ciclo menstrual es irregular este sistema no funciona. Digamos que la mujer típicamente tiene el período cada seis o cada siete semanas y hace tres meses que a la mujer no le ha bajado la regla. Se hace la prueba del embarazo y se entera que está embarazada. ¿Cuándo concibió la mujer? Debido a que una fecha de término del embarazo fiable es importante, la mujer y al médico deberán intentar averiguarla. Aunque no se pueda determinar con exactitud la fecha en la que se concibió y no es seguro cuándo fue la última ovulación, hay señales que podrán ayudar.

La primera señal la encontrará en el tamaño del útero, lo cual fácilmente será observado en el primer examen ginecológico. Lo cual prueba más las sospechas de estar embarazada. Más tarde encontrará más señales que unidas claramente indican con mayor exactitud en cuál fase del embarazo se está: el primer momento en que se detecta el latido cardíaco del feto (aproximadamente de 10 a 12 semanas de embarazo con un Doppler (un aparato de ultrasonidos), o de 18 a 22 semanas de embarazo con un estetoscopio); cuando siente el primer movimiento de vida (aproximadamente de 20 a 22 semanas en el primer embarazo, o de 16 a 18 semanas si ya ha tenido hijos); la altura del fondo del útero (la parte superior de la matriz o cuello de la matriz) en cada visita (por ejemplo, llegará al ombligo a las 20 semanas).

Si todas estas indicaciones parecen coincidir con la fecha calculada por la embarazada y el médico, se puede estar segura de que la fecha es bastante exacta—es decir, es bien probable que la embarazada esté de parto dentro de esas dos semanas. El médico puede ordenar un sonograma antes de las 12 semanas para determinar con más exactitud la edad gestacional del feto. (Ver la página 49.) Algunos médicos hacen el sonograma de rutina para así obtener la fecha lo más precisa que sea posible.

A medida que se aproxima el parto se presentan otras señales indicando la fecha del gran acontecimiento: las contracciones sin dolor pueden ser más frecuentes (incluso pueden ser incómodas), el feto se baja dentro de la pelvis (encajamiento), la cérvix puede comenzar a afinarse y a acortarse (raspadura) y finalmente, la cérvix comienza a dilatarse. Estas señales pueden ayudar a indicar la fecha, pero no definitivamente—solamente el bebé sabe de seguro cuál será el día del nacimiento. Y el bebé nunca dice.

Qué es importante saber: ESCOGIENDO (Y COLABORANDO CON) EL MÉDICO

Todos sabemos que se necesitan dos personas para concebir un bebé, pero se necesita un mínimo de tres personas—la madre, el padre y por lo menos un profesional de salud—para hacer que la transición desde el óvulo fecundado hasta el niño ya nacido resulte en un proceso seguro y exitoso. Asumiendo que la embarazada y el esposo ya se han encargado de la concepción, el siguiente paso consiste en seleccionar al tercer miembro del equipo de gestación, y asegurarse de que sea una decisión confiable y de la que se pueda sentir segura y con la que se pueda trabajar. (Claro que la mujer podrá, idealmente, hacer esta selección hasta antes de concebir.)

UNA MIRADA AL PASADO

Hace medio siglo atrás que la selección de la ayuda médica en el embarazo no era un punto de gran consideración para las futuras madres. Era la época de la asistencia obstétrica "sin preguntas", en la que las pocas opciones para el parto quedaban en las manos del médico. En lo referente a la selección de un obstetra, todos parecían más o menos iguales. Por otro lado, ya que lo más probable era que la mujer estuviera inconsciente durante el parto, tampoco importaba demasiado que hubiera una buena relación con el médico. En lugar de participar y ser un miembro activo del equipo, la futura madre era más o menos como un espectador, sentada obedientemente en la cama mientras el médico dirigía el juego.

Hoy día, hay tantas posibilidades para escoger en cuanto al embarazo y al parto, como médicos en las páginas amarillas de la guía telefónica. La cuestión queda en encontrar al médico más apropiado.

¿A QUÉ TIPO DE PACIENTE PERTENECE?

El primer paso que debe dar la mujer para saber escoger el médico más apropiado consiste en detenerse a pensar un poco sobre a qué tipo de paciente se pertenece.

¿Se cree que el médico "lo sabe todo" (después de todo, él o ella fue quien estudió medicina)? ¿Se prefiere que el médico haga la mayoría de las decisiones sobre el tratamiento sin consultarla con la embarazada (después de todo por eso se escogió una persona experta y con experiencia)? ¿La mujer se siente más segura cuando en el tratamiento se emplea la tecnología médica más moderna—ya sea necesaria o no? ¿En los sueños y fantasías de la mujer, el médico en bata blanca de laboratorio toma el pulso y llena la descripción del médico así como lo ha visto en las viejas series de televisión? En este caso, es probable que la mujer se sienta más a gusto con un obstétrico que tenga una consulta tradicional y con una imagen paternal (aunque sea una mujer) y con una dedicación inflexible a la propia filosofía obstétrica.

¿O creerá la embarazada que el cuerpo y la salud son asuntos suyos y de nadie más? ¿O tendrá ideas definidas sobre el embarazo y el parto y prefiere tomar decisiones basadas en sus ideas—con un mínimo de interferencias del médico? Entonces es mejor evitar los tipos tradicionales y buscar un médico o una comadrona que esté dispuesto a dejar que la embarazada esté a cargo siempre y cuando sea posible. Alguien que permita que la embarazada tome tantas decisiones como sea médicamente posible; que sea autoritario sólo cuando se trate de darle al paciente el mando.

O quizás la paciente prefiere el término medio. Tal vez prefiere un médico que le trate como a un socio. Una relación en la que los dos socios contribuyen lo que saben y hacen mejor. Un médico que tome decisiones basándose en el propio conocimiento y experiencia, pero que siempre incluya a la mujer en el proceso y respete sus deseos. Si es así, el médico aconsejable probablemente sea uno de los que ven el papel en el embarazo como alguien que no es ni esclavo del evangelio médico, ni arcilla en las manos del paciente; alguien al que le gustaría poder proceder lo más "natural" que se desea, pero que no tendrá dudas en hacer una intervención médica necesaria si la seguridad del bebé o la del paciente está en peligro.

¿OBSTETRA?
¿MÉDICO DE FAMILIA?
¿COMADRONA?

Si se separa la definición del médico ideal en tres tipos básicos se facilita la búsqueda. Hay que recordar que la manera en que el médico se comporta al examinar al paciente y la filosofía médica no lo es todo. También, es necesario pensar en las credenciales médicas, se deberá escoger unas credenciales que se ajusten más a las necesidades.

El obstetra. ¿Se está buscando un médico que pueda encargarse en todos los aspectos del embarazo, trabajo de parto, dar a luz, y el período después del parto desde las preguntas más obvias hasta la complicación más oscura? ¿Qué posea experiencia y pueda lidiar con cualquier tipo de complicación durante el embarazo, antes del parto y durante el parto? Entonces le conviene un médico obstetra-ginecólogo. Esta clase de médico provee un cuidado de salud total, incluyendo obstetricia y ginecología, pero también sus necesidades femeninas no sólo las del embarazo (examen de papanicolau, examen del seno y otros). Además, muchos ofrecen servicios de medicina general. Si el embarazo es de alto riesgo,[1] lo más probable es que se desee tratar con un médico obstetra-ginecólogo.

Tal vez se prefiera a un especialista, obstetra-ginecólogo, que se especialice en embarazos de alto riesgo y que esté certificado en medicina materno fetal. Si el embarazo, desde el punto de vista médico, parece ser normal, aún así la embarazada puede tratarse con un obstetra-ginecólogo (el 80% de las mujeres lo hacen). Si la mujer se ha estado tratando con un obstetra-ginecólogo con quien se sienta bien y tenga una buena relación, no hay razón alguna para que ahora que está embarazada cambie. Si la mujer no ha estado recibiendo tratamiento con un obstetra-ginecólogo, o si no está segura de que quiere seguir con el mismo médico ahora que está embaraza, no tiene que esperar y desde ahora deberá comenzar a buscar médico.

El médico de familia. Al igual que el médico de familia de hace años, el médico de familia (FP por sus siglas en inglés) de hoy día provee servicios de salud para toda la familia. La diferencia entre el obstetra y el médico de familia es que el obstetra después de obtener el doctorado en medicina se especializa en el sistema reproductivo de la mujer. El médico de familia después de obtener el doctorado en medicina se especializa en cuidados primarios, incluyendo la obstétrica y la pediatría. Si la embarazada decide tratarse con un médico de familia (alrededor del 10 al 12% de las mujeres embarazadas optan por un médico de familia), éste podrá ser el internista, el obstetra/ginecólogo y, cuando llegue el momento, el pediatra. Idealmente, el médico de familia conoce la dinámica de la familia, se interesa por todos los aspectos de la salud no sólo por el embarazo, y ve el embarazo como una parte normal de la vida. Si se presentan complicaciones durante el embarazo, el médico de familia puede que refiera la embarazada a un obstetra, pero seguirá siendo el médico y estará al tanto del caso.

1. Tradicionalmente, un embarazo de alto riesgo es uno en el que la embarazada ha tenido problemas anteriores con el embarazo; ha tenido problemas médicos como diabetes, alta presión de la sangre, enfermedades auto-inmunes, enfermedades del corazón; o tiene un problema genético o de Rh.

La enfermera-comadrona certificada. Si la mujer está buscando encontrar un médico que ponga el énfasis en ella como persona y no en ella como el paciente, que le dedique tiempo y lugar para hablar sobre sus sentimientos y sus problemas, que prefiere el parto "natural", entonces la persona adecuada puede ser una enfermera-comadrona certificada (CNM por sus siglas en inglés) (aunque, evidentemente, existen también muchos médicos que llenan estos requisitos).

Aunque una enfermera-comadrona es una profesional de la salud, es más probable que trate el embarazo como un estado humano y no como una situación médica. Una enfermera-comadrona certificada es una enfermera registrada que ha completado estudios avanzados en el área del embarazo y del parto y que está certificada por el Colegio Americano de Enfermeras y Comadronas [The American College of Nurse-Midwives]. Una comadrona certificada está totalmente capacitada para proveer el cuidado de salud durante el embarazo y asistir en el parto de embarazos sin riesgo. En muchos casos la comadrona, después del parto, sigue brindando cuidado ginecológico y muchas veces cuidado al recién nacido. La comadrona puede trabajar en los hospitales, las clínicas y los centros médicos o puede asistir en el parto en la casa. Aunque la mayoría de las comadronas tienen potestad y licencia para recetar medicamentos para el dolor no es común que durante un alumbramiento asistido por una comadrona se recete medicamentos para el dolor o que se requiera intervención médica. Estudios han comprobado que los partos por comadronas son tan seguros como los partos asistidos por médicos. Si la embarazada elige una enfermera-comadrona certificada (alrededor de un 9% de futuras madres lo hacen), se tendrá que asegurar de que está certifica y con licencia de comadrona (hoy día, en los cincuenta estados de la nación, la comadrona tiene que estar certificada y tener licencia de comadrona). La gran mayoría de las comadronas trabajan en conjunto con médicos para mayor seguridad en caso de complicaciones durante el embarazo o el parto.

Comadronas con certificación. Estas comadronas no son enfermeras de profesión, aunque pueden ser profesionales de salud en otras áreas. Estas comadronas en la mayoría asisten partos en la casa y algunas en los centros de parto. Las que son evaluadas y certificadas por la organización North American Registry of Midwives (NARM por sus siglas en inglés) son Comadronas Certificadas Profesionalmente (CPM por sus siglas en inglés). Hay comadronas que no son certificadas. Hay ciertos estados que ofrecen licencia y certificación a las comadronas. En algunos estados el medicaid y los seguros de salud reembolsan los gastos por el uso de comadronas certificadas. En otros estados es ilegal el uso de comadronas. Para más información sobre este tópico llamar a Midwives Alliance of North America al (888)923-6262 ó buscar la página cibernética: www.mana.org.

TIPO DE CONSULTA

Una vez hecha la elección de un obstetra, un médico de familia o una comadrona-enfermera, el siguiente paso consiste en decidir el tipo de consulta con el que se sentirá más cómoda. Los tipos más habituales de consulta, y sus ventajas e inconvenientes son:

Consulta médica individual. El médico trabaja solo, utilizando los servicios de otro médico para los casos en que esté ausente o que no se pueda localizar. Un obstetra o un médico de familia puede tener una consulta individual; una comadrona-enfermera, y trabajar en colaboración con un médico. La principal ventaja de la consulta individual es que la paciente ve el mismo médico en todas las consultas, comenzará a conocerlo mejor y se sentirá más cómoda antes del parto. El inconveniente primordial reside en que si el médico no se puede localizar entonces será un desconocido quien le asistirá en el parto (aunque muchas veces este problema se puede remediar si la embarazada se asegura de conocer al médico suplente antes del parto). La consulta individual puede constituir también un problema si a mediados del embarazo la mujer se da cuenta de que el médico no le cae bien. De ser así se tiene que decidir si buscar un médico nuevo o quedarse con el que tiene.

Consulta de participación o de grupo. Dos o más médicos de la misma especialidad atienden al paciente, tomando turnos. Muchos médicos de familia y obstetras tienen este tipo de consulta. La ventaja en este tipo de consulta es que cuando se ve a un médico diferente en cada visita se llega a conocer a todos; entonces cuando los dolores de parto empiezan a ser intensos y frecuentes habrá una cara conocida en la habitación. La desventaja de este tipo de consulta es que quizás no todos los médicos del grupo sean de agrado y no podrá de antemano escoger al que la atienda durante el parto. También, puede ser una ventaja o una desventaja para la embarazada oír diferentes puntos de vista de distintos profesionales.

Consulta combinada. Es un tipo de consulta en grupo que incluye uno o varios obstetras y una o varias comadronas-enfermeras. Las ventajas y los inconvenientes son similares a los de cualquier otro tipo de consulta en grupo. Para muchas mujeres presenta la ventaja de que en muchas de las visitas habrá alguien que pueda dedicar más tiempo y atención y en otras visitas la seguridad que da la educación y la experiencia de un médico. También se tendrá el beneficio de un parto asistido por la comadrona, con la seguridad de que si se presenta cualquier problema habrá un médico conocido para asistir.

Centros de maternidad—centros de alumbramiento. En este tipo de consulta las comadronas-enfermeras certificadas ofrecen todo el cuidado necesario, y la asistencia del médico es usada solamente si es necesario. Algunos centros de maternidad están ubicados en los hospitales con habitaciones especiales para dar a luz, y otros centros tienen facilidades separadas e independientes. Todos los centros de maternidad proveen atención solamente a pacientes de bajo riesgo.

Obviamente la ventaja de estos centros de maternidad es para la mujer que prefiere ser atendida y dar a luz con una comadrona. La desventaja en esto es que si surgen complicaciones durante el embarazo, pueda que la embarazada tenga que cambiar de una comadrona a un médico y comenzar a establecer una relación. Si surgen complicaciones durante el parto o el alumbramiento puede ser necesario dar a luz con el médico de turno, un perfecto extraño. Y por último, si la embarazada está dando a luz en un centro de maternidad independiente y separado del hospital, puede que tenga que ser transportada al hospital más cercano para recibir atención médica de emergencia si hay complicaciones.

El consultorio de la comadrona-enfermera certificada independiente. En los estados en los que están permitidas a ejercer independientemente estas profesionales ofrecen un servicio personalizado para el cuidado del embarazo de bajo riesgo a la futura madre que está interesada en tener un parto natural (muchas veces en el hogar, pero en la mayoría de los casos en un centro de maternidad o un hospital). La comadrona independiente deberá tener un médico con el que pueda consultar y pueda llamar en caso de emergencia—durante el período del embarazo, el parto y el postparto. La mayoría de los seguros de salud ofrecen el servicio de la comadrona, aunque muchos seguros solamente cubren los servicios de comadrona en un lugar aparte del hospital.

EN BUSCA DEL CANDIDATO

Una vez que ya se tiene una idea sobre el tipo de médico que se desea y la clase de consulta que se prefiere, ¿dónde podrá encontrar algunos candidatos? La siguiente lista servirá de ayuda:

♦ El ginecólogo o el médico de familia (si no atiende partos) o el internista, asumiendo que la embarazada está satisfecha con el modo de ejercer la medicina. (Los médicos tienden a recomendar otros con una filosofía similar a la de ellos).

◆ Amigos que recientemente han tenido un bebé y tienen filosofías sobre el parto similares a las de la embarazada.

◆ Una enfermera especializada en la obstétrica con consultorio local, si se tiene la suerte de conocer a una.

◆ La sociedad de médicos del condado puede proporcionar nombres de médicos que atienden partos, información sobre la educación, especialidad, tipo de consulta y certificaciones médicas. También, es posible que la asociación pueda indicar, de acuerdo al caso, si es necesario un especialista y, de ser así, qué clase de especialista.

◆ El directorio de *American Medical Association* or *Directory of Medical Specialties*. Puede que lo pueda conseguir en el consultorio del médico o en la biblioteca pública.

◆ *The American College of Obstetricians and Gynecologist Physician's Directory*, para los nombres de obstétricos-ginecólogos o especialistas en la ciencia materno-fetal; 409 12th Street SW, PO Box 96920, Washington, DC 20090-6920. Página cibernética: www.ACOG.org.

◆ *The American College of Nurse-Midwives*, 818 Connecticut Avenue NW, Suite 900, Washington, DC 20006, si la embarazada desea encontrar una comadrona. Página cibernética: www.ACNM.org o llame al (202) 728-9860.

◆ La agencia local de *La Leche League*, especialmente si la embarazada se interesa en amamantar al bebé.

◆ Un hospital cercano con los servicios que ella busca—por ejemplo, un hospital con una unidad de cuidados neonatales intensivos, habitaciones para dar a luz, hospedaje para ambos el padre y el bebé—o un centro local de maternidad. Se pueden solicitar los nombres de los médicos que trabajan en el centro.

◆ *The International Childbirth Education Association*, P.O. Box 20048, Minneapolis, MN 55420. Página cibernética: www.CEA.org o llame al (612) 854-8660; o *The American Society for Prophylaxis in Obstetrics* (ASPO)/Lamaze 1840 Wilson Boulevard, Suite 204, Arlington, VA, 22201. Página cibernética: www. Lamaze-childbirth.com o llamar al (800) 368-4404 si la embarazada se interesa en tener un médico que haga énfasis en el parto planificado.

◆ Se encuentran en las páginas amarillas, bajo el nombre de Physicians, el título de *Obstetrics and Gynecology, Maternal Fetal Medicine o Family Practice* (Médicos, Obstétricas y Ginecología, Medicina Materno-fetal o Medicina Familiar),

Si el HMO o el seguro de salud da una lista de médicos, se tratará de investigar por medio de familiares o amistades conocidos o médicos para determinar cuáles en la lista llenan las necesidades. Si esto no es posible, la embarazada puede visitar y conocer a algunos de los candidatos personalmente. En la mayoría de los casos, de esta manera se encuentra la persona adecuada pero de no ser así y si la situación económica lo permite, podrá cambiar sus planes.

DIFERENTES ALTERNATIVAS PARA DAR A LUZ

Las mujeres nunca han tenido tanto control sobre el proceso de dar a luz como hoy día. Durante siglos fueron los caprichos de la naturaleza los que decidieron el destino obstétrico de las mujeres; luego, a principios del siglo 20, era el médico el que decidía cómo éstas debían dar a luz. Por fin, hoy día, aunque la naturaleza aun tiene algo que ver y los médicos todavía tienen algo que decir, la decisión recae cada vez más en las mujeres y sus esposos. Las mujeres tienen cada vez más posibilidades de elegir el momento de la concepción (gracias a los adelantos en los métodos del control de la natalidad y de los dispositivos para predecir la ovulación) y a menudo, excepto en las complicaciones, la mujer puede decidir cómo va a dar a luz. La cantidad de opciones para el parto es inmensa, incluso en el hospital. Fuera del hospital existen más alternativas.

Aunque las preferencias en cuanto al parto no deben ser el único criterio que se use para elegir al médico, desde luego deben de ser tomadas en cuenta y deben jugar un papel importante en la selección. (No obstante, tenemos que tener en cuenta que no puede hacerse ninguna decisión firme hasta que la gestación esté bien avanzada, y muchas veces hasta el momento del parto). Las siguientes opciones pueden ser consideradas por los futuros padres sobre las que se debe preguntar antes de tomar una decisión final sobre el médico y el hospital:

Cuidados con enfoque a toda la familia. Lo que muchos creen que sería ideal en las unidades de maternidad de los hospitales, los cuidados con enfoque médico en toda la familia, todavía no son una realidad en muchos hospitales, aunque existe una tendencia clara en ese sentido. ASPO/Lamaze ha instituido criterios para este ideal, que incluyen una política oficial del hospital de cuidados con enfoque a toda la familia; programas de educación sobre el parto que reflejen dicha política; parto sin interferencias tecnológicas innecesarias y con atención a las necesidades psicosociales; una atmósfera en la que se estimulan las preguntas, la autoayuda y el auto-conocimiento, en la que se puede hacer adaptaciones según las diferencias culturales, y en la que se estimula la lactancia natural una hora después del parto a menos que existan contraindicaciones médicas; y un programa que asesore a la madre en cuanto a los cuidados básicos del bebé y determine un inicio satisfactorio a la lactancia, si es posible, antes de salir de alta. Las habitaciones tienen puerta (para mayor privacidad e intimidad), un mobiliario confortable, un cuarto de baño privado, un cuarto con espacio suficiente para acomodar a la familia (incluyendo los hermanos del recién nacido) y a otras personas que presten ayuda, empleados profesionales y un equipo médico, los objetos personales, una cuna para el bebé y el ajuar necesario y también una cama sofá para los miembros de la familia que se queden a dormir. También debería existir una zona cercana para que las personas que ayuden puedan relajarse fuera de la escena del parto. Muchos hospitales y centros para dar a luz (lugares independientes o cercanos a los hospitales donde las mujeres hacen el trabajo de parto, dan a luz, y se recuperan) proveen este tipo de cuidado con enfoque en toda la familia.

Habitaciones para dar a luz. Antes, las mujeres que estaban a punto de tener un hijo dilataban en la sala de dilatación, parían en la sala de partos, y se recuperaban en la sala de postparto. El recién nacido era separado inmediatamente de la madre después del nacimiento y era ingresado en la unidad para bebés, donde se le cuidaba detrás de un escaparate. Hoy día, en las habitaciones para dar a luz de muchos hospitales, existe la oportunidad de que las mujeres permanezcan en la misma cama desde la dilatación hasta la recuperación, a veces incluso durante toda la estancia en el hospital, y los bebés permanecen al lado de la madre desde el momento del nacimiento.

Algunas habitaciones para dar a luz son usadas solamente para partos, dar a luz y la recuperación (LDRs, por las siglas en inglés). Si una habitación es usada, la nueva mamá (y el bebé, si es que ella comparte la habitación) es transferida de la habitación de dar a luz a una habitación de posparto después de una larga hora de reunión ininterrumpida con la familia. Pero en más y más hospitales las habitaciones "LDRP" (de parto, de dar a luz, de recuperación, posparto) hacen posible para la madre y el bebé—y a menudo el papá y los hermanos—el estar atentos desde el inicio hasta la salida.

Muchas habitaciones para dar a luz "crean un parecido al del hogar en el hospital" (con iluminación suave, cuadros en la pared, cortinas en las ventanas, un sillón o mecedora y una cama que al parecer salió del la famosa tienda de Ethan Allen en vez de un catálogo de hospital). Aunque los cuartos están completamente provistos para partos de bajo riesgo e incluso emergencias inesperadas, el equipo médico normalmente se guarda detrás de las puertas de los armarios y otros gabinetes similares a los de un un dormitorio. La parte de atrás de la cama de parto puede levantarse para apoyar a la madre en una posición de cuclillas o semi de cuclillas y la parte de los pies de la cama se puede sacar para dar paso a los que atienden el parto. Después del parto, un cambio de ropa de cama, unos cuantos switches que se activan, y de inmediato, usted está de regreso en la cama. Muchos hospitales y habitaciones para dar a luz también ofrecen baños y/o tinas Jacuzzi en o cercanos a los cuartos de alumbramiento, los cuáles pueden ofrecer alivio con hidroterapia durante el parto. Las tinas para el nacimiento en agua también están disponibles en algunos centros de alumbramientos y hospitales. (Ver abajo para más información sobre el nacimiento entre el agua).

En algunos hospitales las habitaciones para dar a luz están disponibles solamente para mujeres con poco riesgo de complicaciones en el parto. Si la embarazada no llena este requisito posiblemente tenga que dar a luz en un cuarto de parto tradicional donde hay más tecnología a la mano. Afortunadamente, con el aumento de la disponibilidad de habitaciones para dar a luz para la mayoría de las mujeres, las probabilidades son muy grandes de que la embarazada pueda experimentar un parto sin carreras, en un ambiente familiar sin muchas intervenciones en el ambiente tradicional de un hospital.

Silla de partos. La silla de partos ha sido diseñada para que la mujer se acomode en ella en posición sentada o en cuclillas durante el parto. En esta postura la fuerza de la gravedad ayuda al parto, teóricamente acelerando el parto. Muchas mujeres dicen que esta postura las ayuda durante el parto, especialmente a la hora de pujar. Además, la mujer en esta posición puede ver más del parto según se va desarrollando.

El Sistema de Leboyer. Cuando el obstetra francés Frédéric Leboyer expuso por primera vez la teoría sobre el parto sin violencia, la comunidad médica se burló. Hoy en día, muchos de los procedimientos que propuso, destinados a que el recién nacido tenga una llegada al mundo más tranquila, son comunes. Muchos bebés nacen en habitaciones para dar a luz, sin la intervención de luces brillantes que antes se juzgaron necesarias, según la teoría de que una iluminación suave puede hacer que la transición desde la oscuridad del útero hacia la claridad del mundo exterior sea más gradual. Ya no es una rutina poner al bebé cabeza abajo y darle palmadas, y se da preferencia a procedimientos menos violentos para establecer la respiración, cuando ésta no se inicia por sí misma. En algunos hospitales, el cordón umbilical no se corta de inmediato; este último lazo de unión física entre madre e hijo permanece intacto mientras ambos se conocen por primera vez. Y aunque el baño caliente que recomendaba Leboyer para suavizar la llegada (y la transición de un medio acuático a otro seco) no es común, el que se coloque al bebé en manos de la madre de inmediato sí lo es.

A pesar de la creciente aceptación de muchas de las teorías de Leboyer, un verdadero parto de Leboyer—con música suave, luces tenues y un baño caliente para el bebé—no puede llevarse a cabo en muchos lugares. Si se está interesada en esta posibilidad para el parto, podrá pregúntele al médico cuando lo entreviste.

Nacimiento bajo el agua. La técnica de parir bajo el agua para simular el medio ambiente de la matriz no ha tenido demasiada aceptación en la comunidad médica; es más aceptada entre las comadronas. Los partidarios del nacimiento bajo el agua profesan que un parto de este tipo es muy estimulante para el recién nacido que sale de un ambiente mojado a otro, aliviando el estrés del parto. El bebé es sacado del agua a los brazos de la madre inmediatamente después del nacimiento. La respiración no comienza hasta que el bebé sale del agua y es expuesto al aire y no hay riesgo de que se ahogue. Esta clase de parto puede ser hecha en el hogar, en los centros de parto y en algunos hospitales. Muchos esposos se unen a la madre en la tina de agua mayormente aguantándola por detrás para darle apoyo.

La mayoría de las mujeres con un embarazo de bajo riesgo pueden decidir dar a luz en el agua, pero si se está a riesgo, esta opción no es recomendada y es casi imposible encontrar a una comadrona que le ayude en esta clase de parto.

Aunque la idea de un parto en el agua no la convenza (o ésta no sea una de sus opciones) puede que a la mujer le convenga pasar parte de los dolores de parto en un Jacuzzi o tina de agua. Muchas mujeres dicen que el agua, además de relajarlas, ayuda, en la mayoría de los casos, a acelerar el parto. Muchos hospitales y centros de parto usan tinas de agua en sus salas de parto.

Parto en casa. Para algunas mujeres resulta desagradable la idea de ser hospitalizadas cuando no están enfermas. Si la embarazada se siente así tal vez el parto en casa sea lo más conveniente para ella. El recién nacido llega acompañado de familiares y amigos en una atmósfera cálida y llena de amor. El riesgo, desde luego, consiste en que si algo sale mal, las instalaciones para una cesárea de urgencia o para la reanimación del recién nacido no estarán al alcance de la mano. Para muchas mujeres, la solución ideal a este problema es un centro de maternidad o una habitación para dar a luz en un hospital, ya que así se combina una atmósfera hogareña con la seguridad de la alta tecnología del hospital.

De acuerdo al *American College of Nurse-Midwives* si se está considerando esta clase de parto se debe de llenar los siguientes requisitos:

◆ Estar en la categoría de bajo riesgo, no sufrir de hipertensión, diabetes u otros padecimientos crónicos y no tener un historial de partos o alumbramientos difíciles.

◆ Ser atendida por un médico o una comadrona certificada (CNM). La comadrona deberá de trabajar junto

a un médico que esté a disposición en caso de emergencia y preferiblemente un médico que haya tratado a la madre durante el embarazo y que previamente haya trabajado con la enfermera comadrona[2].

◆ Disponer de transporte de emergencia a un hospital cercano de inmediato. Y vivir a no más de 30 millas del hospital con carreteras en buenas condiciones y un mínimo de tráfico o vivir diez millas del hospital.

Para más información sobre nacimientos en la casa ver la página cibernética www.home-birth.org

CÓMO HACER LA SELECCIÓN

Una vez que la embarazada encuentre el nombre del futuro médico o de la futura comadrona, llamará para hacer una cita para una visita preliminar. Irá a la cita preparada con una serie de preguntas que ayuden a ver si la filosofía concuerda con la del médico y si las personalidades son compatibles. No esperará que sus opiniones coincidan exactamente en todos los puntos—esto no sucede ni en el más feliz de los matrimonios. Pero sí es importante que el médico sepa escuchar bien o dar explicaciones claras. Si la embarazada está preocupada por los aspectos emocionales del embarazo, ¿lo está también el médico? Se le preguntará la opinión sobre cualquiera de los temas siguientes los que la mujer considera importantes: parto natural o con anestesia o con alivio del dolor en caso necesario, lactancia natural, inducción del parto, utilización de un monitor fetal, enemas, fórceps, sueros, cesáreas o cualquier otra cosa que a ella le preocupe. De este modo no habrá sorpresas desagradables. (Ver el Plan para dar a luz en la página 278 para otros temas de qué hablar.)

Tal vez lo más importante que se puede hacer en esta primera visita es

---

2. Las comadronas certificadas usualmente trabajan sin el respaldo de un médico.

dejarle saber al médico qué tipo de paciente es. De acuerdo a las respuestas del médico se sabrá si se siente bien o no con el/ella y si responderá.

Es probable que quiera saber algo sobre el hospital al que está afiliado el médico. ¿Ofrece los servicios que busca? Por ejemplo, ¿tiene suficientes salas de partos bien equipadas, habitaciones para dar a luz (LPR o LPRP por sus siglas en inlgés), posibilidad de alojar a la madre con el niño, apoyo para amamantar, una unidad de cuidados intensivos neonatales y el equipo de monitor fetal más moderno? ¿Se muestran flexibles en cuanto a las rutinas que afectan a la paciente, (tales como procedimientos intravenosos de rutina, por ejemplo suero intravenoso)? ¿Permiten la presencia de los hermanos en la sala de parto? ¿Le permiten al padre permanecer durante un parto quirúrgico?

Antes de tomar la decisión final se debe pensar en si el médico inspira una sensación de confianza. El embarazo es uno de los viajes más importantes que la mujer hace en la vida—para este viaje se quiere tener un capitán en quien depositar toda la confianza.

CÓMO SACAR PROVECHO DE LA RELACIÓN ENTRE EL PACIENTE Y EL MÉDICO

El escoger el médico apropiado es solamente el primer paso. Para la mayoría de las mujeres, las que no están dispuestas a ceder toda la responsabilidad al médico ni tampoco quieren asumir toda la responsabilidad, el siguiente paso a seguir es el de desarrollar una buena relación de trabajo con el médico. Esto se consigue así:

◆ Si entre visitas surge algo que puede ser importante, anotar en una libreta o en la parte de atrás de este libro o en el *"What to Expect When You're Expecting Organizer"*, y llevar en la siguiente visita. (Resulta útil colocar un par de listas en lugares convenientes—la puerta de la nevera, el monedero, la mesa de la oficina, la mesita de noche—para que siempre se encuentre a mano; hacer una lista resumen antes de cada visita al médico). Esta es la única manera de que puede estar segura de recordar todas las preguntas y todos los síntomas. Y de no perder el tiempo, ni hacérselo perder al médico, al intentar recordar la pregunta que desea hacer. Junto con la lista de preguntas se llevará una libreta de papel y un lápiz (o el *"Pregnancy Organizer"*), para poder tomar nota de las indicaciones del médico. Si el médico no ofrece información voluntariamente, es necesario preguntarle antes de marcharse, para no encontrarse con confusiones una vez en casa. Se debe preguntar los efectos secundarios de un tratamiento, el tiempo que se deberá tomar el medicamento prescrito, el momento en que se deberá regresar por un problema. Si es posible, rápidamente revise sus notas con el médico para así asegurarse de que no hay errores.

◆ Aunque no se tiene que llamar al médico a cada punzada en la pelvis, nunca se debe de dudar en llamarle para manifestarle las preocupaciones que no pueda resolver consultando un libro como éste, y que crea que no puedan esperar hasta la siguiente visita. No se tendrá miedo de que sus inquietudes parezcan tontas. A menos que el médico acabe de salir de la facultad, ya las habrá oído antes. Se preparará para ser bien específica en cuanto a los síntomas. Si se sufre de dolor, deberá precisar bien en dónde es, cuánto tiempo dura, qué intenso es (¿es un dolor agudo, leve, como calambre, grave?). Si es posible, explicarle qué es lo que lo mejora o empeora–cambiar de postura, por ejemplo. Si se presenta flujo vaginal, describirá el color (rojo brillante, rojo oscuro, marrón, rosado, amarillento), cómo empezó y qué intenso era. También asegurarse de informar al médico claramente qué síntomas acompañan el dolor (fiebre, náuseas, vómitos, escalofríos, diarrea). (Vea Cuándo llamar al médico, página 132).

◆ Mantenerse al día, pero tener en mente que no se puede creer todo lo que se lee. Cuando se lea alguna novedad sobre la obstétrica, no se irá al médico con el artículo diciéndole "Quiero esto". Al contrario, simplemente se le preguntará al médico si lo expuesto en el artículo es un nuevo procedimiento y si está de acuerdo con la nueva teoría. A menudo, los medios de comunicación informan prematuramente sobre los avances médicos antes de que se haya demostrado en estudios controlados si el uso no es peligroso y la eficacia del tratamiento. Si efectivamente se ha dado un auténtico avance, puede que ya el médico esté enterado o que quiera saber un poco más sobre el asunto. En todo caso, tanto la embarazada como el médico podrán aprender algo mediante un intercambio de opiniones.

◆ Si se oye decir algo que no corresponda con lo que ha dicho el médico, se le peguntará cuál es la opinión al respecto—no desafiantemente, solamente para obtener más información.

◆ Si se sospecha que el médico puede estar equivocado sobre algo (por ejemplo, si el médico indica que la embarazada puede tener relaciones sexuales y ella tiene un historial médico de deficiencia en la cérvix), no se quedará callada. Nunca se asumirá que el médico, aun con el récord médico en la mano, siempre se recordará de cada detalle y aspecto del historial médico. Como un socio activo en el cuidado de la salud la embarazada compartirá la responsabilidad con el médico de asegurarse de que no se cometan errores.

◆ Al pedir una explicación se averiguará cuáles son los efectos secundarios del medicamento recetado. Asegurandose de saber por qué el médico ha ordenado un análisis, en qué consiste, cuáles son los riesgos y cómo y cuándo se sabrán los resultados.

◆ Si la embarazada ve que el médico no tiene el tiempo para contestar todas las preguntas o lidiar con las preocupaciones, se tratará de proveerle una

---

PARA QUE NO SE OLVIDE

Mientras se lee este libro, se anotarán periódicamente los cambios que ocurran semana tras semana. Se anotarán los síntomas para que en la visita al médico no se le olviden. Todas las semanas se anotará el peso para que pueda comparar el récord. Se anotarán las preguntas que quiera hacerle al médico y los cambios importantes que haya notado. Se anotará todo lo necesario para que no lo olvide–en este libro hay páginas limpias comenzando en la página 555 donde podrá hacer todas sus notas.

---

lista por escrito. Si no es posible recibir contestación a todas las preguntas durante la visita, entonces preguntará si puede hacerlo por medio de una llamada o por correo electrónico o si la próxima visita puede ser por más tiempo.

◆ La mujer le hablará con la verdad al médico. No le dará al médico información falsa o incompleta sobre la historia médica, obstétrica, y ginecológica. Se asegurará de que el médico sepa la verdad total sobre el uso de drogas, recetadas o no (incluyendo tratamientos herbarios), uso legal o ilegal, medicinal o para recreación, incluyendo bebidas alcohólicas y el cigarrillo, qué haya usado o que está usando, cualquier enfermedad o procedimientos quirúrgicos que haya tenido. Ella tendrá en mente que todo lo que hable con el médico es confidencial; nadie más lo sabrá.

◆ No se rehusará a hacerse sonografías, análisis o el uso de medicamentos a menos que no tenga razones sólidas, médicas o personales. Hablará con el médico sobre sus razones.

◆ La embarazada seguirá cuidadosamente las instrucciones cuando esté recibiendo un procedimiento médico.

◆ Seguirá las recomendaciones del médico en cuanto a las citas, el control del peso, el descanso, ejercicios, vitaminas y cosas por el estilo.

◆ Siempre se le informará al médico sobre cualquier efecto del medicamento o tratamiento, también sobre cualquier preocupación que tenga sobre síntomas que esté padeciendo durante el embarazo.

◆ Ella se cuidará y seguirá la dieta alimenticia (ver el capítulo 4), tendrá el descanso adecuado y evitará las bebidas alcohólicas, el cigarrillo y otras drogas y medicamentos no recetados una vez que se entere de que está embarazada y mucho mejor cuando comience a tratar de concebir.

◆ Si se tiene alguna queja (por haber tenido que esperar demasiado o por no obtener respuesta a sus preguntas), deberá manifestarla. De lo contrario se podría poner en peligro la relación médico-paciente.

◆ Usualmente el seguro de salud sirve de intermediario entre el médico y el paciente cuando hay conflictos o quejas. Si se tiene algún problema con el médico que no se resuelve con comunicación se comunicará con la compañía de seguros.

Si ella cree que no puede seguir las instrucciones del médico o seguir el tratamiento recomendado, claramente ella tiene muy poca fe en el médico que escogió para ella y el bebé durante el embarazo, dilatación y el parto—o si por cualquier razón la relación ha sufrido roturas irreparables—será mejor para ambos, la embarazada y el médico, que se consiga otro médico que la atienda (asumiendo que sí lo puede hacer desde el punto financiero y que el seguro médico se lo permite).

◆ ◆ ◆

CAPÍTULO 2

Ahora que está embarazada

El examen de embarazo regresó; la noticia ya fue aceptada. La felicidad está aumentando y también las preocupaciones: ¿Qué efecto ejercerá mi edad o la de mi marido en el embarazo y en nuestro hijo? ¿Cómo le afectarán los problemas médicos crónicos o los problemas genéticos familiares? ¿Tienen alguna importancia nuestros modos de vida pasados? ¿Se puede repetir mi anterior historial obstétrico? ¿Qué puedo hacer para disminuir cualquiera de los riesgos que plantea mi historial?

Ahora que está embarazada, querrá obtener respuestas a estas preguntas y más. Así que continúe leyendo.

Qué puede preocupar

EL HISTORIAL GINECOLÓGICO

"No le mencioné a mi obstetra un embarazo anterior debido a que tuvo lugar antes de que yo estuviera casada. ¿Existe alguna razón por la que hubiera debido hacerlo?"

Este es el momento cuando definitivamente no se debiera esconder el pasado. Los embarazos previos, los abortos, las operaciones o infecciones pueden o no pueden tener impacto en lo que suceda en el siguiente embarazo, pero cualquier información que la paciente posea sobre ellos debería pasarla al obstetra. Entre más información tenga él o ella, la embarazada tendrá mejor atención. Será, por supuesto, una información confidencial. No se preocupe sobre lo que piense el médico. La misión del médico o la comadrona es ayudar a madres e hijos, no juzgarlos.

ABORTOS PROVOCADOS PREVIOS

"He sufrido dos abortos provocados. ¿Afectará ello a este embarazo?"

Todo es cuestión de tiempo. Los abortos múltiples durante el primer trimestre no parecen tener un efecto en los embarazos posteriores. Así que si sus abortos se realizaron antes de la semana 14, las probabilidades son que no debe preocuparse. En caso de haber sufrido múltiples abortos durante el segundo trimestre (14 a 27 semanas), no obstante, sí parecen aumentar el riesgo de tener un parto prematuro. Si la paciente sufrió los abortos después del tercer mes, deberá consultar la página 274 para reducir los riesgos de un parto prematuro.

En cualquier caso, deberá asegurarse de que el obstetra sepa sobre los abortos. Cuanto más familiarizado esté éste con el historial obstétrico de la paciente, mejores cuidados recibirá la futura madre.

EL HISTORIAL OBSTÉTRICO SE REPITE

"Mi primer embarazo me resultó muy incómodo—debí experimentar todos los síntomas de este libro. ¿Volveré a tener tan mala suerte?"

En general, el primer embarazo resulta una buena forma de predecir los siguientes. Así, la paciente que hace esta pregunta tiene menos probabilidades de disfrutar de un embarazo fácil que una mujer que ya lo ha tenido. No obstante, siempre existe la esperanza de que la suerte cambie para mejorar. Todos los embarazos, al igual que todos los bebés, son diferentes. Si, por ejemplo, el primer embarazo estuvo lleno de mareos matutinos y de caprichos alimentarios, puede que durante el segundo casi ni se noten (o viceversa, desde luego). La predisposición genética y el hecho de que la mujer haya experimentado ciertos síntomas antes tienen mucho que ver con que el embarazo sea fácil o incómodo. Otros factores, incluyendo algunos que están bajo el pro-

pio control, pueden alterar el pronóstico hasta cierto punto. Dichos factores son:

Estado general de salud. Estar en buenas condiciones físicas constituye un buen punto de partida para tener un embarazo fácil. Sería ideal que la mujer cuidara de sus problemas crónicos (alergias, asma, problemas de espalda) y resolviera infecciones persistentes (tales como las del aparato urinario o la vaginitis) antes de la concepción. Una vez que esté embarazada, deberá continuar cuidándose al igual que el embarazo.

Dieta. Aunque no puede garantizarse, el seguimiento de la dieta del embarazo (vea el capítulo 4) proporciona a toda mujer embarazada las mejores posibilidades de tener un embarazo cómodo. No sólo puede evitar o minimizar las molestias de los mareos matutinos y la indigestión, sino que puede ayudar a combatir el exceso de fatiga, aliviar el estreñimiento y las hemorroides, a prevenir las infecciones del aparato urinario y la anemia por deficiencia de hierro, así como los calambres en las piernas. (Incluso si de todos modos el embarazo se vuelve incómodo, la embarazada habrá dado al bebé de las mejores posibilidades de desarrollarse bien y de nacer con salud).

Aumento de peso. El aumento de peso de forma escalonada y mantener el aumento dentro de los límites recomendados (entre 25–35 libras) puede aumentar las posibilidades de evitar o bien minimizar inconvenientes como las hemorroides, las venas varicosas, las estrías, el dolor de espalda, la fatiga, la indigestión y las dificultades respiratorias.

Ejercicio. Con el ejercicio adecuado y en cantidad suficiente (véase la página 193 para las instrucciones) se puede contribuir a mejorar el bienestar general de la embarazada. El ejercicio es especialmente importante durante el segundo embarazo y los siguientes, debido a que la musculatura abdominal tiende a estar más laxa, haciendo a la mujer más susceptible a diversos tipos de dolores, sobre todo en la región lumbar.

Ritmo de vida. Llevar un ritmo de vida frenético, como el de muchas mujeres de hoy en día, puede agravar, o a veces incluso provocar, uno de los síntomas de embarazo más incómodos—los mareos matutinos—y exacerbar otros como la fatiga, el dolor de espalda y la indigestión. Tener alguna ayuda para las tareas de la casa, hacer más pausas alejado de todo lo que agote los nervios de la embarazada, reducir las responsabilidades del trabajo, o dejar las tareas que no sean prioritarias para después, o aprender algunas técnicas de relajación podría proporcionar algún alivio (véase página 127 para más consejos).

Los demás niños. Algunas mujeres embarazadas que tienen otros niños en casa notan que cuidar de sus hijos las mantiene tan ocupadas que apenas tienen tiempo de percibir las molestias del embarazo, de mayor o menor importancia. No obstante, para muchas otras, tener uno o dos niños mayores tiende a agravar los síntomas del embarazo. Por ejemplo, el mareo matinal puede aumentar durante los momentos de tensión (las prisas para ir al colegio o para servir la comida en la mesa, por ejemplo); la fatiga puede aumentar porque no parece que haya tiempo para descansar; los dolores de espalda pueden agravarse si la embarazada debe tener a los niños mucho rato en brazos; incluso el estreñimiento podría agravarse si no tiene oportunidad de ir al baño en el momento en que siente la necesidad. También estará más susceptible a los catarros u otras enfermedades, que le pueda contagiar al otro hijo. (Vea el capítulo 18 para evitarlas o enterarse de cómo combatir estas enfermedades).

¿Cuál es la clave para aminorar el precio que el cuerpo de la embarazada paga por cuidar de los demás niños? A veces es difícil disponer de más tiempo para cuidar de sí misma—es una tarea titánica, pero vale la pena intentarlo. Aproveche la oportunidad de encontrar a cualquier persona dispuesta a ayudarla (ya sea pagada o voluntaria) que alivie la carga y le ayude a tener más tiempo libre.

"Mi primer embarazo fue difícil, con diversas complicaciones serias. Ahora que estoy de nuevo embarazada, estoy muy nerviosa."

Que un embarazo haya sido complicado no significa que el siguiente será complicado. A menudo, una mujer que ha tenido un mal embarazo la primera vez, es recompensada la siguiente con una gran calma. Si las complicaciones fueron causadas por un hecho específico tal como una infección o un accidente, no es probable que vuelvan a presentarse. Tampoco lo harán si fueron provocadas por un estilo de vida que la embarazada ha cambiado esta vez (como por ejemplo fumar, beber o consumir drogas), por estar expuesta a un peligro ambiental (tal como el plomo) al que ya no lo está, o por no haber solicitado ayuda médica al inicio del embarazo (si esta vez la mujer sí lo ha hecho).

Si la causa fue un problema de salud crónico, tal como la diabetes o la hipertensión, si se corrige o controla la situación desde antes del embarazo o al iniciarse éste, los riesgos de que se repitan las complicaciones quedarán notablemente reducidos.

Si la embarazada sufrió una complicación específica durante el primer embarazo, que desea evitar la segunda vez, sería una buena idea que discutiera de ello con el médico para ver lo que se puede hacer para prevenirla. No importa cuál fuera el problema o sus causas (incluso si fue tratado como "de causa desconocida"), los consejos que hemos dado en respuesta a la pregunta anterior podrán ayudar a que el embarazo sea más cómodo y seguro, tanto para la madre como para el bebé.

"Con mi primer hijo, tuve un embarazo muy cómodo y sin complicaciones. Por ello, la dilatación, que duró 42 horas, y las 5 horas del parto constituyeron una conmoción para mí. ¿Es eso lo que me espera de nuevo?"

Relájese, disfrute del embarazo y aparte los pensamientos sobre otro parto difícil. El segundo parto y los siguientes son, a menos que el feto esté en una posición incorrecta o se presente alguna otra complicación imprevista, casi siempre más fáciles que el primero, gracias a que el útero es más experto y el canal del parto está más laxo. Todas las fases del parto tienden a ser más cortas, y las veces que se ha de empujar son muchísimas menos.

EMBARAZOS DEMASIADO SEGUIDOS

"Quedé embarazada de mi segundo hijo a las 10 semanas justas de haber tenido el primero. Me preocupa el efecto que ello pueda tener sobre mi salud y sobre el bebé que espero?"

Una nueva concepción antes de que el cuerpo se haya recuperado totalmente de un embarazo y un parto recientes constituye ya un esfuerzo suficiente para que además se le añadan los efectos debilitantes de la inquietud. Por consiguiente, lo primero de todo es tranquilizarse. Aunque la concepción durante los tres primeros meses de posparto es rara (casi un milagro si el bebé es alimentado exclusivamente al pecho), ha tomado por sorpresa a más de una mujer. Y la mayoría han dado a luz a bebés normales y sanos, sin un importante desgaste para ellas.

Aún así, los estudios indican que de dos a dos años y medio es el tiempo médicamente recomendado que se debe dejar entre los embarazos. Así que es muy importante que esté enterada del precio que implican dos embarazos muy seguidos y hacer todo lo posible para compensarlo, incluyendo lo siguiente:

◆ La mejor atención prenatal, que deberá empezar tan pronto que se sospeche de un embarazo. Se deben seguir escrupulosamente las órdenes del médico y no saltarse ninguna de las visitas.

◆ Seguir la dieta ideal (véase capítulo 4), si no religiosamente, por lo menos con fidelidad. Es posible que el cuerpo de la embarazada no haya tenido oportunidad de reconstruir sus reservas y que ésta se encuentre, incluso algún tiempo después del parto y particularmente si está amamantando, en desventaja en cuanto a la nutrición. Por lo tanto deberá procurarse una compensación alimentaria para asegurarse de que tanto ella como el bebé no sufran deficiencia. Hay que poner especial atención en las proteínas (ingerir al menos 75 gramos o tres raciones diarias de comida) y el hierro (es conveniente tomar un suplemento).

◆ Un aumento de peso suficiente. Al nuevo feto no le interesa en absoluto si la madre ya ha perdido o no los kilos de más que le quedaron tras el parto anterior. Tanto la madre como el futuro hijo necesitan el mismo aumento de peso de 25 a 35 libras ó 9 a 14 kilos durante este embarazo. Por consiguiente, no se deberá pensar en perder peso, ni tan siquiera en los primeros meses. Un aumento gradual de peso, cuidadosamente controlado, será relativamente fácil de solucionar de nuevo después del parto, particularmente si se consiguió mediante una dieta de la mejor calidad y especialmente si la mujer debe cuidar a un bebé y un niño pequeño. Además, la madre deberá asegurarse de que la falta de tiempo o energías no le impiden comer lo suficiente. Alimentar y cuidar al niño que ya tiene no deberían evitar que ella alimente y cuide al que aún no ha nacido. Hay que vigilar cuidadosamente el aumento de peso, y si éste no progresa como debiera, se deberá controlar más de cerca la ingestión calórica y seguir las sugerencias de la página 162 para ayudar a que el aumento de peso sea mayor.

◆ Alimentarse de forma justa. Si está dando de mamar al otro hijo, puede continuar haciéndolo hasta que sienta que ya no es necesario. Si está demasiado exhausta, podría compensarlo con leche de fórmula o ya no darle el pecho completamente. Discuta las opciones con el médico. Si decide continuar amamantando, asegúrese de consumir calorías extra para alimentar a ambos, al hijo ya nacido y al que espera (más o menos de 500 a 800 calorías extras diariamente), así como también las cantidades adecuadas de proteína (5 raciones), calcio (6 raciones) y líquidos (1 taza cada hora durante las horas de actividad). También necesitará suficiente descanso. Para obtener más consejos, vea *What to Expect the First Year.*

◆ Descansar más de lo humanamente posible (sobre todo para una madre reciente). Esto exigirá toda la determinación de la mujer, pero también la ayuda del marido y posiblemente incluso de otras personas—quienes deberán ocuparse de gran parte del trabajo de la cocina, de la casa y de los cuidados del bebé (particularmente de las tareas que exigen levantar o cargar cosas pesadas) en la medida posible. Hay que establecer prioridades y dejar pendiente el trabajo o los quehaceres domésticos menos importantes, y la mujer deberá obligarse a descansar cuando el bebé está durmiendo. Si no está dando de mamar, deje que el papá se encargue de alimentar al bebé por las noches.

◆ Ejercicio sólo el necesario para mantener la línea y relajarse, pero no el suficiente para sobrecargarse. Si la embarazada no tiene tiempo suficiente para practicar los ejercicios para embarazadas con regularidad, deberá integrar la actividad física a las tareas diarias con el bebé. Lo llevará a dar un activo paseo en el cochecito. O bien se inscribirá en un curso de gimnasia para embarazadas (véase página 202 para los consejos para elegir uno) o nadará en un club que ofrezca servicio de guardería. No obstante, deberá evitar ejercicio extenuante.

◆ Eliminar o minimizar todos los demás factores de riesgo del embarazo, tales como el alcohol o el tabaco. El cuerpo de la embarazada y el bebé no deberían verse sujetos a ningún factor de estrés adicional.

TENTAR LA SUERTE POR SEGUNDA VEZ

"Este es mi segundo embarazo. ¿En qué se diferenciará del primero?"

Puesto que no hay dos embarazos exactamente iguales, no hay forma de predecir qué tan diferentes (o qué tan similares) serán estos nueve meses de los anteriores. Existen algunas generalidades; sin embargo, los segundos embarazos y los siguientes se mantienen igual por lo menos durante algún tiempo (como todas las generalidades, ninguno permanecerá igual todo el tiempo):

◆ Probablemente pronto se "sentirá" embarazada. La mayoría de las mujeres que están embarazadas por segunda vez ya están más acostumbradas a los primeros síntomas del embarazo y más aptas para reconocerlos. Los síntomas en sí mismos pueden variar de los últimos—puede experimentar más o menos molestias en la mañana, indigestión y otros problemas del estómago; puede estar más cansada (especialmente si en el primer embarazo pudo hacer siestas y ahora apenas tiene tiempo para sentarse) o menos cansada (si acaso está demasiado ocupada como para notar qué tan cansada está o porque está muy acostumbrada a estar cansada); podría experimentar más frecuencia urinaria o menos (aunque probablemente esto aparecerá pronto). Algunos síntomas que son típicamente menos pronunciados durante el segundo embarazo y los siguientes incluyen los antojos de comida y las aversiones, aumento y sensibilidad de los senos y preocupación (puesto que esto ya lo ha pasado antes, lo ha hecho y vive para contarlo, es menos probable que el embarazo induzca al pánico).

◆ Muy pronto se "verá" embarazada. Gracias a que los músculos abdominales y uterinos están más flojos, es probable que la embarazada "estalle" mucho antes que la vez anterior. También puede notar que la barriga se verá diferente a la de la vez anterior. El segundo bebé (o el tercero o el cuarto) está obligado a ser más grande que el primero, así que tendrá más peso que cargar. Otro resultado potencial de esas "estiradas" abdominales es el dolor de espalda y otros dolores del embarazo que pueden exacerbarse.

◆ Sentirá los movimientos más pronto. Algo más por lo cual debe agradecer la soltura de los músculos—hay probabilidades de que sienta las patadas del bebé más anticipadamente, cerca de la semana 16 a la 18. También es probable que ya las conozca cuando las sienta ya que antes ya las experimentó.

◆ Puede ser que no se sienta tan emocionada. Por supuesto que está asustada de estar embarazada nuevamente. Pero podrá notar que el nivel de emoción (y esa compulsión de contarle la buena noticia a todos los que ve por la calle) no es tanta. Esta es una reacción completamente normal (como se dijo antes, ya ha pasado por esto) y de ninguna manera esto refleja el amor por este bebé.

◆ Puede que la embarazada esté lista para una dilatación más fácil y un parto más rápido. Esta es la mejor parte acerca de esos músculos flojos. Todo eso que está flojo (particularmente en las áreas que respectan al parto), combinado con la experiencia previa del cuerpo, puede ayudar a asegurar una salida más rápida del segundo bebé. Cada fase del parto tiene probabilidades de ser más corta, con una reducción significativa de tiempo para empujar. (Eso es, por supuesto, salvo cualquier circunstancia difícil, tal como una posición complicada del bebé.)

◆ También puede preocuparle la forma cómo le hablará al primer hijo o hija acerca del bebé que viene en camino. Dele una preparación realista, enfática y apropiada a la edad del primer hijo o hija para hacer que la transición en este cambio de vida de hijo único a hermano mayor empiece durante el embarazo. Para obtener consejos, vea en el libro: *What to Expect the First Year* y *What to Expect the Toddler Years. What to Expect When Mommy's Having a Baby* y *What to Expect When the New Baby Comes Home* también ayudarán a preparar al hijo o hija.

"Mi primer hijo fue perfecto. Ahora estoy embarazada de nuevo y no puedo dejar de pensar en que no tendré tanta suerte esta vez."

Las probabilidades de ganarse el premio mayor de la lotería otra vez son excelentes. Sin embargo, la madre que ha tenido un bebé "perfecto" no sólo es factible que gane de nuevo, sino que sus probabilidades son incluso mejores que antes de haber tenido un primer embarazo con éxito. Además, con cada embarazo tiene la posibilidad de mejorar algo sus probabilidades—eliminando lo negativo (fumar, beber, consumir medicamentos) y acentuando todo lo positivo (una dieta apropiada, ejercicio, buen cuidado médico).

TENER UNA FAMILIA NUMEROSA

"Estoy embarazada por sexta vez. ¿Constituye esto un riesgo adicional para mi bebé y para mí?"

Durante mucho tiempo se ha creído en los círculos médicos que las mujeres que tenían seis hijos o más ponían cada vez más en peligro tanto a sus bebés como a sí mismas con cada embarazo. Con los avances modernos en los cuidados obstétricos hoy en día también es cierto que las mujeres que reciben buenos cuidados prenatales tienen excelentes posibilidades de tener bebés normales y sanos incluso en el sexto embarazo y posteriores. En un estudio reciente, el único riesgo que se descubrió que aumentaba durante el sexto embarazo y los siguientes era un pequeño aumento en la incidencia de nacimientos múltiples (mellizos, trillizos, etc). y de bebés que presentaban la trisomía 21, un trastorno cromosómico (aunque no está claro si esto tiene alguna relación con la edad avanzada de la madre o el número de embarazos).

Por lo tanto, cualquier mujer debe disfrutar del embarazo y de la gran familia, aunque tomando algunas precauciones:

◆ Tener en cuenta la posibilidad de hacerse un examen prenatal si tiene 30 años de edad o más (mejor que esperar a tener 35), ya que la incidencia de descendientes con problemas cromosómicos parece que aumenta anticipadamente en las mujeres con muchos embarazos.

◆ Asegurarse de tener toda la ayuda de la que pueda disponer y dejar los quehaceres no esenciales durante el embarazo. Enseñar a los niños más mayores a ser autosuficientes (incluso los niños que empiezan a andar pueden vestirse o desnudarse solos, recoger juguetes, etc.). El agotamiento es malo para cualquier embarazada, y especialmente para las que tienen que cuidar de una gran familia.

◆ Vigilar el peso. No es raro que las mujeres que han pasado por varios embarazos vayan aumentado más libras o kilos con cada bebé. Si así fuera, deberá ser particularmente cuidadosa en comer eficientemente y en no aumentar demasiado peso. El sobrepeso aumenta los riesgos, particularmente el de tener un parto difícil, y podría complicar un parto por cesárea y la recuperación. Por otra parte, la embarazada deberá asegurarse de no estar tan ocupada como para no comer lo suficiente para aumentar el peso suficiente.

CESÁREAS REPETIDAS

"Tuve a mi primer bebé con cesárea, me han dicho que no puedo tener un parto vaginal porque mi pelvis presenta una forma anormal. Deseo tener seis hijos como los tuvo mi madre. ¿Hay un límite al número de cesáreas para una mujer?"

La forma de la pelvis no necesariamente tiene que afectar el tamaño de la familia. Los límites ya no se sitúan arbitrariamente en el número de cesáreas que una mujer pueda tener y el tener varias

cesáreas es considerado generalmente una opción más segura de lo que inicialmente era. Lo seguro dependerá en el tipo de incisión practicada, así como también en las cicatrices que se han formado después del procedimiento. Discuta la preocupación con el médico, porque únicamente alguien completamente familiarizado con el historial médico puede predecir si existen algunos factores que podrían interferir en el deseo de tener una familia numerosa.

No obstante, si la mujer ha sufrido múltiples cesáreas, debido a las numerosas cicatrices, podría darse un incremento del riesgo de rotura uterina causada por las contracciones. Por ello, debería estar particularmente pendiente de los posibles signos de que se acerca el parto (contracciones, sangrado vaginal, rotura de membranas; véase página 336) en los últimos meses del embarazo. Si éstos se dieran, hay que informar al médico o acudir al hospital de inmediato. También le debería comunicar en cualquier momento del embarazo si tiene sangrado o dolor abdominal persistente inexplicable.

PARTO VAGINAL TRAS UNA CESÁREA (PVTC)

"Tuve mi último hijo por cesárea. Vuelvo a estar embarazada y me pregunto qué posibilidades tengo de que esta vez sea un parto vaginal."

Hasta hace poco "una cesárea siempre será un cesárea" fue un dictamen obstétrico escrito en piedra, o más bien en los úteros de las mujeres que habían tenido uno o más partos quirúrgicos. Hoy en día, la repetición de las cesáreas no debería ser considerada una rutina; el parto vaginal tras una cesárea (PVTC) generalmente vale la pena intentarlo. La experiencia demuestra que entre un 60% de las mujeres que sufrieron una cesárea pueden tener una dilatación normal y un parto vaginal a la siguiente oportunidad. Incluso las mujeres que han sufrido más de una cesárea o tienen un embarazo de gemelos tienen buenas posibilidades de poder dar a luz vaginalmente con éxito, siempre y cuando se tomen las debidas precauciones.

La mujer podrá tener un PVTC o no dependiendo del tipo de incisión uterina (que puede ser distinta de la incisión abdominal) que sufriera en la cesárea anterior y de la razón por la que ésta se dictaminó. Si la incisión fue transversal baja (atravesando la parte inferior del útero), como la del 95% de las de hoy en día, las posibilidades de un PVTC son buenas; si la incisión fue la clásica vertical (por el centro del útero), tal como se solía hacer en el pasado, y que hoy en día a veces también es necesaria, no se permitirá que la mujer intente dar a luz vaginalmente a causa del riesgo de rotura uterina. Si las razones para practicar una cesárea no hay probabilidad de que se repitan (sufrimiento fetal, separación prematura de la placenta, localización inadecuada de ésta, infección, parto de nalgas, toxemia), es muy posible que se pueda producir un parto vaginal esta vez. Si fue una enfermedad crónica (diabetes, hipertensión), es probable que se requiera una nueva cesárea. La mujer no debe confiar en sus recuerdos sobre el tipo de incisión uterina que sufrió o de las causas que indujeron a una cesárea—deberá comprobar, o hacer que el médico compruebe, el historial médico del pasado parto por cesárea.

Si la embarazada tiene grandes deseos de un parto vaginal, deberá discutir esta posibilidad con el obstetra. También querrá discutir—y escuchar el punto de vista del médico respecto a—un estudio reciente que ha vuelto a opinar sobre el argumento de las cesáreas repetidas de rutina; ha hecho que algunos doctores que apoyaban el PVTC en el pasado, ahora lo piensen detenidamente. El estudio encontró un mayor riesgo de ruptura del útero y otras complicaciones entre las mujeres que tuvieron un PVTC—tres veces mayor cuando el parto era espontáneo, cinco veces mayor cuando era inducido sin prostaglandinas (una sustancia utilizada para madurar la cérvix) y quince veces más alto el riesgo cuando se inducía con prostaglandinas. Aún así el riesgo relativo de tales complicaciones durante el PVTC—aunque es significativo según las estadísticas—demostró ser bajo: aproximadamente 5 de 1,000 entre las mujeres que tuvieron

un parto espontáneo y aproximadamente 24 por 1,000 entre las mujeres con un parto inducido con prostaglandinas. Algunas mujeres concluirán, al discutirlo con el médico, que el riesgo que se aumenta por un PVTC definitivamente no vale los beneficios de evitar una cesárea; otras concluirán que definitivamente es—especialmente si el potencial para los problemas se disminuye sustancialmente al evitar la inducción.

Para lograr el mayor éxito en un PVTC, necesitará encontrar un doctor que apoye la decisión. El papel de la embarazada para asegurar un parto vaginal seguro es tan importante como el del médico. Debería:

◆ Asegurarse de que el doctor tiene el historial detallado de la cesárea anterior.

◆ Informarse. Aprender todo cuanto pueda acerca del PVTC, incluyendo cuáles son las opciones. Puede obtener la información de las organizaciones dedicadas a atender partos y/o del médico.

◆ Acudir a clases de preparación al parto y tomarlas muy en serio, para poder ser capaz de dilatar de una forma lo más eficaz posible para minimizar el estrés del cuerpo.

◆ Planificar el parto en un hospital completamente equipado y con personal capacitado para realizar cesáreas de emergencia, en caso de que sea necesaria una.

◆ Si es posible, pedir al doctor que evite el uso de prostaglandinas u otro estimulante hormonal para inducir el parto. Recordar que si la dilatación termina por ser inducida, el médico podría prohibir la práctica de un PVTC para mayor seguridad.

◆ Discutir con el médico si el uso de algún medicamento es una opción para la embarazada. Algunos doctores limitan los medicamentos durante PVTC, ya que éste podría enmascarar los signos de rotura inminente, aunque la mayoría de los estudios han encontrado que las epidurales son seguras durante el PVTC si la dilatación se controla muy de cerca.

◆ Asegurarse de que el doctor estará con la embarazada desde el comienzo de la dilatación hasta el parto. Un control minucioso disminuye los riesgos potenciales sustancialmente.

Aunque las probabilidades de un parto vaginal normal y seguro son altas—especialmente si se toman las precauciones correspondientes—incluso la mujer que no ha sufrido nunca una cesárea tiene un 20% de probabilidades de necesitar esta operación. Por consiguiente, no se deberá desanimar si, a pesar de sus mejores esfuerzos, y los del médico, al final se debe repetir la cesárea. Después de todo, lo más importante es tener el parto más seguro posible para ese bebé tan maravilloso.

No se sienta culpable, si se decide antes del parto (habiéndolo consultado con el médico) que preferiría programar una segunda cesárea que intentar el PVTC. Un tercio de todas las cesáreas se repiten y muchas son realizadas a solicitud de la madre. Nuevamente, lo que importa es lo que sea mejor para el bebé y para la madre.

OBESIDAD

"Peso 60 libras (25 kilos) de más. ¿Correremos, mi bebé y yo, más riesgos durante el embarazo?"

La mayoría de madres con sobrepeso[1] y sus bebés pasan por el embarazo y el parto sanos y salvos. Sin embargo, los riesgos de la salud se multiplican al mismo tiempo que las libras, ya sea durante el embarazo o sin él. El riesgo de hipertensión y de diabetes, por ejemplo, aumenta cuando el peso es excesivo, y ambas

pueden complicar el embarazo en forma de preeclampsia y diabetes gestacional. Determinar con exactitud la edad del feto puede ser dificultoso, debido a que en las mujeres obesas la ovulación suele ser errática y, además, uno de los criterios que tradicionalmente usan los médicos para estimar la fecha de la concepción (la altura del fondo del útero, el tamaño de éste) pueden quedar enmascarados por las capas de grasa. Un abdomen con demasiada grasa también puede hacer imposible que el médico determine manualmente el tamaño y posición del feto, por lo que podría ser necesario aplicar procedimientos tecnológicos para evitar sorpresas durante el parto. Y pueden presentarse complicaciones en éste si el feto es mucho mayor que el tamaño promedio, lo que a menudo sucede cuando la embarazada es una obesa (aunque no haya comido demasiado durante el embarazo y particularmente con diabetes). Finalmente, si se precisara una cesárea, el gran volumen abdominal podría complicar tanto el proceso quirúrgico como la recuperación.

La buena noticia es que al igual que en otros embarazos de alto riesgo, unos cuidados médicos de la mejor calidad pueden aumentar en gran medida las posibilidades a favor de la madre y el bebé. Desde un buen principio la embarazada obesa tendrá que pasar más pruebas que las embarazadas de bajo riesgo: una sonografía al principio para determinar el tiempo del embarazo con mayor exactitud, y más tarde para determinar el tamaño y la posición del feto; al menos un examen de tolerancia a la glucosa o para eliminar la posibilidad de una diabetes gestacional, probablemente al final del segundo trimestre; y hacia el final del embarazo, un examen para eliminar la posibilidad de sufrimiento fetal u otros problemas que pudiera presentar el bebé.

Los cuidados que tendrá la propia madre también son importantes. Eliminar todos los riesgos que pueda, como fumar y beber, será de importancia. Evitar aumento excesivo de peso es importante también. Con supervisión del doctor, la mayoría de las veces, las mujeres obesas

---

1. Las definiciones varían, pero usualmente se considera a una mujer obesa si el peso está en un 20% por encima del peso ideal, muy obesa si pesa 50% más. De esta manera un mujer que debería pesar 120 libras es obesa a las 144 y muy obesa a las 180 libras.

pueden aumentar menos de las 25 a 35 libras (11 a 15 kilos) recomendadas sin que ello tenga efectos adversos sobre el peso del bebé o la salud. Pero la dieta más baja en calorías debe contener por lo menos 1,800 y estar dotada de alimentos con gran cantidad de vitaminas, minerales y proteínas (véase La dieta de la embarazada en el capítulo 4). En este caso es especialmente importante tener en cuenta todo lo que se come. Le ayudará a la embarazada y al bebé a recibir la buena nutrición de las calorías que consume (y debe poner énfasis en tomar un suplemento de vitaminas con ácido fólico). Hacer ejercicio con regularidad, dentro de las líneas dictadas por el médico, también ayudará a mantener el aumento de peso controlado, sin tener que reducir drásticamente la ingestión de alimentos.

Para el siguiente embarazo, si es que desea otro hijo, la mujer obesa deberá intentar estar lo más cerca posible del peso ideal antes de la concepción. Con ello el embarazo será más fácil.

INCOMPATIBILIDAD DEL RH

"El médico me ha dicho que el análisis de sangre ha demostrado que soy Rh negativo. ¿Qué significa eso para mi bebé?"

Significa que existe un potencial para los problemas—pero, afortunadamente son problemas que pueden evitarse fácilmente. Un poco de información sobre el historial biológico podría ayudarle a entender el por qué.

Cada célula en el cuerpo tiene numerosos antígenos, estructuras similares a una antena, en la superficie. Dichos antígenos son el factor Rh. Todos heredan células sanguíneas que ya tienen el factor Rh (el cual hace a una persona Rh positiva) o carecen del factor (el cual los hace Rh negativo). En un embarazo, si las células sanguíneas de la madre no tienen el factor Rh (ella es Rh negativo) mientras que las células sanguíneas del feto sí lo

tienen (haciendo que el feto sea Rh positivo), el sistema inmune de la madre reconocerá al feto (y a sus células sanguíneas Rh positivas) como un "extraño". Como una respuesta inmune normal, el sistema movilizará ejércitos de anticuerpos para atacar a este extraño. A esto se le conoce como incompatibilidad de Rh.

A todas las mujeres embarazadas se les practica un examen del factor Rh al inicio del embarazo, usualmente en la primera visita prenatal. Si una mujer resulta ser Rh positivo, un 85% es que el hecho de la compatibilidad es discutible si el feto es Rh positivo o Rh negativo, no existen antígenos en las células sanguíneas del feto que provoquen que el sistema inmune de la madre los movilice.

Cuando la madre es Rh negativo, como en el caso, se le practica un examen al padre del bebé para determinar si él es Rh positivo o negativo. Si el esposo resulta ser Rh negativo, el feto será Rh negativo también (puesto que dos padres "negativos" no pueden engendrar un bebé "positivo"), lo cual significa que el cuerpo no lo considerará un "extraño". Pero si el esposo es Rh positivo, existe la posibilidad de que el feto herede el factor Rh de él, creando una incompatibilidad entre la embarazada y el bebé.

Esta incompatibilidad ni siquiera se considera usualmente un problema potencial en un primer embarazo. El problema comienza cuando se mezcla en el caso de que parte de la sangre del bebé entre en la circulación de la madre durante el primer parto (o aborto o aborto espontáneo). El cuerpo de la madre, como respuesta inmune protectora natural, produce anticuerpos contra el factor Rh. Los anticuerpos mismos son inofensivos hasta que ella está embarazada otra vez con otro bebé Rh positivo. Durante el siguiente embarazo, estos nuevos anticuerpos podrían cruzar potencialmente la placenta hacia la circulación del bebé y atacar los glóbulos rojos del feto, ocasionando desde una ligera (si los niveles de anticuerpos de la madre están bajos) a muy seria (si están altos) anemia en el feto. Solamente muy raramente estos anticuerpos se forman en los primeros embarazos, como reacción de un derrame de sangre fetal hacia la placenta en el sistema circulatorio de la madre.

La prevención del desarrollo de los anticuerpos de Rh es la clave para proteger al feto cuando existe la incompatibilidad de Rh. La mayoría de los médicos emplean la inserción de dos pinchadas. En la semana 28, a la mujer embarazada cuyo factor es Rh negativo se le aplica una inyección parecida a una vacuna de globulina inmune al Rh, conocida como Rhogam, para evitar el desarrollo de anticuerpos. Se administra otra dosis después de 72 horas después del parto si las pruebas de sangre muestran que el bebé es Rh positivo. Si el bebé es Rh negativo, no se requiere de ningún tratamiento. Rhogan también se administra después de un aborto espontáneo, un embarazo ectópico, un aborto, un análisis de las vellosidades coriónicas (AVC), una amniocentesis, sangrado uterino o trauma durante el embarazo. El administrar Rhogan según sea necesario en estos momentos puede evitar problemas serios en los embarazos futuros.

Si a una mujer Rh negativo no se le administró Rhogan durante el embarazo anterior y los exámenes revelan que ella ha desarrollado anticuerpos de Rh capaces de atacar un feto Rh positivo, se puede utilizar la amniocentesis para verificar el tipo de sangre del feto. Si es Rh negativo, la madre y el bebé tienen tipos de sangre compatibles y no hay razón de preocupación o para realizar un tratamiento. Si es Rh positivo y por lo tanto incompatible con el tipo de sangre de la madre, los niveles de anticuerpos de la madre se deben controlar regularmente. Si los niveles se vuelven peligrosamente altos, se deben realizar exámenes para evaluar la condición del feto. Si en algún momento la seguridad del feto se ve amenazada debido al desarrollo de una enfermedad hemolítica o del Rh, será necesario realizar una transfusión de sangre Rh negativo al feto. Cuando la incompatibilidad es severa, lo cual es raro, la transfusión fetal puede llevarse a cabo mientras el feto está todavía dentro del útero. Con mayor frecuencia puede esperar hasta inmediatamente después del parto. En casos regulares, cuando los niveles de anticuerpos son bajos, no es necesario hacer una transfusión. Pero los doctores estarán listos para hacer una durante el parto si fuera necesario.

El uso de Rhogan ha reducido grandemente la necesidad de realizar transfusiones en embarazos de incompatibilidad de Rh a menos del 1%, y en el futuro podría ser este procedimiento salvavidas un milagro médico del pasado.

Una incompatibilidad similar puede surgir con otro factor en la sangre, el antígeno Kell (otra "antena" que se ha encontrado en las células de la sangre), aunque es mucho más rara que la incompatibilidad del Rh. Si el padre tiene el antígeno y la madre no lo tiene, nuevamente hay un potencial de problemas. Una detección estándar, parte del primer examen de sangre de rutina, busca la presencia de los anticuerpos anti-Kell circulando en la sangre de la madre. Si se encuentran los anticuerpos anti-Kell, se le practican exámenes al padre del bebé para ver si es Kell-positivo, en cuyo caso el procedimiento es el mismo que con la incompatibilidad de Rh.

LA MADRE SOLTERA

"Soy soltera, estoy embarazada y muy contenta de estarlo—pero también estoy un poco nerviosa por tener que pasar por esto yo sola."

El mero hecho de no tener un marido no significa que tenga que pasar el embarazo sola. El tipo de apoyo que la mujer precisa puede provenir de otras fuentes aparte del esposo. Un buen amigo o un pariente al que se sienta muy unida y muy cómoda con él o ella (la madre, una tía, hermana o prima) pueden intervenir y echarle una mano, tanto emocional como físicamente, durante todo el embarazo. Esta persona puede hacer el papel del padre de muchas formas durante los nueve meses y más adelante—acompañándola a las visitas prenatales y a las clases de educación para el parto, prestándole oídos cuando precise hablar sobre sus preocupaciones y miedos así como sus jubilosas esperanzas, ayudándola a tener lista tanto la casa como la vida para el recién llegado y haciendo de tutor, y alentándola durante la dilatación y el parto. También se puede considerar ser parte de un grupo de apoyo para madres solteras durante y después del embarazo.

TENER UN BEBÉ DESPUÉS DE LOS 35 AÑOS

"Tengo 38 años y estoy embarazada de mi primer—y probablemente último— bebé. Me parece importantísimo que sea sano, pero he leído muchas cosas acerca de los riesgos de un embarazo después de los 35."

Un embarazo después de los 35 años pone a la mujer en buena (y creciente) compañía. Mientras que la tasa de embarazos ha descendido entre las mujeres de menos de 30 años, ha aumentado extraordinariamente entre las que tienen más de 35 años. Aunque el número de bebés nacidos de mujeres entre los 40 años se mantiene relativamente bajo, se ha duplicado en los últimos años.

Si la mujer ha vivido durante más de 35 años, sabe que no hay nada en la vida que esté exento de riesgos. Es evidente que el embarazo, a cualquier edad, no lo está. Y aunque hoy en día los riesgos son muy pequeños, aumentan ligeramente al hacerlo la edad desde la adolescencia hacia adelante. Pero la mayoría de las madres maduras opinan que los beneficios de iniciar una familia en el momento que les resulta apropiado superan los riesgos. Y se sienten animadas por el hecho de que los nuevos descubrimientos médicos han ido reduciendo diariamente estos riesgos.

El principal riesgo reproductivo al que puede enfrentarse una mujer de este grupo de edad es el de no quedar embarazada debido a un descenso de la fertilidad. Una vez que haya superado este obstáculo y haya concebido, el riesgo más común y notorio es el de tener un bebé con el síndrome de Down. El riesgo aumenta con la edad de la mujer: 1 entre 10,000 para las madres de 20 años, aproximadamente 3 entre 1,000 para las madres de 35 años y 1 entre 100 para las madres de 40 años. Se dice que ésta y otras anomalías cromosómicas, aunque bastante raras, son más comunes en las mujeres mayores porque sus óvulos (cada mujer nace con los óvulos para toda la vida) tienen también más edad y han estado más expuestos a los rayos X, los medicamentos, las infecciones, etc. (Pero actualmente se sabe que el óvulo no es siempre responsable de dichas anomalías cromosómicas. Se calcula que por lo menos un 25% de los casos de síndrome de Down se deben a un defecto del espermatozoide paterno.)

Mientras que el síndrome de Down no puede prevenirse por el momento, se puede diagnosticar en el útero materno mediante la amniocentesis (página 47). Esta prueba de diagnóstico es ahora una medida rutinaria para las madres de más de 35 años y para las que pertenecen a categorías de alto riesgo, incluyendo las que tienen unos valores anormales en uno o más exámenes prenatales.

Además de un mayor riesgo de tener un bebé con el síndrome de Down, las madres de más de 40 años tienen más posibilidades de desarrollar una hipertensión (especialmente si tienen sobrepeso), diabetes o una enfermedad cardiovascular—las cuáles son más frecuentes en los grupos de mujeres de más edad y suelen ser controlables. Las madres de más edad también son algo más propensas a los abortos espontáneos (por su óvulo más viejo), preeclampsia y parto prematuros (los cuales casi siempre son prevenidos). El trabajo de parto y el parto en sí es más largo y puede haber probabilidad de cesárea y otras formas de parto inducido (como estracción por ventosa y forceps). Pero si efectivamente lo son, las diferencias probablemente serán pequeñas. En algunas mujeres mayores, un descenso del tono muscular y de la flexibilidad de las articulaciones puede contribuir a crear dificultades de dilatación, pero en muchas otras, gracias a las excelentes condiciones físicas que son el resultado de estilos de vida sana, no existe este problema.

A pesar de los riesgos que, tal como hemos visto, son mucho menos amenazadores de los que supone mucha gente, las madres mayores de 35 años de nuestros días tienen mucho a favor: la ciencia médica, por ejemplo. Los defectos congénitos pueden detectarse en el útero mediante muchos diagnósticos, por lo que pueden reducirse los riesgos de ser madre mayor de 35 años que da a luz un bebé con un defecto congénito grave a niveles comparables a los de las mujeres más jóvenes. Las enfermedades crónicas que son más comunes en madres mayores pueden controlarse bien. Los medicamentos y el seguimiento médico de cerca pueden a veces prevenir un parto prematuro. Las avances médicos continúan reduciendo el riesgo en las salas de parto.

Por grandes que hayan sido los éxitos de estos procedimientos en la reducción de los riesgos del embarazo pasados los 35 años, quedan en segundo término frente a las medidas que pueden adoptar las madres mayores para mejorar la suerte y la del bebé, a través del ejercicio, la dieta y la asistencia prenatal de calidad. La edad avanzada, por sí sola, no coloca a la madre en una categoría de alto riesgo, pero sí lo hace una acumulación de muchos riesgos individuales. Cuando la madre mayor realice un esfuerzo positivo para eliminar o reducir al máximo tantos factores de riesgo como sea posible, puede por decirlo así "quitarse años de encima" en cuanto al embarazo y hacer que sus probabilidades de dar a luz a un bebé sano sean prácticamente iguales a las de una madre más joven.

Además, pueden existir algunas ventajas adicionales. Existe la teoría de que esta nueva categoría de mujeres—mejor educadas (más de la mitad de las madres de mayor edad han recibido educación superior), con una carrera y más asentadas—son mejores madres, dada la madurez y estabilidad. Debido a que son mayores y a que probablemente ya han vivido la parte más agitada de sus vidas, es probable que resientan menos sentirse tan atadas por un bebé. Un estudio demostró que estas madres generalmente aceptaban mejor la maternidad y tenían más paciencia y otras virtudes que eran beneficiosas para el

desarrollo de sus hijos. Y aunque puede que tengan menos energía que cuando eran más jóvenes, que exista una gran separación generacional entre ellas y sus hijos, y que a menudo encuentren más fatigoso el cambio de estilo de vida, debido a que están más apegadas a sus costumbres, pocas son las que lamentan haber sido madres. De hecho, a la mayoría les emociona.

Así que relájese, disfrute el embarazo y tranquilícese. Nunca ha sido el mejor momento para tener más de treinta y cinco años y esperar un bebé.

LA EDAD Y EL EXAMEN DEL SÍNDROME DE DOWN

"Tengo 34 años de edad, y voy a dar a luz justo dos meses antes de cumplir 35. ¿Debería someterme al examen para detectar el síndrome de Down?"

Las probabilidades de tener un bebé con el síndrome de Down no aumentan abruptamente el día que una mujer cumple 35 años. El riesgo aumenta gradualmente a partir de los veinte años, siendo mayor cuando la madre pasa de los 40. Por lo tanto, no existe una respuesta científica clara sobre si tiene sentido o no recurrir al diagnóstico prenatal cuando la futura madre está a punto de cumplir los 35 años. El límite de los 35 es simplemente una edad arbitraria, seleccionada por los médicos que intentan detectar la mayor cantidad posible de fetos con el síndrome de Down, sin exponer a más madres y bebés de los necesarios al pequeño riesgo que suponen ciertos tipos de diagnóstico prenatal. Algunos facultativos aconsejan a las mujeres que van a cumplir 35 años durante el embarazo que consideren la posibilidad del diagnóstico prenatal; otros, no.

En muchos casos, el facultativo sugerirá que la mujer de menos de 35 años se someta en primer lugar a un examen (véase página 48), antes de que a la mujer de 35 años se le efectúe la amniocentesis. Si de este simple análisis resultan unos niveles anormales, existirá la posibilidad, pero no la probabilidad, de que el feto sufra el síndrome de Down, por lo que la realización de una amniocentesis será una buena idea. Si los valores del examen son normales, por otra parte, la amniocentesis se vuelve menos necesaria—asumiendo que no existan otras causas para realizarla, además de la edad avanzada (véase página 52). La mujer deberá discutir estas opciones y sus preocupaciones con el médico o consejero genético.

LA EDAD DEL PADRE

"Tengo sólo 31 años, pero mi marido ha pasado ya de los 50. ¿Puede la edad avanzada del padre significar un riesgo para el bebé?"

A lo largo de la historia se ha creído que la responsabilidad del padre en el proceso reproductivo se limitaba a la fecundación. Tan sólo en el presente siglo 21 (demasiado tarde para aquellas reinas que perdieron la cabeza por no conseguir dar a luz un heredero varón) se descubrió que el espermatozoide del padre ostentaba el voto genético decisivo en la determinación del sexo del bebé. Y únicamente en los últimos años se ha empezado a pensar que el espermatozoide de un padre de edad avanzada podría contribuir a defectos congénitos como el síndrome de Down. Al igual que los óvulos de la madre mayor, los espermatocitos primarios (espermatozoides inmaduros) del padre de edad avanzada han envejecido y han estado expuestos durante más tiempo a los peligros ambientales y es posible que contengan genes o cromosomas lesionados o alterados. Unos pocos estudios realizados sobre este tema permiten deducir que un 25 ó 30% de los casos de síndrome de Down se atribuyen a un cromosoma defectuoso del espermatozoide. Parece también que existe un mayor riesgo de síndrome de Down cuando el padre tiene más de 50 ó de 55 años, aunque la relación es más débil que en el caso de la edad de la madre.

Pero las pruebas no son aún concluyentes—sobre todo a causa de la insuficiencia de la investigación realizada hasta el momento. El establecimiento de los estudios a gran escala necesarios para llegar a resultados concluyentes ha sido difícil por el momento debido a dos causas. En primer lugar, el síndrome de Down es relativamente raro (aproximadamente 1 caso en cada 700 nacimientos). En segundo lugar, un padre de avanzada edad está casado en la mayoría de los casos con una madre también mayor, lo que dificulta precisar el papel que desempeña entonces la edad del padre.

Así pues, la pregunta de si la edad paterna avanzada está relacionada o no con el síndrome de Down y con otros defectos congénitos queda aún por contestarse. Los expertos creen que probablemente existe una conexión (aunque no está claro aún a qué edad comienza), pero que es casi cierto que el riesgo es muy reducido. Por el momento, los especialistas en asesoramiento genético no recomiendan una amniocentesis por la única razón de que el padre sea de edad avanzada. Pero si la futura madre va a pasarse todo el embarazo preocupada por los posibles—aunque improbables—efectos de la edad del esposo sobre la salud del bebé, lo mejor es que hable de sus temores con el médico y le pida un examen (véase página 48) si es que no tiene cita para uno. Si el resultado es normal puede estar tranquila sin tener que esperar por la amniocentesis.

FIBROMAS

"He tenido fibromas durante varios años y jamás me causaron problemas. Pero ahora que estoy embarazada, me preocupan."

Las posibilidades son que los fibromas no se interpondrán entre la mujer y el embarazo sin complicaciones. De hecho, con frecuencia estos tumores no malignos en las paredes internas del útero (los cuáles son más comunes en las mujeres de más de 35 años) no afectan para nada un embarazo.

Ocasionalmente, sin embargo, los fibromas pueden ocasionar problemas, aumentando ligeramente el riesgo de un aborto, parto prematuro, parto con presentación pélvica y otras complicaciones. Para minimizar estos riesgos, debe:

◆ Estar bajo atención de un médico.

◆ Discutir los fibromas con el médico de modo que se informe mejor sobre la condición general y los riesgos en el caso particular.

◆ Reducir otros riesgos del embarazo.

◆ Estar particularmente atenta a los síntomas que pueden indicar un problema inminente (véase página 132).

Algunas veces una mujer con fibromas nota presión o dolor en el abdomen. Esta debe reportarlo al doctor, pero usualmente no es algo por lo que deba preocuparse. Reposo en cama durante cuatro o cinco días junto con el uso de calmantes para el dolor que sean seguros (pregúntele al médico para que le recomiende uno) normalmente proporcionan alivio.

Algunas veces los fibromas degeneran o se deforman, causando dolor abdominal, con frecuencia acompañado de fiebre. Raramente, será necesaria una cirugía para extraer ese fibroma que degeneró o que está causando problemas. Si los doctores sospechan que los fibromas pudieran interferir con un parto vaginal seguro, ellos podrían optar por realizar una cesárea. En la mayoría de casos, sin embargo, aún un fibroma grande no se interpondrá en el camino del feto, puesto que el útero se expande durante el embarazo.

"Me extrajeron un par de fibromas hace unos años. ¿Puede ser un problema ahora que estoy embarazada?"

En la mayoría de los casos, la cirugía para extraer pequeños fibromas uterinos no afecta a los embarazos siguientes. Una operación quirúrgica extensa para los fibromas grandes podría, no obstante, debilitar el útero lo suficiente como para que no pudiera tolerar la fase del parto. Si, al revisar el historial quirúrgico, el médico decide que éste es el caso, él podría decidir que el parto sea por cesárea. La embarazada deberá familiarizarse con los signos del inicio del parto, por si las contracciones se presentan antes de la fecha señalada para

la cesárea (véase página 336). Además, debería tener un plan de emergencia para llegar de inmediato al hospital si empieza con el trabajo de parto.

ENDOMETRIOSIS

"Después de años sufriendo con la endometriosis, al fin estoy embarazada. ¿Tendré problemas con este embarazo?"

La endometriosis está asociada típicamente con dos desafíos: la dificultad de concebir y el dolor. ¡Felicitaciones! El estar embarazada significa que ha vencido el primero de esos desafíos. Y las buenas noticias son aún mejores. El estar embarazada puede ayudarle realmente con el segundo desafío.

Los síntomas de la endometriosis, incluyendo el dolor, mejoran durante el embarazo. Esto parece deberse a los cambios hormonales. Cuando termina la ovulación, los implantes del endometrio generalmente se vuelven más pequeños y menos blandos. También existen beneficios fisiológicos. Puesto que el embarazo es algo que el cuerpo normal de una mujer hace naturalmente, alguien que ha luchado contra la endometriosis puede sentirse "normal" quizás por primera vez desde la pubertad.

La mejoría es más grande en algunas mujeres que en otras. Muchas mujeres no presentan síntomas durante todo el embarazo; otras pueden sentir una creciente incomodidad mientras el feto va creciendo y comienza a dar puñetazos fuertes—particularmente si esos puñetazos y patadas alcanzan áreas suaves. Afortunadamente, sin embargo, el tener endometriosis no parece tener ningún riesgo durante el embarazo o el alumbramiento, a menos que uno se haya realizado la cirugía uterina, en cuyo caso el riesgo de rotura uterina se aumenta levemente.

La noticia, que no es tan buena, es que el embarazo únicamente da tregua a los síntomas de la endometriosis, no es una cura. Después del embarazo y el amamantar (y algunas veces antes), los síntomas usualmente vuelven.

CÉRVIX INCOMPETENTE

"Sufrí un aborto espontáneo durante el quinto mes de mi primer embarazo. El médico me dijo que la causa había sido una cérvix incompetente.[2] *El examen del embarazo me acaba de dar un resultado positivo y me aterroriza tener el mismo problema."*

Si la embarazada tiene un diagnóstico de cérvix incompetente, el médico debería ser capaz de tomar medidas para evitar un nuevo aborto. Se estima que existe una cérvix incompetente, la que se abre prematuramente bajo la presión del útero y el feto, que aumentan de tamaño, en un 1 ó 2% de los embarazos; se cree que ésta es la causa del 20 al 25% de los abortos espontáneos del segundo trimestre. Una cérvix incompetente puede ser el resultado de un debilitamiento de la cérvix (el cuello uterino); la exposición de la mujer al DES (dietilestilbestrol, véase página 42) cuando estaba en la matriz de la madre; de una hiperextensión o laceraciones graves del cérvix durante uno o varios partos anteriores; de cirugía cervical o terapia con rayos láser. Ser portadora de más de un feto también puede producir una cérvix incompetente, pero si este fuera el caso, no se suele repetir en los embarazos siguientes con un solo feto.

La cérvix incompetente se suele diagnosticar cuando una mujer sufre un aborto espontáneo durante el segundo trimestre tras experimentar un borramiento (adelgazamiento) y dilatación indoloros y progresivos del cuello sin contracciones uterinas aparentes o pérdidas vaginales. También se puede diagnosticar mediante ultrasonidos o examen vaginal cuando muestran la apertura prematura del cérvix.

Si el obstetra que la está cuidando durante este embarazo no sabe sobre su condición, se le informará de inmediato. Es probable que se le pueda hacer un cerclaje (sutura de la abertura del cuello uterino) a principios del segundo trimestre (a las 12 ó 16 semanas) para evitar que se repita la tragedia. Este simple procedimiento se hace a través de la vagina con anestesia local. Tras 12 horas después de la cirugía, se suele autorizar a la paciente a reanudar la vida normal, aunque puede que se prohíban las relaciones sexuales durante todo el embarazo y que sean necesarios frecuentes exámenes por parte del médico. El tratamiento se inicia cuando, mediante ultrasonidos o por examen vaginal, se detecte que la cérvix se está abriendo, incluso si no existen precedentes de aborto espontáneo tardío.

Quitar las suturas y en qué momento se hará, dependerá en parte de las preferencias del médico y en parte del tipo de suturas. En general se suelen extraer unas pocas semanas antes de la fecha estimada del parto; en algunos casos no se quitan hasta que empieza la dilatación, a menos que exista una infección sangrante, o una rotura prematura de las membranas.

Con el cerclaje, las posibilidades de que el embarazo llegue a término son grandes. No obstante, la embarazada deberá estar alerta sobre los signos de un posible problema en el segundo trimestre o principios del tercero, por ejemplo: presión en la parte inferior del abdomen, flujo vaginal con o sin sangre, orinar con una frecuencia indebida o la sensación de tener una protuberancia en la vagina. Si experimenta alguno de estos, la mujer deberá presentarse de inmediato en la consulta del médico o a una sala de emergencia. (Para más detalles sobre el aborto durante el segundo trimestre, véase página 498.)

FECUNDACIÓN IN VITRO (FIV)

"Mi hijo fue concebido mediante fecundación in vitro. ¿Tengo las mismas posibilidades de tener un hijo sano que las demás?"

El hecho de que el bebé haya sido concebido en un laboratorio en vez de en una cama aparentemente no afecta a las

---

2. La cérvix es la salida del útero, a través de la cual un bebé nace.

posibilidades de que sea sano. Los estudios más recientes han demostrado que, siendo iguales las demás condiciones (edad, exposición al DES, las condiciones del útero y el número de fetos, por ejemplo), no existe un aumento significativo de complicaciones en las madres FIV. Tampoco parece que existan más riesgos de que el bebé sufra de alguna anormalidad—aunque el embrión haya sido congelado en algún momento.

Existe una tasa ligeramente más elevada de abortos espontáneos, pero esto se debe probablemente al hecho de que las mujeres con FIV son controladas tan de cerca, que se diagnostican todos los embarazos, y todos los abortos quedan registrados. Desde luego, éste no es el caso en los embarazos naturales, en los que muchos abortos suceden antes de ser diagnosticado el embarazo, y tienen lugar inadvertidamente o no se informa de ellos.

No obstante, existen algunas diferencias, al menos en los inicios. Debido a que un resultado positivo del examen no significa necesariamente que haya embarazo, a que volver a intentarlo puede ser tan costoso, emocional y financieramente, y debido a que no se sabe enseguida cuántos de los embriones del tubo de ensayo se van a desarrollar dando lugar a fetos, durante las seis primeras semanas de un embarazo por FIV generalmente existe más tensión. Además, si la mujer que es sujeto de FIV ha sufrido abortos en intentos anteriores, se le podrán restringir las relaciones sexuales y otras actividades físicas, e incluso se le podría prescribir reposo absoluto en cama. También puede que se le recete la hormona progesterona para ayudar a mantener el embarazo durante los dos primeros meses. No obstante, una vez transcurrido este período, la mujer puede esperar que el embarazo sea parecido al de cualquier otra—a menos que sea portadora de más de un feto, como en el 5 al 25 % de las madres por FIV. Si así fuera, véase página 167.

Y como sucede con todas las demás, las posibilidades de tener un bebé sano pueden aumentarse significativamente mediante cuidados médicos buenos, una dieta excelente, un aumento de peso moderado, una proporción sana entre reposo y ejercicio y evitar el alcohol, el tabaco y los medicamentos no prescritos por un médico.

HERPES

"Estoy realmente feliz de estar embarazada. Pero me siento muy preocupada ya que sufro de herpes genital. ¿Se lo podría pegar a mi bebé?"

El tener herpes genital durante el embarazo es una causa de preocupación, pero definitivamente no para atemorizarse. Mientras que es cierto que los bebés pueden contraer esta enfermedad de transmisión sexual a través de un canal de parto infectado—y que el problema puede ser serio en los recién nacidos cuyo sistema inmune está inmaduro—las posibilidades son excelentes de que el bebé nacerá sano y salvo y completamente no afectado por el herpes, particularmente si la embarazada y el médico toma los pasos de protección durante el embarazo y el parto.

Primero que nada, la infección en un recién nacido es bastante rara. Un bebé tiene únicamente de 2 a 3 % de probabilidades de contraer el problema si la madre tiene una infección recurrente durante el embarazo (eso es, cuando ella ya ha tenido herpes anteriormente). Segundo, aun cuando es una infección primaria (la que aparece por primera vez) al inicio del embarazo aumenta el riesgo de un aborto espontáneo y un parto prematuro, tal infección no es común. Incluso para los bebés con alto riesgo—aquellos cuyas madres tienen la primera erupción de herpes cuando el parto se acerca—existe hasta un 75 % de probabilidades de que se libren de la infección. Finalmente, aunque todavía, la enfermedad, es seria parece ser un poco leve en los recién nacidos hoy día, de lo que era en el pasado.

Por lo tanto, si la mujer contrajo el herpes antes del embarazo, que es lo más probable, el riesgo para el bebé será bajo. Y con un diagnóstico apropiado y cuidados médicos buenos, aún puede disminuir más.

Para proteger a los bebés, las mujeres que tienen una historia de herpes y tienen la infección a la hora del parto, se les hace cesárea. Algunos doctores les hacen exámenes semanalmente para evaluar si la infección está activa cuando una mujer desarrolla lesiones cercanas a la fecha de parto y continúan haciendo cultivos en la dilatación; otros simplemente controlan las lesiones activas (o signos de que va a empezar una infección) a medida de que la dilatación empieza. Ambos procedimientos pueden reducir la posibilidad de que se realice una cesárea innecesaria. Debido al leve riesgo de una infección fetal cuando el saco amniótico protector se haya roto, la cesárea se realiza usualmente durante las siguientes 4 a 6 horas después de la rotura de las membranas si hay lesiones activas.

Los recién nacidos con un riesgo de presentar herpes suelen aislarse de otros recién nacidos para evitar un posible contagio. Si se diera la infección, se administraría un medicamento antivírico para reducir el riesgo de daños permanentes. Si la madre padece una infección en fase activa, podrá cuidar del bebé y amamantarle si toma precauciones especiales.

OTRAS ENFERMEDADES DE TRANSMISIÓN SEXUAL (ETS)

"He oído decir que el herpes puede ser peligroso para el feto. ¿Sucede lo mismo con otras enfermedades de transmisión sexual?"

Una mala noticia: sí, existen otras ETS que representan un peligro para el feto y también para la madre. Una buena noticia: son fáciles de detectar y de tratar, incluso durante el embarazo. Pero debido a que las mujeres con frecuencia no advierten que están infectadas, los centros para el control de enfermedades (CDC) recomiendan que a *todas* las mujeres embarazadas se les hagan los exámenes al inicio del embarazo de por lo *menos* las siguientes ETS: clamidia, gonorrea, hepatitis B, VIH y sífilis.

Recuerde que las ETS no le suceden únicamente a un grupo de personas o únicamente a cierto nivel económico. Éstas pueden ocurrirle a mujeres (y hombres) de cualquier grupo de edad, de cualquier raza y antecedentes étnicos, en

---

SIGNOS Y SÍNTOMAS DEL HERPES GENITAL

Dado que es durante un episodio primario cuando es más probable que el herpes genital pase al feto, el médico debería ser informado si la paciente sufre los siguientes síntomas: fiebre, jaqueca, malestar e incomodidad durante 2 ó 3 días, acompañadas de dolor y prurito genital, dolor durante la micción, flujo vaginal y uretral, y sensibilidad en la ingle (adenopatía inguinal), así como lesiones que forman ampollas y luego una costra. La curación se produce generalmente al cabo de dos o tres semanas, durante las cuáles puede producirse la transmisión de la enfermedad.

Si la mujer padece de herpes genital, deberá tener cuidado de no transmitírselo a la pareja (y él también debería tener precaución si está infectado). Se evitarán las relaciones sexuales cuando cualquiera de los dos tenga las lesiones; se lavarán las manos concienzudamente con agua y un jabón suave tras usar el baño o tener relación sexual; se tomará una ducha o baño diario; las lesiones se mantendrán limpias, secas y se aplicará polvos de maicena; se recomiendan ropa interior de algodón y se evitará aquella ropa que constriña la zona de los genitales.

Si el examen de herpes sale negativo, es importante que tome las medidas necesarias para evitar infectarse por primera vez (tal como practicar sexo seguro si no tiene una relación monógama).

cualquier nivel de ingresos y entre aquellos que viven en pequeños poblados así como también en grandes ciudades. Las principales ETS incluyen:

Gonorrea. Se sabe desde hace tiempo que la gonorrea provoca conjuntivitis, ceguera e infección generalizada grave en el feto que nace a través de un canal del parto infectado. Por esta razón, todas las mujeres embarazadas son examinadas rutinariamente sobre esta enfermedad durante la primera visita prenatal (véase página 109). A veces, particularmente en el caso de mujeres con un alto riesgo de padecer ETS, el examen se repite más tarde durante el embarazo. Si se encuentra una infección por gonorrea, se prescribe de inmediato un tratamiento con antibióticos. Éste se sigue de otro cultivo, para asegurarse de que la mujer ya no tiene la enfermedad. Como protección suplementaria, al recién nacido se le aplican gotas de nitrato de plata o una pomada antibiótica en los ojos. (Este tratamiento puede retrasarse una hora, pero no más, si la madre desea tener contacto con el bebé.)

Sífilis. Los exámenes para detectar esta enfermedad (la cual puede provocar una variedad de defectos de nacimiento así como los nacidos muertos) también es rutina en la primera visita prenatal. Y la detección de esta enfermedad forma parte también de la rutina de la primera visita prenatal. El tratamiento con antibióticos antes del cuarto mes, momento en que la infección suele empezar a atravesar la barrera placentaria, impedirá que el feto resulte afectado. Las buenas noticias son que la transmisión de sífilis de la madre al bebé es dramáticamente baja. De hecho, los Centro para el Control de las Enfermedades son optimistas acerca de que esta tendencia es un signo de que la sífilis pronto se eliminará en los Estados Unidos.

Infección por clamidia. Esta enfermedad ha sido reconocida más recientemente como un peligro potencial para el feto y un riesgo para la madre, y hoy en día se notifica al Centro para el Control de las Enfermedades más a menudo que la gonorrea. Es la infección más común que pasa de la madre al feto—por lo que es una buena idea realizar un examen para descartarla durante el embarazo, particularmente si la mujer ha tenido múltiples parejas sexuales en el pasado lo que aumenta las probabilidades de infección. Debido a que aproximadamente la mitad de las mujeres con infección por clamidias no experimentan sus síntomas, a menudo esta enfermedad no es diagnosticada si no se hace el examen.

El tratamiento rápido de la clamidia antes o durante el embarazo puede evitar que las infecciones originadas por la clamidia (neumonía, que afortunadamente suele ser benigna, e infección ocular, que a veces puede ser grave) sean transmitidas de la madre al bebé durante el parto. Aunque el mejor momento para el tratamiento es antes de la concepción, la administración de antibióticos a la embarazada infectada también puede prevenir eficazmente la infección infantil. El uso de una pomada antibiótica tras el nacimiento protege al recién nacido de una infección ocular por clamidia.

Vaginitis no específica (VNE). La VNE, también conocida como vaginitis bacteriana también puede causar complicaciones en el embarazo, tales como la rotura prematura de la membrana y la infección intraamniótica, que pueden conducir a un parto prematuro. También puede ser asociado con un peso bajo al nacer. Los posibles síntomas de esta enfermedad incluyen un olor vaginal repugnante, mohoso o como de "pescado", y/o un flujo lechoso blanco o gris. La picazón e irritación son raras y muchas mujeres no notan ningún síntoma. Aunque la VNE se puede contagiar por contacto sexual, también puede ocurrir en mujeres que no son sexualmente activas. De qué forma se contagian, no está claro. Si bien algunos doctores realizan los exámenes para detectar la VNE únicamente en las mujeres que tienen alto riesgo de un parto prematuro, otros doctores creen que todas las mujeres deberían hacerse los exámenes para detectar la VNE, es por esto que se incluye entre las infecciones que se pretenden detectar en la primera visita. El tratamiento con antibióticos contra la VNE es efectivo.

Verrugas venéreas o genitales. Estas verrugas de transmisión sexual pueden aparecer por toda el área genital y son causadas por el virus del papiloma humano (VPH). La apariencia puede variar desde una lesión apenas visible a un bulto blando y aterciopelado o una excrescencia parecida a una coliflor. El color de las verrugas es de rosa pálido a rosa oscuro. Siendo muy contagiosas, es muy importante tratarlas, no sólo porque pueden ser transmitidas al bebé o incluso bloquear el parto, sino porque de un 5 al 15% de los casos producen inflamación del cuello uterino, que puede derivar a un cáncer de cérvix. El tratamiento suele incluir una medicación tópica prescrita—no se debe usar cualquier medicamento que se pueda comprar en la farmacia para las verrugas. Si el médico lo considera necesario, las verrugas de gran tamaño se suprimirán más adelante, bien por congelación, por electro cauterización o mediante rayos láser; en algunos casos este tratamiento puede retrasarse hasta después del parto.

Tricomoniasis. Los síntomas de esta ETS causada por parásitos (también conocida como infección por tricomonas o "trich") son un flujo vaginal verdoso, espumoso con un olor desagradable como a pescado y con frecuencia acompañado de picazón. Aunque la enfermedad no causa una enfermedad seria, es importante darle tratamiento. Los medicamentos orales prescritos generalmente se consideran seguros, incluso al inicio del embarazo.

Infección de VIH. La infección durante el embarazo con el virus VIH, que causa el SIDA (Síndrome de inmunodeficiencia adquirida). Constituye una amenaza no sólo para la futura madre, sino también para el bebé. Una gran proporción del 20 al 65% de los bebés de las madres VIH positivas desarrollan la infección en el plazo de seis meses, y se sospecha que el embarazo mismo podría acelerar el progreso de la enfermedad en la madre. Por

estas razones, algunas mujeres infectadas deciden poner fin al embarazo. Antes de tomar cualquier medida, cualquier mujer cuya prueba del VIH haya resultado positiva debería volvérsela a hacer (los exámenes no siempre son precisos, y a veces pueden resultar positivas en individuos que no son portadores del virus). Si el segundo examen da positivo, es absolutamente imprescindible recibir consejo médico sobre el SIDA y sus opciones de tratamiento. Tratar a la madre que es VIH positivo con AZT (también conocido como Zidovudine [ZDV] o Retrovir) o otro medicamento antiretroviral y posiblemente la vitamina A puede reducir dramáticamente el riesgo de ella al contagiarle la infección al hijo, aparentemente sin ningún efecto secundario. El dar a luz por medio de una cesárea (antes de que las contracciones comiencen y de la rotura de membranas) puede reducir el riesgo de transmisión aproximadamente a cero.

Si la embarazada sospecha que ha sido contagiada con una infección de transmisión sexual, deberá hablar con el médico para saber si se le han practicado las pruebas; si no fuera así, deberá solicitar que se las hagan. Si un examen da resultado positivo, deberá asegurarse de recibir—al igual que la pareja—el tratamiento. Éste no sólo protegerá la salud de ambos, sino también la del bebé.

MIEDO AL SIDA

"Tanto mi marido como yo hemos tenido muchos compañeros sexuales antes de encontrarnos. Dado que he oído que el SIDA a veces pasa inadvertido durante años, no puedo librarme del temor de que podría t enerlo y contagiar a mi bebé."

Las posibilidades de que esta mujer y el marido hayan contraído el virus de inmunodeficiencia humana (VIH) que causa el SIDA antes de encontrarse son escasas si ninguno de los dos pertenece a un grupo de alto riesgo (hemofílicos, usuarios de drogas intravenosas, los que han tenido relaciones sexuales con hombres homosexuales o bisexuales o usuarios de drogas intravenosas), un examen VIH la tranquilizará. En un evento remoto de que sea positivo, puede tratarse inmediatamente, lo que ayudará no sólo al bebé si no también a la embarazada. (Véase infección de VIH página 39.)

"Me sorprendí cuando el médico me preguntó si deseaba hacerme el examen del VIH, no creo que pertenezca a una de las categorías de alto riesgo."

Cada vez es más corriente que las mujeres embarazadas reciban este ofrecimiento, especialmente si han tenido un comportamiento anterior de alto riesgo. Muchos estados de hecho requieren que los doctores proporcionen asesoría sobre VIH y que practiquen la prueba de VIH a las mujeres embarazadas, además y el Colegio Americana de Obstetras y Ginecólogos recomienda que todas las mujeres embarazadas, sin importar el grado de riesgo, se les practique la prueba de VIH. Por lo tanto, no hay que ofenderse; hay que estar satisfecha de que el médico se preocupe de ofrecer esta oportunidad.

NIVELES DE ANTICUERPOS DE RUBÉOLA

"Yo fui vacunada contra la rubéola cuando era niña, pero mi examen de sangre prenatal muestra que mis niveles de anticuerpos de rubéola están bajos. ¿Debería estar preocupada?"

No, pero debería tener cierta precaución. Especialmente en el primer trimestre, cuando el riesgo de que un bebé pueda padecer un daño serio por una infección de rubéola es muy grande (véase página 468), tome precauciones adicionales para evitar estar expuesta a la enfermedad. (Lo cual no es tan difícil, ya que la mayoría de los niños y adultos ya han sido vacunados.)

Aunque no se le dará una inmunización durante el embarazo, se le dará una nueva vacuna contra la rubéola justo después del parto, antes de que salga del hospital. Entonces será seguro que amamante al bebé.

HEPATITIS B

"Soy portadora de hepatitis B, y acabo de saber que estoy embarazada. ¿Será esta circunstancia perjudicial para mi bebé?"

Saber que la mujer es portadora de la hepatitis B (como lo son alrededor estimado de 40,000 mujeres) es el primer paso para asegurarse de que ello no afectará al bebé. Dependiendo del resultado del examen de hepatitis B que detecta el antígeno, la embarazada será tratada con

---

INMUNIZACIONES DURANTE EL EMBARAZO

Ya que las infecciones de varios tipos pueden ocasionar problemas en el embarazo, es una buena idea recibir todas las vacunas necesarias antes de concebir. La mayoría de las inmunizaciones que utilizan virus vivos no se recomiendan durante el embarazo, incluyendo las vacunas de sarampión, paperas y rubéola (MMR) y varicela (viruelas locas). Otras vacunas, según los centros para el control de enfermedades (CDC), no deberían aplicarse de modo rutinario, pero pueden darse si son necesarias. Éstas incluyen hepatitis A y la vacuna contra el neumococo.

También se le puede inmunizar de manera segura después del primer trimestre contra el tétano, difteria (Td) y hepatitis B con las vacunas que contienen los virus muertos o no activos. El CDC también recomienda que toda mujer que esté en el segundo o tercer trimestre durante la temporada de gripe se aplique una vacuna, incluso durante el embarazo. Consulte con el médico sobre qué vacunas son seguras durante el embarazo y cuáles, si las hay, podría necesitar.

los dos inmunuglobulinasa y la vacuna contra la hepatitis B. El bebé será tratado durante las primeras 12 horas de vida con la vacuna de la hepatitis B e inmunoglobulinas, casi siempre se puede prevenir la infección. Por lo tanto, la mujer deberá asegurarse de que el médico sabe que es portadora y de que el bebé reciba el tratamiento necesario. Para más información sobre las hepatitis, véase página 469.

UN DISPOSITIVO INTRAUTERINO EN LA MATRIZ (DIU)

"Llevo un DIU desde hace dos años y ahora he descubierto que estoy embarazada. Deseamos tener este hijo, ¿es posible?"

Quedar embarazada mientras se utiliza un método de control de la natalidad es siempre algo inquietante, pero puede suceder. Las probabilidades de que ello suceda mientras se está usando un DIU son de 1 caso de cada 100, según el tipo de dispositivo empleado y según si fue introducido correctamente. Una mujer que queda embarazada mientras lleva el DIU y no desea interrumpir el embarazo tiene dos caminos posibles, de los que deberá hablar tan pronto como sea posible con el médico: dejar el DIU donde está o quitarlo. La elección suele depender de si durante el examen se ve el cordón de tracción sobresalir visiblemente del cuello uterino o no. Si no es visible, existen muchas posibilidades de que el embarazo prosiga sin incidentes con el DIU situado en el lugar. Éste será empujado hacia arriba contra las paredes del útero al expandirse el saco amniótico que rodea al bebé y durante el parto, lo más probable es que sea expulsado junto con la placenta. Si, no obstante, el cordón del DIU es visible al principio del embarazo, la seguridad será mayor si el dispositivo es extraído lo más pronto posible tras confirmarse la concepción. Si no fuera así existen probabilidades significativas de que se produzca un aborto espontáneo, en cambio, si se extrae el DIU, el riesgo es de sólo un 20%. Esto no parece muy tranquilizador, pero se debe tener en cuenta que la tasa de aborto en todos los embarazos conocidos se calcula en un 15 ó un 20%.

Si se continúa el embarazo con el DIU colocado, se deberá prestar una atención especial, durante el primer trimestre, a los signos como hemorragias, calambres o fiebre, ya que el DIU significa un mayor riesgo de complicaciones en los primeros tiempos del embarazo. (Véase Embarazo ectópico página 126 y Pérdida del bebé página 123). Notifique inmediatamente al médico de los síntomas.

PASTILLAS DE CONTROL DE LA NATALIDAD EN EL EMBARAZO

"Quedé embarazada mientras tomaba pastillas anticonceptivas. Continué tomándolas porque no tenía ni idea de que estaba esperando. ¿Afectará esto a mi bebé?"

En el caso ideal, se debería dejar de tomar anticonceptivos orales tres meses antes de quedar embarazada o por lo menos permitir que se produjeran dos ciclos menstruales normales antes de la concepción. Pero la concepción no siempre espera a que se den las condiciones ideales, y a veces una mujer queda embarazada mientras está tomando la pastilla. A pesar de lo que se haya podido leer en el prospecto que acompaña a estas pastillas, no hay motivo de alarma. Desde el punto de vista estadístico, existe un aumento muy pequeño del riesgo de ciertas malformaciones fetales cuando la madre ha quedado embarazada mientras tomaba contraceptivos orales. Una charla con el médico acerca de este problema aliviará toda ansiedad.

ESPERMICIDAS

"Quedé embarazada cuando utilizaba un espermicida junto con el diafragma, y lo utilicé varias veces antes de saber que estaba en estado. ¿Puede este producto químico haber dañado a los espermatozoides antes de la concepción o más tarde, al embrión?"

Se calcula que entre 300,000 y 600,000 mujeres que quedaron embarazadas cada año utilizaron espermicidas en la época de la concepción y en las primeras semanas del embarazo, antes de darse cuenta de que estaban en estado. Por consiguiente, la pregunta acerca de los efectos que pueden ejercer los espermicidas durante la concepción y el embarazo tiene una gran importancia para un número muy elevado de parejas que esperan un bebé—y para aquéllas que eligen este método de control de la natalidad.

Afortunadamente, hasta el momento las respuestas han sido tranquilizadoras. Por ahora no existe más que una débil hipótesis acerca de una posible relación entre el uso de los espermicidas y la incidencia de ciertos defectos congénitos. Y los estudios más recientes y convincentes indican que no existe incremento en la incidencia de dichos defectos incluso con el uso reiterado de espermicidas a principios del embarazo. Por consiguiente, y de acuerdo con la mejor información de que se dispone, tanto esta embarazada como las otras 299,999 a 599,999 futuras madres (y padres) pueden tranquilizarse ya que parece que no hay razón para preocuparse.

Sin embargo, es posible que esta mujer se sienta más cómoda con un método diferente y quizás más fiable de control de la natalidad en el futuro. Y puesto que cualquier agente químico no es buena idea, si la embarazada continúa usando espermicida, lo mejor es pensar en dejar de usarlo antes de decidirse por el embarazo—siempre y cuando el próximo embarazo sea planificado.

PROVERA

"El mes pasado, mi médico me recetó Provera para provocar una menstruación que se retrasaba. El prospecto que acompaña al medicamento advierte que las mujeres embarazadas no deben tomar nunca este medicamento. ¿Puedo tener un bebé con malformaciones?"

La ingestión de un medicamento de progesterona como Provera durante el embarazo no es recomendable, pero no constituye una razón para preocuparse. Las advertencias de la empresa farmacéutica no son sólo para proteger a las clientes, sino también para proteger a dicha empresa en caso de una demanda. Es verdad que ciertos estudios demuestran un riesgo de 1 entre 1,000 de que se produzcan determinados defectos congénitos en el embrión o el feto que ha quedado expuesto a la Provera, pero este riesgo es sólo más al que existe en cualquier embarazo.

Ni siquiera es seguro aún que la ingestión de este gestágeno provoque o no defectos congénitos. Algunos médicos creen que sólo produce defectos aparentemente, permitiendo que la mujer mantenga un embarazo, que de otro modo hubiera terminado espontáneamente. Probablemente se necesitarán años de estudio de cientos de miles de mujeres embarazadas para poder determinar de modo categórico los efectos—si existen— que ejercen la progesterona en el feto. Pero por lo que se sabe hasta ahora, se cree que si Provera es realmente un teratógeno (una sustancia que puede dañar al embrión o al feto) sus efectos son muy débiles. (Véase Poner en riesgo al bebé, página 80.) Ésta es una preocupación que puede ser borrada de la lista de ansiedades del embarazo.

DIETILESTILBESTROL (DES)

"Mi madre tomó DES cuando me estaba esperando. ¿Puede esto afectar de alguna manera a mi embarazo o a mi bebé?"

Antes de que se conocieran los peligros de la utilización del estrógeno sintético dietilestilbestrol (DES) para evitar el aborto, llegaron a tomarlo más de un millón de mujeres embarazadas. Sus hijas, muchas de las cuáles nacieron con anomalías estructurales del tracto reproductor (casi siempre anomalías tan ligeras que carecen de importancia ginecológica u obstétrica), ahora han llegado a la edad de tener hijos y se preocupan por los efectos que el DES pueda ejercer sobre sus propios embarazos. Afortunadamente, estos efectos parecen ser mínimos—se ha calculado que por lo menos un 80% de las mujeres expuestas al DES han sido capaces de tener hijos.

Sin embargo, cuando las anomalías son graves en la mujer, parece que existe un mayor riesgo de problemas en el embarazo, por ejemplo: un embarazo ectópico (probablemente debido a una malformación de las trompas de Falopio), o un aborto durante el segundo trimestre o parto prematuro (generalmente debido a la debilidad o incompetencia de la cérvix, que bajo el peso de un feto que va creciendo puede abrirse prematuramente). Debido a los riesgos implicados en todas estas complicaciones, es importante que la mujer advierta al médico si ha sido expuesta al DES.[3] También es importante que esté alerta en cuanto a los síntomas de estos accidentes del embarazo, para poder notificarlos de inmediato en caso de que se presenten. Si se sospecha de un cuello uterino incompetente, probablemente se aplicará uno de los dos tratamientos: bien se realizará una sutura preventiva alrededor de la cérvix entre las semanas 12 y 16 del embarazo, o bien se examinará ésta con regularidad para detectar los signos de una apertura prematura; si se detectan estos, se tomarán medidas para prevenir que el fenómeno progrese resultando en un parto prematuro. (Véase página 35.)

VIVIR A UNA GRAN ALTITUD

"Estoy preocupada porque vivimos a gran altitud y he oído decir que ello puede provocar problemas durante el embarazo."

Dado que esta mujer está habituada a respirar el aire del lugar de residencia, que es menos denso, es mucho menos probable que sufra un problema inducido por la altitud que si se acabara de trasladar allí después de pasar 30 años al nivel del mar. Aunque las embarazadas que viven a grandes alturas tienen unas probabilidades muy *ligeramente* más elevadas de desarrollar complicaciones tales como la hipertensión y retención de líquidos, y de dar a luz a bebés algo menores que el promedio, unos cuidados prenatales buenos, acompañados de otras medidas llenas de sentido común (una dieta de la mejor calidad, ganar el peso adecuado, abstenerse de tomar alcohol y otras drogas) pueden minimizar en gran medida estos riesgos. Así sucede si la mujer evita el humo del tabaco—el suyo y el de las otras personas. Fumar, que priva al bebé del oxígeno y del grado de desarrollo óptimo a cualquier altitud, parece que es todavía más perjudicial a grandes altitudes, siendo el descenso del peso del bebé con respecto al promedio de más del doble. El ejercicio extenuante a grandes altitudes también puede robarle al bebé el oxígeno, así que la mujer preferirá un paseo enérgico que trotar, por ejemplo, y (desde luego esto es válido para todas las embarazadas) se detendrá antes de quedar exhausta.

Aunque la mujer que vive a gran altitud no debería tener problemas, las que acostumbran vivir a baja altura pueden tener dificultades durante el embarazo si éste tiene que desarrollarse muy por encima del nivel del mar. Algunos médicos sugieren que la embarazada posponga un viaje o visita (véase página 225) a una localidad a gran altitud hasta después del parto. Y desde luego, intentar escalar el monte *Everest* está totalmente fuera de lugar.

CARENCIA DE SEGURO

"Estoy embarazada y muy emocionada de tener un bebé. Pero no tengo seguro médico y no estoy segura de si podré sufragar los gastos de las consultas con un doctor y del parto."

El tener un bebé en estos días puede ser definitivamente una propuesta muy costosa. A pesar de eso, ninguna

---

3. Debido al aumento ligero del riesgo de complicaciones en el embarazo, las mujeres expuestas al DES probablemente están mejor apartadas teniendo un obstetra que atienda el embarazo.

madre embarazada necesita pasar por el embarazo y el parto sin contar con la atención médica adecuada, aunque ella no tenga un seguro. Si la embarazada no puede pagar un seguro médico ahora, aquí le proporcionamos otras formas de encontrar esa atención médica a un precio que sí pueda pagar:

◆ Véase las páginas amarillas del directorio telefónico. Busque en la sección de "Clínicas" o "Centros de Salud". La mayoría de las comunidades proporcionan servicios de salud a través de organizaciones tales como la planificación familiar y en los centros de salud de mujeres. Muchos de éstos pueden proporcionar algunos cuidados médicos gratuitos y la mayoría proporcion la atención médica basada en la capacidad que cada persona tiene de pagar.

◆ Busque en los organismos del gobierno. Si el ingreso es lo suficientemente bajo, la embarazada puede ser elegible para Medicaid. A través de este programa, la embarazada podrá tener acceso a la atención médica prenatal. Si la embarazada no califica para Medicaid, existen programas de salud de bajo costo (que cubrirán el embarazo, así como la atención médica del bebé después del parto) que se ofrecen a través el gobierno. Pregunte a cualquier clínica o llame al (877) KIDS-NOW—(877) 543-7669. Si el comprar comida nutritiva también es un problema—o llega a serlo una vez que esté alimentando a mujeres, infantes y niños (WIC, por sus siglas en ingles), un programa del gobierno que proporciona alimentos y asesoría de nutrición a las madres embarazadas y a las que amamantan. Para información sobre cómo comunicarse a WIC, 3101 Park Center Drive, Alexandria, VA 22302; (703) 305-2746.

◆ Llame al hospital local. Algunos hospitales proporcionan una cierta cantidad de atención médica obstétrica gratuita o de bajo costo a las mujeres que la necesitan. Las clases para aprender sobre el parto también pueden estar disponibles por una pequeña cantidad o sin costo alguno a las mujeres que no pueden pagar el precio total al hospital.

◆ Y como último recurso, trate en sala de emergencias. Si llega la hora del parto antes de que haya podido comunicarse con un médico, vaya a la sala de emergencias del hospital más cercano inmediatamente. De acuerdo con las leyes, ellos tienen que atenderla.

OBJECIONES RELIGIOSAS A LOS CUIDADOS MÉDICOS

"Debido a mis creencias religiosas, soy contraria a buscar ayuda médica, y especialmente en el caso del embarazo, que después de todo es un proceso natural. La familia de mi marido insiste en que esto es peligroso."

Tienen razón—es peligroso. Aunque el embarazo es un proceso natural, es el que sin cuidado apropiado, puede ser arriesgado para la madre y el bebé—la mujer debe decidir si desea correr estos riesgos. Y más allá de los riesgos personales, deberá considerar el someterse a problemas legales si el bebé sufre daños que ella hubiera podido evitar. Algunos tribunales consideran a las madres responsables de los comportamientos que son potencialmente peligrosos para los fetos que llevan adentro.

No es probable que la familia política de esta mujer esté diciendo que sus principios religiosos no son importantes, lo que está en juego en este caso es la vida humana no sólo la de ella, sino también la del querido bebé. Finalmente, podrá serle de gran ayuda saber que casi todas las convicciones religiosas son totalmente compatibles con unos buenos y seguros cuidados obstétricos. La embarazada debería discutir sobre sus convicciones con dos o tres profesionales. Es muy posible que pueda encontrar un médico o enfermera comadrona que sea capaz de encontrar la forma de adaptar de manera segura sus cuidados prenatales con los preceptos de la religión tal vez con la ayuda de una persona clérica.

El historial familiar

"Hace poco he descubierto que mi madre y una hermana suya perdieron sus bebés poco después del parto. Nadie sabe por qué. ¿Me podría pasar a mí?"

Antiguamente estas historias familiares de enfermedades y muerte infantil se solían ocultar, como si perder un bebé o un niño fuera algo pecaminoso o de lo que pudieran avergonzarse. Sin embargo, hoy en día sabemos que explicando la historia de las generaciones pasadas se puede ayudar a que la actual se mantenga sana. Aunque la muerte de los dos bebés bajo circunstancias similares puede ser una simple coincidencia, desde luego tendría mucho sentido visitar a un consejero genético o un especialista en medicina maternofetal en busca de consejo. El médico puede recomendarle uno.

Sería prudente que cualquier pareja que no tuviera información sobre los posibles defectos hereditarios de sus familias hiciera un esfuerzo para saber más, posiblemente preguntando a los miembros de la familia de más edad. Debido a que es posible tener un diagnóstico prenatal de muchos trastornos hereditarios, estar armados con dicha información con antelación hará posible prevenir los problemas antes de que se presenten o tratarlos adecuadamente.

"Existen diversas historias en nuestra familia sobre bebés que parecían estar muy sanos al nacer, pero que luego empezaron a estar más y más enfermos. Finalmente fallecían durante la primera infancia. ¿Debo preocuparme?"

Entre las principales causas de enfermedad y muerte infantil durante los primeros días o semanas de vida se encuentran los llamados errores metabólicos congénitos. Los bebés que nacen con este tipo de defecto genético carecen de una enzima u otra sustancia química, que hace imposible que metabolicen un elemento de la dieta en particular; dependiendo de la enzima de que se trate, será un elemento u otro. Irónicamente, la vida del bebé se pone en peligro tan pronto como empieza a alimentarse.

Afortunadamente, la mayoría de los trastornos de este tipo pueden ser diagnosticados antes del nacimiento y muchos de ellos pueden ser tratados. Actualmente existe la disponibilidad de unos treinta exámenes para detectar las enfermedades neonatales, que pueden realizarse al nacer (aunque estos exámenes no son rutinarios y deben solicitarse específicamente por los padres; véase página 293). Y hay evidencia que el diagnóstico previo y la intervención pueden hacer una gran diferencia en el pronóstico de tales enfermedades. Por lo tanto, la mujer que puede disponer de esta información con antelación podrá considerarse afortunada, y deberá actuar en consecuencia. Analice esta información con el facultativo y, si éste lo recomienda, con un consejero genético.

Consejería genética

"Me pregunto si soy portadora de un problema genético sin saberlo. ¿Debo acudir a una consulta genética?"

Probablemente todas nosotras llevamos uno o varios genes deletéreos de trastornos genéticos benignos o malignos. Pero afortunadamente, la mayoría de estos trastornos requieren la presencia de un gen defectuoso de la madre y también de uno defectuoso del padre, por lo que rara vez se manifiestan en nuestros hijos. El padre o la madre, o ambos, pueden ser sometidos a un análisis para detectar estos trastornos antes del embarazo o durante éste. Pero estos exámenes sólo tienen sentido cuando existe una posibilidad más elevada de lo normal de que tanto el padre como la madre sean portadores de un trastorno en especial. La clave es a menudo de origen étnico o geográfico. Así, por ejemplo, se ha recomendado últimamente que todos caucáseos se examinen por "cistic fibrosis" (desde que la mutación de CF la llevan de 1 en 25 descendientes de Europa) las parejas judías cuyas familias proceden originariamente de Europa oriental deberían someterse a un examen para detectar la enfermedad de Tay-Sachs y posiblemente la enfermedad de Canavan

(Tay-Sachs también se ha notado en personas de otros grupos étnicos, Irlandeses, gente de Louisiana y franceses del Canadá). Las parejas negras pueden ser examinadas para detectar si son portadores de la anemia de células falciformes y aquellos descendientes de Mediterráneos por talasemia (una forma de anemia hereditaria). En la mayoría de los casos, el médico recomendará efectuar el análisis en el padre o en la madre; el segundo análisis sólo es necesario si el primero ha resultado positivo.

Las enfermedades que pueden ser transmitidas por un portador (hemofilia, por ejemplo) o por el padre o la madre afectados (corea de Huntington) generalmente se habrán ya manifestado con anterioridad en la familia, pero puede que no sean conocidas por todos los miembros. Esta es la razón de la importancia de llevar un historial de salud de la familia.

Afortunadamente, la mayoría de las parejas que están esperando un hijo presentan un riesgo bajo en lo referente a los problemas genéticos y no necesitan acudir a consultar un asesor en genética. En muchos casos, el obstetra hablará con la pareja acerca de los temas más comunes, remitiéndola a un asesor en genética o a un especialista en medicina materno-fetal si es necesario un mayor asesoramiento:

◆ Parejas cuyo análisis de sangre revela que ambos son portadores de un trastorno genético.

◆ Parejas que ya han tenido hijos con algún defecto genético.

◆ Parejas que han sufrido de tres o más abortos.

◆ Parejas que conocen la existencia, en una o en ambas familias, de defectos hereditarios. En algunos casos, (como sucede con ciertas talasemias con fibrosis quística), la realización de los exámenes de DNA a los padres antes del embarazo hace que la interpretación de las pruebas que posteriormente se realizan al feto sea más fácil.

◆ Parejas con uno de sus miembros con un defecto congénito (tal como una enfermedad cardiaca congénita).

◆ Mujeres embarazadas que han dado un resultado positivo (véase página 48) en los exámenes sobre la presencia de un defecto fetal.

◆ Parejas en que el padre y la madre están estrechamente emparentados, ya que el riesgo de enfermedades heredadas en la descendencia es más elevado cuando los padres están emparentados (por ejemplo, en 1 caso de cada 9 cuando se trata de primos hermanos).

◆ Mujeres de más de 35 años.

Un asesor genético está especializado en calcular las probabilidades que tienen estas parejas de dar a luz a un bebé sano, y en ayudarles a tomar la decisión de tener o no hijos. Si la mujer ya está esperando un bebé, este especialista les sugiere los exámenes prenatales apropiados.

El asesoramiento genético ha salvado a cientos de miles de parejas de alto riesgo de la tragedia de dar a luz a niños con problemas graves. El mejor momento para acudir a esta consulta es antes de quedar embarazada o en el caso de parientes próximos, antes de casarse. Pero no es demasiado tarde una vez confirmado el embarazo.

Si los exámenes revelan la existencia de un defecto grave en el feto, los futuros padres se ven enfrentados con la decisión de llevar o no adelante el embarazo. Aunque la decisión deberá tomarla la pareja, el consejero genético puede proporcionarles importante información. (Véase la página 54 para obtener más información).

LA OPOSICIÓN AL ABORTO PROVOCADO

"Mi marido y yo no somos partidarios del aborto. ¿Por qué tengo que pasar por el diagnóstico prenatal, solamente porque tengo 37 años?"

La mejor razón del diagnóstico prenatal es la tranquilidad que casi siempre les aporta. La gran mayoría de los bebés cuyas madres tienen un posible riesgo y que se someten a tales exámenes recibirán una respuesta positiva sobre el estado de salud.

Y aunque muchas parejas optan por acabar con el embarazo cuando hay malas noticias, el examen también puede ser valioso cuando no se considera la posibilidad de abortar. Si el defecto descubierto ha de resultar fatal, los padres tendrán tiempo de lamentarse antes del nacimiento y se eliminará la conmoción de más adelante. Cuando existe otro tipo de defectos, les proporciona a los padres un buen comienzo para preparar la vida con un niño especial. El examen también ayuda a decidir dónde, cuándo o cómo debe nacer el bebé.

Mejor que tener que enfrentarse con las inevitables reacciones que se presentan al descubrir que el bebé tiene un defecto (tales como negación, resentimiento o culpabilidad) después del parto, cuando dichos sentimientos pueden comprometer seriamente la formación de los lazos padres–bebé, los progenitores podrán empezar a enfrentarse a ellas durante el embarazo. En vez de empezar a aprender tras el parto sobre los niños con un defecto en particular, los padres podrán investigar con antelación y estar preparados para tomar medidas que aseguren una vida lo mejor posible para el nuevo bebé. Incluso es posible que descubrir un defecto durante el embarazo permita el tratamiento intrauterino o tomar precauciones especiales para el momento del parto o después de él, que mejoren las posibilidades de que el bebé esté bien. Para los papás quienes se sienten que no pueden lidiar, sabiendo de antemano los hará considerar una adopción para niños especiales.

Así, si el diagnóstico prenatal está indicado, no se deberá rechazar sin meditarlo. Se debería hablar con el médico, un consejero genético o un especialista en medicina maternofetal que ayude a clarificar las opciones antes de tomar la decisión. No se deberá dejar que la oposición al aborto prive a los padres y al médico de una información potencialmente valiosa y necesaria.

Qué es importante saber
EL DIAGNÓSTICO PRENATAL

¿Será un niño o una niña? ¿Tendrá el cabello rubio como la abuela, los ojos verdes como el abuelo? ¿Tendrá la voz del papá y la habilidad para los números de la mamá o, el cielo no lo permita, al revés? Las preguntas que surgen durante el embarazo son mucho más numerosas que las respuestas y proporcionan un interesante tema de conversación durante nueve meses, para las charlas de sobremesa y las habladurías en el trabajo.

Pero hay una pregunta que no es tema para las charlas superficiales. Una de las que la mayoría de las parejas casi ni se atreve a hablar: "¿Está sano mi bebé?"

Hasta hace poco, esta pregunta no podía ser contestada hasta el momento del nacimiento. Actualmente puede ser contestada hasta cierto punto ya a las seis semanas de la concepción mediante el diagnóstico prenatal.

Debido a sus riesgos inherentes, por pequeños que sean, el diagnóstico prenatal no se efectúa a todas las mujeres embarazadas. La mayor parte de las parejas continuarán esperando con la feliz seguridad de que tienen la abrumadora probabilidad de que el bebé esté realmente bien. Pero para aquellas parejas cuya preocupación va más allá del suspenso prenatal normal, los beneficios del diagnóstico prenatal pueden superar sus riesgos. Las mujeres que son buenas candidatas para un diagnóstico prenatal son aquéllas que:

◆ Tienen más de 35 años.

◆ Tienen un historial familiar de enfermedad genética y/o se ha demostrado que son portadoras de una de dichas enfermedades.

◆ Ellos mismos tienen un trastorno genético (tal como fibrosis quística o una enfermedad congénita del corazón).

◆ Se han visto expuestas a infecciones (tales como la rubéola o la toxoplas-mosis) que podrían causar un defecto congénito.

◆ Desde la concepción se han visto expuestas a una sustancia o sustancias y temen que puedan haber sido dañinas para el bebé. (Consultar con el médico puede ayudar a determinar si el diagnóstico prenatal está justificado en cada caso en particular).

◆ Anteriormente han tenido embarazos que no han llegado a buen término, o han tenido hijos con defectos congénitos.

◆ Si el resultado en una examen prenatal fue positivo.

Exámenes prenatales

Debido a que existen riesgos potenciales con algunas formas de diagnóstico prenatal, la mayoría de mujeres se hacen los exámenes antes de decidirse a hacerse el diagnóstico prenatal. Si bien algunos médicos ofrecen los exámenes a las mujeres de más de 35 años o a aquéllas en la categoría de alto riesgo, otros médicos recomiendan que estas mujeres omitan los exámenes y se hagan directamente un análisis de las vellosidades coriónicas (AVC) o amniocentesis. Los exámenes más comunes son la evaluación triple MSAFP[4] (la cual siempre se realiza en el segundo trimestre) y el ultrasonido (el cual con mayor frecuencia se realiza en el segundo trimestre pero puede hacerse antes o después). Los exámenes durante el primer trimestre son un acercamiento prometedor que todavía no está ampliamente disponible, aunque los investigadores y los doctores esperan que tales exámenes al inicio se conviertan pronto en un patrón de atención médica.

EXÁMENES DEL PRIMER TRIMESTRE

Los exámenes del primer trimestre para detectar el síndrome Down incluye un ultrasonido para verificar si hay exceso de líquido detrás del cuello fetal (espesor de los pliegues de la nuca) y un examen de sangre para verificar si hay niveles altos de proteína A plasma y GCh, dos hormonas producidas por el feto y transmitidas al torrente sanguíneo de la madre. (Los investigadores también están buscando ya sea que la ausencia del hueso nasal en el feto, según lo muestra el ultrasonido, también podría indicar un alto riesgo de síndrome de Down.) A las mujeres cuyos resultados son anormales se les ofrecerá practicarles la amniocentesis.

¿Cuándo se realiza esto? Entre las 10 y las 14 semanas.

¿De qué forma se realiza? Tanto el ultrasonido (véase pagina 49) y el examen de sangre son procedimientos simples.

---

4. Suero alfafetoproteico materno.

EXÁMENES DEL SEGUNDO TRIMESTRE

EVALUACIÓN TRIPLE

La evaluación triple es un examen de sangre sencillo que mide tres hormonas producidas por el feto y transmitidas al torrente sanguíneo de la madre: alfa-fetoproteína (AFP), GCh y estriol. Algunos doctores también miden otra hormona, inhibina-A, aunque la mayoría todavía confía en la evaluación triple. (Los investigadores continúan estudiando otras sustancias en la sangre de la madre que eventualmente podrían agregarse al examen de sangre para mejorar la habilidad para detectar los defectos congénitos.) Los niveles elevados de MSAFP en la sangre de la madre pueden indicar un defecto en el tubo neural, tal como la espina bífida (una deformidad en la columna vertebral).[5] Los niveles bajos anormales sugieren el incremento de riesgo del síndrome de Down u otro defecto de cromosomas. La evaluación triple no puede *diagnosticar* un defecto congénito; únicamente puede indicar el incremento de un riesgo. Y debido a que esto es únicamente un examen, cualquier resultado anormal solamente significa que es necesario hacer más exámenes. De hecho, el rango falso positivo de la evaluación triple es extremadamente alto. Únicamente 1 ó 2 de 50 mujeres con lecturas altas anormales eventualmente revelarán tener un feto que fue afectado. En las otras 48, la realización de más exámenes revelará que la razón de por qué los niveles MSAFP son anormales es que existe más de un feto, que el feto ya sea algunas semanas mayor o menor de lo que originalmente se pensó, o que los resultados del examen fueron sencillamente erróneos. Si la mujer únicamente lleva un feto y el ultrasonido revela que las fechas son correctas, se ofrecerá practicarle una amniocentesis como procedimiento a seguir.

¿**Cuándo se realiza?** Entre la 15ª y 18ª semana. Los resultados usualmente están disponibles dentro de una semana.

¿**Qué tan seguro es?** Puesto que la evaluación triple requiere únicamente una muestra de sangre, es completamente seguro. El mayor riesgo del examen que pueda revelar un resultado falso positivo que lleve a procedimientos siguientes que presenten un riesgo mayor—y en raros casos, al aborto terapéutico o accidental de fetos normales. Antes de tomar cualquier tipo de acción basado en los exámenes prenatales, asegúrese de que un médico con experiencia o un asesor de genética ha evaluado los resultados. Obtenga una segunda opinión si tiene cualquier duda.

ULTRASONIDOS

La aplicación de la ultrasonografía ha convertido a la obstetricia en una ciencia mucho más exacta y al embarazo en una experiencia mucho menos preocupante para muchas parejas. Mediante el uso de ondas sonoras que rebotan en las estructuras internas, permite la visualización y "examen" del feto sin los peligros de los rayos X. Aunque la sonografía tiende a ser indudablemente exacta para la mayoría de los usos, en el diagnóstico de los defectos congénitos el examen puede revelar algunos falso negativos (parecerá que aunque todo esté bien, no lo está) y algunos falso positivos (parece que aunque hay un problema, no lo hay).

Para datar el embarazo se suele realizar una sonografía de nivel 1 y se realiza antes de las 12 semanas. La sonografía de nivel 2, más detallada, se utiliza con propósitos diagnósticos más sofisticados y se realiza usualmente entre la semana 18ª y 22ª. Además de verificar la fecha de término de embarazo y verificar si existen anormalidades, un ultrasonido también se puede usar para:

♦ Determinar las causas de una hemorragia durante los primeros meses del embarazo.

♦ Localizar un DIU que estaba colocado en el momento de la concepción.

---

5. Los estudios muestran que el riesgo de tener un bebé con un defecto en el tubo neural se reduce grandemente si la madre toma vitaminas prenatales que contengan ácido fólico antes y durante las primeras semanas del embarazo.

- Localizar el feto antes de proceder a una amniocentesis.

- Determinar el estado del bebé si no se ha oído el latido cardíaco a las 14 semanas del embarazo mediante el aparato de Doppler o si no se han detectado movimientos fetales a las 22 semanas.

- Diagnosticar la existencia de fetos múltiples.

- Medir la cantidad de líquido amniótico.

- Verificar si hay fibromas en el caso de un crecimiento uterino anormal.

- Para determinar el tamaño del feto cuando se contempla la posibilidad de un parto prematuro o cuando se cree que el bebé es tardío.

- Detectar cambios cervicales que pudieran predecir un parto prematuro.

- Determinar la ubicación, tamaño, madurez o posibles anormalidades de la placenta.

- Evaluar el estado del feto por medio de la observación de la actividad fetal, los movimientos respiratorios y el volumen del líquido amniótico (véase perfil biofísico, página 329).

- Verificar la presentación de nalgas o cualquier otra posición no habitual del feto o la posición del cordón antes del parto.

¿Cuándo se efectúa? En función de la indicación, los ultrasonidos se aplican en cualquier momento del embarazo.

¿Cómo se realiza? El examen de ultrasonido puede llevarse a cabo a través del abdomen o de la vagina; a veces, cuando existen requerimientos especiales, el médico puede utilizar ambas técnicas. Estos procedimientos son rápidos (de 5 a 10 minutos) e indoloros, a excepción de la necesidad de tener la vejiga llena para el examen transabdominal. Durante ellos, la futura madre permanece acostada de espaldas. Para la sonografía transabdominal, el abdomen desnudo es untado con una capa de aceite o gel que mejorará la propagación del sonido. Luego, un transductor se desplaza lentamente por encima del abdomen. Para la sonografía transvaginal, se inserta una sonda en la vagina. Los instrumentos registran los ecos de las ondas sonoras que rebotan contra los órganos del bebé y los transforma en fotografías en una pantalla. Con la ayuda de un técnico o un médico, la madre podrá identificar el corazón que late, la curva de la espina dorsal, la cabeza, los brazos y las piernas. Incluso podrá ver cómo el bebé se chupa el pulgar. En algunos casos podía recibir una foto del bebé, un videotape o posiblemente una "foto" computarizada tridimensional para enseñar a sus amigos y familiares. En muchos casos, según se hacen más claras las imágenes, hasta los que no son expertos (como los padres) pueden distinguir la cabeza de las nalgas y más. A veces incluso se distinguen los órganos genitales y puede predecirse el sexo, aunque con menos de un 100% de fiabilidad. (Si la futura madre no desea saber aún el sexo del hijo, deberá informar al médico con anticipación.)

¿Qué margen de seguridad proporciona? Después de muchos años de utilizarlo y de estudiarlo, no existen riesgos conocidos y en cambio se han obtenido numerosos beneficios del uso de la fotografía ultrasónica y muchos profesionales ordenan el ultrasonido rutinariamente al menos una vez durante el embarazo. Sin embargo, se recomienda por los expertos que los ultrasonidos se usen en el embarazo sólo cuando existan indicaciones válidas.

Las recientes investigaciones han revelado que los fetos podrían realmente ser capaces de escuchar el sonido de alto nivel generado por la sonografía. Parece que las ondas de sonido del ultrasonido "interceptan" el oído fetal con frecuencias comparables a las notas altas de un piano. El escuchar este sonido no ocasiona ningún daño en los fetos, pero podría estimular sus sentidos lo suficiente para hacerlos moverse durante el examen. Y puesto que el sonido está bien localizado, el feto puede evitarlo simplemente moviendo la cabeza.

Exámenes de diagnóstico

Conjuntamente con el ultrasonido (el cual puede utilizarse como examen o herramienta de diagnóstico), existen varios exámenes de diagnóstico prenatal que pueden ofrecerle durante el embarazo. Los dos exámenes de diagnóstico más comunes son AVC y amniocentesis.

ANÁLISIS DE LAS VELLOSIDADES CORIÓNICAS (AVC)

Porque el análisis de las vellosidades coriónicas (AVC) se hace en el primer trimestre puede dar resultado (y casi siempre seguridad) más temprano en el embarazo que la anmiocentesis, que usualmente se realiza después de la semana 16. El diagnóstico prematuro es particularmente beneficioso para aquellas que podrían considerar terminar el embarazo por medios terapéuticos si existe algo seriamente, malo, cuando el aborto resulta un proceso menos complicado y traumático.

Se cree que con el tiempo el análisis de las vellosidades coriónicas será capaz de detectar prácticamente la totalidad de los aproximadamente 3,800 trastornos de los que son responsables los genes o los cromosomas. Y en el futuro hará posible el tratamiento y la corrección de muchos de estos trastornos dentro del útero. Actualmente, el AVC es útil sólo en la detección de los desórdenes para los cuáles ya existe tecnología, tales como la enfermedad de Tay-Sachs, la anemia falciforme, la mayoría de los tipos de fibrosis cística y el síndrome de Down. Generalmente sólo se suele realizar la prueba para enfermedades específicas (distintas del síndrome de Down) cuando existe un historial familiar de la enfermedad o se sabe que los progenitores son portadores. Las indicaciones para realizar este examen son las mismas que para la amniocentesis. A veces se precisa de la amniocentesis y el AVC. (Véase página 52.)

¿Cuándo se efectúa? Generalmente entre las semanas 10ª y 13ª del embarazo.

¿Cómo se efectúa? El AVC se lleva a cabo sólo en los centros médicos. Aunque en un principio la muestra de células se tomaba siempre por la vagina y la cérvix (AVC transcervical), hoy en día a veces se hace a través de una incisión en la pared abdominal (AVC transabdominal). Ninguno de los dos procedimientos es totalmente indoloro; las molestias pueden ser desde muy ligeras a fuertes.

En el AVC transcervical, la futura madre se acuesta sobre la mesa de examen, y se le inserta un tubo delgado y largo a través de la vagina hasta el útero. Guiado por las imágenes ultrasónicas, el médico coloca el tubo entre el revestimiento del útero y el corion, la membrana fetal que con el tiempo formará la parte fetal de la placenta. Entonces se recorta o se succiona una muestra de las vellosidades coriónicas (proyecciones digitiformes del corion) para el estudio diagnóstico.

En el AVC transabdominal, la paciente también se acuesta boca arriba sobre la mesa. Se utilizan ultrasonidos para determinar la localización de la placenta y para poder ver las paredes uterinas. Éstos también ayudan al médico a encontrar una zona segura en donde insertar la aguja. También con la guía de los ultrasonidos, se inserta una aguja guía a través del abdomen y de la pared uterina hasta el borde de la placenta. Luego, por el interior de la aguja guía se inserta una aguja más fina, que extraerá las células. Se hace girar la aguja fina y se desplaza hacia dentro y hacia fuera 15 ó 20 veces por muestreo, y luego se retira con la muestra de células a estudiar.

Dado que las vellosidades coriónicas son de origen fetal, examinándolas se puede obtener un cuadro completo de la dotación genética del feto en desarrollo. Los resultados del examen están disponibles de 3 a 5 días.

¿Qué margen de seguridad tiene?
Aunque la mayoría de los estudios concluyen que el AVC es seguro y fiable, el procedimiento es un poco más riesgoso que la amniocentesis. Este procedimiento también aumenta ligeramente el riesgo de aborto espontáneo, también se ha asociado con casos aislados de deformidades en las extremidades. De acuerdo con la mayoría de los estudios, sin embargo, la inexperiencia del técnico que realiza el procedimiento parece ser la causa de estas raras complicaciones. Estos riesgos deben compararse frente a los beneficios del diagnóstico temprano mediante AVC. Los peligros pueden reducirse eligiendo un centro de diagnóstico con buenos porcentajes de seguridad y esperar hasta que llegue a la semana 10ª reducirá los riesgos asociados con AVC.

Tras el AVC puede darse un sangrado vaginal, que no debiera ser causa de preocupación, aunque se debiera informar al médico de esto. Éste también debería ser informado si la pérdida dura tres días o más. Como existe un ligero riesgo de infección, la mujer deberá notificar si tiene fiebre durante los primeros días siguientes al procedimiento.

Dado que muchas mujeres se sienten agotadas tanto física como emocionalmente tras un AVC (no es raro que caigan en la cama y duerman doce horas seguidas), se suele recomendar que busquen la ayuda de alguien que las lleve de vuelta a casa y que no hagan ningún otro plan para el resto del día.

AMNIOCENTESIS

Las células fetales, los compuestos químicos y los microorganismos del fluido amniótico que rodea al feto proporcionan una gran cantidad de información de la composición genética, estado actual nivel de madurez del nuevo ser humano. Así, al poderse extraer y examinar algo de fluido mediante la amniocentesis, se ha realizado uno de los avances más importantes del diagnóstico prenatal. La amniocentesis es más del 99% exacta en el diagnóstico—o para descartar, lo cual es más probable—el síndrome de Down. Se recomienda cuando:

◆ La madre tiene más de 35 años. Entre un 80% y un 90% de todas las amniocentesis se practican debido únicamente a la avanzada edad de la madre, especialmente para determinar si el feto padece el síndrome de Down, que es más frecuente entre los hijos de madres mayores. (Los exámenes más avanzados que los investigadores perfeccionan hoy día, pueden, en un futuro cercano, eliminar la necesidad de realizar la amniocentesis basados en la edad exclusivamente.)

◆ La pareja ha tenido un bebé con una anomalía cromosómica, como el síndrome de Down, o con un trastorno metabólico, como por ejemplo el síndrome de Hunter.

◆ La pareja tiene un bebé o un pariente con un defecto del tubo neural.

◆ La madre es portadora de un trastorno genético ligado al cromosoma X, como por ejemplo la hemofilia, (que transmitirá en el 50% de los casos al bebé que está esperando). La amniocentesis puede identificar el sexo del feto y también puede determinar si éste ha heredado el gen.

◆ Ambos padres son portadores de trastornos hereditarios autosómicos recesivos, tales como la enfermedad de Tay-Sachs o la anemia falciforme, y así tienen una probabilidad de 1 entre 4 de que el bebé padezca estas enfermedades.

◆ Se sabe que uno de los progenitores tiene una enfermedad tal como la corea de Huntington, que se transmite por herencia autosómica dominante, con lo que el bebé tendrá una probabilidad de 1 entre 2 de heredarla.

◆ Se sospecha de toxoplasmosis, quinta enfermedad u otra infección fetal.

◆ Los resultados de los exámenes (generalmente AFPSM, sonografía) resul-

COMPLICACIONES DE LA AMNIOCENTESIS

A pesar de que dichas complicaciones son raras, se estima que tras aproximadamente un 1% de las amniocentesis existe algo de pérdida de fluido amniótico. Si la mujer nota dicho flujo vaginal, deberá informar a el médico de inmediato. Existen muchas probabilidades de que el flujo se detenga al cabo de pocos días, pero en general se recomienda reposo en cama y una observación cuidadosa hasta que cese.

tan ser anormales y la evaluación del fluido amniótico es necesaria para determinar si se trata en realidad de una anormalidad fetal o no.

◆ Es necesario determinar la madurez de los pulmones fetales (ya que se cuentan entre los últimos órganos que están preparados para funcionar por sí mismos).

¿Cuándo se efectúa? La amniocentesis de diagnóstico del segundo trimestre se suele realizar entre las 16 y las 18 semanas de embarazo, aunque ocasionalmente se efectúa ya a las 14 semanas o se retrasa hasta las 20 semanas. Actualmente se está investigando la posibilidad de realizar una amniocentesis más temprana entre las semanas 11 y 14, que han mostrado una reducción significativa en las complicaciones. Los resultados de los exámenes generalmente vienen en una semana. La amniocentesis se realiza también en el último trimestre para determinar la madurez de los pulmones fetales.

¿Cómo se efectúa? Después de cambiar la ropa por una bata de hospital y de vaciar la vejiga, la futura madre se coloca, acostada de espaldas sobre la mesa de exámenes con el cuerpo envuelto de tal modo que sólo el abdomen quede al des-

cubierto. A continuación se localizan el feto y la placenta mediante ultrasonidos, para que el médico pueda evitarlos durante la intervención. El abdomen es tratado con una solución antiséptica y en algunos casos es anestesiado con una inyección de anestésico local, parecido a la novocaína utilizada por los dentistas. (Dado que esta inyección es tan dolorosa como el paso de la misma aguja de la amniocentesis, muchos médicos no la aplican.) A continuación se inserta una larga aguja hueca a través de la pared abdominal hasta penetrar en el útero y se extrae una pequeña cantidad de líquido amniótico. (El feto produce más líquido amniótico para reemplazar el líquido que se extrajo.)

El ligero riesgo de pinchar accidentalmente al feto durante esta parte del proceso se reduce mucho con el uso simultáneo de la sonografía. Los signos vitales de la madre y los latidos cardíacos del feto son examinados antes y después de la intervención que, en total no debería durar más de 30 minutos. Las mujeres con Rh negativo suelen recibir una inyección de Rh inmuno globulina (Rhogam) después de la amniocentesis, para asegurar que el proceso no producirá problemas de Rh (véase página 29).

A menos que sea una parte necesaria del diagnóstico, los futuros padres tienen la opción de no ser informados sobre el sexo del niño una vez obtenidos los resultados, y de saberlo más tarde, al modo antiguo, en la sala de partos. (Téngase en cuenta que, aunque poco frecuentes, los errores pueden ocurrir).

¿Es peligrosa? La mayoría de las mujeres no sufren otra cosa que unas pocas horas de calambres después de la intervención; en algunos pocos casos se produce una ligera hemorragia vaginal o una pérdida de líquido amniótico. Aunque en muy pocos casos la mujer sufre una infección y otras complicaciones que conducen al aborto, la amniocentesis, al igual que la mayoría de las pruebas para el diagnóstico prenatal, debería ser aplicada únicamente cuando sus beneficios son mayores que sus riesgos.

CUANDO SE DETECTA UN PROBLEMA

En más de un 95% de los casos, el diagnóstico prenatal no revela ninguna anomalía aparente. En los restantes casos, el descubrimiento de que algo no va bien no resulta agradable para la pareja. Pero esta información, analizada con la ayuda de un consejero genético experimentado, puede ayudar a tomar decisiones vitales sobre este embarazo y sobre los embarazos futuros. Entre las opciones se cuentan:

Continuar con el embarazo. A menudo se elige esta opción cuando el defecto descubierto es tal que la familia cree que tanto ellos como el bebé que están esperando podrán vivir con él, o cuando los padres son contrarios al aborto bajo cualquier circunstancia. Incluso cuando el aborto no es una opinión aceptable, el tener idea sobre lo que les espera permite que la familia haga los preparativos (tanto emocionales como de orden práctico) para recibir en la familia a un niño con necesidades especiales como para enfrentarse con la idea inevitable de que no sobreviva o considerar una adopción para niños especiales.

Terminar con el embarazo. Si las pruebas sugieren la existencia de un defecto que será fatal o extremadamente discapacitante, y un nuevo examen y/o la interpretación de un consejero genético confirman el diagnóstico*, muchos padres optan por acabar con el embarazo. En tal caso, es obligatorio un cuidadoso examen de los productos del embarazo, que podría ayudar a determinar las posibilidades de que la anormalidad se repita en futuros embarazos. La mayoría de las parejas, armadas con esta información y con la guía de un médico o un consejero genético, hacen un nuevo intento, con la esperanza de que los resultados de los exámenes prenatales y por lo tanto las consecuencias del

embarazo serán favorables. Y lo más probable es que lo sean.

Tratamiento prenatal del feto. Esta opción sólo es posible en unos pocos casos, aunque cabe esperar que en el futuro sea más y más frecuente. El tratamiento puede consistir en una transfusión sanguínea (como en la enfermedad del Rh), en una operación quirúrgica (para limpiar una vejiga obstruida, por ejemplo) o en la administración de enzimas o medicamentos (tales como esteroides para acelerar el desarrollo pulmonar en el feto que debe nacer antes de tiempo). Con los avances tecnológicos también podrán ser de uso común más tipos de cirugía prenatal, manipulación genética y otros tratamientos fetales.

Donación de órganos. Si el diagnóstico indica que los defectos fetales no son compatibles con la vida, como cuando falta la mayor parte o todo el cerebro, será posible donar uno o más de los órganos a un recién nacido que los necesite. Con ello, algunos progenitores encuentran al menos un poco de consuelo por la propia pérdida. Un especialista en pediatría neonatal de un centro médico local podría proporcionar la información necesaria en esta situación.

Lo que se refiere a dianóstico prenatal es importante recordar que nada es perfecto. Errores y confuciones pueden pasar, incluso en los mejores laboratorios y centros incluso con la más alta tecnología y equipo—con resultados falsos positivos más comunes que los negativos. Por ello, todos los resultados que indiquen que algo va mal en el feto, deberían ser confirmados por otras pruebas o mediante consulta con otros profesionales de que hay algo malo con el feto.

También es importante recordar que para la gran mayoría de parejas, nunca llegarán a eso. La mayoría de las madres embarazadas que se someten a los exámenes prenatales recibirán el diagnóstico que esperan justo desde el principio: que todo está bien con el bebé y el embarazo.

---

* Es muy *importante* escuchar una segunda opinión y hacerse exámenes adicionales según se sugieran antes de decidir terminar el embarazo.

OTROS TIPOS DE DIAGNÓSTICO PRENATAL

El campo del diagnóstico prenatal está creciendo tan rápidamente que constantemente se están evaluando nuevos métodos. Además de los más comunes mencionados anteriormente, existen otros que están siendo usados experimentalmente o sólo en ciertas ocasiones. Éstos incluyen:

La muestra de sangre del cordón umbilical (MSCU). Este examen de la sangre del cordón umbilical, que se realiza en la semana 18 del embarazo, es útil para el diagnóstico de varias enfermedades sanguíneas y de la piel que la amniocentesis no puede detectar. También se utiliza para verificar los resultados anormales de la amniocentesis, diagnosticar las causas del retraso de crecimiento tardío en el embarazo o averiguar si el feto se ha contagiado de alguna enfermedad potencialmente dañina, tal como la rubéola, toxoplasmosis o quinta enfermedad. Puesto que este examen es nuevo, no hay una investigación definitiva acerca de la confiabilidad del mismo, pero se piensa que es altamente exacto.

El examen MSCU se realiza de manera similar a la amniocentesis, excepto que la aguja guiada por ultrasonido se inserta en un vaso sanguíneo en el cordón umbilical del bebé aún no nacido en lugar del saco amniótico para obtener una pequeña muestra de la sangre del feto. Usualmente toma unos tres días para obtener los resultados. El examen MSCU implica riesgos levemente mayores que la amniocentesis y está asociado con un ligero riesgo adicional de un parto prematuro o una rotura prematura de las membranas.

Análisis sanguíneo materno para determinar el sexo del feto. Aunque se halla en experimentación, podría ser valioso en la detección de ciertas enfermedades hereditarias que sólo afectan a la descendencia masculina.

Muestreo de piel fetal. En este examen se toma una diminuta muestra de piel fetal para ser estudiada. Este método es particularmente útil para detectar ciertas enfermedades de la piel.

Resonancia magnética. Un método que está aún en investigación pero que ofrece algunas esperanzas sobre la capacidad para proporcionar una imagen más clara que la ultrasónica del aspecto que tendrá el recién nacido y cualquier anormalidad. Los investigadores están trabajando para mejorar el equipo para obtener imágenes de forma más rápida, en el momento (ya que los fetos no se quedan quietos durante mucho tiempo) el obtener una buena imagen requiere de mucha habilidad. El uso de este método durante el embarazo parece ser seguro.

Ecocardiografía. Con el que pueden detectarse defectos del corazón fetal por medio del ultrasonido dirigido, que también muestra el flujo de sangre dentro y alrededor del corazón.

◆ ◆ ◆

A lo largo de todo el embarazo

Las mujeres embarazadas se han preocupado siempre. Pero los motivos de preocupación han cambiado considerablemente a lo largo de las generaciones, a medida que la medicina obstétrica—y los futuros padres—van descubriendo más y más detalles acerca de lo que afecta y lo que no afecta a la salud del futuro bebé. Nuestras abuelas, influidas por diversos cuentos de viejas, temían que si veían a un mono durante el embarazo tendrían hijos con aspecto de monos, o que si se colocaban las manos sobre el vientre como reacción ante un susto, sus hijos poseerían manchas de nacimiento en forma de mano.

Nosotras estamos influidas por toda una serie de cuentos de los medios modernos de información (por lo general igualmente alarmantes y a veces infundados) y tenemos otros temores: ¿Estoy respirando un aire demasiado contaminado o bebiendo agua poco saludable? ¿Será un peligro para la salud de mi bebé el que mi marido fume, la taza de café que he bebido esta mañana o el ajetreo de mi profesión? ¿Y qué pasa con la radiografía que me han hecho en la consulta del dentista? Como razones de preocupación, estas preguntas pueden convertir el embarazo en un proceso innecesariamente exasperante. Como razones para actuar nos pueden proporcionar un mejor sentido de control y pueden aumentar en gran medida las probabilidades de tener un bebé sano. También nos ayudará seguir recordando y repitiendo este mantra para asegurarnos una vez más: Nunca ha sido el momento más seguro en la historia de la reproducción, el quedar embarazada y tener un bebé.

Qué puede preocupar

ALCOHOL

"Tomé un par de bebidas alcohólicas en diversas ocasiones antes de saber que estaba embarazada. ¿Puede esto haber dañado a mi bebé?"

"He aquí que concebirás y darás a luz a un hijo, y ahora no bebas vino ni licor", le dice el ángel a la madre de Sansón en el libro bíblico de los Jueces.

¡Afortunada mujer! La mamá de Sansón tenía suerte. Ella podía ordenar a Evian cuando Sansón era aún una ilusión en la mente del padre. Pero no son muchas las mujeres que reciben tales noticias adelantadas acerca del embarazo. Y puesto que generalmente no sabemos que estamos embarazadas hasta después de varias semanas de gestación, es posible que hayamos hecho cosas que no hubiésemos hecho de haberlo sabido. Como por ejemplo beber un poco en demasiadas ocasiones. De ahí que esta preocupación es una de las que surgen con mayor frecuencia durante la primera visita prenatal.

Afortunadamente es también una de las preocupaciones que puede ser descartada con más facilidad. No existen pruebas de que un poco de bebida en algunas ocasiones durante las primeras semanas de embarazo resulte perjudicial para el bebé.

Continuar bebiendo mucho durante el embarazo, no obstante, se asocia con una gran variedad de problemas en el bebé. No es sorprendente, si consideramos que el alcohol penetra en el torrente sanguíneo fetal aproximadamente en la misma concentración que se halla en la sangre materna; cada bebida que toma la madre, la comparte con el bebé. Dado que el feto tarda el doble que la madre en eliminar el alcohol de la sangre, el bebé puede estar a punto de morir cuando la madre sólo está un poco alegre.

Beber en exceso (generalmente se considera que es consumir diariamente cinco o seis raciones de vino, cerveza o bebidas destiladas) durante el embarazo puede tener como resultado, además de muchas complicaciones obstétricas serias, lo que se conoce como síndrome alcohólico fetal (SAF). Descrito como una resaca que dura toda la vida, esta enfermedad produce bebés que nacen con un tamaño menor al normal, generalmente con deficiencias mentales, con múltiples deformidades (particularmente de la cabeza y la cara, las extremidades, el corazón y el sistema nervioso central), y una alta tasa de mortalidad neonatal. Más adelante, los afectados por el SAF tienen dificultades de aprendizaje, problemas sociales y falta de juicio. Entre más pronto deje de tomar en exceso durante el embarazo, el bebé correrá menor riesgo.

Los riesgos de beber alcohol continuamente están por supuesto relacionados con la dosis: cuanto más beba la madre, mayor será el riesgo potencial para el bebé. Pero incluso el consumo moderado (tres o cuatro tragos diarios o en ocasiones fuertes borracheras de cinco tragos o más) durante el embarazo se relacionan con una variedad de problemas serios, incluyendo un mayor riesgo de aborto espontáneo, parto prematuro, peso escaso al nacer, complicaciones del parto, niños nacidos muertos, crecimiento anormal y problemas de desarrollo durante la infancia. También se ha asociado a un efecto alcohólico fetal (EAF) algo más sutil, que se caracteriza por numerosos problemas del desarrollo y la conducta.

Aunque algunas mujeres beben un poco durante el embarazo—un vaso de vino por la noche, por ejemplo—y tienen bebés aparentemente sanos, no se puede asegurar de que ésta sea una práctica sensata. La dosis alcohólica diaria segura durante el embarazo, si es que hay alguna, se desconoce. Todo lo que se sabe sobre el alcohol y el embarazo nos lleva a sugerir que aunque la mujer no debe preocuparse de lo que haya bebido antes de saber que estaba embarazada, sería prudente que dejara de beber durante el resto del embarazo—a excepción quizá de un medio vasito de vino para celebrar una ocasión muy especial (tomado con la comida, dado que ésta reduce la absorción del alcohol).

Para ciertas mujeres, esto resulta tan fácil de hacer como de decir: para aquéllas que sienten aversión por el alcohol desde los primeros días del embarazo lo cual puede prolongarse hasta el parto. Para otras, en especial aquéllas que están acostumbradas a "relajarse" con un coctel al final del día o a que toman vino con la cena, la abstinencia puede exigir un esfuerzo continuado, posiblemente incluso en combinación con un cambio en la forma de vivir. Si una mujer bebe para relajarse, por ejemplo, puede intentar sustituir el alcohol por otros métodos de relajación, por ejemplo: la música, un baño caliente, un masaje, ejercicio, lectura. Si la bebida forma parte de un ritual diario que no se desea abandonar, se puede probar una bebida sin alcohol como aperitivo, un vaso de sidra burbujeante o una bebida de malta no alcohólica, un jugo de uva, jugo de fruta con agua mineral, una sangría virgen durante la cena, etc. (véanse ideas de Bebidas no alcohólicas en las páginas 105 y 106) sirviendo estas bebidas en el momento acostumbrado, en las copas habituales y con el ceremonial de costumbre[1]. Si el marido se une también a esta campaña (por lo menos en presencia de la esposa embarazada), el esfuerzo resultará considerablemente más llevadero.

FUMAR CIGARRILLOS

"Fumo desde hace 10 años.
¿Perjudicará esto a mi bebé?"

Afortunadamente no existe una evidencia clara de que el fumar antes del embarazo—incluso durante 10 ó 20 años— pueda perjudicar al feto en desarrollo. Pero sí está comprobado que si se continúa fumando durante el embarazo—particularmente después del cuarto mes —es peligroso.

En efecto, cuando una mujer embarazada fuma, el bebé vive en una matriz llena de humo. El latido cardíaco se acelera, tose, balbucea y, lo que es peor, no puede crecer y desarrollarse como debería hacerlo debido a la insuficiencia de oxígeno.

Los resultados pueden ser catastróficos. El fumar se ha relacionado con 115,000 abortos espontáneos y 5,600 muertes infantiles al año. También puede aumentar el riesgo de una variedad de complicaciones del embarazo. Entre las más serias se encuentran el sangrado vaginal, el embarazo ectópico, la implantación anormal de la placenta, el desprendimiento prematuro de ésta, la rotura prematura de las membranas y el parto prematuro. No menos del 14% de los partos prematuros en los Estados Unidos están relacionados con el hábito de fumar cigarrillos.

También existen pruebas consistentes de que una futura madre que fuma afecta muy directamente el desarrollo intrauterino del bebé. El riesgo más frecuente es el de bajo peso al nacer, menor talla y circunferencia de la cabeza más pequeña, así como paladar hendido o labio hendido. En las naciones industrializadas, tales como los Estados Unidos y Gran Bretaña, se culpa al cigarrillo de la tercera parte de todos los bebés que han nacido con un peso inferior al normal. Y haber nacido demasiado pequeño es la principal causa de enfermedad infantil y muerte perinatal (la que sucede justo antes, durante o después del parto).

Sin embargo, también existen otros riesgos potenciales. Los bebés de madres fumadoras tienen más probabilidades de sufrir de apnea (suspensión transitoria de la respiración) y tienen cinco veces más probabilidades de morir del síndrome de la muerte súbita del recién nacido (SMSRN, o muerte en la cuna), que los hijos de las no fumadoras. En general, los bebés de las fumadoras no son tan sanos al nacer como los de las no fumadoras. Las madres que fuman unos "tres paquetes al día" presentan también un riesgo cuatro veces superior de un resultado poco favorable en la valoración de Apgar (escala estándar utilizada al evaluar el tono muscular, el llanto y la respiración a los recién nacidos). Y existe evidencia de que, en promedio, estos niños sufrirán deficiencias físicas e intelectuales a largo plazo especialmente si los padres continúan fumando en la presencia. Están particularmente propensos a las enfermedades respiratorias, infecciones de oídos, tuberculosis, alergias a los alimentos, asma, corta estatura y problemas en la escuela, incluyendo el trastorno de hiperactividad por déficit de atención. Los estudios también demuestran que las mujeres embarazadas que fuman tienen más probabilidades de tener hijos que son anormalmente agresivos durante la infancia y que continúan teniendo problemas de conducta hasta la edad adulta. Los niños de las madres que fumaron durante el embarazo son hospitalizados con más frecuencia en el primer año de vida que los niños de las madres que no fumaron mientras estaban embarazadas. Estos niños también tienen un riesgo más alto de cáncer y ellos mismos sienten más inclinación a fumar.

---

1. Aunque a la bebedora ocasional le pueden ser de utilidad los sustitutivos no alcohólicos de sus bebidas favoritas, quizá a la que bebe en exceso encuentre que dichas bebidas estimulan el deseo de alcohol. En tal caso, hay que evitar cualquier bebida, o incluso cualquier escenario, que le recuerde el alcohol.

Se creía que la razón de las dificultades de estos niños se hallaba en una mala nutrición prenatal: sus madres fumaban en lugar de comer durante sus embarazos. Pero unos recientes estudios refutan esta teoría; las madres fumadoras que comen igual y aumentan igual de peso que las no fumadoras, todavía dan a luz a bebés más pequeños.

Los estudios demuestran que los efectos del tabaco, como los del alcohol, están relacionados con la dosis: el tabaco reduce el peso de los bebés al nacer en proporción directa al número de cigarrillos fumados. La fumadora de un paquete al día tiene el 30% más de probabilidades de dar a luz un bebé con un bajo peso al nacer que una madre no fumadora. Así, reducir el número de cigarrillos que se fuman puede ser de alguna ayuda. Pero dicha reducción puede ser aparente, debido a que la fumadora a menudo la compensa con pitadas más profundas y frecuentes y fumando más de cada cigarrillo. Esto también puede suceder cuando la mujer intenta reducir los riesgos consumiendo cigarrillos bajos en nicotina o en alquitrán.

Pero no todas las noticias son malas. Algunos estudios demuestran que las mujeres que dejan de fumar en los primeros meses del embarazo—antes de los cuatro meses—pueden reducir el riesgo de dañar al feto hasta el nivel de riesgo de las madres no fumadoras. Cuanto más pronto mejor, pero dejar de fumar incluso en el último mes puede ayudar a preservar el abastecimiento de oxígeno del feto durante el parto. Para algunas mujeres fumadoras, dejar este hábito no será nunca tan fácil como al principio del embarazo, ya que experimentan una súbita aversión por los cigarrillos—probablemente se trata de un aviso de la intuición del propio cuerpo. Si la embarazada no tiene la suerte de desarrollar esta aversión natural. (Véase Los consejos para dejar el hábito de fumar en la página 61.)

Puesto que la nicotina es una droga adictiva, la mayoría de los que dejan de fumar, experimentan síntomas de privación, aunque éstos y la intensidad varían de una persona a otra. Algunos de los más comunes incluyen ansia de fumar, irritabilidad, ansiedad, inquietud, hormigueo

---

UN REGALO TEMPRANO AL BEBÉ

Las posibilidades de dejar de fumar no serán fáciles, ya que probablemente lo sepa si ha tratado de hacerlo anteriormente. Pero un ambiente sin humo—en el útero y fuera de él—es realmente el mejor regalo que puede darle al bebé.

---

o entumecimiento de las extremidades, mareos y fatiga y trastornos gastrointestinales y del sueño. Algunas personas también sienten al principio que el rendimiento físico y mental se ve perjudicado. Muchos experimentan que durante un tiempo tosen más, debido a que súbitamente sus cuerpos son más capaces de expectorar todas las secreciones que se han acumulado en los pulmones.

Para intentar reducir la liberación de la nicotina y el nerviosismo que puede resultar de ello, se deberá aumentar la ingestión de fruta, jugos de fruta, leche y verduras variadas, y reducir durante un tiempo la carne, las aves, el pescado y el queso; habrá que evitar la cafeína, que añadiría más nerviosismo. Se descansará mucho (para combatir la fatiga) y se hará mucho ejercicio (para reemplazar la energía que se obtenía de la nicotina). Hay que relajar la mente durante unos pocos días, si fuera necesario y posible, llevando a cabo tareas que requieran poca concentración; también es buena idea ir al cine o a otros lugares donde esté prohibido fumar. Si experimenta depresión severa como parte de haber dejado el hábito, hable con el médico inmediatamente.

Los peores efectos de la privación durarán de unos pocos días a unas pocas semanas. Los beneficios, sin embargo, durarán toda la vida—tanto para la madre como para el bebé.

"Mi cuñada fumó dos paquetes diarios durante sus tres embarazos y no tuvo complicaciones y sus bebés fueron grandes y sanos. ¿Debo dejar de fumar?"

Todos hemos oído sugerentes historias de alguien que ha vencido la adversidad—un paciente de cáncer con unas esperanzas de supervivencia del 10% que ha vivido hasta una edad avanzada, o la víctima de un terremoto que fue encontrada viva tras haber estado atrapada bajo los escombros durante días sin nada que comer ni beber. Pero es mucho menos sugerente la historia de una embarazada que conscientemente acumula probabilidades en contra de sus futuros hijos al seguir fumando, y que consigue vencer la adversidad y producir de todos modos una descendencia sana.

No hay nada seguro cuando se trata de procrear un bebé, pero existen muchas maneras de mejorar las probabilidades de tener un embarazo y parto sin complicaciones y un hijo sano. Y dejar de fumar es una de las formas más tangibles de hacerlo. Aunque también es posible que esta mujer que nos consulta pueda tener vigorosos bebés que nazcan a término incluso fumando durante todo el embarazo, también existe un riesgo significativo de que el bebé sufra alguno o todos los efectos detallados en la página 58. La cuñada de esta mujer tuvo mucha suerte (y hasta cierto punto, esta suerte pudo haberse basado en factores hereditarios o de otro tipo de los que no se beneficie);

¿realmente vale la pena apostar a que se tendrá tanta suerte? Y, de nuevo, puede que no haya tenido tanta suerte como parece a simple vista. Algunas de las deficiencias—físicas e intelectuales—que afligen a los hijos de las fumadoras no se manifiestan de inmediato. El bebé aparentemente sano puede dar lugar a un niño que con frecuencia esté enfermo, que sea hiperactivo o que tenga problemas de aprendizaje.

Además de los efectos que fumar durante el embarazo puede tener en el bebé, existen las consecuencias que tendrá una vez éste haya salido del abdomen lleno de humo para pasar a las habitaciones también llenas de humo. Los hijos de progenitores (madres y/o padres) que fuman están enfermos más a menudo que los bebés de los no fumadores y es más probable que sean hospitalizados durante la infancia. También tienen más probabilidades de morir del síndrome de la muerte súbita del recién nacido (SMSRN, o muerte en la cuna).

De todo ello se deduce que la mejor apuesta que se puede hacer es dejar de fumar.

CUANDO OTRAS PERSONAS FUMAN

"He dejado de fumar, pero mi marido continúa fumando sus dos paquetes diarios y algunos de mis colaboradores fuman como chimeneas. Me preocupa que ello pueda dañar de algún modo a nuestro bebé."

Cada vez resulta más evidente que el fumar no afecta únicamente a la persona que se lleva el cigarrillo a la boca, sino a toda persona que se encuentre cerca de ella, incluyendo el feto en desarrollo cuya madre se encuentre cerca de la persona que fuma. Por consiguiente, si el marido (o cualquier otra persona que viva en la casa o que trabaje cerca de la embarazada) fuma, el cuerpo del bebé absorberá casi tanta contaminación de los productos secundarios del humo del tabaco como si la madre hubiera encendido el cigarrillo.

EL AUMENTO DE PESO Y EL FUMAR

Aunque muchas mujeres fuman para mantener un peso bajo, no hay evidencias de que el fumar realmente logre esto. Muchas fumadoras tienen sobrepeso. Pero es cierto que algunas, no todas, de las fumadoras aumentan de peso mientras están en el proceso de dejar el hábito. La mujer promedio aumenta aproximadamente 8 libras en los primeros cuatro meses de privarse (los hombres aproximadamente 6); algunas aumentan más, algunas ni siquiera un poco. Algo muy interesante es que aquellas que aumentan un poco de peso mientras tratan de dejar el hábito de fumar tienen más posibilidades de tener éxito—y les es más fácil de bajar esas cuantas libras después. Hacer dieta mientras se trata de dejar el hábito lleva al fracaso en ambos propósitos.

PARA VENCER EL HÁBITO DE FUMAR

Identificar la motivación para dejarlo. Cuando se está embarazada, la motivación es evidente.

Escoger el método de dejarlo. ¿Quiero dejarlo repentinamente o bien de un modo gradual? En todo caso, señalaremos un "último día" no demasiado lejano. Para dicha fecha estableceremos un día lleno de actividades, de cosas que no vayan asociadas con el hecho de fumar.

Identificar la motivación de fumar. Por ejemplo, ¿fumamos por el placer, como estimulación o para relajarnos? ¿Para reducir la tensión o la frustración, para tener algo en las manos o en los labios, para satisfacer las ansias? Quizá fumamos de modo rutinario, encendiendo los cigarrillos sin darnos cuenta. Una vez comprendidas las motivaciones, será más fácil sustituir los cigarrillos por otras satisfacciones:

◆ Si fumamos principalmente para mantener las manos ocupadas, podemos jugar con un lápiz, con unas cuentas, con un palito; podemos tejer, crear una nueva y sabrosa receta, escribir una carta, tocar el piano, aprender a dibujar, hacer crucigramas o rompecabezas—cualquier cosa que nos haga olvidarnos de encender un cigarrillo.

◆ Si fumamos como gratificación oral, podríamos sustituir los cigarrillos por: verduras crudas, palomitas de maíz, un pedazo de pan integral, una goma de mascar sin azúcar, un palillo, una boquilla vacía. Evitaremos en lo posible los bocaditos que sólo tienen calorías.

◆ Si fumamos como estimulación, podemos intentar animarnos con un paseo a buena marcha, un libro interesante, una conversación interesante.

◆ Si fumamos para reducir la tensión o relajarnos, podemos sustituir los cigarrillos por el ejercicio. O por técnicas de relajación. O por escuchar una música que nos sea agradable. O por un largo paseo. O por un masaje. O por hacer el amor.

◆ Si fumamos por el placer, buscaremos el placer en otras cosas: iremos al cine, recorreremos tiendas de artículos para el bebé, visitaremos nuestro museo favorito, iremos a un concierto o al teatro, cenaremos con una amiga que sea alérgica al humo. O bien podemos probar algo más activo, como una clase de ejercicios prenatales.

◆ Si fumamos por hábito, se evitarán los lugares en los que habitualmente fumaba y los amigos fumadores; en vez de ello, se frecuentarán lugares en los que no se permita fumar.

◆ Si para nosotras el fumar está relacionado con una bebida, o un alimento en particular, procuraremos evitar estas bebidas y comidas. Si fumamos por una circunstancia especial, evitaremos esta circunstancia. (Pongamos por caso que acostumbramos a fumar dos cigarrillos con el desayuno, pero que nunca fumamos en la cama. La solución será tomar el desayuno en la cama durante algunos días.)

◆ Cuando notemos un gran afán de fumar, respiraremos profundamente varias veces, con una pausa entre cada respiración. Aguantaremos el aliento mientras encendemos un fósforo. Pensaremos que se trataba de un cigarrillo y lo apagaremos.

Si nos dejamos tentar y encendemos un cigarrillo, no debemos desesperarnos. En vez de ello procuraremos continuar con nuestro programa de abstinencia, sabiendo que cada cigarrillo que no fumamos ayuda a nuestro bebé.

Considerar el tabaco como un tema no negociable. Cuando fumábamos, no podíamos hacerlo en el teatro, o en el metro, o en una tienda o incluso en muchos restaurantes y probablemente en el lugar de trabajo. Así fue. Ahora debemos decirnos que no podemos fumar y punto. Y así debe ser.

Si al primer intento no tiene éxito… inténtelo, inténtelo nuevamente. Muchas personas no tienen éxito la primera vez, pero luego lo alcanzan si siguen intentándolo. Pregúntele al médico sobre los recursos locales que le pueden ayudar en sus esfuer-

---

PARA VENCER EL HÁBITO DE FUMAR (continued)

zos por dejar el hábito. Averigüe sobre la hipnosis, acupuntura y técnicas de relajación, las cuales funcionan para muchas personas. Si se siente cómoda en un grupo que se reúna para dejar el hábito, debe tomar en cuenta los programas organizados por Nicotine Anonymous [Fumadores Anónimos] (combata el sufrimiento con compañía y apoyo), la American Lung Association [Asociación Americana de los Pulmones], la American Cancer Society [Sociedad Americana del Cáncer] y Smokenders (un grupo lucrativo) el cual ha ayudado a millones de fumadores a dejar el hábito.

Nota: Utilizar parches de nicotina o gomas de mascar durante el embarazo es riesgoso, pero los riesgos de continuar fumando bastante pueden ser mayores. Discuta esta opción con el médico.

Si el marido opina que no puede dejar de fumar, la mujer embarazada puede pedirle que por lo menos fume siempre fuera de casa o en una habitación diferente alejada de ella y del bebé. Evidentemente sería mejor que dejara de fumar, no sólo en beneficio de la propia salud, sino también del bienestar del bebé a largo plazo. Los estudios realizados sobre el tema han demostrado que el hábito de fumar, del padre o de la madre, aumenta el riesgo del síndrome de la muerte súbita del recién nacido (SMSRN, o muerte en la cuna) en la infancia, puede provocar problemas respiratorios en todas las edades y perjudicar más tarde el desarrollo de sus pulmones incluyendo en la edad adulta. También puede aumentar las probabilidades de que los mismos niños acaben siendo fumadores.

Posiblemente la embarazada no podrá hacer que sus amigos y colaboradores dejen el hábito, pero quizá consiga que fumen menos en su presencia. Si donde vive o trabaja hay leyes que protegen a los no fumadores, será relativamente fácil conseguirlo. Si no las hubiera, deberá intentar persuadirles con tacto—quizá mostrándoles el material de este libro sobre el peligro que el tabaco representa para un feto. Si esto fallara, se intentará que en el lugar de trabajo se establezca una regulación que limite unas áreas donde se pueda fumar, tales como un salón, y prohíba fumar cerca de los no fumadores. Si todo esto fracasara, la mujer intentará mudarse de oficina durante el embarazo.

MARIHUANA

"Durante unos 10 años he sido una fumadora casual de marihuana, ya que sólo fumaba en las fiestas y reuniones de amigos. ¿Es posible que esta costumbre haya afectado al bebé que estoy esperando? ¿Es peligroso fumar hierba durante el embarazo?"

A diferencia de fumar cigarrillos, no se conoce toda la evidencia sobre los efectos de la marihuana. Consecuentemente, aquéllas que eligen fumar marihuana hoy día corren un riesgo, probando una sustancia cuyos daños no están totalmente documentados a la fecha. Y puesto que la marihuana atraviesa la placenta, las madres que la fuman durante el embarazo corren el riesgo también con el hijo que no ha nacido aún.

Usualmente se recomienda que una pareja que está tratando de concebir se abstenga de fumar marihuana, ya que esto puede interferir con la concepción. Pero si ya está embarazada, no debe preocuparse si fumó marihuana en el pasado—no hay ninguna evidencia de que esto vaya a causar daño al bebé.

Continuar fumando marihuana cuando ya se sabe que se está embarazada, no obstante, podría provocar una historia con un final menos feliz. Algunos estudios, aunque no todos, indican que las mujeres que consumen marihuana durante el embarazo, incluso tan poco frecuentemente como una vez al mes, tienen mayores probabilidades de: que el aumento de peso sea inadecuado; sufrir de hiperemesis (fuertes vómitos crónicos), que puede afectar seriamente a la nutrición prenatal si no es tratada; tener una dilatación peligrosamente rápida, o bien demasiado prolongada o interrumpida, o tener que pasar por una cesárea; tener un bebé de poco peso (aunque el aumento del riesgo es menor); sufrimiento fetal durante la dilatación y tener un bebé que precise reanimación tras el parto. Aunque no existen pruebas definitivas de un aumento en la incidencia de malformaciones en los bebés de las consumidoras de marihuana, existen informes sobre características similares a las del síndrome alcohólico fetal (véase página 57), así como temblores, anormalidades de la visión y un llanto parecido al del síndrome de abstinencia durante el período postnatal. También se ha visto que la marihuana afecta adversamente a la función de la placenta y al sistema endocrino fetal, pudiendo obstaculizar el curso normal del embarazo. Las pruebas de que se dispone actualmente obligan al médico a advertir que el consumo de marihuana durante el embarazo puede ser peligroso para la salud del bebé.

Así que considere la marihuana como cualquier otra droga durante el embarazo: no la consuma a menos que se le requiera para uso médico y le sea prescrita. Pero si usted ya la ha fumado antes durante el embarazo, no se preocupe. Ya que la mayoría de los efectos negativos de la marihuana suelen aparecer según va progresando el embarazo, hay pocas probabilidades de detectar si ocurrió algún daño. Si usted está tentada a seguir consumiéndola, practique algunas de las sugerencias para dejar el hábito del tabaco—combatir una adicción es similar a dejar otra. Si no parece poder dejar el hábito de la marihuana, hable con el médico o busque ayuda profesional tan pronto como pueda.

CONSUMO DE COCAÍNA Y OTRAS DROGAS

"Consumí un poco de cocaína una semana antes de saber que estaba embarazada. Ahora me preocupan los efectos que ello pueda tener sobre mi bebé."

Esta mujer no debe preocuparse de la cocaína que haya consumido; se limitará a asegurarse de que haya sido la última. Mientras que las buenas noticias son que no es probable que la droga que se ha tomado antes de saber que se está embarazada afecte al feto, las malas noticias son que continuar consumiéndola podría ser catastrófico. La cocaína no sólo atraviesa la placenta, la puede dañar, reduciendo el flujo sanguíneo hacia el feto y retardando el crecimiento, particularmente el de la cabeza. También puede provocar diversas complicaciones de gravedad, incluyendo el aborto, un parto prematuro y el nacimiento de un bebé muerto. En el bebé que logra sobrevivir, existe el peligro de una apoplejía y de numerosos efectos a largo plazo. Entre ellos se encuentran la diarrea crónica, irritabilidad, un llanto excesivo y otros problemas de conducta, (tales como dificultad en el control de los impulsos, al poner atención y en sus respuestas hacia otros), déficit en el desarrollo motor y bajo promedio del coeficiente intelectual. Desde luego, cuanto más frecuente sea el consumo de cocaína por parte de la embarazada, mayor será el riesgo para el bebé. Pero incluso un consumo muy ocasional a finales del embarazo puede ser peligroso. Por ejemplo, tomar la droga una sola vez durante el tercer trimestre puede provocar las contracciones y un latido anormal del corazón fetal.

La embarazada deberá notificarle al médico que ha estado consumiendo cocaína desde la concepción. Como sucede con cualquier aspecto del historial médico, cuanto más sepa el doctor, mejores cuidados recibirán la madre y el bebé. Si ésta tiene dificultades en dejar la cocaína por completo, deberá buscar ayuda profesional de inmediato.

Las embarazadas que consumen drogas o medicamentos de cualquier tipo—que no sean los prescritos por un médico que sabe del estado—también están poniendo en juego la salud de sus bebés. Todas las drogas conocidas (incluyendo la heroína, la metadona, el crack, el "ice", el LSD y el PCP), y el uso indebido de cualquier medicamento (incluyendo los narcóticos, tranquilizantes, sedantes y píldoras adelgazantes) pueden causar serios daños al feto y/o al embarazo. La mujer deberá consultar con el facultativo u otro médico bien informado sobre los medicamentos o drogas que ha estado tomando durante el embarazo, o llamar a algunos de los teléfonos de urgencias que aparecen en el Apéndice (véase página 552) para saber el efecto que pueden haber tenido. Luego, si aún los sigue consumiendo, buscará ayuda calificada (en los profesionales que tratan adicciones o en un centro de tratamiento) para poder dejarlos de inmediato. Inscribirse ahora en un programa de embarazo sin drogas puede hacer una tremenda diferencia en el resultado de el embarazo.

CAFEÍNA

"El café me ayuda llegar al final del día. ¿Tengo que dejar mi café ahora estoy embarazada?"

Según los estudios científicos más recientes, probablemente no. La cafeína (que se encuentra en el café, el té, las sodas y otras bebidas refrescantes) cruza la placenta y entra en la circulación sanguínea fetal. Los estudios actuales sobre seres humanos no muestran ningún efecto dañino derivado del consumo moderado—hasta tres tazas diarias de café o el equivalente en otras bebidas cafeinadas— durante el embarazo. Sin embargo, las estadísticas sobre el aborto se incrementan ligeramente en las mujeres que toman de cinco a seis tazas diarias de café.

Más y más estudios se están realizando sobre los efectos de la cafeína en el feto. Hasta que los datos concuerden, probablemente tiene sentido asegurarse— ya sea evitando la cafeína cuando está embarazada o limitando la ingestión a no más de dos raciones al día. Al calcular la ingestión, recuerde que la cafeína no solamente se encuentra en el café—también se encuentra en las bebidas no alcohólicas, yogur de café, té y chocolate (según la cantidad, varía de un producto a otro). También tenga cuidado, esas mezclas de

cerveza que se venden en las tiendas de café contienen más cafeína que las elaboradas en casa; de igual forma, el café instantáneo contiene menos de lo que contiene el café colado.

Sin embargo, existen algunas razones válidas para dejar de tomar café cafeinado (y té y sodas) durante el embarazo, o al menos para reducir el consumo. En primer lugar, la cafeína tiene un efecto diurético, haciendo que se liberen fluidos y calcio, ambos vitales para la salud materna y fetal. Si la mujer ya tiene el problema de orinar frecuentemente, la ingestión de cafeína lo agravará. En segundo lugar, el café y el té, especialmente cuando se toman con leche y azúcar, llenan y satisfacen sin ser nutritivos y pueden agotar el apetito de la embarazada, que se debería destinar a alimentos nutritivos. Las sodas no sólo llenan, también pueden contener productos químicos dudosos además de azúcar innecesario. En tercer lugar, la cafeína puede exacerbar los cambios de humor normales de la embarazada, y también impedir el reposo adecuado. Finalmente, la cafeína puede impedir la absorción de hierro que tanto la madre como el bebé necesitan.

¿Cómo romper la costumbre de tomar café? El primer paso, consistente en encontrar la motivación, es fácil durante el embarazo: el motivo estriba aquí en proporcionar al bebé un comienzo lo más sano posible. El segundo paso consiste en determinar la razón que nos impulsa a beber café, y qué bebida puede sustituirlo. Si se trata simplemente del sabor o de la agradable sensación de una bebida caliente, podemos sustituir el café o el té por una bebida sin cafeína, pero no debemos dejar que tome el lugar del vaso de leche, la naranjada o de otras bebidas nutritivas.

Si toma bebidas cafeinadas como parte de el ritual diario (el receso para el café, leer el periódico, ver televisión), si se cambia a la variedad descafeinada de la bebida le servirá como una forma de evitarlo.

Si la mujer bebe soda por el sabor, podrá sustituirla de vez en cuando por bebidas refrescantes descafeinadas, pero dichas bebidas no deben tener un lugar seguro en la dieta de la embarazada. En vez de ello, ésta podrá explorar las diversas bebidas de agua mineral con sabor, los jugos de fruta no azucarados (en adición a los de naranja y manzana, pruebe los de papaya, fruto de la pasión, mango, cereza, etc., en sus innumerables combinaciones)[2] y las aguas de seltzer aromatizadas. Si se desea una bebida refrescante, los jugos y el agua natural o con gas quitan mucho mejor la sed que las sodas.

Si lo que se busca es el estímulo de la cafeína, se obtendrá un estímulo más natural y duradero haciendo ejercicio y alimentándose bien, sobre todo ingiriendo carbohidratos complejos y proteínas, o bien dedicándose a algo que resulte divertido: bailar, pasear o hacer el amor. Aunque es muy probable que la mujer embarazada se note un poco decaída durante los primeros días de no tomar cafeína, pronto se encontrará mejor que nunca. Naturalmente, no por ello dejará de experimentar el cansancio normal de los primeros tiempos del embarazo.

Minimizar los síntomas de privación de cafeína. Pero, como sabe muy bien cualquier adicto al café, al té o a la soda, una cosa es querer dejar la cafeína y otra conseguirlo. La cafeína es una sustancia que produce adicción; los grandes consumidores que cortan el consumo de golpe deben soportar los síntomas de abstinencia, incluyendo dolores de cabeza, irritabilidad, fatiga y letargo. Esta es la razón por la que probablemente sea más sensato dejar la cafeína gradualmente empezando por reducirla hasta un nivel seguro de dos tazas (tomadas con la comida para amortiguar sus efectos) durante unos días. Luego, una vez que el cuerpo se ha habituado a las dos tazas, se irá reduciendo gradualmente la dosis diaria, cada vez en un cuarto de taza, hasta llegar a una sola taza, y finalmente, cuando la necesidad de cafeína haya bajado, a ninguna. También

se puede cambiar, durante un tiempo, a una bebida mitad cafeinada mitad descafeinada durante el período de habituación, aumentando gradualmente la proporción de bebida descafeinada hasta que la taza esté completamente vacía de cafeína.

Si las papilas gustativas echan de menos el aroma del café, se podrá continuar satisfaciéndolas tomando café descafeinado. Incluso los amantes del espresso pueden apaciguarse con espressos descafeinados, que son casi tan ricos y aromáticos como los que contienen cafeína.

La abstinencia será menos incómoda y más fácil de manejar si la mujer adopta estas sugerencias:

♦ Mantener alto el nivel de azúcar en la sangre, y con ello el nivel de energía. Hay que comer con frecuencia pequeñas raciones que sean ricas en proteínas y carbohidratos. Además, hay que asegurarse de tomar los suplementos de vitaminas y minerales recetados para el embarazo.

♦ Hacer un poco de ejercicio al aire libre cada día (véase la página 193), aventurándose en áreas exteriores cuando le sea posible.

♦ Dormir lo suficiente—cosa que probablemente será más fácil si se ha prescindido de la cafeína.

TÉ DE HIERBAS

"Yo tomo mucho té de hierbas. ¿Es seguro continuar tomándolo mientras estoy embarazada?"

Desafortunadamente ya que el efecto de las hierbas en el embarazo no se ha investigado bien, aún no hay una respuesta definitiva a la pregunta. Hasta que se conozca un poco más, la FDA (Oficina de control de medicamento y alimentos) ha recomendado precaución en el uso de la mayoría de los tes de hierbas durante el embarazo y la lactancia. Y aunque muchas mujeres han tomado una gran variedad durante el embarazo sin ningún problema, probablemente es más seguro no consumirlos, o por lo menos

---

2. Algunas combinaciones de frutas son la mayoría con jugo de manzana, que ofrece una nutrición mínima; revise las etiquetas de información nutricional de los jugos que contienen naturalmente o que están fortificados con un poco de vitamina C, vitamina A, calcio, potasio y/o hierro.

limitar los tes de hierbas mientras está embarazada—a menos que hayan sido específicamente recomendados o evaluados por el médico.

Para asegurarse de que la taza de té no contiene hierbas que el médico no haya aprobado, lea las etiquetas cuidadosamente; algunas mezclas que aparentan tener una base de frutas también contienen una variedad de hierbas. Prefiera el té regular (negro, es mejor si es descafeinado) que ya viene con sabor, o haga la propia mezcla agregándole cualquiera de lo siguiente al agua hirviendo o al té descafeinado: naranja, manzana, piña u otro jugo de frutas; rodajas de limón, lima, naranja, manzana, pera u otra fruta; hojas de menta, canela, nuez moscada o especias de clavo. El té de hierbas verdes probablemente deberá limitarse durante el embarazo, ya que esto puede interferir con el desarrollo y crecimiento de las células. Y nunca haga una infusión casera de té de alguna planta que crezca en el patio, a menos que esté absolutamente segura de lo que es y que es seguro consumirla durante el embarazo.

SUSTITUTOS DEL AZÚCAR

"Estoy intentando no aumentar demasiado peso. ¿Puedo utilizar sustitutos del azúcar?"

A menudo constituye una sorpresa desagradable para los esperanzados seguidores de los regímenes, pero el uso de los sustitutos del azúcar raras veces ayuda a controlar el peso. Ello quizá se deba a que el que utiliza un sustituto en el té, imagina que ha dejado de ingerir suficientes calorías como para tomarse unas galletas con él. Incluso si los sustitutos del azúcar pudieran garantizar el control del peso, las futuras madres deberían tomarlos con precaución. Primero que nada, debido a que muchos productos comercialmente preparados endulzados con sustitutos del azúcar no contienen ningún valor nutricional (por lo regular están sobrecargados con aditivos y carecen de nutrientes), debe ser selectiva al escogerlos. Elija aquellos que le ofrecen nutrición (yogur descremado o panecillos de trigo entero, por ejemplo) endulzados.

CONCENTRADOS DE JUGO DE FRUTAS

Sin lugar a dudas seguros y nutritivos, los concentrados de jugos de frutas son los dulcificantes más seguros y en los que se puede confiar durante el embarazo. Son sorprendentemente versátiles en la cocina (los puede sustituir por el azúcar en la mayoría de las recetas; véase las recetas que comienzan en la página 100 y en *What to Eat When You're Expecting*) y están disponibles en muchos de los productos comerciales, desde mermeladas y jaleas hasta galletas integrales, panecillos, cereales y barras de granola hasta pastelitos listos para el tostador, yogur y bebidas espumosas. A diferencia de la mayoría de los productos endulzados con azúcar u otros sustitutos del azúcar, la mayoría de los productos endulzados con jugos de frutas son elaborados con ingredientes nutritivos, tales como la harina integral con pequeñas cantidades de grasas saludables y sin aditivos químicos. Pero lea cuidadosamente los listados de ingredientes, ya que los concentrados de jugos ocasionalmente se utilizan para endulzar los productos que de otra manera no equivalen nutritivamente.

Segundo, las investigaciones sobre estos dulcificantes, particularmente sobre el efecto en mujeres embarazadas revelan que son inadecuados. He aquí como los sustitutos del azúcar se conocen al momento:[3]

Aspartame (Equal, NutraSweet). El aspartame se utiliza en las bebidas, yogur y postres congelados pero no en los productos horneados o comidas cocinadas (no perdura cuando se calienta durante períodos largos). Los estudios basados en la industria han demostrado que no existen efectos dañinos en el uso del aspartame (compuesto de dos amino ácidos comunes—ácido aspártico y fenilalanina—más metanol) durante el

---

3. Si la embarazada ha desarrollado diabetes gestacional o ha tenido diabetes antes de estar embarazada, hable con el médico sobre los dulcificantes que podría utilizar.

embarazo,[4] pero algunos expertos cuestionan la calidad de estos estudios y sugieren que, hasta que se conozca más, las mujeres embarazadas deben tomar precauciones en el uso de este dulcificante. Muchos médicos le darán la aprobación para un uso menor o moderado en el embarazo. Añadir aspartame a un helado hecho en casa o al chocolate caliente o tomar un yogur endulzado con aspartame no debería ser malo. Saciarse de sodas dietéticas en lugar de productos más nutritivos, sí lo es.

Sacarina. No se han hecho muchas investigaciones sobre el uso de la sacarina en el embarazo humano, pero los estudios en animales revelan un incremento de cáncer en la descendencia de los animales en gestación que ingieren este químico. Ya sea que exista o no un riesgo similar para el futuro bebé, esto se ignora. Aún en combinación con el hecho de que el dulcificante atraviesa la placenta en los humanos y es eliminado muy lentamente de los tejidos fetales, estos estudios sugieren que es prudente evitar la sacarina mientras está preparándose para el embarazo, aproximándose al momento de la concepción y durante el mismo embarazo. Sin embargo, no se preocupe por la sacarina que consumió antes de saber que estaba embarazada, ya que los riesgos, si los hay, de seguro son extremadamente menores.

Sucralose (Splenda). Elaborado con azúcar, este dulcificante ha sido utilizado en otros países durante años y no tiene efectos de enfermedad aparentes. Los estudios en este país han demostrado que es un producto seguro y éste puede encontrarse en una variedad de productos, incluyendo bebidas, productos horneados y helado. Porque se ha convertido en una forma no absorbible por el cuerpo, provee dulzura con muy pocas calorías; también está aprobado para el uso por diabéticos.

Acesulfame–K (Sunnette). Este dulcificante, 200 veces más dulce que el azúcar, está aprobado para el uso en productos horneados, postres de gelatina, goma de mascar y bebidas no alcohólicas. Hasta que se realicen estudios confiables y exactos (y no hay investigaciones que comprueben que es seguro), parece ser particularmente prudente evitar este dulcificante mientras está embarazada.

Sorbitol. Este es un pariente del azúcar que se encuentra de forma natural en muchas frutas y bayas. Con la mitad de la dulzura del azúcar, se utiliza en una gran variedad de comidas y bebidas y es seguro utilizarlo en el embarazo en cantidades moderadas. Pero presenta un problema en dosis altas: el consumo en grandes cantidades puede causar diarrea.

Manitol. Menos dulce que el azúcar, manitol es absorbido por el cuerpo deficientemente y de esta manera proporciona menos calorías que el azúcar. Como el sorbitol, es seguro en cantidades modestas, pero en grandes cantidades puede causar diarrea.

Lactosa. Este azúcar de leche es una sexta parte dulce como el azúcar de mesa y agrega un poco de dulzura a las comidas. En aquellos que no toleran la lactosa, puede ocasionar síntomas incómodos; por otra parte es seguro utilizarla.

EL GATO DE LA FAMILIA

"Tengo dos gatos en casa. He oído que los gatos son portadores de enfermedades que pueden afectar al feto. ¿Tengo que deshacerme de mis mascotas?"

Probablemente no. Dado que esta mujer ha vivido con gatos durante bastante tiempo, tiene muchas posibilidades de haber contraído ya la enfermedad, la toxoplasmosis (véase página 463), y de estar inmunizada contra ella. Se ha calculado que aproximadamente un 40% de la población norteamericana ha sido infectada y las tasas de infección son

---

4. Las mujeres con FCU (fenilcetonuria), no obstante, deben limitar la ingestión de fenilalanina y se les suele advertir que no tomen aspartame.

mucho mayores entre la gente que tiene gatos o que a menudo come carne cruda o bebe leche no pasteurizada (ambas pueden albergar y transmitir la infección). Si a esta mujer no se le hizo la prueba de la toxoplasmosis antes del embarazo, es muy poco probable que se le haga ya, a menos que presente síntomas de la enfermedad (hay médicos que realizan pruebas de rutina a las mujeres embarazadas que viven con muchos gatos). Si a esta mujer se le hizo la prueba antes de quedar embarazada y no era inmune, o si no está segura de si lo es o no, deberá tomar las siguientes precauciones:

◆ Hacer que el veterinario le haga una prueba a los gatos para saber si tienen activa la infección. Si uno o ambos animales se hallan en dicha situación, habrá que buscarles una plaza en un resguardo para animales de compañía o pedirle a un amigo que los cuide al menos durante seis semanas—el período durante el cual se puede transmitir la infección. Si los gatos no tuvieran la enfermedad, debe quedárselos así no permitiéndoles comer carne cruda, pasear fuera de casa o cazar ratones o pájaros (que les podrían transmitir la toxoplasmosis), o confraternizar con otros gatos. No se deberá tocar el cajón donde los animales hacen sus necesidades y, si no queda otro remedio, se hará con guantes en las manos y éstas se lavarán cuando haya terminado la limpieza. El cajón se deberá cambiar a diario.

◆ Llevar guantes al cuidar el jardín. No hacer jardinería en el suelo, ni dejar que los niños jueguen en la arena, donde haya posibilidades de que los gatos hayan depositado sus heces.

◆ Lavar la fruta y la verdura, especialmente la cultivada en el jardín de casa, con un poco de detergente y/o pelarla o cocerla.

◆ No comer carne cruda o poco cocinada y no tomar leche no pasteurizada. En los restaurantes, ordene la carne bien cocinada.

◆ Lávese bien las manos después de manipular carnes crudas.

Algunos médicos abogan por la realización de pruebas de rutina antes de la concepción o muy al principio del embarazo, de forma que las mujeres que den un resultado positivo puedan quedar tranquilas sabiendo que son inmunes, y las que den negativo puedan tomar las precauciones necesarias para prevenir la infección. Otros médicos creen que los costos de tales pruebas podrían exceder los beneficios que pueden proporcionar.

DEPORTES

"Me gusta jugar tenis y nadar.
¿Es seguro continuar haciéndolo?"

En la mayoría de casos, el embarazo no significa que abandone la vida deportiva; simplemente recuerde que mientras lleva una nueva vida, tiene sentido moderar un poco la actividad. La mayoría de los médicos no solamente lo permiten sino que animan a las pacientes, cuyos embarazos están progresando normalmente, a continuar participando los deportes en los que han tenido habilidad, durante el tiempo que les sea práctico—pero con algunas advertencias. Entre las que citamos la más importante: "Siempre consúltelo con el médico antes de continuar haciéndolo o empezar un programa de ejercicios" y "nunca haga ejercicios hasta el extremo de fatigarse". (Véase en Ejercicios durante el embarazo, página 193, para mayor información.)

BAÑOS MUY CALIENTES Y SAUNAS

"¿Es seguro tomar un baño muy caliente durante el embarazo?"

Esta mujer no deberá cambiar a las duchas frías, pero probablemente sea una buena idea evitar los baños calientes largos. Todo lo que provoque un aumento de la temperatura corporal por encima de los 102 °F (38.9 °C) y la mantenga a ese nivel durante un tiempo—ya sea darse un baño muy caliente, una sesión de sauna o un baño de vapor demasiado prolongado, una sesión de gimnasia demasiado activa en clima caluroso, o un virus—es potencialmente dañino para el desarrollo del embrión o del feto, particularmente durante los primeros meses. Algunos estudios han demostrado que los baños muy calientes no hacen subir la temperatura corporal de la mujer a niveles peligrosos de inmediato—se tarda al menos 10 minutos (más si no se sumergen los hombros y los brazos o si el agua está a una temperatura de 102 °F (38.9 °C o menos)—pero debido a que las respuestas individuales y las circunstancias varían, esta mujer tendrá que guardar un buen margen de seguridad manteniendo el vientre fuera de la bañera. Pero podrá sumergir libremente los pies.

Si la embarazada ya ha tenido algunas breves sesiones en la bañera muy caliente, probablemente no habrá motivo de alarma. Los estudios indican que la mayoría de las mujeres salen espontáneamente de la bañera antes de que la temperatura corporal alcance los 102 °F (98.9 °C), ya que se encuentran muy incómodas. Es probable que la mujer que nos consulta también lo haya hecho. No obstante, si está preocupada, deberá hablar con el médico sobre la posibilidad de que se le haga una ecografía u otro test prenatal para quedarse tranquila.

Las estancias prolongadas en el sauna quizá tampoco sean muy sensatas. Una mujer embarazada está bajo un riesgo mayor de deshidratación, mareo o presión sanguínea baja en general y estos son todos los síntomas que pueden exacerbarse al darse un sauna. Y con un baño en la bañera caliente, las mujeres embarazadas deben evitar cualquier cosa que puede elevar potencialmente la temperatura corporal.

Para mayor información sobre la seguridad de otros tipos de tratamientos de spa (masaje, aromaterapia y otros) véase la página 216.

EXPOSICIÓN A LAS MICROONDAS

"He leído que la exposición a los hornos de microondas resulta peligrosa para el feto en desarrollo. ¿Debo dejar de utilizar el horno hasta que el bebé haya nacido?"

El horno de microondas puede ser el mejor amigo de la futura madre que trabaja, ya que le ayuda a preparar rápidamente comidas nutritivas. Pero como muchos de nuestros milagros modernos, se dice que podría ser también una amenaza moderna. Los posibles peligros de las microondas son aún un tema muy controvertido. Antes de conocer la respuesta se deberán efectuar muchas investigaciones. De todos modos, se cree que dos tipos de tejidos humanos—el feto en desarrollo y el ojo son particularmente vulnerables a los efectos de las microondas porque tienen una capacidad muy reducida para disipar el calor que generan dichas ondas. Por lo tanto, en lugar de dejar de usar el horno de microondas, es mejor tomar ciertas precauciones.

En primer lugar, debe asegurarse de que el horno no tiene fugas. No lo deberá hacer funcionar si la junta de alrededor de la puerta está dañada, si el horno no cierra bien o si algo ha quedado atrapado en la puerta. Debido a que los dispositivos caseros de bajo costo para medir la radiación no son confiables, la embarazada no intentará medir las posibles fugas ella misma. Deberá consultar en un centro de servicios para electrodomésticos, la oficina de protección del consumidor de la ciudad o del estado, o el departamento de salud pública local. Quizás ellos puedan realizar la prueba, o recomendar a alguien que lo haga. En segundo lugar, nunca deberá estar delante del horno cuando éste esté funcionando (a 20 pulgadas usted recibe 100% menos exposición que a 2 pulgadas). Finalmente, seguirá las recomendaciones del fabricante al pie de la letra.

MANTAS ELÉCTRICAS Y ALMOHADILLAS DE CALOR

"Utilizamos una manta eléctrica durante todo el invierno. ¿Es seguro para el bebé que estamos esperando?"

En vez de ello, la embarazada deberá abrazarse a la pareja, o si sus pies están tan fríos como los de usted, deberá adquirir un edredón de plumas, subir el termostato o calentar la cama con la manta eléctrica y desenchufarla antes de acostarse. Las mantas eléctricas pueden elevar demasiado la temperatura corporal, y aunque el uso no se ha asociado claramente con problemas en el embarazo, la teoría sigue estando ahí. No obstante, la embarazada no deberá preocuparse por las noches que ya haya pasado anteriormente bajo la manta eléctrica—las probabilidades de que el bebé se perjudique son muy remotas.

También se deberá tener cuidado al usar la almohadilla de calor. Si el médico la ha recomendado para tratar algún problema, ésta se envolverá en una toalla para reducir el calor, se limitará la aplicación a 15 minutos, y no se dormirá con ella.

TELÉFONOS CELULARES

"Yo paso horas a diario en mi teléfono celular. ¿Podría esto tener algún efecto en mi bebé?"

Los teléfonos celulares se han convertido en accesorios casi indispensables de la vida diaria, manteniéndolos conectados sin importar por dónde andemos. Pueden ser particularmente indispensables para una mujer embarazada que anda por las carreteras—permitiéndole estar disponible para esa llamada al médico o la comadrona que no puede esperar hasta llegar a casa, para hacer las citas de sus consultas con los pediatras mientras usted está esperando en la clínica del obstetra, para avisarle al esposo cuando se den los primeros signos del parto sin tener que ir en busca de un teléfono de monedas. Un teléfono celular también nos puede permitir tener más flexibilidad en nuestros horarios y en la cantidad de tiempo que pasamos detrás de un escritorio (lo cual podría resultar en más tiempo necesario para descansar y relajarse o hacer los preparativos del bebé).

Ya sean o no los teléfonos celulares y la radiación que emiten, el daño que implican en los usuarios es controversial. Sin embargo, aunque los riesgos teóricos parecen ser limitados al usuario—no se ha sugerido que se relacionen con un aborto espontáneo o defectos congénitos.

Por supuesto, los teléfonos celulares implican un riesgo que no es hipotético. Conducir mientras está hablando con un teléfono celular en la mano no es algo seguro—a cualquier velocidad y bajo cualquier circunstancia (y es ilegal en algunas áreas)—pero particularmente cuando la niebla inducida por las hormonas del embarazo la deja más distraída de lo usual. Incluso una conversación en un teléfono de manos libres puede ser riesgosa si le quita la atención de la carretera. Juegue inteligentemente y sálgase de la carretera hacia un área segura antes de atender sus llamadas.

RAYOS X

"Antes de saber que estaba embarazada, me hicieron una serie de radiografías en el dentista. ¿Es posible que esto haya perjudicado a mi bebé?"

Los rayos X rutinarios usualmente se postergan hasta después del parto si se tiene el conocimiento de que la mujer está embarazada—simplemente para tomar medidas de seguridad. Pero haber tenido rayos X dentales antes de que supiera que estaba embarazada no es algo de lo que deba preocuparse. Primero que nada, los rayos X dentales se dirigen alejados de el útero. Segundo, un delantal de plomo le protege de manera efectiva el útero y el bebé contra cualquier radiación. La determinación de la inocuidad de otros tipos de rayos X durante el embarazo es más complicada, pero está claro que los rayos X que se utilizan para diagnosticar, raras veces representan una amenaza para el embrión o el feto. Tres son los factores que determinan si los rayos X pueden ser o no dañinos:

1. La cantidad de radiación. Los daños graves al embrión o el feto sólo se dan cuando las dosis son muy altas (de 50 a 250 rads). Parece que son inocuos a dosis inferiores a 10 rads. Dado que los modernos equipos de rayos X raras veces producen más de 5 rads durante un examen de diagnóstico típico, dichos exámenes no deberían representar ningún problema durante el embarazo.

2. Cuando se da la exposición. Incluso a grandes dosis, parece que no existen riesgos teratogénicos para el embrión antes de la implantación (del sexto al octavo día después de la concepción). Existe un riesgo algo mayor durante el período temprano del desarrollo de los órganos del bebé (la tercera y cuarta semana después de la concepción), y un cierto riesgo continuo de daño del sistema nervioso central durante todo el embarazo. Pero sólo cuando las dosis son altas.

3. Si existe una exposición real del feto. Los equipos de rayos X de hoy en día son capaces de apuntar con gran precisión a la zona que debe examinarse, lo que protege el resto del cuerpo de la exposición a la radiación. La mayoría de las veces la exploración se puede realizar con el abdomen y la pelvis de la madre, y por lo tanto el útero, protegidos por un delantal de plomo. Pero incluso una exploración abdominal tiene pocas probabilidades de ser nociva, dada que prácticamente nunca es de más de 10 rads.

Desde luego sigue siendo poco aconsejable correr riesgos innecesarios, por pequeños que éstos sean, por lo que generalmente se recomienda que las exploraciones con rayos X se pospongan si ello es posible hasta después del parto. Los riesgos necesarios ya son otra cuestión. Dado que las probabilidades de dañar al feto por exposición a los rayos X son leves, la salud de la futura madre no deberá ponerse en peligro descartando una exploración que realmente es necesaria. Y los riesgos ya mínimos de los rayos X durante el embarazo pueden reducirse si observamos las siguientes reglas:

◆ Siempre debe informar del estado de gestación al médico que prescribe la radiografía y al especialista que la lleva a cabo.

◆ No hacerse una radiográfía si se puede utilizar otro método de diagnóstico más seguro.

◆ Si es necesaria una radiografía, asegurarse de que la realiza un especialista competente. El equipo deberá ser moderno, estar en buenas condiciones y verifique que un técnico cuidadoso sea quien lo opere bajo la supervisión

de un radiólogo. El equipo de rayos X deberá dirigirse de modo que, en lo posible, sólo afecte al área necesaria; el útero deberá protegerse con un delantal de plomo.

◆ Seguir atentamente las indicaciones del especialista, cuidando sobre todo de no moverse en el momento de que el técnico tome la radiografía, para evitar repetir el proceso.

◆ Y finalmente, algo muy importante: si la mujer embarazada fue sometida a una radiografía o necesita una radiografía, no vale la pena que se preocupe por las posibles consecuencias. El futuro bebé corre un peligro mayor cada vez que la madre se olvida de abrocharse el cinturón de seguridad del automóvil.

PRODUCTOS PELIGROSOS EN EL HOGAR

"¿De qué forma debo realmente preocuparme sobre los productos peligrosos como los productos de limpieza del hogar y los rociadores contra insectos? Y ¿Qué hay acerca de beber agua del grifo? ¿Es seguro beberla mientras estoy embarazada?"

Las amenazas a las que deben enfrentarse la futura madre y el bebé en la actualidad, procedentes del medio ambiente e incluso del propio hogar, no son nada en comparación con las que debieron afrontar nuestras bisabuelas cuando la obstetricia moderna se hallaba aún en la infancia. Todos los actuales peligros ambientales juntos (excluyendo el alcohol, el tabaco y las otras drogas) resultan mucho menos amenazantes para la madre y el hijo que lo que representaba para nuestras generaciones antepasadas, como una comadrona inexperta sin lavarse las manos. Por ello, a pesar de todo lo que se dice acerca de los peligros que nos rodean, repetimos aquí: el embarazo y el nacimiento no habían sido nunca tan seguros como ahora. De todos modos, si bien no es necesario abandonar el hogar y trasladarse a una sala esterilizada, vale la pena tomar algunas precauciones en cuanto a los peligros domésticos:

Productos de limpieza doméstica. Puesto que muchos de los productos de limpieza se han venido utilizando desde hace mucho tiempo y nunca se ha podido establecer una relación entre los hogares limpios y los defectos congénitos, es poco probable que el hecho de desinfectar el baño o de abrillantar la mesa del comedor pueda comprometer de algún modo la salud del bebé. De hecho, es probable que la afirmación contraria sea cierta: la eliminación de las bacterias con cloro, amoníaco y otros productos de limpieza puede proteger al bebé evitando posibles infecciones. No hay ningún estudio que demuestre que la inhalación ocasional de los productos de limpieza habituales en un hogar ejerza un efecto perjudicial sobre el feto en desarrollo. Así que no hay razón para preocuparse. Pero durante el resto del embarazo es mejor que limpie el hogar con prudencia. Deje que la propia nariz y los siguientes consejos la guíen para detectar los productos químicos potencialmente peligrosos:

◆ Si el producto tiene un fuerte olor o produce vapores, se evitará respirarlo directamente. Se utilizará en un lugar bien ventilado, o se evitará por completo el uso durante el embarazo.

◆ Es mejor utilizar rociadores de bombeo en lugar de aerosoles. Además son mejores para el medio ambiente.

◆ Nunca (incluso cuando no se está embarazada) se mezclará amoníaco con productos a base de cloro; la combinación de éstos produce unos vapores mortales.

◆ Se procurará evitar el uso de productos tales como los limpiadores del horno y los productos de limpieza de lavandería cuyas etiquetas llevan un aviso sobre la toxicidad.

◆ Utilizar guantes de hule durante las tareas de limpieza. No sólo protegen la piel de las manos, sino que además impedirán que los productos químicos potencialmente peligrosos se absorban a través de la piel.

Plomo. No pretendemos que las futuras madres tengan algo más de que preocuparse, pero durante los últimos años se ha descubierto que el plomo reduce el coeficiente de inteligencia de los niños que ingieren la pintura que salta de los objetos—también puede afectar a las mujeres embarazadas y a sus fetos. Una fuerte exposición a este mineral puede poner a la mujer en un mayor peligro de desarrollar una hipertensión gestacional e incluso de aborto. Representa para el bebé el riesgo de sufrir diversos trastornos, que van desde serios problemas de comportamiento y neurológicos a defectos congénitos relativamente leves. Los peligros se multiplican cuando el bebé es expuesto al plomo en el útero y continúa siéndolo después de nacer.

Por fortuna, es bastante fácil evitar la exposición al plomo, junto con todos los problemas que puede causar. Hágalo de esta forma:

◆ Dado que beber agua es una forma común de ingerir plomo, la mujer deberá asegurarse de que la suya no lo contiene (véase más abajo).

◆ La pintura vieja es una de las principales fuentes de plomo. Si la casa data de 1955 ó es anterior a esta fecha, y por cualquier razón se tiene que raspar la pintura, la mujer deberá alejarse de la casa mientras se realizan los trabajos. Si usted nota que la pintura de una casa vieja se está descascarando, vea que las paredes vuelvan a pintarse para evitar que se siga descascarando o haga que retiren la pintura vieja—nuevamente, manténgase alejada mientras hacen los trabajos.

◆ Otra fuente común de plomo son los alimentos o bebidas contaminados por plomo que se ha desprendido de los objetos de barro, loza o porcelana. Si la mujer tiene platos o jarros de confección casera, importados, antiguos o tan sólo viejos (la FDA, oficina de administración de medicamentos y alimentos, no ha establecido límites en el plomo utilizado en las vajillas desde 1971), o de inocuidad cuestionable por otros motivos, no deberá usarlos para servir ni para almacenar, particularmente los alimentos o bebidas ácidos (limón, vinagre, tomate, vino, bebidas refrescantes).

Agua del grifo. Entre las cosas esenciales para la vida, el agua se halla en segundo lugar, después del oxígeno. Los seres humanos pueden sobrevivir por lo menos una semana sin comer, pero sólo unos pocos días sin beber agua. En otras palabras, es más preocupante que la madre no beba agua que si lo hace.

Es cierto que antiguamente el agua suponía una grave amenaza para las mismas vidas que sustentaba, ya que transmitía la fiebre tifoidea y otras enfermedades mortales. Pero el tratamiento moderno del agua ha eliminado esta amenaza, por lo menos en las áreas desarrolladas del mundo.

La mayor parte del agua corriente es segura y tomable, pero existen excepciones incluso en los Estados Unidos. En algunos lugares está contaminada con plomo al pasar por cañerías viejas o por cañerías más nuevas que han sido soldadas con plomo, y en otros lugares está contaminada a través de cañerías que están contaminadas con bacterias (como E coli, shigella o salmonella). Y en unas pocas zonas, la filtración de los desechos de las alcantarillas y de los productos químicos de las fábricas, los vertederos de productos tóxicos, los vertederos de basuras, los tanques de almacenamiento subterráneos y las granjas también ha conducido a una contaminación potencialmente peligrosa. El agua que proviene de una fuente subterránea está al menos tan sujeta a una contaminación de este tipo como el agua de ríos, lagos y arroyos. Para asegurarse de que cuando llena un vaso de agua sea bueno para su salud y la del bebé, se hará lo siguiente:

◆ Preguntará en la oficina local de protección del medio ambiente (EPA), o en la oficina de sanidad acerca de la pureza del agua potable de la comunidad y del pozo, si ese es la fuente de agua potable. O pregunte acerca de la potabilidad del agua llamando a la línea de la oficina local de protección

del medio ambiente (EPA) al teléfono (800) 426-4791, o también podrá consultar con un grupo local de ecologistas como Fondos para defensa del medio ambiente Environmental Defense Fund, www.edf.org, www.scorecard.org, o al número (212) 505-2100. Si en caso existe la posibilidad de que la calidad del agua de el hogar sea diferente que la del resto de la comunidad (a causa del deterioro de los ductos, debido a que la casa se halla cerca de un vertedero, o debido al sabor o color extraño), solicite una prueba de pureza de la misma a la oficina local de protección del medio ambiente o departamento de salud (búsquelo en las páginas azules de el directorio de teléfonos), y ellos le podrán indicar cómo hacerlo.

◆ Si el agua del grifo no pasa la prueba, es aconsejable adquirir un filtro; la clase de filtro depende de lo que el agua contenga. Durará más si sólo lo usa para el agua de beber y cocinar, y no para el agua de lavar los platos u otros propósitos. O se utilizará agua embotellada para beber y cocinar. No obstante, hay que tener en cuenta que no toda el agua embotellada está automáticamente libre de impurezas. Algunas aguas embotelladas están tan contaminadas como el agua del grifo, y algunas son embotelladas directamente del grifo. Para verificar la pureza de una marca en particular comuníquese a la oficina de la federación nacional de sanidad (National Sanitation Foundation)—(800) 673-6275 ó al sitio www.nsf.org. de la fundación de saneamiento nacional. Evite el agua destilada (de la cual los minerales de beneficio, tales como el fluoruro, han sido extraídos).

◆ Si sospechamos que hay plomo en el agua de la casa, o si los análisis revelan la existencia de niveles altos, cambiar las cañerías sería la solución ideal, pero esto no siempre es factible. Para reducir los niveles de plomo en el agua que bebemos es recomendable usar tan sólo el agua fría para beber y cocinar (con el calor se libera más plomo de las cañerías) y dejar correr el agua fría durante unos cinco minutos por la mañana (así como cada vez que el grifo haya estado cerrado durante seis horas o más) antes de usarla. Puede sentir cuando el agua fresca sin plomo de la calle ha alcanzado el grifo cuando ha pasado de fría a caliente y de nuevo a fría.

◆ Si el agua de la casa huele y/o tiene sabor a cloro, se conseguirá que este producto se evapore en gran parte hirviéndola o dejándola reposar durante 24 horas:

Insecticidas. Aunque algunos insectos, como por ejemplo las polillas, constituyen un peligro considerable para los árboles y las plantas, y otros, tales como las cucarachas y las hormigas, lo son para nuestra sensibilidad estética, rara vez representan una amenaza para la salud de los seres humanos—incluso de las mujeres embarazadas. Y por lo general es menos peligroso vivir con ellos que eliminarlos mediante el uso de insecticidas químicos, algunos de los cuales han sido relacionados con defectos congénitos. Evidentemente, los vecinos y/o el arrendatario (a menos que se trate de una mujer embarazada o con niños pequeños) pueden no estar de acuerdo. Cuando se pulvericen insecticidas en el vecindario, se evitará en lo posible permanecer fuera de la casa hasta que los olores químicos se hayan disipado, al cabo de dos o tres días. Dentro de casa se mantendrán las ventanas cerradas. Si el arrendatario está fumigando los apartamentos con insecticidas, para eliminar las cucarachas u otros insectos, se le puede pedir que omita el suyo. Si no fuera posible, se asegurará de que todos los cajones

---

VENTILE LA CASA

Aunque hacer que la casa sea lo más hermética posible hará bajar la factura del combustible, también aumentará el peligro de que el aire del interior esté contaminado. Abra la ventana un poquito en el invierno—en esos días de primavera, deje que el aire entre.

LA SOLUCIÓN ECOLÓGICA

No existe ninguna forma de eliminar totalmente la polución del intenor de nuestras casas. Los muebles, pinturas, alfombras y los revestimientos pueden emitir emanaciones invisibles y contaminar el aire que respiramos en casa—o en una oficina o cualquier otro ambiente cerrado. Aunque no se preocupe los niveles normales de dicha polución son dañinos para la embarazada y el bebé, y hay maneras de hacer el aire que la rodea más saludable. Esto se consigue de forma muy fácil y efectiva llenando la casa de plantas. Éstas tienen la capacidad de absorber las emanaciones nocivas del aire y de producir oxígeno. Otra ventaja es disfrutar estos productos naturales cada día. Cuando las elija, sin embargo, asegúrese de evitar las plantas que son tóxicas cuando se ingieren, tales como el filodendro o hiedra inglesa. Esto no significa que se vaya a comer las plantas, pero es mejor evitar que el bebé la ingiera cuando él o ella comience a gatear por toda la casa.

---

y muebles de la cocina estén cerrados herméticamente para evitar que se contamine el contenido y que todas las superficies donde se prepare la comida estén cubiertas. La embarazada se mantendrá fuera del apartamento durante uno o dos días si es posible, y se mantendrán las ventanas abiertas el tiempo necesario. Los productos químicos son potencialmente peligrosos sólo mientras duran sus emanaciones. Una vez que la pulverización se haya asentado, una persona distinta de la futura madre limpiará todas las superficies donde se prepara la comida que estén cercanas o dentro de la zona pulverizada.

Cuando sea posible, intentará controlar las plagas de forma natural. Arrancará las hierbas en vez de pulverizarlas. La embarazada hará que otra persona quite a mano las larvas u otros insectos de los árboles y plantas, y que las deposite en un recipiente con querosene. Algunas plagas pueden eliminarse del jardín y de las plantas de la casa pulverizándolas con la manguera a toda presión o con una mezcla de jabón insecticida biodegradable, aunque quizá se deba repetir este procedimiento varias veces. También es posible adquirir (en algunas tiendas especializadas en jardinería) un ejército de mariquitas u otros depredadores beneficiosos que combaten algunas plagas.

En el interior de la casa pueden usarse trampas llamados "motel", que hay que situar estratégicamente en los lugares donde haya un denso tráfico de hormigas o cucarachas; en los armarios y roperos se usarán bloques de cedro en vez de bolas de naftalina; también busque en las tiendas de productos del ambiente o catálogos los pesticidas y otros tipos de control de plagas que no sean tóxicos. Si la embarazada tiene hijos pequeños o animales de compañía, mantenga todos los productos lejos del alcance, incluso productos naturales como el ácido bórico, puede ser tóxicos al ser ingeridos o inhalados y pueden irritar los ojos. Para más información sobre el control natural de las plagas, se consultará en las páginas azules del directorio de teléfono o con un grupo ecologista local.

Si una mujer embarazada ha estado expuesta accidentalmente a insecticidas o herbicidas, no es necesario que se alarme. No hay probabilidades de que la exposición breve e indirecta haya perjudicado al futuro bebé. Lo que incrementa el riesgo son las exposiciones frecuentes a largo plazo que implicaría el trabajar durante todo el día con estos productos químicos (como sucede en las fábricas o los campos que han sido pulverizados a fondo).

Vapores de pintura. En todo el reino animal, el período que precede al nacimiento (o la puesta de los huevos) transcurre en una febril preparación de la llegada de los retoños. Las aves cubren con plumas el interior de sus nidos, las ardillas revisten sus hogares en los troncos de los árboles con hojas y ramitas, y los padres y madres humanos se mueven delirantemente a través de grandes cantidades de muestras de papel de empapelar y de tapicería. Y casi invariablemente se procede a pintar la habitación del bebé. Las pinturas hoy en día no contienen mercurio por lo que no son tan peligrosas. Pero debido a que no sabemos qué nuevos peligros apare-

cerán en las pinturas, lo mejor es considerar que la vocación de pintora no es la más apropiada para una embarazada—incluso la que está tratando desesperadamente de distraerse durante sus últimas semanas de espera. El movimiento repetitivo de la pintada puede lastimar los músculos de la espalda ya extenuados por la presión y peso del embarazo. Además, subirse a la escalera y mantener allí el equilibrio es siempre inseguro, como mínimo, y el olor de la pintura puede provocar náuseas. En vez de ello, intentaremos que el futuro padre, u otra persona, se ocupe de este aspecto de los preparativos.

Mientras se está pintando la habitación, es mejor que la mujer embarazada permanezca fuera de la casa. Tanto si se queda allí como si no, se asegurará de que las ventanas se dejen abiertas para una rápida ventilación (¡si tan sólo pudieran hacer las renovaciones en el nido humano, como también sucede en gran parte del reino animal, tengan lugar durante los cálidos días de primavera!). Evitaremos por completo exponerse a los productos destinados a la pintura, que son muy tóxicos, y se alejará cuando este proceso tenga lugar (ya sea mediante productos químicos o con papel de lija), particularmente si la pintura que se va a quitar tiene mercurio o plomo en la composición.

CONTAMINACIÓN DEL AIRE

"Parece que ni tan sólo respirar es prudente cuando se está embarazada. ¿Perjudicará la contaminación del aire de la ciudad a mi bebé?"

Evidentemente, vivir en una terminal de autobuses o dormir cada noche en la caseta de peaje de una autopista congestionada significaría exponer al feto a un exceso de contaminantes y privarle del oxígeno necesario. Pero respirar en una zona normal de una gran ciudad no es tan arriesgado como se podría pensar. Millones de mujeres viven y respiran en las grandes ciudades del mundo y dan a luz a millones de bebés sanos. Por lo tanto, el aire que respiramos normalmente a diario no produce efectos perjudiciales en el futuro bebé. Incluso una cantidad de monóxido de carbono suficiente para hacer enfermar a la madre parece no tener efectos negativos sobre el feto en los primeros tiempos del embarazo (aunque sí puede tenerlo una intoxicación con monóxido de carbono en una fase posterior del embarazo). De todos modos, es de sentido común evitar exponerse a dosis elevadas de los elementos contaminantes del aire, aunque no esté embarazada. Para ello seguirá los siguientes consejos:

◆ Evitar los cuartos llenos de humo por períodos largos y repetidos. Piense que los puros y las pipas sacan más humo que los cigarrillos porque éste no se inhala. El humo del tabaco se conoce como peligroso para el bebé (véase la página 58). También le pedirá a los familiares y compañeros que no fumen cuando está presente.

◆ Hacer revisar el tubo de escape del auto, para asegurarse de que no tiene fugas de vapores tóxicos. No poner nunca en marcha el coche dentro del garaje con la puerta cerrada; mantener cerrada la puerta trasera de una camioneta cuando ésta se halla en marcha; mantener cerrada la ventilación del auto cuando se conduce entre un tráfico denso.

◆ Si se produce una alerta de contaminación en la ciudad, se permanecerá dentro de la casa todo lo posible, manteniendo cerradas las ventanas y con el aparato de aire acondicionado, si se

tiene, prendido. Seguir las instrucciones para los residentes que tienen un riesgo especial. Si desea hacer ejercicios, vaya al gimnasio o camine en un centro comercial en áreas interiores.

◆ No se debe andar, correr ni ir en bicicleta por las carreteras congestionadas, ni hacer ejercicio al aire libre cuando hay una alerta de contaminación, ya que se inspira más aire—y más contaminación—cuando se hace ejercicio. En el lugar, escoja una ruta por un parque o un área residencial con poco tráfico y muchos árboles. Los árboles, así como las plantas de interior, ayudan a mantener limpio el aire.

◆ Asegurarse de que las estufas de gas o de leña y las chimeneas de la casa tienen buena ventilación. Si no fuera así, estos podrían llenar el aire de monóxido de carbono u otros gases posiblemente nocivos. También asegúrese de que el conducto de la chimenea está abierto antes de encenderla.

◆ Pruebe la solución ecológica (véase página 74). Las plantas y las propiedades de purificación del aire que proporcionan, pueden ayudarle a respirar con más facilidad dentro y fuera de la casa.

◆ Si la embarazada trabaja en una terminal de autobuses o en el peaje de una autopista muy concurrida (o en cualquier otro lugar donde hay problemas de contaminación), debiera considerar la posibilidad de pedir una transferencia temporal a un puesto en una oficina para eliminar incluso los hipotéticos riesgos que la polución podría significar para el bebé.

PELIGROS EN EL LUGAR DE TRABAJO

"Se habla mucho acerca de los peligros existentes en el trabajo, pero ¿cómo se puede saber si el lugar en que se trabaja es seguro?"

La mayoría de los trabajos son totalmente compatibles con la tarea de alimentar y cuidar a un bebé que no ha nacido—lo cual a una buena noticia para

---

¿TODO ES TRABAJO, Y NADA DE DIVERSIÓN?

Nada de tener una vida aburrida—todo es trabajo y nada es diversión cuando se está embarazada puede hacer el embarazo poco saludable. No importa que trabaje de las 9 a las 5 (o las 6 ó 7); asegúrese de que le queda suficiente energía emocional y física para hacer el trabajo de cuidarse a si misma y al bebé. Para más consejos véase la página 114.

ENTÉRESE DE TODO LO RELACIONADO

Por ley, la embarazada tiene el derecho de saber a qué tipo de químicos se expone en el trabajo; el empleador está obligado a decírselo. La información de los peligros en el lugar de trabajo también puede obtenerse comunicándose al Instituto Nacional de Seguridad Ocupacional y de Salud (por sus siglas en inglés, NIOSH), Oficina de Información sobre la Seguridad Ocupacional y la Salud, 4676 Columbia Parkway, Cincinnati, OH 45226—(800) 35-NIOSH—(800) 356-4674; www.cdc.gov/niosh/homepage.html; o la Oficina Administrativa de Seguridad Ocupacional y de la Salud (OSHA), 200 Constitution Avenue NW, Washington, DC 20210; (202) 693-1999; www.osha.gov. NIOSH también ponen a disposición un libro titulado *Technical Guidelines for Protecting the Safety and Health of Hospital Workers* [Lineamientos técnicos para protección de la seguridad y salud de los empleados de hospitales.] La información sobre la seguridad de la maquinaria u otros equipos que opera en el trabajo pueden con frecuencia asegurarse por escrito directamente del director médico corporativo del fabricante. Si el trabajo la expone a materiales peligrosos, ya sea que pida que la transfieran temporalmente a un puesto más seguro o según lo permitan las políticas financieras y de la compañía, que empiece anticipadamente el período de permiso prenatal.

millones de madres embarazadas que deben arreglárselas para trabajar tiempo completo en ambas ocupaciones. Aunque las investigaciones van progresando (como ya podrá haberse dado cuenta, cuando se refiere a la ciencia de la obstetricia, el trabajo de investigación nunca termina), de lo que actualmente se conoce, parece que la gran mayoría de los lugares de trabajo son perfectamente seguros para las mujeres embarazadas y sus bebés. Unos cuantos (incluyendo las fábricas de químicos y los departamentos de rayos X) presentan algún peligro o un cambio de atribuciones; algunos otros no se han estudiado lo suficiente todavía para establecer el nivel de seguridad.

A continuación consignaremos un breve informe sobre lo que se sabe (y lo que no se sabe) acerca de la seguridad de ciertos trabajos durante el embarazo:

Trabajo en una oficina. Afortunadamente, el monitor de computadora (también se conoce como terminal de visualización de video o VDT) no constituye un peligro para la mujer embarazada, según se había creído en un principio. Esto también aplica para las computadoras portátiles. Dichas pantallas se convirtieron en un foco de atención intensamente vigilado por los medios de comunicación desde principios de los años ochenta, cuando los informes empezaron a vincularlas con problemas en el embarazo. Desde entonces se han realizado diversos estudios, y se han descubierto muy pocas pruebas incriminatorias consistentes. Ninguno de ellos ha sido capaz de demostrar un vínculo claro entre el bajo nivel de radiación (en realidad menor que el de la luz solar) emitido por dichas pantallas y el aborto espontáneo u otros problemas del embarazo. Sin embargo, a pesar de la millones de mujeres expuestas a "VDT" en todos estos años, no han aumentado los problemas de embarazo durante ese tiempo.

Aunque no existen pruebas consistentes de que trabajar ante una pantalla pueda ser causa de abortos, existen algunas de que puede causar multitud de molestias físicas, incluyendo el cansancio de la vista, la nuca, las muñecas, los brazos y la espalda, mareos y dolor de cabeza, todas las cuales pueden agravar las molestias normales del embarazo. Para reducir estos síntomas, se intentará lo siguiente:

◆ Hacer una pausa con frecuencia, para no permanecer siempre sentada —será útil incluso un breve paseo hasta la sala de descanso o para llevar un informe.

◆ Realizar ejercicios de estiramiento y/o de relajación periódicamente mientras se está sentada frente a la terminal.

◆ Utilizar una silla de altura regulable con un respaldo que sujete la parte inferior de la espalda. Y asegurarse de que el teclado y el monitor están a la altura conveniente. La parte superior debe

SILENCIO, POR FAVOR

El ruido es quizás el riesgo ocupacional más predominante, y desde hace tiempo se sabe que es causante de pérdidas auditivas en los que están expuestos a él con regularidad. Los estudios recientes sugieren que una exposición regular al ruido* también podrían ocasionar una pérdida auditiva de alta frecuencia en el bebé que aún no ha nacido y que también podría estar asociado con el riesgo de ser prematuro, el retardo del crecimiento intrauterino y bajo peso al nacer.

Es necesario hacer más investigaciones, pero mientras tanto las madres embarazadas que trabajan en un ambiente de ruido excesivo—tal como un club donde la música se escucha muy recia, en un subterráneo o en una fábrica donde se requiere el uso de aparatos de protección auditiva (no puede colocarle estos aparatos protectores al bebé)—o los que están expuestos a fuertes vibraciones en el trabajo, deben tener cuidado y buscar una transferencia temporal o un trabajo nuevo. Todas las madres embarazadas deben evitar escuchar música demasiado recio de manera regular (especialmente en un lugar cerrado como un auto) y asistir a conciertos de rock frecuentemente.

---

*¿Qué ruido es excesivo? Generalmente, es más seguro evitar estar más de ocho horas en continua exposición a ruidos altos de más de 80 ó 90 decibeles (tal como una cortadora de césped o el tráfico de camiones); más de dos horas de exposición al ruido alto de más de 100 decibeles (tal como el que produce una sierra eléctrica, un barreno neumático o un vehículo motor para la nieve); más de quince minutos de exposición continua a ruidos altos de más de 115 decibeles (tal como el que produce la música muy recia, las bocinas de los autos o el de una lijadora eléctrica).

---

estar a nivel con sus ojos y debe estar a una distancia más o menos de un brazo. Utilice un teclado ergonómico, diseñado para reducir el riesgo del síndrome del túnel del carpo (véase página 245) si le es posible, y/o un descansador de muñeca. Cuando ponga sus manos en el teclado éstas deben estar más bajas que sus hombros y sus antebrazos deben estar paralelos al piso.

Trabajos en el área de salud. Desde que el primer médico cuidó del primer paciente, el personal de salud (médicos, dentistas, veterinarios, enfermeras, técnicos de laboratorio y de rayos X) ha aceptado riesgos sobre sus propias vidas para salvar o mejorar la calidad de las vidas de los demás. Y aunque algunos de dichos riesgos son una parte inevitable del trabajo, sería sensato que el personal de salud, y especialmente las mujeres embarazadas, se protegiera a sí mismo en todo lo posible. Los riesgos potenciales incluyen la exposición a productos químicos (tales como el óxido de etileno y el formaldehído) usados para esterilizar el equipo, a los medicamentos anticancerosos, y a las infecciones, tales como la hepatitis B y el SIDA, radiación por medio de cones. La mayoría de los técnicos que trabajan en el diagnóstico de rayos X con bajas dosis no estarán expuestos a los dañinos niveles de radiación. Se recomienda, sin embargo, que las mujeres en edad reproductiva que trabajan donde hay altas dosis de radiación utilicen un equipo especial que lleve el control diario de la exposición, para asegurarse que la exposición anual acumulada no exceda los niveles seguros.

Dependiendo de los riesgos particulares a los que esté expuesta la embarazada, podrá o bien tomar las debidas precauciones, tales como las recomendadas por los organismos estatales (NIOSH), o bien cambiar a un trabajo más seguro durante la gestación.

Trabajo en la industria. La calidad de las condiciones de trabajo de una fábrica depende de lo que se fabrique en ella y, hasta cierto punto, de los principios de las personas que la gestionan. La Oficina Administrativa de Seguridad Ocupacional y de la Salud (por sus siglas en inglés, OSHA) enumera las sustancias que una mujer embarazada debe evitar en el trabajo.[5] La exposición a tales toxinas puede evitarse donde se implementan los protocolos adecuados de seguridad. El sindicato u otra organización de trabajo puede ayudarla a determinar si usted está protegida adecuadamente. También puede obtener información muy útil en NIOSH o en OSHA (véase la casilla en pagina 77).

Trabajo a bordo de un avión. El nivel de perdidas por un aborto espontáneo es un poco más alto que el promedio para mujeres que trabajan abordo de un avión (como los azafatas o los pilotos), especialmente si trabajan jornadas largas. No se sabe la razón del por qué, pero puede ser la exposición excesiva a la radiación solar si los vuelos son a gran altura. La radiación es más intensa cerca de los polos y disminuye al acercarse al ecuador. Volar a través del sur de los Estados Unidos tiene menos riesgos que los que vuelan en los estados del norte o del polo norte. Aunque de momento parece que el riesgo es ínfimo, las que ordinariamente pasan mucho tiempo volando a grandes alturas, particularmente cerca de los polos, deberían considerar la posibilidad de cambiar, durante la gestación, a rutas más cortas en las que se vuela a menor altura, o a un trabajo en tierra. Si la embarazada está preocupada por todo lo que ha volado antes de saber que lo estaba, deberá discutirlo con el médico—lo más probable es que él/ella la tranquilice.

Trabajo físico fatigoso. El trabajo que implique levantar mucho peso, ejercicio físico, trabajar muchas horas seguidas, turnos rotatorios o estar continuamente de pie puede aumentar algo el riesgo de un parto prematuro. Si la embarazada realiza este tipo de trabajo, debería pedir ser transferida a un puesto donde el tra-

bajo no sea tan extenuante cuando se acerque a la semana 20 a la 28 hasta después de la recuperación del posparto. (Véase página 252 para las recomendaciones de hasta cuándo es seguro realizar los distintos trabajos fatigosos).

Trabajo emocionalmente estresante. El estrés en algunos lugares de trabajo parece que toma el papel en los trabajadores en general y en las mujeres embarazadas en particular. Se han efectuado investigaciones que sugieren que esos niveles muy altos de estrés en las madres embarazadas pueden resultar en problemas de embarazo (así como el estrés extremo puede causar problemas de salud en cualquier momento). Así que tiene sentido que evite el estrés en la vida tanto como pueda—especialmente ahora. Una de las formas obvias de hacer es cambiar a un trabajo que sea menos estresante o tomar el período de descanso prenatal anticipadamente. Pero estas oportunidades no se dan para todas; si el trabajo es crítico en los aspectos financieros o profesionales, usted podría estresarse más si lo deja.

A cambio de esto usted podría tomar en cuenta las formas de reducir el estrés, incluyendo meditaciones diarias y el ejercicio y distraerse más (ver una película en lugar de trabajar hasta las 10 p.m.). Hable con su empleador, explíquele que las horas extras, el trabajo en exceso y el estrés en general podrían afectar el embarazo, también podría ayudarle. Explíquele que si le permite fijar el propio ritmo en el trabajo, esto podría hacerle más cómodo el embarazo (esta clase de estrés parece aumentar el riesgo de dolores de espalda y otros dolorosos efectos secundarios del embarazo) y ayudarla a hacer mejor el trabajo. Si usted es empleada independiente, dejarlo puede ser aún más difícil, pero es algo prudente que debería considerar.

Otros trabajos. Las maestras o asistentes sociales que tratan con niños pequeños podrían entrar en contacto con infecciones potencialmente peligrosas, tales como la rubéola, la quinta enfermedad y CMV. Las que controlan animales, cortan

---

5. Éstos incluyen acetona, ácido alifático, agentes de alquilato, aluminio, hidrocarburos clorados y aromáticos, arsénico, benceno, monóxido de carbono, sulfóxido de dimetilo, dioxina, óxido de etileno, plomo, litio, compuestos de mercurio orgánico, fenoles, bifenilos policlorados y todos los solventes orgánicos, tricloroetileno, cloruro de vinilo y xileno.

o inspeccionan la carne podrían estar expuestas a la toxoplasmosis (pero muchas de ellas ya habrán quedado inmunizadas, y por lo tanto sus bebés no estarán en peligro) y las empleadas de las lavanderías a diversas infecciones. Si la embarazada trabaja donde hay riesgo de infección, se asegurará de estar inmunizada a lo que sea preciso (véase página 40) o de tomar las precauciones adecuadas, tales como usar guantes, máscaras, etc.

Las artistas, y fotógrafas, las que trabajan con productos cosméticos, químicos, en tintorerías, en la agricultura, etc., pueden verse expuestas a diversos productos químicos que podrían ser dañinos. Si la embarazada trabaja con alguna sustancia sospechosa, deberá tomar las precauciones apropiadas, lo que en algunos casos podría significar evitar la parte del trabajo que implique el uso de dichos productos. No deberá preocuparse excesivamente sobre haber estado ya expuesta a ellos, ya que en la mayoría de los casos en que el contacto con las toxinas no ha sido lo suficientemente importante para causar una enfermedad en la madre, no se producen daños al feto.

Qué es importante saber:
PONER EL RIESGO EN PERSPECTIVA

La embarazada desea que el bebé nazca sano. Y la embarazada haría lo que fuera para asegurarse de que eso es exactamente lo que sucede. Renuncie a las bebidas alcoholicas y a los cigarrillos. Procure comer bien. Visite al médico tan pronto como pueda y hágalo con frecuencia. Piénselo dos veces antes de tomar cualquier medicamento que no le hayan prescrito para utilizarlo en el embarazo.

Pero, ¿qué hay de los factores que la embarazada no puede controlar? Sobre los medicamentos o las bebidas alcoholicas o los cigarrillos que consumió antes de enterarse del embarazo. Los químicos a los cuales estuvo expuesta antes de darse cuenta de que podrían ser peligrosos durante el embarazo. El virus que le contagiaron y le produjo una fiebre alta.

Virtualmente cada mujer embarazada se enfrenta al teratógeno (sustancia que es potencialmente dañina para el embrión o feto en desarrollo) en algún momento del embarazo. Afortunadamente la gran mayoría de estos riesgos son completamente inocuos—terminan no teniendo ningún efecto en el embarazo. Al evaluar cuáles son las probabilidades de riesgo en que se incurrió y cuál es ese riesgo, le ayudará a tomar en cuenta lo siguiente:

¿Qué potencia tiene el teratógeno? Sólo unos pocos fármacos tienen un efecto teratogénico fuerte. Por ejemplo: la talidomida, un fármaco que fue utilizado en Europa a principios de los años sesenta y que recientemente se ha vuelto a introducir en este país para uso limitado, que provocaba deformaciones muy graves en todos los fetos que quedaban expuestos a ella en el útero materno en un momento determinado de el desarrollo. El medicamento para el acné Accutane, un teratógeno identificado más recientemente, causaron defectos a casi 1 de cada 5 niños expuestos. En el otro extremo se encuentran los fármacos tales como la hormona Provera—una progestina—que se cree que causa defectos sólo en raras ocasiones (se estima que 1 de cada 1,000 fetos expuestos). La mayoría de los fármacos se encuentran en algún punto entre los dos extremos, y afortunadamente pocos son tan potentes como la talidomida y el Accutane (y compuestos similares). Con frecuencia es difícil decir si un fármaco es teratogénico del todo, aún cuando el uso parezca relacionarse con la posibilidad de ciertos defectos congénitos. Digamos, por ejemplo, que un defecto aparece en los bebés cuyas madres tomaron cierto antibiótico para una infección con fiebre alta cuando ellas estaban embarazadas; la causa del defecto resultó ser la fiebre o la infección y no el medicamento.

¿Es el feto genéticamente susceptible a los teratógenos? Del mismo modo que no todas las personas expuestas a los gérmenes de la gripe sucumben a ellos, no todos los fetos expuestos a un teratógeno son susceptibles a sus efectos.

¿Cuándo estuvo expuesto el feto al teratógeno? El período de gestación durante el cual la mayoría de los teratógenos pueden causar daños es muy breve. Por ejemplo, la talidomida no causó ningún daño si se tomó después del día 52 del embarazo. Igualmente, el virus de la rubéola daña a menos de un 1% de los fetos si la exposición tiene lugar después del tercer mes. Durante los primeros seis a ocho días después de la concepción (antes de que la mujer ni siquiera haya podido notar la ausencia de la menstruación), el óvulo fecundado, que crece formando una agrupación de células y baja por las trompas de falopio hasta el útero, es insensible en gran parte a los ataques de lo que pase en el cuerpo de la madre, y raramente sufre de malformaciones. De hecho, si sufre el menor daño, tiene capacidad de repararse a sí mismo. El único riesgo en ese momento es que no pueda sobrevivir debido a un error genético o a que sea destruido por ciertos factores externos, tales como una dosis muy fuerte de radiación. El período durante el cual se están formando los órganos—desde la implantación del óvulo fecundado en el útero alrededor del sexto a octavo día hasta el final del tercer trimestre—es el que conlleva un mayor riesgo de malformación. Después del tercer mes, el riesgo de este tipo de daños se reduce mucho; cualquier daño suele afectar a la tasa de crecimiento del feto o al sistema nervioso central.

¿Qué cantidad de exposición se ha producido? La mayoría de los efectos teratogénicos dependen de la dosis. Una breve radiografía de diagnóstico es muy poco probable que cause problemas. Pero sí podría tener consecuencias un trata-miento con elevadas dosis de radiación. Fumar unos cuantos cigarrillos durante los primeros meses no dañará probablemente al feto; pero fumar mucho durante todo el embarazo incrementa de modo significativo diversos riesgos.

¿Cuál es el estado general de nutrición de la madre? Del mismo modo que cualquier persona resistirá mejor los ataques del virus del resfriado si está bien alimentada y no agotada, el feto resistirá mejor a los teratógenos si se encuentra bien alimentado—a través de la madre, evidentemente.

¿Fue afectada la madre por la exposición? Es muy tranquilizador saber que la exposición a productos químicos que no son lo bastante tóxicos para causar síntomas en la madre generalmente no debería causar problemas en el feto.

¿Existen varios factores que se combinan aumentando el riesgo? El trío de una mala alimentación, el consumo de cigarrillos y el abuso del alcohol, el dúo del tabaco y los tranquilizantes, y otras "combinaciones perdedoras" pueden aumentar el riesgo de forma bastante considerable.

¿Está actuando algún factor de protección desconocido? Incluso cuando todos los factores parecen idénticos, no todos los fetos quedan afectados del mismo modo. En unos experimentos con fetos de ratones genéticamente idénticos y que eran expuestos a los mismos teratógenos en fases idénticas del desarrollo y en dosis idénticas, tan sólo 1 de cada 9 nació con malformaciones. Nadie conoce exactamente la razón de ello, aunque la ciencia médica llegará quizás a encontrar la solución de este misterio.

CONSIDERAR LOS RIESGOS EN CONTRA DE LOS BENEFICIOS

Afrontémoslo: la vida está llena de riesgos y beneficios. Casi todo lo que hace—desde cruzar una calle hasta

tomarse una pastilla—tiene ciertos riesgos. Algunas actividades tienen grandes
beneficios, otras grandes riesgos, aunque
otras están muy bien balanceadas. En la
mayoría de los casos, existen formas en
que puede reducir los riesgos sin comprometer los beneficios, en algunos casos
no las hay.

Evaluar los riesgos versus los beneficios al tomar las decisiones en la vida
puede hacer la vida mucho más segura.
Esto es especialmente cierto durante el
embarazo, cuando se deben tomar tantas
decisiones que afectan no solamente la
seguridad y bienestar de la madre sino
la del bebé que aún no ha nacido. Por
ejemplo, cuando necesita decidir entre
tomar vino o alguna bebida espumosa con
la cena o hacer el almuerzo sin papas fritas
y un dulce o comerse un sándwich y un
trozo de fruta en el lugar, o ya sea que
encienda o no un cigarrillo, es un
momento donde tendrá que evaluar los
riesgos y los beneficios. ¿Serán los beneficios de fumar, beber o comer, superiores a los riesgos que afectaría al bebé?

En la mayor parte de los casos, la
respuesta será negativa. Pero de vez en
cuando es posible que la mujer decida que
vale la pena exponerse a un pequeño
riesgo. Un vaso de vino, por ejemplo, para
brindar el día del aniversario. El riesgo
para el bebé es prácticamente nulo. Y el
beneficio (celebrar un aniversario) es realmente importante. O un gran pedazo de
bizcocho el día del cumpleaños—ciertamente representa una buena cantidad de
calorías vacías. Pero por una vez, esta
"falta dietética" no privará al bebé de los
nutrientes que necesita durante mucho
tiempo, y después de todo, ¡se trata del
cumpleaños!

Algunas decisiones de este tipo, de
sopesar beneficios y riesgos, son fáciles de
tomar. Por ejemplo, el consumo regular e
intenso de alcohol durante todo el
embarazo puede dañar al bebé de por
vida (véase página 57). Renunciar al placer
que significa la bebida puede costar un
esfuerzo considerable, pero los riesgos de
no hacerlo son claros. Otro ejemplo:
supongamos que la futura madre ha contraído una infección y tiene una fiebre
suficientemente alta que puede significar

una amenaza para el bebé. El médico no
dudará en prescribir una medicación
segura para bajar la fiebre. En este caso,
los beneficios de la administración del fármaco son muy superiores al posible daño.
Por otro lado, una fiebre no demasiado
alta no dañará al bebé y ayudará al cuerpo
de la madre a luchar contra el virus de la
gripe. Por ello, antes de recurrir a la medicación, es probable que el médico le dé al
cuerpo de la embarazada la posibilidad
de curarse por sí mismo, considerando
que el posible riesgo de la administración
de un fármaco supera a los beneficios
potenciales de éste.

Otras decisiones no son ya tan claras.
¿Qué sucede en el caso de un terrible resfriado con un dolor de cabeza que no ha
dejado dormir a la mujer en toda la
noche? ¿Deberá ésta tomar una pastilla
contra el resfriado para poder descansar
un poco? ¿O bien deberá pasar varias
noches de insomnio?, cosa que no le ben-
eficia a ella ni tampoco al futuro bebé. La
mejor manera de enfocar estas decisiones
consiste en:

♦ Determinar si existen modos alternativos de bajo riesgo, de obtener los
beneficios deseados—quizá con medidas sin medicamentos (véase el
Apéndice, página 547). Probar estas
alternativas. Si no funcionan, pensar
de nuevo en la primera opción, en este
caso las pastillas contra el resfriado.

♦ Preguntar al médico acerca de los riesgos y beneficios. Es importante recordar que no todos los fármacos han
sido comprobados para el uso en el
embarazo y que solamente un número
limitado se conoce que causa defectos
congénitos. Los nuevos estudios que
se están realizando proporcionan
diariamente más información acerca
de los riesgos y la seguridad de los
medicamentos. El médico tiene acceso
a esta información.

♦ Investigar un poco por nuestra cuenta,
informándonos en organizaciones
que dispongan de datos fiables como
la Oficina de Administración de
Medicamentos y alimentos o la organización March of Dimes (véase el
Apéndice, página 553).

◆ Determinar si existen modos de incrementar los beneficios y/o de reducir los riesgos (tomar el analgésico más seguro y más eficaz, en la dosis más reducida posible y durante el menor tiempo posible) y asegurarse de que si se corre este mínimo riesgo se obtendrán realmente los beneficios (tomar la pastilla para el resfriado en el momento de irse a la cama, para asegurarse de obtener el reposo deseado).

◆ En colaboración con el médico (y cuando hace una decisión complicada, un asesor en genética o un especialista en medicina materno–fetal), revisar toda la información que se haya podido obtener, sopesando los riesgos y los beneficios, y tomar luego la decisión.

Durante el embarazo existen docenas de situaciones en las que se deberá tomar una decisión inteligente, comparando los riesgos y los beneficios. Casi cada decisión tomada influirá sobre las probabilidades de tener un bebé sano. Pero es poco probable que una decisión errónea ocasional tenga consecuencias catastróficas, aunque si lo hace repetidamente si podría afectar. Si la mujer ha tomado ya algunas de estas decisiones no demasiado acertadas y no hay manera de remediarlas, lo mejor será olvidarse de ellas e intentar tomar decisiones más correctas durante el resto del embarazo. La suerte está, en gran parte, en favor del bebé.

◆ ◆ ◆

CAPÍTULO 4

La dieta durante el embarazo

Un ser pequeñito se está desarrollando en el cuerpo. He aquí algunas buenas noticias sobre ese bebé. Las probabilidades de que nazca sano son ya bastante elevadas. Aquí tenemos noticias aún mejores: tiene la posibilidad de aumentar considerablemente estas probabilidades—por lo menos tres veces al día—sólo con comer bien.

Presentación de la dieta durante el embarazo—un plan de comidas dedicado a darle al bebé, en el comienzo de la vida, lo más saludable posible. Al seguir esta dieta sana y nutritiva puede mejorar las posibilidades de un peso al nacer normal, mejorar el desarrollo del cerebro del feto y reducir el riesgo de ciertos defectos de nacimiento. Hasta podría ser más probable que el bebé desarrolle una vida adulta más sana.

Y el bebé no es únicamente quien se beneficiará. La dieta del embarazo puede también aumentar las probabilidades de que la mujer tendrá un embarazo sano (algunas complicaciones, tal como anemia y preclampsia son más comunes entre las mujeres que no comen bien); un embarazo cómodo (una dieta razonable puede disminuir el malestar de la mañana, la fatiga, el estreñimiento y otros síntomas del embarazo); un estado emocional balanceado (la buena nutrición puede ayudar a moderar los cambios de humor); un trabajo de parto y un parto oportuno (en general, las mujeres que llevan dietas excelentes tienen menos probabilidades de tener partos muy prematuros) y una recuperación postparto más rápida (un cuerpo bien nutrido puede regresar más rápido a la figura anterior y más fácilmente y el peso que se aumentó en una escala razonable puede quitarse más rápidamente).

Por supuesto que apegarse a la dieta del embarazo—como cualquier dieta especial—conlleva un compromiso y cierta cantidad de auto disciplina. También se necesita, por lo menos para la mayoría de las mujeres, algunos cambios de hábitos alimenticios. En otras palabras, para la comedora promedio, la dieta del embarazo puede parecer realmente un desafío.

La forma como las madres embarazadas responden al desafío varía. Tal vez se inscriba en el programa por sí sola, sin dudarlo o sin reservas, apegándose a él con la dedicación de un atleta olímpico en el entrenamiento. O puede que, después de ver la lista de requisitos, estar decididamente menos entusiasta. Renuente a seguir la dieta al pie de la letra, la embarazada puede seleccionar y escoger de lo que ésta tiene para ofrecerle combinando sus principios para satisfacer lo acostumbrado estilo de comer. O tal vez le dé un vistazo a "los doce requisitos" diarios de la dieta, y grite y corra en busca de la comida rápida más próxima.

Sin tener en cuenta la forma cómo responda, esta dieta puede tener un lugar en el embarazo. Esperanzados en que escoja seguirla cuidadosamente, por lo menos la mayoría del tiempo. O tal vez, la siga sin mucho interés todo el tiempo. Pero aunque la obediencia siga con las hamburguesas y las papas fritas, la embarazada aún puede tomar algunos puntos importantes que le ayudarán a alimentarse y alimentar mejor al bebé durante los próximos nueve meses.

Tenga en mente que si decide cómo arreglárselas con la dieta en el embarazo, esos hábitos dietéticos—incluso aquellos que ha tenido durante años—pueden cambiarse, lo cual puede hacer si se apega a la dieta del embarazo fácilmente en el transcurso de los meses. Digamos que nunca ha probado el pan integral. Después de haberlo cambiado durante algunos meses, puede que lo encuentre más sabroso que el pan blanco. O tal vez la embarazada no solía desayunar desde la escuela secundaria. Haga del desayuno un tiempo de comida que no puede omitir, ahora le hará pensar cómo antes podía dejarlo pasar. ¿Ha pensado que el azúcar es el alimento favorito del grupo alimenticio? Considere dejarla por otros alimentos dulces más nutritivos durante estos nueve meses, lo cual puede resultarle que tratarse a sí misma y alimentar bien al bebé no es mutuamente exclusivo. Deje sus hábitos anteriores y comience con los hábitos nuevos de forma gradual y la dieta puede simplemente convertirse en un desafío que siente que puede controlar.

Nueve principios básicos para nueve meses de alimentación saludable

Cada bocado cuenta. No disponemos más que de nueve meses de comidas y bocados para proporcionar a nuestro bebé el mejor comienzo posible en la vida. Por lo tanto, cada comida cuenta. Antes de llevarnos el tenedor a la boca, debiéramos pensar: "¿Es lo mejor que le puedo dar a mi bebé?" Si el bocado ha de ayudar al bebé, adelante; si sólo va a beneficiar nuestro placer por lo dulce o satisfacer nuestro apetito, dejaremos el tenedor en el plato. Busque algo que valga más la pena. Aunque la mayoría de los bocados deben contar para la buena nutrición, algunos pueden—y deben—contar por puro placer. Si alguna de las comidas que ha elegido no tienen una buena parte nutritiva, debe ser por lo menos alguna que realmente disfrute (véase Trampas sin culpa, página 88).

No todas las calorías fueron creadas iguales. Escoja sus calorías con cuidado, seleccionando calidad en vez de cantidad. Podría parecer obvio—y hasta injusto— pero esas 200 calorías en un biscochito (*donut*) no son iguales que las 200 calorías en un pan con pasas de harina integral. Ni son iguales las 100 calorías de diez papas fritas a 100 calorías de una papa asada con cáscara (o de una ración de papas horneadas, véase página 101). Así, elegiremos las calorías con cuidado, prefiriendo la calidad a la cantidad. El bebé se beneficiará mucho más de 2,000 calorías ricas en nutrientes al día que de 2,000 calorías en la mayor parte vacías. Y también el cuerpo mostrará los beneficios en el postparto.

Si pasa hambre la madre, pasa hambre el hijo. Del mismo modo que ni se nos ocurriría hacer pasar hambre al bebé después de nacer, tampoco debemos pensar en matarle de hambre cuando está en el útero. El feto no puede desarrollarse bien a partir de la carne de la madre, por mucha que ésta tenga. Necesita recibir una nutrición regular a intervalos regulares. Incluso cuando no tiene hambre, el futuro bebé sí que está hambriento. La futura madre no debe nunca saltarse una comida. De hecho, comer con más frecuencia puede ser el mejor camino para lograr un feto bien alimentado. Según estudios recientes, las madres que comen por lo menos cinco veces al día (tres comidas y dos meriendas o cinco comidas ligeras, por ejemplo) tienen más posibilidades de llegar a término completo.

La eficiencia es efectiva. Debemos satisfacer nuestras necesidades nutricionales diarias del modo más eficaz posible dentro de nuestra necesidad calórica. Comer un sándwich preparado con 6 cucharadas de mantequilla de maní (si la embarazada puede disminuirlo) a 750 calorías, o cerca del 25 por ciento de la asignación diaria, es una forma considerablemente menos eficiente de obtener 25 gramos de proteína neta en una porción que comerse un hamburguesa con 3 onzas de pavo de 250 calorías. Y tomar una taza y media de helado (unas 450 calorías) es una manera bastante menos eficaz de obtener 300 miligramos de calcio que comer un yogur descremado (100 calorías). Porque las grasas, que tienen más del doble de calorías por gramo que las proteínas o los hidratos de carbono, constituyen una fuente de calorías particularmente poco eficaz. Se preferirán las carnes magras a las carnes grasas, la leche y los productos lácteos descremados o bajos en grasa a los enteros, los alimentos asados a los fritos; untar el pan solamente con una capa delgada de mantequilla o utilice una o dos cucharaditas de aceite de oliva para sofreír en lugar de un cuarto de taza. Y siempre trate de escoger los alimentos que llenan más de un requisito a la vez; de esa forma obtendrá más nutrición de menos calorías (véase la casilla derecha de arriba).

La eficacia también es importante, si la embarazada tiene problemas para aumentar bastante peso. Para un aumento de peso más saludable, se elegirán alimentos ricos en nutrientes y calorías (los aguacates, nueces y frutas secas, por ejemplo) que puedan satisfacer a la madre y al bebé, sin llenar demasiado a ésta. Y se evitarán tales alimentos llenos de calorías como las palomitas de maíz o las grandes ensaladas, que tendrán justo el efecto contrario.

Los carbohidratos son un tema complejo. Algunas mujeres, preocupadas por no aumentar demasiado de peso durante el embarazo, prescinden erróneamente en la dieta de los hidratos de carbono, como

---

DUPLIQUE LA NUTRICIÓN, NO LAS CALORÍAS

Siempre que sea posible, escoja los alimentos que llenan más de un requisito (yogur para el calcio y proteína, por ejemplo, o brócoli para los vegetales de hoja verde, vitamina C y calcio). Esta forma eficiente de comer le ayudará más fácilmente a satisfacer sus Doce puntos diarios de la dieta *sin* sobrellenar el estómago o el marco. Los doce puntos diarios de la dieta se describen al inicio de la página 88.

---

por ejemplo de las papas hervidas. Es cierto que los carbohidratos simples y/o refinados (como el pan blanco, el arroz blanco, los cereales refinados, los pasteles, las galletas, el azúcar y los jarabes) son pobres desde el punto de vista nutritivo. Pero los hidratos de carbono complejos no refinados (pan integral y cereales integrales, arroz integral, hortalizas, frijoles y guisantes y, evidentemente, las papas—especialmente con la cáscara) y los frutos frescos proporcionan elementos esenciales como las vitaminas B, los minerales traza, proteínas y fibra. Además son buenos no solamente para el futuro bebé, sino también para la madre, a la que ayudarán a combatir las náuseas y el estreñimiento, y debido a que son ricos en fibra, pero no en grasas (siempre, naturalmente, que no estén bañados en salsas a base de mantequilla o recubiertos de dulce y grasosas cremas), también la ayudarán a que el aumento de peso esté bajo control. Las investigaciones más recientes sugieren otra ventaja para las consumidoras de hidratos de carbono complejos: consumir gran cantidad de fibra puede reducir el riesgo de desarrollar una diabetes gestacional. Tenga cuidado de pasar lentamente de una dieta baja en fibra a una dieta alta en fibra para evitar un trastorno estomacal.

Antojos dulces: nada más que problemas. Ninguna caloría es tan vacía y por consiguiente tan desperdiciada como una caloría de azúcar. Y sin embargo, las calorías vacías están bien de vez en cuando—aunque esté embarazada—pero tienden a aumentar mucho más rápido de lo que piensa, dejando menos espacio en la dieta para las calorías sustanciales nutritivamente. Además, parece que las investigaciones demuestran que el azúcar puede no sólo estar desprovisto de valor, sino que puede ser perjudicial. Las investigaciones sugieren que, además de contribuir a la obesidad, la preferencia de las personas en los Estados Unidos por el azúcar puede estar relacionada con la caries dental, la diabetes, las enfermedades cardíacas y cáncer del colon. Quizá lo peor que pueda decirse del azúcar es que muy a menudo se encuentra en alimentos totalmente insolventes desde el punto de vista de la nutrición. Algunas veces simplemente se agrega para mejorar el sabor de un producto cuyos ingredientes no son naturalmente equivalentes—como en la salsa de tomate que se elabora con tomates menos maduros.

El azúcar refinada está etiquetada con muchos nombres en las estanterías de los supermercados, incluyendo el jarabe de maíz y jugo de caña deshidratada. Los azúcares no refinados, tal como la miel, no son por sí solos más nutritivos que la refinación misma, aunque puedan encontrar se entre los alimentos más nutritivos—particularmente aquellos que encontrará en las secciones de alimentos sanos de la tienda. Trate de limitar la ingestión de todas las formas de azúcar, sin embargo, ya que las calorías que deja de ingerir se pueden emplear en los alimentos que reúnen mucho más energía saludable.

Para ingerir dulces nutritivos y deliciosos, sustituya la fruta (dátiles enteros y pasas o albaricoques secos picados, por ejemplo) y concentrados de jugos de frutas (manzana, naranja, mango, uva, por ejemplo—no diluido, congelados o no) por azúcar. Estos proporcionada la dulzura, pero también contienen vitaminas, minerales traza y fitoquímicos (químicos de las plantas que pueden ayudar al cuerpo a defenderse por sí solo contra las enfermedades y el envejecimiento), todas ausentes en el azúcar. Los productos disponibles comercialmente endulzados con ellos son casi invariablemente hechos con granos enteros y grasas saludables y carentes de posibles aditivos químicos. Compre esos o prepare los suyos en casa, utilizando las recetas en este capítulo o en *What to Eat When You're Expecting.* Algunos sustitutos del azúcar bajos en calorías parecen ser seguros durante el embarazo, particularmente Sucralose (Splenda; para más detalles, véase la página 66).

Los buenos alimentos recuerdan aún de dónde proceden. Si hace meses que las zanahorias vieron por última vez el campo en que crecieron (habiendo sido hervidos, guisados, conservados y enlatados después de la cosecha), probablemente no les queda gran cosa del valor original para ofrecer al bebé. Es mejor elegir hortalizas y frutas frescas cuando es la época, frescas congeladas, o enlatadas[1] sin alterar cuando no lo sean o cuando no haya tiempo para prepararlas (son tan nutritivas como las frescas, porque son congeladas inmediatamente después de ser cosechadas). Intentará comer algunos vegetales y/o frutos crudos cada día. Cocinará las verduras al vapor o las salteará ligeramente, para que conserven las vitaminas y minerales. Macerará la fruta en jugos sin añadirle azúcar. Es conveniente evitar los alimentos preparados, que se han llenado de productos químicos, azúcar y sal en la cadena de producción; a menudo tienen un valor alimentario muy bajo. Elegirá una pechuga fresca de pavo en vez de pavo abrumado de confección industrial; una cazuela de pasta de trigo entero con queso (preferible bajo en grasa) en vez de una mezcla de pasta refinada con queso procesado y de color artificial; avena fresca hechos de avena entera (que se puede aromatizar con canela y frutos secos a trocitos) en vez de las variedades instantáneas y muy azucaradas.

---

1. Aunque los alimentos congelados y enlatados pueden ser nutritivos, evite aquellos que contengan azúcar, grasas no saludables, demasiadas grasas, sodio alto o muchos aditivos y preservantes.

TRAMPAS SIN CULPA

El poder de la voluntad tiene un lugar—particularmente mientras está embarazada. Aunque todos nosotros necesitamos permitir la tentación de vez en cuando, sin sentirnos culpables. Así una vez al día (con menor frecuencia si está aumentando de peso muy rápidamente o tiene problemas "de ajustarse a sus requerimientos), ayúdese a sí misma con algo que puede no ser nutricionalmente estelar pero tiene un valor nutricional compensador, por ejemplo, yogur congelado o un pastelito de afrecho (el cual puede contener más azúcar que afrecho). Algunas veces por semana, disfrute algo que aunque no ofrezca mucho del departamento de nutrición pero al menos no es terrible, por ejemplo, una hamburguesa de queso de comida rápida. Ocasionalmente, deleitese con algo que le satisfaga nada más que el apetito: una *donut* glacé, un helado *"sundae hot fudge"* o un dulce.

Siempre trate de hacer trampa selectivamente cuando pueda, por ejemplo, unte mantequilla de maní o queso crema de dieta en el panecillo en lugar de mantequilla; agregue una rebanada de banana y algunas nueces a el helado *sundae;* escoja un dulce que contenga almendras en lugar de dulce de leche *toffee.* Consumir pequeñas porciones de estos alimentos es otra buena estrategia, por ejemplo, comparta una porción de aros de cebolla en lugar de ordenar una sola para la embarazada; sírvase una rebanada delgada de bizcocho de nuez en lugar de una rebanada gruesa. Y no desperdicie sus trampas; haga trampa únicamente con esos alimentos que realmente le apetecen y le encantan. Y no haga demasiada trampa si en caso no puede parar cuando haya empezado.

La comida sana debería ser un asunto de familia. Si en casa existen elementos subversivos que nos piden galletas de chocolate o papas chips, lo más seguro es que la dieta ideal no resista estos ataques.

Lo mejor es convertir a toda la familia en aliada, poniendo a todos sus miembros a la dieta saludable de la futura madre. Se pueden preparar galletas de avena con frutas y chocolate (véase página 104) en lugar de galletas tradicionales "Toll House"; se comprarán papitas horneadas en lugar de las papitas grasosas. Además de tener un bebé más sano y ser una madre relativamente más esbelta, se obtendrá como premio adicional un esposo y unos hijos mayores (si los hay) con mejores hábitos para comer. La madre debería continuar después del parto. Las investigaciones relacionan una buena dieta, no solamente con el resultado de un mejor embarazo, sino con un menor riesgo de muchas enfermedades, incluyendo el comienzo de diabetes en los adultos y cáncer. Lo que significa que la familia en la cual todos comen bien tiene más posibilidades de que todos continúen sanos.

Los malos hábitos que pueden sabotear la dieta. La mejor dieta prenatal del mundo se ve fácilmente socavada si la futura madre no hace caso del consejo de eliminar de la vida el alcohol, el tabaco y otras drogas o fármacos que no son seguros. Lea sobre estos saboteadores el capítulo 3, y si no lo ha hecho, cambie sus hábitos según corresponda.

LOS DOCE PUNTOS DIARIOS DE LA DIETA

Calorías. El viejo proverbio de que una mujer embarazada debe comer por dos es cierto. Pero es importante recordar que uno de estos dos es un diminuto feto en desarrollo cuyas necesidades calóricas son significativamente menores que las de la madre—tan sólo 300 calorías diarias más o menos. Así, si la mujer tiene un peso promedio, precisará sólo unas 300 calorías más que las necesarias para mantener el peso de antes del embarazo.[2] Durante el primer trimestre podrá precisar menos de 300 calorías extra diarias, a menos que esté intentando compensar por haber empezado el embarazo con un peso demasiado bajo. Dado que el metabolismo se acelera más adelante, quizá necesitará algo más de esas 300 calorías extra diarias.

El consumir más calorías de lo que el bebé precise para crecer y lo que la madre necesita para producirlo, no sólo es inútil, sino también poco sensato. Por otra parte, consumir menos calorías no sólo es poco sensato, sino potencialmente peligroso; las mujeres que no tienen un aporte calórico suficiente durante el embarazo, particularmente durante el segundo y tercer trimestre, pueden obstaculizar seriamente el desarrollo del bebé.

Existen cuatro excepciones de esta fórmula básica. En cada uno de estos casos, la futura madre deberá hablar con el médico acerca de sus necesidades calóricas: la mujer con exceso de peso que, con una buena orientación dietética, necesitará quizá menos calorías; la mujer con un déficit serio de peso, que con seguridad necesitará más calorías; la adolescente, que aún está creciendo y tiene unas necesidades nutricionales especiales; y la mujer que tiene fetos múltiples y que deberá añadir 300 calorías a la dieta por cada uno de los fetos.

Tener que ingerir 300 calorías adicionales al día parece el sueño del amante de la comida, pero desgraciadamente no lo es. Una vez ingeridos los cuatro vasos de leche (un total de 360 calorías para la descremada) o comido el equivalente en alimentos ricos en calcio, es probable que haya sobrepasado el límite de calorías permitidas. Lo que significa que en vez de añadir tentadores suplementos, probablemente deberá suprimir aquellos a los que la embarazada está acostumbrada, para alimentar adecuadamente al bebé y mantener el aumento de peso dentro de los límites razonables. Para asegurarse de que obtiene el mayor rendimiento en cuanto a nutrientes de las calorías que se ingieren, lo mejor es convertirse en una experta eficiente en dietética (véase página 86).

Aunque las calorías cuentan durante el embarazo, no deben ser contadas. En vez de preocuparse con complicados cómputos a cada comida, es mejor pesarse en una báscula confiable cada semana para comprobar el aumento. La mujer se pesará cada vez a la misma hora del día,

---

JUEGUE CON LA INGESTION DE PROTEÍNAS

Para la mayoría de las mujeres, llenar los requerimientos de proteínas del embarazo no es un desafío. Si al finalizar el día la embarazada ha ingerido media o una porción entera de menos, la forma más rápida de llegar al total deseado es mediante un bocadito de gran densidad proteínica a la hora de acostarse. Por ejemplo, una ensalada de huevo (que equivale a media porción proteica cuando se prepara con 1 huevo entero y 2 claras) con galletas de harina de trigo integral; un batido doble de leche (dos tercios de una porción proteica, véase página 103); ó ¼ de taza de requesón (una porción proteica entera) aderezados ya sea con fruta fresca, pasas y canela, tomate cortado y albahaca, o (si le gusta picante) salsa. Pero, no se utilizarán suplementos proteicos en polvo o líquidos para completar la porción de proteínas, ya que podrían ser dañinos durante el embarazo, son un proveedor de exceso de calorías y pueden ser muy costosos para comprarlos. Además de que puede ser que ingiera demasiada proteína de esa forma.

---

2. Para determinar aproximadamente cuántas calorías precisa la embarazada para mantener el peso de antes del embarazo, se multiplicará el peso por 12 si lleva un estilo de vida sedentario, por 15 si éste es moderado y hasta por 22 si lleva una vida muy activa. Debido a que la tasa a la que se queman las calorías varía de una persona a otra incluso durante el embarazo, los requerimientos calóricos también lo hacen, y por lo tanto los valores calculados constituyen sólo una aproximación.

desnuda o llevando la misma ropa (o ropa que pese aproximadamente lo mismo), de forma que los cálculos no se vean falseados por una comida abundante una semana o un suéter muy pesado a la siguiente. Si el peso va aumentando según lo planificado (un promedio de una libra semanal durante el segundo y tercer trimestre; véase página 174), la embarazada habrá estado consumiendo el número adecuado de calorías. Si el aumento es inferior a este valor, estará ingiriendo muy pocas; si es superior, éstas serán demasiadas. Se mantendrá o ajustará la ingestión de calorías según sea preciso, pero siempre teniendo cuidado de no suprimir nutrientes necesarios junto con las calorías.

Proteínas: tres porciones diarias. Las proteínas están constituidas por unas sustancias denominadas aminoácidos, que son las piezas que forman las células humanas; son particularmente importantes en la formación de las células de un nuevo ser, cuyas células se multiplican rápidamente. Por lo tanto, la mujer embarazada deberá intentar ingerir al menos de 60 a 75 gramos de proteína diarios. Si eso suena como demasiado, recuerde que muchas personas en Estados Unidos (incluyendo la embarazada, probablemente) consumen por lo menos ese tanto diariamente sin siquiera tratar. Para obtener la ración de proteína, todo lo que tiene que hacer es comer un total de tres porciones de alimentos con proteína de los Grupos de la selección de alimentos (véase página 95). Al hacer el recuento de las porciones proteicas, no se deberá olvidar el conteo de las proteínas que se encuentran en muchos de los alimentos ricos en calcio: un vaso de leche y 30 gramos de queso proporcionan cada uno un tercio de una ración proteica; una taza de yogur es igual a media ración; 4 onzas de salmón enlatado, equivalen a una ración entera.

Alimentos con vitamina C: tres porciones o más diarias. Tanto la madre como el bebé precisan vitamina C para la reparación de los tejidos, la cicatrización de las heridas y otros procesos metabólicos (que utilizan nutrientes). El bebé también la precisa para un crecimiento adecuado y para el desarrollo de unos huesos y dientes fuertes. La vitamina C es un nutriente que el cuerpo no puede almacenar, por lo que se precisa un suministro diario. Es mejor consumir los alimentos ricos en vitamina C frescos y crudos, ya que la exposición a la luz, el calor y el aire acaba destruyendo la vitamina con el tiempo. Tal como podemos ver en la lista de Alimentos con vitamina C de la página 96, el tradicional jugo de naranja (tan bueno como es) está lejos de ser la única, e incluso la mejor, fuente de esta vitamina esencial.

Alimentos con calcio: cuatro porciones diarias. Probablemente cuando estuvo en la escuela primaria aprendió que los niños que están creciendo necesitan mucho calcio para tener unos huesos y dientes fuertes. Lo mismo sucede con los fetos que van camino de convertirse en bebés que crecen. El calcio también es vital para el desarrollo de la musculatura, el corazón y los nervios, la coagulación de la sangre y la actividad enzimática. Pero no sólo es el bebé el que sale perdiendo cuando la madre no ingiere suficiente calcio. Si los suministros son inadecuados, en el proceso de desarrollo del bebé se extraerá calcio de los huesos de la madre, para ayudar a cubrir sus necesidades, condenándola a sufrir de osteoporosis más adelante. Por lo tanto, la embarazada tomará diligentemente las cuatro porciones diarias de alimentos ricos en calcio. Y no se delse preocupar si los cuatro vasos de leche no le atraen en absoluto. El calcio no tiene por qué ser un vaso de leche. Puede serlo en forma de un yogur, un pedazo de queso, o una gran porción requesón (algunas requesónes hoy en día tienen extra calcio agregado). Puede esconderse en sopas, guisos, panes, cereales, postres; ello es especialmente fácil cuando se toma en forma de leche descremada en polvo o evaporada ($\frac{1}{3}$ y $\frac{1}{2}$ taza[3] respectivamente, equivalen a un vaso de leche o a una ración de calcio). Y si la embarazada opta por el vaso, podrá duplicar la cantidad de

---

3. Las cantidades necesarias para obtener 1 taza pueden variar; verifique las etiquetas.

calcio añadiéndole ⅓ de taza de leche descremada en polvo (véase Batido de leche doble, página 103).

Para aquéllas que no toleran o no toman productos lácteos, el calcio también puede obtenerse de otros alimentos. (Un vaso de jugo de naranja fortificado con calcio, por ejemplo, proporciona eficientemente una ración de calcio y vitamina C.) La lista de alimentos ricos en calcio de la página 95 nos proporciona diversos equivalentes no lácteos. Para las que no pueden estar seguras de ingerir suficiente calcio (1,200 mg diarios) en la dieta como por ejemplo las vegetarianas o las que sufren de intolerancia a la lactosa, podría ser recomendable tomar un suplemento de calcio.

Hortalizas y frutas amarillas y de hoja verde: tres porciones diarias o más. Estos alimentos preferidos por los conejos proporcionan la vitamina A en forma de betacaroteno, que es vital para el crecimiento celular (las células del bebé se multiplican a una velocidad fantástica), una piel, huesos y ojos sanos. El betacaroteno puede incluso reducir el riesgo de algunos tipos de cáncer. Estos alimentos también suministran vitaminas esenciales (vitamina E, riboflavina, ácido fólico, vitamina B_6), numerosos minerales (muchas hortalizas de hoja verde proporcionan gran cantidad de calcio así como un poquito de minerales), y fibras que ayudan a combatir el estreñimiento. Podemos encontrar una generosa selección de las fuentes naturales de vitamina A más eficaces en la lista de Hortalizas y frutas de la página 98. Las que no sientan ninguna inclinación por las hortalizas quedarán sorprendidas al descubrir que las zanahorias y espinacas no son las únicas fuentes de vitamina A, y de hecho, que esta vitamina se encuentra empaquetada en algunos de los más tentadores dulces que nos ofrece la naturaleza (albaricoques secos, melocotones, melónes nectarinas y mangos, por ejemplo). Y aquéllas a las que les gusta beber las hortalizas, se alegrarán de saber que de vez en cuando podrán tomar un vaso de coctel de jugo de hortalizas, o la bebida de mango que contará para la ración de hortalizas y fru-

tas amarillas y de hoja verde (véase la página 105). Pero no todas las frutas y vegetales deben provenir de los jugos, ya que la mayoría carece de fibra suficiente. Y tenga cuidado con los jugos que realmente son "bebidas" de frutas azucaradas.

Otras frutas y hortalizas: dos porciones diarias o más. Además de los alimentos ricos en vitaminas A y C y betacaroteno, la embarazada precisa al menos dos tipos más de frutas u hortalizas al día para obtener más fibra, vitaminas y minerales. Estas frutas fueron relegadas a una posición de segunda clase en el pasado. Pero ahora, se reconoce que no solo son ricas en minerales, vital para la salud de la mujer embarazada. Muchas de ellas son ricas en potasio y/o magnesio, ambos muy importantes para la buena salud de la embarazada, y boro, cuya importancia está empezando a descubrirse. Algunas también son ricas en fitoquímicos y aquellas que tienen color rojo (sandía y uvas rojas, por ejemplo) son ricas en lycopene antioxidante. En la página 98 se sugieren varias de estas frutas y hortalizas.

Cereales integrales y legumbres: de seis a once porciones diarias. Los cereales integrales (trigo, avena, centeno, cebada, maíz, arroz, mijo y soya, etc.) y las legumbres (arvejas, frijoles y maní) están dotados de nutrientes, particularmente de vitaminas del grupo B^4, que son necesarios para todas y cada una de las partes del cuerpo del bebé en desarrollo. Estos hidratos de carbono, complejos concentrados, también son ricos en traza de minerales, tales como el zinc, el selenio y el magnesio, que se ha demostrado que son muy importantes en el embarazo. Los alimentos que tienen almidón también pueden ayudar a reducir los mareos matinales. Aunque estos alimentos tan vitales tienen muchos nutrientes en común, cada uno tiene sus propios poderes. Para obtener el máximo beneficio, se incluirá toda una variedad de hidratos de carbono complejos en la dieta.

---

4. Excepto para la B_{12}, la cual se encuentra únicamente en los alimentos de origen animal.

LA VERDAD SOBRE LA BUENA GRASA

¿Piensa que todas las grasas equivalen a malas noticias? Algunas, como la ómega-3 ácido graso poli).insaturado por sus siglas en ingles DHA (ácido docosahexaenoico), realmente forman parte de los titulares por ser saludables. El DHA ha demostrado que baja el colesterol y la presión sanguínea, así como reduce el riesgo de enfermedades cardiacas, siendo buenas noticias para aquellos que son conscientes de la salud del corazón. Pero las buenas noticias sobre el DHA aún pueden ser mejores para las mujeres embarazadas y las nuevas madres. Porque el DHA es un componente principal del desarrollo del cerebro y la retina, es esencial para el crecimiento adecuado del cerebro y el desarrollo de los ojos en los fetos y los bebés que están creciendo. De modo que ingerir suficiente DHA en la dieta durante el embarazo (especialmente durante los últimos tres meses, cuando el cerebro de el bebé está creciendo a un paso rápido) y la lactancia (el contenido de DHA del cerebro de un bebé se triplica durante los primeros tres meses de vida) es extremadamente importante. Y he aquí otra razón para comer alimentos ricos en DHA: los expertos sospechan que puede haber una relación entre una ingestión baja de DHA y la depresión postparto.

No hay un requerimiento diario recomendado de DHA todavía, ya que esto se investiga actualmente. Mientras tanto, trate de comer regularmente una variedad de alimentos que lo contengan. El DHA se encuentra en cantidades concentradas en peces aceitosos como el salmón, trucha, arenque, anchoas y sardinas, así como también en los huevos y las nueces que son ricas en DHA. También se encuentra en pequeñas cantidades en semillas de linaza, pollo, huevos regulares, atún enlatado, cangrejo, camarón e hígado. Ya que no hay evidencia de que las cápsulas de aceite de pescado sean seguras para ingerirlas durante el embarazo, es mejor obtener el DHA de la comida y no de tales suplementos.

Seamos atrevidos: empanicemos el pescado con salvado de avena sazonado con finas hierbas y queso parmesano. Añadamos triticale al arroz pilaf. Usemos cebada molida en nuestra receta favorita de galletas de avena. Sustituyamos los frijoles por habas en la sopa. No se considerará que los cereales refinados (panes o copos hechos con harina blanca, por ejemplo) cumplen con estos requisitos. Aunque estén "enriquecidos", aún carecen de la fibra y de más de una docena de vitaminas y traza de minerales que se encuentran en los granos enteros originales. Le proporcionamos una lista de granos enteros y legumbres en la página 98.

Alimentos ricos en hierro: algunos cada día. Para la formación de la sangre del feto son esenciales grandes cantidades de hierro, y también para el aumento del volumen sanguíneo de la propia madre; por ello ésta precisará más de este mineral durante estos nueve meses que en cualquier otra etapa de la vida. La dieta será lo más rica en hierro posible (véase la lista de la página 99). Al ingerir alimentos ricos en vitamina C al mismo tiempo que alimentos ricos en hierro, la absorción de este último aumentará. Debido a que a menudo es difícil suministrar todo el hierro que requiere una embarazada únicamente mediante la dieta, se recomienda que a partir de aproximadamente la veinteava semana, ésta tome a diario un suplemento de 30 a 50 mg de hierro ferroso además de sus vitaminas prenatales. Para estimular la absorción del hierro del suplemento, éste debería tomarse entre las comidas con un jugo de frutas rico en vitamina C o con agua (pero no con leche, té o café). Si la prueba de anemia muestra que las reservas de hierro de una mujer embarazada son bajas, puede que el médico le prescriba de 60 a 120 mg.

Las grasas y los alimentos ricos en grasas: cuatro porciones completas u ocho medias porciones diarias, o una combinación equivalente. Según los lineamientos de la nutrición generalmente aceptados, no más del 30% de las calorías que ingiere un adulto, debiera provenir de las grasas (en la dieta promedio de los americanos, el 40% de las calorías son de origen graso). Los mismos lineamientos del 30% se aplican a las embarazadas. Ello significa que si el peso de una mujer es de aproximadamente 125 libras y necesita unas 2,100 calorías diarias (véase la guía en el Apéndice en la página 551, si el peso de la lectora es distinto), no más de 630 de dichas calorías deberán provenir de las grasas. Dado que sólo se precisan 70 gramos de grasa—tanto como encontrará en una hamburguesa grande de comida rápida y papas fritas grandes—para alcanzar las 630 calorías, este requerimiento es claramente el más fácil de cubrir y de sobrepasar. Y aunque no hay nada malo en tomar un par de alimentos de más del grupo de los que contienen vitamina C o del de las hortalizas de hoja verde, o incluso más cereales integrales o alimentos ricos en calcio, demasiadas porciones de grasa podrían representar demasiadas libras de peso. Sin embargo, aunque es una buena idea mantener la ingestión de grasas a un nivel moderado, eliminarlas por completo de la dieta podría ser peligroso. La grasa es vital para el bebé que se está desarrollando; los ácidos grasos esenciales que proporciona son justamente eso, esenciales. Los ácidos grasos omega-3 son especialmente beneficiosos en el tercer trimestre. (Véa la casilla en la página 92.)

La embarazada deberá controlar cuidadosamente los alimentos ricos en grasas que consume a diario; cubrirá sus necesidades, pero tratará de no excederlas. No deberá olvidar que las grasas que se utilizan para cocinar y preparar los alimentos también cuentan. Si se han frito unos huevos en media cucharada de margarina (media ración) y se ha mezclado la ensalada de repollo con una cucharada sopera de mayonesa (una ración) incluye 1½ ración, se incluirán estas cantidades en el cómputo diario.

Si la gestante no está aumentando bastante peso y si aumentar las cantidades de otros alimentos nutritivos no ha dado resultado, intentará ingerir a diario una ración extra de grasa (pero no más); las calorías concentradas le ayudarán a conseguir el peso óptimo.

Para más información sobre las grasas y el colesterol durante el embarazo, véase la página 145. Fíjese que el sustituto de la grasa Olestra (nombre de marca Olean), que se encuentra en algunos alimentos procesados, tales como las papalinas, puede ocasionarle malestar estomacal—algo que las mujeres embarazadas no necesitan.

Alimentos salados: con moderación. Antes la medicina prescribía una limitación de la sal (cloruro sódico) durante el embarazo, ya que esta sustancia contribuye a la retención de agua y al hinchamiento de los tejidos. Pero actualmente se cree que un cierto aumento del volumen de líquido corporal es necesario y normal, y que para el mantenimiento de un nivel adecuado de líquidos se precisa una cantidad moderada de sodio. De hecho, una dieta carente de sodio puede ser dañina para el feto. No obstante, las cantidades muy elevadas de sal y los alimentos muy salados (tales como las conservas en salmuera o vinagre y papas fritas ó papitas ó papalinas) no son buenos para nadie, independientemente de si se está o no embarazada. Una ingestión elevada de sodio está estrechamente relacionada con la presión sanguínea alta, trastorno que puede ocasionar diversas complicaciones potencialmente peligrosas durante el embarazo y el parto. Como regla general, en vez de salar la comida mientras la prepara, se salará al gusto cuando ya esté en la mesa. Cómase un pepinillo cuando se le antoje, pero asegúrese de parar después de uno y no cuando lleve la mitad de la lata. Aunque la deficiencia de yodo no constituye un problema en los Estados Unidos, la embarazada quizá desee usar sal yodada para asegurarse de cubrir sus necesidades, que han aumentado con el embarazo.

Líquidos: al menos 8 vasos de ocho onzas al día. La embarazada no sólo está comiendo para dos, también debe de beber para dos. Si ella ha sido siempre una de esas personas que pasa el día sin apenas tomar un sorbo, ahora ha llegado el momento de cambiar este hábito. Durante el embarazo aumenta la cantidad de líquido corporal, y por ello debe aumentar también la ingestión de líquidos. También

¿QUÉ HAY EN LA PASTILLA?

Al menos en Estados Unidos, no existen normas estándar establecidas por la Administración de Alimentos y Medicamentos (FDA), la asociación de ginecólogos o la Academia Nacional de Ciencias que especifiquen exactamente sobre lo que debe contener una pastilla de suplemento prenatal. Frecuentemente se recetan suplementos, y en general las fórmulas recetadas son superiores a las que se pueden comprar sin receta. (No obstante no descarte las vitamintas prenatales que se venden sin receta médica que estén a la mano; éstas con frecuencia contienen la misma fórmula que las vitaminas prenatales de venta con prescripción y pueden costar mucho menos. Lea las etiquetas y compare).

Si una mujer desea elegir ella misma un suplemento de vitaminas y minerales, debe cerciorarse que ésta contenga:

◆ Un máximo de 4,000 UI de vitamina A; más de 10,000 UI puede resultar tóxico. Muchos fabricantes han reducido la cantidad de vitamina A en los suplementos o la han reemplazado con betacaroteno, que es una fuente de vitamina A más segura.

◆ Por lo menos 400 a 600 mcg de ácido fólico (folato).

◆ 250 mg de calcio. Si la dieta no contiene alimentos de alto contenido de calcio (véase página 90), entonces necesitará un suplemento adicional que le permita alcanzar 1,200 mg que se necesitan durante el embarazo. Nunca tome más de 250 mg de calcio diarios (o 25 mg de magnesio) junto con el suplemento de hierro ya que las grandes cantidades de estos dos minerales dificultan la absorción de hierro. Si necesita tomar grandes dosis de calcio o magnesio hágalo 2 horas antes ó 2 horas después de haber tomado el suplemento de hierro.

◆ 30 mg de hierro

◆ 80 mg de vitamina C

◆ 15 mg de zinc

◆ 2 mg de cobre

◆ 2 mg de vitamina B_6

◆ Un máximo de 400 UI de vitamina D.

◆ Aproximadamente la Referencia de Ingestión Requerida (DRI por sus siglos en inglés) de vitamina E (15 mg), tiamina (1.4 mg), rivoflavina (1.4 mg), niacina (18 mg) y vitamina B_{12} (2.6 mg). La mayoría de los suplementos prenatales contienen dos o tres veces el DRI de éstos. No se conocen efectos dañinos de estas dosis.

◆ Algunos suplementos pueden contener magnesio, fluoruro, biotina, fósforo y ácido pantoténico.

el bebé necesita líquidos. La mayor parte del cuerpo, como el de cualquier persona, está compuesto de agua. Además, una mayor cantidad de bebida significa para la madre la posibilidad de mantener la piel suave, de combatir el estreñimiento, de eliminar las toxinas del cuerpo y de reducir la hinchazón excesiva y el riesgo de contraer una infección del tracto urinario. Hay que asegurarse de tomar al menos 8 vasos (2 litros en total) al día—y más si está reteniendo muchos líquidos (paradójicamente, una ingestión abundante de líquido puede hacer que los fluidos excesivos abandonen el cuerpo) o si hay mucho calor (la deshidratación por falta de líquidos puede aumentar el riesgo de un parto prematuro).

Evidentemente, no es necesario que estos vasos de líquido provengan directamente del grifo. Las necesidades de líquido se pueden cubrir también, en parte, con leche (que está constituida por dos terceras partes de agua), jugos de frutas, de vegetales, café descafeinado natural o té (frío o caliente, limite la ingestión de éstos) y también con sopas o agua mineral con gas. No obstante, la embarazada se asegurará de que todos los fluidos que ingiere no sean portadores de calorías para no acabar el día con un exceso calórico. También trate de no beber nada antes de comer (a menos que esté aumentado peso muy rápido), ya que esto la hará sentirse muy llena para completar los doce puntos diarios de la dieta en las comidas.

Si se usan vasos de 12 onzas o pocillos cada vez que se ingieren líquidos, se tomará cada vez una taza y media de una vez, con lo cual no se deberá beber tan a menudo. Se repartirá la ingestión de líquidos durante todo el día, y no se tomarán más de dos vasos en una sola comida.

Suplementos de vitaminas prenatales: es una fórmula para embarazadas que se toma a diario. La teoría de que una gestante sana puede obtener prácticamente todo lo que necesita para alimentarse en la mesa de la cocina era algo que muchos profesionales médicos sostenían. Y, efectivamente, podría ser así si la mujer viviese en un laboratorio donde la comida se preparara para controlar que las vitaminas y minerales fuesen retenidos y medidos para asegurar una ingestión diaria adecuada, si ella nunca comiera con prisas o estuviera demasiado mareada para comer, y si estuviera completamente segura de esperar un solo hijo y de que el embarazo en ningún momento se convertiría en uno de alto riesgo. Pero en el mundo real, el suplemento constituye un seguro de salud adicional y las mujeres que desean seguridad se sentirán más tranquilas con él.

Sin embargo, un suplemento es sólo un suplemento. Ninguna pastilla, no importa qué tan completa sea, puede sustituir una buena dieta. Es necesario que la mayor parte de las vitaminas y minerales procedan de los alimentos, ya que éste es el modo en que los nutrientes pueden aprovecharse mejor. Los alimentos frescos (no procesados) contienen no sólo los nutrientes que conocemos y que pueden ser sintetizados en una pastilla, sino también otros muchos que aún están por descubrir. Hace medio siglo un suplemento para el embarazo no contenía zinc ni otros minerales que hoy sabemos que son necesarios para una buena salud. Pero el pan de trigo integral siempre los ha contenido. Además, los alimentos proporcionan fibra y agua (las frutas y verduras contienen ambos) e importantes calorías y proteínas—elementos que no vienen incluidos en las pastillas. (Dicho sea de paso, no confíe en las pastillas que aseguran sustituir toda la ración necesaria diaria de vegetales—estas no deben sustituir los vegetales naturales.)

Y tampoco se debe pensar que ya que un poco es bueno, mucho será mejor. Las altas dosis de vitaminas y minerales actúan en el cuerpo como si fueran fármacos, y de hecho deberían considerarse como tales, especialmente en el caso de las futuras madres; unas pocas, como las vitaminas A y D, son tóxicas a niveles quesobrepasan por muy poco la cantidad diaria recomendada o RDA por sus siglas en inglés (RDA son ahora llamados DRI). Deberían tomarse sólo bajo vigilancia médica, cuando los beneficios valen más que los riesgos. Lo mismo equivale para los suplementos herbales y otros. El ingerir más de lo permitido por el DRI de tales vitaminas de la dieta diaria, sin embargo, no se considera dañino.

Grupos de selección de alimentos de la dieta ideal

Muchos alimentos suministran más de un requerimiento de nutrientes, de forma que los Grupos de selección de alimentos podrán solaparse. Los mismos tres vasos de leche, por ejemplo, proporcionarán tres porciones de calcio y una de proteína. Utilice los solapados con la frecuencia que pueda para guardarse calorías y espacio en el estómago.

ALIMENTOS PROTEICOS

Se tomarán cada día tres de las siguientes porcionses, o bien una combinación de tres a cuatro porciones. Cada ración contiene entre 20 y 25 gramos de proteína y la mujer embarazada debe consumir entre 60 y 75 gramos de proteína al día. Recuerde que la mayoría de las opciones de productos lácteos también llenan los requerimientos de calcio, lo que los hace ser elecciones especialmente eficientes.

24 onzas vasos de leche, descremada o semi descremada

16 onzas de leche desnatada (leche descremada con leche entera)

¾ de taza de requesón

1¾ tazas de yogur, bajo en grasa

1¾ onzas (½ taza rallado) de queso parmesano

5 claras de huevos grandes

2 huevos completos, más dos claras de huevo

3½ onzas de atún blanco enlatado en agua.

3 onzas de carne de pollo o pavo sin piel

3½ onzas de pescado o camarones

5 onzas ó 150 g de almejas, cangrejo o langosta

3 onzas ó 90 g de carne de res, de cordero o de puerco (con muy poca grasa) ó 4 onzas ó 120 g de carne de res o de cordero (con algo de grasa)

3 onzas ó 90 g de carne de ternera

3 onzas ó 90 g de hígado u otras vísceras (con poca frecuencia, porque los químicos pueden almacenarse en los órganos animales)

5 ó 6 onzas ó 180 g de tofu (pasta de soya)

1 porción de proteína vegetariana texturizada o carnes "fingidas" (los contenidos proteicos varían; revise las etiquetas)

ALIMENTOS RICOS EN CALCIO

Se tomarán diariamente cuatro porciones de estos alimentos o cualquier combinación de ellos equivalente a cuatro porciones. Se necesitan 1,200 mg de calcio diarios. Cada ración de lo que se señala a continuación contiene unos 300 mg de calcio y también puede llenar sus requerimientos de proteína.

8 onzas de crema de leche baja en grasa

8 onzas de leche[5] descremada o al 1 por ciento

5 onzas de leche desnatada o fortificada con calcio

½ vaso de leche evaporada sin grasa

1½ tazas de requesón bajo en grasa o sin grasa

1½ onzas de queso cheddar o americano

1¼ onzas de queso suizo

6 a 8 onzas de yogur simple sin grasa o bajo en grasa

½ taza de yogur congelado sin grasa

½ a ⅓ de leche en polvo sin grasa (dependiendo de la cantidad necesaria para hacer 1 taza)

6 onzas de jugo de naranja fortificado con calcio

3½ onzas ó 90 g de caballa o *mackerel Pacific* en lata

4 onzas ó 120 g de salmón en lata

3 onzas ó 90 g de sardinas en lata

2 ó 3 cucharadas de ajonjolí o pasta de sésamo molido

Leche o proteína de soya[5]

Leche de arroz fortificada[5]

Tofu[7]

1½ tazas de bróculi

1½ tazas de acelgas cocidas

1½ tazas de acelgas de todo tipo

2½ cucharadas de melaza o panela oscura

2 tortillas de maíz[6]

ALIMENTOS QUE CONTIENEN VITAMINA C

Ingiera por lo menos tres porciones de vitamina C cada día. El cuerpo no puede almacenar esta vitamina, así que no olvide tomársela ningún día. Recuerde muchos alimentos que contienen vitamina C también llenan los requerimientos de las hortalizas y frutas.

---

5. Consuma la leche sin grasa o al 1 por ciento la mayor parte del tiempo. Utilice la leche con bajo contenido de lactosa si la embarazada es una persona que no tolera la lactosa, o tome la tableta antes de comer productos lácteos.

6. Los contenidos de calcio varían; verifique la etiqueta de información nutricional para asegurarse que el producto contiene aproximadamente el 30 por ciento del DV (valor diario) por porción.

PROTEÍNA VEGETAL

Ya no se considera necesario para los vegetarianos estrictos que no comen productos animales (*vegans*) que combinen diferentes tipos de proteínas vegetarianas (granos y legumbres, por ejemplo) en una sola comida, siempre y cuando obtengan un poco de cada tipo de proteína cada día. (Los *vegans* deberían tomar cuatro porciones de proteína diariamente). Para asegurarse de que está ingiriendo una porción completa de proteína en cada comida, duplique o elija dos medias porciones de lo que abajo se enumera (lo cual contiene de 10 a 13 gramos de proteína cada uno). Para los alimentos que no se enumeraron (tales como las hamburguesas vegetarianas y la soya o las "carnes" de gluten de trigo, que varían tremendamente en la proteína que contienen), observe el tamaño de la porción y el contenido de proteína, y ajuste sus porciones según corresponda. Nota: Muchas de estos alimentos llenan los requerimientos de los granos enteros y legumbres así como de proteína.

Las siguientes opciones son alimentos nutritivos para todas las mujeres embarazadas y las no vegetarianas deben sentirse en la libertad de disfrutarlos también.

LEGUMBRES (mitad de la porción de proteína)

1 taza de habas cocinadas o frijoles con centro negro
¾ de taza de frijoles negros, colorados, pintos, habas verdes, o cualquier tipo de frijol
⅔ de taza de lentejas o arvejas (guisantes/pitipuas) cocinadas
1/2 taza de semillas de soya cocinadas
Tofu u otros productos de soya (revise que en las etiquetas indique de 10 a 12 gramos de proteína)
Productos de gluten de trigo (revise que en las etiquetas indique de 10 a 12 gramos de proteína)

CEREALES (mitad de la porción de proteína)

1½ tazas de cereales*: arroz integral, sémola, cebada, mijo
1⅓ tazas de arroz silvestre
2 onzas (en crudo antes de cocinarla) de pasta de soya
2 a 4 onzas (en crudo) de pasta de trigo integral (según el contenido proteico)
2 onzas (en crudo) de pasta de soya
⅔ de taza (en crudo) de avena u otros cereales de grano entero
1½ onza de cereal integral listo para comer
4 rebanadas de pan de trigo integral
⅓ de taza de germen de trigo

NUECES Y SEMILLAS (mitad de la porción de proteína)

¾ de taza de semillas: ajonjolí, girasol, calabaza
½ taza de nueces Brazil o maní
2 onzas de semilla de "*cashew*", almendras, avellanas, nueces o pistachos
2½ a 3 cucharadas de mantequilla de maní

PRODUCTOS LÁCTEOS Y HUEVOS (mitad de la porción de proteína)

1¼ taza de leche descremada
1½ onzas de queso chedar, americano o suizo o queso bajo en grasa
1/2 taza de requesón
1/4 de taza de queso parmesano
1/3 de taza de leche en polvo sin grasa más 2 cucharadas de germen de trigo
1¼ taza de yogur simple
1 huevo grande más 2 claras de huevos grandes
2 huevos grandes

*Estos granos tienen escasas proteínas: se enriquecerán con 2 cucharadas de germen de trigo por porción.

½ toronja o pomelo
½ taza de jugo de toronja o pomelo
1 naranja pequeña
⅓ taza de jugo de naranja fresco
½ taza de jugo de naranja congelado reconstituido

2 cucharadas de jugo de naranja concentrado
½ mango mediano
½ taza de papaya cortada en trozos
¼ melón pequeño
½ taza de fresas

1¾ tazas de frambuesas o moras
½ pimiento rojo pequeño ó 1 pimiento
   dulce verde mediano
⅔ de bróculi cocido
1½ tomate grande
1 taza de jugo de tomate
¾ de taza de jugo de vegetales
¾ de taza de coliflor (cocinada)
¾ de taza de coles frescas
1 taza de acelgas cocidas, picadas
½ taza de colirrábano cocido
1½ tazas de ensalada de col rallada

HORTALIZAS VERDES Y AMARILLAS

Son necesarias tres o más porciones cada día, y una de ellas se consumirá cruda (para obtener fibra adicional). Es aconsejable comer diariamente algunas amarillas y algunas verdes según la terminología vegetariana. Recuerde, muchos de estos alimentos también llenan los requerimientos de la vitamina C.

⅛ de melón (de unas 5 pulgadas de largo
   la rodaja)
2 albaricoques grandes, frescos o secos
½ mango mediano
1 nectarina o melocotón amarillo
   grande
1 taza de papaya cortada en trozos
½ caqui mediano
1 cucharada sopera de calabaza
   enlatada sin azúcar
⅓ de taza de remolachas cocidas
¾ de taza de bróculi o nabos hervidos
½ zanahoria cruda ó ⅓ de taza de zanahoria cocida
½ de taza de hojas verdes de remolacha
   cocidas
1½ taza y media de endibias o escarola
⅓ de taza de hojas de mostaza o col
   rizada
8 a 10 hojas grandes de lechuga de
   color verde oscuro
1 taza de rutabagas (nabo de Suecia)
   cocido
1 taza de espinacas crudas ó ½ de taza
   de espinacas cocidas
½ taza de calabaza de invierno cocida
¼ boniato o batata pequeña cocida
⅓ de taza de acelgas cocidas

OTRAS FRUTAS Y HORTALIZAS

Se tomarán diariamente por lo menos dos de los productos de la siguiente lista:

1 manzana ó ½ taza de compota de manzana no endulzada
1 banana mediano
⅔ de taza de arándanos
⅔ de taza de cerezas frescas sin semilla
⅔ de taza de uvas
1 melocotón o nectarina medianos
1 pera mediana
1 rodaja mediana de piña fresca o enlatada no endulzada
6 ó 7 espárragos
1 taza de retoños de soya
⅔ de taza de repollitos de Bruselas
¾ de taza de frijoles verdes (ejotes)
1 taza de hongos frescos
9 vainas de quimbombó
½ taza de perejil
⅔ taza pastinacas cocidas
1 papa mediana
⅔ de taza de calabacín

CEREALES INTEGRALES Y LEGUMBRES

Ingiera de seis a once porciones de esta lista cada día—cerca de seis si aumenta rápidamente, cerca de once si aumenta lentamente.

1 rebanada de pan integral de trigo, de
   centeno o de otro cereal integral, o
   de pan de soya
½ taza de arroz integral cocido
½ taza de arroz silvestre cocido
½ taza de cereales integrales cocidos
   (avena, etc).
1 onza (aproximadamente 1 taza,
   aunque las medidas de las porciones
   varían) de cereal integral listo para
   comer con muy poco azúcar (menos
   de 3 gramos), o sin endulzar o
   endulzado con jugo de frutas
2 cucharadas de germen de trigo
½ taza de mijo, trigo sarraceno, copos
   de avena

½ taza de pasta de cereal integral, soya o de pasta del tipo alto en proteínas

1 panecillo de maíz de 2x 2 x 1 de pulgada (preparado con harina que contenga germen)

½ taza de habas o frijoles cocidos

1 tortilla de maíz o trigo entero

ALIMENTOS RICOS EN HIERRO

En casi todas las frutas, las verduras, los cereales y la carne que se come diariamente se encuentran pequeñas cantidades de hierro. Pero es aconsejable incluir en la dieta alguno de los siguientes alimentos, que son muy ricos en hierro (además de tomar el suplemento). Nuevamente, muchos de estos alimentos ricos en hierro también llenan los requerimientos al mismo tiempo.

Pato sin piel

Res, cortes magros

Hígado y otras vísceras (no muy a menudo, debido al alto potencial de los niveles de contaminación química)

Ostras (cocinadas; no comerlas crudas)

Sardinas

Col rizada y nabos

Alcachofas

Papas con cáscara

Calabazas

Espinacas

Spirulina (alga)

Legumbres (guisantes, garbanzos, lentejas, habas verdes y amarillas, por ejemplo)

Semillas de soya y sus productos, tal como tofu

Harina y polvo de algarrobas

Melaza negra

Frutas secas

GRASAS Y ALIMENTOS RICOS EN GRASAS

La futura madre deberá consumir a diario cuatro porciones enteras u ocho medias porciones (acerca de 14 gramos cada una) o una combinación de ambas,

si el peso es de 125 libras (57 kilos) (véase el Apéndice, página 551). No deberá excederse de esta cantidad a menos que el peso vaya aumentando demasiado despacio; no reducirá esta cantidad a menos que aumente de peso demasiado rápido. Procure elegir grasas saludables (marcadas con una a*) con frecuencia y balance las grasas puras (tal como la mantequilla, margarina o aceite) con los alimentos altos en grasas (alimentos que contienen bastante grasa, más otros nutrientes también). Existe una gran cantidad de fuentes de grasas en la típica dieta americana que no están mencionadas aquí; eso es porque la mayoría de ellas no se ajustan bien el aspecto de nutrición.[7] Para los alimentos empacados no mencionados verifique la etiqueta de información nutricional para averiguar el contenido de grasas, recordando el número de gramos de grasa para una ración completa o a la mitad. Muchos de los alimentos de alto contenido de grasa también llenan otros requerimientos de los doce puntos de la dieta diaria.

ALIMENTOS CON ALTO CONTENIDO DE GRASA (MEDIAS PORCIONES)

1 onza de queso suizo, (tipo provolone, mozzarella, Suizo, cheddar)

1½ de mozzarella descremado

2 cucharadas de parmesano rallado

1½ cucharada de crema de leche líquida

1 cucharada de crema más espesa ode batir

2 cucharadas de crema batida

2 cucharadas de crema de leche agria

1 cucharada de queso cremoso

---

7. Existe gran cantidad de alimentos grasos (usualmente de la variedad no saludable) que se ocultan en las comidas favoritas de los americanos. Por ejemplo, podemos ingerir una porción de grasa y muy pocas sustancias nutritivas cuando consumimos: 1 *croissant* corriente, *donut,* bizcocho de chocolate o pastelito danés; 1 porción de pastel de manzana o ½ porción de tarta de pacana; ½ hamburguesa de la tienda de comida rápida o un muslo de pollo pequeño frito; ¼ de taza de ciertos helados como los premium (16% de grasa de leche); 4 panecillos pequeños. ¡Hay que tener cuidado!

1 taza de leche entera
1½ taza de leche al 2%
¾ de taza de leche entera evaporada
½ taza de helado corriente
1 taza de yogur de leche entera
1 cucharada de mantequilla de maní
½ taza de salsa blanca
⅓ de taza de salsa holandesa
2 huevos grandes ó 2 yemas de huevo*
¼ de aguacate pequeño
2 porciones de panecillos, biscochito o galletas de la dieta ideal, que comienza en la página de la portada
6 onzas de tofu*
7 onzas de pavo o pollo de carne blanca, sin piel
3½ onzas de pavo o pollo de carne oscura, sin piel
4 onzas de salmón fresco o enlatado
3 a 6 onzas de atún enlatado en aceite (varía según el corte)
¾ de taza de ensalada de atún preparada con mayonesa regular

GRASAS PURAS (PORCIONES ENTERAS)

1 cucharada de aceite vegetal (preferiblemente de oliva, canola, o de nuez)
1 cucharada de margarina[8] o mantequilla corriente
2 cucharadas de mayonesa "ligera"
1 cucharada de mayonesa normal
2 cucharadas de aliño normal para la ensalada[9]

8. Para ingerir la menor cantidad de grasas, utilice mantequilla para untar que sea suave. Mejor aún, utilice margarina baja en grasas.

9. Debido a que el contenido en grasa de los aliños para ensaladas que se venden preparados varía, se leerán las etiquetas; cada 14 gramos de grasa equivale a una porción.

Recetas

¿Se le antojaron papas fritas y un batido? ¿O algunas galletitas para remojar en la leche? ¿Cómo le parece una bebida de niños o un desayuno listo para campeonas embarazadas? A continuación presentamos algunas recetas destinadas a satisfacer las ganas de tomar dulces o que se pueden servir como desayuno o en las fiestas entre amigos. Para mayor información, véase *What to Eat When You're Expecting*.

SOPA DE CREMA DE TOMATE

PARA 3 PORCIONES

1 cucharada sopera de margarina o mantequilla
2 cucharadas de harina integral de trigo

1¾ de taza de leche desnatada evaporada
3 tazas de jugo de tomate o de vegetales
¼ de taza de puré de tomate
Sal y pimienta al gusto
Orégano y albahaca frescos o secos para sazonar (opcional)

ADEREZOS OPCIONALES

6 cucharadas de requesón (½ ración de proteína) o
2 cucharadas de queso parmesano rallado (¼ de ración de proteína; ½ ración de calcio) o
1 cucharada sopera de germen de trigo (½ ración de cereales integrales)

1. En una cacerola, derretir a fuego lento la margarina. Añadir la harina y revolver durante 2 minutos a fuego muy lento. Verter la leche gradualmente y continuar cociendo a fuego lento removiendo de vez en cuando, hasta que la mezcla espese.

2. Añadir el jugo y el puré de tomate junto con los condimentos y revolver hasta que quede más suave. Continuar cociendo a fuego lento durante 5 minutos revolviendo con frecuencia.

3. Servir la sopa caliente y aderezada si se desea con orégano o albahaca el requesón, el queso parmesano o el germen de trigo.

1 porción = 1 porción de alimento rico en calcio; 1 porción de vitamina C; 1 porción de vegetales de hoja verde si se utiliza jugo de vegetales.

PAPAS HORNEADAS

PARA 2 PORCIONES

> 1½ cucharada sopera de aceite vegetal
> 2 papas grandes para hornear
> 2 claras de huevos grandes
> Sal gruesa y pimienta al gusto

1. Precalentar el horno a una temperatura de 425 °F. Engrasar una fuente de hornear con el aceite vegetal canola.

2. Pelar y limpiar concienzudamente las papas bajo el agua del grifo; secarlas inmediatamente. Cortarlas longitudinalmente a rodajas de ¼ de pulgada, y luego en tiras del tamaño deseado. Secarlas nuevamente.

3. En un bol mediano, batir las claras de huevo con un tenedor o batidor de mano, hasta que estén espumosas. Añadir las papas y mezclarlas con las claras hasta que queden recubiertas.

4. Poner las papas formando una sola capa en la fuente de hornear. Dejar algo de espacio entre ellas para que no se peguen. Cocerlas hasta que estén crujientes, de un color café claro, y tiernas, durante 30 a 35 minutos. Salpimentar y servir de inmediato.

1 porción = 1 porción de otras hortalizas

HARINA DE AVENA COCIDA

PARA 1 PORCIÓN

> 1¼ taza de agua
> ½ taza de avena molida
> 2 cucharadas de germen de trigo (que pueden sustituirse, si hay problemas de estreñimiento, en parte o totalmente por germen de trigo)
> 2 cucharadas de semilla de linaza molida
> Sal al gusto (opcional)
> ⅓ de taza de leche en polvo instantánea desnatada

1. Hervir el agua en una olla pequeña. Añadir la avena, el germen de trigo y la sal, si se desea, revolviendo para que se mezcle bien. Bajar el fuego y cocer durante 5 minutos o más, según la textura deseada, añadiendo más agua si fuera necesario.

2. Quitar la olla del fuego y añadir la leche evaporada. Servir de inmediato.

VARIANTE DULCE:
Añadir 2 cucharadas de pasas y 1 cucharada sopera de jugo de frutas concentrado (o un paquete de Splenda) al echar la avena, o durante el último minuto de cocción si se desea que las pasas no se ablanden; añadir canela en rama y/o sal al gusto (ambas son opcionales) al añadir la leche.

VARIANTE SALADA:
Añadir pimienta, queso parmesano o cheddar rallado (½ onza = ½ porción de calcio) al añadir la leche.

VARIACIÓN CON MULTIGRANOS:
Utilice una combinación de granos (hojuelas de centeno entero, hojuelas de cebada, hojuelas de trigo, que están disponibles en las tiendas de comida

saludable y las secciones de comida saludable de los supermercados) para sustituir todo o parte de la avena.

1 porción = 1 porción de proteínas; 1 porción de cereales integrales; 1 porción de calcio; gran cantidad de fibra.

PANECILLOS DE SALVADO

PARA 12 A 16 PANECILLOS

> Aceite de canola para cocinar
> ⅔ de taza de pasas
> 1 taza de concentrado de jugo, por ejemplo: de manzana, pina, uva blanca o mango
> ¼ de taza de concentrado de jugos de naranja
> 1½ taza de harina de trigo integral
> 1 taza de harina de trigo entero
> 1½ taza de germen de trigo
> ½ taza de semilla de linaza molida
> 1¼ cucharadita de bicarbonato de soda
> ½ taza de nueces picadas
> 1 cucharadita de canela molida (opcional)
> 1½ taza de suero de leche descremada
> 2 claras de huevos grandes, ligeramente batidas
> ⅓ de taza de leche en polvo instantánea descremada
> 2 cucharadas de aceite de canola

1. Precalentar el horno a 350 °F, engrasar ligeramente los moldes de los panecillos con el aceite vegetal o margarina en cada uno de los 12 a 16 moldecillos.

2. En una olla pequeña, mezclar las pasas, ¼ de taza de concentrado de jugo de frutas y el concentrado de jugo de naranja. Dejar hervir a fuego lento durante 5 minutos, revolviendo de vez en cuando.

3. Mezclar en un recipiente la harina, el germen de trigo, la semilla de linaza,

el bicarbonato de soda, las nueces picadas y la canela si desea.

4. En otro recipiente, batir juntos el suero de leche, las claras de huevo, la leche en polvo, el aceite y el concentrado de jugo de frutas restante.

5. Combinar los ingredientes líquidos y sólidos, mezclando totalmente. Añadir las pasas con el jugo de cocción. Llenar los moldes ya preparados hasta dos terceras partes.

6. Hornear hasta que al pinchar con un palillo en el centro de un pastelillo, éste salga limpio; unos 20 minutos aproximadamente.

VARIANTE CON FRUTA:
Añadir dos manzanas o peras medianas, cortadas en cuadritos, junto con las nueces. Si no hay problemas de estreñimiento, sustituir el salvado no procesado por 1 taza de avena, salvado de avena o también cebada.

1 panecillo grande (la receta rinde para 12 panecillos) = 1½ porción de cereales integrales; ½ porción de proteína; alto contenido de fibra. Para la variante con frutas debe añadir una porción de otras frutas.

PANQUEQUES DE SUERO DE LECHE Y TRIGO INTEGRAL

PARA APROXIMADAMENTE 12 PANQUEQUES (3 PORCIONES)

Nota: Tome en cuenta 1 hora de tiempo de preparación desde la mezcla hasta terminarlos.

> 1 taza de suero de leche semi descremada
> 1 cucharadita de concentrado de jugo de manzana
> ¾ de taza de harina de trigo integral
> 3 cucharadas de germen de trigo

2 cucharadas de semilla de
linaza molida
⅓ de taza de leche en polvo
descremada
Una pizca de sal al gusto
(opcional)
Canela molida al gusto
(opcional)
2 cucharaditas de polvo de
hornear
2 claras de huevos grandes
Aceite de canola en spray
1 cucharadita de mantequilla

ADEREZOS OPCIONALES

Jugo de manzana sin
endulzar (1 porción de
otras frutas)
Compota o puré de manzana
o mantequilla de manzana
sin endulzar (sólo la fruta)
½ taza de yogur semi descremado (½ porción de calcio)

1. Mezclar los primeros nueve ingredientes en una licuadora hasta revolverlos
bien.

2. En un recipiente aparte, batir con una
batidora eléctrica las claras de huevo a
punto de nieve. Añadir y batir rápidamente la primera mezcla con la segunda
mezcla. Dejar la pasta reposar durante
una hora.

3. Calentar una sartén antiadherente y
cuando esté caliente, untar con una ligera capa de margarina o mantequilla.
Echar la mezcla y darle forma con la
cuchara hasta formar panqueques de 3
pulgadas. Cuando la superficie de los
panqueques empiece a formar burbujas
y la parte inferior esté ligeramente
tostada, dar la vuelta y dorar por el otro
lado 30 a 45 segundos o más. Continuar
haciendo panqueques, poniendo más
margarina en la sartén cada vez, hasta
que se termine la mezcla.

Servir los panqueques con alguno o
todos los aderezos.

VARIANTES:
Añadir a la pasta alguno de los siguientes
ingredientes:

¼ de taza de pasas (½ porción de otras
frutas); 6 albaricoques secos enteros,
rodajados (algo de hierro; 1 porción de
frutos amarillos); ½ banana, pera o manzana, rodajada (½ porción de otras frutas); ½ de taza de nueces picadas (¼ de
porción de grasa; un poco de proteína).

*⅓ de la receta = 1 porción de cereales
integrales; 1 porción de proteína; ½ porción de calcio; mucha fibra*

BATIDO DE LECHE DOBLE

PARA 1 PORCIÓN

Nota: Congelar un banana algo madura,
pelada y envuelta con plástico, de 12 a
24 horas antes de preparar este batido.

1 taza de leche desnatada o
semi-desnatada
⅓ de taza de leche en polvo
descremada
1 banana algo madura conge-
lada, cortada en pedazos
1 cucharadita de extracto de
vainilla
1 pizca de canela molida al
gusto (opcional)

Batir a puré todos los ingredientes en
una batidora. Servir de inmediato.

VARIANTE DE FRUTILLA:
Añadir ½ taza de frambuesas, frescas o
congeladas sin endulzar, y 1 cucharada
de concentrado de jugo de manzana
congelado (descongelados) antes de
batir; si se desea, omita la canela.

VARIANTE DE NARANJA:
Añadir 2 cucharadas de jugo de naranja
concentrado congelado (descongelado);
omitir la canela.

*1 batido = 2 porciones de calcio; ⅔
de porción de proteína; 1 porción de
otras frutas.*

*La variante de frutillas añade 1 por-
ción de otros frutos y 1 porción de
vitamina C si se utilizan fresas.*

*La variante de naranja añade ½ por-
ción de vitamina C.*

PASTELITOS DE HIGOS

PARA UNOS 36 PASTELITOS DE HIGOS

**1 taza más 2 cucharadas de
jugo de fruta concentrado
4 cucharadas (½ barra) de
mantequilla o margarina a
temperatura ambiente
1 cucharada de fructosa,
azúcar morena o Splenda
1½ taza de harina de trigo
integral
¾ de taza de germen de trigo
¼ de taza de semilla de linaza
molida
1½ cucharadita de extracto de
vainilla
Aceite de canola en spray
1 libra de higos secos,
picados
2 cucharadas de almendras
o nueces**

1. Vierta el concentrado de jugo en una olla pequeña y caliéntelo a fuego lento hasta entibiarlo.

2. Mezclar en un tazón la fructosa y la margarina y la crema con una batidora hasta que esté esponjoso. Añadir ½ taza más 2 cucharadas de concentrado de jugo y continuar batiendo hasta que esté mezclado.

3. Añadir la harina, el germen de trigo, las semilla de linaza y la vainilla; mezclarlo hasta formar una masa. Dividir ésta en dos, formando con cada mitad una barra rectangular. Envolver las barras por separado, con papel encerado y enfriar durante 1 hora.

4. Precalentar el horno a 350 °F. Engrasar ligeramente una bandeja de hornear antiadherente con aceite o manteca vegetal para hornear.

5. Mezclar los higos y el resto de concentrado de jugo de manzana en una olla y cocer a fuego lento hasta que la mezcla se ablande más o menos 15 minutos. Quitar del fuego y mezclar los frutos secos hasta formar una mezcla homogénea.

6. Extender con el rodillo para formar una barra rectangular de masa sobre la bandeja de hornear ya preparada, hasta formar una capa muy fina, aplastando los bordes todo lo posible. Extender la mezcla de higos uniformemente sobre la masa. Extender con el rodillo el segundo rectángulo de masa entre dos capas de papel encerado hasta que alcance el mismo tamaño que el primer rectángulo. Quitar una capa de papel encerado y colocar la masa tan nivelada como sea posible sobre la mezcla de higos. Presionar ligeramente, y recortar los bordes con un cuchillo afilado donde sea necesario.

7. Poner en el horno hasta que la masa esté ligeramente dorada, de 25 a 30 minutos. Cortar en forma de cuadrados o diamantes mientras esté caliente. Déjelos enfriar sobre parrilla antes de comerlos.

3 pastelitos = 1 porción de cereales integrales; 1 porción de otros frutos; algo de hierro; mucha fibra.

PASTELITOS DE AVENA Y FRUTA

PARA 24 PASTELITOS DE 2 PULGADAS

**Aceite de canola en spray
10 dátiles picados
6 cucharadas de jugo de
frutas concentrado
2 cucharadas de aceite de
canola
1½ taza de avena molida con
el rodillo (o una mezcla de
avena entera)
1 taza de pasas
¼ a ½ taza de nueces picadas
¼ a ½ cucharadita de canela
molida
1 clara de huevo grande**

1. Precalentar el horno a 350 °F. Engrasar ligeramente una bandeja de hornear antiadherente con aceite o manteca vegetal para hornear.

2. Mezclar los dátiles y el concentrado de jugo en una olla, y cocer a fuego lento hasta que la fruta se haya ablandado más o menos 15 minutos. Reducir la mezcla a puré en una batidora y verterla en un tazón. Añadir las 2 cucharadas de aceite y la avena, las pasas, las nueces picadas y la canela y revuélvalo hasta mezclarlo.

3. En otro tazón, batir la clara de huevo a punto de nieve. Mezclarla despacio con el contenido del primer tazón. Poner la masa a cucharadas en la fuente de hornear ya preparada dejando unas 2 pulgadas de separación entre cada galleta.

4. Hornear hasta que esté ligeramente dorada, de 10 a 12 minutos.

3 pastelitos = 1 porción de otras frutas; ½ porción de cereales integrales; algo de hierro; mucha fibra.

VARIACIÓN CON CHOCOLATITOS

Omita la canela y las pasas y agregue ½ taza de chocolatitos.

YOGUR DE FRUTAS

PARA 1 TAZA, APROXIMADAMENTE

¾ de taza de yogur bajo en grasa
½ cucharadita de cáscara de naranja rallada
½ taza de fresas frescas o congeladas (descongeladas), no endulzadas
1 cucharada de concentrado de jugo de naranja
5 cucharaditas de concentrado de jugo de fruta
½ cucharadita de canela molida (opcional)

Coloque todos los ingredientes en una licuadora o procesador y hágalos puré. Sírvalos simples o como una salsa para acompañar frutas, pastelitos o panqueques.

1 taza = una porción de vitamina C; ¾ de porción de calcio.

BEBIDA SUAVE DE FRUTAS

PARA 1 PORCIÓN

Nota: Pele, quite la semilla y cortar en cuadritos la fruta según sea necesario para obtener 1 taza.

1 taza de mango, fresas, melón, albaricoques amarillos, bananas y/o papaya
½ taza de jugo frío (naranja, manzana, mango, pera o cualquier otra jugo puro)
3 cucharadas de concentrado de jugo de fruta.
½ taza de cubos de hielo triturado (opcional)

Coloque la fruta, el jugo y los cubos, si lo desea, juntos en una licuadora y licúelos. Luego disfrútelo.

1 taza = 2 porciones de otras frutas, dependiendo de la fruta.

DAIQUIRÍ DE FRESAS SIN ALCOHOL

PARA 4 PORCIONES

2 tazas de fresas frescas, lavadas y sin tallos, o fresas congeladas no endulzadas
1 taza de cúbitos de hielo triturados (sólo ½ taza si se emplean fresas congeladas)
¼ de taza de concentrado de jugo de manzana o más, o al gusto
1 cucharada de jugo fresco de limón verde

Colocar todos estos ingredientes y licuarlos. Servir frío en vasos fríos altos.

VARIACIÓN CON BANANA

Sustituya 2 bananas medianas maduras por las fresas y córtelas en pedazos pequeños.

1 porción = 1 porción de otras frutas;
1 porción de vitamina C.
2 porciones de otras frutas.

SANGRÍA VIRGEN

PARA 5 ó 6 PORCIONES

3 tazas de jugo de uva no
   endulzado
¾ de taza de concentrado de
   jugo de manzana
1 cucharada de jugo de limón
   verde fresco
1 cucharada de jugo de limón
   amarillo fresco
1 limón pequeño con la
cáscara, cortado en rodajas
   y sin semillas
1 naranja con la cáscara,
   cortada en rodajas y sin
   semillas
1 manzana con la cáscara,
   cortada en ocho pedazos y
   sin el centro
¾ de taza de agua con gas
   (soda sin sabor)
Cubos de hielo para servirlo

Verter todos los ingredientes menos el agua con gas en una jarra grande. Mezclar bien y enfriar. Añadir el agua con gas justo antes de servir. Servir con hielo en vasos de vino.

1 porción = 1 porción de otras frutas.

◆ ◆ ◆

Parte 2

NUEVE MESES Y CONTANDO

De la concepción al parto

El primer mes

Aproximadamente de 1 a 4 semanas

Felicitaciones ¡Bienvenida al embarazo! Aunque la mujer aún no luzca como embarazada, ya existe la posibilidad de que comience a sentirse así. Ya sea que experimente sólo sensibilidad en los senos y un poco de fatiga, o todos los síntomas de inicio del embarazo que se enumeran en el libro (y algunos más), el cuerpo se está preparando para los meses en que formará y albergará al bebé. A medida que pasan las semanas, la mujer notará cambios en las partes esperadas del cuerpo (como en la barriga) así como en las partes que ni siquiera se imaginaba (los pies y los ojos). También notará cambios en la forma de vivir y de ver la vida. Pero tratará de no adelantarse tanto en pensar (o leer) sobre el tema. Por ahora, es mejor que descanse, se relaje y disfrute del inicio de una de las aventuras más emocionantes y gratificantes de la vida.

Qué se puede esperar en la primera visita prenatal

La primera visita prenatal probablemente será la más larga durante el embarazo, y definitivamente la más completa. No sólo porque la embarazada pasará por más exámenes, procedimientos[1] (incluyendo varios que se realizarán únicamente en esta visita) y recolección de información (similar a un historial médico completo), pero se invertirá más tiempo en las preguntas (que la mujer le hará al médico y preguntas que el médico le formulará a ella) y respuestas. También surgirán muchas recomendaciones desde lo que se debe comer (y evitar) hasta el tipo de suplementos que puede tomar y la clase de ejercicios que puede practicar. Por lo tanto, se asegurará de llevar una lista de preguntas y dudas que ya hayan surgido, así como un bolígrafo y un cuaderno (o *What to Expect When You're Expecting Organizer*) para tomar notas.

La rutina del médico puede variar un poco con la de otros médicos. En general, el examen incluirá:

---

1. Véase el Apéndice, página 545, para más procedimientos y exámenes.

Confirmación del embarazo. El médico deseará comprobar lo siguiente: los síntomas de gestación que muestra la paciente; la fecha del último período menstrual normal para determinar la fecha calculada de parto (FCP) o la fecha exacta (véase página 8); examinará el cuello uterino y el útero para detectar los signos de gestación y la posible duración del embarazo. Es probable que se ordene una prueba de embarazo (orina y sangre).

Historial completo. El médico deseará tener la mayor cantidad de información posible, para poder cuidar mejor de la paciente. Es conveniente acudir a esta primera visita habiendo consultado las anotaciones que se tienen en casa o habiendo llamado al médico familiar para obtener los siguientes datos: historial médico personal de la embarazada (enfermedades crónicas, enfermedades graves o intervenciones quirúrgicas anteriores, alergias conocidas, incluyendo las alergias a los medicamentos); suplementos nutricionales (vitaminas, minerales, hierbas, etc.) o medicamentos (de venta libre o recetados) que está tomando en este momento o que tomaba en la época de la concepción; historial médico de la familia (trastornos genéticos, enfermedades crónicas, resultados poco comunes de embarazos); historial ginecológico (edad del primer período menstrual, duración habitual del ciclo menstrual, duración y regularidad de los períodos menstruales); historial obstétrico personal (abortos[2], abortos espontáneos y partos normales anteriores) así como el comportamiento de los embarazos y partos anteriores. El médico también preguntará sobre el historial social (edad, ocupación) y sobre los hábitos (como tabaco, alcohol, ejercicio, dieta, o usa o toma drogas para recreación,); y otros factores de la vida personal que pudieran afectar al embarazo (información sobre el padre del bebé y la información del grupo étnico al que pertenece la madre).

Examen físico completo. Incluirá: determinación de la salud general de la futura madre mediante el examen del corazón, los pulmones, los senos, el abdomen; medición de la presión sanguínea: este valor se tomará como base de comparación en las visitas posteriores; medición de la altura y el peso (actual o anterior al embarazo); inspección de las extremidades para detectar posibles várices y edemas (hinchazón debida a un exceso de líquido en los tejidos), como base de comparación para las visitas posteriores; examen y palpación de los genitales externos; examen de la vagina y el cuello uterino (con un espéculo insertado internamente; similar a un Papanicolau, examen de los órganos pélvicos bimanual (una mano en la vagina y otra sobre el abdomen) y también a través del recto y la vagina; determinación del tamaño y la forma de los huesos de la pelvis (a través de los que el bebé finalmente saldrá).

Colección de análisis. Algunas pruebas se realizan rutinariamente a todas las embarazadas; otras sólo son obligadas en ciertas regiones o países o según el criterio de algunos médicos y no de otros; algunas sólo se llevan a cabo cuando las circunstancias lo justifican. Los exámenes prenatales más comunes son:

◆ Un análisis sanguíneo para determinar el tipo de sangre y el factor Rh (véase página 29), los niveles GCh y el control de la anemia (véase página 190).

◆ Análisis de orina para saber si hay glucosa (azúcar), albúmina, glóbulos blancos, sangre y bacterias.

◆ Exámenes de sangre para averiguar el título de anticuerpos (niveles) y la inmunidad a enfermedades tales como la rubéola.

◆ Exámenes para descartar la presencia de infecciones tales como la sífilis, la gonorrea, la hepatitis B, por Chlamydia y, en algunos casos, el VIH.

---

2. No dudará en mencionar el número de abortos sufridos—serán importantes para que el médico evalúe el presente embarazo; además, éste no juzgará las decisiones que en algún momento tomó la mujer. Si lo desea, puede solicitar que cualquier información sobre los abortos anteriores no se revele a nadie más que al equipo médico.

◆ Exámenes genéticos para la detección de la anemia falciforme, fibrosis cística y la enfermedad de Tay–Sachs u otras enfermedades genéticas , si es necesario (véase la página 45).

◆ Un frotis de Papanicolau para descartar el cáncer cervical.

◆ Un examen del nivel de azúcar para determinar si hay alguna tendencia de diabetes, particularmente en mujeres con un historial familiar con esta enfermedad, y aquéllas con presión sanguínea alta, en mujeres que han tenido en anteriores partos bebés de gran tamaño o con defectos congénitos, también en las que ganaron demasiado peso durante un embarazo anterior (todas las mujeres se someten a un examen de glucosa para detectar la diabetes gestacional aproximadamente a las 28 semanas; véase la página 270).

Una buena oportunidad para el diálogo. Es aconsejable que la futura madre exponga en esta visita todas sus preguntas, problemas y síntomas.

Qué se puede sentir

La futura madre puede sentir todos estos síntomas en un momento u otro, o padecer quizá sólo uno o dos de ellos. Lo importante es recordar desde ahora que todas las mujeres y todas las embarazadas son diferentes; los síntomas universales del embarazo son pocos.

SÍNTOMAS FÍSICOS:

◆ Ausencia de la menstruación (aunque es posible manchar ligeramente cuando se espera el período o cuando el óvulo fecundado se implanta en el útero, aproximadamente de siete a diez días después de la concepción).

◆ Cansancio y somnolencia.

◆ Necesidad de orinar frecuentemente.

◆ Náuseas, con o sin vómitos, y/o salivación excesiva.

◆ Acidez de estómago e indigestión, flatulencia e hinchamiento.

◆ Aversión y antojos de alimentos.

◆ Cambios en los senos (más pronunciados en las mujeres que experimentan cambios en los senos antes de la menstruación y posiblemente menos pronunciados si no es el primer embarazo): tirantez, pesadez, sensibilidad, hormigueo; oscurecimiento de la aréola (zona pigmentada que rodea al pezón); abultamiento de las glándulas sudoríparas de la aréola, que toman el aspecto de piel de gallina; aparece una red de líneas azuladas debajo de la piel, a consecuencia del aumento de irrigación de los senos (pero estas líneas pueden no aparecer hasta más tarde).

SÍNTOMAS EMOCIONALES:

◆ Inestabilidad comparable al síndrome premenstrual y que puede incluir irritabilidad, cambios de humor, irracionalidad, tendencia al llanto.

◆ Dudas, temores, alegría, júbilo—por separado o todos juntos.

UN VISTAZO AL INTERIOR

▼ *A finales del primer mes de embarazo, el bebé (que ya tiene aproximadamente dos semanas, si se cuenta a partir de la concepción) es un pequeño embrión parecido a un renacuajo, más pequeño que un grano de arroz. Aunque muy lejano a la apariencia humana, el embrión ha progresado considerablemente, desde ser una masa de células sin forma hace una semana, ahora ya tiene cabeza (equipada con una boca abierta), un corazón primitivo que ha comenzado a bombear y un rudimentario cerebro. Los brazos y las piernas aparecerán pronto.*

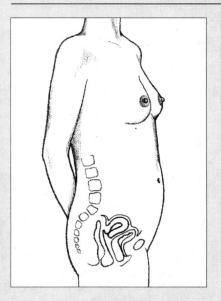

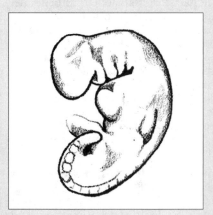

▲ *Definitivamente aún no hay forma de encontrar un nombre para la portada de este libro. Aunque la gestante pueda reconocer unos cuantos cambios físicos en sí misma—sus senos están un poco más grandes y la barriga un poco más redonda—es probable que nadie más lo note. Se asegurará de darle un buen vistazo a la cintura—posiblemente sea la última vez que la verá así por muchos meses.*

Qué puede preocupar

PARA DAR A CONOCER LA NOTICIA

"¿Cuándo debemos contarles a nuestros amigos y familiares que estamos esperando un bebé?"

Ésta es una pregunta que únicamente la pareja puede contestar. Algunos futuros padres no pueden esperarse para darles las buenas nuevas a todos (sin mencionar al gran número de extraños que se encuentran en la calle o que se sientan a lado de ellos en el bus). Otros prefieren contarlo al principio sólo a un grupo selecto, comenzando con las personas más cercanas y queridas (familiares y amigos, posiblemente) y esperan hasta que la condición sea obvia para hacerlo público. Otros deciden anunciarlo hasta después del tercer mes, en caso de un aborto espontáneo (especialmente si ha habido una pérdida anteriormente).

Por lo tanto, la pareja debe hablar al respecto y hacer lo que les parezca más cómodo. Pero tomarán en cuenta que: al dar a conocer la noticia, no se olvidarán de darse el tiempo necesario para disfrutarla como pareja.

¿CÓMO CONTÁRSELO AL JEFE?

"En el trabajo aún no saben que estoy embarazada—y no estoy segura de cuándo y cómo decirlo, especialmente a mi jefe. No estoy segura de la reacción."

Dado que la mayoría de mujeres embarazadas también forman parte de la fuerza de trabajo, el protocolo del embarazo en el trabajo se ha convertido en un aspecto igual de importante tanto para los empleados como para los empleadores. Las políticas oficiales de ausencia por embarazo y los beneficios varían mucho de una compañía a otra, al igual que las políticas no oficiales del interés en la familia. Para decidir cuándo y cómo abordar el tema del embarazo con los superiores de la compañía, se debe considerar lo siguiente:

¿Cómo se siente y si lo refleja? Si las náuseas matutinas hacen que la mujer pierda más tiempo en el baño que en el escritorio; si la fatiga del primer trimestre apenas le permite levantar la cabeza de la almohada por las mañanas; si ya está embalando una barriga que es demasiado grande como para echarle la culpa al desayuno, probablemente no podrá mantener el secreto por mucho tiempo. En ese caso, es preferible que la gestante lo cuente lo antes posible, antes de que el jefe (y los compañeros de trabajo) saquen sus propias conclusiones. Si, por otro lado, la mujer se siente bien y aún logra abotonarse el cinco con facilidad, puede dejarlo para después.

El tipo de trabajo que haga. Si la mujer trabaja bajo condiciones peligrosas o con sustancias que pudieran afectar al embarazo o al bebé (véase página 76) deberá anunciarlo—y solicitará un cambio de puesto—tan pronto como se entere del estado.

¿Cómo se desempeña en el trabajo? Una mujer que anuncia el embarazo en el trabajo puede, desafortunada e injustamente, levantar muchas banderas rojas, como: "¿Tendrá fortaleza durante el embarazo? ¿Estará la mente en el trabajo o en la barriga?" y "¿se irá y nos dejará plantados?" La embarazada puede evitarse algunas preocupaciones haciendo el anuncio justo después de finalizar un reporte, de lograr un negocio, de ganar un caso, de tener una gran idea u otra acción que pruebe que puede estar embarazada y a la vez ser productiva.

Si la revisión de salarios está por venir. Si la gestante está temerosa de anunciar el embarazo porque éste podría influir en la revisión próxima de salarios o de desempeño en el trabajo, esperará hasta que se den a conocer los resultados. Tomará en cuenta que demostrar que la han ascendido de puesto únicamente por el hecho de que es una mujer embarazada (y que pronto será trabajadora y madre, no necesariamente en ese orden) puede ser difícil.

Si trabaja en una fábrica de chismes. Si el chisme es uno de los productos principales de la empresa donde trabaja la gestante, será muy cautelosa. Si lo del embarazo llega a oídos del jefe antes de hacerle el anuncio personalmente, deberá lidiar con asuntos de confianza, además de los aspectos relacionados con el embarazo. Se asegurará de que el jefe sea el primero en saberlo—o que a quienes se los cuente primero sean de total confianza.

El grado de interés en la familia. Se tratará de medir la actitud del empleador hacia el embarazo y la familia. La mujer puede preguntarle a otras que han pasado el embarazo en el trabajo, si conoce a alguna (pero será discreta con las preguntas). Revisará las políticas sobre el embarazo y el permiso laboral por maternidad en la copia del manual de la compañía (si existe alguno). O pedirá cita para una reunión confidencial con alguna persona de recursos humanos o con la persona encargada de los beneficios. Si la compañía tiene un historial de apoyo a las madres y futuras madres, posiblemente sienta el deseo de adelantar el anuncio del embarazo. De

LOS DERECHOS DE LA TRABAJADORA EMBARAZADA

Hay mucho por mejorar en los lugares de trabajo en los Estados Unidos, cuando se trata de las familias y sus necesidades. Aunque las políticas individuales varían de una compañía a otra, a continuación se presenta lo que la ley federal reconoce:

◆ Ley de Discriminación del Embarazo de 1978. Esta ley prohíbe la discriminación que tiene como base el embarazo, el parto o las condiciones médicas que se relacionan con él. Según esta ley, los empleadores deben tratar a la mujer embarazada como a cualquier otra empleada con incapacidad médica. Sin embargo, no protege a la gestante si no es productiva. Si las náuseas matutinas surgen durante las últimas horas del día y no permiten que desempeñe el trabajo satisfactoriamente, el empleador puede despedirla u otorgarle un permiso de ausencia sin goce de sueldo.

◆ No obstante, se considera discriminatorio e ilegal que a una mujer no se le proporcione la oportunidad de ascender de puesto, que se le niegue un empleo o que se le despida únicamente por el embarazo. Esta clase de discriminación, como todo tipo de discriminación, puede ser difícil de probar. Las quejas al respecto pueden reportarse a la Comisión de Igualdad de Oportunidades de Empleo (EEOC) 1801 L Street, NW, Washington, DC 20210; (800) 669-EEOC; www.eeoc.gov. La División de Sueldos y Horarios (véase en la guía telefónica bajo el Departamento de Trabajo del Gobierno de USA) puede ofrecer más información sobre la Ley de Permiso de Ausencia Familiar y Médica (véase más adelante). También puede recibir ayuda e información en la Oficina para la Mujer del Departamento de Trabajo de USA, Washington, DC 20210; (800) 827-5335; www.dol.gov.

◆ Ley de Permiso de Ausencia Familiar y Médica de 1993. Todas las agencias públicas y las compañías del sector privado que dan empleo a por lo menos 50 empleados dentro de un radio de 75 millas están sujetas a regulación bajo esta ley. Si la embarazada ha trabajado para una de estas compañías, por lo menos un año (y 1,250 horas mínimo durante el año) tiene el derecho de tomar doce semanas de ausencia sin derecho de pago durante el embarazo y para el cuidado del niño cada año que ha sido empleada. Excepto en caso de complicaciones no previstas o parto prematuro, se le debe notificar al empleador el adelanto de treinta días de la ausencia. Durante este periodo, la mujer debe seguir cobrando todos los beneficios (incluyendo el seguro médico) asignados a los empleados con ausencia por incapacidad, y al regresar deberá ocupar una posición equivalente a la anterior con el mismo sueldo y los mismos beneficios. En algunos casos, las compañías pueden excluir de los beneficios de esta ley a las mujeres que se consideran empleadas clave—aquéllas de las que las compañías no pueden prescindir por doce semanas, y que están incluidas en la categoría de compensación del 10%.

◆ Leyes locales y estatales. Algunas leyes locales y estatales ofrecen protección adicional contra la discriminación del embarazo. Varias compañías grandes y estatales también ofrecen un "seguro temporal por incapacidad" que otorga salarios parciales durante la ausencia por problemas médicos, incluyendo el embarazo.

cualquier modo, la mujer tendrá una mejor visión de lo que enfrentará.

Una vez se ha decidido cuándo se hará el anuncio, la gestante puede tomar en cuenta los siguientes aspectos para asegurarse de que la noticia será bien recibida:

Conocer sus derechos. Las mujeres embarazadas—y los padres en general— tienen menos derechos en los Estados Unidos que en la mayoría de países industrializados. Sin embargo, a nivel federal, se han logrado algunos avances por medio de la Ley de Discriminación del

Embarazo y la Ley de Permiso de Ausencia Familiar y Médica (véase el recuadro anterior) y muchos otros se han logrado voluntariamente mediante compañías progresistas que están a favor de la familia. Es importante que se familiarice con los derechos propios de la mujer embarazada, según la ley y las políticas de la compañía, para que se entere de lo que puede y probablemente no puede pedir. Por ejemplo, algunas compañías ofrecen el permiso de ausencia laboral con goce de sueldo, pero otras no. Y otras permiten que la gestante utilice dos días de ausencia por enfermedad o los días de vacaciones como parte de este permiso. Toda esta información debería estar detallada en el manual de la compañía, si existe alguno. O bien, pedirá una cita confidencial con alguna persona encargada de recursos humanos, o con quien esté a cargo de los beneficios.

Elaborar un plan. La eficiencia siempre es apreciada en el trabajo, y una mujer precavida siempre impresiona a las personas. Por eso, antes de hacer el anuncio, elaborará un plan detallado que incluya el tiempo que se espera estar en el trabajo (excepto cualquier problema médico imprevisto, incluyendo el parto prematuro) el período que comprenderá la ausencia por maternidad, cómo se espera cumplir con el trabajo asignado antes de abandonar el puesto de trabajo y cómo propone que los demás se hagan cargo de cualquier tarea no finalizada. Si la gestante prefiere, después del parto, regresar con un horario de medio tiempo,

COMODIDAD Y SEGURIDAD EN EL TRABAJO

Incluso, si la embarazada aún no tiene niños en casa, y se queda en el trabajo durante el período de gestación, deberá poner en práctica el arte de los malabares para compatibilizar las responsabilidades del trabajo con las de la familia o al menos de una futura familia. Especialmente durante el primer trimestre y el último, cuando los síntomas del embarazo pueden afectar con más fuerza, y las distracciones del periodo de gestación pueden competir por la atención. Este acto de malabarismo puede ser extenuante y, algunas veces, devastador—en otras palabras, una buena preparación para los años de trabajo y de atención a los hijos que vendrán más adelante. Estos consejos no harán que los dos trabajos funcionen bien simultáneamente, pero pueden ayudar a que sean menos agotadores y más seguros:

◆ Darse tiempo para cuidar de la barriga. Comer tres veces al día (en ningún momento de la vida la madre tuvo más razón sobre la importancia del desayuno) además de al menos dos refacciones, sin importar lo ocupado que esté el día. Puede ser útil que se programen almuerzos de trabajo (asegurándose de que le informen sobre lo que servirán). También puede mantener una ración de bocadillos nutritivos en el escritorio y en la bolsa, así como en el refrigerador de la oficina, si es que hay uno.

◆ Estar pendiente del peso. Asegurarse de que el estrés del trabajo—o el desorden en las comidas—no está afectando el aumento normal de peso.

◆ Darse una vuelta por el enfriador de agua. No para enterarse del último chisme, sino para volver a llenar el vaso con agua. También, puede mantener una botella de agua extra en el escritorio. Beber al menos 64 onzas de agua al día puede aliviar muchos síntomas molestos del embarazo y puede ayudar a prevenir una infección en el tracto urinario (ITU), que se ha vinculado con el parto prematuro.

◆ No aguantarse las ganas de orinar. Vaciar la vejiga cuando sea necesario (al menos cada horas) puede ayudar a prevenir la ITU.

◆ Vestirse para lucir bien y sentirse cómoda. Se evitará la ropa apretada, las medias o calcetas a la altura de la rodilla que interfieran con la circulación, así como los tacones muy altos o muy bajos (los mejores son los tacones anchos de 2 pulgadas). Las medias de soporte especialmente diseñadas para el embarazo ayudarán a detener o a minimizar una ahora es el momento para proponerlo. Si escribe el plan se asegurará de no olvidar ningún detalle.

Esperar el momento preciso. La mujer embarazada no tratará de hacer el anuncio al jefe cuando se dirijan en taxi a una reunión o cuando vaya saliendo de prisa un viernes por la noche. Planificará una cita para que nadie los apure o distraiga. Tratará de hacerlo el día más tranquilo y la hora menos tensa en la oficina. Pospondrá la reunión si de repente las actividades alteran el ambiente.

Resaltar lo positivo. No comenzará el anuncio con disculpas o dudas. Al contrario, la gestante le hará saber al jefe que no sólo está feliz por el embarazo, sino

que también está segura de la capacidad y compromiso con el plan para atender el trabajo y la familia.

Ser flexible (pero no débil de carácter). Tendrá el plan a mano para someterlo a discusión. Estará lista para comprometerse (asegurándose de que hay espacio para la negociación dentro del plan) pero no para echarse atrás completamente. Se deberá presentar un plan realista para poder cumplirlo.

Presentación por escrito. Una vez se elaboren los detalles del protocolo del embarazo y la licencia por maternidad, se confirmarán por escrito para evitar confusiones y malos entendidos (como: "Nunca dije que...").

---

gran variedad de síntomas, y pueden ser de vital importancia si la gestante pasa mucho tiempo de pie.

◆ Darles descanso a los pies. Al menos, tanto como sea posible. Si el trabajo demanda que la embarazada esté de pie por mucho tiempo, es recomendable que tome varios descansos, sentándose (con los pies levantados) o caminando. Si es posible, al estar parada, puede mantener un pie sobre un banco pequeño y doblar la rodilla para liberar un poco de la presión que se ejerce sobre la espalda.

◆ Elevar los pies. Un banco o una caja puede ser de ayuda para hacerlo discretamente.

◆ Descansar con frecuencia. Levantarse y caminar si ha estado sentada; sentarse con los pies elevados, si ha estado de pie. Si hay un sofá libre y el horario lo permite, la embarazada puede acostarse por unos minutos sobre el lado izquierdo. También puede hacer ejercicios de estiramiento, especialmente para la espalda, las piernas y el cuello.

◆ Estar pendiente del aire que respira. Alejarse de áreas llenas de humo; no sólo porque es dañino para el bebé, sino porque puede aumentar la fatiga. Evitar gases y químicos tóxicos (véase página 75).

◆ Levantar objetos con cuidado. Cualquier esfuerzo que se haga para levantar objetos

debe realizarse adecuadamente para evitar la tensión en la espalda (véase página 213).

◆ Llevar en la bolsa un cepillo de dientes. Es muy importante que la embarazada se lave los dientes después de las comidas y las refacciones (véase página 184). Si sufre de náuseas matutinas, es recomendable que se tengan a mano algunos productos que refresquen el aliento y protejan sus dientes entre cada ataque de vómitos. El enjuague bucal puede también ayudar a controlar el exceso de saliva (que es común en el primer trimestre y que puede ser molesto en el trabajo).

◆ Hacer algunos ajustes. Dos peligros ocupacionales comunes en la oficina—el síndrome del túnel del carpo y el dolor de espalda—son incluso más frecuentes entre las trabajadoras embarazadas. (Véase las páginas 212 y 245).

◆ Distraerse ocasionalmente. Demasiado estrés no es bueno para la madre ni para el bebé. Por lo tanto, tratará de usar los momentos libres en el trabajo para relajarse, por ejemplo: oír música con los audífonos, cerrar los ojos y meditar o darse el gusto de soñar despierta, hacer ejercicios de estiramiento, dar un paseo de 5 minutos por el edificio.

◆ Escuchar al cuerpo. Disminuir el ritmo si se siente cansada; regresar temprano a casa si está demasiado agotada.

Nunca subestimar la importancia de los padres. Si la compañía donde trabaja no le da la debida importancia a la familia como quisiera la embarazada, ésta considerará unir sus fuerzas de petición para mejorar los beneficios extras de los padres. Sin embargo, tomará en cuenta que tanto ella como los demás padres pueden tropezar con la hostilidad de los empleados que no tienen hijos. A medida que las políticas familiares sean más generosas, el resentimiento tiende a fortalecerse entre los que no se verán beneficiados. Se asegurará de que los empleados que deben tomar horas libres para cuidar a cónyuges o familiares enfermos reciban asignaciones similares para promover la unidad de la compañía, en lugar de dividirla.

FATIGA

"Estoy siempre cansada. Me temo que no podré continuar trabajando."

Lo sorprendente sería que la mujer no estuviera cansada. De algún modo, el cuerpo de la embarazada está trabajando con mayor intensidad que el de una mujer no embarazada que sube a una montaña, incluso cuando está descansando; lo que pasa es que este esfuerzo no resulta visible. Por un lado, está fabricando el sistema de soporte de la vida del bebé, la placenta, que no quedará terminada hasta el final del primer trimestre. Por otro lado, se está ajustando a las otras muchas exigencias físicas y emocionales del embarazo, que son considerables. Una vez adaptado el cuerpo y completada la placenta (hacia el cuarto mes), la mujer experimentará seguramente más energía. Hasta ese momento es posible que deba trabajar menos horas o dejar el trabajo durante unos pocos días si se encuentra realmente extenuada. Pero si el embarazo continúa sin novedad, no existe ninguna razón para que abandone la profesión (siempre que el médico no haya restringido la actividad y/o el trabajo no sea demasiado agotador o peligroso; (véase páginas 76 y 252). La mayoría de las embarazadas se sienten más felices si se mantienen ocupadas.

Puesto que esta fatiga es legítima, lo mejor es no intentar combatirla. Se la considerará como una señal del cuerpo de que se necesita más descanso. Evidentemente, esto es más fácil de sugerir que de llevar a cabo. Pero merece la pena intentarlo:

Mimarse a sí misma. Si la mujer está esperando el primer bebé, deberá disfrutar de lo que probablemente será la última oportunidad durante mucho tiempo de dedicarse a cuidar de sí misma sin sentirse culpable. Si la embarazada ya tiene uno o más niños, tendrá que dividir la atención. Pero de todos modos, ahora no es el momento de luchar por el puesto de Super–futura–mamá. Descansar lo suficiente es más importante que conseguir que nuestra casa resplandezca de orden y pulcritud o que servir comidas de restaurante de cuatro tenedores. Procuraremos que las tardes no estén llenas de actividades innecesarias, para pasarlas en casa leyendo, mirando la televisión o buscando el nombre del futuro hijo. Si tiene hijos mayores, terminará el día jugando a algo tranquilo, o viendo las clásicas películas de vídeo para niños con ellos, en vez de andar por todo el campo de juego. Si son lo suficientemente mayores, se les pedirá que den una mano con los oficios de la casa que normalmente hace la embarazada. (La fatiga podrá ser pronunciada cuando hay niños mayores en la casa, simplemente debido a que existirán muchas más demandas físicas y mucho menos tiempo para descansar. Por otra parte, se notará menos, dado que una mujer con hijos pequeños suele estar acostumbrada a estar exhausta y/o demasiado ocupada para preocuparse por ello.)

Y es mejor no esperar a que se haga de noche para tener un respiro—si una puede permitirse el lujo de una siesta al mediodía, por supuesto la deberá hacer. Si no puede dormir, se relajará acompañada de un buen libro. Naturalmente, no está permitido tomar una siestita en la oficina, a menos que se tenga un horario flexible y acceso a un sofá confortable, pero sí se podrán poner los pies sobre la mesa de trabajo o de la sala de descanso durante las pausas o la hora del almuerzo. (Si la gestante elige la hora del almuerzo para descansar, no deberá olvidar que también ha de comer). Hacer la siesta cuando se está cuidando de otros niños también puede ser difícil, a menos que se pueda sincronizar el descanso de la madre con la hora de la siesta de los niños (si es que todavía la hacen) y asumiendo que se puedan tolerar los platos sucios y la pelusa debajo de la cama.

Dejar que otros la mimen. Asegurarse de que el esposo está cumpliendo en justa medida (o preferiblemente más) con las tareas del hogar, incluyendo ir a la lavandería y a comprar los alimentos. Los hijos mayores también pueden colaborar. Aceptar el ofrecimiento de la madre política para pasar la aspiradora y quitar el polvo de la casa cuando viene a visitarnos. Dejar que los parientes lleven a los hijos mayores al zoológico el domingo. Pedirle a una amiga que se encargue de los niños para poder salir ocasionalmente de noche.

Dormir una o dos horas más por la noche. Saltarse las noticias de las once e irse más pronto a la cama; pedirle al marido que se ocupe del desayuno para poder levantarse más tarde.

Asegurarse de que la dieta no es deficitaria. El cansancio del primer trimestre se ve a menudo agravado por una deficiencia de hierro, de proteínas o simplemente de calorías. Revisar la dieta para asegurarse de que cumple todos los requisitos de la Dieta para el Embarazo. Y por muy cansadas que se sienta, no deberá caer en la tentación de animarse con cafeína, caramelos y bizcochos. El cuerpo no se deja engañar durante mucho tiempo, y después de un aumento temporal de la vitalidad, el azúcar de la sangre caerá en picada y el cansancio será aún mayor.

Revisar el medio ambiente. La iluminación inadecuada, una mala calidad del aire (síndrome del edificio enfermo) o un ruido excesivo en la casa o el lugar de trabajo pueden contribuir a fatigar a la futura madre. Se deberá estar alerta e intentar corregir estos problemas.

Ir de excursión. O *trotar a marcha lenta.* O dar un paseo hasta la tienda de comestibles. O dedicar a diario un tiempo para los ejercicios para embarazadas o para la rutina de yoga. Paradójicamente, la fatiga puede aumentar si descansamos demasiado y no tenemos bastante actividad. Pero la mujer jamás debe excederse al hacer ejercicio. Parará antes de verse forzada a bajar el ritmo y, en todo momento, se asegurará de seguir las indicaciones preventivas de la página 193.

Aunque probablemente la fatiga remitirá durante el cuarto mes, es de esperar que reaparezca durante el último trimestre. Es de suponer que es una forma de la naturaleza de preparar a la mujer para las largas noches de insomnio que seguirán al nacimiento del bebé.

Cuando la fatiga sea muy grave, especialmente si va acompañada de palidez, mareos, jadeos y/o palpitaciones, se deberá informar al facultativo lo antes posible. (Véase Anemia, página 190.)

NÁUSEAS MATUTINAS

"Nunca he padecido de náuseas matutinas. ¿Puedo estar embarazada aún sin haberlas sentido?"

Las náuseas matutinas, al igual que los antojos por los escabeches y los helados, es uno de los síntomas más evidentes del embarazo, pero que no necesariamente tienen que suceder. Los estudios demuestran que un poco más del 50% de las mujeres embarazadas experimentan náusea y vómitos asociados con los malestares matutinos—eso significa que el otro 50% no los padecen. Si la mujer que plantea esta pregunta se encuentra entre las que nunca los han sufrido o únicamente los ha experimentado ocasionalmente y de forma leve, puede considerarse no sólo embarazada sino también afortunada.

"Las náuseas matutinas me duran todo el día. Y me asusta pensar que mi bebé no se está alimentando bien debido a este descontrol."

Afortunadamente, el caso típico de las náuseas matutinas (un mal con el nombre incorrecto porque puede suceder en la mañana, al medio día o en la noche—o como en este caso, durante todo el día) raras veces interfiere tanto en la adecuada nutrición como para que dañe el desarrollo del feto. Incluso las mujeres que pierden peso durante los primeros meses de embarazo debido a los vómitos, no dañan a sus bebés—siempre y cuando recuperen el peso perdido en los meses venideros. Y para la mayoría de mujeres, los síntomas de las náuseas matutinas no duran más allá del tercer mes, aunque posiblemente se dé el caso aislado de una embarazada que las experimenta en el segundo trimestre y, unas pocas más, particularmente las que gestan fetos múltiples, pueden sufrirlas los nueve meses.

¿Cuál es la causa de las náuseas matutinas? Nadie está seguro de la causa, pero existen muchas teorías. Se sabe que el centro donde se produce el estímulo de la náusea y los vómitos se localiza en la raíz del cerebro. Son muchas las razones que tratan de explicar el motivo por el que esta área es sobre estimulada durante el embarazo, incluyendo el alto nivel de la hormona hCG en la sangre durante el primer trimestre, los niveles elevados de estrógenos, el rápido estiramiento de los músculos uterinos, la relativa relajación del tejido muscular del tracto digestivo (que hace que la digestión sea menos eficiente) el exceso de ácido estomacal y el aumento del sentido del olfato que desarrollan las embarazadas.

No todas las gestantes experimentan las náuseas matutinas, pero entre las que sí se ven afectadas por éstas, no siempre las sufren con la misma intensidad. Algunas únicamente presentan malestares ocasionales, otras sienten náusea las 24 horas del día pero nunca vomitan, y otras vomitan frecuentemente. Probablemente hay muchas razones para estas variaciones:

Niveles hormonales. Los niveles más altos de lo normal (como el caso de las mujeres con embarazos múltiples) pueden aumentar las náuseas matinales; los niveles más bajos pueden minimizarlas o eliminarlas.

Respuesta del centro del estímulo de las náuseas y los vómitos que envía a las hormonas del embarazo y a otros des-encadenantes. Esta respuesta puede afectar a la mujer, ya sea que experimente o no náuseas matutinas y el grado en que se le manifiesten. Una mujer cuyo centro de estímulo es particularmente sensible (por ejemplo, si ella siempre ha padecido de mareos) es probable que las náuseas y los vómitos del embarazo sean más graves.

Niveles de estrés. Es bien sabido que el estrés de diversas clases puede desencadenar un malestar gastrointestinal, por lo tanto, no es sorprendente que los síntomas tiendan a empeorar cuando hay estrés.

Fatiga. La fatiga física o mental puede aumentar el riesgo de padecer náuseas matinales y de agravar los síntomas (también a la inversa, las náuseas matinales severas pueden aumentar la fatiga).

El hecho de que las náuseas matutinas sean más comunes y tiendan a ser más graves en el primer embarazo, apoya el concepto de que en esta condición se ven involucrados factores físicos y sicológicos. Físicamente, el cuerpo embarazado primerizo está menos preparado para el ataque de hormonas y para otros cambios que está experimentando, en comparación con un cuerpo que ya ha pasado por eso. Emocionalmente, las primerizas tienen más probabilidades de verse afectadas por las ansiedades y los miedos que afectan el estómago; en tanto que las mujeres no primerizas se distraen de la náusea debido a los cuidados que demandan los hijos mayores. (Pero algunas mujeres experimentan más náuseas en los siguientes embarazos que en el primero.)

Sin tomar en cuenta la causa, el efecto de las náuseas matutinas es el suplicio para la mujer que las experimenta; ella necesita de mucho apoyo—del esposo, la familia, los amigos y el médico. Desafortunadamente, aún no hay cura para esta condición más que el paso del tiempo. Sin embargo, hay formas de aliviar sus síntomas mientras se minimizan sus efectos en el embarazo.

◆ Seguir una dieta rica en proteínas y en hidratos de carbono complejos. Tanto las unas como los otros combaten las náuseas. También es eficaz una buena nutrición, por lo que se deberá comer del modo más equilibrado que permitan las circunstancias.

♦ Tomar mucho líquido sobre todo si se pierde líquido a través del vómito. Si los líquidos resultan más fáciles de tragar que los sólidos, cuando se tiene el estómago revuelto, se les puede utilizar para obtener los nutrientes necesarios. Se puede tomar cualquiera de las siguientes bebidas que resulte apetecible: batidos de leche doble (véase página 103); jugos de frutas o de verduras; sopas y caldos. Si la mujer encuentra que los líquidos la hacen sentir aún más incómoda, puede tomar sólidos con un elevado contenido en agua, tales como frutas y verduras frescas—particularmente lechuga, melones y cítricos. Algunas mujeres encuentran que beber y comer en una misma sesión supone una demanda excesiva para el tracto digestivo; si este fuera el caso, se intentará tomar líquidos sólo entre las comidas.

♦ Tomar un suplemento vitamínico prenatal (véase página 94) para compensar los nutrientes que quizás no se ingieran. Pero este suplemento se tomará en el momento en que es menos probable que sea arrojado de nuevo—posiblemente con un sustancioso bocadillo antes de meterse en la cama.

♦ Evitar la vista, el olor y el sabor de los alimentos que provocan la indisposición, lo que le provocan náusea—los cuales lo hacen en la mujer embarazada gracias al sensitivo olfato. No merece la pena ser una mártir y preparar el plato preferido para el marido si ello obliga a correr hacia el lavabo. Si los olores del apartamento vecino son ofensivos, ponga unas toallas debajo de la puerta para bloquearlos; los ventiladores en las ventanas son de mucha ayuda. Y la embarazada no se forzará a tomar alimentos que no le apetezcan, o aún peor, que la pongan enferma. Dejará que sus ojos, la nariz y el paladar con la orientación nutricional de la conciencia, sean la guía

para planificar el menú. Preferirá únicamente alimentos dulces si son lo único que se tolera (la vitamina A y las proteínas se adquirirán de los melocotones amarillos y del queso cottage en la cena, en lugar del bróculi y el pollo). O bien, puede seleccionar únicamente comidas digestivas si son el pase para una barriga menos tumultuosa (en lugar del cereal y del jugo de naranja, puede desayunar un emparedado de queso y tomate a la parrilla).

♦ Comer temprano y a menudo—antes de sentir hambre. Cuando el estómago está vacío, sus ácidos no tienen nada que digerir mas que el propio tejido interno. Y esto puede producir náusea. De igual forma los largos períodos entre comidas pueden bajar el nivel de azúcar en la sangre. Es preferible que se hagan seis comidas pequeñas y no tres grandes. Se tendrá a mano bocadillos nutritivos (fruta deshidratada, galletas integrales o *pretzels*).

♦ Comer en la cama—por las mismas razones que se aconseja comer a menudo: para mantener el estómago lleno y el azúcar en la sangre en un nivel estable. Antes de acostarse es bueno tomar algo rico en proteínas e hidratos de carbono complejos: un vaso de leche y un panecillo de salvado, por ejemplo. Veinte minutos antes de la hora de levantarse, por la mañana, comer algo rico en hidratos de carbono: unas pocas galletas de cereales integrales, galletas de arroz, cereal seco o un puñado de pasas. Es recomendable que se tengan a mano en la mesita de noche antes de acostarse, para que no sea necesario salir de la cama antes de comer algo, o para el caso de despertarse hambrienta en mitad de la noche. Si se comienza a asociar algún bocadillo, particularmente de carbohidratos (por ejemplo, las galletas) con la náusea, se debe cambiar.

♦ Dormir y relajarse un poco más. Tanto la fatiga física como la emocional incrementan los mareos matutinos.

♦ Empezar el día a cámara lenta. No saltar de la cama y salir corriendo de la habitación, correr tiende a empeorar la nausea. Permanecer en cama digeriendo las galletas durante 20 minutos y luego levantarse lentamente para tomar un desayuno tranquilo. Esto le puede parecer imposible a una mujer embarazada que tiene otros hijos, le puede pedir al marido que se ocupe de las tareas del hogar de cada mañana para tener un poco de tranquilidad.

◆ Lavarse los dientes (con una pasta de dientes que no aumente las náuseas) o aclararse la boca después de haber vomitado, así como después de cada comida. (Le pedirá al dentista que le recomiende un buen líquido de enjuagar.) Esto no sólo ayudará a mantener la boca fresca y a reducir las náuseas, sino que también hará disminuir el riesgo de que se dañen los dientes o las encías, lo que podría suceder cuando las bacterias empiecen a trabajar sobre los restos de material regurgitado que quedan en la boca.

◆ Eliminar al máximo el estrés. Los mareos matutinos son más comunes entre las mujeres que sufren de mucho estrés, ya sea en el trabajo, en casa o en ambos lugares. (Véase la página 127 para los consejos sobre cómo enfrentarse al estrés durante el embarazo.)

◆ Probar los brazaletes antimareo. Estos brazaletes de 1 pulgada, se colocan en ambas muñecas, presionan sobre la cara interna de éstas y a menudo evitan las náuseas. No tienen efectos secundarios y se pueden conseguir en las farmacias y en las tiendas de artículos marinos. O bien, el médico puede recomendar una forma más sofisticada de acupresión, una banda para las muñecas que funciona con pilas—conocida como Relief Band—que utiliza la estimulación electrónica.

◆ Probar con las opciones médicas complementarias (véase página 250) como la acupuntura, la acupresión, la bioretroalimentación o la hipnosis que a menudo funcionan para disminuir las náuseas. La meditación y la visualización también pueden funcionar en algunas mujeres.

Si nada le ayuda pidale al doctor una receta de vitamina B6 y antihistamina, la cual parece ayudar a aliviar las nauseas en alguna mujeres. No tome ningun medicamento (tradicional o hierbas) para las nauseas matutinas a no ser que sea prescrito por el médico.

Se estima que en 7 de cada 2,000 embarazos, las náuseas y los vómitos se hacen tan intensos que se precisa tratamiento médico. Si la embarazada cree que éste es el caso, deberá consultar la página 512.

EXCESO DE SALIVA

"Parece que mi boca está siempre llena de saliva y tragarla me produce náuseas. ¿Tiene esto que ver con el embarazo o es algo distinto?"

El exceso de saliva es otro síntoma común del embarazo. Es desagradable pero no entraña ningún peligro, y generalmente es de corta duración. Por suerte, desaparece después de los primeros meses. Es más común entre las mujeres que también experimentan mareos matutinos, y parece que agrava las náuseas. No existe un remedio seguro, pero cepillarse los dientes a menudo con una pasta de dientes mentolada, aclararse con un líquido mentolado o la goma de mascar sin azúcar puede ayudar a secar un poco la boca.

MICCIÓN FRECUENTE

"Debo ir al baño cada media hora. ¿Es normal tener que orinar con tanta frecuencia?"

La mayoría de las mujeres embarazadas —aunque de ningún modo todas— deben hacer frecuentes visitas al baño durante el primero y el último trimestre. Una de las razones del incremento inicial de la frecuencia de micción es el mayor volumen de líquidos corporales y la mayor eficacia de los riñones, que ayuda a eliminar más rápidamente los residuos del cuerpo. Otra de las razones estriba en la presión del útero cada vez mayor, que se encuentra aún en la pelvis cerca de la vejiga. La presión disminuye a menudo cuando el útero sube hacia la cavidad abdominal, hacia el cuarto mes, y hasta el tercer trimestre cuando el bebé "baja" de nuevo a la pelvis en el noveno mes. Probablemente no reaparecerá hasta que el feto baje. Pero la disposición de los órganos internos varía ligeramente de una mujer a otra, y por ello la frecuencia de micción también lo hace. Algunas mujeres apenas lo notan; a otras les afecta los nueve meses.

Echarse hacia delante al orinar ayudará a asegurar que la vejiga quede completamente vacía y ayudará a reducir los viajes al cuarto de baño. Si la embarazada tiene que ir a menudo al baño durante la noche, intentará reducir—pero no eliminar—los líquidos antes de ir a la cama. Por lo demás, no obstante, no limitará los líquidos.

"¿Cómo es que no tengo necesidad de orinar con más frecuencia?"

La ausencia de un aumento perceptible de la frecuencia de micción puede ser totalmente normal, sobre todo si la mujer orinaba con frecuencia antes de quedar embarazada. Sin embargo, es necesario asegurarse de beber suficiente líquido (por lo menos ocho vasos diarios). Una ingestión insuficiente de líquidos no sólo puede ser la causa de una micción poco frecuente, sino que, además, también podría conducir a una infección del tracto urinario.

CAMBIOS EN LOS SENOS

"Casi no reconozco a mis senos— son tan enormes. Y también están sensibles. ¿Continuarán así y quedarán luego debilitados y caídos después del parto?"

Deberemos acostumbrarnos a nuestra silueta "pechugona". Aunque quizá no esté de moda actualmente, es uno de los distintivos del embarazo. Los senos están hinchados y sensibles debido al aumento de la cantidad de estrógeno y progesterona que produce el cuerpo. (Este mismo mecanismo actúa antes de la menstruación, cuando muchas mujeres experimentan cambios en los senos, pero dichos cambios son más pronunciados durante el embarazo). Estas transformaciones no se realizan por capricho; tienen por objetivo preparar a la madre para alimentar al bebé cuando nazca.

Además del aumento de tamaño, se notarán otros cambios de los senos. La aréola (el área pigmentada que rodea al pezón) adopta un color más oscuro, se extiende y puede presentar manchas aún más oscuras. Este color más oscuro puede palidecer pero no desaparecer por completo después del parto. Los pequeños bultos que se observan en la aréola son glándulas sudoríparas que se hinchan durante el embarazo y vuelven después al tamaño normal. El complicado mapa de carreteras de venas azules que atraviesa los senos—y que a menudo resulta muy visible en las mujeres de piel clara—representa el sistema de abastecimiento de nutrientes y líquidos entre la madre y el hijo. Desaparecerá después del parto y si está lactando, algunas veces después de terminada la lactancia.

Afortunadamente, no tendremos necesidad de acostumbrarnos a la extremada sensibilidad, a veces incluso dolorosa, de los senos. Aunque continuarán aumentando de tamaño durante todo el embarazo—quizás incluso hasta tres tallas—no es probable que continúen siendo sensibles pasado el tercer o cuarto mes. En lo que se refiere a si quedarán debilitados y caídos después del parto, es una cuestión que depende de la propia embarazada, por lo menos en parte. El estiramiento y debilitación de los tejidos del pecho resultan de un soporte defectuoso durante el embarazo—y no del embarazo mismo—aunque la tendencia al pecho caído puede ser genética. Por muy firmes que sean los senos durante el embarazo, es necesario protegerlos de cara al futuro llevando un buen sujetador. Si los senos son particularmente grandes o muestran tendencia a caer, es una buena idea llevar el sujetador incluso por la noche. Posiblemente encuentre un sostén elástico de algodón más cómodo para dormir.

Si los senos de la futura madre aumentan de tamaño muy pronto y luego disminuyen súbitamente (y especialmente si también desaparecen otros síntomas de embarazo sin ninguna explicación), ésta deberá ponerse en contacto con el médico.

"Mis senos crecieron mucho durante mi primer embarazo, pero ahora que estoy esperando mi segundo hijo no han cambiado en lo absoluto. ¿Estará pasando algo malo?"

L as mujeres de pecho pequeño, que desean que éste sea exuberante durante el embarazo, a menudo sufren un desengaño, al menos temporal, durante la segunda gestación o las siguientes. Aunque a algunas les crece tanto al principio como durante el primer embarazo, a otras no —quizás debido a que el pecho, gracias a la primera experiencia, no necesita tanta preparación y responde a las hormonas del embarazo menos drásticamente. En dichas mujeres, puede que los senos crezcan gradualmente, o que esperen a hincharse después del parto, cuando empieza la producción de leche.

SUPLEMENTO VITAMÍNICO

"¿Debo tomar vitaminas?"

P rácticamente ninguna mujer embarazada sigue cada día una dieta perfecta desde el punto de vista nutritivo, en especial durante los primeros tiempos del embarazo en los que el mareo matutino suele quitar el apetito, y cuando los pocos alimentos que la mujer puede conseguir tragar a menudo vuelven a subir de inmediato. Un suplemento vitamínico diario, que no le quite el sitio a una buena dieta prenatal, puede servir a modo de seguro alimentario, garantizando que aunque el cuerpo no coopere o se cometa algún desliz, el bebé no será estafado. Y hay más razones buenas para tomarse las vitaminas. Por un lado, algunos estudios han demostrado que las mujeres que toman un suplemento vitamínico que contiene ácido fólico durante el primer mes de gestación (e incluso antes del embarazo) pueden reducir significativamente el riesgo de problemas en el tubo neural (tales como espina bífida) y posiblemente otros defectos congénitos. Por otro lado, al

menos un estudio ha demostrado que si se toma un suplemento que contiene como mínimo 10 mg de vitamina B6, antes y durante la primera etapa del embarazo, se pueden minimizar las náuseas matutinas. Los suplementos de calidad, especialmente formulados para las futuras madres, se pueden obtener por prescripción facultativa o sin receta médica. (Véase pagina 94, para lo que debería contener el suplemento.) No se tomará ningún tipo de suplemento de la dieta que no sea adecuado para embarazadas y recomendado por el médico.

Muchas mujeres encuentran que la toma de suplementos vitamínicos aumenta las náuseas al principio del embarazo. Cambiar la fórmula podría ser de alguna ayuda, así como tomar la pastilla después de las comidas (a menos que sea entonces cuando la mujer suele vomitar). Las pastillas recubiertas probablemente sean más tolerables y más fáciles de tragar. Si incluso éstas causan molestias, se puede considerar un suplemento masticable. Pero se deberá asegurar de que la fórmula elegida sea parecida a los suplementos concebidos para las embarazadas. Si el suplemento fue prescrito por el médico, se le consultará antes de cambiarlo.

A algunas mujeres, el hierro del suplemento prenatal puede causarles estreñimiento o diarrea. También en este caso cambiar de fórmula podría ser de gran ayuda. Si se toman un suplemento sin hierro y un preparado de hierro por separado (el médico puede prescribir uno que se disuelva en el intestino en vez que en el estómago, que es más sensible), también podrán reducirse la irritación y los síntomas. En cualquiera de los dos casos se pedirá previamente consejo al médico.

"Como bastantes cereales y panes enriquecidos. Si también estoy tomando un suplemento prenatal, ¿estaré ingiriendo demasiadas vitaminas y minerales?"

S e puede ingerir alimentos buenos, pero no generalmente de esta forma. Si se toman vitaminas prenatales junto con la dieta promedio, que incluye bastantes productos enriquecidos y fortificados, no hay posibilidad de que se presente un exceso en la ingesta de vitaminas y minerales. Para ingerir un exceso de nutrientes, la gestante tendría que agregar otros suplementos además de los prenatales—lo que una mujer embarazada no debería hacer a menos que se lo indique un médico que conoce su estado. Sin embargo, se recomienda que sea cautelosa con el exceso de la ingesta diaria de algunos alimentos fortificados con vitaminas A, D, E y K, dado que éstas pueden ser tóxicas en grandes cantidades. El resto de vitaminas y minerales, en la mayoría, son solubles en agua, lo que significa que cualquier exceso que el cuerpo no pueda usar simplemente se excreta por la orina. Ésta es la razón por la que se dice que los norteamericanos fanáticos de los suplementos vitamínicos tienen la orina más cara del mundo.

PRESIÓN EN LA PARTE BAJA DEL ABDOMEN

"Siento una molesta presión en la parte baja del abdomen. ¿Debo preocuparme por un aborto o un embarazo ectópico?"

Parece que la mujer que hace la pregunta está en buena sintonía con el cuerpo—lo que es bueno (cuando es útil para reconocer la ovulación) o no tan bueno (cuando produce una preocupación innecesaria por los dolores inofensivos del embarazo).

No hay razón para preocuparse. La presión (sin dolor, hemorragia u otros síntomas relacionados) no es un síntoma de aborto o de embarazo ectópico, y es común especialmente en los primeros embarazos. Existe la posibilidad de que el radar sensible del cuerpo de la mujer simplemente esté detectando algunos de los muchos cambios que se están dando en la parte baja del abdomen, donde se localiza el útero. Lo que la mujer siente, posiblemente, es la sensación de la implantación, el aumento del fluido sanguíneo, la preparación de útero o, simplemente, el inicio del crecimiento de éste.

Para mayor seguridad, en la próxima cita se consultará al médico sobre este síntoma (si es que aún lo siente).

ABORTO ESPONTÁNEO

"Entre lo que yo he leído y lo que me ha dicho mi madre, tengo miedo de que todo lo que he hecho, lo que hago y lo que haré pueda provocar un aborto espontáneo."

A muchas mujeres embarazadas, el temor de un aborto espontáneo puede privarles de sentirse felices durante el primer trimestre. Algunas de ellas incluso se abstienen de hablar de la buena noticia hasta el cuarto mes, momento en que se sienten seguras de que el embarazo continuará con éxito. Y esto es realmente lo que sucederá en la mayoría de los casos.

Queda aún mucho por aprender acerca de las razones de un aborto espontáneo precoz, pero existen varios factores de los que se cree que no provocan este problema. Entre ellos se cuentan:

◆ Trastornos anteriores con el DIU. La formación de cicatrices en el endometrio (el revestimiento del útero) a causa de una infección desencadenada por el DIU podría impedir que el huevo se implantara en el útero, pero no debe provocar un aborto espontáneo después de la implantación. Tampoco afectan al embarazo las dificultades que se hayan podido experimentar para mantener al DIU colocado en el lugar.

◆ Historial de abortos múltiples[3]. La formación de cicatrices en el endometrio a causa de abortos múltiples, al igual que las provocadas por una infección debida al DIU, podría impedir la implantación, pero por lo demás no puede ser responsable de un aborto precoz.

◆ Un trastorno emocional—debido a una discusión, a la tensión en el lugar de trabajo o a problemas familiares.

---

3. Aunque no son causa directa de aborto en la primera etapa del embarazo, los abortos repetidos u otros procedimientos que requieren de dilatación del cuello uterino pueden hacer que éste funcione mal o se debilite—a menudo causa de aborto tardío (vea página 35).

◆ Una caída o una lesión accidental menor de la futura madre. Pero una lesión grave podría provocar un aborto, por lo que siempre deberían observarse unas precauciones de seguridad—por ejemplo, abrocharse el cinturón de seguridad en el auto y no subir por las escaleras.

◆ La actividad física habitual, tal como limpiar la casa, carger a los niños en brazos, cargar la compra u otros objetos moderadamente pesados, colgar cortinas, trasladar muebles un poco pesados y un ejercicio sano y moderado.[4]

◆ Las relaciones sexuales—a menos que la mujer tenga un historial con abortos espontáneos o se halle bajo otro riesgo que amenace el embarazo.

Sin embargo, existen varios factores que parece que podrían incrementar el riesgo de un aborto espontáneo. Algunos factores (una nutrición insuficiente, fumar, insuficiencia o desequilibrio hormonal; infección con vaginitis bacterial, clamydia u otro tipo de enfermedades de transmisión sexual; y ciertos problemas médicos crónicos de la madre, incluyendo lupus, enfermedades congénitas del corazón, afección grave de los riñones, diabetes y enfermedades de la tiroides), una vez identificados pueden ser eliminados o controlados. Otros (infección por rubéola u otras enfermedades dañinas para el feto; una fiebre alta; la exposición a grandes dosis de radiación o a los medicamentos que dañan al feto; o un DIU colocado cuando se produce la concepción) no se evitan fácilmente, pero debido a que generalmente son eventos que sólo suceden una vez, no tienen probabilidades de volverse a presentar en futuros embarazos. Otros factores de riesgo de aborto espontáneo (como por ejemplo, una malformación del útero,

fibróides uterinos grandes y ciertas enfermedades crónicas de la mujer) resultan aun más difíciles de superar, aunque en algunos casos pueden ser corregidos quirúrgicamente o por medio de otros procedimientos médicos.

Muy raramente, los abortos espontáneos repetidos pueden atribuirse al sistema inmunológico de la madre, que rechaza las células paternas del embrión en desarrollo. La inmunoterapia podría corregir este problema y permitir que el embarazo transcurriera normalmente.

Síntomas que no deben preocupar. Es importante reconocer que no cada calambre, cada dolor o cada pérdida insignificante no son necesariamente un signo de que se va a producir un aborto espontáneo. Prácticamente todos los embarazos normales presentan por lo menos, en un momento u otro, uno de los siguientes síntomas, que, por regla general, suelen ser habitualmente inofensivos. Y aunque la embarazada debe reportarlos al médico en la próxima visita (o antes, si necesita una confirmación profesional) no debe preocuparse de:

◆ Calambres o dolores suaves en uno o ambos lados del abdomen. Probablemente serán debidos al estiramiento de los ligamentos que aguantan el útero. A menos que los calambres sean intensos, constantes o vayan acompañados de hemorragia, no existe motivo de preocupación.

◆ Manchar un poco en los días en que se habría tenido la menstruación o a los 7 o 10 días de la concepción, momento en que la pequeña bolita de células que se convertirá en el bebé se fija en la pared uterina. Una ligera hemorragia en estos días es habitual y no indica necesariamente que el embarazo presente problemas—siempre que no vaya acompañada de dolor en la parte baja del abdomen.

◆ Una hemorragia rosácea ligera después de las relaciones sexuales. El cuello uterino de la mujer embarazada se vuelve más sensible y congestionado

---

4. En un embarazo de alto riesgo, el médico puede limitar estas actividades o incluso prescribir un estricto reposo en cama. Pero la gestante debe limitar la actividad únicamente de acuerdo a las instrucciones del médico.

POSIBLES SIGNOS DE ABORTO ESPONTÁNEO

Se llamará inmediatamente al médico, por si acaso:

◆ Cuando se experimenta una hemorragia con calambres o dolor en la parte central del bajo vientre. (El dolor fuerte y la sensibilidad en un lado durante los primeros tiempos del embarazo podrían estar desencadenados por un embarazo ectópico y justifica también una llamada al médico. Véase página 126.)

◆ Cuando el dolor es intenso o continúa ininterrumpidamente durante más de un día, incluso si no va acompañado de manchas o hemorragia.

◆ Cuando la hemorragia es tan intensa como la de una menstruación fuerte, o cuando las manchas continúan presentándose durante más de tres días.

◆ Cuando se tiene un historial de abortos espontáneos y se experimenta una hemorragia, o bien dolores, o ambos a la vez.

Cuándo pedir asistencia médica de emergencia:

◆ Cuando la hemorragia es tan intensa que se empapan varias compresas en 1 hora, o cuando el dolor es tan intenso que resulta insoportable.

◆ Cuando la sangre de la hemorragia presenta coágulos o materia grisácea, lo que puede significar que el aborto espontáneo ya ha empezado. Si no se consigue localizar al médico se acudirá al servicio de emergencia más próximo o al que le recomienden en el consultorio. Es posible que el médico aconseje conservar el material que se expulsa (en un tarro, en una bolsa de plástico u otro recipiente limpio) con el fin de poder determinar si el aborto espontáneo es simplemente inminente, se ha producido ya de modo completo o es sólo parcial y requiere una dilatación y un raspado (D&C, por sus siglas en inglés) para completarlo.

de vasos sanguíneos, a medida que el embarazo progresa y ocasionalmente se irrita durante las relaciones sexuales provocando alguna ligera hemorragia. Ésta es muy común y generalmente no es indicio de problema, a menos que se vuelva abundante o venga acompañada de calambres abdominales. Se le informará al médico de cualquier manchado posterior a las relaciones sexuales.

Si se teme un aborto espontáneo. Si la futura madre experimenta alguno de los síntomas enumerados en el recuadro anterior, lo mejor es que llame al médico. Si los síntomas se encuentran en el apartado titulado "Se pedirá asistencia médica de urgencia" y la mujer no consigue localizar al médico, es aconsejable que le deje un mensaje y que llame a un teléfono de emergencia 911 o al servicio médico local de emergencias (EMS, por sus siglas en inglés) o vaya hasta la sala de emergencia más próximo.

Mientras se espera la llegada de ayuda, lo mejor es tenderse o por lo menos descansar en una silla manteniendo los pies en alto. Con ello no se evitará el aborto espontáneo si éste ya está en marcha, pero ayudará a relajarse. También puede ayudar a relajarse el recordar que la mayoría de las mujeres que sufren pérdidas sanguíneas en los primeros tiempos del embarazo consiguen llegar a término y dar a luz a bebés sanos.

Si se sospecha o el médico diagnostica un aborto espontáneo, véase página 493.

"No me siento embarazada. ¿Es posible que haya abortado sin saberlo?"

Es difícil que esta mujer se sienta embarazada a estas alturas, incluso si está experimentando los síntomas de la primera etapa del embarazo, como náuseas matutinas y fatiga—mas aún si no los siente. Y es posible que por un tiempo más el embarazo continúe siendo un concepto abstracto o al menos hasta que haya una prueba tangible de ello: una barriga prominente, por ejemplo, o el sonido de los latidos del corazón del bebé. Pero el temor de haber abortado sin darse cuenta de ello, aunque es muy frecuente, no está justificado. Cuando el embarazo está bien establecido, los signos de una amenaza de aborto no son algo que pueda pasar inadvertido. Generalmente, "no sentirse embarazada", en este momento no es un motivo de preocupación. La embarazada compartirá sus preocupaciones con el médico a la siguiente visita.

EL ESTADO DEL BEBÉ

"Estoy muy nerviosa porque no puedo notar realmente a mi bebé. ¿Es posible que éste muera sin que yo me dé cuenta?"

En este momento, ya que no se ha producido un aumento perceptible del tamaño del abdomen y ya que no existe una actividad fetal evidente, resulta difícil imaginar que dentro del propio cuerpo se encuentra un bebé vivo y que va creciendo. Pero la muerte de un bebé o un embrión sin que sea expulsado del útero en un aborto espontáneo es un caso *muy raro*. Cuando sucede, la mujer pierde todos los signos de embarazo, incluyendo el aumento de tamaño y la sensibilidad anormal de los senos, y muchas de ellas experimentan unas pérdidas parduscas, aunque no una hemorragia real. Durante el examen, el médico encontrará que el útero se ha reducido.

Si en cualquier momento de la gestación los síntomas de embarazo desaparecen o la mujer siente que el útero no está creciendo, se deberá llamar al médico. Ésta será una reacción mucho más positiva que quedarse en casa preocupada.

EMBARAZO ECTÓPICO

"He sufrido algunos calambres ocasionales. ¿Es posible que tenga un embarazo ectópico sin saberlo?"

Muy pocos embarazos son ectópicos, es decir, se producen fuera del útero, habitualmente en las trompas de Falopio[5]. Una buena parte de ellos son diagnosticados antes de que la mujer llegue a darse cuenta de que está embarazada. Por lo tanto, si el médico ha confirmado el embarazo por medio de un análisis de sangre y de un examen físico, y si la mujer no presenta signos de embarazo ectópico, lo mejor es que descarte este temor de sus preocupaciones.

Existen diversos factores que pueden hacer que una mujer sea más susceptible a los embarazos ectópicos. Entre ellos se cuentan:

- Un embarazo ectópico anterior.

- Una enfermedad inflamatoria pélvica anterior causada por enfermedades venéreas.

- Una intervención quirúrgica abdominal o tubárica con cicatrización postoperatoria.

- Una ligadura de trompas (esterilización quirúrgica), ligadura de trompas sin éxito o una inversión de la ligadura de trompas.

- Un DIU aún colocado en el momento de la concepción (es más probable que un DIU impida la concepción en el útero que fuera de él—de ahí el aumento de embarazos ectópicos en las mujeres que usan un DIU).

- Posiblemente, abortos múltiples provocados.

- Posiblemente, exposición al dietilestilbestrol (DES, por sus siglas en inglés) en el seno materno, sobre todo si ello dio lugar a importantes anomalías estructurales del aparato reproductor.

Por muy poco frecuentes que sean los embarazos ectópicos, toda mujer embarazada—y en especial las que tienen un alto riesgo en este sentido—debería

---

5. Esto generalmente ocurre debido a que alguna irregularidad en las trompas de Falopio bloquea el paso del óvulo fecundado hacia el útero. Raras veces este óvulo se implanta en el ovario, en la cavidad abdominal o en el cuello uterino.

estar familiarizada con los síntomas. Los calambres ocasionales, debidos probablemente a la implantación, al aumento del flujo sanguíneo o al estiramiento de los ligamentos a causa del aumento del tamaño del útero, *no* se cuentan entre dichos síntomas. A continuación se enumeran estos síntomas; la aparición de uno de ellos o de todos, exige una visita inmediata al médico. Si la mujer embarazada no consigue ponerse en contacto con el médico, deberá acudir rápidamente a la sala de emergencia del hospital.

♦ Dolores con cólicos y con sensibilidad anormal, habitualmente en la parte inferior del abdomen—inicialmente en un lado, aunque el dolor puede irradiar a todo el abdomen. Algunas veces el dolor puede agravarse al evacuar, al toser o al moverse. Si se produjera una rotura de la trompa, el dolor se volvería muy agudo y constante durante un breve tiempo, antes de difundirse por toda la región pélvica.

♦ Pérdidas vaginales marrones o ligeras hemorragias (intermitentes o persistentes), que bien pueden presentarse varios días o varias semanas antes que los dolores. Puede no existir hemorragia si no se rompe la trompa.

♦ Fuerte hemorragia vaginal si la trompa de Falopio se rompe.

♦ Náuseas y vómitos en aproximadamente un 25% ó 50% de las mujeres—aunque estos síntomas pueden ser difícil de diferenciar de los mareos matutinos.

♦ Desvanecimiento o debilidad en algunas mujeres. Si la trompa se rompe, son habituales el pulso débil, la piel fría y húmeda y los desmayos.

♦ Dolor en los hombros (relacionado con la pelvis) en algunas mujeres.

♦ Sensación de presión rectal, en algunas mujeres.

Si el embarazo es ectópico, a menudo una intervención quirúrgica inmediata puede salvar la trompa de Falopio y la fertilidad de la mujer (véase página 498 para el Tratamiento de los embarazos ectópicos). De hecho, los estudios demuestran que más del 50% de mujeres que reciben tratamiento por embarazo ectópico conciben espontáneamente y logran un embarazo normal en el lapso de 1 año.

EL ESTRÉS DE LA VIDA DIARIA

"Mi trabajo conlleva mucha tensión; todavía no había planeado tener un bebé, pero he quedado embarazada. ¿Tengo que dejar mi trabajo?"

Durante las últimas dos décadas, el estrés se ha convertido en un importante sujeto de estudio, debido al efecto que puede tener sobre nuestras vidas. Dependiendo de cómo lo manejemos y respondamos a él, puede ser bueno para nosotros (provocando que rindamos más, que funcionemos con mayor eficacia) o puede ser malo (cuando está fuera de control, desbordándonos y debilitándonos). Si el estrés del trabajo hace que esta mujer trabaje con una eficacia máxima, la excita y desafía, no debería ser dañino para el embarazo. Pero si el estrés la hace estar ansiosa, sufre de insomnio o está deprimida, o si hace que experimente síntomas físicos (tales como migraña, dolor de espalda o pérdida del apetito) o queda exhausta, sí podrá serlo (véase página 116 para los Consejos contra la fatiga). De hecho, las investigaciones indican que el exceso de estrés materno en el período prenatal y las hormonas del estrés que se producen pueden aumentar el riesgo de un parto prematuro o del nacimiento de un bebé con bajo peso.

Las reacciones negativas ante el estrés pueden verse agravadas por los cambios de humor que son normales durante el embarazo. Y debido a que reacciones tales como la pérdida de apetito, el consumo de alimentos poco recomendables y la falta de sueño pueden cobrarse un buen precio en la madre—y, si prosiguen durante el segundo y tercer trimestre, también en el bebé—aprender a manejar el estrés de forma constructiva debería convertirse en una tarea prioritaria. Los siguientes consejos pueden ser de gran ayuda:

Hablar de ello. Permitir que las ansiedades afloren a la superficie es la mejor forma de asegurarse de que no se caerá en el desánimo. Tratar de mantener abiertas las líneas de comunicación con la pareja y pasar algún rato al final del día (preferiblemente no demasiado cerca de la hora de ir a la cama) aireando las preocupaciones y frustraciones. Juntos, los miembros de la pareja podrán encontrar algo de alivio, soluciones e incluso diversión, al comparar las situaciones respectivas. No obstante, también puede ser útil que trate de hablar con otro miembro de la familia, con el médico, con un amigo o con un sacerdote o unirse a un grupo de apoyo para la mujer embarazada, si existe alguno en la localidad donde vive. Pida consejo profesional, si parece que nada le sirve de ayuda.

Hacer algo al respecto. Hay que intentar identificar los orígenes del estrés en el trabajo y en otras áreas de la vida, y determinar cómo pueden modificarse para reducir el estrés. Si queda claro que la futura madre está intentando trabajar demasiado, habrá que reducir algunas actividades. Si está tomando demasiadas responsabilidades en casa o en el trabajo, establezca prioridades y luego decidirá lo que puede posponerse o darse a otra persona. Aprenda a decir que no a los nuevos proyectos o actividades antes de estar sobrecargada.

A veces, sentarse con un cuaderno de notas o con una agenda electrónica y confeccionar listas de los cientos de cosas que se deben hacer (en casa o en el trabajo), y el orden por el que se van a efectuar puede ayudar a que la mujer considere que tiene mayor control sobre el caos que reina en la vida. Tache de la lista las tareas que se hayan llevado a término por obtener la satisfacción que produce el perfeccionismo.

Consultarlo con la almohada. El sueño es un pasaje para la regeneración de la mente y el cuerpo. A menudo los sentimientos de tensión y ansiedad son inspirados por nuestra propia falta de sueño. Si tiene problemas para dormir, intente seguir los consejos de la página 186.

EL LADO AMABLE DEL OPTIMISMO

Por muchos años se ha especulado que las personas optimistas viven más tiempo. Actualmente, se afirma que la actitud optimista de la madre puede, de hecho, mejorar también las perspectivas para el bebé que aún no ha nacido. Un estudio reciente descubrió que si las mujeres con embarazos de alto riesgo se concentran en ver el lado bueno de la situación, reducen sus posibilidades de un parto prematuro o del nacimiento de un bebé con bajo peso.

El nivel más bajo de estrés en las mujeres optimistas definitivamente juega un papel importante en la disminución del riesgo; los niveles altos de estrés han sido implicados en una gran variedad de problemas de salud, ya sea relacionados o no con el embarazo. Pero el estrés por sí mismo, aparentemente, no es el único personaje de la historia. Las mujeres optimistas, como es lógico, tienen más posibilidades de cuidar de sí mismas—comer bien, hacer más ejercicio, evitar las drogas, el alcohol y otras sustancias dañinas. Y estos comportamientos positivos—estimulados por el poder del pensamiento práctico—pueden, por supuesto, tener un efecto muy bueno en el embarazo y el feto.

Los investigadores señalan que nunca es demasiado tarde para comenzar a cosechar los beneficios del optimismo, incluso si la mujer ya está embarazada. Aprender a esperar lo mejor—en lugar de lo peor—puede ayudar a que esas expectativas se vuelvan una realidad.

Una buena razón para comenzar a ver el vaso de leche medio lleno y no medio vacío.

UNA RELAJACIÓN FÁCIL

Hay muchas formas de relajarse, incluyendo el yoga y la meditación. La embarazada puede asistir a un curso grupal en un lugar donde enseñan a controlar el estrés o aprender técnicas con un instructor privado. O bien, si no hay tiempo para ninguna de las opciones en el ocupado horario, puede poner en práctica estas sencillas técnicas de relajación, que son fáciles de aprender y de hacerlas en cualquier lugar y a cualquier hora. Si le son útiles, puede realizarlas en los momentos de mayor ansiedad y/o regularmente varias veces al día para prevenir las molestias.

1. Hay que sentarse con los ojos cerrados. Imaginarse una escena agradable—una que tranquilice a la embarzada. Luego, relajar los músculos empezando por los de los pies y subiendo despacio por las piernas, el torso, el cuello y la cara. Debe respirarse únicamente por la nariz (a menos que ésta esté demasiado congestionada, desde luego). Al exhalar el aire, repetir la palabra "uno" (o "paz" o cualquier otro monosílabo) para nosotras mismas. Continuaremos las repeticiones de 10 a 20 minutos más.

2. Inhalaremos lenta y profundamente por la nariz, empujando el abdomen hacia fuera al mismo tiempo. Contaremos hasta cuatro. Luego, relajando los músculos de los hombros y del cuello, exhalaremos despacio y cómodamente contando hasta seis. Se repetirá esta secuencia cuatro o cinco veces para disipar la tensión.

Alimentarse bien. Un estilo de vida ajetreado puede llevar a un estilo de nutrición inadecuado. Si ello sucede durante el embarazo, las malas consecuencias pueden ser dobles, por ejemplo: puede entorpecer la capacidad de enfrentarse al estrés y puede afectar al desarrollo del bebé. Por lo tanto, la embarazada se asegurará de tomar tres comidas al día o seis comidas pequeñas y los tentem-piés adecuados dentro del marco de la dieta ideal.

Tomar un buen baño. Un baño caliente (pero no demasiado) constituye una excelente forma de aliviar las tensiones. Se recomienda uno después de un día agitado; también nos ayudará a dormir mejor.

Alejarse temporalmente. Hay que combatir el estrés con cualquier actividad que encontremos relajante, por ejemplo: deportes (consúltese primero con el médico y ténganse en cuenta las líneas directrices de la página 193), lectura, ir al cine, escuchar música (consideraremos la posibilidad de llevar un reproductor de CDs con audífonos al trabajo, para poder oír música relajante durante la pausa del café o de la comida, o incluso cuando el trabajo lo permita), dar largos paseos (o cortos durante las pausas o a la hora de la comida, pero nos aseguraremos de que quede tiempo para comer), meditar (cerrar los ojos e imaginarse una escena alegre, o mantenerlos abiertos y contemplar una pintura o fotografía tranquilizadoras situadas estratégicamente en la oficina); la bioretroalimentación; los masajes (se le pedirá al esposo que le dé un masaje en la espalda o en los hombros, o bien, optará por un masaje profesional—pero se asegurará de que el masajista tiene licencia y sabe que está embarazada). Practicaremos las técnicas de relajación (véase la caja de arriba en esta página), no sólo porque serán útiles durante el parto, sino porque podrán ayudarnos a disipar la tensión en cualquier momento.

Alejarse permanentemente. Quizás el problema no valga el estrés y la ansiedad que está generando. Por ejemplo, si se trata del trabajo, se considerará la posibilidad de una licencia de maternidad temprana, o cambiar a un horario de medio tiempo (si cualquiera de estas opciones es financieramente posible) o bien, cambiar temporalmente de puesto o delegar parte de la carga de trabajo para reducir el estrés a un nivel manejable.

Hay que recordar que el estrés aumentará al nacer el bebé; sería muy sensato aprender a manejarlo a partir de este momento.

MIEDOS ABRUMADORES SOBRE LA SALUD DEL BEBÉ

"Ya sé que posiblemente sea irracional, pero no puedo dormir o comer o concentrarme en el trabajo porque tengo miedo de que mi bebé no sea normal."

Todas las futuras madres—y los padres—se preocupan de si el bebé será normal. Pero aunque una dosis moderada de preocupación que no responda a los consejos tranquilizadores es un efecto secundario inevitable del embarazo, una preocupación que sea tan absorbente que interfiera con el funcionamiento necesita atención profesional. La mujer deberá hablar con el médico. Quizás éste podría ordenar una sonografía del feto y/o exámenes prenatales exploratorios para ayudar a calmar los miedos. Muchos facultativos están dispuestos a prescribir un examen de este tipo cuando una paciente está demasiado ansiosa, sobre todo si cree que tiene una razón específica para temer por la salud del bebé (quizá pasó mucho tiempo en una bañera muy caliente o se dio demasiados baños muy calientes antes de saber que estaba embarazada), o incluso si parece que la inquietud carece de fundamento o es exagerada. Ello se debe a que el costo de estos procedimientos compensa sobradamente los peligros de esta abrumadora ansiedad (especialmente si impide que la futura madre coma y duerma).

Aunque estos exámenes no pueden detectar todos los problemas potenciales, pueden sí una vez que ha habido un desarrollo fetal significativo, poner al descubierto gran cantidad de ellos. Incluso la silueta, tan borrosa como se ve en el ultrasonido, de un bebé normal—con todas sus extremidades y órganos en el sitio— puede suponer gran consuelo. Todo ello, junto con los resultados de otros exámenes y las tranquilizadoras palabras del propio médico y quizá del especialista que ha evaluado la sonografía, podrá ayudar a la futura madre a empezar con la importan-

tísima tarea que le espera: cuidar de ella misma y alimentar al bebé. También puede encontrar alivio al hablar con otras mujeres embarazadas—posiblemente en una clase o en un chat vía Internet sobre los primeros meses de embarazo; después de todo, el simple hecho de saber que alguien más tiene las mismas preocupaciones puede ser alentador.

No obstante, si no fuera así, podría ser necesario buscar ayuda profesional para reducir la ansiedad.

DEPRESIÓN

"Ya sé que tendría que sentirme feliz de estar embarazada, pero tengo la impresión de estar sufriendo una depresión posparto prematura."

En primer lugar, la embarazada puede que haya confundido con una depresión los cambios de humor normales del embarazo que experimentan aproximadamente 7 de cada 10 gestantes. Dichos cambios pueden ser más pronunciados durante el primer trimestre y en general, en mujeres que normalmente sufren de inestabilidad emocional premenstrual. Los sentimientos de ambivalencia sobre el embarazo, una vez que éste

---

PARA LA OTRA MITAD DE LA EMBARAZADA

No hay una sola página en este libro que no esté dirigida a la pareja embarazada, la madre y el padre. Como futuro padre se enriquecerá mucho con el conocimiento sobre la experiencia del embarazo (así también aumentará la comprensión de esos síntomas locos que aquejan a la esposa) leyendo el libro con ella mes a mes. Pero debido a que surgirán algunas dudas y preocupaciones que son exclusivas de él, hay un capítulo dedicado especialmente al padre— la otra mitad embarazada. Véase el Capítulo 17: Los padres también están esperando.

se ha confirmado, que son comunes incluso cuando el embarazo ha sido planeado, exagerarán aún más los cambios de humor. Aunque no existe remedio para dichos cambios, evitar el azúcar, el chocolate y la cafeína (todos ellos pueden hacer que un momento bajo lo sea aún más), seguir la dieta ideal para embarazada, tener un buen equilibrio entre descanso y ejercicio, y siempre que sea posible, compartir con alguien los sentimientos, puede ayudar a la embarazada a atenuarlos.

Si los cambios de humor de esta mujer son persistentes o frecuentes, puede que ésta se encuentre entre el 10% y el 16% de embarazadas que deben luchar algo para moderar las depresiones durante el embarazo. Esta depresión puede incrementar el riesgo de complicaciones—tanto como puede afectar al cuerpo cuando la mujer no está embarazada. Algunos de los factores que pueden contribuir a dichas depresiones son:

◆ Un historial personal o familiar de trastornos del estado de ánimo.

◆ Estrés socioeconómico o conyugal.

◆ Falta de respaldo emocional por parte del padre del bebé.

◆ Hospitalización o descanso en cama debido a complicaciones del embarazo.

◆ Ansiedad por la propia salud, especialmente si presenta una condición médica crónica o si ha experimentado complicaciones o enfermedades durante el embarazo.

◆ Ansiedad por la salud del bebé, especialmente si hay un historial personal o familiar de defectos congénitos u otro tipo de problemas.

Los síntomas más comunes de depresión, además de sentirse hundida, vacía y apagada, incluyen trastornos del sueño (se duerme mucho o muy poco) cambio de los hábitos alimentarios (no se come nada o se come sin cesar), fatiga prolongada o inusual, pérdida prolongada del interés por el trabajo, los juegos y otras actividades o placeres; falta de capacidad para concentrarse; cambios de humor exager-

ados; e incluso pensamientos autodestructivos. También pueden presentarse dolores inexplicables. Si la lectora está experimentando síntomas parecidos, se recomienda seguir los consejos que se dan para la depresión puerperal o del posparto (véase página 414).

Si los síntomas persisten durante más de dos semanas, la embarazada hablará con el médico sobre la depresión o le pedirá referencias sobre algún especialista, quien le puede ofrecer sicoterapia.[6] Es importante que la embarazada reciba la ayuda adecuada, ya que la depresión puede interferir con el cuidado de sí misma y del bebé, ahora y después del parto. Decidir si la medicación antidepresiva formará parte del plan de tratamiento requerirá que la mujer hable detenidamente al respecto con el médico (y, de preferencia, también con el terapeuta) para sopesar los posibles riesgos (para ella y el bebé) contra los potenciales beneficios. Estudios recientes demuestran que los inhibidores de la recaptación de la serotonina selectiva (IRSS, por sos siglas en inglés) como Prozac, Zoloft, y Paxil no provocan daños en las futuras madres. Sin embargo, es necesario que se consulte con el médico antes de comenzar o continuar el tratamiento con estos u otros antidepresivos durante el embarazo.

Consultar con el médico antes de optar por un tratamiento alternativo. Los suplementos de venta libre como SAMe— y St. John's Wort que atraen a los consumidores ofreciéndoles propiedades que elevan el estado de ánimo, no han sido estudiados lo suficiente como para considerarlos seguros durante el embarazo. Los estudios preliminares sobre los beneficios de la terapia suave (que parece que ayuda a elevar los niveles de serotonina, la hormona reguladora del estado de ánimo en el cerebro) para tratar la depresión durante el embarazo es prometedora y

6. Debido a que la depresión también puede ser síntoma de una condición tiroidea (que requiere de tratamiento inmediato durante el embarazo) un examen de sangre debe descartar esa posibilidad.

CUÁNDO SE DEBE LLAMAR AL MÉDICO

Es aconsejable determinar con el médico lo que se deberá hacer en caso de emegencia. Pero si no se ha hablado de ello y se experimenta un síntoma que requiere una atención médica inmediata, se procederá de la siguiente forma. En primer lugar se llamará a la consulta del médico. En caso de que éste no pueda acudir al teléfono y no vuelva a llamar al cabo de unos pocos minutos, se llamará de nuevo a la consulta y se le dejará un mensaje explicando cuál es el problema y a qué centro de urgencias se va a acudir. A continuación se irá directamente al centro de emergencia más próximo o se llamará a un servicio médico de emergencia 911 ó el servicio local.

Al informar de cualquiera de los síntomas que se enumeran a continuación, es importante no olvidar mencionarle también la existencia de cualquier otro síntoma que se experimente, por muy poco relacionado que parezca estar con el problema del momento. También es importante ser muy exacta al mencionar el tiempo que hace que se presenta dicho síntoma, la frecuencia con que aparece, lo que parece aliviarlo o exacerbarlo, y lo grave que es.

LLAMAR INMEDIATAMENTE POR CUALESQUIERA DE LAS SIGUIENTES RAZONES:

◆ Fuerte dolor en la zona abdominal inferior en uno o los dos lados, que no se alivia y es acompañado con náuseas, vómitos y hemorragia.

◆ Fuerte dolor en la zona abdominal superior media, con o sin náuseas e hinchazón de manos y cara.

◆ Abundantes pérdidas vaginales (especialmente cuando se combinan con dolor abdominal y de espalda).

◆ Expectorar sangre al toser.

◆ Pérdida regular o abundante de líquido en la vagina.

◆ Aumento súbito de la sed, acompañado por una micción menos frecuente o por la ausencia total de micción durante todo un día.

◆ Micción dolorosa o ardiente. Si va acompañada de temblores y fiebre superior a los 102 °F (39 °C) o dolores de espalda.

◆ Hinchazón de las manos, la cara, los ojos. Si la hinchazón es muy intensa y aparece bruscamente, o va acompañada por dolores de cabeza, dificultades en la visión, un aumento repentino y significativo de peso (más de 2 libras y que no se relaciona con comer demasiado).

◆ Trastornos de la visión (visión borrosa, visión doble) que persisten durante dos o más horas.

◆ Náuseas y vómitos intensos, acompañados de dolor y fiebre.

---

puede ser una alternativa atractiva y segura para la medicación.

La depresión durante el embarazo predispone a la mujer de cierta forma a un mayor riesgo de depresión en el posparto. La buena noticia es que el tratamiento con antidepresivos durante el embarazo—y/o después del parto—puede ayudar a prevenir la depresión en el posparto. Es recomendable que se consulte con el médico.

CARGAR A NIÑOS MAYORES

"Tengo miedo de levantar en brazos a mi hija de dos años. "Ella pesa mucho."

Esta mujer tendrá que buscar una excusa mejor para que la niña ande con sus propios pies. A menos que el médico haya dado instrucciones con-

◆ Diarrea frecuente (más de tres veces al día). Particularmente con mucosidades y sangre.

◆ Menos de diez movimientos fetales por hora (véase página 246) después de la semana 28.

LLAMAR AL MÉDICO EL MISMO DÍA (O LA MAÑANA SIGUIENTE, SI SUCEDE A MEDIA NOCHE) POR LAS SIGUIENTES RAZONES:

◆ Dolor intenso en la parte inferior del abdomen, en uno o en ambos lados, y que no remite.

◆ Sangrado vaginal (aunque un manchado ligero de una semana a diez días después de la concepción o un flujo ligero rosáceo después de las relaciones sexuales en la última etapa del embarazo no es motivo de preocupación).

◆ Perdidas de sangre por los pezones, el recto o la orina.

◆ Hinchazón de manos, cara y ojos.

◆ Dolor de cabeza intenso que persiste durante más de dos o tres horas.

◆ Aumento brusco de peso de más de 2 libras (1 kilo) y que no parezca estar relacionado con un exceso de comida.

◆ Dolor y ardor al orinar.

◆ Desmayos o desvanecimientos.

◆ Escalofríos y fiebre superior a 100 °F (38 °C) (sin síntomas de resfriado o gripe): llamar el mismo día: fiebre de más de 102 °F llamar inmediatamente. (De cualquier forma tratar de bajar la fiebre a menos de 100 °F con prontitud tomando acetaminophen.)

◆ Náuseas y vómitos severos; vómitos más frecuentes que dos o tres veces al día en el primer trimestre; vómitos en la última etapa del embarazo, cuando no se presentaron al inicio.

◆ Picazón generalizada, con o sin orina oscura, heces pálidas o ictericia (piel y ojos amarillentos).

◆ Ausencia de movimiento fetal sensible por más de 24 horas después de la semana 20.

El médico deseará que la embarazada se comunique con él por motivos o parámetros diferentes. Por tal razón, puede mostrar esta lista al médico y si hay algo que agregar o cambiar se escribirá aquí mismo.

_____

_____

_____

_____

_____

_____

trarias a ello, no existe ningún problema en llevar pesos moderados (incluso un robusto niño en edad preescolar) aunque debe evitarse llegar al cansancio excesivo (véase página 213, consejos para evitar la tensión en la espalda al levantar un peso). Y de hecho, cargar al hermanito que aún no ha nacido con la culpa del rechazo de la madre a llevarla en brazos podría crear innecesarios sentimientos de rivalidad y resentimiento hacia el bebé incluso antes de que aparezca en escena.

Al progresar el embarazo, no obstante, quizá la espalda de la futura madre ya no pueda someterse al esfuerzo de cargar con el feto y con otra criatura, en cuyo caso, se debe mantener el peso por un mínimo de tiempo. Pero se asegurará de culpar de ello a la espalda y no al bebé, y de compensarlo con muchos abrazos cuando esté sentada.

Qué es importante saber
OBTENER UN CUIDADO MÉDICO REGULAR

En la última década, el movimiento de autoatención médica ha instruido a los norteamericanos en todo tipo de cosas—por medio de libros, videos, televisión, boletines informativos y, más recientemente, el Internet—desde tomarse uno mismo el pulso y la presión sanguínea hasta el tratamiento casero de las distensiones musculares y la prevención de infecciones. El impacto que ello ha tenido en la eficacia de la atención sanitaria es indudablemente positivo—reduciendo el número de visitas que se hacen al médico y convirtiendo a los ciudadanos en unos mejores pacientes cuando deben acudir al médico. Y sobre todo, nos ha hecho ser conscientes de la responsabilidad que todos nosotros tenemos de nuestra salud, y es probable que todos seamos bastante más sanos en años venideros.

Incluso en el embarazo, se pueden tomar innumerables medidas para que los nueve meses sean más sanos y cómodos, para que el parto sea más fácil y para que el futuro bebé sea más sano. Pero intentar arreglárselas sola, aunque sólo sea por unos pocos meses, es llevar demasiado lejos el concepto de autoatención médica—que se basa en la relación de cooperación entre el paciente y el médico. La intervención regular del médico es crucial en el embarazo. Las mujeres que acuden a numerosas visitas prenatales tuvieron bebés más grandes y sanos, y con menos posibilidades de dar a luz prematuramente, evitándose otros problemas serios relacionados con el embarazo.

PROGRAMA DE VISITAS PRENATALES

En el caso ideal, la primera visita al médico o a la enfermera comadrona se debería producir cuando el futuro bebé es aún un proyecto. Pero éste es un ideal que muchas de nosotras, especialmente cuando el embarazo no es planeado, no podemos satisfacer. En segundo lugar en cuanto a perfección se halla la visita efectuada tan pronto se sospecha que se ha concebido.[7] El examen interno ayudará a confirmar el embarazo, y el examen físico descubrirá cualquier problema potencial que deba ser controlado. Después de ello, el programa de visitas variará en función del médico y del perfil obstétrico y médico de la mujer. En el caso de un embarazo de bajo riesgo y sin complicaciones, lo más habitual es una visita mensual al médico (en algunos consultorios, las visitas pueden ser menos frecuentes) hasta las 32 semanas de gestación. Pasado este momento, se suele efectuar una visita cada dos semanas hasta el último mes, durante el cual es habitual una visita semanal.[8]

Para lo que la embarazada debe de esperar de cada visita prenatal, vea los capítulos mensuales.

CUIDADO DEL RESTO DEL CUERPO

Durante el embarazo, la mujer se siente comprensiblemente preocupada por el tema de la gestación. Pero aunque sus cuidados deberán empezar por la barriga, no deberían terminar en ella. No debe esperar a que los problemas se presenten. Visitará al dentista: la mayor parte del trabajo de este especialista, sobre todo

---

7. Algunos médicos programan la primera visita a las seis semanas.

8. Los estudios revelan que para las mujeres saludables y bien educadas, les son suficientes nueve visitas prenatales. Aun así, la mayoría de mujeres prefiere visitar más seguido al médico.

CUANDO SE DUDA

A veces las señales del cuerpo de que algo no va bien no son claras. La mujer está más cansada de lo normal, dolorida, no se encuentra del todo bien. Pero no presenta ninguno de los síntomas tan y definidos de la lista de las páginas 132 y 133. Si el dormir bien toda la noche y una ración extra de descanso no consiguen que se sienta mejor al cabo de un día o dos, no deberá sentirse desconcertada por consultarle al médico. Es probable que lo que está experimentando sea normal—parte de la evolución del embarazo. Pero también es posible que esté anémica o incubando una infección de algún tipo. Ciertas infecciones—cistitis, por ejemplo—pueden hacer el sucio trabajo sin causar síntomas obvios. Si se tiene alguna duda, es preferible consultarla.

de tipo preventivo, puede ser efectuada sin problemas durante el embarazo (véase página 184). En caso necesario visitará al especialista en alergias. Lo más probable es que éste no prescriba ahora una nueva tanda de inyecciones, pero si las alergias de la embarazada son graves, el especialista deseará controlar el estado. El médico de familia o el especialista deberá también controlar cualquier enfermedad crónica u otros problemas médicos que no caen dentro del radio de acción del obstetra; si la futura madre acude a una enfermera comadrona para el embarazo, deberá visitar al médico de familia o al ginecólogo para todos los problemas médicos.

Si se presentan nuevos problemas en el transcurso del embarazo, es importante no ignorarlos. Incluso si los síntomas parecen relativamente inocuos, en el embarazo es más importante que nunca acudir con rapidez al médico. El bebé necesita una madre totalmente sana.

◆ ◆ ◆

El segundo mes

Aproximadamente de 5 a 8 semanas

Tal vez se haya planeado el embarazo prácticamente hasta el momento de la concepción y se ha sabido por semanas que está esperando. O quizás el embarazo no fue planeado y no se supo al respecto sino hasta bien entrado el segundo mes. De cualquier manera, probablemente todavía se esté haciéndo a la idea de que hay una nueva vida desarrollándose dentro de la mujer. Es también probable que apenas se esté acostumbrando a los requerimientos del embarazo, desde los físicos (¡así es que por eso anda cansada¡) a los logísticos (la ruta más corta hacia el sanitario es…), hasta los dietéticos (con leche descremada y sin cafeína por favor).

Qué se puede esperar en la visita de este mes

Si se trata de la primera visita del embarazo, consultar el apartado correspondiente en la página 108. Si es ya el segundo examen, se dará cuenta que es una visita mucho más corta. Debido a que ya se realizaron las pruebas iniciales, probablemente ya no se necesite tantos pinchazos esta vez. El médico puede examinar lo siguiente, aunque pueden haber variaciones dependiendo de las necesidades particulares y del estilo de atención del médico.[1]

1. Véase el Apéndice en la página 545 para una explicación de las intervenciones y los exámenes realizados.

♦ Peso y presión sanguínea.

♦ Orina, para detectar azúcar y albúmina.

♦ Manos y pies, para detectar un edema (hinchamiento) y piernas para detectar venas varicosas.

♦ Síntomas que se hayan experimentado, especialmente síntomas poco habituales.

♦ Preguntas o problemas que la embarazada desee discutir, llevar a la visita una lista de ellos.

UN VISTAZO AL INTERIOR

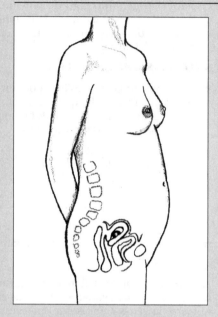

▲ *Aunque probablemente los demás no noten que está embarazada, podrá notar que la ropa le queda más apretada, sobre todo alrededor de la cintura. Ahora puede que necesite un sostén más grande. Al final del mes, el útero, normalmente del tamaño de un puño, habrá crecido al tamaño de una toronja grande.*

▼ *Aunque apenas mide 1 pulgada, el embrión ya se asemeja bastante a un bebé. Ha desaparecido la cola y, al final del segundo mes, se han formado los brazos y los pies (¡junto con los dedos!), así como los ojos (los párpados cerrados), los oídos, la punta de la nariz y la lengua. Todos los órganos y sistemas corporales principales están presentes, pero aún necesitan desarrollarse en gran parte. El embrión tiene movimientos espontáneos, aunque todavía faltarán varias semanas para que estos sean lo suficientemente fuertes para sentirse. La placenta, que sirve como sistema de apoyo de la vida del bebé, se está formando rápidamente.*

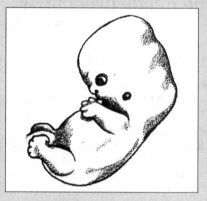

Qué se puede sentir

Como siempre, recuerde que cada embarazo y cada mujer es diferente. Se pueden experimentar todos los síntomas siguientes en un momento u otro, o tan sólo uno o dos de ellos. Algunos pueden continuar desde el mes pasado, otros serán nuevos. Sean cuales fuesen los síntomas, no es motivo de preocupación el no "sentirse" aún embarazada.

SÍNTOMAS FÍSICOS:

- Cansancio y somnolencia.
- Necesidad de orinar con frecuencia.
- Náuseas, con o sin vómitos y/o salivación excesiva.
- Estreñimiento.
- Acidez de estómago e indigestión, flatulencia e hinchamiento.
- Aversión y antojos de alimentos.
- Cambios en los senos: aumento de tamaño, pesadez, sensibilidad anormal, hormigueo; oscurecimiento de la aréola (área pigmentada que rodea al pezón); glándulas sudoríparas de la

aréola prominentes con aspecto de piel de gallina; aparece una red de línea azuladas debajo de la piel, a medida que aumenta la irrigación de los senos.

◆ Aumento o leve flujo vaginal blanquecino (leucorrea).

◆ Dolores de cabeza ocasionales (estos son similares a los dolores de cabeza que tienen las mujeres que toman píldoras anticonceptivas).

◆ Desvanecimientos o desmayos ocasionales.

◆ La ropa puede empezar a apretar en la cintura y el busto; el abdomen puede haber aumentado algo de tamaño, probablemente a causa de la distensión intestinal más que al aumento de tamaño del útero.

SÍNTOMAS EMOCIONALES:

◆ Inestabilidad comparable a la del síndrome premenstrual, y que puede comportar irritabilidad, cambios de humor, irracionalidad, tendencia al llanto.

◆ Dudas, temores, alegría, exaltación—cualquiera de ellos o todos juntos.

Qué puede preocupar

CAMBIOS VENOSOS

"Tengo unas feas líneas azules debajo de la piel, en los senos y en el abdomen. ¿Es normal?"

Muy normal. Forman parte de la red de venas que se esparcen para llevar la mayor cantidad de sangre que es producida durante el embarazo. Estas venas no sólo no constituyen un motivo de preocupación, sino que son un signo de que el cuerpo está haciendo lo que debe. Aparecen más pronto en las mujeres muy delgadas. En otras mujeres, la red venosa puede ser menos visible, no perceptible en absoluto o no resultar visible hasta una fase más adelantada del embarazo.

"Desde que quedé embarazada me han salido unas espantosas líneas de color rojo púrpura y con aspecto de tela de araña en los muslos. ¿Se trata de varices?"

No resultan muy favorecedoras, pero no se trata de venas varicosas. Son "nevos arácneos" por razones obvias. Estas venas pueden producirse a causa de los cambios hormonales del embarazo, aunque algunas mujeres también tienen predisposición genética para desarrollarlas (ingerir suficientes alimentos ricos en vit-

amina C y formarse el hábito de no cruzar las piernas puede ayudar a minimizar el número de venas aráneas que aparezcan en el cuerpo). Usualmente, palidecerán y desaparecerán después del parto, y si no fuera así, un dermatólogo puede eliminarlas por medio de inyecciones salinas o del uso de láser. Ambos tratamientos destruyen los vasos sanguíneos, haciéndolos colapsar y desaparecer eventualmente.

"Tanto mi madre como mi abuela tuvieron varices durante el embarazo y desde entonces siempre han sufrido de ellas. ¿Hay algo que pueda hacer para evitar este problema durante mi embarazo?"

Puesto que las varices suelen ser una característica familiar, es útil pensar en prevenirlas desde el principio del embarazo. Sobre todo porque las venas varicosas tienen tendencia a empeorar con los siguientes embarazos.

Normalmente, las venas sanas conducen la sangre desde las extremidades hasta el corazón. Debido a que trabajan contra la fuerza de la gravedad están provistas de unas válvulas que impiden el retroceso de la sangre. En algunas personas, estas válvulas faltan o son defectuosas, por lo que la sangre se acumula en las venas, donde la presión de la gravedad es mayor (generalmente en las piernas, pero algunas veces en el recto o la vulva), y provoca el abultamiento de las varicosidades. Las venas que se distienden con facilidad contribuyen también a este proceso. El problema es más frecuente en las personas obesas y se presenta cuatro veces más en las mujeres que en los hombres. En las mujeres susceptibles a las varices, este problema aparece muchas veces durante el primer tiempo del embarazo. Para ello existen varias razones: aumento de la presión del útero sobre las venas pelvianas, lo que aumenta la presión sobre las venas de las piernas; del volumen de sangre; y hormonas del embarazo que tienden a relajar el tejido muscular de las venas.

Los síntomas de las venas varicosas no son difíciles de reconocer, pero la gravedad es muy variable. Las venas hinchadas pueden provocar un dolor intenso, un dolorcito suave, una sensación de pesadez o incluso ser totalmente asintomáticas. Puede resultar visible una pálida sombra de venas azuladas, o bien unas venas serpenteantes pueden resultar bien visibles y protuberantes desde el tobillo hasta la parte superior del muslo. En los casos graves, la piel que cubre las venas se hincha y se vuelve seca e irritada (Consulte con el médico sobre humectación.) En algunas ocasiones se puede desarrollar una tromboflebitis (inflamación de una vena en relación con un coágulo sanguíneo) en el punto de una varicosidad (véase página 511). Siempre verificar con el médico sobre los síntomas de la venas varicosas.

Afortunadamente, las venas varicosas del embarazo pueden ser a menudo prevenidas o suavizados sus síntomas, tomando medidas para eliminar toda presión innecesaria sobre las venas de las piernas.

♦ Evitar un aumento excesivo de peso.

♦ Evitar los largos períodos de permanencia de pie o sentada. Mientras se permanece en posición sentada evite cruzar las piernas o se elevarán, siempre que ello sea posible. Periódicamente, mueva los tobillos cuando esté sentada o de pie. Estando acostada, la embarazada elevará las piernas colocando una almohada bajo los pies o se acostará de lado.

♦ Se evitará levantar objetos pesados.

♦ Al defecar, no se harán esfuerzos. Tomar medidas para evitar el estreñimiento (véase página 159) ayudará.

♦ Llevar medias elásticas (parece ser que las que no son muy apretadas tienen efectos beneficiosos sin ser molestas) que se colocarán antes de salir de la cama (antes de que la sangre se acumule en las piernas) y se quitarán por la noche, antes de acostarse. Pregunte al médico sobre tamaño y estilo.

♦ No llevar ropas apretadas. Evite los cinturones o fajas apretados, especialmente si se trata de una faja pantalón, los calcetines y medias con la parte superior elástica, ligas o zapatos ajustados. También evite los tacones altos. Use mejor zapato bajo o de tacón mediano grueso.

♦ Hacer ejercicio, como caminar rápido por 20 ó 30 minutos o nadar cada día. Pero si se experimenta dolor evite aeróbicos de impacto fuerte: correr, bicicletear y levantar pesas (véase página 193).

♦ Asegurarse de ingerir suficiente vitamina C (de comida y no de suplementos), de la cual algunos médicos creen que mantiene las venas sanas y elásticas.

La extirpación quirúrgica de las venas varicosas no está recomendada durante el embarazo, aunque si puede ser practicada unos meses después del parto[2]. Sin embargo, en la mayoría de los casos, el problema desaparecerá o disminuirá espontáneamente después del parto, aproximadamente en la misma época en que se llegue de nuevo al peso anterior al embarazo.

---

2. La cirugía o la escleroterapia para eliminar venas varicosas es principalmente cosmética y el problema puede aparecer nuevamente después del tratamiento.

PROBLEMAS DE PIEL

"Mi piel está llena de granos, igual que cuando yo era una jovencita."

El resplandor del embarazo que exhiben algunas mujeres afortunadas es debido no sólo a la felicidad de la futura maternidad, sino también al aumento de la secreción de aceites provocados por los cambios hormonales. Y la misma causa tienen también, desgraciadamente, las erupciones mucho menos resplandecientes que sufren otras mujeres (en especial aquéllas cuya piel suele mostrar este fenómeno antes de la menstruación). Aunque estas erupciones son difícil de eliminar totalmente, las medidas que se enumeran a continuación pueden ayudar a mantenerlas a raya:

- Seguir fielmente la dieta ideal—es tan bueno para la piel como para el futuro bebé.

- No pasar junto a un grifo sin llenar el vaso de agua y tomarlo. Tomar agua ayuda a purificar y humectar la piel.

- Lavarse la cara dos o tres veces con un limpiador suave.

- Utilizar un humectante sin aceite para mantener la piel hidratada. A veces, la piel, que ha perdido la humedad debido al uso de fuertes jabones contra el acné y otros productos, está más propensa a los barros.

- Elegir productos para el cuidado de la piel y maquillaje que indiquen "no comedogénico"—lo que significa que no taparán sus poros. Si utiliza base y polvos, asegúrese que éstos no contengan aceites.

Si el médico lo aprueba, tomar un suplemento de vitamina B_6 (de 25 a 50 mg). Esta vitamina resulta a veces útil en el tratamiento de los problemas cutáneos de origen hormonal (y es posible que también ayuden a minimizar las náuseas matutinas, véase la página 117).

Si los problemas cutáneos fuesen lo bastante graves para requerir la consulta del internista y/o el dermatólogo, la embarazada se asegurará de que éste sepa de su estado. Algunos fármacos utilizados contra el acné, particularmente el Accutane y posiblemente el Retín–A, no deberían ser utilizados por las gestantes, debido a que pueden ser dañinos para el feto. Pregunte al dermatólogo acerca de otras recetas que se consideren seguras para usar durante el embarazo.

Para algunas mujeres, la piel seca, a menudo con picazón, resulta un problema durante el embarazo. Las cremas hidratantes pueden ser útiles en estos casos. (Para que la absorción sea óptima, se deberían aplicar mientras la piel está aún húmeda tras el baño o la ducha). También pueden serlo el tomar mucho líquido y el mantener las habitaciones con un aire más húmedo durante la época en que se enciende la calefacción (véase página 459). Las duchas y los baños demasiado frecuentes, en especial con jabón, tienden a aumentar la sequedad de la piel. Por lo tanto será conveniente no darse tantos baños tan largos (en su lugar, dese baños cortos) si la piel es seca e intente utilizar limpiadores suaves sin jabón, tales como Cetaphil o Aquanil.

Para algunas mujeres que sufren de eczemas, el embarazo empeora la condición. Las cremas con bajas dosis de cortisona pueden utilizarse durante el embarazo de manera segura en cantidades moderadas. Preguntar al médico o dermatólogo cuáles recomienda.

LA CINTURA SE ENSANCHA

"¿Por qué se me ensancha la cintura? Creía que no empezaría a "notarse" hasta el tercer mes, como mínimo."

La expansión de la cintura puede ser el resultado directo del embarazo, especialmente si la mujer estaba delgada antes de la concepción y por ello tiene poca carne para esconder el útero en crecimiento. Pero también puede ser debida a la distensión intestinal, muy frecuente en los primeros tiempos del embarazo. Por otro lado, el "empezar a notarse" podría ser debido a que está aumentando de peso con demasiada rapidez. Si la mujer ya ha aumentado más de 3 libras (1.5 kilos) hasta el momento, será mejor que estudie la dieta: probablemente está ingiriendo demasiadas calorías, quizás calorías vacías. Deberá revisar la dieta ideal y leer el apartado sobre el Aumento de peso en la página 172.

PERDER LA LÍNEA

"¿Volverá mi figura a ser la misma después de tener el bebé?"

Las 2 ó 4 libras de más que como promedio les queda a las mujeres con cada embarazo, y la flaccidez que suelen acompañarlo, no son los resultados inevitables de tener un bebé. Son el resultado de ganar demasiado peso, comer alimentos no recomendables y/o no hacer suficiente ejercicio durante los nueve meses y después del parto.

El aumento de peso durante el embarazo tiene dos fines legítimos: alimentar el feto en desarrollo y almacenar reservas para la lactancia, para nutrir al bebé después de nacido. Si sólo se aumenta el peso necesario para cumplir esta finalidad y la mujer se mantiene en buen estado físico, la figura deberá volver a ser normal al cabo de unos pocos meses después del parto, especialmente si utiliza sus reservas de grasa para amamantar al hijo[3]. Por lo tanto, hay que dejar de preocuparse y empezar a tomar las medidas oportunas.

Si ahora se pone atención en la dieta y se hace ejercicio, la mujer puede tener mejor aspecto que nunca después del embarazo, ya que habrá aprendido a

cuidarse de forma óptima. Si el marido también adopta un estilo de vida más sana (ambos se beneficiarán de la compañía), él también se verá mejor.

MEDIDAS MUY PEQUEÑAS O MUY GRANDES

"Durante mi última visita prenatal, mi comadrona me dijo que mi útero es muy pequeño. ¿Significa esto que el bebé no está creciendo bien?"

Los padres rara vez esperan hasta que sus bebés han nacido para preocuparse del tamaño. Pero, como normalmente sucede después del parto, rara vez existe algo de qué preocuparse. Después de todo, tratar de medir el útero desde el exterior no es una ciencia exacta en ninguna etapa del embarazo, especialmente no en esta etapa temprana. Tampoco es fácil calcular de qué tamaño debería ser (a menos que esté segura de qué día concibió), ya que la fecha del embarazo puede haberse adelantado o atrasado varias semanas. Es probable que la comadrona planee programar un ultrasonido para medir de manera más precisa el tamaño del útero y la fecha del embarazo, y ver si existen discrepancias, lo cual es muy poco probable que suceda.

"Me dijeron que mi útero es del tamaño de doce semanas, pero de acuerdo a mis cálculos sólo llevo nueve semanas de embarazo. ¿Por qué está tan grande mi útero?"

Existen buenas probabilidades de que el útero sea más grande de lo que debería ser debido a que la embarazada lleve más tiempo. Probablemente la embarazada y el médico calcularon mal el tamaño o la fecha desde el principio (nuevamente, las observaciones externas del tamaño uterino no son una ciencia exacta). Para poder verificarlo y debido a que existen otras muchas explicaciones menos probables (por ejemplo, que vaya a tener gemelos, tenga fibromas uterinos o

---

3. Algunas mujeres que amamantan a sus bebés se encuentran con que pueden perder muy poco peso mientras están criando. Generalmente, poco después del destete podrán volver al peso normal. Si no fuera así, la causa habrá que buscarla en una ingestión excesiva de calorías y en que se queman demasiado pocas. Las madres que alimentan a sus bebés con biberón deberán perder peso a base de dieta y ejercicio.

exceso de líquido amniótico), el médico probablemente ordenará que se le realice un ultrasonido.

UTERO INCLINADO

"Mi doctor dijo que mi útero está inclinado. ¿Representa esto un problema?"

Probablemente no. Aproximadanunte 1 de 5 mujeres tienen útero inclinado (o retrovertido), en el cual el fondo (o parte superior) del útero está inclinado hacia la parte trasera en lugar de la parte frontal. En la mayoría de los casos, el útero se endereza por sí solo al final del primer trimestre.

En el caso poco probable que el útero no se enderece por sí solo, la embarazada puede experimentar algunos síntomas, incluyendo el sentir la vejiga pesada, como si un ladrillo (el útero) estuviera sobre ella; incapacidad para vaciar la vejiga completamente; y largos períodos sin orinar (4 o más horas). Si experimenta estos síntomas, llame al médico lo más pronto posible para evitar que los problemas lleguen a ocasionar una infección seria de las vías urinarias. (Véase página 455.)

ACIDEZ DEL ESTÓMAGO E INDIGESTIÓN

"Sufro de indigestión y acidez de estómago. ¿Afectará ello a mi bebé?"

Mientras la madre es dolorosamente consciente de sus trastornos gastrointestinales, el bebé es indiferente a ellos si éstos no impiden que la madre se alimente convenientemente.

Aunque la indigestión puede tener la misma causa (exceso de comida y bebida) durante el embarazo que cuando no se está embarazada, existen razones adicionales para la indigestión en una mujer que está esperando. En los primeros tiempos del embarazo, el cuerpo produce grandes cantidades de progesterona y estrógeno, que tienden a relajar el tejido muscular liso de todo el cuerpo, incluido el tracto gastrointestinal. A consecuencia

de ello, el alimento se desplaza con mayor lentitud por dicho sistema, provocando la formación de gases. Esto es desagradable para la futura madre, pero bueno para el bebé, ya que esta lentitud permite una mejor absorción de los nutrientes hacia la corriente sanguínea y, por consiguiente, hacia el sistema sanguíneo del bebé a través de la placenta.

La acidez de estómago se produce cuando el esfínter que separa el esófago del estómago se relaja y permite el paso de la comida y los jugos digestivos ácidos de nuevo hacia el esófago. Los ácidos gástricos irritan el delicado revestimiento del esófago y provocan la sensación de quemadura que denominamos acidez gástrica e indigestión. Durante los dos últimos trimestres, el problema se ve agravado por el mayor tamaño del útero, que presiona sobre el estómago.

Es casi imposible pasar estos nueve meses sin ninguna indigestión; se trata simplemente de uno de los factores menos agradables del embarazo. Sin embargo, existen diversas medidas eficaces para evitar la indigestión y la acidez gástrica la mayoría de las veces, y de minimizar el malestar cuando se presentan:

- ◆ Evitar el aumento excesivo de peso: significa un exceso de presión sobre el estómago.

- ◆ No llevar prendas ajustadas en el abdomen y la cintura.

- ◆ Tomar seis raciones pequeñas en vez de tres abundantes.

- ◆ Comer lentamente, tomando bocados reducidos y masticándolos a conciencia.

- ◆ Mantenerse de pie por varias horas después de comer. No coma demasiado antes de acostarse.

- ◆ Eliminar de la dieta cualquier alimento que provoque estos trastornos. Entre ellos, los más frecuentes son: los alimentos picantes y con muchas especias; los alimentos grasosos; las carnes elaboradas (salchichas tipo vienesas, embutidos, tocino ahumado); el chocolate, el café, el alcohol y las bebidas con soda; la menta y la menta piperita.

◆ Mastique goma de mascar por media hora después de las comidas. Podría reducir el exceso de ácido.

◆ No fumar.

◆ Evitar inclinarse doblando la cintura, en lugar de ello, doblar las rodillas.

◆ Dormir con la cabecera de la cama levantada 6 pulgadas (15 cm). Recostarse sobre el lado izquierdo también podría ayudar.

◆ Relajarse (véase página 129). También intente algunos enfoques médicos complementarios o alternativos (CAM, véase página 250), tales como la meditación, la visualización, la bioretroalimentación o la hipnosis.

◆ Consulte al médico si se puede tomar algún antiácido o medicamento que pueda comprar contra la acidez gástrica que no tenga contraindicaciones durante el embarazo. Si se tiene problema adquiriendo calcio, podría tomar antiácido con calcio como Tums o Rolaids. No se ingerirán preparados que contengan sodio o bicarbonato de sodio.

AVERSIONES Y ANTOJOS DE COMIDA

"Ciertos alimentos—particularmente las hortalizas verdes—que siempre me habían gustado me resultan desagradables ahora, y en cambio tengo antojos de alimentos que son menos nutritivos."

La imagen del marido que sale corriendo en medio de la noche, con un abrigo sobre el pijama, en busca de una pinta de helado y de un frasco de pepinillos para satisfacer los antojos de la esposa, ocurre probablemente con mayor frecuencia en la mente de los autores de dibujos animados que en la vida real. No sucede a menudo que los antojos de las embarazadas las lleven tan lejos—a ellas o a sus maridos.

Pero la mayoría de las embarazadas encuentran que sus gustos en materia de alimentación cambian más o menos con el embarazo. Los estudios demuestran que hasta un 90% de las futuras madres tienen antojos de por lo menos un alimento durante el embarazo, y entre un 50% y un 85% tienen aversión al menos a uno. Hasta cierto punto, estas excentricidades gastronómicas súbitas pueden deberse a los estragos de las hormonas—lo que probablemente explica por qué los antojos y aversiones son más comunes durante el primer trimestre, cuando dichos estragos son mayores.

Las hormonas, sin embargo, no son la única explicación a los antojos y aversiones durante el embarazo. La teoría, que desde hace tiempo goza de gran popularidad, de que éstas son señales de nuestro cuerpo—de que cuando desarrollamos una aversión por algo, ello suele ser malo para nosotros, y cuando lo deseamos mucho, generalmente es algo que necesitamos—tiene algo de verdad. Dichas señales aparecen cuando el café negro que solía ser el punto de apoyo de la jornada laboral de la embarazada se vuelve totalmente falto de atractivo. O el cóctel de antes de las comidas parece demasiado fuerte, incluso si es muy flojo. O cuando súbitamente la embarazada no puede conseguir todo el jugo de cítricos que desea. Por otra parte, cuando la mujer no pueda soportar la visión del pescado, o de repente el brócoli tiene un gusto amargo, no deberá interpretarlo como que el cuerpo le esté mandando un aviso.

De hecho, las señales del cuerpo en lo referente a la comida son muy poco fiables, probablemente debido a que nos hemos apartado en tal medida de la cadena alimentaria de la naturaleza que ya no conseguimos interpretarlas correctamente. Antes de que se inventaran los helados, cuando la comida procedía de fuentes naturales, un antojo de hidratos de carbono y calcio nos hubiera conducido hacia las frutas o las fresas y hacia la leche o el queso. Con la amplia variedad de alimentos tentadores (pero a menudo malsanos) que existe hoy en día, no es de extrañar que nuestro cuerpo esté confundido.

Los antojos y las aversiones no pueden ser ignorados totalmente. Pero pueden ser tratados sin poner en peligro las necesidades nutritivas del futuro bebé.

Si el antojo se refiere a un alimento que es bueno para la madre y para el bebé, evidentemente se cederá a él sin ningún problema. Si el antojo es de algo que sabemos que no es bueno, intentaremos encontrarle un sustitutivo que satisfaga el antojo sin que la lleve de calorías inecesarias, por ejemplo, yogur de chocolate congelado en lugar de paleta de helado de chocolate; una bolsa de "Trail mix" en lugar de dulces, meriendas horneadas en lugar de frituras. Cuando los sustitutos no satisfagan, la solución puede ser la sublimación. Cuando le ataque el antojo trate algo más que le sea de su agrado, como caminar rápido, leer un libro, buscar en Internet información sobre el embarazo, jugar un video de computadora. Y, desde luego, de vez en cuando la gestante podrá ceder a los antojos y hacer una pequeña trampa, siempre y cuando no sea arriesgado (como una bebida alcohólica) y que no sustituya una comida nutritiva.

Si la mujer embarazada siente una súbita aversión ante el café, el alcohol o el helado de chocolate, mejor que mejor. Ello no hará más que facilitar el prescindir de ellos durante todo el embarazo. Si lo que no puede tolerar es el pescado, el coliflor o la leche, no es necesario que los tome a la fuerza, pero deberá encontrar un alimento que proporcione los mismos nutrientes. (Véase La dieta ideal para encontrar los alimentos sustitutivos, Capítulo 4.)

La mayoría de los antojos y aversiones desaparecen o por lo menos se debilitan hacia el cuarto mes. Si los antojos continúan apareciendo más adelante, quizá se estén desencadenando por motivos emocionales (la necesidad de un poco de atención extra, por ejemplo). Si tanto la embarazada como el marido comprenden esta necesidad, resultará bastante fácil solucionar el problema. En lugar de exigir un alimento raro a la media noche, quizá servirá igual una o dos galletitas de avena y un poco de afecto o un romántico baño para dos.

Algunas mujeres desean e incluso comen sustancias tan raras como arcilla, ceniza y almidón de planchar. Debido a que este hábito puede ser señal de deficiencias de la alimentación, particularmente de hierro, debe notificarse al médico.

AVERSIÓN O INTOLERANCIA A LA LECHE

"No puedo tolerar la leche y tomar cuatro tazas al día realmente me haría sentirme incómoda. ¿Sufrirá mi bebé si no tomo leche?"

En primer lugar, no es la leche lo que el bebé necesita, sino el calcio. Puesto que la leche es una fuente muy apropiada de calcio, suele ser recomendada para satisfacer la enorme necesidad de este elemento durante el embarazo. Pero existen numerosos sustitutos de la leche que también satisfacen esta necesidad dietética.

Muchas personas con intolerancia a la lactosa (es decir, que no pueden digerir el azúcar de la leche, la lactosa) toleran algunos tipos de productos lácteos, tales como los quesos duros, los yogures y

PASTEURIZADO, POR FAVOR

Cuando fue inventada por el científico francés Louis Pasteur a mediados de los 1800, la pasteurización fue el suceso más importante que pudo suceder a los productos lácteos. Y lo sigue siendo, particularmente en lo que se refiere a las mujeres embarazadas. Para protegerse a sí misma y al bebé de cualquier infección con bacterias dañinas, como la listeria, asegúrese que toda la leche que se tome sea pasteurizada y que todos los quesos y otros productos lácteos que se ingieran sean hechos con leche pasteurizada (los quesos de "leche sin pasteurizar" no lo son). El jugo, que puede contener E. Coli y otras bacterias dañinas, siempre debe estar pasteurizado. Incluso los huevos vienen ya pasteurizados (lo que elimina el riesgo de salmonela, aparentemente sin cambiar el sabor o la nutrición), aunque no están disponibles al público en general todavía.

¿REALMENTE PADECE DE INTOLERANCIA A LA LACTOSA?

Muchas personas culpan incorrectamente a la intolerancia a la lactosa por todos sus males digestivos. Para darse cuenta si puede tolerar los productos lácteos en cantidades moderadas, haga que un familiar le prepara una bebida con leche regular descremada por varios días y luego una bebida con leche sin lactosa por otro período—sin decirle cuál es cuál. Si tiene síntomas únicamente con la leche regular, probablemente es intolerante a la lactosa.

algunos nuevos tipos de leche en la que un 70% a 100% de la lactosa ha sido convertida a una forma más digerible. (Otra ventaja de usar productos lácteos sin lactosa es que algunos están fortificados con calcio. Verifique las etiquetas y elija uno que lo esté.) Tomar una tableta de lactasa antes de ingerir leche o productos lácteos o agregar gotas o tabletas de lactasa a la leche también puede minimizar o eliminar los problemas digestivos inducidos por los lácteos.

No obstante, puede que la embarazada, aunque no haya podido tolerar la lactosa durante años, pueda consumir algunos productos lácteos durante el segundo y tercer trimestres cuando el feto necesita más calcio. Incluso cuando esto sea así, no se deberá abusar; intentará continuar con los productos que es más probable que no le provoquen una reacción. Después de todo, no hay razón para provocar problemas digestivos.

Si no puede tolerar ningún producto lácteo o es alérgica a los mismos, todavía puede obtener todo el calcio que el bebé necesita tomando jugos fortificados con calcio e ingiriendo los alimentos no lácteos enumerados bajo el apartado de Alimentos ricos en calcio de la página 96.

Si el problema de la leche no es fisiológico, sino únicamente una cuestión de sabor, existen muchos modos de satisfacer las necesidades de calcio sin ofender el paladar. Basta con consultar la lista de alimentos ricos en calcio. O se podrá intentar engañar a las papilas gustativas haciendo que la leche en polvo desnatada llegue a la mesa de incógnito (en la harina de avena, las sopas, los panecillos, las salsas, los batidos, los postres helados, los budines, etc.).

Si, a pesar de los mayores esfuerzos, parece que la embarazada no puede ingerir bastante calcio con la dieta, se deberá pedir al médico que recete un suplemento de calcio. También necesitará asegurarse de estar ingiriendo suficiente vitamina D (la cual se agrega a la leche de vaca); verifique sus vitaminas prenatales.

COLESTEROL

"Mi marido y yo vigilamos mucho nuestra dieta y limitamos la ingestión de grasas y colesterol. ¿Debemos continuar así durante mi embarazo?"

Las embarazadas, y en menor proporción las mujeres en edad de procrear, se encuentran en una situación envidiable: no tienen que reducir la ingestión de colesterol tan drásticamente como las mujeres más mayores y los hombres. De hecho, el colesterol es necesario para el desarrollo del feto; tanto es así, que el cuerpo de la madre aumenta automáticamente la producción, subiendo los niveles sanguíneos de colesterol entre un 25% a un 40%. Aunque la mujer no debe seguir una dieta con mucho colesterol para ayudar al cuerpo a aumentar la producción, puede permitirse no controlarse tanto[4]. Se puede tomar un huevo diario (pero no crudo o poco cocido, sólo si el huevo es pasteurizado) si así se desea, se comerá queso (de preferencia bajo en grasa) para satisfacer requerimientos diarios de calcio, y se degustará un filete de vez en cuando y todo ello sin sentirse culpable. Pero no se debe abusar, ya que muchos alimentos

---

4. Las mujeres con problemas de hipercolesteremia, un tipo común de trastorno con niveles sanguíneos altos de colesterol, constituyen una excepción en cuanto al tratamiento del colesterol durante el embarazo. Dichas mujeres deberán seguir los consejos del médico en cuanto a la dieta.

ricos en colesterol tienen mucha grasa y calorías, y un exceso podría hacerlo subir vertiginosamente. Demasiada grasa también podría hacerlo sobrepasar el cupo de grasas. Y se debe recordar que muchos alimentos ricos en colesterol son también ricos en grasas animales, que podrían estar contaminadas con productos químicos indeseables—otra magnífica razón para limitarlos.

Sin embargo, aunque la embarazada no deba privarse de la mayonesa (y de la mantequilla, las yemas de huevo y las costillas de cordero), el resto de los habitantes de la casa sí, (con la excepción de los menores de 2 años)[5], al menos durante la mayor parte del tiempo. Este es el caso sobre todo de los hombres adultos, tanto los que tienen niveles límite de colesterol como los que desean evitar este problema. Debido a que servir dos tipos de desayunos, comidas y cenas—uno tolerante con el colesterol y el otro no—no sólo representa un gran esfuerzo para la cocinera sino una falta de atención para los que deben privarse, sería más sensato continuar o instituir un régimen sano para el corazón en las comidas familiares. Se elegirán carnes magras, aves sin piel, productos lácteos de bajo contenido graso, aceites que combaten el colesterol (como el de oliva o el de girasol), y la clara de huevo en vez de la yema (o use el nuevo "DHA," por sus siglas en inglés, véase página 92, huevos con omega 3 que vienen de gallinas que son alimentadas con comida saludable para el corazón). La gestante disfrutará de sus alimentos con colesterol furtivamente, cuando no tenga nadie al lado a quien se le caiga la baba.

UNA DIETA SIN CARNE

"Como pollo y pescado, pero no carne roja. ¿Puedo proporcionar al bebé todos los nutrientes que necesita sin necesidad de comer carne?"

En este caso, el bebé puede ser tan feliz y sano como el de cualquier mujer que coma carne de vaca. El pescado y las aves de corral, de hecho, proporcionan más proteína y menos grasa por las mismas calorías que la vaca, el cerdo, el cordero y los desperdicios. Una dieta sin carnes rojas contiene además menos colesterol, lo que para la embarazada no constituye una gran ventaja, pero que representa un beneficio para el esposo y quizás para el resto de la familia mayores de 2 años.

UNA DIETA VEGETARIANA

"Soy vegetariana y gozo de buena salud. Pero todo el mundo, incluyendo mi médico, me dice que debo comer carne y pescado, huevos y productos lácteos, para tener un hijo sano. ¿Es verdad?"

Las mujeres vegetarianas pueden tener bebés sanos sin necesidad de cambiar sus costumbres dietéticas. Pero han de ser aún más cuidadosas que las madres que comen carne, en cuanto a la planificación de la dieta; en particular deben vigilar los siguientes puntos:

Suficiente proteína. Para la mujer ovolacteo vegetariana, que consume huevos y leche, la ingestión suficiente de proteína puede quedar asegurada con estos dos tipos de productos. La mujer vegetariana "pura" (que sigue un vegetarismo estricto, sin leche ni huevos) ha de depender de las combinaciones de proteínas vegetales para alcanzar las cinco raciones de proteínas aconsejadas (véanse las Combinaciones proteicas completas vegetarianas, página 97). Algunos análogos de carne son buenas fuentes de proteína; otros son bajos en proteína y altos en calorías y grasa. Es necesario leer atentamente las etiquetas, mantenga en mente que 20 mg a 25 mg de proteína equivale a una porción.

Suficiente calcio. Este elemento de la dieta no constituye un problema para la embarazada vegetariana que toma productos lácteos, pero aquélla que no lo hace deberá prestar mucha atención a la dieta.

---

5. Los niños de menos de 2 años necesitan grasas y colesterol para un desarrollo y crecimiento apropiados del cerebro, y nunca debieran tomar una dieta que restrinja la grasa ni el colesterol, si no es bajo el control del médico.

Muchos productos de soja tienen bastante calcio, pero se deberá tener cuidado con las leches de soja que contienen sacarosa (azúcar, jarabe de maíz, miel); se deberá buscar un producto de soja puro. Verifique el calcio en la etiqueta (acerca de 300 mg es igual a una porción). Para que el tofu pueda contar como un alimento rico en calcio, deberá haber sido coagulado con calcio; de otro modo contendrá poco o nada de dicho mineral (lea la etiqueta). Algunas tortillas de maíz constituyen una buena fuente de calcio no láctea, ya que proporcionan media ración de calcio por unidad (se consultarán las etiquetas). Otra fuente de calcio no láctea fácil de tomar es el jugo de naranja al que se ha añadido calcio. Para algunas más, véase la Lista de alimentos ricos en calcio de la página 96. Para mayor seguridad, se recomienda que las vegetarianas tomen también un suplemento de calcio prescrito por el médico (existen fórmulas vegetarianas).

Vitamina B$_{12}$. La deficiencia de vitamina B$_{12}$ es común para las mujeres vegetarianas, a menudo no toman una cantidad suficiente de esta vitamina que se encuentra primariamente en los alimentos animales. Por consiguiente, deberán asegurarse de que el suplemento vitamínico que ingieren durante el embarazo contenga vitamina B$_{12}$, así como ácido fólico y hierro.

Vitamina D. Esta vitamina no se encuentra naturalmente en los alimentos, salvo en el aceite de hígado de pescado. También se produce en nuestra piel cuando la exponemos a la luz del sol, aunque debido a los caprichos del tiempo, a que vamos cubiertos de ropa, y a los peligros de pasar demasiado tiempo al sol, ésta es una fuente de vitamina D poco fiable para la mayoría de las mujeres especialmente para las que tienen piel oscura. Para asegurar una ingestión adecuada de dicha vitamina, particularmente en los niños y las embarazadas, las leyes de Estados Unidos requieren que la leche esté enriquecida con 400 mg de vitamina D por litro. Si la mujer no bebe leche de vaca, se asegurará de que en el suplemento que está tomando haya vitamina D. No obstante,

se tendrá cuidado de no tomar dicha vitamina en dosis mayores a las requeridas para las embarazadas, ya que puede ser tóxica en cantidades excesivas.

DIETAS BAJAS EN CARBOHIDRATOS

"He estado haciendo una dieta baja en carbohidratos y alta en proteínas para bajar de peso. ¿Puedo continuar con la dieta durante el embarazo?"

El único tipo de dieta que es apropiado durante el embarazo es una dieta balanceada—la razón por la cual la Dieta para el Embarazo es alta en proteínas y carbohidratos. Las dietas que limitan los carbohidratos (incluyendo las de frutas, vegetales y granos) limitan los nutrientes que los fetos en crecimiento (y sus madres en crecimiento) necesitan y son inherentemente poco prudentes. De hecho, tales programas se han relacionado con bajo peso al nacer. También el siguiente es un punto importante: las madres embarazadas nunca deben hacer dieta para bajar de peso. Habrá suficiente tiempo para eso después del nacimiento del bebé—cuando, se espera, la dieta que elija para bajar de peso también será balanceada. Lo cual nos lleva a otro punto importante: la publicidad puede hacer que una dieta sea popular, pero no la hace saludable.

ADICTA A LOS ALIMENTOS PRE-PREPARADOS

"Soy adicta a los alimentos pre-preparados—donuts, chips, hamburguesas, y papas fritas. Sé que debo comer saludable, pero no estoy segura de poder cambiar mis hábitos."

Este es el mejor momento para realizar el cambio. Antes de quedar embarazada, estos vicios de alimentación sólo perjudicaban a la mujer; en este momento perjudican también al futuro bebé. Con una dieta diaria a base de *donuts* fritas y hamburguesas, se niega al futuro bebé la nutrición apropiada durante los nueve meses más importantes de la vida. Coma alimentos preparados además de una dieta balanceada y el bebé no será el único que crezca.

Afortunadamente, cualquier adicción puede ser vencida. La de la heroína, la del tabaco e incluso la de los alimentos pre-preparados. Las medidas que se enumeran a continuación pueden ayudar a vencer este hábito de forma casi indolora:

Comer en otro lugar. Si el desayuno solía consistir en un biscochito sobre la mesa de la oficina, la embarazada tomará un desayuno más consistente antes de salir de casa. Si normalmente almuerza en el lugar donde venden hamburguesa y sabe que no podrá resistir el cuarto de libra con papas fritas, ordene un emparedado nutritivo de la tienda local o vaya a restaurantes que no sirven hamburguesas.

Dejar de pensar en la comida como algo improvisado. En vez de conformarse por lo más fácil, se elegirá lo que sea mejor para el bebé. Se planificarán las comidas y "meriendas" con anticipación, para asegurarse de que se ingieren los doce alimentos diarios.

Mantener la tentación a raya. Se mantendrán los caramelos, las papas fritas, los pastelitos azucarados hechos con harinas refinadas y las bebidas refrescantes endulzadas con azúcar fuera del hogar (los demás miembros de la familia podrán sobrevivir sin ellas, y de hecho se beneficiarán de la ausencia). Cuando en el trabajo se presente la oportunidad de tomar un café, se hará caso omiso. Se surtirá la casa y el lugar de trabajo con alimentos tan sanos como las frutas frescas o secas, las nueces, los productos de la panadería endulzados con jugos de frutas, las barritas de pan y las tostadas integrales, los jugos de frutas, los huevos duros y los palitos de queso (estos dos últimos precisarán de una nevera en el trabajo, o se colocarán junto a una bolsa de hielo).

Sustitución. ¿No puede imaginarse el almuerzo sin una hamburguesa? Coma una hamburguesa vegetariana o de pavo, que ahora están disponibles en más restaurantes y lugares para llevar—con menos grasa y menos calorías. (Agregue queso, lechuga, tomate, pepinillos y los demás aderezos de la hamburguesa favorita y a lo mejor ni extrañe la carne). ¿Se le antoja una dona con el café matutino? Remoje un panecillo de harina integral en el lugar. ¿Las meriendas de media noche le hacen buscar papitas fritas? Confórmese con la variedad de bolsitas con productos horneados, bajos en grasa, sumergidos en salsa para añadir más sabor y una saludable dosis de vitamina C.

No utilizar la falta de tiempo como excusa para una mala alimentación. No se tarda más en hacer un emparedado de pavo horneado y queso, lechugas, y tomate para llevar al trabajo o preparar un recipiente con fruta y yogur, que hacer cola esperando por una hamburguesa. Si la perspectiva de preparar una verdadera cena cada noche nos parece abrumadora, cocinaremos para dos o tres cenas y las consumiremos a noches alternas. Y mantendremos la simplicidad; las comidas muy elaboradas en general no son muy nutritivas, sólo son ricas en grasas y calorías. Para una comida rápida se usará pescado cocido, filete de pescado y se acompañará con la salsa favorita, aguacate picado y un poquito de jugo de limón.

Ponga una capa de salsa de tomate y queso mozzarella bajo en grasa sobre una pechuga de pollo cocida y luego colóquela en el asador. O revuelva unos huevos y envuélvalos en una tortilla de maíz junto con queso cheddar bajo en grasa y unos vegetales al vapor. Cuando no tenga tiempo de hacerlo todo fresco (¿cuándo hay tiempo?), no dude en usar frijoles enlatados, sopas bajas en sodio, comidas saludables congeladas o empacadas listas para prepararlas[6] (el mercado local de comida saludable seguramente tendrá una amplia selección, y también muchos supermercados la tienen), vegetales congelados simples o los vegetales y ensaladas frescos prelavados y cortados que se venden sueltos o en bolsa en la sección de productos frescos del supermercado.

---

6. Verifique la etiqueta de nutrición para asegurarse que no contenga aditivos poco sanos, que el contenido de proteína es adecuado y que el sodio no es excesivo.

EVALUACIÓN DE ADITIVOS

Los aditivos en nuestros alimentos se encuentran aprobados por la Oficina de Alimentos y Drogas (FDA, por sus siglas en inglés), pero existen muchos defensores del consumidor que cuestionan el proceso de aprobación y la seguridad de algunos de estos aditivos. El Centro para la Ciencia en el Interés Público (CSPI, por sus siglas en inglés), una agencia de vigilancia, clasifica los siguientes aditivos comunes (pero no necesariamente fáciles de pronunciar) de la siguiente manera:

CONSIDERADOS SEGUROS (excepto para el individuo ocasional que puede ser alérgico a alguno de éstos). Siéntase en libertad de usar productos que contengan: alginato, alfa tocoferol (vitamina E); ácido ascórbico (vitamina C); betacaroteno; propionato de calcio; lactilato estearilo de calcio; carragenato; caseína; ácido cítrico; EDTA; ácido eritórbico; gluconato ferroso; ácido fumárico; gelatina; glicerina (glicerol); gomas: arábiga, furcelerán, ghatti, guar, karaya, algarrobo, xantán; ácido láctico; lecitina; mono y diglicéridos; sales fosfatadas; ácidos fosfóricos; ésteres de esterol de planta; polisorbato 60, 65, 80; sorbato de potasio; alginato glicol propileno; ascorbato sódico; benzoato de sodio; carboximetilcelulosa sódica (cmc); caseinato sódico; citrato sódico; propionato sódico; lactilato estearilo sódico; ácido sórbico; sorbitano monostearato; almidón; almidón modificado; Sucralosa; mononitrato detiamina; vainillina, etil vainillina; aceite vegetal; ésteres de esterol.

NO TÓXICOS, pero ingerir cantidades grandes puede no ser seguro o puede promover una mala nutrición. Intente reducir: cafeína, jarabe de maíz; dextrosa (azúcar de maíz, glucosa); jarabe de maíz alto en fructosa; hidrolisato de almidón hidrogenado; aceite vegetal hidrogenado; azúcar invertido; maltitol; manitol; salatrim; sal; sorbitol; azúcar.

SE RECOMIENDA PRECAUCIÓN, estos aditivos pueden representar un riesgo y necesitan hacerse más pruebas. Intente evitar: colores artificiales; rojo cítrico 2 y rojo 40; aspartame (NutraSweet; Equal); aceite vegetal brominado (BVO, por sus siglas en inglés); butilhidroxianisol (BHA); butilhidroxitolueno (BHT); heptil parabén; quinina.

SE ACONSEJA PRECAUCIÓN para quienes padezcan de alergias, sensibilidad u otras reacciones negativas. Si padece de dichas reacciones, evite: colores artificiales; amarillo 5; sabores artificiales y naturales; aspartame (NutraSweet; Equal); betacaroteno; cafeína; carmesí; cochinilla; caseína; adragante; proteína vegetal hidrolizada (HVP, por sus siglas en inglés); lactosa; glutamato monosódico; quinina; bisulfato sódico; sulfitos; anhídrido sulfuroso.

INSEGUROS en las cantidades que se consumen típicamente o se han realizado muy pocas pruebas. Evite: potasio acesulfame; colores artificiales (azul 1; azul 2; verde 3; rojo 3; amarillo 6); ciclamato; Olestra (Olean); bromato de potasio; galato propilo; sacarina; nitrito sódico; nitrato sódico.

No usar la falta de presupuesto como excusa para tomar alimentos pre-preparados. Un vaso de jugo de naranja o de leche es más barato que una lata de cola. Una pechuga de pollo a la parrilla y un par de papas asadas resultan bastante más baratas que una hamburguesa con papas fritas.

Cortar de una sola vez. No decirse a sí misma que "por una vez" se puede tomar una cola o una *donut*. Casi siempre, esto da malos resultados cuando se está intentando vencer una adicción. Lo mejor es pensar de una vez que esta comida preparada y poco saludable se ha terminado definitivamente—por lo menos hasta el parto. Y es posible que, una vez nacido el bebé, resulte que la costumbre de alimentarse bien sea tan difícil de romper como la antigua mala costumbre—lo cual le facilitará dar un buen ejemplo del buen comer al hijo.

Seguir la dieta del embarazo. Convertirla en parte de la vida

COMIDAS RÁPIDAS

"Aproximadamente una vez al mes salgo con mis amigos al cine y luego vamos a tomar una comida rápida. ¿Debo renunciar a ello durante el resto del embarazo?"

En los últimos años las principales cadenas de restaurantes han hecho un esfuerzo para proveer más opciones para los clientes que se preocupan de la salud. Desafortunadamente, muchas de estas opciones han salido de los menúes debido a que no se venden. (¡Sorpresa! Parece que quienes frecuentan los restaurantes de comida rápida no van buscando comida saludable). De todos modos, si elige con cuidado, puede salir de cualquier restaurante de comida rápida sin haber causado mucho daño a la dieta, siempre que no vaya con demasiada frecuencia. Verificar la información nutricional que está disponible a solicitud le ayudará a elegir. (Véase página 235.)

PRODUCTOS QUÍMICOS EN LOS ALIMENTOS

"Con todos los aditivos de la comida empaquetada, con los insecticidas de los vegetales, con los contaminantes del pescado y la carne, y con los nitratos de las salchichas de Viena, ¿hay algo que pueda comer sin problemas durante el embarazo?"

Los informes acerca de los productos químicos peligrosos que existen en casi todos los elementos de nuestra dieta bastan para cortarle el apetito a cualquiera—especialmente a una mujer embarazada que se preocupa no sólo de la propia salud sino también de la del bebé aún no nacido. Gracias a los medios de información, el adjetivo "químico" ha pasado a ser sinónimo de "peligroso" y el de "natural" a sinónimo de "seguro". Pero ninguna de estas dos generalizaciones es acertada. Todo lo que comemos está constituido por productos químicos. Algunos son inofensivos (incluso beneficiosos); otros no lo son. Y aunque "natural" es mejor que artificial o no natural,

también puede ser mortal. Un hongo "natural" puede ser venenoso; huevos, mantequilla y grasas animales "naturales" están relacionadas con las enfermedades cardíacas y el azúcar y la miel "naturales" están conectadas a la diabetes.

Eso no quiere decir que la gestante deba dejar de comer para proteger al bebé de los peligros de la mesa. A pesar de todo lo que haya podido oír, ningún alimento ni aditivo de los que se están usando hoy en día causa ningún defecto congénito. Y de hecho, la mayoría de las mujeres norteamericanas llenan sus carritos de la compra sin pensar siquiera en la seguridad y tienen bebés perfectamente normales. El peligro que existe en los aditivos químicos alimentarios es muy remoto.

Si se desea asegurarse al máximo para eliminar incluso este riesgo tan remoto, utilice los siguientes puntos como guía para ayudarse a decidir lo que debe poner en el carrito de la compra y lo que debe dejar de lado.

◆ Utilizar la dieta ideal como plan básico de alimentación; con ello se eliminan la mayoría de los peligros potenciales. Ésta también suministra hortalizas de hoja verde y frutos amarillos que son ricos en betacaroteno, que es un elemento protector que puede contrarrestar los efectos negativos de las toxinas de nuestros alimentos.

◆ Usar los endulzantes con sensatez. Véase las razones en la página 66.

◆ Cuando sea posible, se cocinará en el momento y con ingredientes frescos. Se evitarán muchos aditivos dudosos que se encuentran en los alimentos procesados, y las comidas serán también más nutritivas.

◆ Ingiera únicamente el pescado que se considere seguro, teniendo en mente que las mujeres embarazadas (así como las madres lactantes y los niños pequeños) deben buscar cosas más seguras que el resto de la población. De acuerdo a las directrices de la Agencia para la Protección Ambiental (EPA, por sus siglas en inglés), debe evitar el tiburón, pez espada, caballa y lofotátilo. Estos peces grandes contienen altos niveles de mercurio metílico, un químico que puede dañar el sistema nervioso del feto que se encuentra en desarrollo. (Esto sucede con el consumo regular, así que no se preocupe si ya ha comido algo de estos pescados). También debe limitar el consumo de pescado fresco capturado por familiares y amigos a un promedio de 6 onzas (peso cocido) por semana; los pescados comerciales normalmente tienen niveles más bajos de contaminantes, por lo que puede comer más de manera segura. También cuídese de comer cualquier pez que se encuentre en aguas contaminadas (aguas negras o desagües industriales, por ejemplo) o peces tropicales, tales como mero, casabe y mahimahi (los cuales a veces contienen toxinas). Afortunadamente, esto deja suficientes peces en el mar para disfrutarlos segura y frecuentemente (un promedio de 12 onzas de pescado cocido a la semana se considera seguro de acuerdo con los lineamientos gubernamentales). Elija entre salmón, róbalo, lenguado, platija, anón, hipogloso, perca, gado, bacalao, atún (enlatado es más seguro que fresco) y trucha de granja, así como otros peces pequeños de mar, peces de granja, pescado enlatado y mariscos de todo tipo. Recuerde, debe cocer bien todos los peces y mariscos.[7]

♦ Evitar generalmente los alimentos conservados con nitratos y nitritos: salchichas de Viena, embutidos, fiambres, pescado y carne ahumados. Busque las marcas que no incluyan estos preservantes. (Recuerde, sin embargo, que todas las carnes listas para comer deben calentarse hasta hervir; véase la página 152.)

♦ Siempre que se pueda escoger entre productos con o sin colorantes, aromatizantes, conservantes y otros aditivos artificiales, optar por aquéllos que no los contienen. Algunos aditivos artificiales son cuestionables (véase el recuadro en la página 149) y se utilizan para mejorar los alimentos que no son muy nutritivos.

♦ Al cocinar, evitar usar el glutamato de sodio o sustancias aromatizantes que lo contengan. En los restaurantes chinos, se pedirá que no se añada MSG.[8]

♦ Elegir carnes o trozos magros y aves de corral, quitar toda la grasa visible y la piel antes de cocinarlas, dado que los productos químicos con los que se alimenta el ganado tienden a concentrarse en estas partes del animal. No comer vísceras (hígado, riñones, etc.) muy a menudo, por la misma razón. Cuando sea posible, adquiera aves de corral y carnes que hayan sido criadas orgánicamente, sin hormonas ni antibióticos. Por ejemplo, los pollos criados en semilibertad, no sólo es menos probable que estén contaminados con dichos productos químicos, sino que también es menos probable que sean portadores de infecciones tales como la de la salmonela, dado que no viven apiñados en locales que son focos de infección.

♦ Como precaución, se lavarán con detergente todos los frutos y hortalizas no cultivados orgánicamente (el mismo detergente que se usa para fregar la vajilla)[9] justo antes de utilizarlos. Cuando sea posible se restregará la

---

7. Para obtener información de los tipos de pescados que se pueden comer, llame a los siguientes números: FDA al (888) SAFE-FOOD (723-3366) ó www.cfsan.fda.gov o EPA al (800) 490-9198 ó www.epa.gov/ost/fish.

8. El MSG se considera seguro de usar durante el embarazo, pero algunas personas tienen reacciones negativas, tales como dolores de cabeza y malestar estomacal.

9. Tal vez desee utilizar detergente para platos para lavar los productos frescos; sin embargo, existe desacuerdo en cuanto a la seguridad. Algunos expertos dicen que está bien, mientras que otros dicen que el detergente puede ser absorbido por el producto, lo cual puede ocasionar problemas. Existen soluciones para lavar productos frescos que pueden ser más seguras, aunque no han sido probadas por la FDA. Si utiliza detergente o solución limpiadora, asegúrese de quitarla por completo.

ALIMENTOS SEGUROS

Una amenaza más inmediata que los productos químicos de los alimentos la constituyen los microorganismos (bacterias y parásitos) que los contaminan. Estos enemigos pueden causar desde un ligero trastorno estomacal a una enfermedad grave. Para asegurarse que lo peor que le pueda suceder en la próxima comida es sólo un poco de acidez, compre, prepare y coma con cuidado:

◆ Cuando tenga duda, tire la comida. Que esta sea la manera de comer de manera segura. Se aplica a cualquier alimento que la embarazada sospecha que está pasado. Lea y cumpla con las fechas de expiración de los paquetes.

◆ Cuando compre comida, evite el pescado, la carne y los huevos que no estén bien refrigerados o guardados con hielo. Aléjese de los frascos que gotean o cuyas tapas no "saltan" al abrirlas, y de las latas que están oxidadas o parecen estar hinchadas o deformadas.

◆ Lávese las manos antes de tocar la comida y después de tocar carne, pescado o huevos crudos. Si tiene una cortada o una infección en la mano, use guantes de goma o plásticos mientras prepara los alimentos y recuerde que no debe lavarlos tan frecuentemente como sus manos sin guantes.

◆ Mantenga los muebles de la cocina y los lavabos limpios. Utilice superficies no porosas (tales como vidrio, acero inoxidable y fórmica) en lugar de porosas (madera o plástico con orillas que acumulan suciedad) para la preparación de los alimentos y manténgalas escrupulosamente limpias (lávelas con jabón y agua caliente o en el lavaplatos). Lave los paños de limpiar frecuentemente y mantenga las esponjas limpias (también debe reemplazarlas frecuentemente); pueden fomentar el aparecimiento de bacterias.

◆ Sirva los alimentos calientes calientes y los fríos fríos. Las sobras deben refrigerarse rápidamente y calentarse hasta que hiervan antes de reutilizarse. (Los alimentos perecederos que se han dejado afuera más de 2 horas deben descartarse.) No coma alimentos congelados que se hayan descongelado y luego congelado nuevamente.

◆ Descongele las comidas en el refrigerador, si el tiempo lo permite. (Mida la temperatura interior con un termómetro para refrigerador y asegúrese de mantenerla en 41° F o menos. Idealmente, el congelador debe mantenerse a una temperatura de 0° F, aunque muchos congeladores no están diseñados para cumplir este requerimiento; no se preocupe si el suyo no lo está). Si está en apuros, descongele en el

piel y se aclarará concienzudamente. Cuando se pueda se pelarán dichos alimentos, para suprimir los productos químicos residuales de la superficie, especialmente en las hortalizas que tienen una cubierta cérea (como los pepinos, y a veces los tomates, manzanas y berenjenas).

◆ Tener cuidado con los alimentos dignos de un anuncio publicitario. Las frutas y hortalizas que parecen de cera, de tan intactos que están, puede muy bien que hayan sido muy protegidos mediante pesticidas en el campo. Los productos menos bonitos suelen ser los más sanos.

◆ Cuando sea posible se adquirirán productos orgánicos. Los productos dotados de un certificado que acredita que son orgánicos generalmente están lo más cerca posible de estar libres de todo residuo químico. Los productos intermedios puede que contengan aún algunos residuos de la contaminación de la tierra, pero serán más seguros que los productos cultivados de la forma convencional. Si en la localidad de la embarazada se pueden conseguir productos orgánicos, y ésta se puede permitir pagar un precio algo más caro, éstos serán los elegidos. Si no sabe dónde los puede obtener, puede horno de microondas o en una bolsa plástica hermética sumergida en agua fría (y cámbiela cada 30 minutos). Nunca descongele los alimentos a temperatura ambiente.

◆ Marine la carne, los pescados o las aves en el refrigerador, no sobre el mueble. Deseche la marinada después de usarla, ya que contiene bacterias potencialmente dañinas. Si desea utilizar la marinada como salsa o para rociar, reserve una porción con este propósito antes de agregar la carne, las aves o el pescado.

◆ Nunca coma carne, aves, pescados o mariscos crudos o poco cocidos mientras está esperando. Siempre cocine las carnes y el pescado (hasta 160 °F) y las aves (hasta 180 °F) completamente. En general, el termómetro debe colocarse en la parte más gruesa de los alimentos, lejos del hueso, la grasa o el cartílago. En las aves, debe colocarse en la carne oscura.

◆ No coma huevos medio crudos (de preferencia cómalos bien revueltos o fritos por un solo lado) y si está mezclando una masa que contenga huevos crudos, resista el deseo de lamer la cuchara ¡o sus dedos! La excepción a esta regla: los huevos que estén pasteurizados, ya que este proceso elimina efectivamente el riesgo de envenenamiento por salmonela.

◆ Lave bien los vegetales crudos (especialmente si no los va a cocer bien antes de comerlos).

◆ Evite la alfalfa y otros retoños, que frecuentemente están contaminadas con bacterias.

◆ Utilice únicamente productos lácteos pasteurizados y asegúrese que los que tenga hayan sido refrigerados continuamente. Los quesos blandos como el feta, brie, los quesos azules y los quesos blandos tipo mejicano hechos de leche no pasteurizada (también llamada "leche cruda") pueden estar contaminados con listeria (véase la página 462) y son particularmente peligrosos para las mujeres embarazadas.

◆ Las salchichas y los embutidos (como el salami, la boloña, la cecina y las salchichas de hígado) también pueden estar contaminados con listeria. Como precaución, incluso los alimentos listos para comer como éstos deben calentarse a 165 °F antes de comerlos.

◆ El jugo también debe ser pasteurizado. Evite los jugos o sidras no pasteurizados, ya sea comprados en una tienda de comida saludable o en una caseta al lado de la carretera. Si no está segura si un jugo es pasteurizado o no, no lo tome.

◆ Al comer fuera, evite establecimientos que parezcan ignorar las reglas sanitarias básicas. Algunas señales son muy obvias: los alimentos perecederos se guardan a temperatura ambiente; los trabajadores de la cocina y los meseros manejan los alimentos directamente con sus manos; los sanitarios están sucios, etc.

---

pedir en la verdulería habitual que se los consigan, vale la pena. El dueño puede escucharla, especialmente si se es buen cliente. Mientras más demanda hay más bajan los precios.

◆ Elegir preferentemente productos nacionales o de países desarrollados. Los productos (y los alimentos hechos con dichos productos) importados de ciertos lugares pueden contener niveles más altos de pesticidas, dado que las legislaciones, según cada país, pueden ser más laxas o prácticamente inexistentes. Las bananas que son importadas son seguras ya que el gobierno los emite libre de pesticidas.

◆ Variar la dieta. La variedad asegura no sólo una experiencia gastronómica más interesante y una mejor nutrición, sino también mayores posibilidades de evitar una exposición excesiva a cualquier sustancia tóxica en algunos de los productos. Puede hacer las siguientes variaciones: entre el brócoli, la col rizada y las zanahorias, por ejemplo; entre el melón, los melocotones y las fresas; entre el salmón, el atún y el lenguado; entre la avena, el trigo y el arroz.

◆ No ser fanática. Aunque es recomendable intentar evitar ciertos peligros teóricos de los alimentos, no se complique mucho la vida para conseguirlo.

SEGURIDAD AL COMER SUSHI

"El sushi es mi comida favorita, pero he escuchado que no debe comerse durante el embarazo. ¿Es esto cierto?"

Lamentablemente, el sushi y el sashimi deberán acompañar al sake (el vino japonés que frecuentemente se sirve con ellos) durante el embarazo—lo que quiere decir que no pueden comerse. Lo mismo sucede con las ostras y mejillónes crudos, el atún o salmón secos, tartas de pescado o carpaccios y otros pescados o mariscos crudos o apenas cocidos. Pero eso no significa que deba alejarse de sus restaurantes japoneses preferidos. Existen muchas otras opciones, incluso en el bar de sushi. Los rollos que contienen pescado o mariscos cocidos y/o vegetales son, de hecho, opciones saludables, solamente asegúrese de usar salsa de soya baja en sodio. (Sin embargo, no se preocupe si ha comido pescado crudo hasta ahora).

COMIDA PICANTE

"Me encanta la comida picante, entre más picante, mejor. ¿Es seguro comerla durante el embarazo?"

A las madres que les gusta comer picante pueden continuar retando al paladar con chilis, salsas y frituras picantes, siempre que puedan tolerar la casi inevitable acidez y la indigestión que seguirán. No existe riesgo para el embarazo o el feto al comer comidas picantes y, de hecho, ya que los pimientos de cualquier tipo (incluso los picantes) están repletos de vitamina C, muchas de estas comidas son extranutritivas. Así que disfrútelas, pero no olvide llevar el antiácido.

COMIDA DESCOMPUESTA

"Esta mañana, comí un yogur sin darme cuenta que estaba vencido hace una semana. No tenía mal sabor, pero ahora me preocupa que haya lastimado al bebé."

No necesita preocuparse tanto. Aunque ingerir productos lácteos que han "expirado" recientemente nunca es una buena idea, raramente es peligroso. Si no ha sentido ningún efecto malo después de haberlo comido (los síntomas de envenenamiento por comida normalmente aparecen dentro de un período de ocho horas), obviamente no hay daño. Además, el envenenamiento es una posibilidad muy remota si el yogur estuvo refrigerado continuamente. Sin embargo, recuerde en el futuro leer las fechas con más cuidado antes de comprar o comer productos perecederos y, por supuesto, nunca coma alimentos que parecen haber desarrollado moho. Para conocer más acerca de la seguridad de los alimentos, lea el recuadro que se encuentra arriba.

"Sufrí envenenamiento por algo que comí anoche y he estado vomitando. ¿Dañará esto a mi bebé?"

Probablemente la que más sufra por el envenenamiento sea la embarazada y no el bebé. El riesgo principal—para la embarazada y el bebé—es que se deshidrate de tanto vomitar y por la diarrea. Así que es bueno asegurarse de tomar muchos líquidos (que son más importantes en el corto plazo que los sólidos) para reemplazar los que se están perdiendo. También se ha de comunicar con el médico si la diarrea es severa y/o las heces tengan sangre o estén mucosas. (Véase página 461.)

LEER LAS ETIQUETAS

"Tengo muchas ganas de comer bien, pero es difícil tener una idea de lo que contienen los productos que compro."

Las etiquetas no están siempre pensadas para ayudar al consumidor, sino para vender el producto. Se deberá ser consciente de ello y aprender a leer la letra pequeña de las etiquetas, especialmente la lista de ingredientes y la etiqueta de nutrición (la cual fue diseñada para ayudarle).

La lista de ingredientes indica, en orden de importancia, exactamente lo

LA PARTE INTERNA DE LAS FRUTAS

Cuando se trata de nutrición, entre más oscuro sea el color de la mayoría de frutas y vegetales, mayor será la cantidad de vitaminas y minerales (especialmente la vitamina A) que podrá obtener de ellas. Pero recuerde que es el color interno—no el externo—el que representa buena nutrición. Mientras que los pepinos (oscuros por fuera, pálidos por dentro) son livianos en ese departamento, los melones (pálidos por fuera, oscuros por dentro) sobresalen (véase más información en la página 86).

que contiene el producto (siendo el primer ingrediente el más abundante y el último el más escaso). Una rápida lectura nos dirá si el ingrediente principal de los cereales es el azúcar o el cereal integral. También nos dirá si un producto tiene mucha sal, grasa o aditivos. Por ejemplo, cuando se enumera el azúcar al inicio de la lista de ingredientes o cuando aparece en formas diferentes en la lista (jarabe de maíz, miel y azúcar) sabrá que el producto es alto en azúcares. Verificar los gramos de azúcar en la etiqueta no servirá hasta que la FDA ordene que los gramos de "azúcar añadido" se separen de los gramos de "azúcar natural"-en las frutas, por ejemplo. Aunque el número de gramos de azúcar en la etiqueta actual puede ser el mismo en un recipiente de jugo de naranja y en uno de bebida de frutas, no son equivalentes, ya que uno

viene del jugo de frutas nutritivo y el otro de azúcar añadida.

La etiqueta de nutrición se encuentra en más de la mitad de los productos que se venden en las tiendas de alimentación, y resulta particularmente valiosa para la mujer embarazada que calcula las calorías y proteínas de la dieta, ya que la etiqueta cita el número de calorías y los gramos de proteínas de cada ración del producto. Pero la lista de los porcentajes de la ración diaria recomendada resulta menos útil, ya que la ración recomendada para las embarazadas no es la misma que la utilizada en las etiquetas. De todos modos, un alimento que sea rico en una amplia variedad de nutrientes será un producto que vale la pena comprar.

Del mismo modo que es importante leer la letra pequeña, es también muy importante ignorar la letra grande. Cuando una caja de galletas inglesas pregona triunfalmente "preparadas con trigo integral, salvado y miel", la lectura de la letra pequeña puede demostrar que el ingrediente principal (el primero de la lista) es la harina blanca de trigo, no la integral, y que estas galletas contienen muy poco salvado (cuando estos productos se encuentran casi al final de la lista de ingredientes), y que contiene mucho más azúcar (está muy arriba en la lista) que miel (está situado más abajo).

"Enriquecidos" y "reforzados" son también adjetivos que deben ser mirados con desconfianza. La adición de unas pocas vitaminas a un mal alimento no convierte a éste en uno bueno. Es mucho mejor tomar un tazón de avena que aporta sus vitaminas honestamente, que un tazón de cereales refinados con 12 gramos de azúcar, pero que tiene unas vitaminas y minerales añadidos de poco valor.

Qué es importante saber:
APOSTAR POR LA SEGURIDAD

La casa, la carretera y el patio son los riesgos más importantes que acechan a las mujeres embarazadas con las complicaciones del embarazo, no los accidentes.

Los accidentes parecen a menudo "accidentales", es decir, que parecen ser debidos al azar o la casualidad. Pero la mayoría son el resultado directo de la negligencia—a menudo por parte de la propia víctima—y muchos de ellos pueden ser evitados con un poco de atención y sentido común. Existen numerosas medidas que se pueden tomar para evitar las lesiones y los accidentes:

◆ Reconocer que no se es tan ágil como antes del embarazo. A medida que crece la barriga, el centro de gravedad del cuerpo se desplaza, haciendo más difícil el mantener el equilibrio. También es cada vez más difícil poder verse los pies. Estos cambios contribuyen a que la mujer embarazada sea más propensa a los accidentes.

◆ Abrocharse siempre el cinturón de seguridad—y mantenerlo abrochado— tanto en el auto como en el avión. Si va sentada en el asiento del pasajero delantero en un automóvil que tenga bolsa de aire, asegurarse de que el asiento esté lo más hacia atrás posible. Si está manejando un automóvil que tenga bolsa de aire en el timón, incline el timón hacia el pecho, alejándolo del estómago, y siéntese al menos a diez pulgadas del timón, si es posible. No poner objetos sobre el regazo ni sobre el tablero, ya que pueden convertirse en proyectiles. Cuando pueda, viajar en el asiento trasero.

◆ No subirse nunca a una silla o una escalera de mano tambaleantes, o mejor aún, no subirse nunca a nada.

◆ No usar tacones altos y finos, ni zapatillas sueltas ni sandalias abiertas; todos ellos favorecen las caídas y las torceduras de tobillos. No andar sobre suelos resbaladizos llevando sólo las medias o con zapatos de suela lisa.

◆ Vigilar al entrar y salir de la bañera; asegurarse de que la bañera y la ducha están provistas de una superficie antideslizante y de unas sólidas barras donde se pueda agarrar para hacer la experiencia del baño seguro mientras se pone grande y menos móvil.

◆ Tratar de eliminar los peligros de la casa y el jardín: alfombras sin un revestimiento antideslizante sobre todo en la parte alta de las escaleras; juguetes o adornos en la escalera; escaleras y descansos mal iluminados; cables que corren por el suelo; suelos exageradamente encerados; aceras y escalones con peligro de hielo.

◆ Mantener las luces nocturnas encendidas para iluminar durante las visitas al baño. También asegurarse de no tener obstáculos en el camino al sanitario.

◆ Seguir las normas de seguridad del deporte que se practique; seguir todos los consejos de seguridad en el ejercicio y la actividad que se enumeran en la página 193.

◆ No excederse. El cansancio es uno de los factores principales de los accidentes.

◆◆◆

CAPÍTULO 7

El tercer mes

Aproximadamente de 9 a 13 semanas

Este es el último mes del primer trimestre, y los síntomas del principio del embarazo pueden empeorar. Lo que significa que es posible que la gestante no esté segura si está cansada por la fatiga del primer trimestre o por ir hasta tres veces al baño por las noches. Pero pronto tendrá días mejores. Si ha sufrido de náuseas y vómitos, es posible que empiece a tener esperanza de que termine las náuseas matutina. A medida que se eleven los niveles de energía, tendrá más deseos de correr al baño—y cuando la necesidad de orinar se normalice, posiblemente disminuya esta urgencia. En la visita de este mes se podrá escuchar el extraordinario sonido de los latidos cardiacos del feto—que hace que los malestares valgan la pena.

Qué se puede esperar en la visita de este mes

Es probable que este mes el médico controle los siguientes puntos, aunque puede haber variaciones en función de las necesidades particulares de la embarazada y de las costumbres del médico:[1]

◆ Peso y presión sanguínea.

◆ Orina, para detectar azúcar y albúmina.

◆ Latidos cardíacos del feto.

1. Véase el apéndice, página 545, para una explicación sobre los procedimientos y pruebas realizadas.

◆ Tamaño y forma del útero, mediante palpación externa, para de terminar si concuerda aproximadamente con la fecha calculada de parto.

◆ Altura del fondo del útero (la parte superior del útero).

◆ Manos y pies para detectar edema (hinchazón) y piernas para detectar venas varicosas.

◆ Preguntas o problemas que la paciente desea discutir—es mejor llevar una lista preparada a la consulta del médico.

Qué se puede sentir

Como siempre, se tomará en cuenta que cada embarazo y mujer es diferente. Se pueden experimentar todos los síntomas siguientes en un momento u otro, o tan sólo unos pocos. Algunos pueden continuar desde el mes pasado, otros serán nuevos. Incluso, otros malestares pueden difícilmente percibirse porque la gestante ya está acostumbrada a ellos. También se pueden experimentar síntomas adicionales, menos frecuentes.

SÍNTOMAS FÍSICOS:

◆ Cansancio y somnolencia.

◆ Necesidad de orinar a menudo.

◆ Aumento en el flujo vaginal.

◆ Náuseas, con o sin vómitos, y/o salivación excesiva.

◆ Estreñimiento.

UN VISTAZO AL INTERIOR

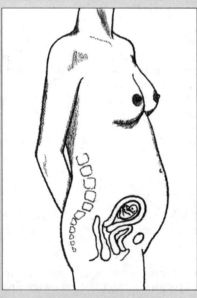

cabeza que descansa sobre el cuello, en lugar de estar directamente sobre los hombros, tiene aún un tamaño desproporcionado, que abarca la mitad de la altura del bebé desde la coronilla hasta la cadera. Se le distingue un rizo en el cuero cabelludo. Los ojos del feto se empiezan a juntar y sus oídos se posicionan a los lados de la cabeza, lo que lo hace lucir más humano. Los dedos de las manos y de los pies tienen uñas suaves y las manos son más funcionales. Dentro de la boca del feto se desarrollan las papilas gustativas, al igual que el reflejo de succión y veinte brotes que algún día se convertirán en sus dientes. En esta etapa, el bebé ya produce orina y la excreta hacia el líquido amniótico. Los genitales externos están lo suficientemente desarrollados por lo que ya puede detectarse el sexo, y los latidos cardíacos puedes escucharse con un Doppler.

▲ *En este mes, el útero de la embarazada es un poco más grande que una toronja y su cintura puede comenzar a ensancharse. A finales de este mes, el útero puede palparse justo arriba del hueso púbico, en la parte baja del abdomen.*

▶ *El bebé ya es un feto que crece rápidamente y que a finales de este mes alcanza entre 2½ ó 3 pulgadas de estatura y pesa 1½ onzas. Tiene el tamaño aproximado de una manzana. La*

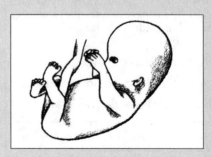

◆ Acidez de estómago, indigestión, flatulencia e hinchazón.

◆ Aversiones y antojos de comidas.

◆ Cambios en los senos: pesadez, sensibilidad anormal, hormigueo; oscurecimiento de la aréola (el área pigmentada que rodea al pezón); las glándulas sudoríparas de la aréola se vuelven prominentes con aspecto de piel de gallina; la red de líneas azuladas debajo de la piel se extiende.

◆ Venas adicionales visibles a medida que aumenta también la circulación del abdomen y de las piernas.

◆ Dolores de cabeza ocasionales.

◆ Desmayos o desvanecimientos ocasionales.

◆ La ropa empieza a quedar apretada en la cintura y el pecho, si no ha sucedido antes; el abdomen puede aparecer ya de mayor tamaño hacia el final de este mes.

◆ Aumento del apetito.

SÍNTOMAS EMOCIONALES:

◆ Inestabilidad comparable con el síndrome premenstrual (pero probablemente más acentuado) que puede incluir irritabilidad, cambios de humor, irracionalidad y llanto.

◆ Una sensación de tranquilidad.

◆ Dudas, temores, alegría, exaltación— alguna o todas.

Qué puede preocupar

ESTREÑIMIENTO

"He tenido un estreñimiento terrible durante las últimas semanas. ¿Es eso normal?"

Es muy común. Y existen buenas razones para ello. Por una parte, la mayor relajación de la musculatura intestinal, debido a los altos niveles de ciertas hormonas que circulan durante el embarazo, hace que la eliminación sea lenta. Por la otra, la presión del útero que va creciendo sobre los intestinos inhibe la actividad normal.

Pero no existe ninguna buena razón para creer que el estreñimiento es inevitable en todos los embarazos. La irregularidad puede vencerse tomando las siguientes medidas, que también pueden evitar un resultado muy común de ésta, las hemorroides:

Combatirlo ingiriendo fibra. Evitar los alimentos refinados que crean estreñimiento (como el arroz y el pan blanco) y dedicarse a los que son ricos en fibra, tales como la fruta y las hortalizas frescas (crudas o ligeramente cocidas, con la cáscara

siempre que sea posible); cereales integrales; panes, pasteles y otros productos de panadería integral; legumbres (frijoles y guisantes); y frutas secas (pasas, ciruelas, albaricoques, higos). Se necesita de 25 a 35 gramos de fibra diaria.[2] Si la mujer normalmente comía poca fibra, añadirá estos alimentos ricos en fibra gradualmente a la dieta, de lo contrario podría perturbar el estómago. (Quizás esto suceda de todas formas durante un rato, dado que la flatulencia es un efecto secundario frecuente pero generalmente temporal de la dieta rica en fibra, así como un inconveniente común durante el embarazo.) Si repartimos el cupo diario entre seis pequeñas comidas, en vez de intentar ingerirlo en tres comidas que llenen demasiado, los inconvenientes quedarán atenuados.

---

2. Las etiquetas con la información nutricional que tienen los alimentos empaquetados especifican los gramos de fibra por cada porción; la gestante debe leerlas para asegurarse de que está consumiendo la cantidad necesaria. Pero tomará en cuenta que puede encontrar bastante fibra en alimentos, como los productos alimenticios, que en sus paquetes no incluyen este tipo de información.

Si se trata de un caso desesperado, y que parece que no responde a estos cambios de la dieta o a las tácticas que describimos más abajo, se añadirá un suplemento alto en fibra (siga las instrucciones del paquete) como algo de salvado de trigo a la dieta, empezando por un poquito, hasta llegar a un par de cucharadas soperas. Pero se evitarán las grandes cantidades de esta figra de trigo; debido a que se desplaza deprisa por el sistema digestivo y puede que se lleve consigo importantes nutrientes antes de que éstos hayan tenido la oportunidad de ser absorbidos. Aunque la mujer se sienta muy incómoda no debe recurrir a remedios de hierbas, aceite de castor ni a otros laxantes. Es posible que algunos de estos eliminen el estreñimiento, pero sus efectos secundarios pueden ser muy incómodos—y después de ingerirlos por largo tiempo hasta pueden ser dañinos. De hecho, no se debe tomar ningúna medicina para el estreñimiento (medicina de venta libre, prescrita o de hierbas) sin la aprobación del médico.

Ahogar al adversario. El estreñimiento no tiene ninguna posibilidad frente a una gran cantidad de líquidos. La mayoría de ellos—en especial el agua y los jugos de frutas y verduras—son eficaces para ablandar los excrementos y para hacer que el bolo alimenticio se desplace a lo largo del tracto digestivo. Algunas personas encuentran especialmente útiles las tazas de agua caliente aromatizada con limón. Si el estreñimiento es grave, la solución puede hallarse en el jugo de ciruelas.

Si hay necesidad de ir al baño no se demorará en hacerlo. Aguantarse las ganas de evacuar regularmente puede aflojar los músculos que controlan esta necesidad y provocar estreñimiento. El establecimiento de un horario puede evitar este problema. Por ejemplo, se puede tomar un desayuno con mucha fibra un poco antes de lo usual, para poder evacuar antes de marcharse al trabajo.

Revisar las medicinas y los suplementos. El estreñimiento algunas veces puede ser resultado de la ingestión de suplementos de calcio o hierro, de antiácidos que contienen calcio o aluminio u otros medicamentos (de venta libre o prescritos). Si la gestante sospecha que es el caso, preguntará al médico si debe cambiar la fórmula del suplemento o la medicación que está tomando.

Iniciar una campaña de ejercicio. Un cuerpo activo estimula el funcionamiento de los intestinos, por lo tanto, es bueno que se incluya en la rutina diaria un paseo rápido de por lo menos media o una hora (incluso para algunas personas una caminata de diez minutos es muy provechosa); y complementarlo con todo el rato que se desee de cualquier ejercicio que sea seguro durante el embarazo y que proporcione placer (véase el apartado dedicado al ejercicio durante el embarazo, que comienza en la página 193).

Si los esfuerzos de la embarazada parece que no son productivos, se consultará con el médico. Quizás éste le prescriba un laxante para usarlo ocasionalmente.

"Todas mis amigas embarazadas tienen problemas de estreñimiento. Yo no, de hecho soy más regular que nunca. ¿Es que hay algo que no va bien?"

Las mujeres embarazadas están tan programadas por sus madres, amigas, libros e incluso los médicos, para esperar el estreñimiento, que las que lo padecen lo aceptan como algo normal e inevitable, y las que no, tienen miedo de que algo vaya mal.

Pero por lo que parece, el sistema digestivo de esta mujer no podría ir mejor. Es posible que la nueva eficacia del sistema digestivo se deba a un cambio en el estilo de vida—que ha disfrutado por mucho tiempo o que ha adoptado desde que se enteró que estaba embarazada—casi indudablemente un cambio para mejorar. El aumento del consumo de alimentos ricos en fibra, líquidos y el ejercicio regular va destinado a contrarrestar la actividad natural del sistema digestivo debido al embarazo. Si este tipo de dieta es nuevo para la gestante, la productividad del tracto digestivo puede disminuir un poco (y la flatulencia, que a menudo acompaña temporalmente a dichos cambios de

OTRA RAZÓN PARA SENTIRSE CANSADA, DE MAL HUMOR Y ESTREÑIDA

¿Se ha sentido cansada, de mal humor y estreñida últimamente? Bienvenida al club de embarazadas. La producción excesiva de hormonas gestacionales, por supuesto, desencadena estos molestos síntomas en la mayoría de embarazadas. Sin embargo, la falta de otra hormona, la tiroxina, puede imitar estos malestares comunes en las gestantes, así como muchos otros—aumento de peso, problemas de todo tipo en la piel, dolores y calambres en los músculos, disminución del libido, pérdida de memoria, hinchazón (especialmente de las manos y los pies) e incluso el síndrome del túnel de carpo. (Otros síntomas comunes, el aumento de la sensibilidad al frío es más definido durante el embarazo, ya que las gestantes tienden a tener más calor que frío.) Consecuentemente es posible que a los médicos se les pase fácilmente por alto el diagnóstico del hipotiroidismo (deficiencia de hormona tiroidea que se debe a la poca actividad de la tiroides). A pesar de todo, la condición que afecta a 1 de cada 50 mujeres puede tener un efecto adverso en el embarazo (hasta hacer estragos en el período del posparto; véase página 417) por lo que son vitales el diagnóstico y el tratamiento adecuados.

El hipertiroidismo (cuando se produce demasiada hormona tiroidea por la mucha actividad de la glándula) parece ser menos común en el embarazo, pero también puede provocar complicaciones si no se trata a tiempo. Entre los síntomas del hipertiroidismo—muchos pueden ser difíciles de diferenciarse de los síntomas del embarazo—se incluyen, fatiga, insomnio, irritabilidad, piel caliente y sensibilidad al calor, taquicardia y pérdida de peso (o problemas para aumentar de peso).

Si en el pasado se le han diagnosticado problemas tiroideos a la mujer (incluso si ya han sido resueltos) o si actualmente está tomando medicamento por una condición de este tipo, es importante que el médico lo sepa. Dado que el cuerpo debe producir más hormona tiroidea durante el embarazo para suplir las demandas fetales, es posible que necesite medicación nuevamente o simplemente un reajuste de la dosis actual.

Si nunca se le ha diagnosticado una condición tiroidea, pero está experimentando algunos o todos los síntomas del hipo/hipertiroidismo (y especialmente si la gestante tiene un historial familiar de enfermedad tiroidea, dado que el vínculo genético es bastante fuerte) debe consultar con el médico. Un simple examen de sangre puede determinar si se tiene problema o no. Se asegurará de que éste mida, tanto el nivel de hormona tiroidea en la sangre (T4) como la cantidad de TSH (hormona estimulante de la tiroides; los niveles anormales indican que el cuerpo está trabajando fuerte para compensar a una glándula poco o muy activa). Cuando un TSH está demasiado alto o bajo, puede anunciar la presencia de problemas, incluso cuando los niveles tiroideos actuales se encuentran dentro del rango normal.

la dieta, puede que aminore) cuando el sistema digestivo se habitúe a los materiales sin refinar, pero probablemente la mujer continuará siendo "regular".

"No estoy totalmente estreñida. De hecho, las últimas dos semanas mis evacuaciones han sido bastante blandas—casi diarrea. ¿Es esto normal o no?"

Cuando se trata de los síntomas del embarazo, lo normal generalmente es lo que es normal para cualquier caso en particular. Y en el caso de la mujer que hace la pregunta, sus evacuaciones frecuentes pueden ser solamente eso. Cada cuerpo reacciona diferente a las hormonas del embarazo—las de ella pueden estar aumentando, y no disminuyendo, el número de evacuaciones. También es posible que este aumento en la actividad de los intestinos se deba a un cambio positivo en la dieta y en los hábitos de ejercicio.

La gestante puede tratar de reducir los alimentos que estimulan las evacuaciones, tales como frutas secas (particularmente ciruelas pasa) y agregar alimentos pesados (como las bananas) hasta que las heces se afirmen. Se tomará la cantidad suficiente de agua para compensar la pérdida de líquido.

Si las evacuaciones son muy frecuentes (más de tres al día) o muy líquidas, con sangre o mucosidad, se consultará con el médico. La diarrea severa requiere de una intervención urgente durante el embarazo.

FLATULENCIA (GASES)

"Estoy muy hinchada a causa de los gases y me preocupa que esta presión, que resulta desagradable para mí, sea también perjudicial para mi bebé."

Envuelto por el seguro capullo uterino, protegido por el líquido amniótico que absorbe los impactos, el bebé es totalmente indiferente a los problemas intestinales de la madre. En cualquier caso, el futuro hijo se encontrará más bien arrullado por el sonido de este "concierto gástrico".

Sin embargo, el bebé no estará feliz si el abotagamiento—que a menudo empeora en las últimas horas del día—no permite que la mujer coma regular y adecuadamente. Para evitar este riesgo (y para minimizar la propia incomodidad) se pondrán en práctica las siguientes medidas:

Mantener la regularidad intestinal. El estreñimiento es una causa común de gas e inflación de estómago.

Alimentarse y no atiborrarse. Las comidas grandes sólo aumentan esa sensación de hinchazón. También sobrecargan el sistema digestivo, que no está trabajando perfectamente bien durante el embarazo. En lugar de hacer tres comidas grandes al día, se pueden hacer seis tiempo pequeñas o tres comidas moderadas, más un par de meriendas.

No engullir. Cuando se come apresuradamente o se toman las comidas de pie y sin tranquilidad, se traga tanto aire como alimentos. Este aire forma unas dolorosas bolsas de gas en el intestino.

Mantener la calma. Particularmente durante las comidas: la tensión y la ansiedad pueden provocar que se ingiera aire, que luego se convierte en gases. Respirar lenta y profundamente unas cuantas veces

antes de las comidas puede ser útil para relajarse.

Abstenerse de los alimentos que producen gas. El estómago sabe cuáles son y varía de una persona a otra. Entre los más comunes se incluyen: las cebollas, la col, los alimentos fritos, las salsas cremosas, los postres con azúcar y también, evidentemente, los famosos frijoles (habichuelas).

AUMENTO DE PESO

"Estoy preocupada porque no he aumentado nada de peso durante el primer trimestre."

Muchas mujeres tienen problemas para ganar peso durante las primeras semanas; algunas incluso pierden un poco, generalmente por cortesía de los mareos matinales. Afortunadamente, la naturaleza ofrece cierta protección para los bebés de las madres que tienen demasiadas náuseas para alimentarse bien durante el primer trimestre: las necesidades calóricas y de ciertos nutrientes del feto durante este período no son tan grandes como lo serán más adelante, de manera que no ganar peso al principio no es probable que tenga malas consecuencias. Pero no ganar peso desde este momento puede tener un efecto—un efecto significativo—ya que las calorías y nutrientes serán una demanda cada vez mayor a medida que la fábrica productora del bebé consuma más combustible.

Así que la mujer no deberá preocuparse, pero tendrá que comer. Y deberá empezar a vigilar el peso cuidadosamente, para asegurarse de que empieza a subir la cantidad adecuada (aproximadamente 1 libra por semana hasta el octavo mes). Si la embarazada continúa teniendo problemas para ganar peso, intentará que las calorías que ingiere tengan más valor nutritivo, alimentándose eficientemente (véase página 85). También intentará tomar un poco más de comida cada día, evitando saltarse las comidas y añadiendo bocadillos más frecuentes. Si no puede comer mucho en un tiempo de comida, hará de cuatro a seis tiempos pequeños en lugar de tres grandes. Para no estropear el apetito, dejará para después del plato principal las ensaladas y las sopas, y las bebidas que la pueden llenar. Preferirá los alimentos altos en grasas saludables (nueces, pescados grasos, aguacate, aceite de oliva, por ejemplo.) Pero no tratará de aumentar libras incluyendo comida chatarra en la dieta, por ejemplo, este aumento de peso se quedará en las caderas y muslos, y no llegará al bebé.

"Tuve una desagradable sorpresa al saber que había ganado 13 libras (5 kilos) durante el primer trimestre. ¿Qué puedo hacer ahora?"

Estando embarazada no puede retroceder el camino recorrido, este peso se quedará donde está por el momento, al menos hasta un tiempo después del parto. Tampoco podrá destinar el peso extra al aumento de peso del siguiente trimestre. El feto precisará un suministro constante de calorías y nutrientes, particularmente durante los meses venideros. En este momento la embarazada no puede reducir las calorías, esperando obtener suficientes nutrientes del exceso de peso ya acumulado. Ponerse a dieta para mantener o perder peso nunca es aconsejable durante el embarazo, y es un juego peligroso durante el segundo y tercer trimestres, cuando el crecimiento fetal es muy veloz e importante.

Pero mientras que no puede hacer nada en cuanto al peso que se ha aumentado ya, hay mucho que hacer para asegurarse que no continúe sumando libras a demasiada velocidad. Algunas mujeres experimentan súbitamente una ganancia de peso al principio del embarazo, debido a que se permiten demasiados dulces amiláceos, que les consuelan de sus mareados estómagos por las mañanas. Si éste fue el problema de esta mujer, debería desaparecer poco a poco al ir disminuyendo así, y al aprender a comer para favorecer la salud del bebé sin tomar el camino de un aumento de 60 libras (25 kilos). Ganar peso eficientemente, a base de alimentos de la mejor calidad posible, no sólo conseguirá este objetivo, sino que también hará que el peso ganado sea más fácil de perder durante el posparto.

DOLORES DE CABEZA

"Tengo muchos más dolores de cabeza que antes. ¿Qué puedo hacer?"

El hecho de que las embarazadas sean más susceptibles a los dolores de cabeza cuando se supone que no deben tomar analgésicos es una de las ironías de la gestación. Aunque ésta sea una de las que tendrá que soportar la embarazada, no tiene por qué ser de las que la hagan sufrir excesivamente. Las medidas preventivas, junto con los remedios caseros (véase abajo)—y si ellos fallan, acetaminofen (Tylenol)—pueden ofrecer un alivio para los dolores de cabeza recurrente en el embarazo.

La mejor forma de prevenir y tratar los dolores de cabeza depende de la causa o causas. Los dolores de cabeza de la embarazada suelen ser resultados de los cambios hormonales (que son responsables de la mayor frecuencia y agudeza de muchos tipos de dolores, incluyendo el de los senos), la fatiga, la tensión, el hambre, el estrés físico o emocional, o cualquier combinación de estos.

Con las siguientes formas de vencer y prevenir los dolores de cabeza, encontrará el remedio a sus causas:

Relajarse. El embarazo puede ser un período de gran ansiedad, cuyo resultado común sean los dolores de cabeza. Algunas mujeres encuentran alivio en la meditación y el yoga. La embarazada puede tomar un curso o leer un libro sobre estas técnicas u otras parecidas, o intentar las de la página 129.

Desde luego, los ejercicios de relajación no le van bien a todo el mundo, algunas mujeres experimentan un aumento de la tensión en vez de aliviarla. Para ellas, acostarse en una habitación oscura y tranquila, o estirarse en un sofá o con los pies sobre la mesa del despacho durante 10 ó 15 minutos resulta un remedio mejor para la tensión y los dolores de cabeza.

Descansar lo suficiente. El embarazo puede ser también un período de mucha fatiga, especialmente el primero y último trimestre, y a menudo durante los nueve meses, en el caso de las mujeres que trabajan largas horas y/o deben cuidar de otros niños. Puede ser difícil conciliar el sueño cuando la barriga empieza a desarrollarse ("¿cómo podré estar cómoda?") y la mente no puede parar ("¿cómo podré tenerlo todo listo antes de que nazca el bebé?") lo que contribuye a la fatiga. Hacer un esfuerzo consciente para descansar más de día y de noche puede ayudar a mantener a raya los dolores de cabeza. Pero habrá que poner cuidado en no dormir demasiado, dado que el exceso de sueño puede producir también dolor de cabeza.

Comer con regularidad. Para evitar dolores de cabeza desencadenados por una baja cantidad de azúcar en la sangre, asegúrese de no saltarse ninguna comida. Tenga a mano bocadillos ricos en calorías (como galletas integrales, barras de granola, fruta seca), ya sea en el bolso, en la guantera del auto o en el cajón de la mesa de la oficina, y tendrá siempre un suministro a mano en la casa.

Buscar algo de paz y tranquilidad. Si la embarazada es "alérgica" al ruido, se mantendrá alejada de él en lo posible. Evitará la música alta, los restaurantes y fiestas ruidosos y los grandes almacenes llenos de gente. En casa, bajará el volumen del timbre del teléfono, la televisión y la radio.

No permanecer en ambientes sofocantes. Si una habitación está demasiado caliente, llena de humo y mal ventilada, desencadena dolores de cabeza, es mejor abandonarla de vez en cuando para dar una vuelta por el exterior—o mejor aún, evitar por completo estos ambientes. La embarazada se vestirá con muchas capas de ropa cuando sepa que tiene que permanecer en un ambiente sofocante, y se mantendrá cómoda quitándose las capas que no precise. Si el lugar de trabajo no está bien ventilado, debe intentar trasladarse a una oficina o zona mejor ventilada si ello es posible; si no fuera así hará frecuentes pausas.

Cambiar la iluminación. Algunas mujeres descubren que otros factores ambientales, como la iluminación, pueden desencadenar dolores de cabeza. Por ejemplo, un espacio de trabajo sin ventanas e iluminado con bombillas fluorescentes puede ser el culpable de este malestar. El cambio a una iluminación incandescente y/o a una habitación con ventanas puede ser útil.

Probar diferentes alternativas. Algunas prácticas médicas complementarias y alternativas—incluyendo la acupuntura, la bioretroalimentación y los masajes—pueden aliviar el dolor de cabeza (véase página 250.)

Calentar y enfriar. Para aliviar los dolores en los senos se aplicarán compresas frías y calientes en el área dolorida, alternándolas por períodos de 30 segundos hasta llegar a totalizar 10 minutos, cuatro veces al día.

Para los dolores de cabeza que son originados por la tensión, se pondrá hielo en la nuca durante 20 minutos, mientras se mantienen los ojos cerrados, relajándose. (Utilice una bolsa de hielo ordinaria o una almohadilla especial para la nuca que contiene un gel que mantiene más el frío.)

Cuidar la postura. Mantener los hombros caídos o ver hacia abajo para leer o hacer otras tareas cercanas al cuerpo, y mantenerse así por mucho tiempo, puede también provocar dolores de cabeza, por lo tanto, la gestante debe estar pendiente de la postura.

Si un inexplicado dolor de cabeza persiste por varias horas, reaparece a menudo, resulta de una fiebre o viene acompañado de alteraciones visuales o de hinchazón de manos y rostro, se debe comunicar de inmediato al médico.

"Sufro de migrañas, y he escuchado que son muy comunes durante el embarazo. ¿Es cierto?"

Algunas mujeres descubren que sus migrañas son más frecuentes durante el embarazo; a otras les sucede lo contrario. Aún se desconoce la razón de esta diferencia, incluso no se sabe por qué algunas personas padecen de migrañas recurrentes y otras nunca las han experimentado nisiquiera en la menor intensidad.

Las migrañas son dolores de cabeza de un tipo especial. El desarrollo está relacionado con la constricción o estrechamiento de los vasos sanguíneos de la cabeza, seguida por una dilatación o apertura súbita. Esto interfiere con el flujo sanguíneo y causa dolor y otros síntomas. Aunque estos varían de una persona a otra, la migraña suele ir precedida de fatiga. La fatiga puede incluir náuseas con o sin vómitos y diarrea, sensibilidad a la luz, y posiblemente un estado brumoso o un zigzagueo en uno y a veces los dos ojos. Cuando finalmente llega la migraña, de unos minutos a unas horas después del primer síntoma de aviso, el dolor, que es intenso y palpitante, generalmente se localiza en un sólo lado, pero puede extenderse hasta el otro. Algunas personas también experimentan hormigueo o entumecimiento de un brazo o lado del cuerpo, vértigo, zumbidos en los oídos, secreción nasal, lagrimeo y/o ojos inyectados en sangre, y confusión mental temporal.

Si la mujer ha tenido migrañas antes, deberá estar preparada para combatirlas durante el embarazo, sobre todo con métodos preventivos. Si sabe lo que le provoca este trastorno, intentará evitarlo. Una causa común es el estrés (véase página 127 para los Consejos contra el estrés), al igual que el chocolate, el queso, el café y el vino tinto. Se intentará determinar qué es lo que puede rechazar un ataque en toda regla una vez que los signos de aviso han aparecido, si es que es posible. Muchas personas encuentran alivio con lo siguiente: sumergir la cara en agua fría o aplicarse un paño frío o bolsa de hielo; evitar el ruido, la luz y los olores, y acostarse en una habitación oscura durante 2 ó 3 horas, con los ojos tapados (haciendo una pequeña siesta, meditando o escuchando música, pero no leyendo ni viendo la televisión), también se puede intentar con la bioregeneración (véase página 250). Si estos consejos no producen ninguna mejoría, hablará con el médico sobre los medicamentos para la migraña que son inocuos durante el embarazo, y cuáles podrían ser los más efectivos.

Si experimenta por primera vez lo que parece ser una migraña, llame al médico de inmediato. Los mismos síntomas podrán ser también inicio de complicaciones del embarazo. Si una migraña inexplicada persiste durante más de unas pocas horas, se vuelve a presentar a menudo, es el resultado de fiebre alta o va acompañada de trastornos visuales o hinchazón de manos y cara, también se deberá avisar de inmediato al médico.

ESTRÍAS

"Me temo que me van a quedar marcas de estrías. ¿Es posible prevenirlas?"

Para muchas mujeres—especialmente para las que gustan de ponerse un bikini—las estrías resultan más temibles que la celulitis. A pesar de ello, un 90% de las mujeres tendrán estas marcas de color rosado o rojizo y de contorno ligeramente dentado, a veces acompañadas de prurito, en el pecho, las caderas y/o el abdomen en algún momento del embarazo.

Las estrías son provocadas por el estiramiento de la piel, generalmente a causa de un aumento de peso intenso y/o brusco. Las futuras madres que poseen una piel en buen estado, elástica (por haberla heredado o por haberla conseguido a lo largo de años de excelente nutrición y ejercicio), pueden atravesar varios embarazos sin una sola estría reveladora. Otras podrán minimizar, si no evitar, las estrías mediante un aumento de peso constante, gradual y moderado. Aumentar la elasticidad de la piel alimentándola con una buena dieta puede resultar de cierta ayuda. Aunque no existe prueba científica de que las cremas realmente ayudan a prevenir las estrías, algunas mujeres afirman que sí lo hacen. Y aunque quizás no se logre nada, el futuro padre encontrará divertido untar la barriga de la mujer. Un consejo más: El uso de una crema humectante puede evitar la resequedad y la picazón de la piel.

La mujer que ve aparecer las estrías durante el embarazo se puede consolar con la seguridad de que, después del parto, estas marcas palidecerán gradualmente hasta tener sólo un matiz plateado. Puede también preguntarle a un dermatólogo si existe la posibilidad de reducir la visibilidad de éstas con terapia de láser o con Retin-A.

EL LATIDO CARDÍACO DEL BEBÉ

"El médico de mi amiga consiguió escuchar el latido del bebé de ésta a los dos meses y medio del embarazo. Yo estoy una semana más adelantada que ella y mi médico aún no ha oído el corazón de mi bebé."

Un estetoscopio normal no es lo suficientemente sensible para detectar el latido cardíaco antes de las 17 ó 18 semanas. Actualmente es posible percibir el latido cardíaco del bebé incluso a las 10 ó 12 semanas de embarazo con un Doppler, instrumento manual de ultrasonidos que amplifica el sonido. Pero incluso con un Doppler, el latido cardíaco puede no ser audible a causa de la posición del bebé, la ubicación de la placenta, la posición del útero o una excesiva capa de grasa materna. También es posible que este retraso sea debido a un ligero error en el cálculo del parto. Se debe esperar hasta el siguiente mes. Es seguro que en la semana 14 del embarazo, la futura madre podrá tener el placer de escuchar el corazón del bebé. Si no fuera así, o si ella estuviera muy ansiosa, el médico puede ordenar que se realice una ecografía, que pondrá de manifiesto el latido del corazón que, por alguna razón, es difícil de oír con el Doppler. (El uso frecuente del Doppler se considera perfectamente seguro.)

DESEO SEXUAL

"Todas mis amigas embarazadas dicen que en los primeros tiempos del embarazo experimentaron un aumento del deseo sexual—algunas de ellas tuvieron orgasmos u orgasmos múltiples por primera vez en este tiempo. ¿A qué se debe que yo sienta poco deseo?"

El embarazo es una época de cambio en muchos aspectos de la vida, entre ellos el sexual. Algunas mujeres que nunca habían experimentado un orgasmo o que no habían sentido demasiada inclinación por el sexo cambian radicalmente cuando están embarazadas. Otras mujeres, acostumbradas a tener un buen deseo sexual y

a experimentar el orgasmo, se encuentran súbitamente con que les falta deseo y con que se excitan con dificultad. Estos cambios de la sexualidad pueden ser desconcertantes, provocar un sentimiento de culpabilidad, resultar maravillosos o una combinación confusa de los tres. Y son perfectamente normales.

Tal como se verá en el apartado dedicado a hacer el amor durante el embarazo (véase página 236), existen muchas explicaciones lógicas de estos cambios y de los sentimientos que pueden provocar. Algunos de estos factores pueden ser más intensos en los primeros tiempos del embarazo, cuando las náuseas y el cansancio hacen que la mujer se sienta comprensiblemente poco atractiva, cuando poder hacer el amor sin pensar en quedar (o en no quedar) embarazada libera a la mujer de sus inhibiciones y la hace sentir más atractiva que nunca, o cuando surge un sentimiento de culpabilidad debido a que la mujer se siente atractiva y cree que debería sentirse maternal. Otros factores, físicos y emocionales que hacen que el orgasmo sea más fácil de conseguir, más intenso o más evasivo, continúan interviniendo durante toda la gestación.

Es muy importante reconocer que los sentimientos sexuales de la embarazada— y también los del marido—pueden ser más erráticos que eróticos durante el embarazo; la mujer puede sentirse "sexy" un día y no al siguiente. La pareja necesitará mostrar comprensión mutua, una excelente comunicación y un buen sentido del humor.

SEXO ORAL

"He oído decir que el sexo oral es peligroso durante el embarazo. ¿Es verdad?"

El cunilingus (estimulación oral de los genitales femeninos) no es peligroso durante el embarazo siempre que el hombre cuide de no insuflar aire en el interior de la vagina. Ello podría provocar la entrada de aire en la corriente sanguínea de la futura madre y causar una embolia (una obstrucción de un vaso sanguíneo), que podría resultar fatal para la madre y el bebé.

La felación (estimulación oral del pene) carece siempre de riesgos durante el embarazo, y para algunas parejas es el sustituto preferido cuando el acto sexual está contraindicado. Para más información sobre lo que es o no permitido cuando se trata del sexo y de la pareja embarazada, véase página 236.

CALAMBRES DESPUÉS DEL ORGASMO

"Experimento una contracción del útero abdominal después del orgasmo. ¿Es esto un signo de que el acto sexual daña a mi bebé? ¿Puede provocar un aborto espontáneo?"

Los calambres—tanto durante como después del orgasmo, y a veces acompañadas de dolor de espalda—son tan inofensivas como frecuentes durante un embarazo normal de bajo riesgo. La causa puede ser física: una combinación del aumento normal del flujo sanguíneo en el área pélvica durante el embarazo, de la congestión normal por igual de los órganos sexuales durante la excitación y el orgasmo, y de las contracciones normales del útero después del orgasmo. O bien puede ser sicológica—el resultado del común pero infundado temor de que el acto sexual pueda dañar al bebé. O también, puede ser una combinación de factores físicos y sicológicos, ya que la conexión entre la mente y el cuerpo es muy fuerte cuando se trata del sexo.

Las contracciones no son signo de que el acto sexual sea perjudicial para el bebé. La mayor parte de los especialistas opinan que las relaciones sexuales y el orgasmo durante un embarazo normal de bajo riesgo carecen absolutamente de riesgos y no son una causa de aborto espontáneo. Si los calambres resultan molestos, la embarazada puede pedirle al marido que le haga un suave masaje en la parte baja de la espalda. Ello puede aliviar los calambres y también cualquier tensión que los haya desencadenado. Algunas mujeres también los experimentan en las piernas. Para más consejos sobre cómo aliviar la incomodidad, véase página 247.

(También, véase hacer el amor durante el embarazo, página 236).

GEMELOS O MÁS

"Ya he engordado mucho. ¿Podría estar esperando gemelos?"

Lo más probable es que esta mujer tenga algo de sobrepeso debido a haber aumentado más de lo debido durante el primer trimestre. O que la constitución, de osamenta pequeña, haga que la expansión uterina se note antes de lo que sería de esperar en una persona de osamenta grande. Un abdomen relativamente grande por sí mismo en general no se considera signo de que la futura madre esté esperando más de un bebé; para hacer este diagnóstico, el médico buscará otros factores, incluyendo:

Un útero muy grande para la fecha. Es el tamaño del útero, no el del abdomen, lo que cuenta para el diagnóstico. Si parece que el útero crece más deprisa de lo esperado según la fecha del parto, se sospechará un embarazo múltiple. Otras explicaciones posibles para un útero demasiado grande podrían incluir los errores de cálculo de la fecha del parto o una cantidad excesiva de líquido amniótico o fibroides.

Síntomas de embarazo exagerados. Cuando se está esperando gemelos, los problemas del embarazo (mareos matutinos, indigestión, edema, etc.) pueden ser dobles o parecer que lo son. Pero todos ellos también pueden ser exagerados en un embarazo corriente (de un solo feto).

Más de un latido cardíaco. Dependiendo de la posición de los bebés, puede que el médico pueda oír dos (o más) latidos cardíacos distintivamente separados. Pero debido a que el latido cardíaco de un solo feto puede oírse en diversos lugares, la localización de dos (o más) confirma la existencia de gemelos (o más) sólo si los latidos no se oyen a la vez. A menudo la existencia de gemelos no se diagnostica de esta forma.

GEMELOS

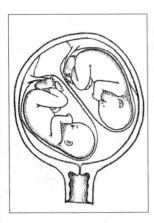

◄ *Gemelos fraternales: resultan de 2 óvulos los cuales son fertilizados a la misma vez, cada uno tiene su propia placenta.*

► *Los gemelos idénticos que resultan de la división de un óvulo fertilizado, y que se desarrollan en dos embriones separados, pueden compartir una placenta (dependiendo del momento en que se dividió el óvulo) o cada uno puede tener su propia placenta.*

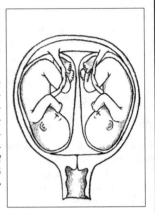

Predisposición. Aunque no existen factores que aumenten las probabilidades de tener gemelos idénticos, existen varios que hacen que sea más probable que una mujer tenga gemelos no idénticos. Entre ellos se encuentra la existencia de gemelos no idénticos en la familia de la madre, una edad avanzada (las mujeres de más de 35 años a menudo tienen ovulaciones múltiples), el uso de medicación para estimular la ovulación (fármacos para la fertilidad) y la fecundación in vitro. Los gemelos también son más corrientes entre las mujeres de raza negra que entre las blancas, y todavía menos comunes entre las asiáticas y las hispanas.

Si uno o más de dichos factores llevan al médico a la conclusión de que existen posibilidades de que exista más de un feto, dictaminará que se lleve a cabo un examen por ultrasonidos. En prácticamente todos los casos (a excepción de los raros casos en que un feto tímido con la cámara permanezca obstinadamente escondido detrás del otro), esta técnica diagnosticará con gran exactitud los embarazos múltiples.

"Aún no nos habíamos acostumbrado a la idea de que yo estaba embarazada cuando supimos que estaba esperando gemelos. ¿Existen riesgos adicionales para ellos o para mí?"

Los partos múltiples se están multiplicando a una tasa fantástica; 1 de cada 41 parejas pueden esperar a ver doble (o triple o más) en la sala de partos, en comparación con un 1% de hace una o dos generaciones. Y aunque algunos partos múltiples aún se conciben a la antigua—como resultado de los dados de la fortuna o debido a una predisposición hereditaria—los científicos apuntan hacia diversos nuevos factores que explican esta proliferación. Uno de ellos es el aumento de madres mayores: las mujeres de más de 35 años, debido a que sus ovulaciones tienden a ser erráticas (con mayores posibilidades de ovulación múltiple), tienen más probabilidades de parto múltiple. Otro es el uso de fármacos para la fertilidad (de nuevo, usados más a menudo por mujeres mayores, dado que la fertilidad disminuye con la edad), que aumentan la probabilidad de un nacimiento múltiple. Otro es el uso de la fecundación in vitro, un procedimiento por el cual los óvulos fecundados en el tubo de ensayo son implantados en el útero, lo que, debido a que los óvulos son varios, también aumenta el riesgo de tener más de un hijo.

Pero si bien las madres de hoy en día tienen más probabilidades de concebir gemelos, también es cierto que tienen mayores posibilidades de dar a luz en buenas condiciones. Gran parte del éxito debe atribuirse a la capacidad de prevención que nos ofrecen los ultrasonidos; rara es la pareja hoy en día que se lleva la sorpresa de tener gemelos en la sala de partos. Saberlo con anticipación no sólo hace que haya menos complicaciones en la práctica y logística tras el parto (tener que volver a los almacenes en el último momento para comprar otra cuna y otra canastilla), sino también menos complicaciones médicas durante el embarazo y el parto. Armados con la información de que se está esperando más de un bebé, la embarazada y el médico pueden tomar muchas precauciones para reducir los riesgos de ciertas complicaciones del embarazo (hipertensión, anemia y abruptio placentae son más comunes en los embarazos múltiples) y mejorar sus posibilidades de llevar el embarazo a término y dar a luz en las mejores condiciones:

Cuidados médicos extraordinarios. Muchos de los riesgos importantes que afronta un embarazo múltiple pueden reducirse con un control médico riguroso por parte de un obstetra (al igual que los embarazos de alto riesgo, los embarazos de gemelos no deberían ser controlados por una comadrona). La mujer deberá someterse a visitas más frecuentes que si estuviera esperando un solo bebé—a menudo se deberá acudir a la consulta del médico cada dos semanas después de las 20 semanas y cada semana después de la trigésima. Y será vigilada más de cerca para detectar los signos de posibles complicaciones, de forma que si aparece alguno pueda ser tratado rápidamente. La gestante debe estar consciente del momento preciso en que debe llamar al médico, véase página 132.

Suplemento de nutrición. Comer para tres (o más) es al menos una doble responsabilidad que comer para dos. Además de todas las cosas buenas que puede hacer para todos los bebés, una nutrición excelente puede tener un impacto espectacular sobre uno de los problemas más comunes de los embarazos múltiples: el bajo peso al nacer. En vez de nacer con 5 libras (2,5 kilos) o menos (los antiguos valores estándar de los embarazos múltiples), los gemelos que se alimentan mediante una dieta superior pueden pesar alrededor de 6 ó 7 libras (3 kilos) o más.

Muchos de los requerimientos alimentarios de la dieta ideal se multiplican con cada feto. En la práctica esto se traduce en aproximadamente 300 calorías más, una ración más de proteínas, una más de calcio y una más de cereales integrales. Dado que ésta es una cantidad importante de alimentos para un estómago que se halla constreñido por un útero que crece deprisa, y debido a las molestias gastrointestinales prenatales, tales como los mareos matutinos y la indigestión, que a menudo se multiplican en los embarazos múltiples, la calidad de la alimentación será particularmente importante. Evitar algunos alimentos superfluos ayudará a tener espacio para la buena comida. Comer eficientemente y repartir los requerimientos en al menos seis pequeñas comidas y muchos bocadillos, en lugar de intentar cumplir con los doce puntos en tres sentadas, debería ser también de gran ayuda. Y dado que un feto adicional también significa el aumento de la necesidad de nutrientes como hierro, ácido fólico, cinc, cobre, calcio, vitamina B_6, vitamina C y vitamina D, la gestante se asegurará de tomar el suplemento prenatal regularmente, así como el de hierro, si lo prescribe el médico.

Ganar más peso. Un bebé más significa ganar más peso, no sólo debido al bebé mismo, sino debido a los subproductos asociados al bebé (que a menudo incluyen otra placenta y más líquido amniótico). Probablemente el médico aconsejará un aumento de peso cuidadosamente controlado de al menos 35 a 45 libras (15 a 20 kg) sobre el peso anterior al embarazo (a menos que la mujer tenga mucho sobrepeso), o de aproximadamente el 50% más que lo recomendado en un embarazo simple. Ello significa aproximadamente

1 libra (450 g) semanal en la primera mitad del embarazo, y 1½ libras (600 a 700 g) en la segunda mitad. Si este peso se obtiene mediante una dieta correcta, constituirá una gran ayuda para producir bebés más sanos y robustos.

Suplemento de descanso. El cuerpo estará trabajando el doble que si estuviera formando un solo bebé, y por lo tanto precisará el doble de descanso. Es labor de la embarazada asegurarse de descansar siempre que lo precise. Se buscará tiempo para una siesta o un descanso con los pies en alto, dependiendo más de los demás para que la ayuden en la casa y los recados, y confiando más en las comodidades modernas (usando vegetales congelados y hortalizas prelavadas para ensalada). Y si fuera posible, se dedicarán menos horas a la profesión e incluso se dejará de trabajar antes si el cansancio es grande. Es posible que el médico también limite la cantidad de ejercicio y otras actividades.

Suplemento de ayuda para los síntomas extraordinarios de los embarazos múltiples. Debido a que las molestias normales del embarazo (incluyendo los mareos matinales, la indigestión, los dolores de espalda, el estreñimiento, las hemorroides, el edema, las venas varicosas, la respiración agitada y la fatiga) es probable que sean exageradas en la mujer que espera más de un bebé, ésta deberá ser consciente de los diversos modos de aliviarlas. Aunque puede que la solución sea más difícil en los embarazos gemelares, las sugerencias de este libro sobre cómo tratar estas molestias se aplican a todas las madres, tanto si están esperando un niño como más de uno. Ha de consultarse con el médico para que nos aconseje mejor, o si los síntomas son particularmente fuertes.

Una molestia extremadamente rara que a veces complica el embarazo múltiple es la separación de la sínfisis púbica. Dicha separación, provocada por el peso adicional de dos o más fetos, puede causar una limitación de la movilidad y un fuerte dolor localizado en la región pélvica. Si se experimenta uno de ambos síntomas, hay que llamar al médico.

Suplemento de precauciones. Dependiendo de cómo marche el embarazo, puede que el médico prescriba tomar la licencia del trabajo más pronto (en algunos casos incluso a la vigésimo cuarta semana), conseguir ayuda para el trabajo de la casa y, si existe amenaza de complicaciones, reposo absoluto en casa. El reposo en el hospital durante los últimos meses se suele reservar para los embarazos múltiples con complicaciones. Seguir las instrucciones del médico al pie de la letra, sin importar lo difícil que pudiera resultar, es una de las mejores formas de ayudar a los bebés a llegar a término. (Sin embargo, se tomará en cuenta que el "término" en un embarazo múltiple es más corto que el "término" en un embarazo simple. Investigaciones recientes revelan que el período ideal para el nacimiento de gemelos y trillizos es aproximadamente a las 37 semanas, en lugar de las 40 semanas normales). Pero, por si acaso, es recomendable que se asista a las clases sobre el parto durante el segundo trimestre y que se conozcan los signos de un inminente parto prematuro. (Véase página 274.)

"Todo el mundo cree que es muy emocionante que vayamos a tener gemelos, menos nosotros. Estamos decepcionados y aterrados. ¿Qué nos pasa?"

Absolutamente nada. Cuando soñamos con los ojos abiertos sobre nuestra futura maternidad, raras veces lo hacemos con dos cunas, dos cubos para tirar los pañales, dos cochecitos o dos bebés. Nos preparamos psicológicamente, y también físicamente, para la llegada de un bebé; cuando oímos que vamos a tener dos, no son raros los sentimientos de decepción. Ni tampoco el miedo. Las responsabilidades inminentes de cuidar de un nuevo bebé ya son lo bastante intimidatorias sin necesidad alguna de ser dobles.

Así, esta mujer debe aceptar el hecho de la ambivalencia sobre las dos llegadas, y no cargarse con sentimientos de culpabilidad. En vez de ello, sería mejor utilizar el tiempo que le queda hasta el parto para hacerse a la idea. La futura madre y el marido hablarán entre sí y con otras personas que hayan tenido gemelos. Quizás el médico pueda proporcionarles el nombre de algún grupo local de ayuda a los padres de gemelos, o el de una madre de gemelos que viva cerca. Compartir los sentimientos y reconocer que no son los primeros futuros padres con este caso, les ayudará a aceptar la idea y con el tiempo incluso a estar entusiasmados con este embarazo. Los gemelos pueden significar un doble esfuerzo al principio, pero también casi siempre producen un placer doble a lo largo del camino.

UN QUISTE DEL CUERPO LÚTEO

"Mi médico me ha hecho saber que tengo un quiste del cuerpo lúteo en el ovario. Dice que esto no será un problema, pero yo estoy preocupada."

Cada mes, en la vida de una mujer en edad reproductiva, se forma un pequeño cuerpo amarillento constituido por células después de la ovulación. Denominado cuerpo lúteo (literalmente "cuerpo amarillo"), ocupa el espacio del folículo de Graaf que antes estaba ocupado por el óvulo o huevo. El cuerpo lúteo produce progesterona y estrógenos, y está programado por la naturaleza para desintegrarse al cabo de aproximadamente catorce días. Cuando esto sucede, la disminución de hormonas desencadena la menstruación. Durante el embarazo, el cuerpo lúteo, mantenido por la hormona GCh (Gonadotropina Coriónica humana) que es generada por el trofoblasto (las células que se desarrollan hasta formar la placenta), continúa creciendo y produciendo progesterona y estrógenos para nutrir y mantener el embarazo hasta que dicha placenta tome sus funciones. En la mayoría de los casos, el cuerpo lúteo empieza a encogerse aproximadamente a las seis o siete semanas después de la última menstruación, y cesa sus funciones al cabo de unas 10 semanas, cuando la labor de proporcionar "pensión" completa al bebé ya ha terminado.

No obstante, se estima que 1 de cada 10 de los embarazos el cuerpo lúteo no sufre la regresión en el momento oportuno,

y se desarrolla formando un quiste del cuerpo lúteo. Generalmente, tal como le ha asegurado el médico a esta mujer, el quiste no representa ningún problema. Pero sólo a modo de precaución, el facultativo controlará el tamaño y condiciones regularmente mediante ultrasonidos, y si se vuelve anormalmente grande o si amenaza con retorcerse o romperse, se considerará la posibilidad de extirparlo quirúrgicamente. Dicha intervención es necesaria en aproximadamente sólo un 1% de todos los quistes del cuerpo lúteo, y después de las 12 semanas la cirugía raras veces amenaza al embarazo.

NO PODER ORINAR

"Últimamente no he podido orinar por las noches, a pesar que mi vejiga se siente llena."

Pareciera que esta mujer tiene un útero testarudamente inclinado que se ha rehusado a corregir la postura por sí mismo, y ahora está ejerciendo presión sobre la uretra, el tubo que sale de la vejiga. La presión de esta pesada carga, que sigue en aumento, puede hacer que orinar sea imposible. También puede haber pérdidas de orina si la vejiga se sobrecarga mucho.

De hecho, algunas veces el problema se resuelve alejando el útero de la uretra, y colocándolo en la posición adecuada con la mano. En otros casos, la cateterización (eliminación de la orina a través de un tubo) es también necesaria. Se consultará con el médico sobre la mejor opción para el caso en particular.

ESTREPTOCOCO EN LA GARGANTA

"Al más grande de mis hijos le dio Estreptococo en la garganta. Si se me pega a mi, ¿estará el bebé en riesgo?"

Si existe algo que los niños comparten con gusto, son los gérmenes. Consecuentemente, mientras más niños haya en casa (especialmente en edad escolar) mayores son las probabilidades de que una embarazada padezca de resfriados y otras infecciones.

Por lo tanto, se redoblarán las medidas preventivas (no compartir bebidas, resistirse a la tentación de terminar de comerse ese emparedado lleno de gérmenes, lavarse las manos frecuentemente) y estimular el sistema inmunológico (que de todos modos se inhibe durante el embarazo) comiendo y descansando bien.

Si la gestante sospecha que ha sucumbido al Estreptococo, debe visitar al médico para que le haga un cultivo de garganta inmediatamente. La infección no afectará al bebé mientras se trate sin demora con el antibiótico correcto. El médico prescribirá uno efectivo contra el Estreptococo y seguro durante el embarazo. Nunca debe tomar medicina prescrita a los hijos o a algún otro familiar.

Qué es importante saber:
AUMENTO DE PESO DURANTE EL EMBARAZO

Cuando dos mujeres embarazadas se encuentran en cualquier lugar—en la sala de espera del médico, en el autobús, en una reunión de trabajo—muy pronto empiezan a volar las preguntas. "¿Cuándo das a luz?" "¿Has notado ya las patadas de tu bebé?" "¿Te has mareado?" Y quizás también la pregunta favorita, "¿Cuánto has engordado?"

Las comparaciones son inevitables y, a veces, algo inquietantes. Las mujeres que han empezado con un gran aumento de peso—comiendo de modo entusiasta, hasta ganar 10 libras (5 kilos) en el primer trimestre—se preguntan "¿cuánto es excesivo?" Otras mujeres, cuyo apetito ha desaparecido a causa de los mareos matutinos y cuyo aumento de peso prácticamente no se puede registrar en la gráfica del médico (o que quizás incluso han perdido algo de peso), se preguntan "¿cuánto es demasiado poco?" Y todas ellas se preguntan, "¿qué es lo correcto?"

Aumento total. Aunque durante un tiempo estuvo de moda entre los médicos el limitar el aumento de peso de una mujer durante el embarazo a 15 libras (7 kilos), actualmente se reconoce que este aumento era insuficiente. Los bebés cuyas madres aumentan menos de 20 libras (10 kilos) tienen más probabilidades de ser prematuros, de ser pequeños para la edad gestacional y también de sufrir un retraso de crecimiento en el útero.

Pero casi tan peligrosa resultaba la moda de que cada embarazada comiera todo lo que quisiera y aumentara todo lo que deseara. Un aumento excesivo de peso implica serios riesgos: la determinación y medición del feto resultan más difíciles; el exceso de peso significa una carga para los músculos y produce dolores en la espalda y en las piernas, una mayor fatiga y venas varicosas; el bebé puede resultar demasiado grande para un parto vaginal; si es necesaria una intervención quirúrgica, por ejemplo una cesárea, la operación es más difícil y las complicaciones posoperatorias son más frecuentes; y después del embarazo puede resultar difícil perder el exceso de peso.

Aunque una madre que aumente mucho de peso puede tener un bebé de

---

OTROS ASPECTOS IMPORTANTES

¿Necesita la embarazada una razón más para estar pendiente de la pesa? Los investigadores han descubierto que las mujeres que aumentaron más de las 25 a 35 libras recomendadas durante el embarazo, tenían aproximadamente un 75 por ciento más probabilidades de tener problemas para lactar al bebé. Mientras más peso se aumenta, más problemas se presentan.

PREVENCIÓN DEL PESO BAJO

Un estudio reciente descubrió que las mujeres con poco peso podían mejorar el peso de sus bebés tomando un suplemento vitamínico, especialmente formulado para suplir las necesidades propias de la gestación, que contenga 25 mg de cinc. Si el peso de la gestante es bajo, se asegurará de que el suplemento incluya esa cantidad de cinc.

tamaño superior al normal, el aumento de peso de la madre no siempre está correlacionado con el peso del hijo. Es posible aumentar 40 libras (18 kilos) y dar a luz a un bebé de escasamente 6 libras (3 kilos), o aumentar 25 libras (11 kilos) y tener un bebé de 8 libras (3.5 kilos). La calidad del alimento que contribuye al aumento de peso es más importante que la cantidad.

El aumento de peso razonable y seguro para el promedio de las mujeres oscila entre las 25 a 35 libras (11 a 16 kilos), con un aumento de peso para una mujer bajita y de huesos pequeños probablemente situado cerca del valor más bajo, y el de una mujer alta y de huesos grandes cerca del más alto. Este aumento de peso se reparte entre 6 a 8 libras (2.7 a 3.5 kilos) para el bebé y 14 a 24 libras (6 a 11 kilos) para la placenta, los senos, los líquidos y otros subproductos (véase el recuadro de la página abajo). También asegura que la madre volverá más pronto al peso anterior al embarazo.

Esta fórmula cambia para las mujeres con necesidades especiales. Las mujeres que empiezan el embarazo con un peso extremadamente bajo deberían intentar ganar lo suficiente durante el primer trimestre, de forma que empezarán el segundo trimestre con el peso ideal o cerca de él; entonces deberán intentar ganar los requeridos 25 a 35 libras (11 a 16 kilos) a partir de ese punto. Las mujeres que empiezan el embarazo con un 10% ó un 20% ó más de sobrepeso probablemente pueden ganar algo menos con toda tranquilidad, aunque no menos de 15 libras y sólo a base de alimentos de primera calidad y bajo una cuidadosa supervisión de sus médicos. El embarazo no es nunca el momento para perder peso o mantenerlo, debido a que el feto no puede sobrevivir sólo a base de las reservas de grasa de la madre, dado que éstas proporcionan calorías pero no nutrientes.

Las embarazadas de más de un bebé también precisan que el objetivo en cuanto

ANÁLISIS DEL AUMENTO DE PESO
(Todos los pesos son aproximados)

Bebé	7½ libras
Placenta	1½ libras
Líquido amniótico	2 libras
Aumento del útero	2 libras
Tejido mamario materno	2 libras
Volumen sanguíneo materno	4 libras
Líquido de los tejidos maternos	4 libras
Grasa materna	7 libras
Total por término medio	Aumento general de peso: 30 libras

al aumento de peso sea ajustado por sus médicos. Aunque éste no se deba duplicar para los mellizos ni triplicar para los trillizos, aumenta significativamente—de 35 a 45 libras (16 a 20 kilos) para los gemelos y más cuando existen más de dos fetos.

Tasa de aumento. El peso medio que la mujer debería ganar es de aproximadamente 3 a 4 libras (1.4 ó 1.8 kilos) durante el primer trimestre y 1 libra (450 gramos) por semana, entre 12 a 14 libras (5.5 a 6.5 kilos) en total, durante el segundo trimestre. El aumento de peso debería continuar siendo de 1 libra (450 gramos) por semana durante el séptimo y el octavo mes, la misma cantidad—o incluso un aumento nulo si es posible—durante el noveno mes con un total de 8 a 10 libras (3.5 a 4.5 kilos) durante el tercer trimestre.

Rara es la mujer que consigue mantener el aumento de peso exactamente ajustado a esta fórmula ideal. Y unas fluctuaciones reducidas (½ libra una semana, 1½ libra la siguiente (225 a 700 gramos)—no constituyen ningún problema. Pero la meta de toda mujer embarazada debería ser que el aumento de peso se mantuviera lo más constante posible, sin subidas ni bajadas bruscas. Deberá consultar al médico si aumenta más de 3 libras (1,400 gramos) durante cualquier semana del segundo trimestre, o más de 2 libras durante cualquier semana del tercer trimestre, especialmente si ello parece que no está relacionado con comer en exceso o tomar demasiado sodio. Además se comprobará si no se gana peso durante más de dos semanas seguidas, desde el cuarto al octavo mes.

Si comprueba que el aumento de peso se ha desviado significativamente de lo que había planeado, por ejemplo, si ganó 14 libras (6 kilos) durante el primer trimestre en vez de 3 ó 4 libras (1.5 kilos) o ganó 20 libras (9 kilos) durante el segundo en vez de 12 libras (5.5 kilos), entrará en acción para ver si puede volver al buen camino, pero no intente detenerse. Con ayuda del médico reajuste sus objetivos para incluir el exceso que ya ha ganado y el peso que aún tiene que ganar. No perderá de vista que el bebé requiere un aporte de nutrientes diario durante todo el embarazo, que únicamente recibe a través de lo que la madre come. Controlará el peso desde el principio y así no tendrá que poner al bebé a dieta para evitar que la madre se ponga muy gorda.

◆ ◆ ◆

CAPÍTULO 8

El cuarto mes

Aproximadamente de 14 a 17 semanas

Finalmente, el comienzo del segundo trimestre, el cual es para muchas mujeres embarazadas, el más placentero de los tres. Y con la llegada de este acontecimiento vienen algunos cambios. Para unas, la mayoría de los primeros síntomas de embarazo más molestosos pueden estar aliviándose o incluso desaparecer gradualmente. La embarazada puede tener la esperanza de sentir menos náuseas, si no es que ya se siente así y más enérgica. Otro cambio para bien: al final de este mes, la protuberancia en la parte inferior del abdomen tiene ahora menos apariencia de ser las sobras de un gran almuerzo y parece más ser el comienzo de una barriga de embarazo.

Qué se puede esperar en la visita de este mes

En la visita de este mes se suelen controlar los siguientes puntos, aunque puede variar según las necesidades de la paciente y de las costumbres del médico:[1]

◆ Peso y presión sanguínea.

◆ Orina, para detectar azúcar y albúmina.

◆ Latido cardíaco del feto.

◆ Tamaño del útero, mediante palpación externa.

◆ Altura del fondo uterino (parte superior del útero).

◆ Manos y pies para detectar un edema (hinchamiento) y piernas para detectar venas varicosas.

◆ Síntomas que la paciente ha experimentado, especialmente los poco comunes.

◆ Preguntas o problemas que la paciente desea discutir; es aconsejable llevar una lista preparada a la consulta.

1. Vea el apéndice, página 545, para una explicación de los procedimientos y los exámenes que se realízan.

UN VISTAZO AL INTERIOR

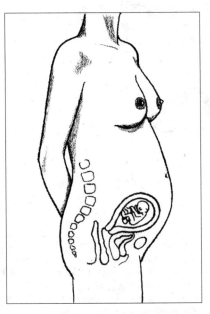

porciones más humanas. Las huellas digitales de manos y pies se han desarrollado y el cabello temporal, llamado lanugo, ha aparecido en su cuerpo. El bebé se puede chupar su dedo pulgar, tragar el líquido amniótico y transformarlo en orina y practicar los movimientos de respiración. La placenta está totalmente funcionando, la cual sirve como fuente de alimento del bebé y oxígeno; en una bebé niña su útero se ha formado y sus ovarios también ya se han equipado con células de óvulos. Los huesos del bebé se hacen más duros y sus brazos y piernas se mueven (puede que pronto comience a sentir ¡esas patadas!).

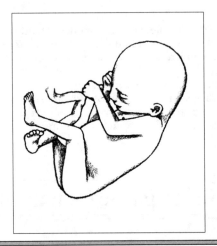

▲ Su útero ahora es del tamaño de un melón pequeño y puede sentirse cerca de 1½ pulgadas debajo de su ombligo hacia el final del mes. Si usted no lo ha hecho todavía, usted probablemente comenzará a dejar de usar su ropa normal.

▶ Su bebé ahora mide y pesa más (cerca de 5 pulgadas y más onzas), con el cuerpo que ahora crece más rápidamente que la cabeza y alcanzando pro-

Qué se puede sentir

Como siempre, recuérdese que cada embarazo y cada mujer son diferentes. Se pueden experimentar todos o tan solo unos pocos de los síntomas siguientes en un momento u otro. Algunos pueden continuar desde el mes pasado, otros serán nuevos. Aunque otros difícilmente se noten debido a que ya se ha acostumbrado a ellos. También se pueden experimentar síntomas adicionales, menos frecuentes.

SÍNTOMAS FÍSICOS:

◆ Cansancio.

◆ Disminuye la frecuencia urinaria.

◆ Disminución o desaparición de las náuseas y vómitos (en unas pocas mujeres, los "mareos matutinos" continuarán; y en un número muy reducido de ellas, empezarán a experimentarlos).

◆ Estreñimiento.

- Acidez de estómago e indigestión, flatulencia e hinchamiento.

- Los senos continúan aumentando algo de tamaño, pero la sensibilidad anormal suele desaparecer.

- Dolores de cabeza ocasionales.

- Desmayos o mareos ocasionales, en particular en caso de cambio brusco de posición.

- Congestión nasal y hemorragias nasales ocasionales; embotamiento de los oídos.

- "Cepillo de dientes de color de rosa" debido a que las encías sangran.

- Aumento del apetito.

- Ligero edema (hinchazón) de los tobillos y los pies y ocasionalmente de las manos y el rostro.

- Venas varicosas en las piernas y/o hemorroides.

- Ligeras pérdidas vaginales blanquecinas (leucorrea).

- Movimientos fetales hacia el final del mes (pero por lo general sólo se nota tan pronto si la embarazada está muy delgada o si no se trata de el primer embarazo).

SÍNTOMAS EMOCIONALES:

- Inestabilidad comparable al síndrome premenstrual, que puede incluir irritabilidad, cambios de humor, irracionalidad, tendencia al llanto.

- Alegría y/o aprensión si la mujer ha empezado finalmente a sentirse embarazada.

- Frustración si aún no "se siente embarazada", pero se encuentra demasiado gorda para la ropa habitual y demasiado delgada para las prendas de maternidad.

- Un sentimiento de no ser realmente una misma: se olvidan cosas, los objetos se caen de las manos y resulta difícil concentrarse.

Qué puede preocupar

MOVIMIENTO FETAL

"Aún no he notado que mi bebé se mueva, ¿es posible que algo vaya mal? ¿O es posible que simplemente yo no haya reconocido los movimientos?"

Los movimientos del feto pueden ser una gran fuente de alegría durante el embarazo. Más que una prueba de embarazo positivo, más que una barriga que se hincha o incluso más que el sonido de latido cardíaco del feto, los movimientos fetales confirman a la mujer que existe una nueva vida en el interior.

Sin embargo, algunas madres embarazadas, especialmente primerizas, sienten la primera patadita en el cuarto mes. Aunque el embrión empieza a realizar movimientos espontáneos hacia las 7 semanas, estos movimientos no son percibidos por la madre hasta mucho más tarde. La primera sensación de vida, las primeras "patadas", se pueden producir en cualquier momento entre las 14 y las 26 semanas, aunque generalmente se percibe entre las 18 y las 22 semanas. En este aspecto, las variaciones con respecto al promedio son frecuentes. La mujer que ya ha estado embarazada con anterioridad es más probable que reconozca más pronto los movimientos del feto (porque ya sabe cómo son, y sus músculos uterinos están más laxos, haciendo más fácil que sienta las patadas) que una mujer que está esperando el primer bebé. Una mujer muy delgada puede percibir los movimientos muy débiles del bebé muy pronto, mientras que una mujer obesa puede no notar estos movimientos hasta que son más intensos.

En algunas ocasiones, la primera sensación de los movimientos fetales se retrasa ligeramente a causa de un error en el cálculo de la fecha de término de embarazo. O a veces se retrasa porque la mujer no ha reconocido los movimientos fetales como tales cuando los ha percibido. Con frecuencia los primeros movimientos se confunden con gas o con las contracciones normales del tracto digestivo.

Nadie puede explicarle a una futura madre primeriza lo que va a sentir; cien mujeres embarazadas describirán estas primeras "patadas" de cien modos diferentes. Las descripciones más comunes son quizás las de "una palpitación en el abdomen" o de "mariposas en el estómago". Pero los primeros movimientos fetales han sido descritos también como "un traqueteo", "una sacudida", "un ruído del estómago", "un golpe en el estómago", "un pez que golpea con la cola" o "un pajarito en la mano" o "como cuando se va en las montañas rusas del parque de atracciones".

Aunque no es raro que una embarazada no reconozca los movimientos fetales hasta las 20 semanas o más, es probable que el médico prescriba la realización de un sonograma para determinar el estado del bebé si la futura madre no ha sentido nada y si el médico no ha conseguido detectar una respuesta fetal después de intentar estimularla a las 22 semanas. Pero si el latido cardíaco del feto es potente y todo lo demás parece transcurrir normalmente, con frecuencia el médico aconsejará esperar un poco más.

EL ASPECTO

"Me siento deprimida cada vez que me miro al espejo o que me subo a la balanza, estoy tan gorda."

En una sociedad tan obsesionada por la esbeltez como la nuestra, en la que las personas algo "llenitas" se desesperan, el aumento de peso que se produce durante el embarazo puede constituir una fuente de depresión. Pero no debería ser así. Existe una diferencia importante entre el peso que se acumula sin ninguna buena

---

LA POSE DE EMBARAZO

Si últimamente ha estado eludiendo la cámara ("¡no es necesario que me aumenten *otras* 10 libras!"), entonces descubra alguna pose de embarazo. Aunque la embarazada prefiera olvidar cómo se ve embarazada, el bebé definitivamente disfrutará algún día verse en sus primeras fotografías y también lo hará la embarazada eventualmente. Para preservar el progreso del embarazo para la posteridad, pídale a alguien que le tome una foto cada mes. Vístase con un leotardo para documentar de forma más dramática la silueta y arregle sus fotos en algún álbum de embarazo junto con la foto del ultrasonido, en caso de tener una.

---

razón (salvo la desaparición de la fuerza de voluntad) y el que se gana por la mejor y más maravillosa de las razones: el bebé que crece dentro de la madre.

Sin embargo, a los ojos de muchas personas, una mujer embarazada no es sólo bella por dentro, sino también por fuera. Muchas mujeres y sus esposos consideran que la nueva imagen de formas más redondeadas es la más deliciosa y sensual de las figuras femeninas.

Siempre que la embarazada coma correctamente y no aumente más peso del recomendado para el embarazo (véase página 172), no deberá sentirse "gorda" sino simplemente embarazada. Todas las pulgadas de más que se observe son producto legítimo del embarazo y desaparecerán rápidamente una vez que haya aparecido el bebé. Pero si realmente está aumentando más de lo debido, la depresión derrotista no la ayudará a no engordar aún más (o incluso puede incrementar el apetito) y en cambio sí que le servirá de mucho estudiar y revisar sus costumbres alimentarias. No obstante, hay que recordar que ponerse a régimen para perder peso o mantener un régimen durante el embarazo es muy peligroso. Jamás hay que dejar de cubrir los requerimientos de la dieta ideal por miedo a ganar demasiado peso.

Vigilar el aumento de peso no es la única forma de tener un buen aspecto. También será de gran ayuda llevar vestidos que favorezcan la figura; existe una notable selección de vestidos de maternidad con diseños bonitos; es aconsejable usarlos en vez de intentar ponerse las prendas del guardaropa que usaba antes del embarazo (véase más abajo). También será más agradable la imagen que devuelve el espejo si se lleva un estilo de peinado fácil de cuidar, si se cuida el cutis y si la embarazada se toma el tiempo necesario para maquillarse, si es que acostumbraba a hacerlo.

LA ROPA DE MATERNIDAD

"Ya no puedo ponerme mis pantalones vaqueros más anchos, pero no me hace ninguna gracia comprarme ropa de maternidad."

Nunca antes las embarazadas han podido ir tan a la moda. Ya pasaron los días en que los guardarropas de las embarazadas se limitaban a las batas cortas poco elegantes y blusones. Las ropas de maternidad actuales no sólo son mucho más bonitas y prácticas de llevar, sino que además las embarazadas pueden complementar y combinar estas prendas con toda una variedad de otras ropas, que podrán seguir llevando incluso cuando hayan recobrado la figura.

Al decidir lo que debe integrar el guardarropa de maternidad considere lo siguiente:

◆ Aún deberá engordar bastante más. No hay que salir como un torbellino a hacer muchas compras en la tienda de maternidad local el primer día que no le abrochen los pantalones vaqueros. Los vestidos de embarazada pueden ser caros, especialmente si se considera el período de tiempo relativamente corto que se van a usar. Así, lo mejor es ir comprando a medida que engorde, y sólo lo que necesite (una vez haya comprobado qué es lo que puede usar de lo que hay en el armario,

puede que necesite mucho menos de lo que se había pensado). Aunque las almohadillas que existen en los probadores de las tiendas para embarazadas pueden dar una buena idea de cómo se verá la ropa más adelante, no se puede predecir qué forma tendrá el vientre (estará alto o bajo, será grande o pequeño) y qué vestidos acabarán siendo los más cómodos cuando se necesite la mayor comodidad.

◆ No se limite a la ropa de maternidad. Si algo le sienta bien, cómprelo, aunque no provenga del departamento de maternidad. Comprar vestidos que no sean de embarazada durante el embarazo (o usar algunos que ya se tengan) es, desde luego, la mejor forma de sacarle provecho al dinero. Y dependiendo de lo que los diseñadores presenten en una estación determinada, algunos o muchos de los modelos que cuelgan de las perchas de las tiendas de mujeres pueden ser adecuados para la silueta de las embarazadas. Pero hay que ser precavidos en gastar mucho dinero. Aunque ahora nos gusten los vestidos, quizás luego nos agraden mucho menos después de haberlos usado durante el embarazo; en el posparto, uno puede verse impulsada a arrinconarlos como tantos otros modelos de maternidad.

◆ El estilo personal también cuenta cuando se está embarazada. Si normalmente viste trajes elegantes o ropa deportiva, no podrá contentarse con un guardarropa lleno de vestidos de maternidad con volantes y punto de nido de abeja. Aunque la novedad de verse en el papel de futura mamá puede hacerle ilusión durante uno o dos meses, esta impresión estará condenada al fracaso y sólo conseguirá dejarla para el resto del embarazo con unos vestidos que no le gustan.

◆ Los accesorios merecen un papel principal. El aliciente que constituirán un bonito pañuelo, un exótico par de pendientes, el tono eléctrico de unas medias e incluso un par de zapatos de lona de colores vivos, compensarán en gran parte por lo que inevitablemente tienen que transigir las futuras mamás.

◆ Entre los accesorios más importantes se encuentran los que la gente nunca ve. Un sostén que se adapte y sostenga bien es vital durante el embarazo, cuando la hinchazón de los senos generalmente hace inútiles los antiguos sujetadores. Pase de largo las secciones de rebajas y póngase en manos de una corsetera experimentada de un departamento o tienda de ropa interior bien surtidos. Con un poco de suerte, ésta podrá decirle aproximadamente cuánto más espacio y sujeción precisará y qué tipo de sostén se le proporcionará. No se deben comprar demasiados. Compre tan sólo dos (uno para llevar y otro para lavar), hasta que queden pequeños y se tenga que comprar una talla más.

Generalmente no se precisa de ropa íntima especial para futuras mamás y, a menos que se esté acostumbrada a la cintura alta de algunas prendas íntimas, éstas no son demasiado cómodas. Una buena alternativa son los calzoncitos tipo bikini, de una talla mayor que la normal, que se puedan llevar debajo del vientre. Cómprelas de sus colores favoritos y/o en tejidos sexy para levantarse un poco el ánimo (pero asegúrese de que la entrepierna sea de algodón).

◆ El mejor amigo de una mujer embarazada puede ser el armario del hombre que vive con ella. Todo lo que hay allí se puede agarrar (aunque seguramente sería una buena idea preguntar antes): camisetas demasiado grandes o de tamaño normal que le quedarán fantásticas por encima de los pantalones o bajo los jerseys (se intentará ceñirlos por debajo del vientre para tener una silueta más interesante), pantalones de ejercicios más anchos que los propios, pantalones cortos que se ajustarán a la cintura al menos durante dos meses más, cinturones con los agujeros extra que la embarazada precisa.

◆ Sea a la vez una prestataria y una prestamista. Acepte todas las ofertas de vestidos de maternidad usados, aunque las ofertas no se ajusten al estilo. Para un apuro servirá cualquier vestido, jersey o par de pantalones extra; y la embarazada puede hacer más "suya" cualquier ropa prestada mediante los accesorios. Cuando haya finalizado el embarazo, ofrezca a las amigas embarazadas toda la ropa de maternidad que no se desee o no se pueda llevar durante el posparto; entre la embarazada y sus amigas, habrán amortizado la compra de los vestidos de embarazada.

◆ Lo fresco está de moda. Los materiales cálidos (los tejidos que no dejan respirar la piel, tales como el nilón y otros sintéticos) no son tan adecuados cuando la mujer está embarazada. Dado que la tasa metabólica es más alta que de costumbre, haciendo que esté más caliente, se encontrará más cómoda vistiendo prendas de algodón. Las medias hasta la rodilla son más cómodas que las medias con calzón, pero evite en todo momento las que tienen un elástico en la parte superior. Los colores claros, los tejidos de malla fina y las ropas holgadas también ayudarán a mantenerla fresca. Cuando llegue el clima frío, es ideal vestirse por capas, ya que uno puede irse quitando prendas al irse calentando o al entrar en un local cálido.

TINTES PARA EL PELO Y PERMANENTES

"Mi pelo ha empezado a perder cuerpo. ¿Es aconsejable que me haga una permanente o que me tiña el pelo?"

Aunque el vientre hinchado es el efecto físico más obvio que un feto tiene sobre la madre, de ningún modo es el único. Los cambios son evidentes por todas partes desde las palmas de las manos (que pueden volverse temporalmente de un color rojizo) hasta el interior de la boca (las encías pueden hincharse y sangrar). El pelo no constituye ninguna excepción. Puede mejorar (como cuando un pelo sin vida adquiere súbitamente un hermoso brillo) o, por el contrario, puede empeorar (como cuando un pelo robusto se vuelve débil).

En general, una permanente sería la respuesta obvia para un pelo que ha tomado mala forma, pero no durante el embarazo. Por una parte, el pelo responde de forma impredecible bajo la influencia de las hormonas del embarazo; puede que la permanente no suba en absoluto, o puede tener como resultado un feo rizado en vez de unas hermosas ondas. Por otra parte, las soluciones químicas utilizadas en la permanente son absorbidas a través del cuero cabelludo y pasan al torrente circulatorio, lo que quizás podría no resultar inocuo durante el embarazo. Hasta el momento, los estudios realizados sobre el efecto de tales productos químicos sobre el feto han sido extremadamente tranquilizadores: no se ha encontrado vínculo alguno entre el uso de permanentes y el desarrollo de defectos congénitos. Pero como harán falta más estudios antes de que estas sustancias sean totalmente exculpadas, las más precavidas de las embarazadas preferirán tener el pelo liso hasta después del parto. La embarazada no deberá preocuparse, no obstante, sobre la permanente que ya se ha hecho puesto el riesgo es sólo teórico, y desde luego no vale la pena preocuparse por él.

Una nutrición excelente puede ayudar a reavivar algo del brillo del pelo; los champús "que dan cuerpo" y los rulos pueden ayudar a restaurar las ondas. Pero, en general, el pelo de la gestante probablemente continuará igual de débil durante todo el embarazo. Así, lo más sensato podría ser cambiar a un estilo que no dependiera de la abundancia, tal como un pelo muy corto o un corte que le diera cuerpo, como por ejemplo, un escalado.

"Regularmente aliso mi cabello, pero ¿será seguro continuar haciéndolo mientras estoy embarazada?"

Solamente es un sacrificio más que tendrá que hacer por ese bebé que espera. Aunque no existe evidencia de que los alisadores de cabello sean dañinos durante el embarazo, tampoco no hay pruebas de que sean completamente seguros. Y puesto que contienen químicos fuertes que pueden ser absorbidos a través de la piel, y puesto que el cabello puede reaccionar de forma diferente y extraña a los químicos, ahora que está embarazada es probablemente más seguro dejar el cabello de forma natural.

"Estaba a punto de ir a mi acostumbrada cita en la peluquería para teñirme el pelo, cuando una amiga me dijo que los tintes para el cabello pueden causar defectos congénitos. ¿Es esto cierto?"

Aunque algunos médicos, que son muy prudentes, todavía aconsejan a sus pacientes alejarse de los tintes de cabello cuando están embarazadas, los estudios no han asociado estos productos con los defectos de nacimiento. Aparentemente, una parte mínima de los químicos en los tintes es absorbida a través de la piel, no hay posibilidades de que esto podría afectar de forma adversa.

Pero, mientras no tenga que preocuparse por el efecto en el bebé si la embarazada continúa tiñendose el cabello, la embarazada podría preocuparse por el efecto en la apariencia. Debido a razones hormonales, el cabello podría reaccionar de manera diferente dejándola con un color que la embarazada no esperaba.

REALIDAD DEL EMBARAZO

"Ahora que mi barriga está creciendo me acabado de darme cuenta de que estoy embarazada. Aunque habíamos planeado este embarazo, me siento atemorizada, atrapada por el bebé incluso siento un cierto rechazo contra él."

Incluso las parejas más ansiosas por tener un bebé pueden sentirse sorprendidas (y culpables) al notar que están llenas de dudas y temores cuando el embarazo empieza a ser una realidad. Un pequeño intruso invisible se halla bruscamente entre los dos, cambiando la vida, privándoles de libertades que siempre habían considerado seguras, exigiéndoles más tanto física como emocionalmente que cualquier otra persona en el pasado. Aun antes de nacer, este hijo está alterando todos los aspectos de la vida a la que se habían acostumbrado, desde el modo en que pasan las tardes hasta lo que comen y beben y la frecuencia con que hacen el amor. Y la idea de que estos cambios serán aún más intensos después del parto, agrava aún más sus sentimientos y sus temores.

Los estudios han demostrado que un poco de ambivalencia, un poco de temor e incluso un poco de antagonismo no sólo son normales sino también sanos, siempre que estos sentimientos sean admitidos y aceptados. Y este es el mejor momento para conseguirlo. Lo mejor es librarse de sus resentimientos (por no poder acostarse tarde los sábados por la noche, por no poder salir el fin de semana cuando se tienen ganas, por no poder trabajar a tiempo completo o gastar el dinero del modo que se desea) y de este modo la pareja no deberá luchar contra ellos aún después del nacimiento del bebé. Compartir los sentimientos con la pareja es la mejor manera de conseguirlo y motívelo a hacer lo mismo. Ambos pueden conseguir cierta seguridad, también, hablándole a sus amigos que ya hayan pasado por la transición de la paternidad.

Aunque los cambios de estilo de vida puedan ser mayores o menores, dependiendo en cómo la pareja decida ordenar sus prioridades, es cierto que la vida de la mujer no volverá nunca a ser igual que antes después de que los "dos" se hayan convertido en "tres". Pero mientras que algunas cosas del mundo se limitarán, otras serán más amplias. La mujer nacerá de nuevo con el nacimiento del bebé. Y es posible que esta nueva vida resulte ser mejor que la anterior.

CONSEJOS NO DESEADOS

"Ahora que todo el mundo puede ver que estoy embarazada, todos desde mi suegra hasta los desconocidos que encuentro en el ascensor me dan consejos. ¡Me están volviendo loca!"

A menos que opte por una vida solitaria en una isla desierta, la mujer embarazada no tiene ningún medio para escapar de los consejos no solicitados de todos los que la rodean. Simplemente, una "barriga" hace salir al "experto" en embarazos e hijos que todos nosotros llevamos dentro. Cuando la embarazada hace ejercicio como cada día en el parque, es seguro que alguien exclamará: "¡En tu estado no deberías estar corriendo así!" Si lleva hasta la casa las dos bolsas con la compra del supermercado, siempre habrá alguien que le diga: "¿Crees que es bueno que lleves tanto peso?" O si estira el brazo para agarrarse de la barra del metro, es seguro que alguien le advertirá: "¡Si te estiras de este modo, el cordón umbilical se enrollará en el cuello del bebé!".

Ante estos consejos gratuitos y las inevitables predicciones acerca del sexo del futuro bebé, ¿qué debe hacer la mujer embarazada? En primer lugar, recordar siempre que la mayoría de las cosas que oye carecen probablemente de sentido. Los cuentos de la abuela que sí tienen fundamento han sido demostrados científicamente y han pasado a formar parte de la práctica médica. Los que carecen de razón, si bien están aún profundamente arraigados en la mitología de los embarazos, pueden ser despreciados confiadamente. Cuando estos consejos dejan a la embarazada con un sentimiento de duda—"¿y si fuera cierto?"—y por consiguiente no pueden ser despreciados, lo mejor es hablar de ellos con el médico o la comadrona.

Pero tanto si son posiblemente plausibles como si son obviamente ridículos, es muy importante que la futura madre no se deje irritar por estos consejos no solicitados. Ni ella ni el bebé se beneficiarán de esta tensión adicional. En vez de ello, la futura madre debe conservar el sentido del humor y escoger uno de estos dos caminos: Bien informar educadamente al desconocido, amigo o pariente bienintencionado, que se halla en manos de un buen médico en el que confía y que sólo acepta sugerencias de él y de nadie más. O bien, con igual educación, sonreír amablemente, agradecer el interés y continuar el camino dejando que el consejo le entre por un oído y le salga por el otro, sin detenerse ni un momento en la cabeza.

Ahora bien, independientemente del modo en que trate estos consejos no deseados, es bueno que la futura madre empiece a acostumbrarse a ellos. Si hay alguien que atraiga los consejos con más rapidez que una mujer embarazada, es sin duda la mujer con un bebé recién nacido.

"Ahora que ya se me nota la barriga de embarazo, los amigos, colegas y hasta los extraños se me acercan y la tocan sin ni siquiera preguntar me. No me siento cómoda con eso."

Son redondas, encantadoras y están llenas de algo más encantador, afrontémoslo, las barrigas de embarazo piden a gritos que las toquen. Aunque tocar una barriga de embarazo pueda ser un impulso irresistible, también es inapropiado particularmente sin el consentimiento de la embarazada.

Algunas mujeres no les importa ser el centro de tanta atención, otras realmente lo disfrutan. Pero si toda esta sobada sin consentimiento es de forma incorrecta, no dude en expresarlo. La embarazada puede hacerlo bruscamente (aunque de forma amable): "Yo sé que es una tentación tocar mi barriga, pero realmente preferiría que no lo hicieras". O puede tratar de voltearse, dándole la espalda a la persona que la está sobando ¿"Cómo le parece?"). Lo cual puede hacerle pensar, a él o ella, dos veces la próxima vez antes de tocar una barriga de embarazo sin pedir permiso.

FALTA DE MEMORIA

"La semana pasada me fui de casa sin mi cartera; esta mañana me he olvidado por completo de una importante reunión profesional. No puedo concentrarme en nada, y estoy empezando a pensar que estoy perdiendo la razón."

Esta mujer no es la única. Muchas embarazadas empiezan a creer que a medida que aumentan de peso, van perdiendo células cerebrales. Incluso las mujeres que están orgullosas del sentido de la organización, de la capacidad de enfrentarse con complicados asuntos y de la habilidad para mantener la compos-

tura, de repente se encuentran a sí mismas olvidando citas, teniendo problemas de concentración y perdiendo la serenidad. Afortunadamente el síndrome de la "cabeza de chorlito" (parecido al que muchas mujeres experimentan antes de la menstruación) es temporal. Al igual que muchos otros síntomas, es causado por los cambios hormonales desencadenados por el embarazo.

Sentirse tensa debido a estas brumas intelectuales sólo conseguirá agravarlas. Reconocer que son normales (y no sólo en la cabeza), e incluso aceptarlas con sentido del humor, puede ayudar a aliviarlas. Reducir las tensiones de la vida diaria en lo posible también será de gran ayuda. Quizás no sea posible hacer tantas cosas y con tanta eficacia como se solía hacer antes de tomar el cargo de fabricar un bebé. Hacer un sencillo inventario o listas de comprobación en casa o en el trabajo (y consultarlos antes de dejar la casa o el trabajo) puede ayudar a contener el caos mental así como a evitar que la embarazada cometa errores potencialmente peligrosos (tales como olvidar de cerrar la puerta con llave o de apagar el fuego de la estufa antes de salir de la casa). Contar con un organizador electrónico podría ayudarle también, asumiendo que no lo pierda.

Aunque el gingko biloba ha sido aclamado por sus propiedades para mejorar la memoria, no se considera seguro para usarlo durante el embarazo así que tendrá que olvidarse de usar esta preparación herbal en la lucha contra los olvidos del embarazo.

También hay que intentar acostumbrarse a trabajar con un poco menos de eficacia. Los despistes pueden muy bien continuar durante las primeras semanas de vida del bebé (debido a la fatiga, no a las hormonas) y quizás no desaparezcan por completo hasta que el bebé duerma las noches enteras.

FALTA DE ALIENTO

"A veces me siento como si tuviera problemas para respirar. ¿Es esto normal?"

Tome aliento (si puede) y relájese. Muchas embarazadas experimentan una ligera falta de aliento que se inicia durante el segundo trimestre. De nuevo, se trata de la labor de las hormonas del embarazo. Estas hormonas estimulan el centro respiratorio para aumentar la frecuencia e intensidad de la respiración. Dichas hormonas provocan la hinchazón de los capilares del tracto respiratorio, al igual que hacen con otros capilares del cuerpo, y relajan los músculos de los pulmones y los bronquios como también otros músculos corporales. Al progresar el embarazo, entra en juego otro factor y se hace más fatigoso respirar profundamente; el útero que crece empuja el diafragma, apretando los pulmones y haciendo difícil que se expandan plenamente.

Una falta de aliento grave, por otra parte, especialmente cuando la respiración es rápida, los labios y las puntas de los dedos parecen volverse azuladas y/o existe dolor torácico y el pulso es rápido, podrá ser signo de problemas serios y requiere avisar al médico o ir a la sala de emergencia.

PROBLEMAS DENTALES

"Mi boca se ha convertido bruscamente en una zona catastrófica. Las encías sangran cuando me cepillo los dientes, y creo que tengo unas caries. Pero tengo miedo de ir al dentista a causa de la anestesia."

La mujer embarazada centra la atención en la barriga, y por ello muchas veces pasa por alto lo que sucede en su boca hasta que ésta protesta y exige más cuidado, cosa que hace a menudo debido al elevado precio que puede costarle a los dientes y las encías un embarazo normal. Las encías, al igual que las membranas mucosas nasales, se inflaman y tienden a sangrar con facilidad debido a las hormonas del embarazo. Estas hormonas también hacen que las encías sean más susceptibles a la placa bacteriana, que pueden empeorar las cosas. Encías rojas, sangrantes y flojas podrían significar gingivitis, que si no se trata puede desarrollar periodontitis. Los estudios demuestran que esta enfermedad seria de las encías durante el embarazo aumenta el riesgo en la mujer de tener un bebé con bajo peso al

nacer, un argumento particularmente importante para obligar a tener una higiene dental adecuada. Otro es la tendencia de no preocuparse porque los dientes se aflojen durante el embarazo (lo cual explica el viejo relato de las comadronas sobre que la mujer pierde un diente por cada hijo). Afortunadamente, estos problemas potenciales se pueden evitar completamente. Siguiendo un programa preventivo de cuidados dentales durante todo el embarazo y de preferencia durante toda la vida, impedirá la mayoría de los problemas de encías y dientes:

◆ Seguir la dieta ideal; tomar muy poca azúcar refinada, especialmente entre las comidas (también se evitarán los frutos secos entre comidas), y gran cantidad de alimentos ricos en vitamina C. El azúcar contribuye a la aparición de caries y a las enfermedades de las encías; la vitamina C refuerza las encías, reduciendo las posibilidades de que sangren. También es necesario tomar diariamente la cantidad apropiada de calcio (véase página 90). El calcio es necesario durante toda la vida para mantener fuertes y sanos los dientes y los huesos.

◆ Cepillarse los dientes con regularidad y utilizar el hilo dental siguiendo las indicaciones del dentista.

◆ Para reducir todavía más las bacterias de la boca es aconsejable cepillarse la lengua al mismo tiempo que los dientes. Ello ayudará además a mantener un aliento fresco.

◆ Si después de comer no está cerca de un grifo y carece de un cepillo de dientes, masque un chicle sin azúcar o mordisquee un pedazo de queso o un puñado de cacahuates (a no ser que haya problema de alergia, véase página 191). Todos tienen una capacidad de limpieza.

◆ Aunque no esté experimentando problemas haga una cita con el dentista al menos una vez durante los nueve meses, para control y limpie a (sería incluso mejor una cada trimestre). La limpieza es importante para quitar la placa, que no sólo puede incrementar el riesgo de que se formen caries, sino también empeorar los problemas de las encías. Evitar los rayos X a menos que sea absolutamente necesario, y en este caso adoptar las precauciones especiales enumeradas en la página 70. Los trabajos de reparación no urgentes que requieran anestesia es mejor aplazarlos, si la embarazada puede. Si la embarazada ha tenido problemas con sus encías en el pasado, deberá hacer una visita también al periodontólogo.

Es mejor no esperar hasta que la boca "grite" pidiendo ayuda. Por eso es que la prevención es el mejor tratamiento. Si sospecha de la existencia de una carie u otro problema incipiente, concierte una cita con el dentista de inmediato. A veces existe más riesgo para el feto si no se aplican los cuidados dentales necesarios que si se reciben. Por ejemplo, los dientes en muy mal estado y que no son cuidados adecuadamente pueden constituir una fuente de infección que se puede extender por todo el cuerpo, poniendo en peligro a la madre y al hijo. Y unas muelas del juicio impactadas que se infectan o que provocan dolores intensos deberían ser tratadas también inmediatamente.

Sin embargo, se deben tomar precauciones especiales cuando el dentista ha de realizar alguna intervención en una mujer embarazada, para asegurar que el suministro de oxígeno al feto no se vea comprometido por la anestesia general, y que no se emplee un anestésico que pueda causar daños al feto. En la mayoría de los casos bastará con una anestesia local. Si la anestesia general es absolutamente necesaria, debería ser administrada por un anestesista experto. Para más seguridad, la embarazada deberá consultar el problema con el médico y con el dentista. También se consultará con el médico para saber si será necesario tomar un antibiótico antes del momento de la reparación dental. Si después de la intervención dental, se ha quedado con la boca hinchada y no puede masticar alimentos sólidos, será necesario que introduzca algunas alteraciones especiales en la dieta. Si debe contentarse con una dieta líquida, podrá obtener los nutrientes adecuados, temporalmente, tomando batidos de leche (véase el Batido de leche doble, página 103). Se suplementarán los batidos con jugos cítricos (si no hacen arder las encías) y con sopas caseras "cremosas" preparadas con vegetales y requesón, yogur o leche descremada. Cuando ya sea posible ingerir alimentos blandos, añadirá a la dieta los purés de vegetales, pescado y tofu, los huevos revueltos, los yogures no endulzados, las compotas de manzana y otras frutas cocinadas, los plátanos y el puré de papa, y diferentes cereales sin azúcar, cocidos y enriquecidos con leche en polvo sin grasa.

"¿Puedo utilizar los productos blanqueadores de dientes mientras esté embarazada?"

Es probablemente más seguro deslumbrar a la gente con la personalidad que con la "blancura" de sus dientes mientras está embarazada. Aún no se han hecho estudios especializados sobre los efectos, si los hay, de utilizar un sistema para blanquear los dientes ya sea profesional o de uso casero (tal como esos que emplean peróxido o luz ultravioleta). Por ahora, el consenso general entre los dentistas y médicos recae en la categoría de mejor prevenir que lamentar. Hasta que se tengan más conocimiento, las mujeres embarazadas no deben blanquearse los dientes. (No se preocupe si ya se hizo el blanqueado; nuevamente, no existen riesgos comprobados).

"Siento un nódulo a un lado de mi encía que sangra cada vez que lavo mis dientes."

En el embarazo si no es una cosa, es otra. Pero no se preocupe. Lo que la embarazada ha descubierto esta vez es probablemente es un granuloma piógeno, el cual puede aparecer en la encía o en cualquier otra parte del cuerpo. Y aunque sangra con facilidad y al que también se le conoce con el sonado y ominoso término "tumor del embarazo" que es perfectamente inofensivo. Usualmente disminuye por sí solo después del parto. Si se vuelve muy molesto antes de eso, puede quitarse por medio de cirugía.

PROBLEMAS PARA DORMIR

"Nunca en la vida había tenido problemas para dormir, hasta ahora. No me puedo relajar por la noche."

La mente no tiene descanso y el vientre se va desarrollando, por lo tanto no es de extrañar que esta mujer no pueda relajarse para tener un buen sueño nocturno. Deberá aceptar este insomnio como una buena preparación para las noches en vela que es probable que le esperan durante los primeros meses de vida del bebé, e intentará seguir los siguientes consejos:

◆ Hacer suficiente ejercicio. Un cuerpo que trabaja durante el día (véase página 193 para las directrices), estará más soñoliento durante la noche. Pero no se realizará el ejercicio poco antes de ir a dormir, dado que la elevación del estado de ánimo producida por el ejercicio puede impedir que se sumerja en un profundo sueño en cuanto la cabeza toque la almohada.

◆ No duerma durante el día (aunque las siestas están bien para quienes no tienen problemas para dormir por la noche). Sin embargo, los descansos están bien.

◆ Cenar sin prisas. No debe engullir los alimentos servidos en una bandeja delante del televisor; intente compartir la mesa con la pareja y dará oportunidad a una relajante conversación. Pero no coma una comida pesada cerca de la hora de irse a dormir.

◆ Desarrollar una rutina para irse a la cama, y mantenerla. Después de cenar, mantener un ritmo pausado, dedicándose a actividades relajantes. Deleitarse con una lectura fácil (nada que no se pueda asimilar con facilidad) o con la televisión (nada de violencia o dramas que la emocionen), con música y ejercicios de relajación (véase página 129), un baño caliente, un masaje en la espalda o haciendo el amor.

◆ Tomar un bocadillo ligero cuando se va a dormir. Demasiada comida o la falta absoluta antes de ir a dormir pueden perturbar el sueño. La vieja costumbre general de tomar un vaso de leche tibia antes dormir puede ser especialmente efectivo-no solamente porque podría recordarle estar acurrucada con un osito sino porque la leche contiene el amino ácido L-triptófano, que aumenta el nivel de serotonina en el cerebro, produciendo somnolencia. Otras comidas que contienen L-triptófano incluyen el pavo (por lo cual la cena del Día de Gracias con frecuencia manda a la gente al sofá para una siesta) y los huevos. Si estos sabores no le atraen al final del día, trate con bocadillos soporíferos dulces: galletas de avena o un pastelillo y leche; fruta y queso; yogurt y pasas.

◆ Ponerse cómoda. Asegurarse de que la habitación no esté demasiado caliente ni demasiado fría, que el colchón sea firme y la almohada tenga un buen apoyo. Véase página 212 para las posiciones confortables para dormir; cuanto más pronto se aprenda a dormir confortablemente de lado, más fácil será cuando avance el embarazo.

◆ Tomar algo de aire. Un ambiente sofocante no es bueno para dormir. Así que abrir una ventana, a menos que el tiempo sea muy frío o muy caluroso (cuando un ventilador o el aire acondicionado pueden ayudar a que el aire circule). Y no se dormirá con la ropa de cama tapando la cabeza. Ello haría disminuir el oxigeno y aumentar el dióxido de carbono que se respira, lo que podría causar dolores de cabeza.

◆ No estar en la habitación si no es para dormir (o hacer el amor). Asociar la cama con la lectura, ver televisión, revisar la correspondencia u otras actividades interfiere con el sueño para algunas personas.

◆ Si las frecuentes idas al cuarto de baño interfieren con el sueño, se limitará la ingestión de líquidos después de las 6 de la tarde[2] y es prudente no retener la orina durante el día, debido a que ello aumenta las micciones nocturnas.

---

2. Asegúrese de tomarse la cuota completa de líquidos cada día (por lo menos ocho vasos) antes de cortar la ingestión de líquidos.

◆ Mantener la mente despejada. Si la embarazada ha estado perdiendo el sueño por problemas domésticos o del trabajo, intentará solucionarlos durante el día, o al menos hablará de ellos con el esposo al principio de la noche. Pero se mantendrán todos estos problemas alejados de la mente durante las horas que preceden al momento de ir a dormir.

◆ No se debe recurrir a ayudas tales como la medicación (tradicional o de hierbas) o el alcohol para conciliar el sueño. Estos podrían ser dañinos durante el embarazo, y a lo largo tampoco son de ayuda. Es recomendable evitar la cafeína (en el té, el café, las bebidas a base de cola) y/o grandes cantidades de chocolate después de mediodía. Estos podrían interferir con el sueño a corto plazo.

◆ No acostarse hasta que esté cansada. Puede que la mujer necesite dormir menos de lo que cree. Aplazar el momento de ir a la cama puede, paradójicamente, ayudar a dormir mejor.

◆ No quedarse en la cama dando vueltas por horas cuando no pueda dormir. Es recomendable que se levante y lea, haga algo que la canse lo suficiente que pueda regresarse a la cama y quedarse dormida.

◆ Juzgar si el sueño ha sido adecuado por cómo se siente la mujer, no por el número de horas que haya estado en la cama. Recuerde que la mayoría de la gente con problemas de insomnio en realidad duermen más de lo que ellos creen. Es posible que esté descansando lo suficiente si no está crónicamente cansada (más de lo que es normal durante el embarazo).

◆ Trate de levantarse a la misma hora cada día, aún en los fines de semana y los días de feriado. Eventualmente, esto le ayudará a regular el patrón de sueño.

◆ No se preocupe por el insomnio. No le hará daño ni a la embarazada ni al bebé. Cuando la embarazada no pueda dormir, levántese y lea, navegue por Internet o vea televisión hasta casi dormirse. Preocuparse por no dormir seguramente le causará más estrés que la falta de sueño mismo.

RONCAR

"Mi esposo me dice que últimamente he estado roncando, lo cual nunca había hecho antes. ¿Es algo de lo que debo preocuparme?"

El ronquido puede interrumpir el sueño de una buena noche para quien ronca y el compañero (y ya que habrá suficientes interrupciones al sueño cuando nazca el bebé, debe evitar todas las que pueda ahora). Esto puede darse sencillamente por la pesadez normal del embarazo, en cuyo caso dormir con un humidificador encendido y con la cabeza bien elevada podría ayudar. Pero roncar también puede ser un signo de apnea del sueño, un estado en el cual la respiración se detiene brevemente durante el sueño, temporalmente reduciendo la cantidad de oxígeno que se introduce. Ya que un flujo de oxígeno continuo es especialmente importante cuando la embarazada está respirando para dos, es probablemente una buena idea para las mujeres embarazadas que roncan que sean controladas para evitar la apnea del sueño y tratarla si fuera necesario. El extra peso también puede contribuir al efecto de roncar y la apnea del sueño, así que asegúrese de no aumentar mucho. Pregúntele al médico sobre la apnea del sueño en la próxima visita.

PÉRDIDAS VAGINALES

"Tengo algo de flujo claro y blanquecino. ¿Quiere decir que tengo una infección?"

Las pérdidas de flujo claro y lechoso (denominadas leucorrea) son normales durante todo el embarazo. Son parecidas a las pérdidas que muchas mujeres experimentan antes del período menstrual. Puesto que aumentan de intensidad y pueden ser bastante abundantes, algunas mujeres se sienten más cómodas si llevan una compresa higiénica durante los últimos meses del embarazo. No deben usarse tampones, que podrían introducir gérmenes indeseados en la vagina.

Este tipo de pérdidas no son motivo de preocupación, salvo en lo que se refiere a la sensibilidad estética de la futura madre (y posiblemente también del marido durante sexo oral). Mantenerse limpia, fresca y seca le ayudará, por supuesto; véase los consejos para resolver esto en la próxima pregunta. No se haga duchas. Las duchas afectan el balance normal de los microorganismos en la vagina y pueden resultar en vaginosis bacteriana (VB), una infección vaginal seria, la cual podría ser peligrosa durante el embarazo.

"Creo que tengo una infección vaginal. ¿Tendré que comprar los medicamentos que normalmente uso o necesito ir al doctor?"

El embarazo no es nunca una ocasión para automedicarse ni tratarse uno misma ni siquiera cuando se trata de algo tan simple como una infección vaginal. Aunque haya tenido infecciones vaginales cientos de veces antes, aunque conozca los síntomas de principio a fin (si las pérdidas vaginales son amarillentas, verdosas o bien espesas y gaseosas, si tienen un olor desagradable o si van acompañadas de una sensación de quemadura o de picor), aún cuando anteriormente se las haya tratado con éxito con medicamentos sin prescripción médica, esta vez llame al médico.

La forma en que sea tratada dependerá de qué tipo de infección tiene. Si la vaginitis es provocada por hongos, el médico deberá prescribir un medicamento, de modo que la futura madre no transmita dicha infección al bebé (en forma de afta) durante el parto, aunque esta infección no es peligrosa para el recién nacido y es fácil de tratar. El médico probablemente le prescribirá óvulos o jaleas vaginales, pomadas o cremas que se insertan con ayuda de un aplicador. (Por desgracia, aunque el medicamento puede desterrar temporalmente la infección, a menudo reaparece después del parto y

puede regresar y hasta requerir tratamientos repetidos.) Si la causa de los síntomas se convierte en una vaginosis bacterial, pronto tratamiento con medicamento oral, el cual es más efectivo, es esencial. Una VB sin tratamiento puede aumentar el riesgo de un parto pretérmino.

Puede que la embarazada acelere la recuperación y evite la reinfección manteniendo el área genital limpia y seca. Haga esto por medio de una higiene meticulosa, especialmente después de ir al baño (siempre límpiese de adelante para atrás); enjuague el área vaginal totalmente después de enjabonarse durante un baño ya sea en la tina o en la regadera; evite la exposición a los jabones desodorantes irritantes, los baños de espuma y los perfumes; use ropa interior de algodón y evite los pantalones apretados, los pantalones para ejercicios o leotardos (especialmente aquellos que no son de algodón).

Tomar cada día una taza de yogur que contenga cultivos de lactobacilos acidófilos vivos (véanse las etiquetas) puede reducir enormemente el riesgo de contraer infecciones vaginales. No se haga duchas; véase la pregunta anterior y lea la explicación de por qué no son seguras las duchas vaginales.

Si la infección puede ser transmitida sexualmente, se suele recomendar a la embarazada que prescinda de las relaciones sexuales (y cualquier otro contacto sexual que incluya los genitales) hasta que tanto ella como el marido se hayan librado de la infección; puede que el médico sugiera el uso de condones durante seis meses después de desaparecida la infección. Para prevenir la reinfección hay que poner cuidado en evitar transferir gérmenes del ano a la vagina (con los dedos, el pene o la lengua).

PRESIÓN SANGUÍNEA ELEVADA

"Durante mi última visita, el médico me dijo que mi presión sanguínea estaba un poco alta. ¿Me debo preocupar?"

Preocuparse por la presión sanguínea sólo sirve para que los valores suban aún más, y un ligero aumento en una visita probablemente no signifique mucho. Probablemente la embarazada estaba simplemente nerviosa o por temor a llegar tarde a la consulta había corrido, o bien estaba preocupada por un informe que debía terminar en la oficina. Tal vez la embarazada solamente estaba nerviosa; tenía miedo de haber aumentado mucho peso o no el suficiente; tuvo algunos síntomas de preocupación que informar; estaba ansiosa por escuchar los latidos del corazón del bebé. O tal vez el ambiente médico la ponga nerviosa ocasionándole lo que se conoce como "hipertensión de capa blanca".

Una hora más tarde, cuando la embarazada estaba relajada, la presión podría haber estado perfectamente normal. Pero debido a que con frecuencia es difícil determinar la causa de una lectura elevada aislada, el médico puede aconsejarle que tome algunas precauciones para bajar la presión sanguínea hasta la próxima visita. Éstas pueden incluir: descansar un poco, evitar el exceso de sodio y grasas en la dieta y aumentar la ingestión de frutas y vegetales. En algunos casos, la presión sanguínea también puede ser controlada durante un período de 24 horas mientras la embarazada hace la rutina normal para ver si ésta realmente se elevó.

Sin embargo, si la presión sanguínea continúa ligeramente alta, es posible que la mujer forme parte del 1 ó 2% de embarazadas que muestran una elevación transitoria de la presión durante el embarazo. Este tipo de hipertensión es perfectamente inofensivo, por lo que se sabe hasta ahora, y desaparece después del parto.

Lo que es considerado una presión sanguínea normal en el embarazo varía ligeramente a lo largo de los nueve meses. En la primera visita prenatal se establece la presión básica (la que es normal para la paciente). Por lo general, la presión disminuye algo en los meses siguientes. Pero empieza a aumentar de nuevo, más o menos hacia el séptimo mes.

Durante el primer o el segundo trimestre, si la presión sistólica (el número superior) es más de 130 ó aumenta 30 por encima de la presión básica o normal, o si la presión diastólica (el número inferior) es más de 85 ó aumenta más de 15 por encima de la presión básica o normal y permanece en estos niveles en dos lecturas como mínimo, a un intervalo de 6 horas, se considera que el estado de la embarazada exige una observación estricta y, posiblemente, un tratamiento. Durante el tercer trimestre, no se inicia un tratamiento a menos que el aumento sea mayor que éste.

Si el aumento de la presión sanguínea va acompañado por un aumento brusco de peso (más de 2 libras ó 1 kg no por causa de comer demasiado), por un edema intenso (hinchazón a causa de la retención de agua), particularmente de las manos y el rostro, así como de los tobillos y/o por la presencia de albúmina en la orina, el problema puede ser la preeclampsia (también denominada hipertensión inducida por el embarazo, HIE). En las mujeres que reciben una atención médica regular, este trastorno suele ser diagnosticado antes de que progrese hasta síntomas más graves, como visión borrosa, dolores de cabeza, irritabilidad y dolores gástricos intensos. Si la embarazada experimenta alguno de los síntomas de preeclampsia, deberá llamar al médico de inmediato (véase páginas 252 y 501).

AZÚCAR EN LA ORINA

"En la última visita, el médico dijo que había azúcar en mi orina. Me aconsejó que no me preocupara, pero yo estoy convencida de que tengo diabetes."

En este caso, la embarazada hará bien en seguir el consejo del médico y no preocuparse. Una pequeña cantidad de azúcar en la orina en una ocasión a lo largo del embarazo no significa diabetes. Lo que probablemente sucede es que el cuerpo de la embarazada está haciendo justamente lo que se supone que debe hacer: intentar asegurar que el feto, que depende de la madre para la alimentación, reciba suficiente glucosa (azúcar).

Puesto que la insulina es la encargada de regular los niveles de glucosa en la sangre y la que asegura que las células corporales puedan absorber suficiente glucosa, el embarazo desencadena unos mecanismos antiinsulina con el fin de que la sangre de la madre contenga azúcar suficiente para alimentar al feto. Es mejor que no siempre trabaje perfectamente. En ocasiones, el efecto antinsulina es tan intenso que la sangre llega a contener más azúcar del necesario para satisfacer las necesidades de la madre y del bebé—más azúcar del que pueden manejar los riñones. El exceso es "desperdiciado" y pasa a la orina. Y de ahí viene el "azúcar en la orina" que se presenta a menudo durante el embarazo, en especial durante el segundo trimestre, cuando aumenta el efecto antinsulina. De hecho, aproximadamente la mitad de todas las mujeres embarazadas tiene algo de azúcar en la orina en algún momento del embarazo.

En la mayoría de las mujeres, el cuerpo responde al aumento de los niveles de azúcar en la sangre mediante un aumento de la producción de insulina, lo que devolverá los valores del análisis de orina a la normalidad antes de la siguiente visita al médico. Algunas mujeres, en especial las que son diabéticas o presentan una tendencia a la diabetes (porque tienen historia familiar de la condición o por el peso o edad), pueden ser incapaces de producir cantidades suficientes de insulina para hacer frente al aumento de azúcar en la sangre, o bien pueden ser incapaces de usar con eficacia la insulina que producen. En cualquier caso, continuarán presentando niveles altos de azúcar en la sangre y la orina. En las mujeres que no eran diabéticas antes del embarazo, este proceso se llama diabetes gestacional.

A todas las mujeres embarazadas se les practica un examen de glucosa cerca de la semana 28 para comprobar si existe diabetes gestacional (véase página 270); a las mujeres que tienen un alto riesgo se les practica antes.

ANEMIA

"Una amiga mía se volvió anémica durante el embarazo. ¿Cómo puedo saber si yo estoy anémica, y cómo puedo evitarlo?"

Durante la primera visita prenatal se efectúa un análisis de sangre para detectar una posible anemia, pero pocas mujeres tienen una deficiencia de hierro en ese momento. Algunas pueden haber empezado el embarazo con esta dolencia (común durante los años fértiles a causa de la pérdida mensual de sangre en la menstruación). Pero después de la concepción, y al no producirse la menstruación, las reservas de hierro se llenan de nuevo si la dieta es adecuada. Por lo general, la mayoría de los casos de anemia por deficiencia de hierro sólo aparecen hacia las 20 semanas cuando el volumen de sangre se ha expandido significativamente, ya que la cantidad de hierro necesaria para producir glóbulos rojos aumenta, agotando esas reservas nuevamente. Debido a que no todas las mujeres embarazadas toman el hierro que demandan sus cuerpos, muchas desarrollan una anemia por deficiencia de hierro cerca del tercer trimestre.

Si la deficiencia de hierro es leve, puede que no produzca síntomas; pero si se reducen más los glóbulos rojos, encargados de transportar el oxígeno, la madre empieza a presentar síntomas tales como palidez, fatiga extrema, debilidad, palpitaciones, falta de aliento e incluso desmayos. Éste puede que sea uno de los pocos casos en los que las necesidades alimentarias del feto se suplen antes que las de la madre, ya que el bebé de una madre anémica raras veces sufre de deficiencia de hierro al nacer.

Aunque todas las mujeres embarazadas son susceptibles de sufrir una anemia por deficiencia de hierro, ciertos grupos de mujeres tienen un riesgo más alto: las que han tenido varios hijos en rápida sucesión, las que vomitan mucho o comen mal debido a los mareos matutinos, las que llevan más de un feto y las que quedaron embarazadas estando mal nutridas y/o han estado alimentándose mal desde la concepción.

Para prevenir la anemia causada por un déficit de hierro generalmente se recomienda que las futuras madres tomen una dieta rica en hierro (véase la Lista de alimentos ricos en hierro, página 99). Solamente tenga cuidado con qué se toma el hierro. Al tomárselo con bebidas con cafeína disminuye la cantidad de hierro que se absorbe. Por otro lado si solo toma con bebidas o alimentos con vitamina C aumentará la absorción. Pero debido a que es difícil o imposible obtener el hierro suficiente únicamente con la dieta, generalmente se prescribe también un suplemento de hierro diario de 30 a 50 mg (adicional a las vitaminas prenatales). Normalmente se recomienda otro suplemento más de 30 mg cuando se diagnostica una anemia con déficit de hierro.

La gran mayoría de casos durante el embarazo pueden ser relacionados con una inadecuada absorción de hierro. A veces, cuando se excluye la deficiencia de hierro como causa de anemia durante el embarazo, se harán otras pruebas para detectar la presencia de otros tipos de anemia.

HEMORRAGIA Y CONGESTIÓN NASAL

"Se me congestiona mucho la nariz y a veces incluso tengo hemorragias nasales. Estoy preocupada, ya que sé que la hemorragia puede ser un signo de enfermedad."

No, pero debería tener pañuelos desechables a la mano. La congestión nasal, a menudo con hemorragias nasales asociadas, es una dolencia común durante el embarazo. Ésta se debe probablemente a los elevados niveles de estrógeno que circulan en el cuerpo, incrementando el flujo sanguíneo hacia las membranas mucosas de la nariz y haciendo que éstas se ablanden e hinchen al igual que hace el cuello de la matriz en preparación para el nacimiento.

Es probable que esta congestión empeore antes de mejorar, cosa que no sucederá hasta después del parto. También es posible que se desarrolle una congestión posnasal, que ocasionalmente provocará tos nocturna. Para solucionar el problema no se deben aplicar medicamentos ni nebulizadores nasales (a menos que los prescriba el médico). Los rociadores salinos (sal) son, no obstante, completamente seguros y pueden ser sorprendentemente efectivos.

La congestión y las hemorragias son más comunes durante el invierno, ya que los sistemas de calefacción dan lugar a que el aire de las casas sea seco y caliente, lo que seca los delicados conductos nasales. La utilización de un humidificador ambiental puede ser de gran ayuda. También se puede intentar lubricar cada orificio nasal con un poco de vaselina. Algunas personas encuentran bandas nasales disponibles en las farmacias que ayudan a aliviar la nariz tapada. Y puesto que no son medicadas es seguro usarlas.

La administración de 250 mg adicionales de vitamina C (con el consentimiento del médico) además de los alimentos ricos en vitamina C habituales de la dieta, ayudará a reforzar los capilares y por lo tanto a reducir las probabilidades de una hemorragia. (Pero no se deben ingerir dosis masivas de dicha vitamina.)

Algunas veces, la hemorragia se producirá cuando la embarazada se ha sonado la nariz con demasiada energía. Sonarse correctamente es un arte que sería conveniente dominar: primero se tapa suavemente uno de los orificios nasales con el pulgar y luego se expulsa cuidadosamente la mucosidad del otro orificio. La operación se repite con el otro orificio nasal y se continúa alternando de este modo hasta que se pueda respirar libremente por la nariz.

Para contener una hemorragia nasal, lo mejor es ponerse de pie o sentada inclinándose ligeramente hacia adelante, en vez de echarse o inclinarse hacia atrás. Presione los orificios nasales contra el tabique nasal entre el pulgar y el índice, y manténgalos así durante 5 minutos; repita la operación si la hemorragia prosigue. Si después de tres intentos ésta no ha sido controlada, es frecuente o cuantiosa, llame al médico.

ALERGIAS

"Me parece que mis alergias han empeorado desde que empezó el embarazo. La nariz me gotea constantemente y tengo siempre los ojos irritados."

Es posible que la embarazada confunda la congestión nasal habitual del embarazo con una alergia. Pero también es posible que el embarazo haya agravado las alergias (aunque algunas

¿NO LE DE MANÍ AL BEBÉ?

Desde hace mucho se sabe que los padres que tienen o han tenido alergias pueden pasar sus tendencias alérgicas aunque no necesariamente al hijo por nacer. Algunas investigaciones sugieren que las madres alérgicas (o las madres que han tenido alergias en el pasado) que comen alimentos altamente alergénicos (tal como el maní y los productos lácteos) mientras están embarazadas o dando el pecho tienen más posibilidades de pasar las alergias a sus descendientes por las comidas. Si la embarazada alguna vez ha sufrido de alergias, hable con el médico y con un alergólogo sobre la forma en que va a restringir la dieta durante el embarazo (y el posparto, si la embarazada dará de mamar).

mujeres afortunadas se encuentran temporalmente aliviadas de sus alergias durante el embarazo). Como parece que la embarazada no es tan afortunada, debe consultar con el médico para saber qué el medicamento es seguro y se puede usar para aliviar los síntomas agudos. Parece que algunos antihistamínicos y otras medicinas son relativamente seguras para el uso durante el embarazo (puede que la medicación que la mujer acostumbra a usar no lo sea).

Sin embargo, la mejor manera de tratar las alergias durante el embarazo suele ser la prevención, evitar las sustancias que las provocan, siempre que se sepa cuáles son:

◆ Si la sustancia desencadenante es el polen u otra materia existente al aire libre, la embarazada permanecerá todo el tiempo posible, durante la estación en cuestión, dentro de la casa, en un lugar provisto de aire acondicionado y de filtro de aire. Se lavará las manos y la cara siempre que haya permanecido al aire libre y deberá llevar lentes de sol de cristales grandes o curvados para impedir que el polen que flota en el aire penetre en sus ojos.

◆ Si el culpable es el polvo, procurará que una tercera persona se ocupe de la limpieza del hogar. Una aspiradora, un paño humedecido o una escoba cubierta con un paño húmedo provocan menos polvo que una escoba ordinaria y un paño absorbente (busque los especialmente diseñados para limpiar el polvo) dará mejores resultados que un plumero. La embarazada se mantendrá alejada en lo posible de los lugares mohosos y llenos de polvo, como por ejemplo los áticos y las bibliotecas llenas de libros viejos.

◆ Si la mujer es alérgica a ciertos alimentos, deberá prescindir de ellos aunque se trate de alimentos apropiados para el embarazo. Consultará la dieta ideal para encontrar alimentos sustitutivos.

◆ Si la presencia de animales provoca un ataque de alergia, la embarazada informará a sus amistades del problema, para que éstas puedan alejar al gato, el

VACÚNESE CONTRA LA GRIPE

El Centro del Control de Enfermedades recomienda que a cada mujer que esté en el segundo o tercer trimestre, se le proporcione la vacuna durante la temporada de gripe. Las mujeres en los últimos dos trimestres no solamente están más propensas a la gripe, sino también a padecer complicaciones tales como la neumonía. La vacuna no afectará al feto y los efectos secundarios en la madre son prácticamente nada. Lo peor que puede pasar es que le de una fiebre suave y se sienta más cansada de lo usual durante un par de días.[3]

3. Si tienen mucha secreción en la nariz, las secreciones son espesas o está estornudando mucho, aumente la ingesta de líquidos para compensar la pérdida y para que sus secreciones sean menos espesas.

perro o el canario cuando van a recibir la visita de la amiga embarazada. Y, evidentemente, si el propio animal de compañía desencadena súbitamente una respuesta alérgica, intente mantener una o más zonas de la casa (particularmente el dormitorio) libre de éste.

♦ La alergia al humo del cigarillo resulta más fácil de controlar actualmente, ya que cada vez hay menos personas que fuman, y los fumadores suelen prescindir del cigarillo si se les pide que lo hagan. Para controlar la alergia, y también en beneficio del futuro bebé, la embarazada no debería permanecer en locales en los que se fume. Y tampoco debería tener reparos en contestar: "Sí, francamente, me molesta mucho que el bebe fume".

Qué es importante saber:
EL EJERCICIO DURANTE EL EMBARAZO

Los ejecutivos lo hacen. Los ancianos lo hacen. Los médicos, los abogados y los obreros de la construcción lo hacen. Si ellos lo hacen, se pregunta la mujer embarazada, ¿por qué yo no puedo hacerlo?

Estamos hablando, evidentemente del ejercicio. Y parece que la respuesta para las mujeres que tienen un embarazo normal es: deberías hacerlo. La idea del embarazo como enfermedad y de la mujer embarazada como una inválida que está demasiado delicada para subir unos cuantos escalones o para llevar la bolsa de la compra, está tan pasada de moda. En la actualidad, ejercicio moderado (30 minutos al día) se considera que una actividad física moderada no sólo no representa un riesgo, sino que es muy beneficiosa para la mayoría de las futuras madres y para sus bebés. Es más, estudios recientes muestran que los ejercicios vigorosos son seguros y que no aumentan el riesgo de un nacimiento prematuro.

Pero por muchos deseos que sienta la embarazada de ponerse el traje de deporte, antes deberá hacer una parada de vital importancia en la consulta del médico. Incluso si se encuentra fantásticamente bien, debe obtener el visto bueno del médico antes de ponerse los pantalones bien anchos del marido y empezar a hacer ejercicios. Las mujeres embarazadas de los grupos de alto riesgo deberán limitar el ejercicio o incluso prescindir de él por completo. Pero las que se encuentren en el grupo más numeroso de los embarazos normales, y si el médico le ha dado luz verde, puede continuar leyendo.

LOS BENEFICIOS DEL EJERCICIO

Parece que las mujeres que no hacen ningún tipo de ejercicio durante el embarazo pierden cada vez más la forma física a medida que pasan los meses, sobre todo porque cada vez se sienten más y más pesadas. Un buen programa de ejercicio (que puede ser adaptado sin problemas a la vida diaria de la embarazada) puede contrarrestar esta tendencia hacia una forma física cada vez más defectuosa. También puede darle más energía (¿sorprendida?); ayudarla a sentirse mejor tanto físicamente como mentalmente; mejorar el sueño (siempre que no se ejercite antes de irse a dormir); fortalecer los músculos y aumentar la resistencia; ayudarla a controlar el desequilibrio de un abdomen creciente; reducir los dolores de espalda, el estreñimiento, los gases y la hinchazón (de manos y pies, por ejemplo); y ayudarla a regresar a la forma antes del embarazo después del parto. Fortalecer el cuerpo y

ESTIRAMIENTO DE HOMBROS Y PIERNAS

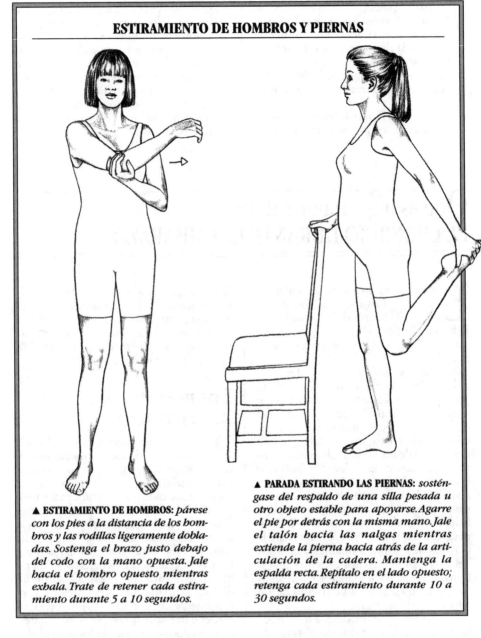

▲ **ESTIRAMIENTO DE HOMBROS:** *párese con los pies a la distancia de los hombros y las rodillas ligeramente dobladas. Sostenga el brazo justo debajo del codo con la mano opuesta. Jale hacia el hombro opuesto mientras exhala. Trate de retener cada estiramiento durante 5 a 10 segundos.*

▲ **PARADA ESTIRANDO LAS PIERNAS:** *sosténgase del respaldo de una silla pesada u otro objeto estable para apoyarse. Agarre el pie por detrás con la misma mano. Jale el talón hacia las nalgas mientras extiende la pierna hacia atrás de la articulación de la cadera. Mantenga la espalda recta. Repítalo en el lado opuesto; retenga cada estiramiento durante 10 a 30 segundos.*

la resistencia puede hasta ayudarla a desempeñarse mejor en el trabajo.

Existen cuatro tipos de ejercicios que pueden resultar útiles durante el embarazo:

Aeróbico. Se trata de actividades rítmicas, repetitivas, suficientemente enérgicas para exigir un aumento de la oxigenación de los músculos, pero no tan enérgicas como para que la demanda supere a la oferta. Los ejercicios aeróbicos incluyen andar, correr, ir en bicicleta y nadar. Los ejercicios demasiado agotadores para ser mantenidos los 20 ó 30 minutos que son necesarios para alcanzar este efecto, en realidad no son considerados aeróbicos.

El ejercicio aeróbico estimula el corazón y pulmones al igual que a los músculos y la actividad de las coyunturas produciendo beneficios en el cuerpo, incluyendo aumento en la habilidad de procesar y utilizar el oxígeno, lo cual es importante para la embarazada y el bebé. Mejora la circulación (fomentando así el transporte de oxígeno y de nutrientes hacia el feto, y reduciendo el riesgo de venas varicosas, hemorroides y retención de líquido), aumenta el tono y la fuerza musculares (a menudo aliviando el dolor de espalda y el estreñimiento, facilitando el parto y ayudando a llevar el peso extra del embarazo), incrementa la resistencia (con lo que la mujer aguantará mejor si el parto es un poco largo), puede ayudar a controlar el

azúcar en la sangre, quema calorías (permitiendo a la futura madre comer más de los buenos alimentos que tanto ella como el bebé necesitan, sin aumentar excesivamente de peso, y asegurando una mejor silueta para después del parto), reduce el cansancio y ayuda a conseguir una buena noche de sueño; proporciona una sensación de bienestar y confianza, y de modo general, aumenta la capacidad de la embarazada para hacer frente a las tensiones físicas y emocionales del embarazo.

Calistenia. Se trata de movimientos gimnásticos ligeros, rítmicos, que tonifican y desarrollan los músculos y que pueden mejorar la postura. La calistenia especialmente destinada a las mujeres embarazadas puede ser muy útil para aliviar el dolor de espalda, para mejorar el bienestar físico y mental, y para preparar el cuerpo ante la ardua tarea del parto. No obstante, la calistenia concebida para la población general puede ser perjudicial para una embarazada.

Entrenamiento con pesas. Este tipo de ejercicios puede aumentar la definición muscular. Pero es importante evitar las pesas pesadas (más de 25 libras) o aquellas que requieren empujar y sostener la respiración, lo cual puede comprometer el flujo sanguíneo al útero. Utilice pesas ligeras haciendo repeticiones múltiples en el mismo lugar.

Ejercicios en el agua. Una de las formas más placenteras y efectivas de hacer ejercicio durante el embarazo es hacerlos en el agua. Los ejercicios en el agua, incluyendo nadar, aeróbicos acuáticos y la gimnasia, fortalecen el entrenamiento, y los ejercicios de flexibilidad no solamente la mantendrán en forma, sino que levantarán el ánimo. Y harán que el cuerpo se desgaste menos. Gracias al peso del agua, la embarazada solamente pesa una décima parte del peso normal en la piscina (una gran ventaja definitivamente según va creciendo el abdomen), así que puede trabajar más duro y más tiempo con menos esfuerzo. Los ejercicios en el agua son menos estresantes en sus articulaciones también, así que tiene menos probabilidades de causar

---

MANTENERSE EN FORMA Y SALUDABLE

El ejercicio, ¿ayuda o afecta el sistema inmune? Depende de qué tan fuerte sea la rutina de ejercicios. Los estudios han demostrado que hacer ejercicio al punto de quedar exhausto, como si estuviera entrenándose para un maratón, puede deteriorar el sistema inmunológico y ocasionar enfermedades más frecuentes. Muy claramente, sobrepasarse en el ejercicio no es algo muy inteligente especialmente cuando trata de mantenerse saludable para dos.

Por otro lado, si se ejercita de manera moderada, como hacer alguna caminata o nadar, puede activar el sistema inmunológico, resultando en menos catarros y otras enfermedades. Y la actividad ligera, tal como caminar (pero no ejercicio pesado), puede reducir la severidad y duración de un catarro, en caso de que le de. Pero apenas está bien continuar caminando cuando la nariz está goteando, si tiene fiebre, tos, la gripe u otra enfermedad la embarazada necesita descansar. Tómese un descanso hasta que se sienta mejor.

POSICIÓN BÁSICA (DURANTE EL CUARTO MES) Y EJERCICIOS DE KEGEL

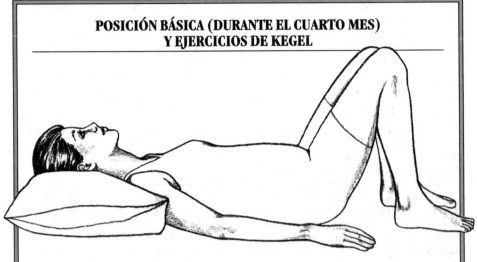

Tenderse sobre la espalda con las rodillas flexionadas y los pies separados y apoyados en el suelo. La cabeza y los hombros se apoyan en almohadas, y los brazos descansan a los lados del cuerpo. Nota: la posición básica debe ser ejecutada sólo hasta el cuarto mes. Después del cuarto mes no es recomendable hacer ejercicios acostada sobre la espalda.

Para hacer los ejercicios Kegel, tensione con firmeza los músculos que rodean la vagina y el ano. *Reténgalos lo más que pueda (durante unos 8 a 10 segundos), luego suelte los músculos lentamente y *relájese. Haga unas 3 combinaciones de diez o veinte durante el día. También haga tres combinaciones de 10 Kegels rápidos: cuente rápidamente hasta diez o veinte, contrayendo o relajando los músculos pélvicos. Los ejercicios Kegel pueden hacerse en cualquier momento durante o después del embarazo, en posición sentada o parada.*

* Para asegurarse de que está usando los músculos correctos, trate de detener el flujo de orina cuando esté en el inodoro. Si lo detiene, esos son los músculos correctos.

lesiones. Otra ventaja, los ejercicios en el agua no la acalorarán, a menos que el agua esté muy caliente. Puesto que estos ejercicios son tan seguros, la embarazada puede continuar haciéndolos, asumiendo que no hay complicaciones en el embarazo, hasta que llegue el parto. Solamente tenga cuidado de no resbalarse en la orilla de la piscina, evite los clavados y no nade en las piscinas donde el agua le llegue más arriba de la cabeza. Recuerde también que los ejercicios que se hacen en el agua deben estar diseñados especialmente para el agua. Hacer otros ejercicios en el agua es menos efectivo.

Yoga. El yoga enfatiza la respiración, relajación, postura y el conocimiento del cuerpo; lo hacen una elección perfecta cuando se está embarazada. Escoja una clase de yoga o un programa diseñado específicamente para la mujer embarazada; algunas posiciones tradicionales no son adecuadas y necesitan modificarse dependiendo en qué etapa del embarazo se encuentre. Físicamente, el yoga puede fortalecerla, aumentar la resistencia, mejorar la postura y alinearla (aumentando la gracia cuando ésta es evasiva), promover una mejor circulación y una respiración más eficiente y reducir los dolores y malestares del parto, especialmente aquellos en la parte baja de la espalda y las piernas. Se pretende que ciertas posiciones disminuyan la indigestión y la náusea. Sicológicamente, el yoga puede liberar la tensión y ansiedad y motivar la relajación. Al ayudar a una mujer a visualizar, permanecer enfo-

cada y aislarse y relajar las partes individuales del cuerpo, el yoga sirve como una
preparación excelente para el alumbramiento también.

Técnicas de relajación. Los ejercicios de
respiración y de relajación (que relajan la
mente y el cuerpo) ayudan a conservar
la energía para cuando ésta es necesaria, y
a la mente a centrarse en la tarea que se
está realizando, y aumentan la conciencia
del propio cuerpo; todo lo cual ayuda a
una mujer a afrontar mejor los retos del
embarazo y el parto. Las técnicas de relajación (véase página 129) resultan valiosas
en combinación con ejercicios de mayor
actividad física, o bien por sí solas, sobre
todo en los embarazos en que está prohibido un ejercicio más activo.

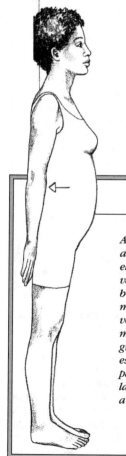

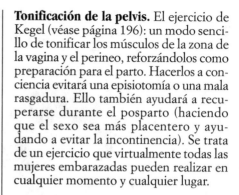

Tonificación de la pelvis. El ejercicio de
Kegel (véase página 196): un modo sencillo de tonificar los músculos de la zona de
la vagina y el perineo, reforzándolos como
preparación para el parto. Hacerlos a conciencia evitará una episiotomía o una mala
rasgadura. Ello también ayudará a recuperarse durante el posparto (haciendo
que el sexo sea más placentero y ayudando a evitar la incontinencia). Se trata
de un ejercicio que virtualmente todas las
mujeres embarazadas pueden realizar en
cualquier momento y cualquier lugar.

DESARROLLAR UN BUEN PROGRAMA DE EJERCICIO

Empezar. El mejor momento para pensar
en la buena forma física es antes del embarazo. Pero nunca es demasiado tarde para
empezar incluso si ya se ha comenzado la
cuenta regresiva de los nueve meses.
Aunque primero asegúrese de tener la
autorización del médico.

Empezar despacio. Cuando la embarazada ha decidido empezar a hacer ejercicio, siempre resulta tentador empezar
espectacularmente, corriendo 3 millas

BALANCEO DE LA PELVIS

*Adoptar la posición básica (véase página anterior). Exhalar el
aire y al mismo tiempo hacer presión con la región lumbar sobre
el suelo. Luego tomar aire y relajar la columna vertebral Repetir
varias veces. Este movimiento basculante puede ser realizado también de pie con la espalda apoyada contra una pared (tomar aire
mientras se hace presión con la zona lumbar contra la pared). Esta
versión del ejercicio que se realiza de pie es un modo excelente de
mejorar la postura y es preferible a partir del cuarto mes. Haga los
giros de pelvis parada solamente, o utilice esta variación: mientras
está de rodillas y manos (o sea sobre las cuatro extremidades) o
parada, incline la pelvis hacia adelante y hacia atrás manteniendo
la espalda recta. Esta versión de inclinación pélvica también ayuda
a combatir el dolor de ciática.*

RELAJAR LA NUCA

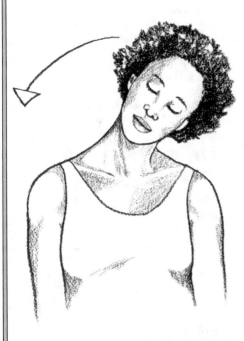

El cuello y la nuca son a menudo un foco de tensión, ya que se tensan en caso de estrés. Este ejercicio ayuda a

relajar el cuello y también el resto del cuerpo: sentarse en una posición cómoda (en el suelo con las piernas cruzadas, véase página 208, es posiblemente la mejor posición) y cerrar los ojos. 1. Suavemente doble la cabeza para un lado, poniendo la oreja hacia el hombro tanto como pueda (puero no suba el hombro hacia la oreja) y tome aire. Aguante la posición de 3 a 5 segundos. Exhalar y relajarse, dejando la cabeza colgando hacia adelante, sin forzar. Repetir el ejercicio 4 ó 5 veces, alternando la dirección de los giros de la cabeza y relajando entre cada giro. Realizar este ejercicio varias veces al día. 2. Incline la cabeza hacia adelante lentamente, llevando la barbilla al pecho tanto como se sienta cómoda. Luego, voltee lentamente la mejilla a la derecha hacia el hombro, tanto como pueda (no levante el hombro hacia la mejilla). Reténgalo durante 3 a 10 segundos. Exhale y relaje. Repita el estiramiento con el lado izquierdo. Haga combinaciones de tres o cuatro veces durante varias ocasiones al día.

(5 km) la primera mañana o haciendo ejercicio dos veces la primera tarde. Pero estos inicios tan entusiastas no conducen a una mejor condición física sino a unas agujetas considerables, a un descenso de la voluntad y a un final de las buenas resoluciones. Incluso pueden resultar peligrosos.

Naturalmente, si la embarazada ha estado siguiendo un programa de ejercicio físico antes de quedar en estado, lo más probable es que pueda continuarlo, aunque quizás modificándolo un poco (véase el apartado Hacerlo con cuidado, página 202). Pero si la mujer es una atleta novata, es aconsejable que empiece lentamente: 10 minutos de calentamiento y luego 5 minutos de ejercicio algo más intenso y de enfriamiento. Hará una pausa si nota

algo de cansancio. Al cabo de unos pocos días, cuando el cuerpo se haya adaptado ya al esfuerzo, podrá aumentar el ejercicio activo por 5 minutos semanales hasta que haga 20 ó 30 minutos o más, si la embarazada se siente cómoda.

Empezar despacio cada vez que se comienza. Los ejercicios de calentamiento pueden resultar tediosos si se está ansiosa por empezar (y terminar). Pero, como lo sabe bien cualquier atleta, estos ejercicios de calentamiento constituyen una parte esencial de todo programa de ejercicio. Aseguran que el corazón y la circulación no serán recargados bruscamente y que los músculos y articulaciones, que son más vulnerables cuando están "fríos" y particularmente vulnerables durante el embarazo, no correrán el riesgo de ser lesionados. La embarazada caminará un rato antes de empezar a correr, con movimientos lentos de estiramiento antes de empezar la calistenia, y nadará lentamente un par de piscinas antes de empezar a nadar a buena velocidad.

Estírese. Después de un calentamiento breve, trate de estirarse unas cuantas veces durante 10 ó 20 segundos y no se sobre estire o brinque, salte. (Porque sus articulaciones pueden probablemente aflojarse más de lo normal, la embarazada también puede estar más propensa a lesionarse).

Termine tan lentamente como empezó. El colapso parece ser la conclusión lógica de un entrenamiento, pero no es seguro fisiológicamente. El detenerse abruptamente atrapa la sangre en los músculos, reduciendo el flujo sanguíneo a las otras partes del cuerpo y al bebé. Síntomas de mareo, debilidad, extra latidos o náuseas podría resultar. Así que termine sus ejercicios con ejercicios: más o menos 5 minutos de caminata después de correr, bracear suavemente después de una nadada vigorosa, ejercicios de estiramiento leve después de casi cualquier actividad. Los estiramientos después del ejercicio pueden retenerse durante 20 ó 30 segundos, pero no salte. Termine de hacer la rutina de enfriamiento con unos minutos de relajación.

La embarazada puede colaborar evitando el mareo (y una posible caída) si se levanta lentamente cuando haya estado ejercitándose en el piso. Haga sus estiramientos después de los aeróbicos y asegúrese de no estirarse hasta el límite, ya que esto puede lesionar sus articulaciones que ya se han aflojado con el embarazo.

Controle el reloj. Muy poco ejercicio no será efectivo; demasiado puede ser debi-

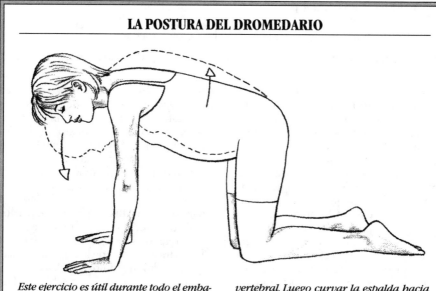

LA POSTURA DEL DROMEDARIO

Este ejercicio es útil durante todo el embarazo y en los dolores del parto, para aliviar la presión del útero sobre la columna vertebral. Colocarse sobre las manos y las rodillas con la columna en una posición naturalmente relajada (pero sin que se hunda). Colocar la cabeza y el cuello rectos, como continuación de la columna vertebral. Luego curvar la espalda hacia arriba, contrayendo el abdomen y las nalgas y dejando caer la cabeza. Gradualmente, volver a bajar luego la espalda y levantar la cabeza hasta la posición inicial. Repetir varias veces.

ESCOGER EL EJERCICIO ADECUADO PARA EL EMBARAZO

La embarazada deberá elegir el tipo de ejercicio que más le convenga. Si bien es probable que pueda continuar un deporte o actividad física que ha venido practicando desde hace tiempo, no es aconsejable que inicie uno nuevo durante el embarazo. Los ejercicios que incluso una principiante puede hacer durante el embarazo incluyen:

◆ Caminar a buen ritmo.

◆ Nadar en aguas poco profundas, que no estén muy calientes ni muy frías.

◆ Los ejercicios de agua diseñados sobre todo para el embarazo.*

◆ Montar en una bicicleta de interior a una velocidad y resistencia cómodas.

◆ Una máquina para caminata con una tensión cómoda o una que simula el subir gradas.

◆ La máquina de remar, a una tensión y velocidad, cómodas.

◆ Calistenia especialmente pensada para las embarazadas.

◆ Yoga diseñado para embarazadas.

◆ Tonificación de la pelvis (ejercicios de Kegel).

◆ Técnicas de relajación.

Ejercicios que sólo pueden llevar a cabo durante el embarazo las atletas bien entrenadas y experimentadas:

◆ Trotar o correr por 2 millas (3 km.) diarias† de preferencia en una "banda sin fin" o en terreno plano.†

◆ Dobles de tenis (pero no individuales, que pueden ser demasiado extenuantes).

◆ El esquí que se hace a campo traviesa.

◆ Levantamiento de *poco* peso (aguantar la respiración y tensar).

◆ Ir en bicicleta. (con mucha precaución y con protección para la cabeza).

◆ Patinar en el hielo (con cautela extrema; pero no una vez que la barriga se pone grande, esta interferirá con el equilibrio apropiado).

◆ Caminatas (pero no en el terreno desigual o en alta altitud).

litante. Un entrenamiento completo desde el calentamiento hasta el enfriamiento puede tomar cualquier tiempo desde 30 minutos hasta 1 ó más horas. Si la embarazada ha estado ejercitándose desde antes del embarazo y si tiene la aprobación del médico, la embarazada puede continuar con el mismo itinerario siempre que los ejercicios que escoja sean seguros (véase la casilla de arriba). Pero mantenga el nivel de esfuerzo de suave a moderado. Si la embarazada no se ha ejercitado regularmente en el pasado, hacerlo durante media hora es una meta realista y segura. Si el tiempo es limitado, trate de caminar rápidamente durante períodos de 10 minutos tres veces al día.

Siga haciéndolo. Ejercitarse de forma incorrecta (cuatro veces en una semana y ninguna vez la próxima) no la pondrá en forma. Ejercitarse regularmente (tres o cuatro veces a la semana) sí lo hará. Si la embarazada está muy cansada para hacer un entrenamiento activo, no se presione, pero trate de hacer el calentamiento para que sus músculos estén flexibles y la disciplina no se agote. Muchas mujeres notan que se sienten mejor si hacen algo de ejercicio aunque no necesariamente el entrenamiento completo cada día.

Haga los ejercicios según el itinerario. La mejor manera de asegurarse de hacer sus ejercicios es reservar un tiempo específico para eso: antes de irse al trabajo diariamente, durante un receso de refacción o almuerzo o antes de la cena. Si la embarazada no tiene un tiempo libre para una sesión de ejercicio, la embarazada puede adecuar el ejercicio en el itinerario ya existente. Camine hacia el trabajo si puede hacerlo, estacione el automóvil, bájese del autobús o del subterráneo una milla o algo parecido de distancia antes de llegar al trabajo y camine el resto. Escoja un lugar

- El voleibol (con cautela).

- Pilates, técnica de Alexander, tai chi (adaptado para el embarazo, y con tal de que la mujer esté cómoda con las posiciones).

- Boxeo–a–puntapiés (con el progreso del embarazo muchas mujeres encuentran que ellas no pueden dar de puntapiés tan alto ni se pueden mover rápidamente).

- Los entrenamientos con danza (con tal de que sea cómodo).

Los ejercicios que incluso una atleta experimentada debe evitar, debido a sus riesgos mayores, incluyen:

- Trotar o correr más de 2 millas (3 km.) diarias.[†]

- Montar a caballo.

- Esquiar en el agua.

- Bucear y saltos de trampolín.

- Bucear con escafandra autónoma (la escafandra podría restringir la circulación y una mala descompresión podría ser peligrosa para el feto).

- Softball, fútbol y otros deportes de contacto.

- Correr a toda velocidad (se exige demasiado oxígeno rápidamente).

- Esquí alpino (arriesgado debido a la posibilidad de una mala caída).

- Esquí de campo por encima de los 10,000 pies (las grandes altitudes privan de oxígeno tanto a la madre como al feto).

- Ir en bicicleta sobre un suelo húmedo o por rutas donde haga mucho viento (donde son probables las caídas) y en posición de carreras, inclinada hacia delante (puede causar dolor de espalda).

- La calistenia no diseñada para el embarazo.

*Estos son los ejercicios sin peso, son más fáciles para continuar a lo largo del embarazo.

[†]Algunas mujeres muy bien entrenadas han continuado con programas de ejercicios más rigurosos durante el embarazo sin causar efectos negativos. La embarazada hablará con el médico si desea hacer algo parecido.

de estacionamiento tan lejano como le sea posible cuando vaya al supermercado o al centro comercial. O lleve caminando a un niño mayor a la escuela (o a la casa de un amigo) en lugar de conducir el automóvil. Suba las escaleras en lugar de usar el elevador o las escaleras eléctricas. Pase la tarde del sábado caminando en su museo favorito ni siquiera se dará cuenta de que ha estado caminando durante 1 ó 2 horas. En lugar de tirarse en frente del televisor con el esposo después de haber lavado los platos de la cena, pídale que la acompañe a caminar. No importa qué tan ocupado fue el día, si tiene la voluntad, siempre hay una forma de hacer un poco de ejercicio.

Compensar las calorías que se queman. Es probable que la mejor parte del programa de ejercicios consista en los alimentos adicionales que se deberán tomar. Pero, como siempre, estas calorías son

importantes. La futura madre aprovechará esta oportunidad para añadir a la dieta más nutrientes beneficiosos para el bebé. Deberá consumir entre 100 y 200 calorías adicionales por cada media hora de ejercicio intenso. Si la gestante cree que está consumiendo suficientes calorías, pero todavía no gana peso, puede ser que esté haciendo mucho más ejercicio del necesario.

Reemplazar los líquidos perdidos. Por cada media hora de ejercicio vigoroso, la gestante precisará al menos un vaso de líquido extra para compensar los fluidos perdidos por transpiración. En días calurosos, o si suda mucho, deberá beber más, lo mejor es beber antes, durante y después del ejercicio. Pero no más de 16 onzas a la vez. La balanza puede indicar la cantidad de líquido que debe ser reemplazado: un vaso de 8 onzas por cada libra (½ kilo) perdido durante el ejercicio.

LEVANTAMIENTO DE PIERNA

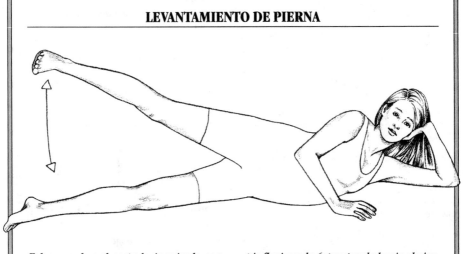

Echarse sobre el costado izquierdo con los hombros, caderas y rodillas formando una línea recta. Colocar la mano derecha sobre el suelo delante del pecho y aguantarse la cabeza con la izquierda. Relajarse e inhalar; luego exhalar mientras se levanta lentamente la pierna derecha tan alto como se pueda, con el pie flexionado (apuntando hacia el vientre) y con la parte interna del tobillo mirando directamente hacia abajo. Inhalar mientras se baja lentamente la pierna. Repetir 10 veces en cada lado. Este ejercicio puede hacerse con las piernas rectas o dobladas las rodillas.

(Pésese antes y después de una rutina típica de ejercicios y notará cuántas libras pierde usualmente.) Es una buena idea empezar a tomar líquidos unos 30 a 45 minutos antes del plan de ejercicios.

Escoja el grupo adecuado: Se puede acudir a unas clases específicas para las mujeres embarazadas. Se debe tener en cuenta que no es un experto todo aquel que dice serlo; antes de apuntarse a un curso, la embarazada hará bien en informarse sobre los títulos y la experiencia del instructor. Para algunas mujeres (sobre todo si no tienen mucha voluntad), las clases son más eficaces que el ejercicio en solitario, ya que proporcionan apoyo y aliento. Los mejores programas ofrecen un ejercicio de intensidad moderada; presentan sesiones por lo menos tres veces por semana; ofrecen una atención individualizada; no emplean una música de ritmo rápido, que podría empujar a las participantes a esforzarse demasiado; asimismo,

disponen de una red de especialistas médicos para responder a las preguntas.

Hágalo de forma divertida. Cualquier rutina de ejercicios, ya sea en grupo o de cualquier forma, debe ser una experiencia que la embarazada quiera hacer en lugar de temer, que piense que será divertida y no una tortura. Así que escoja los ejercicios que disfrute, si la embarazada gusta, lleve compañía cuando pueda. Ejercitarse con una compañera o amiga ha demostrado incidentemente que aumenta las probabilidades de apegarse al programa. Así que en lugar de reunirse con alguna amiga para un café y un pastelito, reúnase para una caminata.

HACERLO CON CUIDADO

No hacer ejercicio con el estómago vacío. La norma materna de no nadar después de una comida tenía alguna validez. Pero hacer ejercicio con el estómago vacío puede resultar también peligroso. Si la embarazada no ha comido nada desde hace varias horas, es una buena idea que tome un bocadillo ligero y una bebida unos 15 ó 30 minutos antes de empezar los ejercicios de calentamiento. Lo mejor son alimentos altos en potasio, como los bananos o jugo de naranja. Si comer algo antes de hacer ejercicio la hace sentirse incómoda, puede tomar algo 1 hora antes.

Vístase para la ocasión. Use ropa floja o que se estire cuando se mueva. La ropa interior deberá ser de algodón, la tela debe permitir que el cuerpo respire. El sostén o sostén de deporte debe ser cómodo y darle firmeza. Zapatos atléticos que le queden bien le ayudarán a proteger sus pies y sus articulaciones. Y los zapatos deben estar diseñados para la actividad correcta. Zapatos de correr, por ejemplo, no le funcionarán para hacer caminata y de hecho pueden ocasionarle una caída.

Seleccionar la superficie adecuada. En áreas interiores, los suelos de madera o las superficies cubiertas de alfombras son mejores para hacer ejercicio que el piso de cerámica o el concreto. (Si el suelo es resbaladizo, no se hará ejercicio con calcetines o con medias). En el exterior, las pistas blandas de gramilla o de tierra son mejores que las carreteras y aceras de superficies duras. Se evitarán, en todo momento, las superficies irregulares y empinadas. Si corre evite correr en bajada, lo cual sería muy fuerte para sus coyunturas y músculos que correr en subida. En el tercer trimestre se deberá evitar correr en

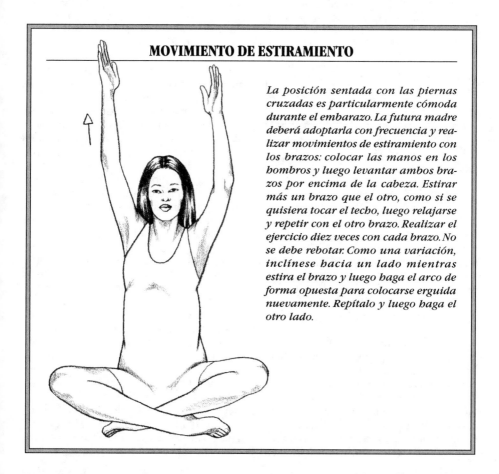

MOVIMIENTO DE ESTIRAMIENTO

La posición sentada con las piernas cruzadas es particularmente cómoda durante el embarazo. La futura madre deberá adoptarla con frecuencia y realizar movimientos de estiramiento con los brazos: colocar las manos en los hombros y luego levantar ambos brazos por encima de la cabeza. Estirar más un brazo que el otro, como si se quisiera tocar el techo, luego relajarse y repetir con el otro brazo. Realizar el ejercicio diez veces con cada brazo. No se debe rebotar. Como una variación, inclínese hacia un lado mientras estira el brazo y luego haga el arco de forma opuesta para colocarse erguida nuevamente. Repítalo y luego haga el otro lado.

PRECAUCIONES SOBRE EL EJERCICIO DURANTE EL EMBARAZO

Ciertas actividades de ejercicios tradicionales son muy riesgosas en el embarazo. Estas incluyen cualquiera que pueda colocarla de espaldas en el suelo después del cuarto mes de embarazo; cuyo movimiento es jalar el abdomen (tal como sentadillas completas o el levantamiento de ambas piernas); los que pudieran forzar el aire dentro de la vagina (tal como hacer bicicleta hacia arriba), paradillas, o los ejercicios donde lleve sus rodillas al pecho mientras está sobre sus cuatro extremidades); los que estiran los músculos internos del muslo (tal como sentarse en el suelo con las plantas de los pies juntas y presionando hacia abajo o rebotando sobre sus rodillas); los que causan que la parte menor de la espalda se curvee hacia adentro; que requieran hacer como un "puente" arquearse con la espalda hacia abajo o cualquier otra contorsión; o los que involucran una flexión profunda o extensión de las articulaciones (tal como doblar las rodillas hasta el tope), saltar, rebotar, cambios repentinos de dirección o movimientos sacudidos.

subida, lo que también le producirá mucho cansancio.

Divida el tiempo. Divida el itinerario de ejercicios si le es posible en dos o tres sesiones breves en lugar de hacerlo en una sola sesión al día. Esto tonifica mejor los músculos. También haga los ejercicios lentamente y no haga una serie rápida de repeticiones. En lugar de esto, descanse brevemente entre cada movimiento (el fortalecimiento de músculos ocurre luego, no cuando la embarazada está en movimiento).

Hacerlo todo con moderación. La mujer embarazada *nunca* deberá hacer ejercicio hasta el agotamiento; los productos químicos secundarios que se presentan tras una actividad agotadora no son buenos para el feto. (Si la embarazada es una atleta bien entrenada, no deberá hacer ejercicio hasta el máximo de la capacidad, tanto si ello la agota como si no.) Existen

varios modos de comprobar si una se está excediendo. En primer lugar, si se encuentra bien es que probablemente no hay peligro. Si siente algún dolor o molestia, es que ha exagerado. Sudar un poco es beneficioso, pero una sudoración abundante es signo de que se debe disminuir el ritmo. Igual es no poder llevar una conversación. El pulso que se mantiene aún por encima de las cien pulsaciones al cabo de 5 minutos de haber terminado el programa de ejercicios indica que éste ha sido excesivo. Y lo mismo sucede si la embarazada siente la necesidad de tomar una siesta después de la actividad física. Después del ejercicio debería encontrarse en plena forma, no exhausta.

Saber detenerse. El cuerpo de la futura madre indicará cuándo debe parar, cuando este dice, "Estoy cansado". Escuche y pare de inmediato. Entre sus señales que sugieren llamar al doctor están: dolor de cualquier tipo (caderas, espalda, pelvis, pecho, cabeza, etc.), un calambre o punzada que no desaparece cuando para, contracciones uterinas y dolor de pecho, mareos, taquicardia o palpitaciones, falta de aliento, dificultades para andar o pérdidas del control muscular, migraña, hinchazón en aumento de las manos, pies, tobillos, cara, salida de líquido amniótico o hemorragia vaginal, o después de la 28ª semana, un descenso o cese de los movimientos fetales. En el segundo y el tercer trimestre, es probable que la embarazada perciba una disminución del rendimiento físico; esto es normal y señal de disminuir la actividad.

Conservarse fresca. Hasta que la investigación demuestre lo contrario, el ejercicio o el ambiente que aumenten la temperatura del cuerpo más de 1.5 a 2 °F de la futura madre deben ser evitados (la sangre es desviada hacia la piel en un intento del cuerpo para reducir la temperatura. No deberá acudir a saunas, cuartos de sauna, baños de vapor o bañeras calientes). Por consiguiente, la embarazada no hará sus ejercicios durante el período más caluroso del día o en una habitación muy caliente o mal ventilada. Y no se esperará a que el cuerpo avise de que está sobrecalentado; se parará antes de llegar a ese punto.

TRATE DE HACER ESTO EN CASA

Haga de estos ejercicios simples parte de la rutina de ejercicios o simplemente realícelos periódicamente durante el día tan ocupado (aún en los recesos del trabajo) para mantener la circulación.

Ejercicio de respiración. Este ejercicio de profunda respiración le puede ayudar a aprender cómo respirar durante el parto, así como fortalecer uno de los músculos que la embarazada necesitará durante el parto. Siéntese en el piso con la espalda contra la pared o en una silla que tenga respaldo. Coloque sus manos en la barriga e inhale profundamente (la barriga se expandirá hacia afuera). Exhale y contraiga (o apriete) el músculo abdominal transverso (el músculo que la embarazada usa para retener el estómago). Haga diez repeticiones. (No se preocupe no podrá apachar al bebé). Este ejercicio le ayudará a que la espalda se sienta mejor, mantenga sus abdominales fuertes y prepárese para empujar al bebé.

Giros con la cintura. Mientras está sentada o parada, gire de lado a lado, lentamente girando la cintura. Mire por encima de un hombro, luego el otro. Sus brazos deben balancearse libremente con cada repetición.

Flexione sus caderas. Párese de forma perpendicular a una silla pesada con una mano recostada en ella para equilibrarse. Extienda la pierna opuesta hacia afuera enfrente con la rodilla doblada ligeramente. Lentamente estire la pierna mientras la levanta a la posición de cadera (o tan alto como se sienta cómoda). Exhale mientras estira la pierna. Inhale y baje la pierna nuevamente al suelo. Repítalo con la otra pierna.

Estiramientos de pecho. Coloque sus manos en cualquier lado de una puerta abierta o el marco de la puerta. Deben estar al nivel de los hombros con sus codos doblados. Inclínese hacia adelante hasta que sienta el estiramiento en el pecho. Sosténgalo durante 10 a 20 segundos. Repítalo cinco veces.

Cuclillas. Párese con sus pies a la distancia de sus hombros. Baje lentamente hasta acuclillarse, mantenga sus talones pegados al suelo y manteniendo la espalda recta. Si sus talones empiezan a levantarse, regréselos al lugar ligeramente. Manténgase acuclillada durante 10 a 30 segundos, descanse sus brazos sobre sus piernas. Lentamente párese colocando sus manos sobre sus rodillas y empujándose con sus brazos. Repítalo cinco veces. Este ejercicio es especialmente bueno si la embarazada va a dar a luz en posición de cuclillas.

Asegúrese de que la ropa de ejercicios es fresca también. No se abrigue demasiado durante el invierno, deberá sentir un poco de frío cuando salga y empiece, o use varias prendas de modo que pueda quitarse una y dejarse otra puesta cuando se sienta caliente. No espere que el cuerpo le avise cuando esté agotada, deténgase antes de llegar a ese punto.

Proceder con precaución. Incluso la deportista más entrenada puede carecer de soltura cuando está embarazada. A medida que el centro de gravedad del cuerpo se desplaza hacia adelante con el útero, la probabilidad de una caída aumenta. La futura madre deberá ser consciente de ello y tomar precauciones. En las últimas fases del embarazo deberá evitar aquellos deportes que exigen movimientos bruscos o mucho equilibrio.

Ser consciente del mayor riesgo de sufrir accidentes. Debido a diversas razones (centro de gravedad alterado, articulaciones laxas, despiste). Las mujeres pueden sufrir más accidentes cuando están esperando. No se arriesgue.

Cuidado con la espalda y los pies. Después del cuarto mes, la futura madre no deberá hacer ejercicios tendida sobre la espalda, ya que el útero podría comprimir algún vaso sanguíneo importante, impidiendo la circulación. Extender o poner de punta los dedos de los pies en cualquier momento del embarazo podría producir calambres en las pantorrillas. En vez de ello se flexionarán los pies, volviéndolos hacia la cara.

Reducción gradual en el tercer trimestre. Aunque todas hemos oído contar historias sobre atletas embarazadas que han permanecido activas hasta el momento del parto, para la mayoría de las mujeres resulta aconsejable disminuir la actividad física durante los últimos tres meses de embarazo. Esto se aplica sobre todo al noveno mes, durante el cual los paseos rápidos y los ejercicios de extensión constituyen ya una actividad física suficiente. Los ejercicios atléticos serios pueden realizarse de nuevo más o menos a las seis semanas después del parto. (Véase página 429.)

Aunque no esté haciendo ejercicios no sólo se quede sentada. Permanecer sentada durante un período de tiempo largo y sin interrupciones hace que la sangre se acumule en las venas de las piernas, que se hinchen los pies, y podría producir otros problemas. Si el trabajo de la embarazada implica que ésta deba estar mucho rato sentada, o si ésta ve la televisión durante horas o ha de viajar con frecuencia a grandes distancias, se asegurará de hacer una pausa cada hora aproximadamente, paseando de 5 a 10 minutos. Y al estar sentada, hará periódicamente algunos ejercicios que faciliten la circulación, tales como respirar hondo algunas veces, estirar la parte inferior de las piernas, flexionar los pies y mover los dedos. Y contraerá los músculos abdominales y de las nalgas (una especie de penduleo de la pelvis en posición sentada). Si las manos tienden a hincharse, también se estirarán los brazos por encima de la cabeza y se abrirán y cerrarán los puños.

SI NO HACE EJERCICIO

Es evidente que, durante el embarazo, el ejercicio físico puede ser muy beneficioso.

Pero renunciar al ejercicio (ya sea por elección propia o por prescripción del médico), y reducir la actividad física a abrir y cerrar la puerta del automóvil, no perjudicará ni a la madre ni al futuro bebé. Es casi seguro que el médico restringirá el ejercicio si la embarazada tiene un historial de tres o más abortos espontáneos o partos prematuros, o si tiene una cérvix incompetente, hemorragias o manchas de sangre periódicas, un diagnóstico de placenta previa, una enfermedad cardíaca o hipertensión causada por el embarazo.

La actividad también puede ser limitada si la presión sanguínea es alta, existe diabetes, una enfermedad tiroidea, anemia u otro trastorno sanguíneo, se tiene un peso excesivamente alto o bajo, o se ha llevado un estilo de vida extremadamente sedentario hasta el momento.

Un historial de un parto precipitado (muy breve) o de un feto que no se desarrolló bien en un embarazo anterior también podrían ser razones para que no se pudiera hacer ejercicio o para precaución. En algunos casos los ejercicios que utilizan únicamente los brazos o los ejercicios acuáticos diseñados para el embarazo pueden estar bien cuando otros ejercicios son un tabú. Consúltelo con el médico.

◆ ◆ ◆

El quinto mes

Aproximadamente de 18 a 22 semanas

Lo que una vez fue completamente abstracto rápidamente se está convirtiendo en algo palpable-literalmente. Puede ser que en algún momento cerca del final de este mes o el principio del próximo, la mujer sienta los movimientos del bebé por primera vez. Esa sensación milagrosa, junto con el abultamiento del abdomen, hará que el embarazo finalmente se sienta como una realidad. Aunque el bebé está lejos de estar listo para asistir a una guardería, es realmente bonito saber que hay alguien allí.

Qué se puede esperar en la visita de este mes

Otro chequeo, para entonces la madre ya estará familiarizada con él. Este mes, se puede esperar que el médico controle los siguientes puntos, aunque puede haber variaciones en función de las necesidades particulares de la paciente o de las costumbres del médico:[1]

- Peso y presión sanguínea.

- Orina, para detectar azúcar y albúmina.

- Latido cardíaco del feto.

- Tamaño y forma del útero, mediante palpación externa. (Al tocarlo por fuera.)

- Altura del fondo del útero (parte superior de la matriz).

- Pies y manos, para detectar edema (hinchazón) y piernas, para detectar venas varicosas.

- Síntomas que se han experimentado, especialmente si son poco habituales.

- Preguntas y problemas que la mujer desee discutir, es aconsejable llevar una lista preparada a la consulta.

1. Véase el apéndice, página 545, para una explicación sobre los procedimientos y pruebas realizadas.

Qué se puede sentir

Como siempre, se tomará en cuenta que cada embarazo y cada mujer son diferentes. Se pueden experimentar todos estos síntomas en un momento u otro, o tan sólo algunos de ellos. Algunos pueden continuar desde el mes anterior, otros serán nuevos. Y finalmente otros pasan casi desapercibidos porque la embarazada ya se ha acostumbrado a ellos. También puede experimentar síntomas menos habituales.

SÍNTOMAS FÍSICOS:

◆ Movimientos fetales.

◆ Flujo vaginal más abundante (leucorrea).

UN VISTAZO AL INTERIOR

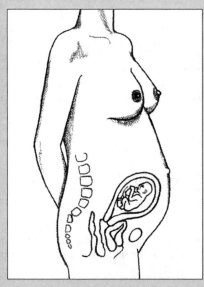

▲ *La madre va a mitad del camino de su embarazo y el útero alcanzará a su ombligo alrededor de la semana número 20. En este momento ya no hay nada que pueda ocultar su estado de gestación.*

► *A finales de este mes, el feto medirá de 7 a 9 pulgadas de altura (lo que significa que está casi a medio camino del recorrido que lo llevará a su nacimiento) y pesa cerca de 1 libra. A medida que los músculos se fortalecen, la red nerviosa se expande y el esqueleto se endurece, el feto es más activo y coordinado, capaz de realizar numerosas hazañas gimnásticas (incluyendo los saltos mortales) que le ayudarán a crecer y a desarrollar habilidades motoras. Estos movimientos también son ¡finalmente! lo suficientemente fuertes para que la madre los perciba. En esta etapa, los oídos ya están bien desarrollados y pueden empezar a reconocer los sonidos; el bebé también presenta períodos regulares de vigilia y sueño, y puede hacer una gran variedad de gestos, como fruncir el ceño y muecas. Las cejas y el pelo en la cabeza son visibles. La piel es arrugada, color rosado, translúcida y cubierta por una sustancia grasosa blanca llamada unto sebáceo que lo protege del líquido amniótico, a la vez que lo hace resbaloso (lo que facilita su expulsión) al momento de nacer. Los testículos de los niños comienzan a descender de la cavidad abdominal hacia el escroto.*

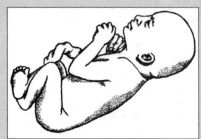

- Sensaciones dolorosas en la parte inferior del abdomen y a los lados (debidas al estiramiento de los ligamentos que sostienen el útero).

- Estreñimiento.

- Acidez de estómago e indigestión, flatulencia e hinchamiento.

- Dolores de cabeza, mareos o desmayos ocasionales.

- Congestión nasal y hemorragias nasales ocasionales; embotamiento de los oídos.

- "El cepillo de dientes de color de rosa" por las encías que sangran.

- Buen apetito.

- Calambres en las piernas.

- Edema benigno de los tobillos y los pies, y ocasionalmente de las manos y el rostro.

- Venas varicosas en las piernas y/o hemorroides.

- Aumento del pulso (latido cardíaco).

- Orgasmo más fácil o más difícil.

- Dolores de espalda.

- Cambios de la pigmentación de la piel en el abdomen y/o la cara.

- Un ombligo pronunciado.

SÍNTOMAS EMOCIONALES:

- Aceptación de la realidad del embarazo.

- Menos cambios de humor, pero aún irritabilidad y llantos ocasionales.

- Estado de distracción continúa.

Qué puede preocupar

CANSANCIO

"Me siento cansada cuando hago ejercicio o cuando limpio a fondo la casa; ¿debo dejar de hacerlo?"

No sólo deberá detenerse cuando se encuentra cansada, sino que en lo posible deberá parar antes de cansarse. Hacer ejercicio hasta el agotamiento no es nunca una buena idea. Pero durante el embarazo es una idea especialmente mala, ya que el cansancio excesivo le cobra un precio no sólo a la madre sino también al bebé. La futura madre deberá prestar mucha atención a las señales del cuerpo. Si le falta el aliento cuando trota, o si de repente le parece que la aspiradora pesa una tonelada, deberá permitirse una pausa.

En lugar de establecer sesiones de actividad maratoniana, la embarazada deberá dosificar sus esfuerzos. Trabajar un poco o hacer un poco de ejercicio, y luego descansar otro poco. Por lo general, así conseguirá hacer normalmente todo el trabajo o la mayor parte de él, y no quedará agotada. Y si ocasionalmente le queda algo por hacer, le servirá para acostumbrarse a ello para los días en que los deberes de la maternidad le impidan terminar lo que había empezado. Véase página 116 para los Consejos sobre cómo enfrentarse a la fatiga.

DESMAYOS Y MAREOS

"Siento mareos cuando me levanto al estar sentada o acostada. Y ayer casi me desmayé mientras estaba de compras. ¿Estoy bien? ¿Puede esto hacer daño a mi bebé?"

En las novelas, un inicio de desmayo es un indicador fiable del embarazo. Sin embargo, los guionistas están mal informados. Los desmayos no son síntomas frecuentes en el embarazo.

CALOR Y FRÍO: CONTROL DE LAS TEMPERATURAS EXTREMAS DURANTE EL EMBARAZO

Si la mujer vive en un clima particularmente caliente o frío durante todo el año o sucede que le toca gestar en el verano más caliente o en el invierno más frío que se haya registrado, hay varias formas de mantenerse segura y cómoda cuando el termómetro marca temperaturas extremas.

Para vencer el calor. Durante la etapa del embarazo, el metabolismo trabaja horas extras y es fácil que la temperatura corporal se eleve demasiado. Para mantenerse fresca, la mujer puede usar ropa elaborada con tela liviana, como el algodón. Evitará el ejercicio al aire libre bajo el calor de día; los paseos se darán antes del desayuno o después de cena, o se asistirá a un gimnasio con aire acondicionado; y siempre se detendrá antes de sentir demasiado calor. Se mantendrá alejada del sol en medida de lo posible, particularmente los días muy calurosos, y cuando sea necesario salir de la casa, se aplicará suficiente filtro solar (el sol intensificará los cambios en el color normal de la piel que algunas mujeres experimentan). Es recomendable que se tome un baño con agua tibia o se duche para refrescarse. También puede nadar si es algo que le resulta práctico. Siempre que sea posible, se mantendrá con aire acondicionado. Si en la casa no se cuenta con este servicio, se puede visitar la biblioteca, un museo o un centro comercial. Los ventiladores no serán de mucha ayuda cuando la temperatura es mayor de 90 °F.

Lo más importante de todo: beber, beber y beber agua. Mantenerse hidratada (que será de mucha ayuda para evitar la debilidad y los mareos en los días calurosos, para minimizar otros síntomas del embarazo, y para evitar infecciones urinarias y el parto prematuro) tomando al menos ocho vasos de agua al día, pero si la mujer hace ejercicio o suda mucho, aumentará esta cantidad. Para habituarse a la hidratación, se llevará una botella de agua a donde vaya. Evitará la cafeína y el alcohol que pueden deshidratar, así como las bebidas dulces y los jugos revitalizantes de frutas que mantienen el líquido en el tracto digestivo en lugar de dejarlo circular en el cuerpo.

Para vencer el frío. Aunque las mujeres en estado de gestación tienen más posibilidades de sentir calor en la época de invierno que cualquier otra persona, existen ciertas precauciones que debe tomar durante esa época. Las temperaturas bajas pueden reducir el fluido sanguíneo hacia la placenta, disminuyendo la cantidad de nutrientes que llegan al feto. Este problema se puede evitar usando ropa especial para la temporada (y no se olvidará de los gorros, ya que el calor se escapa fácilmente por una cabeza desprotegida). Pero se asegurará de vestirse con varias prendas; de esta forma se las podrá quitar de una en una si empieza a sentir calor.

Los mareos y la confusión por el otro lado, sí son comunes en las mujeres embarazadas, por varias razones. Durante el primer trimestre, los mareos pueden estar relacionados con que el suministro de sangre sea insuficiente para llenar el sistema circulatorio que se está expandiendo rápidamente; durante el segundo, pueden ser causados por la presión del útero que se está dilatando sobre los vasos sanguíneos de la madre. El mareo puede presentarse cada vez que la embarazada se levanta muy rápido de una posición sentada o acostada. Es causado por una falta súbita de sangre en el cerebro cuando la presión

sanguínea baja rápidamente. La solución es simple: levantarse siempre muy despacio. Levantarse de un salto para responder al teléfono es probable que tenga el efecto de que la embarazada aterrice de nuevo en el sofá.

Es posible que sienta mareos a causa de una baja de azúcar en la sangre. Esta clase de mareos puede ser controlada ingiriendo algo de proteína (que ayuda a mantener los niveles de azúcar en la sangre) en cada comida, y tomando comidas menos copiosas y más frecuentes, o bien tomando bocadillos entre las horas habituales de las comidas. La embarazada podría llevar en el bolso una cajita con pasas, una fruta, algunas galletas de trigo integral o unas barritas de pan para estos casos. Los mareos también pueden ser señal de deshidratación, por lo tanto se asegurará de llevar la cuota de líquidos-al menos ocho vasos al día; pero si el clima es cálido o ha hecho ejercicio, se aumentará dicha ingestión.

Los mareos pueden aparecer también en ambientes interiores, en una tienda con demasiada calefacción, en una oficina o en un autobús, especialmente si la embarazada lleva prendas demasiado abrigadas. La mejor manera de tratar estos trastornos consiste en salir al aire fresco o en abrir una ventana. También resulta útil quitarse el abrigo y desabrocharse la chaqueta—sobre todo en el cuello y la cintura.

Si se nota mareada y/o cree que se va a desmayar, deberá intentar aumentar la circulación de la sangre hacia el cerebro: acostarse, si es posible, con los pies (y no la cabeza) levantados, o sentarse y colocar la cabeza entre las rodillas hasta que se le pase el mareo[2]. Si no tiene posibilidad de acostarse o de sentarse, doblará una rodilla y se inclinará hacia adelante como si fuera a abrocharse el zapato. Los verdaderos desmayos son raros, pero en caso de que esto suceda, la embarazada no deberá preocuparse—aunque el flujo de sangre hacia el cerebro ha quedado temporalmente reducido, ello no afectará al bebé.

Si la embarazada ha tenido mareos deberá informar de ello al médico en la próxima visita. En caso de que haya llegado a desmayarse, le avisará rápidamente. Los desmayos frecuentes ocasionalmente son un signo de anemia y han de ser evaluados cuanto antes por el médico.

PATRONES EN EL MOVIMIENTO FETAL

"Todos los días de la semana pasada, sentí pequeños movimientos, pero hoy no he sentido nada. ¿Significa que algo anda mal?"

La ansiedad acerca de cuándo se sentirá el primer movimiento generalmente es reemplazada por la angustia de no sentir con frecuencia los movimientos fetales o porque no se han sentido por determinado tiempo. Sin embargo, en esta etapa del embarazo, estas inquietudes, aunque entendibles, generalmente son innecesarias. La frecuencia de los movimientos evidentes varía mucho; en el mejor de los casos, los patrones son desiguales. Aunque el feto se mueve casi constantemente, sólo unos cuantos movimientos son tan fuertes para sentirlos.

El resto posiblemente pasará inadvertido por la posición fetal (por ejemplo, los gestos y las patadas hacia adentro en lugar de hacia fuera). O debido a la propia actividad de la madre—cuando está caminando o moviéndose mucho, el feto se mece y se duerme; o puede estar despierto, pero la madre está tan ocupada que no siente sus movimientos. También es posible que ella esté durmiendo justo en el período de más actividad; para muchos bebés es a media noche. (Incluso en esta etapa, los bebés tienen más posibilidades de estar activos cuando sus madres están acostadas.)

Una forma de provocar movimiento fetal, en caso de que no se haya sentido durante todo el día, es acostándose por una o dos horas en la noche, preferiblemente después de tomar un vaso de leche, de jugo de naranja o de comer un bocadillo. La combinación de la inactividad con la energía que produce la comida puede hacer que el feto se mueva. Si esto no funciona, se tratará nuevamente en unas horas, pero no es motivo de preocupación. Muchas madres no sienten movimiento alguno durante un día o dos, o incluso durante tres o cuatro días, antes de la semana 20. Después de este tiempo, no hay que preocuparse de que hayan pasado veinticuatro horas sin actividad fetal sensible (asumiendo, por supuesto, que la madre ya comenzó a sentir el movimiento).

Después de la semana 28, los movimientos fetales se vuelven más constantes

---

2. Los primeros auxilios para las futuras madres que han sufrido desmayos son iguales a las medidas preventivas.

y se recomienda que la madre se forme el hábito de controlarlos diariamente.

POSICIÓN PARA DORMIR

"Siempre he dormido boca abajo. Pero ahora no me atrevo a hacerlo y no consigo encontrar ninguna postura que me resulte cómoda para dormir."

Abandonar durante el embarazo la posición favorita para dormir puede ser tan traumático como abandonar al osito de peluche a los seis años. Es inevitable que ello le haga perder un poco el sueño-pero sólo hasta que se acostumbre a la nueva postura. Y el momento apropiado para acostumbrarse a ella es ahora, antes de que la barriga dificulte aún más el encontrar una posición cómoda.

Dos de las posturas favoritas durante el sueño—boca abajo y boca arriba—no están recomendadas para la mujer gestante. La posición boca abajo no lo es por razones obvias: a medida que crece la barriga, dormir sobre ella resultaría tan cómodo como dormir sobre una sandía. En la posición boca arriba, si bien es más cómoda, todo el peso del útero gestante recae sobre la espalda, los intestinos, dos venas mayores, la aorta (la vena responsable de llevar sangre a todos parte del

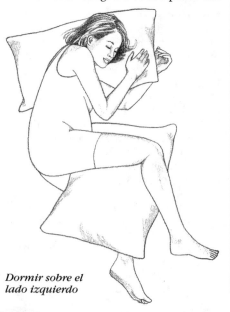

Dormir sobre el lado izquierdo

cuerpo) y la vena cava inferior (una vena responsable de devolver al corazón la sangre procedente de la parte inferior del cuerpo). Esto puede agravar los dolores de espalda y las hemorroides, inhibir la función digestiva, obstaculizar la respiración y la circulación y, quizá, provocar hipotensión, es decir, presión sanguínea baja.

Esto no significa que la embarazada deba dormir de pie. Acostada sobre un costado—preferentemente el izquierdo, con una pierna cruzada sobre la otra y con una almohada entre las piernas (véase la ilustración) es la mejor posición tanto para la madre como para el feto. No sólo permite un flujo máximo de sangre y nutrientes hacia la placenta, sino que además favorece la función renal, lo que significa una mejor eliminación de los productos residuales y de líquido y menos edema (hinchazón) de los tobillos, los pies y las manos.

Pero hay muy pocas personas que consiguen permanecer en la misma postura durante toda la noche. No deberá alarmarse si se despierta por la noche y se encuentra tendida boca arriba o boca abajo. No hay problema—se colocará de nuevo sobre el costado. Y tampoco debe preocuparse si se siente incómoda durante unas noches, el cuerpo se adaptará pronto a la nueva posición. Una "almohada para el cuerpo" de al menos cinco pies de longitud o un cojín en forma de cuña puede servir de apoyo, logrando dormir mucho más cómoda del mismo lado. Si la mujer no tiene acceso a ninguna de estas opciones, puede improvisar con cojines, colocándolos contra el cuerpo en diferentes posiciones hasta que se descubra la combinación perfecta para dormir mejor.

DOLOR DE ESPALDA

"Tengo mucho dolor de espalda. Me temo que no podré ni tan siquiera levantarme cuando esté de nueve meses."

Las molestias e incomodidades del embarazo no están destinadas a amargar la vida de la futura madre—aunque a menudo sean los resultados del mismo. Son los efectos secundarios de la preparación del cuerpo para el grandioso momento del nacimiento del hijo. El dolor de espalda no es una excepción. Durante el embarazo, las articulaciones de la pelvis, que suelen ser estables, empiezan a relajarse para permitir el paso del bebé durante el parto. Esto, junto con el tamaño inhabitual del abdomen, perturba el equilibrio del cuerpo de la embarazada. Para compensar este desequilibrio, la futura madre tiende a echar los hombros hacia atrás y a curvar el cuello. Al estar de pie, con la barriga hacia adelante—para asegurarse de que todo el mundo se da cuenta de que está embarazada—el problema se complica aún más. El resultado de todo esto es que la parte inferior de la espalda se curva, los músculos de la espalda quedan en tensión, y surge el dolor.

Pero incluso cuando tiene una finalidad, el dolor siempre duele. Y sin rechazar la finalidad, es posible combatir (o al menos aliviar) el dolor. Como siempre, el mejor método es la prevención. Se debería iniciar el embarazo con una buena musculatura abdominal, una buena postura y una correcta articulación del cuerpo. Pero aún no es demasiado tarde para ello, hay aún muchas cosas que se pueden hacer. Para alinear el cuerpo apropiadamente, se practicará el ejercicio de balanceo de la pelvis (véase página 197). También son útiles las siguientes medidas:

♦ No aumentar más de peso que lo recomendado (véase página 172). Unas libras de más aumentarán la carga que la espalda debe soportar.

♦ No llevar zapatos de tacón muy alto ni tampoco muy bajo sin el apoyo apropiado. Algunos médicos recomiendan los tacones anchos de 2 pulgadas (5 centímetros) para mantener la estabilidad del cuerpo. Existen zapatos y plantillas especialmente diseñadas para ayudar a aliviar los problemas de las piernas y la espalda durante el embarazo; pregúnteselo al médico o a un vendedor en una buena tienda de calzado.

♦ Aprender a levantar las cargas pesadas correctamente (paquetes, niños, libros, etc.). No levantarlas abruptamente. Estabilizar primero el cuerpo, colocando los pies algo separados (a la misma anchura que los hombros) y contrayendo los glúteos. Doblar las rodillas, no la cintura y levantar haciendo la fuerza con los brazos y las piernas más que con la espalda. (Véase la ilustración.) Si los dolores de espalda son un problema intenso,

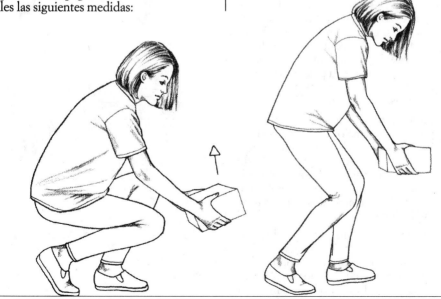

Doblar las rodillas al levantarse

intentar levantar y acarrear pesos lo menos posible. Si la embarazada se ve obligada a cargar unas compras que pesan mucho, las dividirá en dos bolsas y llevará una en cada mano, en vez de llevar mucho peso delante del pecho.

- No permanecer de pie durante largo rato. Si es imprescindible, colocar un pie sobre un taburete, con la rodilla doblada. Esto evitará que la zona lumbar se curve hacia dentro. Si se está de pie sobre un suelo de superficie dura, como al cocinar o al lavar platos, poner una alfombrita antideslizante debajo de los pies para disminuir la presión.

- Sentarse con elegancia. Sentarse aplica más tensión sobre la columna vertebral que casi cualquier otra actividad, y por lo tanto vale la pena hacerlo de la forma apropiada. Ello significa que la mujer deberá sentarse, cuando sea posible, en una silla que le ofrezca el soporte adecuado, preferiblemente con el respaldo recto, brazos (usarlos como puntos de apoyo al levantarse de la silla) y un cojín firme que no permita que se hunda. Se evitarán las sillas sin respaldo y los bancos, y dondequiera que la mujer esté sentada, nunca cruzará las piernas. Esto no sólo puede producir problemas circulatorios (venas varicosas, venas tipo araña e hinchazón) sino que también puede hacer que la pelvis se mueva demasiado hacia adelante, lo que agravaría el dolor de espalda. Cuando sea posible, la embarazada se sentará con las piernas algo elevadas (véase la ilustración).

- Estar sentada demasiado tiempo puede ser tan malo como sentarse mal. La embarazada debe intentar no permanecer sentada durante más de 1 hora sin tomarse un respiro para estirarse o pasear; es recomendable que se establezcan intervalos de no más de media hora.

- Dormir sobre un colchón duro, o poner una tabla bajo el colchón si éste es blando. Una posición confortable para dormir auxiliada por una "almohada para el cuerpo" (que mida al menos 5 pies de largo) ayudará a mini-

mizar los dolores cuando la mujer esté despierta. Al levantarse de la cama por la mañana, se balancearán las piernas por encima del borde de la cama hasta depositarlas sobre el suelo, en vez de girarse abruptamente para levantarse.

- Preguntar al médico si es de utilidad una faja para embarazadas o un cabestrillo cruzado para aguantar el vientre, aliviando la tensión de la parte baja de la espalda.

- No estirar demasiado el cuerpo para colocar cosas por encima de la cabeza porque los músculos de la espalda hacen un esfuerzo considerable. En lugar de estirarse para ordenar los platos en el armario, arreglar las cortinas o colgar un cuadro se utilizará un taburete bajo y estable (o a un amigo alto).

- Alternar frío y calor para lograr un alivio temporal de los músculos adoloridos. Se usará una bolsa de hielo por 15 minutos, seguida de un lienzo caliente por otros 15 minutos o por un baño con agua tibia (no caliente). La

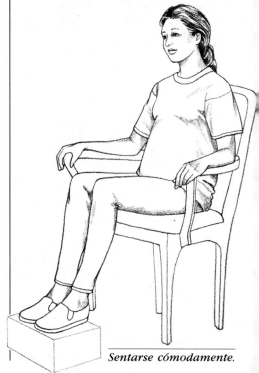

Sentarse cómodamente.

bolsa de hielo y el lienzo caliente se envolverán en una toalla o tela.

◆ Aprender a relajarse. Muchos problemas de la espalda se agravan con el estrés. Si la embarazada cree que éste podría ser el caso, realizará algunos ejercicios de relajación cuando se presente el dolor. También deberá seguir las instrucciones que empiezan en la página 127 para enfrentarse a las tensiones de la vida diaria.

◆ Realizar simples ejercicios que fortalezcan los músculos abdominales, tales como la postura del dromedario (véase página 199) y balanceo de la pelvis (véase página 197). La madre también se puede unir a una clase de yoga para el embarazo, o bien, puede considerar la hidroterapia si encuentra a un terapeuta experto desde el punto de vista médico (y del embarazo).

◆ Considerar las visitas a un quiropráctico o a un fisioterapista que se especialice en el embarazo-o tratar alguna terapia alternativa como la acupuntura o la bioretroalimentación. (Véase página 250.)

LLEVAR EN BRAZOS A OTROS NIÑOS

"Tengo una niña de tres años y medio que siempre quiere subir las escaleras en brazos. Pero mi espalda parece romperse por el peso."

Sería una buena idea romper el hábito en vez de dejar que se siga rompiendo la espalda de la futura madre; el esfuerzo de transportar un feto que se está desarrollando ya es bastante sin añadir las 30 a 40 libras (13 a 18 kilos) de una niña en edad preescolar. Sin embargo, la embarazada tendrá cuidado de no echarle al futuro hermanito las culpas por los cambios de conducta de la madre—en vez de ello, échele la culpa a la espalda. Puede cantar una canción especial al subir las gradas ("Aquí vamos subiendo las gradas, subiendo las gradas, subiendo las gradas. Aquí vamos subiendo las gradas, y divirtiéndonos mucho" con la melodía de

"Here We Go 'Round the Mulberry Bush") o puede retarla a competir para llegar hasta arriba, y así lograr que sea más divertido. Y alabe mucho los esfuerzos de la niña cuando esté de acuerdo en andar por sí misma.

Desde luego, habrá momentos en que la respuesta de la niña será no querer "andar". Así, la embarazada deberá aprender una forma apropiada de llevarla en brazos (véase página 213), y asegurarse de que ello no comprometa de forma alguna al futuro bebé, a menos que el médico haya prohibido tales actividades.

PROBLEMAS EN LOS PIES

"Parece que mis zapatos me aprietan demasiado. ¿Puede ser que además del vientre, me estén creciendo los pies?"

La barriga no es la única parte del cuerpo que aumenta de tamaño en una mujer embarazada. Los zapatos aprietan por varias razones. En primer lugar existe la hinchazón o edema causado por la retención de líquidos normal del embarazo. Además habrá mucha más grasa en los pies si el aumento de peso ha sido excesivo. También ocurre una expansión de las articulaciones de los pies (junto con todas las demás articulaciones) cuando la hormona relaxina desempeña la función de relajar la pelvis para el parto. La hinchazón de los pies desaparecerá después del parto y probablemente la embarazada perderá peso. Pero aunque las articulaciones se volverán a unir, es posible que los pies de la mujer queden más grandes —incluso haciendo que calce un número más—buenas noticias para las mujeres que disfrutan de comprar zapatos; pero no tan buenas para las que les desagrada.

Mientras tanto, la embarazada pondrá en práctica los consejos para reducir la hinchazón excesiva (véase página 267) si parece que éste es el problema, y se comprará dos pares de zapatos que le sean cómodos ahora y que se ajusten a sus "crecientes" necesidades (de esta forma no terminará embarazada y descalza). Ambos deberán poseer un tacón de menos de 2 pulgadas (5 cm), suelas antideslizantes y mucho espacio para que los pies puedan extenderse con toda libertad (se probarán los zapatos al final del día, cuando los pies estén hinchados al máximo). Ambos pares deberían ser de cuero o lona, para que los pies puedan respirar. Si se elige con cuidado, se podrán hallar no sólo unos zapatos para pasear, sino también unos de vestir, que cumplan con estos requisitos.

Los zapatos o los complementos ortopédicos diseñados para corregir el desplazamiento del centro de gravedad que se produce durante el embarazo no sólo pueden suponer una mayor comodidad para los pies, sino también reducir los dolores de espalda y de las piernas. Existen dos diseños distintos, uno para llevar durante los primeros seis meses y el otro para el último trimestre. La embarazada le pedirá al médico que la oriente.

Llevar zapatillas flexibles varias horas al día también es útil para reducir la fatiga y el dolor de los pies y la parte baja de las piernas, aunque parece que no reduce la hinchazón. Si sus piernas están doloridas y cansadas al final del día, llevar estas zapatillas mientras se está en casa puede ser de gran ayuda.

RÁPIDO CRECIMIENTO DEL CABELLO Y LAS UÑAS

"Me parece que mi cabello y mis uñas no habían crecido nunca tan de prisa."

La exuberante circulación provocada por las hormonas del embarazo alimenta también a las células cutáneas. Dos de los efectos felices de este aumento de la circulación son las uñas que crecen con tal rapidez que no se da abasto con el manicure, y los cabellos que crecen tanto que se ha de acudir con mayor frecuencia a la peluquería (y si la mujer tiene mucha suerte, incluso serán más gruesos y lustrosos).

El alimento extra puede, no obstante, tener también efectos menos deseables. Puede hacer que el pelo crezca en lugares donde no sería de esperar en una mujer. El área facial (labios, mentón y mejillas) es la que se ve más comúnmente afectada por este hirsutismo inducido por el embarazo, pero los brazos, piernas, espalda y vientre también pueden verse poblados. Gran parte de este vello excesivo desaparece al cabo de unos seis meses de dar a luz, aunque una parte puede permanecer durante más tiempo.

Aunque no existe ningún riesgo conocido, probablemente no sea una buena idea usar depilatorios o cremas decolorantes cuando la mujer sabe que está embarazada. Puede que la piel no reaccione bien ante estos productos químicos, e incluso es posible que pasen al torrente circulatorio. Durante el embarazo tampoco se recomienda la electrólisis, aunque no se han documentado efectos adversos; las mismas recomendaciones son válidas en el caso de la eliminación de cabello con láser. No hay motivo de preocupación para una embarazada que haya pasado por cualquiera de estos dos tratamientos, ya que el riesgo es teórico. Arrancar o afeitar el vello, por supuesto, no presenta problemas.

UN REGALO EN EL SPA

"Para mi cumpleaños, una amiga me dio un certificado de regalo que consiste en un día de spa e incluye actividades atractivas como tratamientos de aromaterapia y un masaje. ¿Son seguros si estoy embarazada?"

¡Nadie se lo merece ni lo necesita más que una mujer embarazada!—un día completo para sentirse mimada. (Con la excepción de una nueva madre—ya que una vez tiene el bebé, probablemente no le sobre tiempo para tratamientos en el spa.) Por lo tanto, se dará gusto ahora pero tomando en cuenta las siguientes recomendaciones:

Compartir la noticia. En primer lugar con el médico para asegurarse de que no hay advertencias especiales en la situación particular de la mujer. Luego, cuando llame para pedir la cita, informará del embarazo al recepcionista. Se comentarán las restricciones que se tienen para que los tratamientos se ajusten a las necesidades personales. También se asegurará de informar sobre el estado de gestación a todos los esteticistas y terapeutas que la atenderán.

OBTENER EL MASAJE PERFECTO

Siente desasosiego por aliviarse de ese fastidioso dolor de espalda—o de esa ansiedad que no la deja dormir por las noches. El masaje puede quitar esos dolores, tensiones y estrés característicos del embarazo—además, ayuda a dormir mejor. Para asegurarse de que los masajes, durante esta etapa de gestación, no sólo son relajantes sino también seguros, se seguirán los siguientes consejos:

◆ Evitar los masajes durante el primer trimestre, ya que puede provocar mareos y aumentar las náuseas matinales.

◆ Asegurarse de que el masajista tiene licencia extendida en el estado en el que vive; si el estado no emite este tipo de documento, se solicitará la acreditación de una organización nacional de terapia de masajes (como la Asociación Americana de Terapia de Masajes).

◆ Buscar a un masajista que esté totalmente familiarizado con lo que está permitido o no durante el embarazo. Por ejemplo: El uso de una mesa especial con abertura para acomodar la barriga, de esta forma la madre descansará cómodamente boca abajo y el masajista podrá trabajar sobre la espalda. No se masajeará el abdomen, o al menos se limitará a toques muy ligeros. Tampoco se darán masajes en los pies, los tobillos y el tejido que une los dedos pulgar e índice porque se cree que ciertos puntos de esas áreas pueden provocar contracciones; no se usarán aceites de aromaterapia (véase nota abajo).

Una vez que no exista duda de estar en buenas manos, ¡relájese y disfrútelo!

Recibir masajes con precaución. No hay nada como un masaje para desvanecer los dolores y malestares del embarazo, así como del estrés y de la tensión. Pero se asegurará de que el encargado de darlo esté capacitado en masajes prenatales y de que cumpla con los lineamientos de la nota de la siguiente página.

Evitar los aceites vegetales y de hierbas. Debido a que los efectos de la mayoría de estos son desconocidos en el embarazo, y algunos pueden ser dañinos, se tendrá cautela con cualquier masaje o tratamiento que use la aromaterapia. Las mujeres embarazadas deberían evitar particularmente los siguientes aceites: albahaca, cedro, amaro, hinojo, enebro, mejorana, mirra, romero, salvia y tomillo. Estos aceites pueden estimular las contracciones uterinas.

Relajarse en la posición correcta. Es preferible no pasar mucho tiempo acostada sobre la espalda especialmente después del cuarto mes. Se le pedirá al masajista que use una mesa con un área especial para la barriga, o cojines diseñados específicamente para las embarazadas, o que permita colocarse sobre el lado izquierdo. Los faciales, los manicures, los pedicures y otros tratamientos debe realizarlos sentada o un poco reclinada, o mientras se reposa sobre el lado izquierdo.

Lucir radiante. La mujer se informará sobre las clases de tratamientos faciales y corporales—como los descamación glicólicos—que, por las hormonas del embarazo, pueden irritar la piel y hacerla más sensible. Se hablará con el esteticista sobre las preparaciones que pudieran ser más adecuadas y que presentan menos posibilidades de provocar una reacción.

Mantenerse fresca. Sumergirse en una tina caliente o usar el sauna definitivamente no debe formar parte del plan del tratamiento (porque puede aumentar demasiado la temperatura corporal). Las envolturas de hierbas tampoco son recomendables durante el embarazo. Pero un baño con agua tibia, como parte de la hidroterapia, es seguro y relajante.

Tener cuidado con lo que se respira. Si el manicure o el pedicure está en la agenda, la mujer se asegurará de que se realice en un lugar bien ventilado. No es bueno que se inhalen esos olores químicos fuertes, especialmente cuando se respira por dos.

CAMBIOS EN
LA PIGMENTACIÓN
DE LA PIEL

"Además de la línea oscura que ha aparecido en el centro de mi barriga, ahora me han salido unas manchas oscuras en la cara. ¿Se trata de algo normal y persistirán después del embarazo?"

Las culpables con las molestas (pero útiles) hormonas del embarazo. Al igual que han oscurecido la areola que rodea los pezones, ahora oscurecen también la línea alba—una línea blanca, de la que la embarazada probablemente no se había dado cuenta nunca, que recorre el abdomen hasta la parte superior del pubis. A partir de este momento recibe el nombre de línea nigra o línea negra. Suele ser más notoria en las mujeres de piel oscura que en las de piel blanca.

Algunas mujeres, especialmente las que tienen la piel morena, también presentarán decoloraciones siguiendo una configuración parecida a una máscara o una apariencia de puntos en la frente, la nariz y las mejillas. Las manchas son oscuras en las mujeres de piel clara y son claras en las mujeres de piel oscura. Esta "máscara del embarazo" o cloasma, desaparecerá poco a poco después del parto. Mientras tanto, intentar decolorar la piel probablemente no atenuará este problema (y de todos modos no es una buena idea), aunque los maquillajes opacos lo pueden camuflajear.

Muchas mujeres notan que las pecas y los lunares se oscurecen y se notan más; estos cambios pueden darse en las zonas con bastante fricción, tales como entre los muslos. La hiperpigmentación también desaparecerá tras el parto.

El sol puede intensificar esta pigmentación, por lo que se usará un protector solar con un factor de 15 ó más, cuando se deba permanecer en el exterior, y se evitará pasar muchas horas bajo el sol (incluso con protector solar). También puede ser útil un sombrero que ensombrezca por completo el rostro, y mangas largas para protegerse los brazos (si puede soportar el calor). Dado que hay pruebas de que el exceso de pigmentación podría estar relacionado con una deficiencia de ácido fólico, la mujer se asegurará de que el suplemento vitamínico contenga ácido fólico y de consumir hortalizas de hoja verde, naranjas y pan o cereales con trigo integral a diario.

"Si no puedo broncearme mientras estoy embarazada, ¿puedo al menos usar un bronceador sin sol?"

Aparentemente los bronceadores sin sol no han sido una prioridad para los investigadores, que deberían hacer un mayor estudio sobre la seguridad de estos productos cosméticos durante el embarazo. Por lo tanto, mientras no haya evidencia de que son dañinos durante la gestación—es probable que no lo sean, ya que (de acuerdo con los fabricantes) el químico activo que produce el bronceado es absorbido únicamente por las primeras tres capas de la piel—tampoco hay evidencia de que sean completamente seguros.

Se le preguntará al médico si esta falta de información deja a la embarazada insegura sobre cómo proceder. Algunos aprueban el uso de estos productos después del primer trimestre; otros creen que es más prudente que se quede pálida los nueve meses. De cualquier modo, no es motivo de preocupación si se han usado hasta ahora.

Para tomar la decisión, la madre posiblemente deba considerar estrictamente un factor logístico: una vez la barriga comienza a crecer, no hay muchas posibilidades de aplicar el bronceador uniformemente—un gran reto que hay que reconocer, incluso cuando pueda alcanzarse los pies fácilmente.

OTROS SÍNTOMAS
CUTÁNEOS EXTRAÑOS

"Las palmas de mis manos están siempre enrojecidas. ¿Son imaginaciones mías?"

No, y tampoco es culpa del detergente de lavar los platos. Se trata de las hormonas. Los aumentos del nivel de hormonas durante el embarazo son causa de que las palmas de las manos (y a veces las plantas de los pies) estén enrojecidas y piquen, en unos dos tercios de las gestantes de raza blanca y un tercio de las de raza negra. Este aspecto de friegaplatos desaparecerá en seguida después del parto.

Puede ser que tampoco las uñas salgan ilesas del embarazo. Puede que estén más quebradizas o blandas, y que se les hayan hecho surcos. Quizás la laca de uñas las empeore. Si presentan signos de infección, se consultará con el médico y se asegurará de consumir las cuatro ingestiones diarias de calcio (véase página 96).

"Algunas veces mis piernas tienen manchas de un tono azulado, ¿tengo algún problema circulatorio?"

Debido al aumento de la producción de estrógenos, muchas mujeres experimentan este tipo de tinte transitorio de manchas cuando tienen frío. No tiene ninguna importancia, y desaparecerá después del parto.

"Me ha crecido una pequeña protuberancia cutánea debajo del brazo. Tengo miedo de que se trate de cáncer de la piel."

Lo que está describiendo probablemente sea un cloasma gravídico, otro problema cutáneo benigno de las embarazadas que a menudo se localiza en zonas de mucha fricción, como debajo de los brazos. Se suele desarrollar durante el segundo y tercer trimestres y suele entrar en regresión tras el parto. Si no fuera así, el médico puede suprimirlo fácilmente.

Para asegurarse del diagnóstico, esta mujer deberá mostrárselo al médico durante la próxima visita.

"Creo que me ha salido un sarpullido. Creía que esto sólo lo padecían los bebés."

En realidad, todo el mundo puede tener un sarpullido. Pero es especialmente frecuente en las mujeres embarazadas debido al aumento de la transpiración que proviene de las glándulas sudoríparas, que se distribuyen por toda la superficie corporal y que están implicadas en la regulación del calor. Aplicarse maizena después de la ducha e intentar mantenerse lo más fresco posible ayudará a minimizar las incomodidades del sarpullido y también a prevenirlo en el futuro.

En cuanto a los efectos positivos, la transpiración apocrina, la que se produce en las glándulas de debajo del brazo, bajo los senos y en la zona genital, disminuye durante el embarazo, así que aunque la embarazada padezca de sarpullidos, será menos probable que tenga olor corporal. Si siente picazón en todo el cuerpo pero no tiene sarpullido, se comunicará con el médico.

LA VISTA

"Parece que mi vista se está deteriorando desde que estoy embarazada. Y parece que mis lentes de contacto no me ajustan bien. ¿Son imaginaciones mías?"

No, existen posibilidades de que esta mujer realmente no vea tan bien como antes de estar embarazada. Los ojos son una de esas partes del cuerpo aparentemente no relacionadas con el embarazo que pueden caer presa de las hormonas. No sólo la visión puede hacerse menos aguda, sino que súbitamente las lentes de contacto duras pueden dejar de ser cómodas. Y aunque estos efectos oculares, que probablemente estén relacionados con la retención de líquidos, son temporales, pueden ser muy molestos. La resequedad de los ojos, debida a la disminución de la producción de lágrimas causadas por una hormona, puede también causar irritación e incomodidad. Como si esto no fuera suficiente, los líquidos que cambian la forma de la cornea pueden empeorar los problemas de ver de cerca o de lejos en las mujeres embarazadas.

Tras el parto, la vista debiera despejarse y los ojos volver a la normalidad. Debido a que hacerse unos nuevos lentes de contacto duros durante el embarazo no vale la pena, por el alto precio, la embarazada debería considerar la posibilidad de llevar lentes hasta el momento de dar a luz.

También, ahora no es el tiempo para considerar la cirugía de los ojos con láser. Aunque el procedimiento no dañará al bebé, puede corregir de más la visión y tomar más tiempo para sanar, es posible que requiera una segunda cirugía correctiva. Los oftalmólogos recomiendan evitar la cirugía durante el embarazo, en los seis meses antes del parto, y para por lo menos 6 meses después del parto.

Aunque no es raro que se deteriore ligeramente la agudeza visual durante el embarazo, la presencia de otros síntomas podría señalar la existencia de un problema. Si la visión es borrosa, nublada o se ven manchas o imágenes dobles durante más de dos o tres horas, no se esperará a que pase, se llamará al médico de inmediato. Si fugazmente se miran puntos dispersos después de estar de pie por algún tiempo o cuando se levanta de forma repentina luego de estar sentada, no es motivo de preocupación, es una sensación muy común—aunque se debe reportar al médico.

ULTRASONIDO DE RUTINA

"He tenido un embarazo normal sin un solo problema. Pero el médico me recomienda un ultrasonido para este mes. ¿Es realmente necesario? "

En la actualidad, los ultrasonidos no se reservan únicamente para los embarazos con problemas. De hecho, la mayoría de médicos ordena un ultrasonido (Nivel 2) a las 20 ó 22 semanas—principalmente para asegurarse de que todo va bien (aunque también pueda realizarse por razones de diagnóstico; véase página 49). Y debido a que es un procedimiento no invasivo y a que no daña ni al feto ni al embarazo, es una forma segura de obtener esa garantía.

También desde el punto de vista positivo para los padres es que para ellos será divertido espiar al bebé y llevarse a casa una fotografía de recuerdo para comenzar el álbum. Incluso pueden aprovechar la oportunidad de crear algún vínculo afectivo. Pero se tomará en cuenta que el ultrasonido no es obligatorio si no se desea, o si la aseguradora no cubre los exámenes de "rutina" y no se quiere incurrir en ningún gasto adicional. Se le comunicará al médico la decisión tomada.

"Estoy por pasar el ultrasonido de las 20 semanas, pero no estoy segura si preguntar o no sobre el sexo del bebé."

Esta es una decisión del embarazo que sólo una madre y el padre puede hacer. A menos que hay una razón médica por qué esa información es vital, es completamente optativo. Y no hay ninguna decisión correcta o mala. Algunos padres optan por conocer el sexo del bebé por las razones prácticas: ir de compras por la canastilla y la ropita, pintar el cuarto del bebé y seleccionar el nombre (sólo uno para escoger!) que lo hacen mucho más simple. Otros optan por saberlo sólo porque ellos no pueden simplemente resistir la ansiedad. Pero muchos padres todavía prefieren el juego del suspenso, y deciden averiguar del viejo y tradicional modo, cuando el bebé baja y finalmente llega a este mundo. La decisión es de la pareja.

Si la embarazada decide averiguar ahora, tenga presente que determinar el sexo del bebé a través del análisis del ultrasonido no es una ciencia exacta (en comparación con el examen de anmiocentesis que determina el sexo del bebé a través de un análisis cromosomático). ¡Muchos padres han oído del técnico del ultrasonido que ellos están esperando una bebé niña, sólo para oir en el momento del nacimiento al médico anunciar, "¡es un niño!" (o vice versa).

UNA PLACENTA BAJA

"El médico me ha dicho que en el sonograma ha visto que tengo la placenta baja, cerca del cuello uterino. Dijo que era demasiado pronto para preocupase. ¿Cuándo tengo que empezar a preocuparme?"

Al igual que un feto, la placenta puede desplazarse mucho durante el embarazo. En realidad no se separa y se vuelve a colocar, sino que parece que migra hacia arriba cuando se alarga y crece la parte inferior del útero, aunque se estima que un 20 al 30% de las placentas se encuentran en la parte inferior durante el segundo trimestre (y un porcentaje aún mayor antes de las 20 semanas), y la gran mayoría se desplazan hacia la parte superior al irse acercando la fecha del parto. Si ello no sucede y la placenta permanece en la parte inferior del útero, se diagnostica una "placenta previa". Esta complicación ocurre en muy pocos embarazos a término. Y sólo en 1 de cada 4 de estos casos la placenta está localizada lo bastante baja—cubriendo parcial o totalmente la entrada del útero o cuello de la matriz—para causar problemas serios.

Así, el médico de esta mujer tiene razón. Es demasiado pronto para preocuparse y en términos estadísticos, las posibilidades de que finalmente se tenga que preocupar son muy pequeñas.

Cinturón de seguridad

"¿Es conveniente abrocharse el cinturón de seguridad en el auto o en el avión?"

La causa principal de mortalidad entre las mujeres embarazadas es el accidente de auto. Y el mejor modo de evitar esta fatalidad—así como las lesiones graves para la madre y para el futuro bebé—es abrocharse siempre el cinturón de seguridad. La conclusión definitiva de las estadísticas confirma que es mucho más seguro abrocharse el cinturón de seguridad que no hacerlo.

Para una seguridad máxima y una incomodidad mínima, la embarazada se

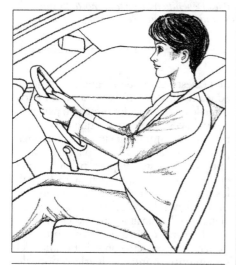

Abrocharse el cinturón de seguridad por los dos.

abrochará el cinturón por debajo de la barriga, a través de la pelvis y la parte superior de los muslos. Si el auto dispone de un cinturón que pase por los hombros, es aconsejable utilizarlo por encima del hombro y en diagonal a través del pecho, y no por debajo de los brazos. Y la futura madre no debe preocuparse de que la presión del cinturón, en caso de frenar bruscamente, pueda perjudicar al bebé —éste se halla bien protegido por el líquido amniótico y el músculo uterino, que se encuentra entre los mejores materiales de absorción de impactos en todo el mundo.

Manteniendo firme el cinturón en el asiento de los aviones cuando la señal de cinturón se ilumina no sólo es un requerimiento de la FAA, es para la protección contra ser expulsada del asiento durante la turbulencia. Así que abróchese bien el cinturón cuando el avión este en el aire.

Influencias externas en el vientre materno

"Tengo una amiga que insiste en que llevar al bebé aún no nacido a los conciertos hará de éste un aficionado a la música, y otra cuyo marido le lee al vientre cada noche para que el bebé sea un amante de la literatura. ¿No es una tontería?"

En el estudio de los fetos, cada vez es más difícil distinguir entre las tonterías y los hechos. Y aunque sobre ellos se dicen muchas sandeces, los científicos están empezando a creer que algunas de estas teorías, aparentemente extravagantes, pueden tener una base real. No obstante, se precisan muchas más investigaciones antes de poder contestar con certidumbre.

Debido a que la capacidad auditiva está bastante bien desarrollada en el feto a finales del segundo trimestre o a principios del tercero, es cierto que los bebés de las amigas de esta mujer oyen la música y las lecturas. Lo que ello supondrá a la larga no está demasiado claro. Algunos investigadores de este campo creen que es posible estimular al feto antes del nacimiento para producir, en cierto sentido, un "super bebé". Al menos uno de ellos

FORMAS DE LLEVAR AL BEBÉ, QUINTO MES

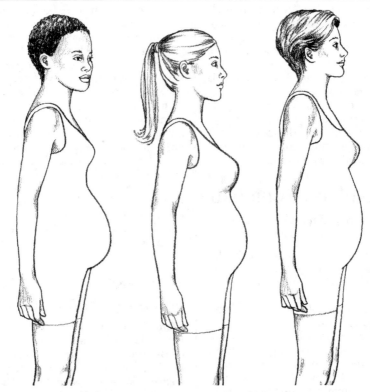

Aquí se presentan tres formas diferentes en que una embarazada puede verse a finales del quinto mes. Las variaciones son incontables. Dependiendo del tamaño, la forma, el peso ganado y la posición del útero, la mujer puede lucir un vientre más alto, más bajo, más grande, más pequeño, más amplio o más compacto.

ha proclamado conseguir bebés que pueden hablar a los seis meses y leer cuando tienen un año y medio, exponiendo al feto a imitaciones del latido cardíaco de la madre.

Aunque no existe evidencia clara de los beneficios de la manipulación prenatal en el desarrollo intelectual del bebé, existen riesgos teóricos. Por un lado, los fetos, al igual que los recién nacidos, tienen patrones naturales de sueño e insomnio —que los padres podrían interrumpir con sus buenas intenciones de convertir el vientre en un salón de clases. Estos trastornos estimulantes podrían obstaculizar el desarrollo en lugar de hacerle un bien (algo parecido a despertar al recién nacido

de la siesta para que juegue con tarjetas educativas). Por otro lado, tanto los fetos como los recién nacidos presentan patrones individuales de desarrollo que deben respetarse; la alteración de estos patrones podría ser dañina a largo plazo. Lo más importante, existe siempre el peligro de que en la búsqueda de la excelencia intelectual, los padres pierdan de vista las necesidades primordiales de los bebés y niños beneficiarse de ellas: un amor incondicional.

Esto no quiere decir que intentar ponerse en contacto con el bebé antes del nacimiento, e incluso leerle o ponerle música, sea ni perjudicial ni una pérdida de tiempo. Cualquier tipo de comunicación prenatal le proporcionará un buen comienzo en el largo proceso del establecimiento de vínculos paterno—filiales. No ha de suponer necesariamente más acercamiento cuando el bebé se haga mayor, pero hará que sus primeros días sean más fáciles.

Desde luego, si a la embarazada le parece tonto hablarle al hinchado abdomen, no tiene que preocuparse porque el bebé deje de conocerla. Éste se estará acostumbrando al sonido de la voz—y probablemente también a la del esposo—cada vez que hablan. Esta es la razón de que muchos recién nacidos parezcan reconocer las voces de sus padres a la hora del nacimiento.

La voz de la madre, no sólo porque la escucha desde afuera sino también desde adentro, es especialmente familiar, y parece que también conforta al bebé. Las investigaciones demuestran que la frecuencia cardiaca del feto disminuye en respuesta a la voz de la madre, lo que demuestra que éstas tranquilizan a sus bebés, incluso antes del nacimiento.

El feto también puede escuchar otros sonidos del mundo exterior y se puede familiarizar con los que son comunes en el ambiente. Mientras que un recién nacido que tuvo poca exposición prenatal al ladrido de un perro puede asustarse y llorar al escucharlo, otro que estuvo expuesto por un buen tiempo a dicho sonido, ni siquiera lo hará pestañear.

También el oír música puede tener algún impacto sobre el feto. Existen estudios de que algunos fetos han mostrado preferencias (por cambios en sus movimientos) por ciertos tipos de músicas—generalmente las más suaves. Y existen noticias de que tocar una cierta pieza (en el estudio, fue una de Debussy) varias veces a la madre, en un momento en que tanto ésta como el feto estaban tranquilos, ha tenido como resultado el que al bebé más tarde le gustara dicha pieza, y se tranquilice al oírla. No se ha documentado si esta apreciación musical anticipada tiene algún impacto duradero. Desde luego, la mayoría de los expertos estarían de acuerdo en que exponer a un bebé a una buena música después del nacimiento es mucho más significativo en la creación de un amante de la música que hacer lo mismo con un feto en el útero.

También se ha sugerido que, debido a que el sentido del tacto también está desarrollado en el útero, golpear ligeramente el abdomen y "jugar" con una rodillita o un bracito cuando éste empuja también puede ayudar a establecer los vínculos entre el bebé y los padres—y ya sea esto verdad o no, desde luego no hay nada de malo en probarlo. Desde luego, es poco probable que la embarazada tenga que hacer un esfuerzo consciente para tocar más al bebé; incluso los desconocidos difícilmente pueden mantener sus manos alejadas del vientre de una embarazada, como seguramente ya lo ha notado.

De algo no hay duda: ya sea que las interacciones en el útero sean o no enriquecedoras para el bebé, pueden ser gratificantes para la madre porque logran que el pequeño se perciba como algo más real, y hace que ambos padres estén más cerca del bebé, incluso antes del nacimiento. Por lo tanto, la embarazada puede disfrutar de las tomas de contacto con el bebé ahora, pero sin preocuparse de los efectos de aprendizaje o de transmitir información —hay mucho tiempo por delante. Tal como pronto descubrirá, de todos modos los niños crecen demasiado deprisa. No hay necesidad de acelerar el proceso, particularmente antes del nacimiento.

MATERNIDAD

"¿Me pregunto si seré feliz con mi bebé cuando lo tenga?"

La mayor parte de las personas se enfrentan a cualquier cambio importante de sus vidas—matrimonio, una nueva carrera o un nacimiento inminente—preguntándose si será un cambio que las hará felices. Y es siempre más probable que sea un cambio feliz si las expectaciones son reales.

Y si la mujer sueña con volver a casa después del hospital llevando en brazos a un encantador bebé, es seguro que sufrirá una fuerte desilusión posparto. El bebé no sólo renunciará a sonreír y balbucear durante muchas semanas, sino que prácticamente no querrá comunicarse con la madre, excepto llorando—sobre todo cuando la nueva mamá se siente a cenar, quiera hacer el amor, tenga necesidad de ir al baño o esté tan cansada que no pueda ni moverse.

Si la visión que la embarazada tiene de la maternidad está llena de plácidos paseos matutinos por el parque, de días soleados en el zoológico y de horas dedicadas a ordenar vestidos en miniatura, limpios y resplandecientes, lo más probable es que la realidad signifique un golpe para ella. Habrá muchas mañanas que se convertirán en tardes antes de que tanto ella como el bebé hayan podido ver la luz del sol, muchos días soleados que transcurrirán principalmente junto a la máquina de lavar, y muy pocas prendas diminutas que escapen de quedar manchadas con papilla de plátanos y vitaminas infantiles.

Sin embargo, lo que la madre espera en realidad es la experiencia más maravillosa y milagrosa de la vida. La satisfacción que sentirá al mimar a un tierno y soñoliento bebé (aunque el querubín haya pasado antes por tremendos cólicos) es incomparable. Esto, unido a la primera sonrisa sin dientes dirigida exclusivamente a la madre, le dará valor a todas las noches en vela, las cenas retrasadas, las montañas de ropa sucia y el frustrado romance.

¿Puede esperar a ser feliz con el bebé? Sí, una vez que la embarazada espere tener uno real.

DOLORES ABDOMINALES

"Estoy muy preocupada por los dolores que he venido sintiendo en los lados de la pelvis."

Lo que esta sintiendo es probablemente equivalente a los dolores del crecimiento. Lo que ocurre probablemente es que los músculos y ligamentos que aguantan el útero se están estirando, y es algo que experimentan la mayoría de las mujeres embarazadas. Puede ser un dolor sordo o bien agudo y punzante, y por lo general se manifiesta sobre todo cuando la mujer se levanta de la cama o de una silla, y también cuando tose. Puede ser un dolor breve o durar varias horas. Siempre que este dolor sea ocasional y no persistente, y no vaya acompañado de fiebre, escalofríos, hemorragias, aumento del flujo vaginal, desmayos u otros síntomas inhabituales, no hay motivo de preocupación. La embarazada notará un alivio descansando un rato en una postura cómoda. Sin duda, deberá mencionar estos dolores en la próxima visita para asegurarse de que es simplemente otro malestar normal del embarazo.

ABORTO ESPONTÁNEO TARDÍO

"Ya sé que dicen que pasado el tercer mes no es necesario preocuparse por el peligro de un aborto espontáneo. Pero conozco a una mujer que perdió el bebé en el quinto mes."

Aunque básicamente es cierto que hay pocos motivos para temer un aborto espontáneo después del primer trimestre, ocurre algunas veces que el feto se pierde entre las 12 y las 22 semanas. Estos casos reciben el nombre de abortos espontáneos tardíos y son raros en una mujer saludable con un embarazo sin mucho riesgo. Después de las 22 semanas, cuando el feto suele pesar ya más de 500 gramos (17½ onzas) y existe la posibilidad de que sobreviva si recibe unos cuidados especiales, se habla de un parto prematuro y no un aborto. A diferencia de lo que sucede con los abortos espontáneos precoces, cuyas causas suelen hallarse en el feto, las causas de los abortos que se producen en el segundo trimestre suelen estar relacionadas con la placenta o con la madre. La placenta puede separarse prematuramente del útero, puede estar implantada de modo anormal o puede no producir las hormonas adecuadas para el mantenimiento del embarazo. La madre puede haber sufrido una intervención quirúrgica que haya afectado la capacidad de llevar a término el embarazo. O puede estar afectada por una infección grave, una enfermedad crónica no controlada, malnutrición grave, mal funcionamiento endocrino, forma anormal del útero o cuello uterino incompetente que se abre prematuramente. Los traumatismos físicos graves, como los que se producen en los accidentes, son muy pocas veces la causa de abortos espontáneos en cualquier fase del embarazo.

LAS MUJERES EMBARAZADAS SON DELICIOSAS

Si la mujer embarazada nota que a los mosquitos les encanta tomarla de refrigerio, ahora más que nunca, no es simplemente la imaginación. Los científicos han descubierto que éstas atraen el doble de veces a los mosquitos que cualquier otra mujer, posiblemente porque a esos molestos bichos les encanta el dióxido de carbono, y la mujer embarazada respira con mayor frecuencia, por tal razón libera más de este gas. Por otro lado, los mosquitos buscan calor y las embarazadas generalmente presentan temperatura corporal alta. Si vive o viaja en un área en la que estos insectos son un problema (especialmente si plantean un alto riesgo) se tomarán las precauciones necesarias. Se pueden evitar manteniéndose en ambientes interiores en áreas altamente infestadas, colocando rejillas bien ajustadas a las ventanas y usando un repelente de insectos sin DEET.

Entre los primeros síntomas de un aborto espontáneo en el segundo trimestre se cuentan: pérdidas vaginales rosadas durante varios días o pérdidas vaginales reducidas, de color café, durante varias semanas. Si la mujer experimenta pérdidas de este tipo, no debe ser presa del pánico —podría no ser nada serio. Pero llamará al médico el mismo día. Si las pérdidas sanguíneas son abundantes, ya vayan acompañadas o no de calambres, se llamará al médico de inmediato o se irá a la emergencia del hospital. (Véase página 498 para el tratamiento cuando existe peligro de aborto y para la prevención de futuros abortos.)

VIAJAR

"¿Es conveniente que en mi estado realice el viaje de vacaciones que mi marido y yo habíamos planeado para este mes?"

Para la mayoría de las mujeres, los viajes durante el segundo trimestre no sólo no plantean problemas, sino que además son la ocasión perfecta para disfrutar con el marido de un poco de reposo y distracción (al menos por ahora). Y además, una vez llegado el bebé, es seguro que nunca volverá a ser tan cómodo viajar, sin pañales, sin biberones y sin potitos del niño. Este es el momento ideal para planificar uno o dos viajes de negocios.

Evidentemente, es necesario el permiso del médico; si la mujer embarazada sufre de presión alta, de diabetes o de cualquier otro problema médico u obstétrico, es probable que el médico no le dé luz verde. Esto no significa que la embarazada no pueda tomarse unas vacaciones; si no puede viajar, irá a un hotel que se encuentre a sólo a unas horas en auto de la consulta del médico (¡y disfrutelo!). Incluso en un embarazo de bajo riesgo, un viaje a gran distancia no es ninguna buena idea durante el primer trimestre, cuando la posibilidad de un aborto espontáneo es mayor y cuando el cuerpo de la futura madre se está aún adaptando a la tensión física y emocional del embarazo. Análogamente, los viajes tampoco suelen ser recomendables en el último trimestre ya que, si el parto fuera prematuro, la embarazada se encontraría lejos del médico y del hospital.

Después de haber obtenido el permiso del médico, todo lo que necesita la futura madre es un poco de planificación previa y unas cuantas precauciones para asegurarse tanto a sí misma como al bebé un buen viaje:

Seleccionar un destino adecuado. Viajar a un clima húmedo y caliente puede ser incómodo debido al aumento del metabolismo. Si la mujer selecciona una localidad con tales condiciones, se asegurará de que el hotel y el transporte tengan aire acondicionado, y de mantenerse hidratada y lejos del sol. Viajar hacia áreas de altitud elevada (mayor de 7,000 pies sobre el nivel del mar) puede ser peligroso, ya que tanto para la madre como para el bebé puede ser demasiado agotador ajustarse a la reducción del oxígeno. Si el viaje

VIAJAR A ZONAS CON DIFERENTES HORARIOS

Si se agrega el desfase de horario a la fatiga normal del embarazo, la madre posiblemente quiera terminar el viaje antes de comenzarlo. Tiene sentido que se traten de minimizar—si no se pueden eliminar por completo—los efectos físicos agotadores de los viajes a lugares en los que se adelanta o se retrasa la hora. Aquí se presentan algunos consejos:

Comenzar a cambiar los horarios antes de viajar. Adaptarse al cambio de horario fijando el reloj—y las actividades—con el adelanto o retraso de horas. Si se dirige al este, la embarazada comenzará por levantarse y acostarse más temprano unos días antes de la partida. Si se dirige al oeste, se acostará y se levantará más tarde (si se puede). En el viaje aéreo, tratará de dormir si es una hora apropiada según el horario del destino; si no lo es, se quedará despierta.

Vivir con la hora local. Una vez que la gestante llegue al destino, deberá vivir a tiempo completo con la hora local. Si llega a la habitación del hotel en París a las 7 a.m., cansada por el vuelo nocturno, se resistirá a la necesidad de tomar una siesta hasta el mediodía. En cambio, tomará un suculento desayuno y saldrá a pasear sin prisas. No se obligará a hacerlo—descansando a menudo con los pies levantados—pero tratará de evitar la posición acostada. Si decide dormir, indudablemente el sueño la repondrá. También cenará de acuerdo a la hora local y no a la interna (se comerá un bocadillo si tiene hambre, pero evitará una comida completa hasta que el reloj indique "hora de comer") y hará un esfuerzo por mantenerse despierta, lo más apegada posible a la hora normal de ir a la cama (hora local). Esto le permitirá dormir toda la noche local. También evitará dormir hasta tarde porque le podría dificultar ir a la cama en el horario normal la siguiente noche. Solicite el servicio de despertador, incluso si cree que no lo necesita.

Asolearse. Recibir un poco de sol le ayudará a programar el reloj biológico, por eso se

es una necesidad, la gestante deberá tratar de ascender gradualmente, si es posible (por ejemplo, si va manejando, tratará de subir 2,000 pies al día en lugar de 8,000 pies de un solo). Para minimizar el riesgo de desarrollar la enfermedad aguda de la montaña (EAM)[3] planificará también limitar el esfuerzo unos días después del arribo al destino, tomará bastante agua, comerá frecuentemente en pequeñas cantidades en lugar de hacer tres comidas grandes, evitará la comida muy pesada y buscará alojamiento, si es posible, en un lugar de menor altitud. Si se halla en el último trimestre, el médico le recomendará probablemente que se someta a un examen de no estrés a la llegada, repitiendo la prueba luego dos veces por semana. Cualquier signo de sufrimiento fetal justificará la administración de oxígeno y obligará a la madre a trasladarse a un lugar de menor altitud.

3. Los síntomas de EAM incluyen: falta de apetito, náusea, vómitos, flatulencia, agitación, dolor de cabeza, desfallecimiento, falta de aliento, orina escasa, y cambios psicológicos.

Otros destinos inapropiados son las regiones del mundo en vías de desarrollo para las que sería necesario vacunarse, dado que algunas vacunas pueden ser peligrosas durante el embarazo (se consultará con el médico). Y no menos importante es que estos mismos sitios pueden ser lugares de incubación de ciertas infecciones potencialmente peligrosas para las cuales no existen vacunas, lo cual es una razón suficiente para evitarlas.

Planear un viaje que sea relajante. Un solo lugar de destino es preferible a un viaje que permita visitar seis ciudades en seis días. Para una mujer embarazada es también mucho mejor un viaje del que ella pueda determinar el ritmo, que un viaje en grupo cuyo ritmo ya está establecido. Deberá alternar las actividades agitadas de visitar la ciudad o de ir de compras por las tiendas con unos ratos de descanso, de lectura o darse el tiempo para ver una película o un concierto.

Contratar un seguro médico. En caso de una complicación en el embarazo, es posible asegurará de estar al aire libre el primer día en el nuevo destino. Si el día está nublado, al menos saldrá a recibir la luz del día. Si ha viajado del oeste al este, el mejor sol que se puede recibir es el de la mañana; si ha viajado de este a oeste, saldrá en la tarde.

Comer, beber y tener más control del cambio de horario. Todas las personas que viajan frecuentemente saben lo deshidratante que puede ser el aire al viajar, y los cambios severos que éste puede provocar en los síntomas del cambio de horario (sin mencionar el riesgo de complicaciones en el embarazo). Por tal razón, en el avión se tomará suficiente agua y seguirá haciéndolo una vez llegue al destino. También tomará tiempo para comer regularmente. Se concentrará en alimentos que elevan la energía, como las proteínas y los carbohidratos compuestos. El ejercicio (nada extenuante, es suficiente una caminata por el parque o unas cuantas vueltas alrededor de la piscina de hotel) ayudará a que la gestante se sienta menos fatigada.

No esperar milagros. No se tomarán medicamentos sin receta médica ni preparaciones de hierbas para los malestares que produce el cambio de horario (ni para ningún otro fin) sin la aprobación del médico. Incluso un remedio de hierbas, como la melatonina, que algunos creen que evita o cura dichos malestares (aunque no se ha comprobado científicamente) no es seguro durante el embarazo.

No desesperarse. La madre debería comenzar a sentirse menos cansada y más en sintonía con el horario local dentro de un par de días.

Es posible que los problemas para dormir—y la fatiga que inevitablemente los acompaña—continúen atormentándola durante todo el viaje. Pero seamos realistas, posiblemente tenga menos que ver con los malestares del cambio de horario, y más que ver con el hecho de que la gestante transporta un equipaje extra—del tipo de equipaje que no puede compartirse con otra persona ni con el botones del hotel.

---

que se requiera de hacer cambios en los planes y de quedarse cerca de casa. Si se viaja al extranjero, también se considerará un seguro de atención médica en caso que deba regresar a casa inmediatamente bajo supervisión médica. Este tipo de seguro puede también ser útil si el plan del seguro personal no incluye atención médica extranjera.

Llevarse el historial médico. Siempre es una buena idea, pero particularmente cuando se está embarazada, viajar con una tarjeta con información médica que contenga el grupo sanguíneo, la medicación que se está tomando y/o a la que se es alérgica, y cualquier otro dato médico pertinente, junto con el nombre del médico, la dirección y el número de teléfono. También es prudente llevar una receta de más de cada uno de los medicamentos que se están tomando en la misma carpeta que el pasaporte, para el caso de que las maletas y la medicación se perdieran—temporal o permanentemente—durante el viaje. Puede que la mujer tenga que hacer que una receta traída de casa sea revalidada por un médico local; generalmente los

médicos de las salas de urgencias lo hacen. Un par adicional de anteojos—o al menos una receta—puede ser útil.

Preparar un botiquín de emergencia. Asegurarse de llevar consigo las pastillas de vitaminas suficientes para todo el viaje; llevar consigo unos paquetes de leche en polvo si se teme no encontrar leche fresca (pero se reconstituirá únicamente con agua segura, véase más adelante); algunas galletas integrales y otros bocadillos no perecederos; bandas para el mareo (véase página 120) si la madre es susceptible al mareo que produce el movimiento y la medicación prescrita por el médico[4] contra las dolencias gástricas; el equipaje incluirá unos zapatos cómodos, suficientemente espaciosos para que quepan en

---

4. Si la gestante se ve afectada por la diarrea, será importante que sustituya los electrólitos y los líquidos. Lo puede lograr comiendo galletas saladas y bebiendo jugos embotellados, estos últimos mezclados en cantidades iguales con agua embotellada. O bien, le preguntará al médico sobre algún producto rehidratante que reemplace los electrólitos.

ellos los pies hinchados de tanto caminar y admirar lugares hermosos o por el trabajo; y este libro como referencia. También puede incluir un termómetro, algodones con alcohol, bloqueador solar, curitas, un ungüento antibiótico, paños con agua de hamemelis si las hemorroides son un problema, crema para la picazón y un desinfectante en aerosol o toallitas húmedas para desinfectar los baños públicos.

Tener a mano el nombre de un obstetra de la localidad. Sólo por si acaso. Es probable que el propio médico pueda proporcionar esta información. En caso contrario, se contactará con la asociación médica local de la ciudad que se visita o con la Asociación Internacional de Asistencia Médica para Viajeros (IAMAT, 417 Center Street, Lewiston, NY 14092; [716] 754-4883), que, por una pequeña donación, le proporcionará un directorio de médicos que hablan inglés en todo el mundo. Algunas grandes cadenas de hoteles pueden suministrar también este tipo de información. Si la futura madre necesita con urgencia un médico en el extranjero y el hotel no la puede orientar, llamará a la embajada americana, a una base militar americana o al hospital de instrucción más cercano. O se dirigirá a la sala de emergencias del hospital. Si se cuenta con el seguro médico para viajeros, debe tener un número de teléfono para solicitar ayuda.

Llevar consigo la dieta ideal. La madre está de vacaciones, pero el bebé está trabajando igual que siempre en el crecimiento y desarrollo, y necesita los mismos nutrientes de siempre. En la hora de las comidas no es necesario el auto—sacrificio total, pero sí la prudencia. En el restaurante, se elegirán cuidadosamente las comidas, y se procurará disfrutar de la cocina local y satisfacer al mismo tiempo las necesidades del bebé. No saltarse el desayuno o el almuerzo con vistas a una abundante cena.

No beber agua. (ni lavarse los dientes con ella) a menos que la gestante esté segura de que no la pondrá en peligro. Si la pureza del agua es cuestionable en el lugar

LA BARRIGA DE LA VIAJERA

Si a pesar de sus mejores esfuerzos, la embarazada se decae por los problemas de la barriga que se relacionan con el viaje, puede ser útil que se tome la medicina que le recomendó el médico (que con optimismo recordó llevar). Si no es así, o si tiene más de tres movimientos dispersos en 8 horas o también tiene náuseas y vómitos, escalofríos o fiebre, deberá consultar con un médico.

de destino, será mejor que consuma agua embotellada para beber y lavarse los dientes, o que lleve un calentador de inmersión para hervir el agua local; estos productos están disponibles en las tiendas y los catálogos de viaje. (El yodo, que generalmente se utilizaba para desinfectar el agua, puede que no sea seguro para las mujeres embarazadas.) También se pueden sustituir los jugos de frutas que se incluyen dentro de la ingestión diaria necesaria de líquidos. De la misma forma, se evitará el hielo, a menos que la mujer esté segura de que está hecho de agua embotellada o hervida.

Tampoco se debe nadar. En algunas áreas, los lagos y los océanos pueden estar contaminados. Se confirmará en los CCE (Centros para el Control de Enfermedades) si las aguas son seguras antes de darse un baño. También se tendrá cuidado con las piscinas que no están adecuadamente cloradas.

Seleccionar cuidadosamente lo que se come. En algunas regiones, posiblemente no sea seguro consumir frutas o vegetales sin pelar o crudas, incluyendo las ensaladas. (La embarazada pelará la fruta por sí misma, la lavará primero, y luego de pelarla, se lavará las manos para no transferir los gérmenes a la fruta; los bananos y las naranjas son más seguras que otras frutas por la cáscara gruesa). En todas las regiones, se evitarán los alimentos a temperatura ambiente o tibios, la carne de res, el pescado y la carne de aves de corral crudas o mal cocidas, así como los productos lácteos no pasteurizados o sin refrigerar y la comida que venden en la calle—incluso si está caliente. Para obtener información completa sobre dichas restricciones, sobre otros peligros desconocidos para la salud y sobre las vacunas necesarias para viajar, se puede comunicar con la línea directa para viajeros de los Centros para el Control y la Prevención de Enfermedades (877) FYI-TRIP (394-8747) o vía Internet en www. cdc.gov/travel. Las advertencias para los viajeros también están disponibles en el Departamento de Estado al (202) 647-5225 o vía Internet en www.travel.state.gov.

Prevención de irregularidades en los viajeros. Los cambios de horario y la dieta pueden complicar los problemas de estreñimiento. Para evitarlo, la embarazada se asegurará de consumir en buena cantidad los tres elementos efectivos contra este problema: fibra, agua y hacer ejercicio (véase el estreñimiento, página 159). Puede también ser útil que se tome el desayuno (o al menos parte de él) un poco más temprano porque así tendrá tiempo para usar el baño antes de empezar el día.

Orinar frecuentemente. Cuídese de no fomentar las infecciones del tracto urinario retrasando sus visitas al baño. Deberá "ir" en cuanto sienta la necesidad (y pueda encontrar un baño público).

Conseguir el soporte que se precisa. Es decir, medias elásticas. Particularmente si la mujer ya sufre de venas varicosas—incluso si sospecha que tiene predisposición llevará medias elásticas cuando tenga que estar mucho tiempo sentada (en el coche, el avión, el tren, por ejemplo) y cuando tenga que permanecer mucho de pie (en los museos, en las colas). También le ayudarán a minimizar la hinchazón de los pies y los tobillos.

No estarse quieta durante los traslados. Estar sentada durante largos períodos de tiempo puede restringir la circulación de las piernas, por lo que hay que pensar

en cambiarse de asiento frecuentemente, estirarse, flexionar las piernas y hacerse masaje a menudo—y evite cruzar las piernas. Si es posible, quítese los zapatos y suba los pies. Levántese y paséese al menos cada hora o dos cuando se encuentre en un avión o tren. Al viajar en auto, parará cada dos horas para estirarse. Mientras esté sentada, hará los sencillos ejercicios descritos en la página 205.

Si viaja en avión. Informarse en la agencia de las líneas aéreas si existe alguna regulación especial referente a las mujeres embarazadas (muchas líneas aéreas las tienen). Pedir con tiempo un asiento en la parte delantera del avión (preferiblemente junto al pasillo, de forma que la embarazada pueda levantarse y estirarse o usar la zona de descanso cuando lo necesite) o, si los asientos no son reservados, subir antes que los demás pasajeros al avión. No volar en una cabina no presurizada. Todos los aviones comerciales están presurizados; pero los pequeños aviones privados pueden no estarlo, y los cambios de presión pueden quitarle a la embarazada—y al bebé—el oxígeno que necesitan.

Al reservar el vuelo, se preguntará sobre las comidas especiales disponibles y se reservará una que proporcione una buena ración de proteínas y pan integral, si es posible. En algunas líneas aéreas, las comidas de bajo contenido en colesterol, las ovolacteo vegetarianas o las de pescado y marisco proporcionan más de la ración diaria que las ordinarias. Llévese galletas o palitos integrales, paquetes de queso, hortalizas crudas, frutas frescas y otros bocadillos sanos envueltos individualmente, para complementar las comidas del avión o para suplir éstas si es que no servirán alimentos durante el viaje. Tome mucha agua, leche y jugos de fruta para contrarrestar la deshidratación causada en los viajes aéreos. (Esta práctica aumentará el número de viajes al baño, pero también asegurará que sus piernas se estiren periódicamente.)

Abrocharse el cinturón de seguridad por debajo del abdomen. Si se viaja a una zona con horario distinto, tener en cuenta la diferencia horaria (véase el recuadro en la página 226). Descansar antes del viaje, y planear una actividad ligera para los primeros días después de la llegada.

Si viaja en auto. Se llevará una bolsa llena de bocadillos nutritivos y un termo con jugo o leche a mano para cuando se tenga hambre. Para los viajes largos, se verificará que el asiento que se ocupa sea confortable; si no lo fuera, se pensará en la posibilidad de comprar o pedir prestado un cojín especial que soporte la espalda, que se puede conseguir en una tienda de accesorios para el automóvil y por catálogo. Una almohadilla cervical también añadirá algo de confort. Si la gestante no está a cargo del timón retirará el asiento hacia atrás todo lo posible, para estirar las piernas al máximo y para dejar espacio entre ella y la bolsa de aire del copiloto, si es que hay una. Si la gestante es quien maneja el auto, fijará el sillón hacia atrás y moverá el timón hacia arriba, lejos de la barriga. Y desde luego mantendrá en todo momento el cinturón de seguridad abrochado.

Si viaja en tren. Informarse de que si existe un vagón restaurante con un menú completo. En caso contrario, llevar consigo comidas y bocadillos suficientes. Si se viaja de noche, comprar un billete de coche–cama. No es bueno empezar el viaje ya cansada.

COMER FUERA DE CASA

"Estoy intentando seguir una dieta correcta, pero me resulta casi imposible ya que tengo un almuerzo de trabajo casi cada día."

Para la mayoría de las mujeres embarazadas, el problema de los almuerzos de trabajo (o de las cenas fuera de casa) no estriba en sustituir los dos martinis por un vaso de agua mineral, sino en intentar escoger una comida que sea nutritivamente adecuada de entre un menú de salsas a la crema, féculas elegantes pero vacías y postres tentadores. Pero siguiendo estos consejos es posible llevar la dieta ideal del embarazo al almuerzo o la cena:

◆ Apartar la cesta del pan, a menos que esté llena de productos integrales. Si no hay ninguno en la canasta, pregunte si hay en la cocina—por lo menos tendrán pan integral en rodaja. Si no lo hay trate de no llenarse de pan blanco. Tampoco exagere las cantidades de mantequilla y aceite de oliva que extienda sobre el pan en la ración diaria de grasas permitida; también tendrá en cuenta que puede haber otras grasas en la comida (por ejemplo aliños para ensaladas, mantequilla o aceite de oliva en los vegetales) y como siempre, se tomará en cuenta que la grasa aumenta rápidamente el número de calorías.

◆ Pedir una ensalada como primer plato, y que sirvan la salsa (o el aceite y el vinagre) aparte para poderse mantener dentro de las líneas directrices de la dieta ideal en cuanto a la ingestión de grasas. Otros primeros platos adecuados son el cóctel de camarones, los mariscos al vapor, los hongos portabellos y otras hortalizas a la parrilla.

◆ Si se desea pedir una sopa, elegir un consomé o caldo claro, sopas de frijoles o lentejas (puede servirse un tazón grande como merienda, especialmente cuando está salpicado con queso rallado) o sopas a base de verduras (especialmente de papa, zanahoria, tomate o de las variedades de la calabaza) o bien una sopa a base de verduras, leche o yogur. Es mejor prescindir de las cremas (a menos que se sepa que están preparadas con leche o yogur, y no crema).

◆ Escoger un plato principal con muchas proteínas y poca grasa. El pescado, los mariscos, el pollo y la ternera suelen ser las mejores opciones, siempre que no se presenten fritos o acompañados de mantequilla o salsas espesas. Si cualquiera de los platos va acompañado de una salsa, pedir que se sirva aparte. Con frecuencia, el chef no pondrá reparos en servir un pescado a la plancha con poca o nada de grasa. Si la embarazada es vegetariana, escudriñará el menú en busca de tofu, frijoles y guisantes y quesos, o una combinación de éstos. Una lasaña vegetal, por ejemplo, podría ser una buena elección en un restaurante italiano, y tofu con vegetales en el restaurante chino.

- Como acompañamiento son apropiadas batata blanca o dulce (de cualquier manera salvo fritas, con mucha mantequilla o como dulce), el arroz integral, las gachas de trigo molido grueso, la pasta, las legumbres (frijoles y guisantes secos), y las verduras frescas y poco cocinadas. El bar de ensaladas puede ser una buena opción si la gestante llena el plato con hortalizas (que pueda complementar con queso y un aderezo ligero o sólo con un poco de un aderezo con grasa) y evitará todo lo que se basa en aceite o mayonesa. También se evitarán los bares de ensaladas que no luzcan bien servidos, refrigerados y limpios.

- Si todos los días debe comer afuera, tratará de apegarse (al menos la mayor parte del tiempo) a las frutas y las bayas frescas o cocidas sin azúcar ni licor (con una cucharada de crema batida, si se desea). Si el dulce paladar de la embarazada demanda más, también se pueden incluir nieves de frutas, yogur congelado o una cucharada de helado regular. Si es demasiado el deseo por lo dulce, se unirá al club de las "dos cucharadas" y compartirá un postre decadente con los compañeros de mesa.

LO MEJOR DEL MENÚ EN LOS RESTAURANTES

Para la mujer embarazada no siempre es posible escoger el restaurante favorito, en particular si no es ella quien correrá con los gastos. Cuando se tiene la opción de hacerlo, tendrá presente que hay algunas cocinas que satisfacen el paladar de las gestantes mejor que otras y que hay un grupo de restaurantes comprensivos que ofrecen comida saludable sin importar el origen de la cocina. No deberá desesperarse cuando no encuentre una opción que le agrade. Se puede comer bien en casi cualquier restaurante si se ordena inteligentemente.

En los restaurantes que se especializan en un cierto tipo de cocina, es más fácil elegir o evitar ciertos platillos. Es recomendable que se utilice la siguiente guía general, reconociendo que los estilos de las cocinas varían incluso dentro de una en particular.

En los restaurantes de mariscos, carne, asada, y comida americana. Entre estos, los mariscos, las aves de corral y las carnes rojas (si es posible seleccionar carne magra) frescas, asadas o a la parrilla son buenas opciones, además de ser las especialidades de la casa, y generalmente se sirven con papas al horno, vegetales frescas y ensaladas. Algunos ofrecen generosos bares de ensaladas con una gran variedad de vegetales y frutas sin aderezo, que cuando se eligen inteligentemente pueden ayudar a llenar muchas exigencias en un solo tiempo de comida. *Recomendaciones:* Debido a que en dichos establecimientos el cambio hacia el uso de granos integrales es lento, la mayoría todavía ofrece sólo panes refinados en sus cestas, la embarazada se preparará para satisfacer estas exigencias en otras comidas o con arroz salvaje o legumbres (frijoles, guisantes), si están disponibles. *Para las vegetarianas:* Aunque algunos de estos restaurantes tengan un especial vegetariano en el menú diario (como una pasta o un plato de legumbres) otros servirán únicamente platos de verduras—por tal razón la ingestión de proteínas se compensará más tarde.

Comida italiana. La dieta del Mediterráneo tiene una reputación bien merecida por ser saludable. La mujer embarazada disfrutará de entradas de pollo, ternera, carne de res magra asada a la parrilla y hortalizas frescas cocidas (como espinaca, bróculi y bróculi rabe); ensaladas (sobre todo aquellas con hortalizas verde oscuro como la lechuga romana y la arúgula); y pizza con salsa de tomate, queso y verduras frescas (como pimientos y bróculi); la pasta mezclada con pescado, mariscos, pollo o queso. Se elegirá marinada u otras salsas a base de tomate o vegetales en lugar de salsas de crema, y pizza y pasta integral, cuando estén disponibles. *Recomendación:*

Se evitarán alimentos empanizados fritos con mucho aceite o los alimentos aderezados con salsas muy cremosas. Se aprovechará cuando un restaurante ofrezca pizzas u otros platos con queso reducido en grasa. *Para las vegetarianas:* La pizza, la pasta y los platos con vegetales y queso (lasaña de verduras con berenjena y queso parmesano) son buenas opciones para las que disfrutan de los productos lácteos. Un par de cucharadas grandes de queso parmesano añadirán la proteína adicional y el calcio a cualquier plato de pasta. Los vegetarianos estrictos pueden optar por platos con frijoles cuando estén disponibles o platos de pasta vegetariana, junto con ensaladas y hortalizas, aunque será difícil consumir la proteína necesaria.

Comida francesa. Se evitará la cocina francesa clásica, que es a menudo alta en grasa animal, y se seleccionarán platos contemporáneos ligeros. Se optará por el pescado, las aves de corral y las carnes asadas, guisadas, a la parrilla o hervidas, y se evitarán las salsas muy cremosas, las bases de la pasta ("en croûte"), los patés (se catalogan igual que las grasas), las salchichas y el pato en dulce (también fuentes importantes de grasa) vísceras y carnes de res mal cocidas o crudas (bistec a la tártara). Ciertos favoritos de los bistros, como el pollo asado con verduras o guisados hechos con carne de res, aves de corral y verduras o frijoles también son adecuados. *Recomendaciones:* Se ordenará una ensalada o sopa a base de verdura como plato principal para estimular el apetito y se asegurará de consumir las suficientes cantidades de vegetales. Se pedirán cremas como complemento si desea dar una "probadita". *Para las vegetarianas:* Las opciones de proteína pueden ser limitadas, por tal razón es recomendable que se lea el menú de antemano.

Comida china. La comida china bien preparada utiliza pescado, carne de res, carne de aves de corral y vegetales que son rápidamente mezclados y fritos, por lo que están en el punto máximo de nutrición. En realidad, la comida china puede ser alta en sodio (gracias a la salsa de soya), alta en grasa (gracias al uso a menudo generoso

de los aceites) y puede contener MSG (véase página 151). Pero en estos días la mayoría de los restaurantes chinos aceptará la petición de preparar la comida sin MSG, con poco o sin nada de grasa y con la salsa de soya "ligera". En muchos restaurantes, la embarazada puede solicitar arroz integral. Las sopas y las bolas de masa cocidas al vapor son buenas entradas. Se ordenarán platos que contengan mucho pescado, marisco, carne de aves de corral, carne de res o tofu, en lugar de aquellos que son sólo adornados con alimentos proteínicos; se probarán mezclas cocidas al vapor; no se añadirá salsa de soya (a menos que no se haya solicitado en la preparación, en cuyo caso, se añadirá al gusto). *Recomendaciones:* Se evitarán los alimentos fritos (crocantes), incluyendo rollos rellenos de carne o pollo picado con verduras; platos agridulces altos en azúcar; y costillas de cerdo. Se limitará la cantidad de arroz blanco y fideos. Si la comida muy sazonada tiende a provocar ardor en el estómago, se ordenarán platillos "sin condimento". *Para las vegetarianas:* Las opciones son variadas y nutritivas, desde el tofu hasta las "imitaciones" de carne (hechas de soya o trigo). Los vegetales como el brócoli son también abundantes.

Comida japonesa. Se evitarán los platos fritos (agemono, katsu, agedashi, tempura) así como aquellos que contienen pescado o mariscos crudos (sushi, sashimi; véase página 154). Se seleccionarán los platos cocidos a fuego lento (nimono), asados a la parrilla (yakitori); sopas miso, rollos de sushi con vegetales; platos de soya; guisados (domburi), frituras elaboradas con poco aceite (sukiyaki) y fideos (soba de alforfón). El edamame (soya cocida al vapor) puede ser delicioso y nutritivo plato principal. Las salsas que acompañan a los platillos generalmente no contienen grasa, aunque algunas pueden ser altas en azúcar y sal. *Recomendaciones:* Si la embarazada tiene muchos deseos de comer tempura puede "robarse" unos pedazos del plato del acompañante; pero no probará el pescado ni los mariscos crudos. *Para las vegetarianas:* Las opciones pueden ser limitadas. Antes de sentarse a la mesa, comprobará si entre el menú hay un plato elaborado con tofu o soya, o es posible que termine con un tazón de fideos.

Comida tailandesa. Al igual que con la mayor parte de la comida asiática, los platos tailandeses tienen tantas opciones buenas como no tan buenas. Se pedirá pescado o aves de corral al horno o asadas a la parrilla. También son buenas opciones: Los alimentos fritos en poco aceite, los estofados y las sopas—sólo se asegurará de que contengan bastante pescado, aves de corral, carne, mariscos o tofu. *Recomendaciones:* Es preferible que se seleccionen alimentos con poco aceite y que se eviten las comidas demasiado fritas, los currys y otros platos hechos con leche de coco o crema, así como aquellos con salsas dulces (es demasiada azúcar). *Para las vegetarianas:* Se buscarán platos hechos con tofu; algunos establecimientos también tienen "imitaciones" de carne.

Comida hindú. Si las especias no trastornan el aparato digestivo de la embarazada, los restaurantes hindúes pueden satisfacer muy bien el paladar. En ellos se ofrecen alimentos ricos en proteínas como el pescado o el pollo (casi siempre marinados en yogur) horneado y asado (tandoori), así como platos nutritivos de ensaladas, sopas y verduras, y panes integrales propios de la cultura (roti, chapati, y paratha). *Recomendaciones:* Es preferible que se eviten los platos fritos y que se ordene arroz integral , cuando esté disponible. *Para las vegetarianas:* Los platillos con lentejas, los guisantes, los garbanzos, el queso y los vegetales están siempre disponibles, lo que hace que esta cocina sea una opción ideal.

Comida mexicana, española y tex-mex. Nuevamente se recomienda que se prefieran los restaurantes que ofrecen comida ligera, que usan aceite vegetal en lugar de manteca de cerdo e incluyen muchos vegetales en el menú. Incluso son mejores aquellos que también ofrecen quesos bajos en grasa, tortillas y arroz integrales. Buenas opciones en el menú: gazpacho y sopas de frijoles negros, asada (pollo y mariscos a la parrilla), platos estilo Veracruz (hechos

con salsa de tomate), salsas y picantes. La paella (un guisado español de mariscos y pollo) que por lo general tiene muchas proteínas, pero que también puede llenar a la gestante con mucho arroz blanco no nutritivo. *Recomendaciones:* Si la ensalada viene sobre una base frita de taco, se pedirá que no se incluya el taco. Si no hay platillos de ensalada puede beber una en forma de gazpacho. Evitará la comida frita y limitará la cantidad de arroz blanco, "taco chips" y frijoles refritos (estos pueden estar preparados con mucha manteca de cerdo) y pedirá frijoles sin condimentos, si están disponibles como guarnición. *Para las vegetarianas:* Si el restaurante usa aceite vegetal en vez de manteca de cerdo, las enchiladas de frijoles y queso, los burritos y las quesadillas son buenas opciones, si no están fritos; algunos restaurantes incluso ofrecen quesos de soya, tocino "falso" y tofu "crema agria" para vegetarianos estrictos.

Comida tipo cajún o de Luisiana. La comida tipo cajún puede ser deliciosa, pero también muy grasosa. Se preferirá el pescado o los mariscos hervidos, cocidos al vapor, asados a la parrilla; y los guisos con abundantes mariscos/aves de corral/vegetales, como jambalayas y gumbos. *Recomendaciones:* Es preferible que se eviten las chuletas grasosas de cerdo y los platos fritos, y que se incline por el arroz blanco. *Para las vegetarianas:* Las opciones pueden ser limitadas, así que es preferible que se revise el menú anticipadamente; los frijoles son por lo general una buena opción, si no están preparados con grasa animal.

Comida tradicional de los negros del sur. En la mayoría de este tipo de restaurantes la comida es frita o muy grasosa. Incluso las saludables hortalizas, como el nabo y la variedad de col rizada, pueden estar preparadas con exceso de grasa o pringues de tocino. Si la gestante tiene suerte, posiblemente encontrará a un cocinero que le ase a la parrilla, le hornee o le prepare en barbacoa una porción de pescado o pollo. Si lo único que se puede ordenar es pollo frito, pedirá pechuga y le quitará la piel antes de comérsela. Es casi seguro que las guarniciones sean engañosas. Las tortas de maíz son fritas, al igual que los aros de cebolla. Las papas son, por lo general, o fritas o trituradas, y con grandes cantidades de mantequilla. La mayor parte del resto de almidones—galletas, pan de maíz (a menos que sean elaboradas con la harina de maíz no germinado) bolas de masa hervida para servir con guisos y rellenos—es poco nutritiva. *Recomendaciones:* Ordenar ñames o batatas (al menos consumirá un poco de betacaroteno). Se preguntará si las hortalizas del menú pueden ser cocidas al vapor o salteadas y servidas sin mucha grasa (si no es así, las hortalizas tradicionalmente preparadas son la mejor opción en cualquier menú). La grasa adicional que consuma se podrá compensar si se seleccionan platos más ligeros los siguientes dos días. *Para las vegetarianas:* Probablemente se deba elegir entre las opciones de dieta. Revise el menú antes de sentarse a la mesa.

Comida griega y del Medio Oriente. Al igual que otras cocinas del Mediterráneo, éstas están clasificadas en los primeros lugares del listado de opciones de comida saludable. Se preferirán el pescado, las aves de corral y las carnes magras (incluso los pinchos); los platos que combinan verduras con el pescado o carne y/o queso feta platos con lentejas, habas y garbanzos; sopas a base de yogur, hortalizas salteadas (horta); ensaladas de vegetales; y granos enteros cocinados, como bulgur. *Recomendaciones:* Se puede pedir pan pita integral con puré de garbanzos al estilo griego o aceite de oliva en lugar de mantequilla. Se evitará el arroz blanco y los platos rellenos con éste, así como las especialidades fritas. *Para las vegetarianas:* Este tipo de restaurantes casi siempre es una buena opción, incluyendo los platos con frijoles, lentejas, polenta, bulgur y queso.

Comida alemana, rusa y de la región central de Europa. Estos estilos de cocina son tradicionalmente pesados, en especial por el pan, las bolas de masa hervida para servir con guiso, los fideos, las salchichas y los embutidos altos en nitrato y grasa, y son ligeros en cuanto a los vegetales nutritivamente cocinados, y el pescado y las carnes asadas a la parrilla. Algunos restaurantes más modernos ofrecerán simplemente pescado y aves de corral asados y a la parrilla. Si no lo ofrecen en el menú, se buscará algún platillo asado (chuletas, pollo, filete) o un estofado de carnes y verduras como el goulash. El Kasha o las papas son una buena guarnición. *Recomendaciones:* Se tratará de hacer una buena combinación de embutidos con ensaladas o vegetales, si están disponibles. *Para las vegetarianas:* Las opciones son muy pocas.

Pizzerías. Dos piezas de la pizza de queso típica de costra delgada proporcionan más de una porción de proteína, dos porciones de calcio y una variedad de vitaminas y minerales, con lo que se alcanzan de 400 a 500 calorías bastante razonables. Una pizza integral añade también un par de porciones de grano entero. Se tomará en cuenta que la pizza puede llenar rápidamente la cantidad de grasa permitida por día, sobre todo si se añade queso, salami o salchicha extra. *Recomendaciones:* Seleccionar vegetales para cubrir la pizza (pimientos y/o brócoli son ideales), se pedirá queso reducido o sin grasa, si está disponible. Puede añadirse una ensalada para complementar una comida nutritiva. *Para las vegetarianas:* La pizza de queso puede ser una opción buena para aquellas que comen productos lácteos, pero una pizza sólo con salsa y vegetales no suministra la proteína adecuada para vegetarianas estrictas, que deberían buscar una pizzería que ofrezca la opción de queso de soya o, incluso, salami de soya.

Cafeterías y restaurantes económicos. Los restaurantes modernos ofrecen una amplia variedad de platillos especiales y saludables (tortillas hechas con clara de huevo, *waffles* de salvado de avena, hamburguesas vegetarianas, hamburguesas de pavo), panes excelentes en diversa variedad de granos y verduras recién cocidas. Casi todos ofrecen platillos favoritos tradicionales, como pescado y pollo asados, ensaladas (estilo Cobb, "chef" Niçoise, sin tocino) y emparedados integrales (con pollo y pavo en rodajas, queso Suizo, huevo, atún con mayonesa de dieta) con lechuga y tomate, y una guarnición de ensalada o vegetales. *Recomendaciones:* Se evitarán la ensalada de col si tiene mucha mayonesa, la comida frita (tanto francesa como tipo casero). El aderezo se servirá por aparte. Siempre que sea posible, es mejor sustituir la mostaza por la mayonesa. Y no se comerá más de un escabeche —son muy altos en sodio. *Para las vegetarianas:* Los emparedados de huevo y queso, las ensaladas y las hamburguesas vegetarianas son buenas opciones.

Tiendas de comestibles preparados. Se evitarán los pepinillos en escabeche y los embutidos (demasiado salados), las carnes y los pescados que se conservan con nitrato, y los fiambres como salmón ahumado, pescado blanco, pastrami, carne en conserva, salchichas, salami, salchichas de Bolonia, jamón y lengua. En cambio, se ordenará pavo o pollo fresco rodajeado (no de la variedad procesada); pollo o pescado a la parrilla; ensalada de atún, huevo o pollo; o pan integral con queso suizo. Se añadirán platos adicionales de ensalada de col (el tipo de ensaladas a base de vinagre tienen menos grasa y calorías que las preparadas con mayonesa) tomate rodajeado y lechuga. *Recomendaciones:* No se debe agregar más mayonesa (las calorías de grasa aumentan rápidamente); es preferible usar mostaza. Se ordenará una ensalada, si está incluida en el menú (aderezo por separado) o ensalada de frutas o melón para compensar la escasez habitual de porciones de vegetales. *Para las vegetarianas:* Los platos con huevo y queso generalmente están disponibles, pero para vegetarianas estrictas, las opciones pueden ser limitadas aunque algunas tiendas de comestibles preparados ofrecen sopas de frijoles o lentejas y hasta hamburguesas vegetarianas.

Restaurantes o tiendas de comestibles preparados kosher o estilo judío. Al igual que en otras tiendas de comestibles preparados (véase arriba), se evitarán las carnes y los pescados tratados, y se ordenará como plato principal pescado o aves de corral asadas, que por lo general son opciones abundantes dentro del menú. *Recomendaciones:* Es preferible que se eviten las carnes grasosas y que se limite

sólo a unas cuantas mordidas la ingestión de tortitas de papa fritas, budines grasosos de papa, budines muy dulces de fideos (kugels), blintzes y derma (kishke). Y no se exagerará el consumo de escabeches kosher salados. *Para las vegetarianas:* En un restaurante Kosher que sirve carne, puede haber poco o nada para una mujer vegetariana, excepto, posiblemente, ensaladas y verduras. En uno que sirve exclusivamente productos lácteos, habrá probablemente opciones buenas, al menos para las vegetarianas ovolacteo. Se tendrá presente que en estos restaurantes, muchos de los platos vegetarianos no son muy nutritivos.

Restaurantes vegetarianos. Estos son, sin necesidad de sorprenderse, de primera categoría nutricional. Para satisfacer las exigencias de proteínas, la mujer embarazada elegirá entre platos hechos con queso, yogur o tofu, legumbres (frijoles/habichuelas, lentejas, guisantes), pescado o aves de corral, o imitación de carne (hamburguesas vegetarianas, perros calientes y otros). Podrá disfrutar de los granos enteros y de los vegetales frescos. *Recomendaciones:* Los postres pueden contener mucha azúcar, pero mientras sean elaborados con frutas frescas y/o granos enteros, serán nutritivos. *Para las vegetarianas:* Este tipo de restaurante es ideal, si la gestante es vegetariana estricta u ovolacteo.

Restaurantes de comida rápida. Obviamente en estos lugares no se encontrarán alimentos naturales (a menos que éste sea uno del número reducido pero creciente de establecimientos de comida rápida que se especializan en "smoothies", "wraps" y otras opciones nutritivas). Pero sí se pueden encontrar algunos alimentos que son mejores que otros, incluso: pollo asado a la parrilla; emparedados de pollo asado o preparado en barbacoa (se ordenará con lechuga y tomate, sin mayonesa, y se le puede añadir una rebanada de queso si necesita calcio); sándwiches "sub" de pavo, de pollo o de queso (se preferirá el pan integral en lugar del blanco y se pedirá tomate extra); burritos o tacos suaves de pollo o frijoles y queso; hamburguesas sencillas con queso (preferentemente con lechuga y tomate); pizza de queso de corteza delgada con verduras (evitar el pepperoni); emparedados de pita; papas al horno (evitar los aderezos altos en grasa); ensaladas (pollo asado a la parrilla o del "chef", pero con aderezos bajos en grasa); y sopas. Las hamburguesas vegetarianas están cada vez más disponibles también; se puede agregar queso al gusto. El bar de ensaladas es recomendable mientras los ingredientes luzcan limpios y bien mantenidos. Se preferirán los vegetales frescas, el queso y los huevos. Se complementarán con aderezos reducidos en grasa. *Recomendaciones:* Se evitarán las hamburguesas dobles o más grandes y el pollo o pescado frito porque pueden contener al menos la mitad de la ingestión calórica diaria; la gestante tratará de no pedir la propia comida frita; puede darle una probadita al plato de un compañero de mesa; se evitarán los batidos (generalmente tienen demasiadas calorías y muy poca, si es

que tienen, leche). Una cadena grande de restaurantes ofrece yogur congelado para el postre, un modo decente de apaciguar el dulce paladar y de tomar un poco de calcio. Si surge alguna duda, se pedirá la información nutricional de algunas opciones que llaman la atención, y se seleccionará un plato principal sin más de 500 calorías para 20 gramos de proteína. (La cuenta de calorías debería ser inferior si el total de proteína es inferior). *Para las vegetarianas:* A menos que la embarazada esté en un restaurante de comida rápida donde ofrecen alimentos sanos, sus opciones serán limitadas. La pizza, los sándwiches "sub" con queso y vegetales, las quesadillas y los burritos con queso y las papas al horno con queso y brócoli pueden ser buenas opciones para las que consumen productos lácteos, pero al resto posiblemente no le vaya muy bien, a menos que ofrezcan hamburguesas vegetarianas.

Qué es importante saber:
HACER EL AMOR DURANTE EL EMBARAZO

Dejando de lado los milagros religiosos y médicos, todo embarazo empieza con el acto sexual. Por consiguiente, ¿por qué este acto que ha colocado a la mujer en la situación actual de mujer gestante se convierte luego en uno de los mayores problemas?

Casi todas las parejas que esperan un bebé encuentran que la relación sexual sufre algún tipo de cambio durante los nueve meses de embarazo, ya sea que el sexo pasa a ser bruscamente mejor que nunca, o bien desaparece casi por completo o sólo resulta un poco incómodo.

Para empezar, ya antes de la concepción existen grandes variaciones en lo que respecta al deseo y a las reacciones sexuales. Lo que para una pareja es una vida sexual satisfactoria, por ejemplo una relación "obligatoria" una vez por semana, puede ser totalmente insatisfactoria para otra pareja que no encuentra suficiente

una relación una vez al día. Después de la concepción, estas diferencias pueden ser incluso más exageradas. Y para complicar aún más las cosas, es posible que los trastornos físicos, sexuales y emocionales dejen con menos ganas de hacer el amor a la pareja de "una vez al día" que a la pareja de "una vez por semana" y viceversa.

Aunque la intensidad varía de una pareja a otra, suele producirse un esquema "menos, más, menos" en el interés sexual durante los tres trimestres del embarazo. No resulta sorprendente que la disminución del interés sexual sea común en los primeros tiempos del embarazo (en un estudio, el 54% de las mujeres declararon un descenso del libido durante el primer trimestre). Después de todo, el cansancio, las náuseas, los vómitos y la sensibilidad dolorosa de los senos hacen que la mujer sea la compañera de cama menos ideal. Sin embargo, en las mujeres que pasan un primer trimestre de embarazo cómodo y sin problemas, el deseo sexual suele ser más o menos el mismo. Y una considerable minoría de mujeres embarazadas encuentra que el deseo aumenta significativamente, a menudo debido a que las hormonas del embarazo hacen que la vulva sea ultrasensible, y/o a que la gran sensibilidad de los senos que resulta dolorosa para muchas mujeres les resulta a ellas placentera. Sucede a menudo que estas mujeres experimentan en esta época, y por primera vez, un orgasmo o un orgasmo múltiple.

El interés por las relaciones sexuales aumenta a menudo, pero no siempre, durante el segundo trimestre, cuando la pareja se halla ya mejor adaptada al embarazo, tanto física como psicológicamente. Este interés suele desaparecer de nuevo a medida que se acerca el momento del nacimiento, y esta desaparición es con frecuencia más drástica que en el primer trimestre, por razones obvias: en primer lugar, el volumen del abdomen dificulta más y más el acto; en segundo lugar, los dolores y la incomodidad de un embarazo avanzado son capaces de enfriar incluso la pasión más ardiente; y en tercer lugar, resulta difícil concentrarse en algo que no sea el acontecimiento ansiosamente esperado.

En algunas parejas, pero evidentemente no en todas, parece que el placer sexual, al igual que el interés sexual, disminuye durante el embarazo. En un grupo de mujeres, un 21% de ellas experimentaba muy poco o ningún placer durante el acto sexual antes de la concepción. El porcentaje de mujeres que no encontraban placer en el sexo aumentó hasta un 41% a las 12 semanas de gestación, y hasta un 59% hacia el noveno mes. El mismo estudio encontró que a las 12 semanas, aproximadamente 1 de cada 10 parejas no tenían en absoluto relaciones sexuales; en el noveno mes, más de un tercio de las parejas se abstenían. Pero se debe recordar también que el mismo estudio demostró que 4 de cada 10 mujeres disfrutaban aún del sexo en ese momento—y más de la mitad de ellas sin ningún problema.

En otras palabras, el sexo durante el embarazo es diferente para cada pareja.

Es muy posible que la embarazada se encuentre con que las relaciones sexuales son mejores que nunca durante la gestación. O también que sean algo de lo que podría disfrutar pero que no puede. O también que se convierten en una desagradable obligación. También es posible que desee prescindir de ellas por completo. Como tantas otras cosas durante el embarazo, lo "normal" en las relaciones sexuales será aquello que le convenga.

COMPRENDER LA SEXUALIDAD DURANTE EL EMBARAZO

Desgraciadamente, algunos médicos tienen, como el resto de nosotros, ciertas inhibiciones ante la sexualidad. Con frecuencia no explican a las parejas que esperan un bebé lo que pueden esperar, o no esperar, en la parte íntima de la relación. Y esto hace que muchas parejas tengan dudas acerca del modo en que deben proceder.

Comprender la razón de que hacer el amor durante el embarazo sea diferente a lo que es en otras épocas puede ayudar a aliviar los temores y preocupaciones, y puede hacer que hacer el amor (o no hacerlo) resulte más aceptable y más agradable.

En primer lugar, existen muchos cambios físicos que afectan tanto al interés sexual como al placer de las dos maneras positiva y negativamente. Algunos negativos pueden ser abordados para minimizar sus efectos sobre la vida sexual; otros han de ser conocidos para aprender a vivir con ellos—y a hacer el amor con ellos.

Náuseas y vómitos. Si los mareos matutinos persisten de día y de noche, lo más probable es que la pareja deba esperar a que estos síntomas desaparezcan. (En la mayoría de los casos, el malestar empezará a disminuir hacia el final del primer trimestre.) Si sólo aparecen a ciertas horas, la pareja deberá flexibilizar sus horarios y aprovechar los buenos momentos. La mujer no deberá presionarse para sentir deseo cuando se encuentre mal; los mareos matutinos se ven a menudo agravados por el estrés emocional. (Véase página 117, para consejos sobre el modo de minimizar los mareos matutinos.)

Cansancio. También el cansancio debe desaparecer hacia el cuarto mes (aunque probablemente reaparecerá en el último trimestre). Hasta entonces, la pareja puede hacer el amor mientras luce el sol (y si se presenta la ocasión) en lugar de que la mujer intente forzarse a permanecer levantada hasta tarde para un romance. Si la pareja tiene libres las tardes del fin de semana, es una buena idea hacer una buena siesta con una sesión de amor.

Cambios en la silueta. Hacer el amor puede resultar difícil y desagradable cuando una barriga hinchada parece tan grande e inaccesible como una montaña de los Andes. A medida que progresa el embarazo, a muchas parejas les puede parecer que no merecen la pena los ejercicios gimnásticos necesarios para escalar el abdomen en aumento. (Pero existen maneras de rodear la montaña; continúese leyendo.) Además, la silueta más llena de la mujer puede quitarle el deseo a ella, al marido o ambos. La embarazada saldrá de este reflejo socialmente condicionado pensando: lo grande (en el embarazo) es bello.

Congestión de los órganos genitales. El mayor flujo sanguíneo hacia la pelvis, causado por los cambios hormonales del embarazo, puede incrementar la respuesta sexual en algunas mujeres. Pero también puede hacer que el sexo sea menos satisfactorio (especialmente en fases más avanzadas del embarazo) cuando tras el orgasmo queda una sensación residual desagradable que la mujer experimenta como si en realidad no hubiera tenido un orgasmo. También para los maridos, la congestión de los órganos sexuales de la mujer embarazada puede incrementar el placer (si se sienten agradablemente acariciados) o bien reducirlo (si se sienten demasiado apretados y pierden la erección).

Salida de calostro. Ya avanzado el embarazo, algunas mujeres empiezan a producir el calostro, una sustancia precursora de la leche. El calostro puede salir de los senos durante la estimulación sexual, y puede resultar desconcertante en medio del acto sexual. Desde luego, no es nada preocupante, pero si resulta molesto para la mujer o para la pareja, puede evitarse fácilmente prescindiendo de la estimulación de los senos.

Sensibilidad de los senos. Algunas parejas afortunadas descubren durante el embarazo el placer de la estimulación de los senos por primera vez. Pero muchas constatan que en las primeras fases del embarazo, es posible que los senos deban ser evitados durante los juegos del amor ya que son dolorosamente sensibles. (La mujer deberá comunicar esta incomodidad a la pareja, en lugar de sufrir en silencio e incluso quedar resentida contra él.) Sin embargo, a medida que el dolor disminuye hacia el final del primer trimestre, la extrema sensibilidad de los senos es un factor positivo en las relaciones sexuales de muchas parejas.

Alteración de las secreciones vaginales. Estas secreciones aumentan de volumen y cambian de consistencia, de olor y de sabor. La mayor lubricación puede hacer que el acto sexual sea más agradable para la pareja si la vagina de la mujer era antes seca y/o incómodamente estrecha. O también es posible que a causa de ello el canal de la vagina de la mujer sea tan húmedo y resbaladizo que el marido tenga dificultades en alcanzar el orgasmo (un tiempo adicional de juego previo al acto sexual podría ser de mucha ayuda para él). El olor y sabor más intensos de las secreciones pueden hacer que el sexo oral resulte desagradable para ciertos hombres. El problema puede ser superado aplicando una crema aromática de masaje en la zona púbica o en el lado interno de los muslos (pero no en la vagina).

Hemorragia causada por la sensibilidad del cuello uterino. El cuello del útero también se congestiona durante el embarazo—atravesado por numerosos vasos adicionales destinados a transportar una mayor cantidad de sangre hacia el útero—y es más blando que antes del embarazo. Esto significa que una penetración profunda puede a veces provocar una hemorragia, sobre todo en los últimos tiempos, cuando el cuello de la matriz empieza a madurar con vistas al parto. Si esto ocurre (y el médico ha descartado el peligro de abortar o cualquier otra complicación que requiera abstenerse de tener relaciones sexuales), la pareja se abstendrá de las penetraciones profundas.

Hay un complemento repleto de problemas sicológicos que pueden interferir con el placer sexual durante el embarazo. Éstos, también, pueden ser minimizados.

Temor de dañar al feto o de provocar un aborto. En los embarazos normales, el acto sexual no ejerce ninguno de los dos efectos. El feto está bien acolchado y protegido dentro del saco amniótico y el útero, y éste está bien cerrado frente al mundo exterior por un tapón de mucosidad a la entrada del cuello uterino.

Temor de que el orgasmo provoque un parto prematuro. Aunque el útero se contrae después del orgasmo—y estas contracciones pueden ser bastante pronunciadas en algunas mujeres y durar entre media hora y una hora después del acto sexual, dichas contracciones no son un signo de que se ha iniciado el parto y no suponen ningún riesgo si el embarazo es normal. De hecho, los estudios demuestran que las parejas que son sexualmente activas durante el embarazo presentan índices inferiores de partos prematuros que aquellas que se abstienen (posiblemente porque una relación física cercana a menudo significa que la pareja mantiene una buena relación emocional, lo que tiene un efecto en el embarazo). De todas maneras, el orgasmo, en especial el más intenso provocado por la masturbación, puede estar prohibido en los embarazos con un alto riesgo de aborto o de parto prematuro.

Temor de que el feto "mire" o "sea consciente". Aunque al feto le puede resultar agradable el suave movimiento arrullador de las contracciones uterinas, no puede ver ni comprender lo que está sucediendo durante el acto sexual, y es seguro que no guardará ningún recuerdo de ello. Las reacciones fetales (movimientos más lentos

durante el acto sexual y luego un furioso "pataleo" y un latido cardíaco más rápido después del orgasmo) son debidas única y exclusivamente a la actividad hormonal y uterina.

Temor de que la introducción del pene en la vagina provoque una infección. A menos que el marido sufra una enfermedad de transmisión sexual, parece que no existe ningún peligro de infección para la madre o para el feto a través del acto sexual durante los primeros siete u ocho meses. El feto se halla protegido dentro del útero por el saco amniótico que no puede ser atravesado por el semen ni por organismos infecciosos. La mayoría de los médicos creen que esto es así incluso durante el noveno mes—siempre que el saco permanezca entero (mientras no se hayan roto las membranas, no se haya "roto aguas"). Pero debido a que puede romperse en cualquier momento, algunos médicos sugieren a la pareja que el marido use un preservativo durante el acto sexual en las cuatro u ocho últimas semanas de embarazo, para una mayor seguridad frente a las infecciones.

Ansiedad frente al acontecimiento que se acerca. Tanto la futura madre como el futuro padre se enfrentan al acontecimiento que se avecina con sentimientos encontrados; ante las responsabilidades y el cambio de vida que representa; ante el costo emocional y financiero de sacar adelante a un bebé—todo ello puede impedirles hacer el amor relajadamente. Esta ambivalencia que experimentan muchas parejas de futuros padres debe ser afrontada y comentada abiertamente en lugar de ser llevada a la cama.

Cambios en la relación entre el marido y la mujer. La pareja puede tener problemas para adaptarse a la idea de que ya no serán sólo amantes, o sólo marido y mujer, sino también padre y madre, de ahora en adelante. Después de todo, muchos de nosotros evitamos aún asociar a nuestros padres con el sexo, aunque seamos la prueba viviente de que esta relación existe. Por otro lado, algunas parejas pueden encontrarse con que la nueva dimensión de la relación aporta una nueva intimidad en la cama—y con ella una nueva excitación.

Hostilidad subconsciente. Puede haber hostilidad del futuro padre contra la futura madre, porque se siente celoso de que ella se haya convertido en el centro de la atención. O de la futura madre contra el futuro padre, porque siente que ella está soportando todo el sufrimiento (en especial si el embarazo está siendo trabajoso) por el hijo que ambos desearon y del que ambos disfrutarán. Estos sentimientos deben ser comunicados y comentados, pero no en la cama.

Creencia de que el acto sexual durante las últimas seis semanas de embarazo hará que se inicie el parto. Es verdad que las contracciones uterinas desencadenadas por el orgasmo se vuelven más intensas a medida que avanza el embarazo. Pero a menos que el cuello uterino esté "maduro", estas contracciones no provocan el parto—como pueden atestiguar numerosas madres que han dado a luz. Sin embargo, ya que no se sabe exactamente lo que desencadena el parto, y debido a que algunos estudios señalan un aumento de los partos prematuros en las parejas que tienen relaciones sexuales en las últimas

---

HACER EJERCICIO ES UN PLACER

No hay mejor forma de mezclar el negocio con el placer que con la práctica de los ejercicios Kegel durante el sexo. Estos ejercicios tonifican el área perineal en la preparación para el parto, reduciendo la probabilidad de que la gestante necesite de una episiotomía, y minimizando el riesgo de un desgarro. Si los ejercicios Kegel se practican a menudo se reducirá el tiempo de recuperación del área en el posparto. Y aunque se pueden practicar en todas partes y en cualquier momento (véase la página 196 para más información), practicarlos durante la relación sexual puede aumentar el placer tanto en el hombre como en la mujer ¡El ejercicio nunca fue tan divertido!

---

semanas del embarazo, el médico prescribe a menudo la abstinencia a las mujeres que tienen tendencia a un parto antes de término. Algunos médicos creen que, en estos casos, el uso del condón puede disminuir las contracciones por la falta de prostaglandinas en el semen.

Temor de "golpear" al bebé cuando la cabeza de éste se halla ya encajada en el pelvis. Incluso las parejas que no tuvieron problemas en realizar el acto sexual durante el embarazo, se pueden sentir ahora incómodos porque el bebé está demasiado "cerca". Muchos médicos opinan que, si bien no puede dañar realmente al bebé, la penetración profunda no será agradable en ese momento y debería evitarse.

Los factores sicológicos también pueden influir positivamente sobre las relaciones sexuales:

Pasar del sexo de procreación al sexo recreativo. Algunas parejas que se esforzaron mucho por llegar a tener un bebé, pueden quedar encantadas de poder tener relaciones sexuales únicamente por placer—sin termómetros, gráficas, calendarios ni ansiedad. Para ellas, el sexo resulta divertido por primera vez en varios meses o incluso años.

Aunque el acto sexual durante el embarazo puede ser diferente de lo que se había experimentado antes, en la mayoría de los casos no implica ningún riesgo. De hecho, es positivo de muchas maneras tanto física como emocionalmente: mantiene unida a la pareja; ayuda a la mujer a mantenerse en forma, preparando los músculos de la pelvis para el parto; y es relajante—lo que resulta beneficioso para todos los implicados, incluyendo el bebé.

CUÁNDO LIMITAR LAS RELACIONES SEXUALES

Puesto que hacer el amor tiene tanto que ofrecer a los futuros padres, lo ideal sería que toda pareja pudiera disfrutar de ello durante todo el embarazo. Desgraciadamente, ello no es posible para

LA COMODIDAD

Cuando la gestante hace el amor en esta etapa del embarazo (y más adelante, también) la posición tiene mucho que ver. Las posiciones de lado (frente a frente o frente con espalda) son a menudo las más cómodas, porque le protegen la espalda. Lo mismo en el caso de la mujer encima (que le permite un mayor control). La penetración por detrás también puede funcionar. El hombre encima es aceptable para la relación sexual de poca duración (si él se apoya en sus brazos y no deja caer todo el peso sobre la mujer), pero después del cuarto mes no es recomendable que la gestante pase mucho tiempo acostada sobre la espalda.

algunas parejas. En los embarazos de alto riesgo, el acto sexual puede ser prohibido en ciertas épocas o incluso durante los nueve meses. En otros casos, el acto sexual puede ser permitido si la mujer no experimenta el orgasmo, o el juego sexual es permitido si la pareja prescinde de la penetración o se usa un condón. Es esencial saber con exactitud *qué* no presenta riesgos y *cuándo*; si el médico prescribe la abstinencia a la pareja, ésta deberá preguntar las razones y si el médico se refiere al acto sexual, al orgasmo o a ambos, y si las restricciones son temporales o deben ser extendidas a toda la duración del embarazo. Probablemente se deberán restringir las relaciones sexuales bajo las siguientes circunstancias:

◆ Siempre que se produzca una hemorragia inexplicada.

◆ Durante el primer trimestre si la mujer tiene un historial de abortos espontáneos o de amenaza de abortos espontáneos, o si presenta signos de aborto.

◆ Entre las 8 y las 12 últimas semanas si la mujer tiene un historial de parto prematuro, o si experimenta signos de parto.

◆ Si se han roto las membranas fetales (la bolsa de las aguas).

◆ Si se sabe que existe una placenta previa (la placenta se encuentra en una posición anormal, cerca del cuello uterino o encima de él, de donde podría ser desalojada prematuramente en el acto sexual, causando una hemorragia y poniendo en peligro a la madre y al bebé).

◆ Durante el último trimestre si la mujer espera gemelos, o incluso en el segundo trimestre en el caso de fetos múltiples.

DISFRUTARLO MÁS, INCLUSO SI SE HACE MENOS

Una relación sexual buena y duradera—al igual que los matrimonios buenos y duraderos—rara vez se construye en un día (o incluso en una noche realmente fantástica). Se desarrolla con práctica, paciencia, comprensión y amor. Esto es verdad también en el caso de una relación sexual ya establecida que queda sometida a los ataques emocionales y físicos de un embarazo. Algunos modos de "salir victorioso" son los siguientes:

◆ No permitir que la frecuencia o infrecuencia de las relaciones sexuales interfiera con otros aspectos de la relación. La calidad al hacer el amor es siempre más importante que la cantidad, y esto nunca es tan cierto como durante el embarazo.

◆ Reconocer las posibles tensiones que la futura paternidad ha introducido en la relación de la pareja y admitir los cambios que se puedan haber producido en la intensidad del deseo sexual de la mujer o del marido. Discutir abiertamente el problema y no esconderlo debajo de las sábanas. Si algún problema parece demasiado importante para que lo solucione por sí misma la pareja, es aconsejable que ésta solicite ayuda profesional.

◆ Pensar positivamente: hacer el amor es una buena preparación física para el parto, especialmente si la mujer practica los ejercicios Kegel durante el acto sexual; véase el recuadro de la página 196. (No muchas atletas se lo pasan tan bien entrenándose).

◆ Considerar como una aventura el intento de encontrar nuevas posiciones durante el embarazo. Pero concederse tiempo para adaptarse a las nuevas posiciones. (Incluso se puede intentar "nadar en seco": probar una nueva posición sin quitarse la ropa, de modo que resulte ya más familiar cuando se pruebe de verdad). Para más ideas, véase el recuadro anterior.

◆ Adaptar las esperanzas a la realidad. Aunque algunas mujeres experimentan un orgasmo por primera vez durante el embarazo, un estudio demostró que la mayoría de las mujeres alcanzan el orgasmo con menos *regularidad* durante el embarazo que antes de la concepción—sobre todo durante el último trimestre, en el que sólo 1 de cada 4 mujeres alcanza el clímax de modo constante. La meta no ha de ser siempre el orgasmo; la proximidad física puede ser también satisfactoria.

◆ Si el médico ha prohibido el acto sexual durante un período del embarazo, preguntarle si el orgasmo está permitido, mediante la masturbación mutua. Si no lo está para la mujer ésta puede obtener también placer ofreciendo el placer al marido.

◆ Si el médico ha prohibido el orgasmo pero no el coito, es probable que la mujer goce del placer de hacer el amor sin llegar al clímax. Aunque puede que no sea enteramente satisfactorio, puede proporcionar una sensación de intimidad. Otra posibilidad: el acto sexual entre los muslos sin penetración.

Incluso si la calidad o la cantidad de las relaciones sexuales de la pareja no es la misma que acostumbraba a ser, la comprensión de lo que está sucediendo en la dinámica de la relación durante el embarazo puede ayudar a reforzar la relación sin un coito espectacular o frecuente.

◆ ◆ ◆

El sexto mes

Aproximadamente de 23 a 27 semanas

Esos pequeños brazos y piernas empiezan a empacarse un poco ahora y esa gimnasia—y a veces ataques de hipo—se vuelven visibles desde afuera y pueden entretener a los que la rodean. El bebé ha crecido un poco, pero todavía es relativamente una pequeña carga comparado con lo que él o ella será en un par de meses. Asumiendo que todo está bien y que el médico lo apruebe, ahora es el mejor momento para que la embarazada haga un poco de gimnasia u otra actividad física.

Qué se puede esperar en la visita de este mes

En el control de este mes probablemente todo siga igual como es usual, pero cabe esperar que el médico controle los siguientes puntos, aunque se pueden producir variaciones en función de las necesidades particulares de la paciente y de las costumbres del médico:[1]

◆ Peso y presión sanguínea.

◆ Orina, para detectar azúcar y albúmina.

◆ Latido cardíaco del feto.

◆ Altura del fondo uterino (parte superior del útero).

◆ Tamaño del útero y posición del feto, mediante palpación externa.

◆ Pies y manos, para detectar edema (hinchazón), y piernas, para detectar venas varicosas.

◆ Síntomas que la embarazada ha experimentado, en especial los que no son habituales.

◆ Preguntas y problemas que desee discutir, lleve una lista a la consulta.

1. Véase el apéndice, página 545 para informarse sobre los procedimientos y exámenes que se realizan.

UN VISTAZO AL INTERIOR

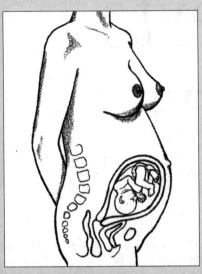

▲ *Al comienzo de este mes el útero está aproximadamente 1½ pulgadas sobre el ombligo. Al final del mes, el útero ha crecido una pulgada más arriba y puede sentirse aproximadamente 2½ pulgadas sobre el ombligo. Ahora el útero es del tamaño de una pelota de baloncesto y podría parecer que ¡eso es lo que lleva en la barriga!*

▶ *El bebé mide más de un pie de longitud y pesa cerca de 2 libras. Todavía está algo activo, el feto está aún más coordinado en sus movimientos (pedaleando sus pies y empujándolos contra la pared uterina, tal vez está practicando caminar), y ha desarrollado un fuerte agarre (el cual puede utilizar para agarrar el cordón umbilical). Afortunadamente el cordón umbilical, el cual es el conducto vital del bebé, está diseñado para resistir toda esta actividad; es fuerte, la composición en espiral ayuda a evitar que se retuerza o se anude. Los ojos del bebé se pueden abrir y cerrar ahora y reaccionar a la luz (un feto podría usar sus manos para cubrirse sus ojos si una luz muy brillante resplandece en la barriga de la madre). Las cuerdas vocales están trabajando, aunque el bebé no emitirá ningún sonido hasta ese primer llanto al nacer. El hipo, sin embargo es común y con frecuencia puede agitar el nido uterino del bebé. Un bebé que nazca ahora puede sobrevivir con cuidados intensivos.*

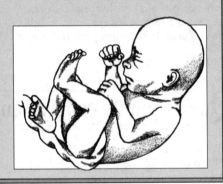

Qué se puede sentir

Como siempre, recuerde que cada embarazo y cada mujer es diferente. Puede experimentar todos estos síntomas en algún momento u otro, o solamente algunos de ellos. Algunos síntomas pueden continuar desde el mes pasado, otros pueden ser nuevos. Aún, otros podrían ser difíciles de notar porque se ha acostumbrado a ellos. Podría tener también otros síntomas menos comunes.

SÍNTOMAS FÍSICOS:

◆ Más actividad fetal definida.

◆ Secreción vaginal blanquecina (leucorrea).

◆ Dolor en la parte baja del abdomen y hacia los lados (por la extensión de los ligamentos que sostienen el útero).

◆ Estreñimiento.

- Acidez de estómago e indigestión, flatulencia e hinchamiento.
- Dolores de cabeza, mareos o desmayos ocasionales.
- Congestión nasal y hemorragias nasales ocasionales; embotamiento de los oídos.
- "Cepillo de dientes rosado" debido a que sangran las encías.
- Buen apetito.
- Calambres en las piernas.
- Edema benigno (hinchazón) de los tobillos y los pies, y ocasionalmente de las manos y la cara.
- Venas varicosas en las piernas y/o hemorroides.

- Picor en el abdomen.
- Ombligo saltado.
- Dolor de espalda.
- Cambios de la pigmentación de la piel del abdomen y/o la cara.
- Aumento de tamaño de ambos senos.

SÍNTOMAS EMOCIONALES:

- Menos cambios de humor.
- Distracción y olvidos continuos.
- Un inicio de tedio con respecto al embarazo, "¿No hay nadie que pueda pensar en otra cosa?"
- Una cierta ansiedad respecto al futuro.

Qué puede preocupar

DOLOR Y ENTUMECIMIENTO DE LAS MANOS

"Me despierto a medianoche debido a que algunos de los dedos de mi mano derecha están entumecidos; a veces incluso me duelen. ¿Tiene eso que ver con el embarazo?"

Entumecimiento y hormigueo en los dedos de las manos y los pies es normal en el embarazo y se cree que se debe a los tejidos hinchados que presionan los nervios. Sin embargo, el dolor no es lo usual. Si el entumecimiento y el dolor está limitado al dedo pulgar, dedo índice, dedo medio y mitad del dedo anular, probablemente tiene síndrome del túnel carpiano (CTS, por sus siglas en inglés). Aunque este síndrome es más común en las personas que realizan con regularidad tareas que requieren movimientos repetitivos de la mano (tocar el piano, escribir a máquina), también es común en las embarazadas. Ello es debido a que el túnel carpiano de la muñeca, a través del cual pasa el nervio de los dedos afectados, se hincha durante el embarazo (como

muchos otros tejidos corporales), lo que resulta en una presión que causa entumecimiento, hormigueo, escozor y/o dolor. Estos síntomas también pueden afectar a la mano y la muñeca, y pueden irradiar hasta el brazo.

Debido a que los líquidos se acumulan en la mano durante todo el día debido a la fuerza de la gravedad, la hinchazón y los síntomas acompañantes pueden hacerse más agudos por la noche. Trate de no dormir sobre sus manos, lo que podría agravar el problema. Eleve las manos en una almohada cuando se acueste. Cuando aparezca el entumecimiento, éste puede aliviarse dejando colgar la mano fuera de la cama y agitándola vigorosamente. Si no fuera así, y el entumecimiento (con o sin dolor) interfiere con el sueño, discuta el problema con el médico. A veces usar una muñequera le ayuda. También le ayuda evitar el tabaco (el cual se debe evitar de todos modos) y la cafeína. Algunas personas han encontrado alivio en la acupuntura.

Los antiinflamatorios no esteroideos y los esteroides que generalmente se prescriben para el síndrome del túnel carpiano podrían no ser recomendables durante el embarazo. Si la embarazada cree que el problema es relacionado con sus hábitos de trabajo y el embarazo, entonces, debe hacer lo siguiente: Debe tomar descansos frecuentemente cuando trabaja con sus manos; parar cuando sienta dolor, levantar los objetos usando toda la mano y escribir en la computadora suavemente asegurandose de que la muñecas estén más bajas que los codos. Pregúntele al médico. El dolor del túnel carpiano de la muñeca como resultado del embarazo usualmente desaparece dos o tres semanas después del parto.

HORMIGUEOS Y PIQUETAZOS

"Tengo a menudo una sensación de hormigueo en las manos y los pies. ¿Es acaso un signo de que tengo problemas de circulación?"

Como si no fuera suficiente con la ansiedad del embarazo, algunas mujeres experimentan ocasionalmente una desconcertante sensación de hormigueo y picotazos en las extremidades. Aunque puede parecer que la circulación se ha detenido, no es esto lo que sucede. Se cree que el hormigueo es causado por la acumulación de fluidos que presionan las terminaciones de los nervios, pero no hay de que preocuparse. Podría ayudarle si cambia de posición. Si el hormigueo interfiere de alguna forma con sus ocupaciones, infórmelo al médico.

TORPEZA

"Últimamente se me cae todo lo que agarro. ¿Por qué de repente estoy tan torpe?"

Así como las pulgadas extras en la barriga, los pulgares extras en sus manos son parte del paquete del embarazo. Así como muchos de los efectos secundarios del embarazo, esta torpeza temporal es causada porque las articulaciones se aflojan y por la retención de agua, las cuales pueden ocasionar que el agarre de objetos sea menos firme y seguro. Otros factores pueden incluir falta

de concentración como resultado del síndrome de disipación cerebral (véase página 183) o falta de destreza como resultado del síndrome del túnel carpiano (véase página 245).

Además de hacer un esfuerzo a conciencia para agarrar las cosas con más cuidado, no hay mucho que pueda hacer acerca de las "hidropesías", así que podría ser una buena idea dejar a alguien más que se encargue de la cristalería durante los próximos meses.

PATADAS DEL BEBÉ

"Algunos días, el bebé da patadas todo el tiempo, pero otros días parece estar muy tranquilo. ¿Es esto normal?"

Los fetos son humanos. Al igual que todos nosotros, tienen días "buenos" en que les apetece golpear con los talones (y con los codos y las rodillas) y días "malos" en que prefieren estarse más quietos. Con frecuencia, sus respuestas se basan en lo que ha estado haciendo la futura madre. Al igual que los bebés ya nacidos, los fetos se adormecen cuando se les mece. Cuando la futura madre se pasa el día de aquí para allá, el bebé es tranquilizado por el ritmo de sus movimientos y es muy posible que la embarazada no lo note en parte porque el bebé está más tranquilo, y en parte porque la madre está demasiado ocupada para percibir sus movimientos. Cuando la madre se relaja, el feto entra de nuevo en actividad (los bebés que son activos siempre, desafortunadamente, tienden a continuar la actividad después de nacidos). Esta es la razón por que la mayoría de las futuras madres notan los movimientos del bebé con mayor frecuencia cuando se hallan en la cama, durante la noche, o bien antes de levantarse por la mañana. La actividad también puede aumentar después de que la madre haya comido una comida completa o un bocadillo, quizás en respuesta a la elevación de la glucosa (azúcar) en la sangre. Algunas embarazadas notan una mayor actividad fetal cuando están excitadas o nerviosas (por ejemplo, como cuando va a dar una presentación); es posible que el bebé sea estimulado por la mayor cantidad de adrenalina que circula por el sistema de la madre.

En realidad los bebés despliegan la mayor actividad entre las semanas 24 y 28, cuando son tan pequeñitos como para moverse dentro del útero. Pero sus movimientos son erráticos y generalmente breves, de manera que aunque son visibles en las sonografías, no siempre son sentidos por la futura madre. La actividad fetal suele volverse más organizada y consistente, con períodos más claramente definidos de reposo y actividad, entre las semanas 28 y 32.

La futura madre no debe comparar lo que ella siente con lo que otras embarazadas le expliquen sobre los movimientos del bebé. Cada feto, como cada recién nacido, tiene un esquema individual de actividad y de desarrollo. Algunos parecen siempre activos; otros están más tranquilos. Las patadas de algunos son tan regulares como un mecanismo de relojería; las de otros parecen totalmente irregulares. A menos que se observe una disminución radical de la actividad, todos los esquemas son normales.

Las recientes investigaciones sugieren que a partir de la semana 28 podría ser una buena idea que las madres comprobaran los movimientos fetales dos veces al día una por la mañana, cuando la actividad tiende a ser más escasa, y una vez por la tarde, cuando la mayoría de los bebés suelen estar más activos. El médico podrá recomendar una prueba, puede usar esta: Mirar el reloj al empezar a contar. Contar los movimientos de cualquier tipo (patadas, ondulaciones, sacudidas, vueltas). Se parará de contar cuando se alcancen diez y se anotará el tiempo. Muy a menudo, el tiempo de contar diez movimientos será de aproximadamente 10 minutos. A veces más.

Si en el transcurso de 1 hora no se han contado los diez movimientos, la embarazada tomará leche o algún otro bocadillo; luego se echará, se relajará y volverá a empezar la cuenta. Si pasa otra hora sin los diez movimientos, se llamará al médico de inmediato. Esta ausencia de actividad no significa necesariamente que existan problemas, pero a veces puede indicar la existencia de sufrimiento fetal.

En tales casos, se podría precisar una acción rápida.

Cuanto más cerca se halle la gestante de la fecha de término, más importante se hace la comprobación regular de los movimientos fetales.

"Algunas veces el bebé empuja tan duro que duele."

Según va madurando el bebé en el útero, él o ella se va haciendo más fuerte y más fuerte, y esos movimientos fetales como vuelo de mariposa se comprimen y hay más puñetazos. No se sorprenda si patea en las costillas o le golpea el abdomen o el cuello de la matriz con tanta fuerza que le duela. Cuando parezca que está siendo particularmente atacada ferozmente, trate de cambiar de posición. Podría sacar de balance al pequeño apoyo y refrenar temporalmente el ataque.

"El bebé está pateando por todos lados. ¿Será que voy a tener gemelos?"

En algún momento del embarazo, casi toda futura madre llega a pensar que está esperando mellizos o bien un pulpo humano. Evidentemente, en la mayoría de los casos no es cierta ninguna de las dos cosas. Hasta el momento en que el feto adquiere un tamaño tal que sus movimientos se ven restringidos por los límites del útero (habitualmente hacia las 34 semanas), es capaz de llevar a cabo numerosas acrobacias. Así que aunque a la madre le pueda parecer que la barriga es golpeada por una docena de pequeños puños, lo más probable es que se trate siempre de los mismos dos puños que se mueven en el interior junto con dos pequeñas rodillas, dos pequeños codos y dos pequeños pies.

Para más información sobre los gemelos y el diagnóstico, véase página 167.

CALAMBRES EN LAS PIERNAS

"Tengo calambres en las piernas por la noche que no me dejan dormir."

Entre la carrera de la mente y la hinchada barriga, la embarazada probablemente tenga suficientes problemas

UN EJERCICIO DE ESTIRAMIENTO PARA PROTEGERSE DE LOS CALAMBRES EN LAS PIERNAS

Párese frente a una pared, a una distancia de dos pies. Inclínese hacia adelante y presione las manos contra la pared mientras deja los talones en el suelo. Si siente el estiramiento en las pantorrillas, significa que lo está haciendo correctamente. Manténgalo durante 10 segundos, relaje durante 5 segundos y repítalo dos o tres veces.

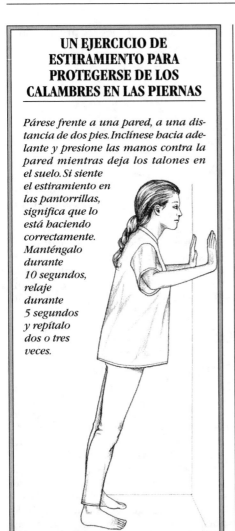

para dormir sin sufrir calambres en las piernas. Desafortunadamente estos espasmos dolorosos, que ocurren con más frecuencia durante la noche, son muy comunes entre las mujeres embarazadas en el segundo y tercer trimestre. Afortunadamente hay formas tanto para evitarlos como para aliviarlos.

Porque la fatiga y acumulación de líquidos en las piernas se cree que son factores que contribuyen a los calambres, use medias de soporte durante el día y alterne períodos de descanso (con sus pies hacia arriba) con períodos de actividad física; esto podría ayudar para eliminar o reducir la frecuencia de los calambres en las piernas. Y, asegúrese de tomar suficiente líquido (por lo menos ocho vasos al día).

Si le da un calambre en la pantorrilla, estire la pierna y flexione el tobillo y los dedos de los pies lentamente apuntando hacia la nariz. Esto debería aliviar pronto el dolor. (Hacer esto varias veces con cada pierna antes de retirarse durante la noche podría ayudar para protegerla de los calambres en las piernas). Pararse en una superficie fría algunas veces ayuda también. Si ninguna de estas técnicas reduce el dolor, luego pueden utilizarse el masaje o aplicar calor en esa área para un alivio adicional. Comuníquese con el médico si el dolor continúa, ya que hay una leve posibilidad de que tenga un coágulo sanguíneo en una vena, haciendo necesario un tratamiento médico (véase Trombosis venosa, página 511).

HEMORRAGIA RECTAL Y HEMORROIDES

"Me preocupa la hemorragia rectal que he sufrido."

Una hemorragia es siempre un síntoma atemorizador, especialmente durante el embarazo y sobre todo en una zona tan próxima al canal de parto. Pero a diferencia de la hemorragia vaginal, la hemorragia rectal no es una señal de un posible peligro para el bebé. Durante el embarazo, con frecuencia son unas hemorroides externas, y menos frecuente, unas hemorroides internas (rajaduras en el ano). Las hemorroides, que son venas varicosas del recto, afligen a un porcentaje de mujeres embarazadas que oscila entre el 20% y el 50%. Del mismo modo que las venas de las piernas son las venas del recto. Las hemorroides (denominadas también almorranas por que son venas hinchadas), pueden provocar picazón y dolor además de hemorragias. La hemorragia rectal puede tener también el origen en las fisuras grietas que aparecen en el ano y que son comunes en el embarazo. Estas puedes ser parte de las hemorroides o aparecer de modo aislado. Suelen ser extremadamente dolorosas. El estreñimiento es la causa de los dos problemas.

La embarazada no deberá autodiagnosticarse una hemorragia rectal. La hemorragia rectal es en ocasiones un signo de enfermedad grave y deberá siempre ser diagnosticada por un médico. Pero si la mujer sufre de hemorroides y/o fisuras, el papel será extraordinariamente importante en el tratamiento. Unos cuidados apropiados eliminarán generalmente la necesidad de una terapia médica más radical.

Evitar el estreñimiento. Este no es un elemento necesario durante el transcurso del embarazo. La prevención del estreñimiento, desde el inicio del embarazo, es con frecuencia un modo excelente de prevenir totalmente la aparición de hemorroides y cortaduras. (Véase página 159.)

Evite una presión adicional sobre las venas rectales. Duerma sobre el costado, no sobre la espalda; evite también los períodos prolongados en posición de pie o sentada; no haga esfuerzo exagerados al ir al baño (no ponga materiales para leer en el baño para que no se tiente a quedarse sentada en el baño a leer).

La posición sentada con los pies sobre un taburete generalmente suele facilitar la evacuación.

Acuéstese varias veces durante el día, de ser posible sobre el lado izquierdo para quitar la presión a las venas rectales por un rato. Vea televisión, lea, trabaje en sus papeles en esta posición, de ser posible, cada vez que pueda.

Realizar los ejercicios de Kegel. Mejoran la circulación en toda esta zona. (Véase página 196.)

Calme el área. Para reducir la incomodidad, tome baños de asiento dos veces al día (véase página 549, aplique compresas empapadas en "witch hazel" o compresas heladas al área. Puede probar las dos opciones y escoger lo que le proporcione más alivio en la zona o alternarlas.

No utilice ninguna medicina sin autorización del médico. Utilice una medicación tópica o unos supositorios, laxantes, o suavizante de la excreta sólo por autorización del médico y que sepa que está embarazada.

No tomar aceite mineral, el cual puede sacar nutrientes importantes del cuerpo.

Manténgase en todo momento escrupulosamente limpia. Lave la zona perineal (desde la vagina hasta el recto)con agua después de cada deposición, secándola siempre con suavidad en un movimiento de delante a atrás. Utilice siempre y únicamente papel higiénico blanco (el que tiene dos capas es más suave) y evite limpiarse duro. Con los cuidados adecuados, es posible evitar que las hemorroides pasen a ser crónicas. Pueden empeorar por el parto, especialmente si la fase de empujar es larga, pero suelen desaparecer durante el posparto si se prosigue con las medidas preventivas.

PICAZÓN EN EL ABDOMEN

"Mi barriga me pica constantemente. Me está volviendo loca."

A casi todas las mujeres les pasa. Las barrigas embarazadas son barrigas con picor, y éste puede aumentar a medida que pasan los meses. La piel se está estirando sobre el abdomen, el resultado es una piel seca que causa picazón, un fenómeno más pronunciado en algunas mujeres.

La futura madre no debe rascarse, lo cual le dará más picazón e irritará la piel. Poner una loción a la barriga puede aliviar el prurito, pero probablemente no lo eliminará. Una loción específica contra el picor (tal como la calamina o "Aveno") puede proporcionar un mayor alivio. Si le pica por todos lados consulte con el médico.

OMBLIGO SALIDO

"Mi ombligo era un hoyo perfecto. Ahora se ha salido completamente. ¿Se quedará así aún cuando ya haya dado a luz?"

L os ombligos salidos pueden ser desagradables para el conjunto de bikini, pero eso es algo seguro cuando se está embarazada. Debido a que el útero hinchado empuja hacia adelante, aún el hoyo más hondo seguramente se saldrá (en la mayoría de las mujeres, el ombligo se sale

MEDICINA ALTERNATIVA Y COMPLEMENTARIA (MAC)

Se acabaron los días en que la medicina alternativa era tan bienvenida en la práctica médica tradicional como los viejos cuentos de comadronas (y tomando en cuenta con la misma credibilidad). Hoy día estas aparentemente disparatadas formas de alivio ya no se consideran incompatibles; de hecho, más y más médicos las consideran complementarias. Por lo cual la Medicina Alternativa y Complementaria (MAC) es más y más probable que de alguna forma encuentre un lugar en la vida y en la vida de la familia.

Los médicos que practican la medicina complementaria tienen una amplia visión de la salud y bienestar, examinando e integrando las influencias nutricionales, emocionales y espirituales, así como las físicas. La MAC también enfatiza la habilidad del cuerpo para aliviarse solo, con un poco de ayuda de algunos amigos naturales, incluyendo las hierbas, la manipulación física, el espíritu y la mente.

Y puesto que el embarazo no es una enfermedad, sino que una parte "normal" de la vida, parecería que la MAC podría ser un complemento natural a los cuidados obstétricos tradicionales. Y para un creciente número de mujeres y sus proveedores de atención médica, ha sido. Una variedad de prácticas de la MAC se utilizan actualmente en el embarazo, la dilatación y el parto con diferentes grados de éxito, incluyendo los siguientes:

◆ Acupuntura y acupresión, las cuales se pueden utilizar para aliviar diferentes síntomas del embarazo, incluyendo el malestar matutino, y pueden proporcionar alivio del dolor durante el parto; también la electropuntura, que emplea la electroestimulación utilizando agujas de acupuntura y pueden ayudar a inducir el parto a término.

◆ La bioregeneración es un método que ayuda a los pacientes a aprender cómo controlar sus respuestas biológicas al dolor físico o estrés emocional y pueden utilizarse con toda seguridad para aliviar una variedad de síntomas del embarazo, incluyendo el dolor de cabeza y otros dolores, insomnio y posiblemente el malestar matutino. La bioregeneración también puede utilizarse para bajar la presión sanguínea y combatir la depresión, la ansiedad y el estrés.

◆ Medicina quiropráctica, la cual utiliza la manipulación física para ayudar a las mujeres embarazadas a combatir el dolor de espalda y la ciática.

◆ Masaje en la mano derecha (véase página 217), puede ayudarle a evitar algunas incomodidades del embarazo, incluyendo la acidez, los dolores de cabeza, dolor de espalda y la ciática, mientras prepara los músculos para la dilatación. También puede utilizarse durante la dilatación y el parto para relajar los músculos entre las contracciones y reducir el dolor de anteparto.

◆ La reflexología es una terapia en la que se aplica presión en áreas específicas de los pies, manos y oídos para aliviar una variedad de dolores y sufrimientos, ha sido también utilizada para estimular la dilatación y reducir el dolor de las contracciones. Debido a que la aplicación de presión en ciertas áreas ya sea en o cerca de los pies y en las manos puede activar las contracciones, es muy importante que el reflexólogo que consulte esté bien entrenado e informado del embarazo y que él o ella evite estas áreas antes del término.

◆ La hidroterapia, o el uso terapéutico de agua tibia (usualmente en una tina de hidromasaje o Jacuzzi), se utiliza en muchos hospitales y centros de maternidad para ayudar a la mujer parturienta a relajarse y reducir la incomodidad. (Las salidas de agua a presión deben estar alejadas de la vagina, de modo que evite que el agua se introduzca en ella). Algunas mujeres eligen dar a luz en el agua; (véase página 15).

◆ Aromaterapia es aquella en la cual se utilizan aceites aromáticos para aliviar el cuerpo, la mente y el espíritu, es utilizada por algunos médicos durante el embarazo.

Sin embargo la mayoría de los expertos advierten precaución, ya que los aromas (en esta forma concentrada) podrían ser dañinos para la mujer embarazada (véase página 217).

♦ Las técnicas de meditación, visualización y relajación pueden ayudar a la mujer de forma segura a combatir los tipos diferentes de estrés, ya sea emocional o físico durante el embarazo, desde los malestares de la mañana hasta el dolor de la dilatación y el parto.

♦ La hipnosis, que puede ser muy útil para girar a un bebé que viene de nalgas (conjuntamente con la maniobra cefálica externa más tradicional); reteniendo el parto prematuro y proporcionando un control del dolor durante la dilatación y el parto.

♦ Moxibustion, que combina la acupuntura con el calor (en la forma de arder sin llama una hierba) para girar a un bebé que viene de nalgas.

♦ Remedios herbales, los cuales son "botánicos" que han sido utilizados desde que el género humano comenzó a buscar alivio para los padecimientos y hoy día son utilizadas por algunos médicos para aliviar los síntomas del embarazo. La mayoría de expertos, sin embargo, no recomiendan los remedios herbales para las mujeres embarazadas, ya que los estudios correspondientes a la seguridad no se han realizado todavía. (Véase más abajo.)

Claramente la medicina alternativa está impactando en la obstetricia. Aún los obstetras más tradicionales están dándose cuenta de que hay que creerlo y que se debe incorporar al trabajo de la obstetricia como algo usual. Pero al hacer de la medicina alternativa parte del embarazo es recomendable proceder con prudencia y con estas advertencias en mente:

♦ Los medicamentos complementarios y las preparaciones herbales *no están comprobadas o aprobadas* por la FDA (Administración de Medicamentos y Alimentos). Debido a que no se han examinado completamente como medicamentos aprobados por la FDA, la seguridad no ha sido clínicamente comprobada. Lo cual no dice que no sean medicamentos complementarios o preparaciones herbales que sean seguras para el embarazo, sencillamente que no hay un sistema oficial establecido que determine aquellas que son y aquellas que no son. Hasta que se conozca más, tiene sentido evitar tomar cualquier medicamento homeopático o herbal o suplemento dietético o tratamiento de aromaterapia a menos que haya sido específicamente prescrito por un médico tradicional que tenga el conocimiento en medicina complementaria y que sabe que está embarazada. (Así también, cuando ya haya nacido el bebé, si está dando el pecho.)

♦ Los procedimientos complementarios que usualmente son benignos o beneficiosos podrían no ser seguros durante el embarazo. Desde el masaje terapéutico hasta las maniobras quiroprácticas, existen precauciones especiales que deben observarse cuando una paciente está embarazada.

♦ La medicina alternativa y complementaria puede aún ser medicina muy buena. Dependiendo de cómo se use, ésta potencia puede ser terapéutica o puede ser dañina. Tenga en mente que "natural" no es sinónimo de "seguro" ni "químico" es sinónimo de "peligroso". Pídale al médico que le ayude a discernir entre los peligros potenciales y que le guíe directamente hacia las prácticas de la MAC que no le hagan daño cuando está embarazada.

Para obtener más información, comuníquese a: *Acupressure:* American Oriental Bodywork Therapy Association, (856) 782-1616, www. healthy.net/aobta; *Acupuncture:* National Acupuncture and Oriental Medicine Alliance, (253) 851-6896, www. acuall.org; Biofeedback: Association for Applied Psychophysiology and Biofeedback, (303) 422-8436, www.aapb.org; *Hypnotherapy:* American Board of Hypnotherapy, (800) 872-9996, www.hypnosis.com/abh/abh.html; *Reflexology:* Reflexology Association of America, (702) 871-9522, www.reflexology–usa.org.

antes de que el bebé esté "listo", con frecuencia cerca del sexto mes). En el posparto el ombligo regresará al lugar—después de todo ese estiramiento, probablemente sea más ancho y un poco menos tenso de lo que era antes del embarazo. Si este es el segundo embarazo, el ombligo se saldrá antes que cuando se salió en el primer embarazo.

CONDUCTOS DE LECHE OBSTRUIDOS

"Estoy preocupada por un bulto pequeño y suave a un lado de mi pecho. ¿Qué podrá ser?"

Aunque le falten algunos meses para dar el pecho, parece que sus senos ya están preparando. El resultado es que un conducto se ha obstruido. Estos bultos rojos, suaves al tacto, en el pecho son muy comunes aún en esta etapa prematura del embarazo y especialmente en los segundos embarazos y en los subsiguientes. Compresas tibias (o dejar que el agua tibia en la ducha le caiga sobre el pecho) y un masaje suave probablemente eliminará la obstrucción en los próximos días, así como sucederá durante la lactancia. Algunos expertos sugieren que evitar los sostenes con varillas ayuda—asegúrese de utilizar un sostén que le proporcione el soporte adecuado.

Tenga en mente que debe de hacerse autoexámenes de sus senos de manera mensual y sobre todo durante el embarazo. Aunque revisar si hay bultos es un poco difícil cuando se está embarazada porque están habiendo cambios en los senos, aún así es muy importante hacerlo. Si la embarazada está insegura sobre cualquier bulto, muéstreselo al médico en la próxima consulta.

TOXEMIA O PREECLAMPSIA

"Recientemente, una de mis amigas fue hospitalizada por una toxemia. ¿Cómo puedo saber si padezco esta enfermedad?"

Por suerte, la toxemia, también denominada preeclampsia/eclampsia o hipertensión inducida por el embarazo (HIE), es poco común. Incluso en la forma más benigna sólo se da en un 5% a 10% de los embarazos y la mayoría de estos casos son de mujeres que llegaron al embarazo con una hipertensión crónica. La toxemia es más común durante el primer embarazo y después de la semana 20 de gestación. Puede ser que también sea genética; si la madre tuvo preeclampsia cuando estaba embarazada de usted, o la madre del esposo la tuvo cuando estaba embarazada de él, la embarazada podría tener una pequeña probabilidad de desarrollar la condición. Las dietas pueden jugar un papel importante. Las investigaciones han demostrado que las mujeres con preeclampsia con frecuencia se les detecta una deficiencia de vitaminas E y C (otra razón para comer bien cuando se está embarazada).

En las mujeres que reciben cuidados prenatales regulares, se diagnostica y trata pronto, con lo que se previenen complicaciones innecesarias. Aunque a veces las visitas rutinarias a la consulta del médico puedan parecer una pérdida de tiempo en un embarazo sano, es precisamente en esas visitas en las que se pueden detectar los primeros signos de preeclampsia.

Los primeros síntomas de preeclampsia incluyen un aumento de peso súbito aparentemente no relacionado con un exceso de ingestión de alimentos, una inflamación grave de manos y cara, dolores de cabeza inexplicados, dolor o picazón de esófago o de estómago, y/o trastornos de la visión. Si está experimentando cualquiera de estos síntomas deberá llamar al médico. Por lo demás, y asumiendo que la mujer esté recibiendo unos cuidados prenatales regulares, no es necesario que se preocupe de la toxemia. Véase página 188 para los consejos sobre cómo prevenir y tratar la hipertensión durante el embarazo y véase también página 501 para obtener más información sobre la toxemia.

PERMANECER EN EL TRABAJO

"Yo había pensado en continuar trabajando hasta el parto, pero ahora me pregunto si ello no puede tener riesgos."

Muchas mujeres mezclan el trabajo con el embarazo hasta el noveno mes sin arriesgar ninguna de las dos ocupaciones.

Aún así, hay algunos trabajos obviamente más seguros y más adecuados para las mujeres embarazadas que otros trabajos. Y las probabilidades se basan en la decisión de si continuará trabajando o no hasta que dé a luz, esto tendrá que ver por lo menos con el tipo de trabajo que está desempeñando. Si la embarazada tiene un trabajo de escritorio, la embarazada probablemente puede planificar ir directamente de la oficina al centro de maternidad sin ninguna amenaza hacia la embarazada o al bebé. Un trabajo sedentario que no es particularmente estresante podría realmente fatigarlos menos a ambos que quedarse en casa con una aspiradora y un trapeador, tratando de ordenar el nido para el próximo visitante. Y hacer una pequeña caminata—de 1 ó 2 horas diariamente, en el trabajo o fuera de él—no solamente no es dañino sino que es de beneficio (asumiendo que la embarazada no llevará cargas muy pesadas cuando lo haga). Los trabajos de mucha actividad, muy estresantes y/o que involucran un período largo de pie, sin embargo pueden ser otro asunto—y son un asunto de cierta controversia.

Un estudio sobre mujeres médicas embarazadas que seguían un arduo programa de entrenamiento para residentes, encontró que aunque dichas mujeres estaban de pie durante 65 horas por semana, no parecía que padecieran más complicaciones en el embarazo que las mujeres embarazadas que en general trabajaban muchas menos horas y con menos estrés. Otros estudios, sin embargo, ponen de manifiesto que las actividades como estar de pie en el trabajo después de la semana 28, particularmente si la futura madre tiene otros niños a los que debe cuidar en casa, pueden aumentar el riesgo de ciertas complicaciones como parto prematuro, presión sanguínea alta en la madre y bajo peso al nacer el bebé.

¿Deben continuar trabajando pasadas las 28 semanas aquellas mujeres cuya profesión les exige permanecer de pie—vendedoras, cocineras, oficiales de la policía, camareras, médicas, enfermeras, etc.? Desde luego, harán falta más estudios para poder tener respuestas definitivas a esta pregunta. De hecho, la Asociación Médica Americana recomienda que las mujeres que tienen profesiones que les exigen permanecer de pie más de 4 horas al día dejen el trabajo a las 24 semanas de embarazo y que aquéllas que deben permanecer de pie 30 minutos de cada hora lo abandonen a las 32 semanas. Pero muchos médicos que creen que esta recomendación es demasiado estricta, permitirán que las embarazadas continúen trabajando un poco más si se sienten bien. Sin embargo, continuar trabajando hasta antes del parto en un trabajo que exija permanecer mucho tiempo de pie no es una buena idea, no tanto por el riesgo teórico para el feto como por el riesgo real de que se agraven las molestias del embarazo, tales como el dolor de espalda, las venas varicosas y las hemorroides.

Probablemente es una buena idea dejar el trabajo cuyas actividades requieran cambios de horario o turnos frecuentes (lo cual puede alterar las rutinas de sueño y apetito y empeorar con fatiga); uno que parece exacerbar cualquier problema de embarazo, tal como el dolor de cabeza, dolor de espalda o la fatiga; o aquel que aumenta el riesgo de caídas u otras lesiones accidentales. Algunos expertos recomiendan que la mujer no trabaje después de pasada la semana 20 en un trabajo que requiera levantar objetos, estirar, empujar, subir (escaleras de mano) o doblarse por la cintura, si este tipo de trabajo es intensivo, y pasada la semana 28 si es moderado. El levantar objetos que pesen 25 libra o menos, aún de forma repetitiva, usualmente no es problema, tampoco lo es levantar pesos de 50 libras intermitentemente (lo cual debería ser tranquilizador para las mujeres embarazadas de bebés y preescolares). Pero las mujeres que trabajan levantando 50 libras o más de forma repetitiva probablemente deben dejar el trabajo en la semana 20 y aquellas que deben levantar de 25 a 50 libras repetitivamente en la semana 34. Aquellas que deben levantar de forma intermitente pesos de más de 50 libras deberán dejar de trabajar en las 30 semanas.

¿Se encuentra confundida? No sabe qué guías se le aplican a la embarazada. Pregúntele al médico para que la ayude a tomar una decisión adecuada a la situación. Tenga en mente, que no importa qué tanto tiempo siga trabajando, existen formas de reducir el estrés debido al trabajo durante el embarazo. (Véase página 114.)

El dolor del parto

"Estoy contenta de ser madre, pero no estoy desesperada por llegar a la hora del parto. Más que nada porque me preocupa el dolor del parto."

Aunque la mayoría de las futuras madres esperan con impaciencia el nacimiento del bebé, muy pocas esperan con interés el parto que le precede. Especialmente para aquéllas que no han experimentado nunca una dolencia importante, este temor a lo desconocido es muy real y muy natural.

No sirve de nada esperar con miedo el dolor, pero se puede hacer bastante para prepararse para el dolor. Cuando las mujeres que se imaginan el parto como una experiencia incomparable y satisfactoria se encuentran con que todo se reduce a 24 horas de dolores de espalda, sufren tanto de la desilusión como del dolor. Y puesto que no esperaban el dolor, tienen dificultades para enfrentarse con él.

Por regla general, tanto las mujeres que temen los peores dolores como aquéllas que esperan sufrir muy poco dolor lo pasan peor durante la dilatación y la expulsión que las mujeres que son realistas en cuanto a lo que se puede esperar y están preparadas para cualquier eventualidad. Si la futura madre prepara su mente y su cuerpo, ha de poder reducir la ansiedad en esta fase del embarazo y al mismo tiempo conseguirá que cuando llegue el momento del parto, éste le resulte más fácil de tolerar.

Educación. Una de las razones por las que las anteriores generaciones de mujeres encontraban tan intolerables los dolores del parto estribaba en que no comprendían lo que estaba sucediendo en sus cuerpos. Hoy en día, la embarazada debería seguir, junto con el marido, un curso de educación para el parto (véase página 257) siempre que le fuera posible. En caso contrario, puede leer diversos libros sobre el tema del parto y el nacimiento (intentando informarse acerca de las diversas opiniones que existen al respecto). Lo que no se sabe puede doler más de lo que debiera.

Actividad. Nadie pensará en correr un maratón sin el entrenamiento físico apropiado. La futura madre tampoco debería enfrentarse al parto (que también es un trabajo igual de fuerte) sin un buen entrenamiento. Deberá practicar a conciencia todos los ejercicios de respiración y de tonificación que le recomiende el médico o el entrenador del curso de educación para el parto.

Tratar el dolor con perspectiva. Sobre los dolores del parto, por intensos que sean, se pueden decir dos cosas positivas. En primer lugar, tienen un límite definido en el tiempo. Aunque puede resultar difícil de creer cuando llega el momento, ninguna mujer está de parto para siempre. Para un primer bebé, el parto dura como promedio entre 12 y 14 horas y sólo unas pocas de estas horas son realmente incómodas. (Muchos facultativos no permitirán que la dilatación dure más de 24 horas, y practicarán una cesárea si transcurrido este período no se han hecho los progresos adecuados). En segundo lugar, se trata de un dolor con un fin positivo: las contracciones abren progresivamente el cuello del útero, y cada contracción acerca un poco más el momento del nacimiento del bebé.

De todos modos, la embarazada no deberá sentirse culpable si pierde de vista esta finalidad durante unos dolores muy fuertes y si se encuentra con que lo único que le interesa es que acaben de una vez. Una escasa tolerancia ante el dolor no es, en ningún modo, un reflejo de una baja calidad del amor maternal.

No estar sola. Incluso si la futura madre no piensa en atravesar el parto cogida de la mano de la pareja, se sentirá confortada si sabe que el futuro padre (o una amiga íntima o un pariente) se halla cerca para secar la frente, para darle un poco de agua, para hacerle masaje en la espalda o la nuca guiado con las contracciones o simplemente para aguantarle sus gritos. Siempre que sea posible, la persona que acompañará a la futura madre durante el parto debería asistir también a las clases de educación al parto. Si no es posible, por lo menos, leer todo lo que pueda acerca de la dilatación y el parto (véase página 340) y el papel que tiene que desempeñar en dicho momento, empezando por la página 364 para que sepa qué hacer.

Ya sea con compañero o sin él, muchas mujeres notan que el apoyo de una comadrona (véase página 300) le brinda ventajas adicionales.

Pedir un analgésico en caso necesario. Pedir o aceptar una medicación destinada a aliviar el dolor no es un signo de fracaso ni de debilidad (para ser madre no se tiene que ser mártir) y a veces es absolutamente necesario algún analgésico, para que la mujer que está dilatando pueda colaborar con mayor eficacia. Véase página 280 para más detalles sobre el alivio del dolor en la dilatación y el parto.

Y, tan difícil de creer que cuando la embarazada intenta respirar de la manera adecuada a través de esas difíciles contracciones, es verdad que la mayoría de las mujeres olvidan el dolor de parto poco después del empujón final. (O, por lo menos, después de que ellas han compartido el relato del parto doscientas o trescientas veces con amigos y parientes.) De otro modo, habría muchos hijos únicos en el mundo.

LA DILATACIÓN Y EL PARTO

"Me siento cada vez más intranquila ante la perspectiva del parto. ¿Qué pasará si olvido todo lo que aprendí en las clases de parto?"

La educación para el parto ha contribuido probablemente mucho, más que cualquiera de los milagrosos progresos médicos de la última década, a mejorar la experiencia de las mujeres durante el parto. Sin embargo, ha creado una mística sobre el parto perfecto, y por ello algunos futuros padres se sienten casi con la obligación de alcanzar dicho ideal. Las

parejas se preparaban para el parto como para un examen final. No es de extrañar que muchas temen fallar, y con ello no sólo defraudarse a sí mismas sino el uno al otro, y también a los médicos, comadronas y especialmente a los educadores del parto.

Pero por suerte la mayoría de entrenadores para el parto hoy en día enseñan un programa más balanceado y menos estricto, uno que reconoce que existe más de una forma de experimentar el nacimiento. Ahora les hacen saber a los padres que un parto no es un examen que la madre pasa (si realiza sus ejercicios respiratorios, tiene un parto vaginal y no toma medicación alguna) o falla (si descuida sus ejercicios respiratorios, sufre una cesárea o acepta un analgésico). Esto es algo que toda futura madre debe reconocer. Incluso si se olvida (debido al dolor y a los nervios) todo lo que se "suponía" que debía hacer, no cambiará el resultado del parto ni la madre será una fracasada.

La embarazada aprenderá todo lo que pueda en las clases y en sus lecturas, pero no ha de obsesionarse hasta el punto de olvidar que el parto es un proceso natural por el que han pasado con éxito muchas mujeres (si es incómodo) durante miles de años antes de que la señora Lamaze diera a luz al bebé, el doctor Lamaze. Y también recuerde que "natural" no significa automáticamente "ideal" o "seguro". En los días anteriores a la tecnología médica moderna, el parto era una experiencia riesgosa, en la que muchas madres y niños no sobrevivían. Así que tome la ruta "natural", siempre que le sea posible, pero esté lista para aceptar ayuda en la manera de intervención médica cuando la necesite, sin sentimientos de culpa o fracaso. Recuerde, la meta más importante de la dilatación y el parto y lo único que realmente importa en el largo camino es un bebé sano y una madre sana.

"Tengo miedo de comportarme mal durante el parto."

La idea de chillar o llorar, o de vaciar involuntariamente la vejiga o el intestino, puede parecer embarazosa en este momento. Pero durante el parto, estas posibles humillaciones son lo que la parturienta tendrá más lejos de la mente. Además, nada de lo que pueda hacer o decir la futura madre durante el parto sorprenderá o disgustará a los especialistas que la atienden y que, sin lugar a dudas, ya lo habrán visto y oído todo con anterioridad. Lo importante es que la futura madre sea ella misma, que haga aquello que le permita sentirse mejor. Si habitualmente es una persona emotiva y extrovertida, no es necesario que intente retener sus quejas. Por otro lado, si se trata de una persona muy cerrada y que prefiere ahogar sus sollozos en la almohada, no debe sentir la más mínima necesidad de superar con sus lamentos a la parturienta de la habitación de al lado.

"Tengo una buena idea de lo que quisiera que pasara a la hora del parto. Me horroriza la idea de perder el control durante el parto."

Para los miembros de la generación cuyo lema es "tomar las riendas de tu propia vida", la idea de ceder el control del parto al personal médico puede resultar un poco desagradable. Evidentemente, toda mujer desea que los médicos y las enfermeras tengan las mejores atenciones posibles con ella y con el bebé. Pero a pesar de ello desearía conservar una cierta parte de control. Y no tiene porque renunciar a ello trabajando a fondo ahora sus ejercicios de preparación al parto, familiarizándose con todos los pasos del proceso del alumbramiento y manteniendo una buena relación con un médico, si es que todavía no la tiene. Establecer un programa para el parto (véase página 278) conjuntamente con el médico, especificando lo que a la mujer le gustaría y lo que no durante el parto, también aumentará el autocontrol.

Pero aunque se haya hablado y hecho todo esto, es importante que la embarazada entiendan que no necesariamente será capaz de tener un control absoluto sobre el parto, no importa que tan bien preparada la embarazada esté y que tipo de profesional esté usando. Los planes mejor establecidos por las pacientes obstétricas y sus médicos pueden dar lugar a toda una serie de circunstancias imprevistas. Sería muy sensato estar preparada para las circunstancias más variadas que pueden rodear a un parto. Por ejemplo, si la mujer ha hecho su masaje perineal sin falta (véase página 332) esperando dar a luz sin una episiotomía, pero el perineo rehúsa a ceder después de 3 horas de empujar. O si se había planeado no tomar ningún analgésico, pero un parto extremadamente largo y agotador la ha privado de sus fuerzas. Aprender cuándo renunciar a llevar las riendas en interés de la madre y el bebé deberá ser una parte importante de la preparación para el parto.

El recorrido por el hospital

"Yo siempre he asociado a los hospitales con las enfermedades, y realmente me aterrorizan. ¿Cómo puedo sentirme más cómoda con la idea de dar a luz en uno?"

La sección de maternidad de un hospital es la más feliz de todo el hospital. Todavía, si la embarazada no sabe qué puede esperar, la embarazada puede llegar nerviosa. Por eso es que la gran mayoría de los hospitales y centros de maternidad motivan a las futuras madres y a las parejas para hacer un recorrido por la sección de maternidad. Pregunte por ese tipo de recorridos cuando vaya a registrarse con anticipación. Algunos hospitales y centros de maternidad también tienen cintas de vídeo del parto y de las áreas de maternidad que le pueden prestar y muchos tienen páginas electrónicas que ofrecen recorridos virtuales. También la embarazada puede llegar durante las horas de visita y pedir que le den una plática informal, aunque el área de maternidad esté llena, entonces la embarazada podrá ver las habitaciones de posparto y ver bien la sala cuna. Además de hacerla sentir más cómoda sobre el ambiente en que la mujer dará a luz, le dará la oportunidad para ver a los recién nacidos antes de tomar en sus brazos al suyo.

Las probabilidades son que la embarazada estará sorprendida y feliz de lo que va a ver cuando haga la visita. Las instalaciones varían de un hospital a otro y de un centro de maternidad a otro, pero según aumenta la competencia de las pacientes obstétricas, la gama de amenidades y servicios que ofrecen en muchas áreas se ha vuelto más y más impresionante. Las habitaciones equipadas para el parto se han convertido en la regla, en lugar de la excepción, en más y más hospitales (siempre han sido comunes en los centros de maternidad cuyo personal son comadronas). (Véase página 12.)

CLASES PARA LAS MADRES DE PARTO POR SEGUNDA VEZ

"Este es mi segundo embarazo. ¿Necesito tomar nuevamente una clase de educación sobre el parto?"

Aún las ya experimentadas se benefician de tomar una clase de educación sobre el parto. Primero que nada, cada dilatación y parto son diferentes, así que lo que experimentó la vez anterior puede no ser lo que espera esta vez. Segundo, las cosas cambian rápidamente en los asuntos del parto y pueden haber cambiado un poco, aunque solo haya pasado un par de años desde que la embarazada estuvo en una camilla de parto. Pueden haber diferentes opciones de parto disponibles de las que hubo la vez pasada; algunos procedimientos que eran rutinarios ahora pueden ser no comunes, ciertos

---

CUANDO SIMPLEMENTE NO SE SIENTE BIEN

Puede ser una punzada de dolor abdominal que se siente como un calambre y se ignora, un cambio repentino en la secreción vaginal, un dolor en la parte baja de la espalda o en la base pélvica o tal vez sea algo muy vago que la embarazada ni siquiera puede señalar. Las probabilidades son que no haya nada malo, pero para asegurarse, revise las páginas 132 y 276 para ver si debería llamar al médico. Si la embarazada no puede encontrar sus síntomas en la lista, es probablemente una buena idea llamarlo de cualquier modo. Si la embarazada informa sobre los signos extraños podría ayudar a identificar los primeros signos de un parto prematuro o de otras complicaciones del embarazo, las cuales podrían hacer una gran diferencia en el resultado del embarazo. Recuerde que la embarazada conoce el cuerpo mejor que nadie.

---

procedimientos que no eran comunes ahora pueden ser rutinarios. El tomar otro curso puede ser especialmente importante si la embarazada va a dar a luz en un hospital o centro de maternidad.

Sin embargo, hay la posibilidad de que la embarazada se tenga que sentar con las principiantes. Hay cursos de "renovación" disponibles en la mayoría de áreas.

Qué es importante saber: LA EDUCACIÓN PARA EL PARTO

A mitad del siglo pasado, estar preparado para el nacimiento de un bebé significaba que la habitación del bebé estaba recién pintada, que la ropita estaba preparada y que junto a la puerta de la casa se encontraba una maleta o varios camisones bonitos para la estancia en el hospital. Lo que se esperaba y planeabaera la llegada del bebé, no la experiencia del nacimiento. Las mujeres sabían poco acerca del parto y sus maridos aún menos. Y puesto que la madre estaría probablemente inconsciente durante el parto, y el padre se hallaría en la sala de espera, hojeando nerviosamente las revistas, la ignorancia no tenía demasiada importancia.

Pero ahora que la anestesia general está limitada principalmente a las cesáreas de emergencia, que las salas de espera están destinadas a los abuelos nerviosos, y que el padre y la madre pueden pasar juntos la experiencia del nacimiento, la ignorancia no es ni aconsejable ni aceptable. Prepararse para el nacimiento del bebé ha pasado a significar prepararse para la experiencia del parto tanto como prepararse para recibir al nuevo bebé. Los futuros padres devoran montañas de libros y revistas, buscan en la red de internet y ven videos. Participan plenamente en las visitas prenatales, buscando respuesta a todas sus preguntas y preocupaciones. Y es cada vez más frecuente que acudan a las clases de educación al parto.

¿De qué tratan estas clases y por qué están proliferando con mayor rapidez que las estrías durante el sexto mes? Antes estas clases intentaban explicar un nuevo enfoque del nacimiento sin medicación y sin miedo, y eran conocidas como clases de "parto natural". Pero desde entonces, el énfasis ha estado desde el parto natural (aunque éste es considerado aún el caso ideal) hasta la educación y preparación con vistas a todas las eventualidades posibles del parto. Por ello, ya sea que el parto se realice con medicación o sin ella, por vía vaginal o quirúrgica, con episiotomía o sin ella, los futuros padres entenderán lo que sucede y podrán participar en el proceso todo lo que sea posible.

La mayoría de los programas de estas clases se basan en lo siguiente:

◆ Proporcionar una información detallada y correcta sobre un parto normal y también sobre una posible complicación, los procedimientos del hospital y la intervención del médico, incluyendo varios métodos par aliviar el dolor. La meta es: reducir los temores, aumentar la capacidad de enfrentarse al dolor y fomentar la posibilidad de tomar decisiones y preparar a la pareja que espera, sobre cualquier clase de parto posible.

◆ Enseñanza de unas técnicas especiales de relajación, distracción, control muscular y actividad respiratoria, todas las cuales pueden incrementar la sensación de la pareja de controlar la situación, al mismo tiempo que aumentan la resistencia de la mujer y permiten una reducción de la percepción del dolor. Estas técnicas variarán dependiendo de la clase a la que asistió.

◆ El desarrollo de una relación de trabajo eficaz entre la futura madre y el acompañante, relación que si se mantiene durante todo el parto, puede proporcionar un ambiente de apoyo que ayudará a la madre a reducir la ansiedad y a aprovechar al máximo sus esfuerzos, al mismo tiempo permite que la persona que le da apoyo sea parte integral de la experiencia.

BENEFICIOS DE LAS CLASES DE EDUCACIÓN PARA EL PARTO

El grado en que una pareja se beneficiará de un curso de educación para el parto depende del propio curso, del profesor y de la actitud de la pareja. Estas clases dan mejores resultados en unas parejas que en otras. Algunas parejas se encuentran a gusto en el grupo y consideran natural y útil compartir sus sentimientos con los demás; otras se sienten incómodas en el grupo y encuentran la comunicación difícil e inútil. Algunas disfrutan aprendiendo técnicas de relajación y de respiración, mientras otras encuentran que la repetición rítmica de dichos ejercicios es forzada e incómoda, produciendo tensión en lugar de aliviarla. Finalmente, algunas creen que estos ejercicios son efectivos en el control del dolor durante la dilatación; otras terminan por no usarlos en absoluto. Pero de todos modos, prácticamente todas las parejas ganan algo con asistir a unas buenas clases de educación y con seguridad no pierden nada con ellas. Entre los beneficios de dichas clases se cuentan:

◆ La oportunidad de encontrarse con otras parejas que esperan un bebé: de compartir las experiencias del embarazo, comparar los progresos y discutir temas tales como preocupaciones, padecimientos y dolores. También representan una oportunidad de hacer "amigos con bebés", para más tarde. Muchos de estos cursos realizan luego "reuniones" cuando los bebés ya han nacido.

- Una mayor implicación del padre en el embarazo, lo que es particularmente importante si no ha podido asistir a las visitas prenatales. Las clases le familiarizarán con el proceso del parto, con lo que resultará un acompañante más eficaz y le permitirán hablar con otros futuros padres. Algunos cursos incluyen incluso una sesión especial únicamente para los padres, lo que les da la oportunidad de expresar y encontrar alivio para aquellas ansiedades que de ninguna manera desean comunicar a sus esposas.

- Una oportunidad semanal de plantear las preguntas que vayan surgiendo entre las visitas prenatales o las que la pareja prefiere no hacer al médico.

- Una oportunidad de recibir instrucción práctica sobre técnicas de respiración, relajación y asistencia al parto y de que un experto controle el modo en que se llevan a cabo. Mejorando el aprendizaje de estas estrategias pueden ayudar a reducir la percepción del dolor y por consiguiente a tolerarlo mejor durante el parto lo que puede traducirse en una menor necesidad de medicación.

- Una oportunidad para desarrollar la confianza en la propia capacidad para hacer frente a las exigencias del parto, por medio de un mayor conocimiento (que ayuda a eliminar el temor ante lo desconocido) y de la adquisición de las técnicas necesarias que permiten una mayor sensación de control.

- La posibilidad de un parto mejor, menos agotador, gracias a una mejor comprensión del proceso y al desarrollo de las técnicas apropiadas. Por regla general, las parejas que han asistido a cursos de educación para el parto consideran que la experiencia del nacimiento es más satisfactoria.

- Posiblemente, un parto ligeramente más corto. Los estudios realizados al respecto muestran que el promedio de duración del parto en las mujeres que asistieron a cursos de preparación al parto es menor al de las mujeres que no recibieron esta educación, probablemente debido a que el entrenamiento y la preparación les permitió trabajar en colaboración y no en contra del trabajo del útero. (No existe garantía de un parto corto, tan sólo la posibilidad de uno *más* corto).

ELECCIÓN DEL CURSO DE PREPARACIÓN

En aquellos lugares en que las clases de educación para el parto son escasas, la elección es relativamente simple. En otros, la variedad de la oferta puede resultar abrumadora. Existen cursos organizados por hospitales, por instructores privados y por médicos. Existen clases prenatales "temprano" a las que se asiste durante el primer trimestre o el segundo—que cubren temas del embarazo tales como la nutrición, el ejercicio, el desarrollo fetal y la sexualidad; y existen clases de 6 a 10 semanas, que suelen empezar en el séptimo u octavo mes, y que se centran en el parto y en los cuidados de la madre y el bebé después del parto.

Si existen pocas oportunidades de elegir, lo más probable es que asistir a algunas clases sea de todos modos mejor que no asistir a ninguna. Si la pareja tiene la oportunidad de elegir el tipo de clases, los aspectos que se enumeran a continuación pueden ayudar a seleccionar el curso que les conviene:

¿Quién provee las clases? Con frecuencia da muy buenos resultados asistir a las clases impartidas por el propio médico o realizadas bajo su dirección. También es de mucha ayuda si las clases son proporcionadas por el hospital donde la embarazada va a dar a luz. Si las ideas acerca del parto que sostiene el instructor de las clases son muy diferentes a las del médico que asistirá a la futura madre durante el alumbramiento, es posible que se produzcan contradicciones y conflictos desagradables. Si surgen diferencias de opinión, la futura madre deberá hablar de ellas para la posible aclaración con el médico antes del parto.

¿Cuál es el tamaño de la clase? Las clases reducidas son mejores. Lo ideal son cinco o seis parejas por clase: más de diez no es recomendable. Si el grupo es reducido, el profesor podrá prestar más tiempo y más atención a cada caso lo que es particularmente importante en las sesiones prácticas de las técnicas de respiración y relajación y además se establecerá una mejor camaradería entre las parejas del grupo.

¿Cómo es el programa? Antes de inscribirse, la pareja deberá informarse y pedir la tabla de contenido y si es posible, asistir "como oyente" a alguna clase. Un curso apropiado incluirá en el programa el tema del parto por cesárea (reconociendo que cabe la posibilidad de que el 15 ó 25% de las asistentes del curso deberá finalmente recurrir a él) y de la medicación (reconociendo que algunas la necesitarán). Tratará de los aspectos psicológico y emocional, al igual que de las técnicas del parto.

¿Cuál es el estilo de enseñanza de la instructora? ¿Es amplia y flexible o cerrada y dogmática? ¿Son realistas o inalcanzables las expectativas de los estudiantes? (Si la embarazada está segura de que tomar la clase le ayudará a reducir sus horas de parto o la librará de una cesárea, por ejemplo, tenga cuidado). Con frecuencia no hay forma de saber exactamente la filosofía de una instructora sobre el parto sino hasta que la embarazada toma la clase, pero llegar de oyente a una clase o hablar con ella antes de inscribirse le pueden dar alguna idea de lo que puede esperar.

¿Cuál es el promedio de partos sin anestesia entre las participantes de las clases? La respuesta a esta pregunta puede ser una información útil, pero también puede inducir a error. ¿Indica un promedio bajo que las estudiantes estaban tan bien preparadas en las distintas técnicas para reducir el dolor que rara vez necesitaron que se les administrara una medicación? ¿O estaban tan convencidas de que pedir la administración de un medicamento era un signo de fracaso que soportaron estoicamente todo dolor? Quizás el mejor modo de saber la respuesta es hablar con algunas de las personas que recibieron estos cursos.

¿Cómo se imparten las clases? ¿Se muestran películas de partos reales? ¿Se hablará de casos recientes? ¿Habrá discusiones o tan sólo lecciones magistrales? ¿Tendrán los futuros padres la oportunidad de plantear preguntas? ¿Se dispondrá del tiempo necesario durante las clases para practicar las diversas técnicas enseñadas?

OPCIONES DE EDUCACIÓN SOBRE EL PARTO

Las clases de educación sobre el parto en el área pueden ser impartidas por las enfermeras, enfermeras comadronas u otras profesionales certificadas. Los enfoques pueden variar de una clase a otra, aún entre aquellas que han sido entrenadas en los mismos programas. Las clases más comunes incluyen:

Lamaze. El método de Lamaze, probablemente el más usado en los Estados Unidos, cuyo pionero fue el Dr. Ferdinand Lamaze en 1950. El cual se basa en la respiración y las técnicas de relajación de la embarazada y el continuo apoyo del esposo (u otra persona de apoyo) y la enfermera con experiencia que permite a la embarazada experimentar un parto más natural. De acuerdo con la filosofía Lamaze, el parto es normal, natural y sano y la confianza y destreza de una mujer para dar a luz naturalmente puede ser aumentada o disminuida por el nivel de apoyo que ella reciba del proveedor de atención médica así como de la comodidad del ambiente para dar a luz (el cual puede ser un centro de maternidad o en la casa así como un hospital). La meta del entrenamiento Lamaze es la concentración activa basada en la relajación y los patrones de respiración rítmica. Para ayudar con la concentración, las mujeres son alentadas a que dirijan la atención en un punto focal. Los cursos también cubren posiciones aliviadoras de la dilatación y del parto; técnicas de respiración, distracción y de masaje; habilidades de comunicación y otras medidas de alivio, así como también información del período del inicio del posparto y la lactancia. Aunque la filosofía Lamaze se basa en que las mujeres tienen el derecho de dar a luz sin cirugías médicas rutinarias, las clases generalmente cubren las cirugías más comunes (incluyendo el alivio del dolor) con el propósito de preparar a las parejas para cualquier eventualidad durante el parto. Un curso tradicional Lamaze consiste en seis sesiones de 2 a 2½ horas.

Bradley. Este enfoque, que fue el origen de la asistencia del marido al parto como ayudante de la esposa, subraya la importancia de una buena dieta y utiliza los ejercicios para aliviar las incomodidades del embarazo y para preparar los músculos con vistas al parto y los senos con vistas a la lactancia. Las mujeres aprenden a imitar la posición y la respiración del sueño (que es profunda y lenta) y a utilizar la relajación para hacer más agradables las primeras fases del parto. En lugar de los esquemas de respiración rápidos y jadeantes, el método Bradley emplea la respiración abdominal profunda; en lugar de utilizar la distracción y un centro de concentración situado fuera del cuerpo para alejar a la mente de las molestias, Bradley recomienda que durante el parto la mujer se concentre en sí misma y trabaje con el cuerpo.

De acuerdo con la técnica de Bradley, las necesidades de una mujer durante el parto son la oscuridad, calma, comodidad física, ayudada por las almohadas y los ojos cerrados. Las instructoras del método de Bradley reconocen que el parto es doloroso y enfatizan la aceptación del dolor.

La medicación está reservada para las complicaciones y las cesáreas, y aproximadamente un 94% de las mujeres formadas según el método de Bradley pueden prescindir de ella. El curso típico de Bradley se lleva doce semanas, empezando en el sexto mes y la mayoría los enseñan parejas casadas. "La inscripción anticipada" a las clases del método Bradley, el cual se enfoca en los asuntos prenatales están disponibles, así como también las clases que continúan durante el período del posparto, pero ninguna es obligatoria.

Las clases de la Asociación Internacional de Educación sobre el Parto (ICEA). Las clases tienden a extenderse en cuanto al enfoque, cubriendo más de las muchas opciones disponibles hoy día para los futuros padres en la atención de los centros de maternidad y del recién nacido. También reconocen la importancia de la libre elección individual y se enfocan en una gran variedad de posibilidades más que un único enfoque del parto. Los instructores son certificados a través de ICEA.

Los programas de la Asociación de Asistentes durante la Dilatación y de Educadores del Parto (ALACE). Fundada por una comadrona, ALACE aboga por el derecho de la mujer de dar a luz naturalmente y sin medicamentos cuando es posible y rechaza las operaciones rutinarias. En lugar de enseñar a los futuros padres a evitar el dolor de la dilatación y del parto, las clases le proporcionan las herramientas para combatir la incomodidad.

La técnica de Alexander. Este enfoque, como el de los instructores de ALACE, ve el dolor de la dilatación como algo normal y funcional. La técnica de Alexander enseña a las mujeres a sobrellevar el dolor de la dilatación aprendiendo a ejercitar el control consciente sobre la postura y el movimiento, reeducando a el cuerpo para reemplazar los patrones de tensión con aquellos de alivio.

Parto hipnótico. Son clases para personas individuales o en grupo, que enseñan cómo utilizar la hipnosis para reducir la incomodidad y el dolor (y en algunas mujeres altamente sugerible la eliminación por completo), alcanzar un estado

INFORMACIÓN SOBRE LAS CLASES DE PREPARACIÓN PARA EL PARTO

Se preguntará al ginecólogo dónde se pueden tomar las clases de preparación al parto en el área, o se llamará al hospital donde se piensa dar a luz. Si la embarazada está muy interesada en dichas clases, preguntará durante una de sus primeras visitas. También se puede encontrar información sobre las clases en las organizaciones a continuación:

Lamaze International: 2025 M Street, Suite 800, Washington, DC 20036-3309; (800) 368-4404; www.lamazechildbirth.com.

International Childbirth Education Association: PO Box 20048, Minneapolis, MN 55420; (612) 854-8660; www.icea.org. (ICEA también proporciona referencias a otros grupos).

Bradley: American Academy of Husband–Coached Childbirth: PO Box 5224, Sherman Oaks, CA 91413-5224; (800) 4-A-BIRTH (422-4784); www.bradley birth.com.

ALACE: PO Box 382724, Cambridge, MA 02238; (617) 441-2500; www.ALACE.com.

Alexander Technique: American Society for the Alexander Technique: PO Box 60008, Florence, MA 01062; (800) 473-0620; www.alexandertech.com.

"At Home" Childbirth Education: The Childbirth Institute, (877) 31-BIRTH (312-4784); www.childbirthinstitute.com.

New Way Childbirth: (864) 244-4331; www.newwaychildbirth.com.

Association of Christian Childbirth Professionals: www.christianbirth.org.

The American Society of Clinical Hypnosis: 33 West Grand Avenue, Suite 402, Chicago, IL 60610; (312) 645-9810; www.asch.net.

Society for Clinical and Experimental Hypnosis, 3900 Vincennes Road, Suite 304, Indianapolis, IN 46268; sunsite.utk.edu/ijceh/scehframe.htm.

profundo de relajación, así como mejorar el ánimo y la actitud durante la dilatación y el alumbramiento, estas clases se están haciendo más frecuentes. Consulte con su médico o con la organización nacional de hipnosis clínica para que le proporcionen los nombres de los terapistas hipnóticos en su área. (Para obtener más información sobre el parto hipnótico, véase página 285).

Otras clases para el parto. La gama es amplia. La preparación de educación sobre el parto (CEP) certifica a enfermeras y enfermeras prácticas como instructores sobre el parto quienes están entrenados para impartir clases que expliquen las muchas opciones incluyendo Lamaze y Bradley que están disponibles para los futuros padres durante la dilatación. Además, existen organizaciones cristianas que entrenan a los instructores sobre el parto, incluyendo la Asociación Cristiana de Profesionales del Parto, y

hay clases de educación sobre el parto diseñadas para preparar a los padres para dar a luz en un hospital particular, y clases proporcionadas por grupos médicos, organizaciones de mantenimiento de salud (HMO, por sus siglas en inglés) u otros grupos que proporcionan atención médica. En algunas áreas, las clases prenatales, las cuales cubren todos los aspectos del embarazo así como también del parto, también se ofrecen con frecuencia comenzando el primer trimestre.

Estudio en casa. Si la embarazada tiene reposo, vive en una área remota o por alguna otra razón no puede o no quiere asistir a una clase de grupo, hay otras opciones. Una es un programa completo de Lamaze en vídeo disponible de Lamaze International. Otro es el programa de educación sobre el parto "en casa" disponible del Childbirth Institute (vea la casilla en la página de portada). Además de los vídeos, esto incluye un manual ilustrado, tarjetas de entrenamiento para el compañero y una audio cinta o CD que le permitirá practicar la relajación y las destrezas de visualización que aprendió en clase cuando la embarazada está en el auto o en la oficina o de otra forma fuera de casa (y que serán utilizables durante la dilatación misma). Otra opción es una serie de vídeos y audio cintas que salieron de New Way Childbirth—las cuales explican el período prenatal y el vínculo de "corazón a corazón" así como el alumbramiento.

Clases de fin de semana en hoteles. Estas ofrecen el mismo programa que las clases típicas, impartidas en un solo fin de semana en lugar de estar espaciadas durante varias semanas y son una elección agradable para aquellos que pueden—y desean—salir a descansar. Además de promover la camaradería entre los futuros papás (es especialmente merecedora si la embarazada no tiene otras amigas embarazadas, también—para aquellas parejas que se convertirán en trios.

◆ ◆ ◆

El séptimo mes

Aproximadamente de 28 a 31 semanas

¡**B**ienvenida al tercer y último trimestre de embarazo! Durante este tramo final la mujer puede continuar sintiéndose de maravilla. Aunque para la mayoría de mujeres, los dolores y molestias se comienzan a multiplicar, dado que la carga que tienen crece, al igual que el cansancio en la espalda, las piernas, y, especialmente, en la mente. El comienzo de este trimestre significa que faltan pocos meses para el parto, un suceso que la mujer debe comenzar a planificar, para el que se debe preparar y educar. Ahora es el momento de inscribirse en las clases para el parto, si es que no lo ha hecho.

Qué se puede esperar en la visita de este mes

Hay un par de nuevos asuntos en la agenda del control de este mes, junto con los patrones ya conocidos. La embarazada puede esperar que el médico controle en esta visita los siguientes puntos, aunque puede haber variaciones en función de las necesidades particulares de la paciente y de las costumbres del médico:[1]

- Peso y presión sanguínea.
- Orina, para detectar azúcar y albúmina.
- Latido cardíaco del feto.

- Altura del fondo del útero (parte superior de la matriz).
- Tamaño y posición del feto, mediante palpación externa (que se realiza desde afuera).
- Manos y pies para detectar edema (hinchazón) y piernas, para detectar venas varicosas.
- Síntomas que ha experimentado la futura madre, especialmente aquellos que son poco habituales.
- Preguntas y problemas que la embarazada desee discutir, es aconsejable que siempre lleve una lista a la consulta.
- Examen de glucosa.
- Examen de sangre para detectar anemia.

1. Véase el Apéndice en la página 545 para una explicación sobre los procedimientos y exámenes que se realizan durante las visitas al consultorio médico.

UN VISTAZO AL INTERIOR

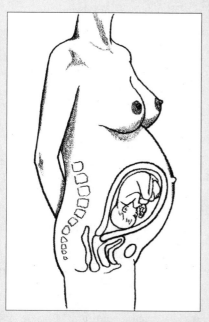

▲ *Al iniciar este mes, el útero está aproximadamente a 11 pulgadas de la parte superior del hueso púbico de la embarazada.Al finalizar el mes, el hogar del bebé habrá crecido otra pulgada en altura y se puede palpar aproximadamente a 4½ pulgadas sobre el ombligo de la madre.Se puede tener la sensación de que no hay más espacio para que crezca el útero (pareciera que ya ha llenado el abdomen) ¡pero aún le faltan de 8 a 10 semanas más para expandirse!*

▶ *El bebé está ganando peso rápidamente, ya que se deposita más grasa bajo*

la piel. Para el final de este mes el bebé pesará aproximadamente 3 libras y medirá aproximadamente 16 pulgadas de altura. Lanugo (ese vello temporal en el cuerpo del bebé) ha comenzado a desaparecer y ahora se le puede ver solamente en la espalda y codos. Le ha comenzado a salir pelo en su cabeza (en algunos fetos más que en otros) y ya se ven las cejas y pestañas. Las uñas han alcanzado la superficie de los dedos de pies y manos. La piel es rosada y suave. Los iris de los ojos de los bebés que tienen piel clara ahora son color azul, mientras que las de los bebés de piel oscura son, con mayor probabilidad, color café; aunque el color definitivo no se discernirá sino hasta muchas semanas o meses después del nacimiento. El crecimiento del cerebro será drástico en éste y los dos meses siguientes (y continuará creciendo rápidamente durante los primeros 2 años de vida). Los pulmones, que aún no han madurado del todo, comienzan a funcionar. Si un bebé nace en este período, tiene mucha probabilidad de sobrevivir.

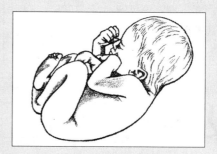

Qué se puede sentir

L a embarazada puede experimentar todos estos síntomas en un momento u otro, o tan sólo algunos de ellos. Algunos pueden continuar desde el mes pasado, otros serán nuevos. Y otros pasarán casi desapercibidos porque la mujer se habrá acostumbrado ya a ellos. También puede experimentar otros síntomas menos frecuentes.

SÍNTOMAS FÍSICOS:

◆ Actividad fetal más intensa y más frecuente.

◆ Pérdidas vaginales blanquecinas (leucorrea) progresivamente más abundantes.

◆ Dolor en la parte inferior o a los lados del abdomen.

◆ Estreñimiento.

◆ Acidez de estómago, indigestión, flatulencia, hinchazón.

◆ Dolores de cabeza, mareos o desvanecimientos ocasionales.

◆ Congestión nasal y hemorragias nasales ocasionales; embotamiento de los oídos.

◆ Cepillo de dientes "rosado" debido a que las encías sangran.

◆ Calambres en las piernas.

◆ Dolor de espalda.

◆ Hinchazón moderada de los tobillos y los pies, ocasionalmente de las manos y la cara.

◆ Venas varicosas en las piernas.

◆ Hemorroides (venas varicosas del recto).

◆ Picor en el abdomen.

◆ Ombligo prominente.

◆ Falta de aliento.

◆ Dificultades para dormir.

◆ Contracciones de Braxton Hicks ocasionales, habitualmente indoloras (el útero se endurece durante un minuto y luego vuelve al estado normal).

◆ Torpeza (lo que puede provocar una caída).

◆ Senos agrandados.

◆ Calostro en los senos, que sale espontáneamente o al presionarlos (puede que esta sustancia que sale antes de la leche no aparezca sino hasta después del parto).

SÍNTOMAS EMOCIONALES:

◆ Agitación en aumento.

◆ Aprensión creciente por la maternidad, la salud del bebé y también por el parto.

◆ Distracción continua.

◆ Aumento de los sueños y las fantasías sobre el futuro bebé.

◆ Aumento del aburrimiento y la fatiga con el embarazo, o sensación de satisfacción y bienestar, particularmente si se siente bien físicamente.

Qué puede preocupar

AUMENTO DE LA FATIGA

"He oído decir que las embarazadas se encuentran maravillosamente bien durante el último trimestre. Pero yo me siento cansada todo el tiempo."

"Las generalizaciones" deberían ser borradas del vocabulario de una embarazada. No existe una norma sobre el modo en que se deben sentir las futuras madres en cualquier fase del embarazo. Aunque algunas mujeres se pueden sentir menos cansadas en el tercer trimestre que en el primero y el segundo, también puede ser perfectamente normal que la embarazada continúe sintiéndose cansada o incluso que el cansancio parezca aumentar. En realidad, existen probablemente más razones para que se sienta cansada durante el último trimestre que para que se encuentre maravillosamente bien. En primer lugar, lleva mucho más peso que antes. En segundo lugar, el volumen del abdomen puede impedir que duerma de un tirón toda la noche. También es posible que la actividad de la mente recargada con las preocupaciones sobre el bebé, las listas de los quehaceres y las fantasías le hagan perder sueño. También los factores de la fatiga se pueden multiplicar y la puede cansar el ocuparse de otros hijos, el dedicarse al trabajo profesional o ambas cosas a la vez—al igual que el prepararse para el nuevo bebé.

Pero el hecho de que la fatiga sea una parte normal del embarazo no quiere decir que deba ser ignorada o que la mujer se resigne a estar continuamente exhausta. Como siempre, es una señal del cuerpo, que indica que la mujer debe esforzarse menos. Es mejor seguir el consejo del cuerpo, descansar y relajarse tanto como sea posible. La mujer necesitará toda la energía que pueda ahorrar para el parto y, lo que es aún más importante, para lo que viene después.

Un cansancio extremo que no disminuye o desaparece con el descanso debería ser notificado al médico. La anemia (véase página 190) que puede desencadenar la fatiga, ataca a veces al empezar el tercer trimestre, y muchos médicos realizan un análisis rutinario de sangre en la visita del séptimo mes.

EDEMA (HINCHAZÓN) DE MANOS Y PIES

"Tengo los tobillos hinchados, sobre todo al final del día y en los días calurosos. ¿Es un mal signo?"

Unos tobillos hinchados y un par de zapatos apretados son lo que la mayoría de mujeres embarazadas lucirán en cualquier temporada, y aunque no contribuyan como atractivos y cómodos accesorios de moda, generalmente son normales. Cualquier grado de edema (hinchazón debida a una acumulación excesiva de líquido en los tejidos) era considerado antes como un signo de peligro potencial durante el embarazo. Pero actualmente los médicos reconocen que un edema benigno está relacionado con el aumento normal y necesario de los líquidos corporales durante el embarazo. De hecho, un 75% de las mujeres presentan un edema de este tipo en algún momento

del embarazo[2]. Es particularmente común a últimas horas del día, en los días calurosos o después de permanecer largo rato de pie o sentada. Pero una gran parte de la hinchazón debería desaparecer después de una noche de descanso o de varias horas de reposo.

Por lo general, el edema no es más que un poco de molestia. Para aliviarlo, la embarazada puede sentarse con las piernas levantadas, o bien acostarse un rato, si puede, preferentemente sobre el costado izquierdo; llevará zapatos cómodos y evitará las medias o calcetines con un elástico apretado. También pueden ayudar intervalos regulares de ejercicios aprobados por el médico, tales como caminatas rápidas de cinco minutos en los pasillos de la oficina.

El uso de medias especiales puede dar alivio—aunque venga acompañado de (el casi siempre desagradable) calor. Existen varios tipos de estos artículos para embarazadas, incluyendo las medias que llegan a la cintura (con mucho espacio para el vientre) y los calcetines hasta las rodillas (que al menos son más frescos). Al comprar, se seleccionará la talla basándose en el peso durante el embarazo. Las medias o calcetines se colocarán antes de levantarse por la mañana, cuando aún no se haya presentado la hinchazón. En los lugares de clima cálido, el usar un poco de maizena en los pies y piernas antes de colocar las medias puede ayudar a minimizar la sudoración.

Ayude al sistema excretor a eliminar los productos residuales y el exceso de líquido. Debe beber cada día por lo menos, ocho vasos de agua u otros líquidos. Paradójicamente, beber cantidades aún mayores de líquidos—hasta 4 litros diarios (1 galón)—ayuda a muchas mujeres a evitar una retención de agua excesiva. Aunque ya no se cree que se deba restringir la sal durante un embarazo normal (la sal puede que se tenga que reducir en el caso de hipertensión), una ingestión de sal *excesiva* no es lo más razonable y podría aumentar la retención de líquidos.

---

2. Una de cada cuatro mujeres embarazadas nunca nota la hinchazón en los tobillos—que puede ser completamente normal.

Si a la embarazada se le hinchan también las manos y/o la cara, o si el edema persiste durante más de 24 horas, es necesario que informe de ello al médico. Esta hinchazón puede carecer de importancia o, si estuviera acompañada de aumento brusco de peso, aumento en presión arterial y proteína en la orina, podría ser una señal del comienzo de una preeclampsia (Hipertensión inducida por el embarazo; véase página 501).

CALOR EXCESIVO

"La mayor parte del tiempo tengo mucho calor y sudo una barbaridad. ¿Es normal?"

La razón del calor se encuentra en un aumento de aproximadamente el 20% del metabolismo basal (la velocidad con que el cuerpo gasta energía en estado de reposo total). No sólo es probable que la embarazada tenga demasiado calor en los días calurosos, sino que además puede sentirse acalorada en invierno, cuando las demás personas sienten frío. También es probable que sude más, especialmente por la noche. Mientras que ayuda a refrigerar el cuerpo y a eliminar los productos residuales, al mismo tiempo es francamente desagradable.

(Véase página 210 para información sobre Cómo mantenerse fresca.)

HIPO DEL FETO

"Algunas veces percibo unos espasmos ligeros y regulares en el abdomen. ¿Se trata de patadas, de contracciones o de qué?"

Aunque parezca increíble, lo que sucede es que el bebé tiene hipo. Este fenómeno es muy común en los fetos durante la segunda mitad del embarazo. Algunos bebés tienen hipo varias veces al día, un día tras otro. Otros no lo tienen nunca. Y el fenómeno puede continuar después del nacimiento.

Pero antes de que empiece a poner una bolsa de papel sobre la barriga, la futura madre no debe preocuparse, ya que el hipo no provoca las mismas molestias en los bebés (dentro y fuera del útero) que

NO SE DEBE OLVIDAR DE CONTAR LAS PATADAS

Ahora que la mujer embarazada tiene más de 28 semanas de embarazo, se debe asegurar de sentir los movimientos del bebé a diario. Si ella está muy ocupada como para notar el movimiento durante el día, debe asegurarse de contar las patadas en la mañana y en la noche (véase página 246). Se le debe informar al médico en caso de que ocurriera algún cambio en el movimiento fetal.

en los adultos—incluso cuando dura 20 minutos o más. Por consiguiente, la embarazada puede tranquilizarse y disfrutar de esta pequeña diversión procedente del interior de la barriga.

ERUPCIONES CUTÁNEAS

"Por si las estrías fueran poco, ahora parece que me ha salido en ellas algún tipo de granitos que me pican."

Esta mujer debe animarse. Le quedan menos de tres meses para el parto, tras el cual podrá decir adiós a la mayoría de los efectos secundarios desagradables del embarazo, y entre ellos, a estas nuevas erupciones. Hasta entonces, podría ser de gran ayuda saber que aunque pueden ser incómodas, estas lesiones no son peligrosas para la madre ni para el bebé. Conocidas médicamente (son impronunciables) con el nombre de pápulas y placas pruríticas de urticaria del embarazo (trate de pronunciarlas rápido tres veces seguidas) o PPPUE,[3] desaparecen después del parto y generalmente no suelen reaparecer en los embarazos siguientes. Aunque las PPPUE se suelen desarrollar en las estrías de los abdominales, a veces también aparecen en los muslos, nalgas o brazos de la futura madre. La mujer le mostrará la erupción al médico, que probablemente le prescribirá una medicación tópica, un antihistamínico o una inyección para aliviar las molestias.

3. PPPUE se conoce médicamente como EPE (erupción polimorfa del embarazo), pero la mayoría de médicos aún le llaman PPPUE.

Existe una gran variedad de trastornos de la piel y erupciones que pueden darse durante el embarazo. Aunque siempre deben mostrarse al ginecólogo, raras veces son serias.

Algunas precisarán un tratamiento; otras seguirán un curso benigno y desaparecerán tras el parto.

ACCIDENTES

"Al ir de paseo tropecé con el borde de la acera y caí al suelo, golpeándome en la barriga. Me horroriza la idea de haberle hecho daño al bebé."

En el último trimestre del embarazo, la mujer no es exactamente la criatura más ágil del mundo. Un equilibrio menos estable, debido al desplazamiento hacia delante del centro de gravedad, y unas articulaciones menos firmes contribuyen a aumentar la inestabilidad y la propensión a las caídas—especialmente a las caídas sobre la barriga. También contribuyen a ello la tendencia a cansarse con mayor rapidez, la predisposición a estar preocupada y a soñar despierta, y la dificultad que tiene en poder verse los pies —esto le dificulta ver los bordes de las aceras.

Un tropezón con un derrame de agua en la banqueta le puede causar múltiples rasguños y heriditas (particularmente en el amor propio), pero es extremadamente raro que el feto llegue a sufrir las consecuencias de la torpeza de la madre. El bebé está protegido por el más sofisticado sistema de absorción de golpes, ya que está rodeado por el líquido amniótico, unas membranas resistentes, las paredes del útero y una cavidad abdominal envuelta por músculos y huesos. Para que este sistema resultara insuficiente y el bebé sufriera daños, el accidente de la madre tendría que ser muy grave—del tipo que exigiría probablemente la rápida hospitalización.

Aunque lo más probable es que una caída ligera de este tipo no haya ocasionado daños mayores, la mujer debería informar del suceso al médico. Es posible que éste le pida que acuda a la consulta para poder escuchar el latido del bebé—más que nada, con el fin de tranquilizar a la madre.

En las raras ocasiones en que los daños que sufre un embarazo son el resultado de un accidente, normalmente se ha dado una separación (abrupta) de la placenta. Si la mujer sangra por la vagina; o pierde líquido amniótico, o nota sensibilidad en el abdomen o contracciones uterinas, o si el bebé parece extrañamente inactivo, buscará atención médica de inmediato. Hará que alguien la lleve a un servicio de emergencia si no puede hablar con el obstetra.

DOLOR DE LA PARTE BAJA DE LA ESPALDA Y LAS PIERNAS (CIÁTICA)

"Tengo un dolor en el lado derecho de la espalda que se extiende hacia la cadera y la pierna. ¿Qué sucede?"

Se trata de una más de las molestias que pueden afectar a las futuras madres. La presión del útero cada vez más voluminoso, que ya ha provocado tantas molestias, se puede extender también al nervio ciático, causando dolor en la parte inferior de la espalda, las nalgas y las piernas. El reposo y la aplicación de una bolsa de agua caliente sobre la zona pueden aliviar el dolor. También los ejercicios de inclinación de la pelvis, estando de pie (véase página 197) o la natación pueden ayudar a disminuir la presión en el nervio.

Puede que el dolor cese cuando el bebé cambie de postura, o puede que perdure hasta el parto. En los casos graves, es posible que se recomienden unos pocos días de reposo en cama y unos ejercicios especiales. También pueden ser de mucho beneficio los tratamientos complementarios o alternativos, como lo son la medicina quiropráctica, la acupuntura y los masajes terapéuticos (véase página 250).

EL ORGASMO Y EL BEBÉ

"Cada vez que tengo un orgasmo, el bebé deja de dar patadas durante una media hora. ¿Es posible que el coito sea perjudicial para él en esta fase del embarazo?"

Los bebés tienen la propia personalidad incluso cuando se hallan aún en el seno materno. Y sus reacciones ante la relación sexual de sus padres son variables. Algunos, posiblemente como el bebé de quien se habla, se sienten acunados y se duermen debido al movimiento rítmico del coito y a las contracciones uterinas que siguen al orgasmo. Otros, estimulados por la actividad, se vuelven más agitados. Ambas reacciones son normales; ninguna de las dos indica que el feto se dé cuenta de lo que sucede entre sus padres o que en ese momento se produzca algún tipo de sufrimiento fetal.

De hecho, a menos que el ginecólogo indique lo contrario, la embarazada puede continuar disfrutando del sexo y de los orgasmos hasta el parto y mejor sea lo haga mientras pueda. Reconozcámoslo: puede pasar algún tiempo antes de que sea tan conveniente tener la relación sexual teniendo al bebé en casa.

EXAMEN DE GLUCOSA

"Mi médico dice que necesito hacerme un examen de glucosa para verificar si tengo diabetes gestacional. ¿Para qué lo necesito? ¿Qué es necesario para realizar este examen?"

La futura madre no debe sentirse acosada. La mayoría de ginecólogos hacen una evaluación de diabetes gestacional en muchas pacientes cerca de la semana 28,[4] ya que es un examen de rutina.

Este examen es muy simple, especialmente si la embarazada tiene un gusto por lo dulce. Ella tomará una bebida de glucosa que generalmente sabe a una soda de naranja, una hora antes de que le tomen la muestra de sangre, pero no deberá estar en ayunas para ello. La mayoría de las mujeres beben este preparado rápidamente sin problema alguno y sin efectos secundarios. Algunas, especialmente a las que no les gustan los líquidos dulces, pueden sentir un poco de náuseas.

Se están realizando estudios (quizá por investigadores que han probado la

---

OTRA RAZÓN PARA COMER SUS VEGETALES

¿Desea criar a un niño o niña que coma vegetales? Si es así, la madre debe asegurarse de comerlos en este período. Las investigaciones demuestran que para el tercer trimestre, los fetos pueden probar los sabores que les llegan de las comidas de sus madres a través del fluido amniótico. Un estudio reciente ha indicado que lo que la mamá come mientras está embarazada—y mientras da de mamar, ya que la leche materna recoge los sabores de la misma forma—influye en los futuros gustos del bebé. En este estudio, los bebés cuyas madres habían tomado jugo de zanahoria mientras estaban embarazadas o lactando, comían el cereal mezclado con jugo de zanahoria con más entusiasmo que aquellos cuyas madres no habían comido zanahoria. Este es un dato científico interesante—y algo para meditar principalmente la próxima vez que vea los vegetales.

---

bebida y desean encontrar una fórmula con mejor sabor) sobre la posibilidad de que las mujeres puedan comer la glucosa equivalente en cápsulas de gelatina en lugar de la bebida. Hasta el momento, las pacientes del estudio han indicado tener menos efectos secundarios después del reto de la cápsula de gelatina (posiblemente más dolores de muelas).

Si el resultado del examen de sangre indica un nivel elevado, lo que sugiere la posibilidad de que una mujer no esté produciendo suficiente insulina como para procesar la glucosa adicional en el sistema, se ordena el siguiente paso del examen, que es un examen de tolerancia a la glucosa. Este examen de ayuno de 3 horas involucra una bebida de glucosa de mayor concentración y es utilizado para diagnosticar la diabetes gestacional. El hambre y la sed en exceso, el deseo frecuente de orinar (aún en el segundo trimestre), las infecciones vaginales recurrentes y el aumento en la presión arterial son síntomas que también pueden indicar dicho diagnóstico.

---

4. Se evalúa con mayor anticipación en sus embarazos, así como con más frecuencia, a aquellas mujeres con mayor riesgo de diabetes gestacional, incluyendo las madres mayores con obesidad o con historia familiar de diabetes.

La diabetes gestacional se da en uno o dos por ciento de mujeres embarazadas, por lo que probablemente no es la complicación más común durante el embarazo. Pero sí es una de las que es tratada con mayor facilidad. Las mujeres con diabetes gestacional pueden tener embarazos perfectamente normales y bebés saludables cuando el azúcar en la sangre se controla con dieta, ejercicio y, si es necesario, con medicamento. En la mayoría de mujeres (de 97 a 98%), las anormalidades de azúcar en la sangre desaparecerán después del parto. Sin embargo, algunas de ellas (con mayor frecuencia las mujeres con obesidad) pueden estar en mayor riesgo de desarrollar diabetes más adelante. Para reducir ese riesgo, si la mujer tiene diabetes gestacional, deberá tomar las siguientes medidas preventivas en el posparto: someterse a exámenes médicos con regularidad, mantener un peso ideal, mantener una buena dieta y hábitos de ejercicio, así como estar familiarizada con los síntomas de la enfermedad, para así poderlos informar al médico. (Véase página 501, para mayor información sobre este problema de salud y el tratamiento.)

SÍNDROME DE PIERNAS INQUIETAS

"Con lo cansada que llego a la cama por las noches pareciera que no logro acomodarme por el malestar que siento en mis piernas. He probado todo tipo de recomendaciones para los calambres, pero no me han funcionado. ¿Qué puedo hacer?"

Con tantas cosas que le molestan a la mujer a la hora de dormir durante el último trimestre, no es justo que también las piernas sean un problema. Sin embargo, esto les ocurre al 15% de mujeres embarazadas que experimentan—sí, así se llama—el síndrome de piernas inquietas (SPI). El nombre lo dice todo, esa sensación de incomodidad, hormigueo, entumecimiento y picazón en el pie o en la pierna que no deja que el resto del cuerpo de la mujer descanse. Es más común durante la noche, pero también

puede afectar en la tarde, o bien, en cualquier momento en el que la mujer esté recostada o sentada.

Los expertos no están seguros de qué causa el ISP en algunas mujeres y están aún menos seguros de como tratarlo. Ningún secreto para los calambres—incluso sobando o flexionando—parecen funcionar y calmar. Las medicinas no son apropiadas, ya que las usadas para tratar el ISP no son seguras para la embarazada.

Es posible que la dieta, el estrés y otros factores ambientales puedan contribuir a aliviar esta sensación, por lo tanto puede ser beneficioso que la mujer mantenga un control de qué come, de las actividades que realiza y de cómo se siente cada día, para que así se dé cuenta de los hábitos que tiene, si es que tiene alguno, que pueda hacer surgir los síntomas. De hecho, para algunas mujeres el comer carbohidratos al final del día puede hacer que el SPI empeore. También es posible que la anemia por deficiencia de hierro cause dicho síndrome, por lo que vale la pena que la mujer le pida al médico que realice un examen para determinarlo, y preguntarle también por otros tratamientos sugeridos. Por supuesto, también sería beneficioso poner en práctica las recomendaciones para conciliar el sueño que aparecen en la página 186. Lamentablemente, algunas mujeres continúan sin encontrar alivio, y sin conciliar el sueño. Para ellas, el SPI es algo que deberán soportar hasta el parto.

SUEÑOS Y FANTASÍAS

"He tenido tantos sueños, tan reales, sobre el bebé, que estoy empezando a creer que me vuelvo loca."

Aunque el gran número de sueños nocturnos y diurnos que puede experimentar una mujer embarazada ahora puede hacerle pensar que está perdiendo el juicio, en realidad estos sueños la están ayudando a conservar la cordura. Los sueños y las fantasías, tanto horripilantes como deliciosos, son sanos y normales, y ayudan a la embarazada a superar los temores y preocupaciones. Los futuros padres pueden también tener sueños extraños y fantasías, ya que tratan de resolver sus ansiedades conscientes y subconscientes sobre la inminente paternidad.

En la siguiente lista se enumeran los temas de los sueños y fantasías más comunes que se reportan durante el embarazo, cada uno de ellos expresa uno o varios de los profundos sentimientos y preocupaciones que afectan a la gestante y que, de otra forma, podrían ser suprimidos. Algunos de ellos podrían incluso serle conocidos.

◆ *¡Uy! Soñar* que se olvidan o se pierden cosas (desde perder las llaves del coche hasta perder el bebé); no alimentar al bebé; saltarse la visita del médico; salir a comprar y olvidarse del bebé; no estar preparada para acoger al bebé cuando éste llega—pueden expresar el temor de que la embarazada no será una buena madre.

◆ *¡Ay! Soñar* que se sufren ataques o lesiones—por intrusos, ladrones o animales; caer por las escaleras tras recibir un empujón o tras sufrir un resbalón—pueden indicar un sentimiento de vulnerabilidad.

◆ *¡Auxilio! Soñar* que está encerrada o no se puede escapar—quedar atrapada en un túnel, en el auto, en una habitación pequeña; ahogarse en una piscina, un lago, un túnel de lavado de autos—pueden significar el temor de verse atada y privada de libertad a causa del bebé que espera.

◆ *¡Ay no! Soñar* con saltarse la dieta—aumentar demasiado de peso, o ganar mucho peso de un día para otro; atiborrarse de comida; comer o beber cosas perjudiciales o no ingerir los alimentos necesarios—son pesadillas frecuentes entre las mujeres embarazadas que intentan ajustarse a una dieta rígida.

◆ *¡Uf! Soñar* con perder el atractivo—resultar poco atractiva o repulsiva para el marido o que el marido encuentra otra mujer—expresan el temor de casi todas las mujeres de que el embarazo destruirá la buena figura para siempre y alejará al marido.

◆ *Sueños sexuales.* Soñar con encuentros sexuales—positivos o negativos, que provocan placer o culpabilidad; pueden ser un signo de la confusión y la ambivalencia sexuales que se experimentan a menudo durante el embarazo.

◆ *Soñar con seres queridos fallecidos.* Muerte y resurrección—los padres u otros parientes ya difuntos reaparecen; puede ser el modo subconsciente de unir la vieja generación a la futura generación.

◆ *Soñar con una vida familiar* con el nuevo bebé—prepararse para el bebé; amar al bebé y jugar con él; se trata de la práctica de la maternidad, establecimiento del vínculo entre la madre y el bebé antes del nacimiento.

◆ *Soñar imaginando al bebé* puede indicar muy diversas preocupaciones. Los sueños en que el bebé está deformado, enfermo, o que tiene un tamaño muy grande o muy pequeño expresan la ansiedad sobre la salud del futuro bebé. Las fantasías en las que el bebé tiene capacidades extraordinarias (por ejemplo, sabe hablar o andar en el momento de nacer) pueden indicar la preocupación sobre la inteligencia del bebé y la ambición con respecto al futuro. Las premoniciones sobre el sexo del bebé pueden indicar que el corazón de la madre se incline más por un hijo o por una hija. El mismo significado pueden tener los sueños sobre el color del cabello o de los ojos del bebé, o sobre el parecido con el padre o con la madre. Las pesadillas en las que el bebé nace ya completamente desarrollado podrían indicar el temor de la madre a cuidar un pequeñito bebé.

◆ *Soñar con el momento* de dar a luz. Los sueños sobre el dolor de parto, o la falta de dolor durante el parto, o de no poder empujar al bebé hacia fuera pueden reflejar miedo al parto.

Aunque ya se sabe que durante el embarazo, los sueños y las fantasías provocan más ansiedad que en otras épocas de la vida, también son más útiles. Si la futura madre presta atención a lo que le dicen sus fantasías sobre sus sentimientos y hace caso de sus avisos, conseguirá tener una transición más fácil hacia la maternidad real.

INMINENCIA DE LA RESPONSABILIDAD

"Estoy empezando a preguntarme si seré capaz de salir adelante en mi profesión, mi hogar, mi matrimonio y mi bebé."

Lo más probable es que la madre ha tratado ser una "súper mujer"—tratando de hacer una carrera que maneja la carga completa en el trabajo, un ama de casa preocupada por cada uno de los detalles: una refrigeradora bien surtida y servir los alimentos en cada tiempo de comida; ser una pareja adorable y una madre ejemplar, buscando la perfección en cada uno de los campos. Pero muy pocas lo han conseguido sin sacrificar la salud física y mental, así como el matrimonio.

La forma en la que salga adelante dependerá de las decisiones que la mujer tome y las actitudes que desarrolle, tanto antes como después de que el bebé nazca. Le ayudará el reconciliarse con la idea de que no puede hacerlo todo, ni todo a la perfección. Todo es cuestión de decidir cuáles son las prioridades y ordenarlas según la importancia (no es justo que todas sean la número uno). Si la profesión, el marido y el bebé son lo más importante, posiblemente la limpieza del hogar deberá relegarse a un (desordenado) segundo plano. Si la maternidad a tiempo completo le resulta atractiva y si puede permitirse el lujo de permanecer en casa durante un cierto tiempo, quizás deberá optar por renunciar temporalmente a la carrera. Incluso, puede considerar un trabajo de media jornada o bien trabajar desde el hogar, si es posible.

Esto también tiene que ver con dejar las expectativas que no son realistas. Deberá aceptar que nadie es perfecto. Aunque al principio quiera alcanzar todo lo que se propone, ciertamente hallará cosas que no logrará. A pesar de hacer sus mejores esfuerzos, puede que ella deje las camas sin hacer, la ropa sin doblar, deje de cocinar y compre comida en la calle, y que verse "atractiva" se centre únicamente en el hecho de lavarse el pelo. Si se espera lograr demasiado—aunque antes de la maternidad era capaz de lograrlo—con seguridad llegará a decepcionarse.

Sea cual fuere la decisión que tome la nueva madre, la nueva vida le resultará más fácil si no debe ponerla en práctica ella sola. Detrás de la mamá más feliz suele haber un papá cooperativo, desde cambiar los pañales al bebé a bañarlo y cargarlo. Y lo que es bueno para la embarazada es también bueno para él; sin importar que tan largo fue el día en la oficina, no hay mayor placer que pasar horas después del trabajo

---

¿TRABAJAR O NO TRABAJAR?

Si la futura madre se está haciendo esta pregunta, no es necesario hallar una respuesta inmediata. A pesar de que se debe comenzar a pensar en el asunto—al hablarlo con el marido, al consultarlo con amigas que han regresado a trabajar después de tener un bebé y con las que han optado por no hacerlo, o incluso al hacer listas de las ventajas y desventajas, así como las consideraciones económicas necesarias —puede ser beneficioso dejar la decisión final hasta que ya ha pasado un tiempo en la nueva función de madre. Para algunas mujeres el solo hecho de sostener al bebé cambia sus pensamientos sobre regresar a trabajar. Para otras una realidad diferente empieza unas semanas en el período de maternidad, cuando se dan cuenta que ser madre de tiempo completo no es para ella. La mujer deberá tomarse el tiempo necesario, para tomar la decisión que sea conveniente en el caso. Realmente no hay una decisión *correcta*— la madre debe seguir lo que le dicte el corazón (y lo que le permita el presupuesto). Así mismo, se debe recordar que aun la decisión final puede cambiar. Si se experimenta un cambio al cabo de algunos meses o años de maternidad, *siempre* es posible cambiar de opinión.

cuidando y pasando el tiempo con el bebé. Si el papá no está disponible (nunca o parte del tiempo), la mamá deberá pensar en otras fuentes de ayuda: los abuelos u otros familiares, una asistente a domicilio o las guarderías.

PARTO PREMATURO

"¿Hay algo que pueda hacer para asegurarme de que mi bebé no será prematuro?"

Es mucho más probable que un bebé nazca después del tiempo previsto. En los Estados Unidos de América muy pocos partos son prematuros o pretérmino, antes de la semana 37 de embarazo. La mayoría de estos se dan en mujeres con historial de alto riesgo a partos prematuros.[5]

Aún así, tan buenas como son sus posibilidades de tener un embarazo de tiempo completo, casi siempre hay posibilidades de mejorar. Los factores de riesgo que se enumeran a continuación, que se creen están relacionados con un nacimiento prematuro, pueden ser controlados o eliminados, incrementando con ello las probabilidades de que la mujer consiga ayudar al bebé a quedarse en el útero y llevar a término el embarazo (de 38 a 42 semanas):

Tabaco. Dejar de fumar lo más pronto posible al empezar el embarazo, o mejor aún antes de quedar en estado. (Se tomará en cuenta que dejar de fumar en cualquier etapa del embarazo es mejor que no hacerlo.)

Alcohol. Evitar la ingestión regular de cerveza, vino y licores.

Abuso de los medicamentos. No hay que tomar medicación alguna incluyendo las medicinas que se venden sin receta médica o las preparaciones con hierbas sin la aprobación de un médico que sepa que la mujer está embarazada; no se

tomará *ningún* tipo de droga no medicinal, "recreativa" o ilegal.

Aumento insuficiente de peso. Si el peso anterior al embarazo era normal, la mujer deberá aumentar por lo menos 25 libras; si estaba *demasiado* delgada, puede aumentar hasta 35 libras. Las mujeres con gran exceso de peso pueden aumentar menos, con una nutrición excelente y el permiso del médico.

Nutrición insuficiente. Seguir una dieta bien equilibrada durante todo el embarazo. Asegurarse de que el suplemento vitamínico contiene cinc; unos estudios recientes han relacionado la deficiencia de cinc con el parto prematuro.

Infección en las encías. Cuidar en forma apropiada los dientes y encías; así como acudir al dentista al menos una vez durante el embarazo para evitar esta clase de infección.

Permanecer de pie y trabajo físico pesado. Si la profesión en sí, o la profesión y los trabajos domésticos le exigen permanecer de pie durante varias horas cada día, es aconsejable que la embarazada deberá reducir el tiempo que permanece parada. También deberá reducir el trabajo físico agotador y el levantar cosas pesadas (véase página 252).

Relación sexual (para algunas mujeres). Aunque la mayoría de mujeres puede continuar con una vida sexual activa hasta el momento del parto, a las futuras madres que presentan un *alto riesgo* de parto prematuro se les suele aconsejar que se abstengan del acto sexual y/o del orgasmo durante los dos o tres últimos meses de embarazo, debido a que en dichas mujeres el orgasmo y/o las prostaglandinas en el esperma podrían activar las contracciones uterinas.

Otros factores de riesgo no siempre pueden ser eliminados, pero sus efectos pueden a veces ser modificados.

Infecciones. Ciertas infecciones (tales como las enfermedades venéreas, las infecciones vaginales, del tracto urinario y

---

5. La tasa de partos prematuros es menor para mujeres de raza blanca (menos de 6 en 100) y mayor para las mujeres de raza negra (casi 13 en 100); en parte, se debe a razones socioeconómicas.

del líquido amniótico, y la rubéola) pueden poner en alto riesgo de parto prematuro a la futura madre. Cuando existe una infección que podría dañar al feto, parece ser que el parto prematuro es la forma que el cuerpo elige para poner al bebé a salvo de un medio ambiente peligroso. A menudo los antibióticos no sólo curan la infección, sino que también aseguran al cuerpo que todo está bien y que no es necesario "poner en rescate" al bebé.

En el caso de una infección del líquido amniótico, que puede ser causa de parto prematuro, parece ser que la respuesta inmunitaria del cuerpo desencadena la producción de prostaglandinas, que pueden iniciar el parto, así como de sustancias que podrían dañar las membranas fetales, provocando la ruptura prematura. A pesar de que aún no se sabe si es beneficioso, algunos médicos, como forma de precaución, prescriben antibióticos para la madre, en caso de que haya ruptura prematura de las membranas (aunque aparentemente no haya una infección).

Realmente es imposible prevenir toda clase de infecciones, pero hay muchas formas de minimizar las posibilidades de que la madre contraiga alguna enfermedad. El alejarse de las personas que están enfermas y asegurarse de descansar y hacer ejercicio adecuado, la nutrición óptima y el cuidado prenatal regular son las medidas preventivas de sentido común. El tomar bastante agua y orinar cuando se tiene necesidad, para evitar infección de la vejiga, pueden ser medidas menos obvias, pero también ayudan. Algo que también puede detener el parto prematuro es realizarse exámenes para verificar si se padece de infección vaginal, o bien, tratársela. Algunos médicos recomiendan el uso del condón durante los últimos meses de embarazo para reducir el riesgo de infección.

Desequilibrio hormonal. Al igual que puede desencadenar un aborto espontáneo tardío, un desequilibrio hormonal puede a veces desencadenar un parto prematuro. Un tratamiento hormonal puede evitar ambos problemas.

Cuello uterino incompetente. Esta situación, en la que el cuello uterino débil se abre antes de tiempo (por la presión del feto que está creciendo), queda a menudo sin diagnosticar hasta que se ha producido un aborto espontáneo o un parto prematuro. Una vez diagnosticada, el parto prematuro puede ser evitado efectuando un cerclaje o sutura del cuello uterino durante la semana 14 de gestación (véase página 35, para mayor información).

Deformación y dilatación cervical prematura. También se sospecha que en algunas mujeres, por razones desconocidas y aparentemente no relacionadas con una cérvix incompetente, ésta empieza a deformarse y dilatarse demasiado pronto. Las investigaciones recientes sugieren que algunos de estos casos pueden estar relacionados con una cervix más pequeña de lo normal. Los ultrasonidos rutinarios del cuello uterino a mitad del período de gestación, para descubrir cambios de este tipo en las gestantes de alto riesgo, son una práctica común y probablemente muy útil.

Irritabilidad uterina. Las investigaciones sugieren que en algunas mujeres el útero es particularmente irritable, y que esta irritabilidad hace que sea susceptible de sufrir contracciones extemporáneas. Algunos expertos creen que este tipo de mujer se pudiera identificar y controlar durante el tercer trimestre, el parto prematuro se pudiera evitar mediante un reposo en cama parcial o total y/o el uso de medicación para parar las contracciones.

Placenta previa. (Cuando la placenta se halla en una posición baja en el útero, cerca del cuello uterino o por encima de él, véase página 506.) Esta situación puede ser diagnosticada precozmente mediante el uso de los ultrasonidos, o puede ser puesta de manifiesto por una hemorragia a mitad del embarazo o hacia el final del mismo. Una vez que la placenta previa es diagnosticada, el parto prematuro puede ser evitado entonces con un reposo total en cama.

Enfermedad crónica materna. Tales como hipertensión, enfermedad cardiaca, hepática, renal o diabetes, ponen a la madre en alto riesgo de parto prematuro, pero una atención médica adecuada, el cuidado necesario (véase el Capítulo 19), y, en ocasiones, el reposo en cama pueden con frecuencia evitar el parto prematuro.

Demasiado estrés emocional. A veces, la causa puede ser eliminada o minimizada (por ejemplo, abandonando una profesión muy exigente, acudiendo a un centro especializado en caso de que el matrimonio no vaya bien), a veces eliminar la causa es más difícil (cuando la embarazada perdió el trabajo, cuando ha sufrido una enfermedad seria o la muerte de un familiar). Pero todos los tipos de estrés pueden ser reducidos mediante la educación, las técnicas de relajación, una buena nutrición, una cantidad equilibrada de ejercicio y descanso, y la discusión del problema con el marido, las amigas, el médico, un terapeuta o en un grupo de autoayuda guiado por un consejo profesional (véase página 127).

Edad inferior a los 17. La nutrición óptima y la buena atención prenatal pueden ayudar a compensar el hecho de que la madre, al igual que el feto, aún está creciendo.

Edad superior a los 35. La nutrición óptima, la buena atención prenatal, la reducción del estrés y la detección prenatal de los posibles problemas obstétricos específicos de las mujeres mayores pueden reducir los riesgos.

Nivel educativo o socioeconómico bajo. También en este caso, el riesgo puede ser reducido mediante una buena nutrición y un acceso temprano y una participación en unos cuidados prenatales sensatos desde el punto de vista cultural, así como la eliminación de todos los factores de riesgo que sea posible.

Anomalías estructurales del útero o fibromas de gran tamaño. Éstas pueden aparecer a causa de la hormona DES administrada a la madre de la madre embarazada durante el embarazo[6], a la

cirugía uterina, a un defecto de nacimiento que afecte la forma o tamaño del útero, así como a otras causas. Una vez diagnosticado el problema, la corrección quirúrgica previa al embarazo puede prevenir a menudo los futuros nacimientos prematuros.

Gestaciones múltiples. Por término medio, las mujeres que llevan más de un feto suelen dar a luz unas tres semanas antes (sin embargo, se ha determinado que el período de gestación de los gemelos puede ser de 37 semanas, lo que refleja que las tres semanas no son en sí un adelanto). La atención médica meticulosa, una nutrición óptima, la eliminación de otros factores de riesgo, junto con una mayor cantidad de tiempo de reposo en cama, y la restricción de la actividad según se precise durante el último trimestre ayudan a prevenir un parto prematuro.

Anormalidad fetal. En ciertos casos el diagnóstico prenatal puede detectar un defecto que puede ser tratado mientras el feto se halla aún en el útero; a veces la corrección de este problema puede permitir que el embarazo llegue a término.

Historial de partos prematuros. Si existe una causa diagnosticada, quizás ésta puede ser corregida; una atención prenatal muy cuidadosa, la reducción de otros factores de riesgo y la limitación de las actividades pueden ayudar a evitar que se repita el drama. Aunque el hecho de que la madre haya nacido prematura no es un factor de riesgo para que el hijo también sea prematuro, el que ella haya sido muy pequeña al nacer puede afectar el peso del bebé.

Algunas veces no existe ninguno de los factores de riesgo descritos anteriormente. Una mujer sana con un embarazo perfectamente normal súbitamente puede entrar en una dilatación prematura, sin razón alguna aparente. Quizás algún día se identifique la causa—y el tratamiento—de tales partos prematuros, pero por el momento se les ha etiquetado de "causa desconocida".

Se ha sugerido en el pasado que cuando existen factores de riesgo, es posible reducir la incidencia de los nacimientos

---

6. Si la embarazada no está segura si la madre recibió DES (dietilstilbestrol) y nació antes del año 1971, cuando el fármaco era prescrito para mujeres con amenaza de aborto espontáneo, deberá preguntárselo a sus padres.

prematuros mediante la educación y el control del útero en la casa. Hasta el momento los estudios no demuestran que éste es el caso. Sin embargo, existen indicios de que la educación sobre los síntomas del parto prematuro y el contacto regular con un profesional en la medicina (además de las medidas preventivas que se sugieren antes) pueden ser útiles.

Si a pesar de los esfuerzos se inicia una dilatación prematura, a menudo se puede posponer la expulsión hasta que el bebé está más maduro. Incluso un retraso breve puede ser beneficioso; cada día adicional que el bebé permanece en el útero mejora sus posibilidades no sólo de supervivencia sino también de una buena salud. Por lo tanto, aunque las posibilidades de que el bebé nazca prematuro son reducidas—e incluso mínimas si la madre no está en alto riesgo—es recomendable que la madre esté familiarizada con los signos de un parto precoz, que se enumeran a continuación, y que avise al médico tan pronto como tenga la más leve sospecha de que el parto está empezando. No debe preocuparse por si molestará al médico, sea cual fuere el día o la hora:

◆ Calambres parecidos a los de la menstruación, con o sin diarrea, náuseas o indigestión.

◆ Dolor o presión en la parte baja de la espalda, o un cambio en el tipo de dolor de espalda.

◆ Dolor o sensación de presión en la base de la pelvis, los muslos o las ingles.

◆ Un cambio en el flujo vaginal, particularmente si resultan ser acuosas o manchan de color rojizo o café a causa de la presencia de sangre.

◆ Rotura de las membranas (se experimenta una salida más o menos intensa de líquido por la vagina).

Se pueden experimentar algunos o todos estos síntomas y no estar empezando un parto prematuro, pero sólo el médico puede diagnosticarlo con certeza. Si sospecha que la futura madre ha empezado a dar a luz, probablemente deseará examinarla sin pérdida de tiempo. Para

NO AGUANTARSE

El hábito de no orinar cuando se tienen ganas aumenta el riesgo de que la vejiga hinchada irrite el útero y desencadene las contracciones, así que no hay que aguantarse. Si se tiene que ir al baño, hay que ir . . . pero sin demora.

la información de cómo se trata un parto prematuro, véase página 509.

Si la madre se encuentra entre el porcentaje minoritario de mujeres que dan a luz antes del término, no debe preocuparse porque aún hay buenas noticias para ella. Gracias al avance tecnológico de la medicina las probabilidades de salir del hospital con un bebé sano y normal son excelentes (evidentemente, esta vuelta a casa con el bebé deberá quizás retrasarse unos días, unas semanas o incluso unos meses, para aumentar dichas probabilidades).

UN BEBÉ QUE PESA POCO AL NACER

"He leído mucho sobre la gran cantidad de bebés con un peso demasiado bajo al nacer. ¿Hay algo que yo pueda hacer para que al mío no le suceda esto?"

Dado que la mayoría de los casos de un peso demasiado bajo al nacer se pueden prevenir, esta mujer puede hacer mucho—y en vista de que está leyendo este libro, lo más posible es que ya lo haga. En Estados Unidos, casi 7 de cada 100 recién nacidos entran en la categoría de los que tienen un peso bajo (por debajo de 5 libras 8 onzas ó 2,5 kilos) y un poco más de 1 bebé de cada 100 tiene un peso muy bajo (3 libras 5 onzas ó 1,5 kilos o menos). Pero entre las mujeres informadas que son conscientes de los cuidados médicos y de los que pueden otorgarse ellas mismas (son tan afortunadas de tener acceso a los primeros y de informarse para hacer un buen trabajo en lo segundo o sea por sí mismas). La mayoría de las causas más comunes de un peso bajo al nacer se pueden prevenir—uso de tabaco, alcohol o drogas (particularmente la cocaína), una nutrición pobre, ansiedad excesiva,[7] cuidados prenatales inadecuados, por ejemplo; muchas otras (tales como una enfermedad crónica de la madre) pueden ser controladas mediante una buena colaboración entre la madre y el médico. Una causa principal—el parto prematuro—puede también prevenirse en algunos casos (véase página 274).

Desde luego, a veces el bebé es pequeño al nacer por razones que nadie puede controlar—el bajo peso de la propia madre cuando nació, por ejemplo, o una placenta inadecuada, o un defecto genético. Un intervalo corto entre embarazos (menos de 9 meses)también puede ser un factor. Pero incluso en dichos casos, una buena dieta y los cuidados prenatales a menudo pueden compensar. Y cuando se sabe que un bebé es pequeño, los mejores cuidados médicos de los que se dispone hoy en día, le proporcionan incluso al bebé más pequeño unas probabilidades cada vez mayores de sobrevivir y crecer con salud.

Si la mujer cree que tiene razones para preocuparse por la posibilidad de tener un bebé de bajo peso, deberá compartir sus inquietudes con el médico. Probablemente un examen y/o una sonografía podrá determinar en ese momento si el feto está creciendo a un ritmo normal o no. Si no crece lo suficiente, se podrán tomar medidas para descubrir la causa de ese crecimiento lento y, posiblemente, se pueda encontrar una solución para corregirlo (véase página 504).

UN PLAN PARA DAR A LUZ

"Una amiga mía que hace poco dio a luz me ha explicado que preparó un plan para el parto con el médico antes del nacimiento. ¿Es eso común?"

Los planes para el parto son ahora muy comunes, ya que los médicos reconocen que a muchas mujeres y a sus parejas les gustaría estar involucrados en tomar todas las decisiones posibles sobre el nacimiento del bebé. Para algunos médicos es habitual pedirle a los futuros padres que llenen un plan de nacimiento, mientras que otros están dispuestos a discutir dicho plan conforme se le solicite. El plan típico combina los deseos de los padres y sus preferencias con lo que es aceptable para el médico y el hospital, así como con lo que es factible, desde un punto de vista práctico. No se trata de un contrato, sino de un acuerdo por escrito entre el médico y/o el hospital y la paciente para que el nacimiento se asemeje lo más posible al ideal de la futura madre, a la vez que se desvían las expectativas que no son realistas, se minimiza la desilusión y se evita conflictos y una mala comunicación durante el parto.

Un plan para dar a luz debe tratar una amplia variedad de temas; el contenido preciso de cada uno dependerá de los padres, del médico y del hospital o centro de parto, así como de la situación en particular. Algunos de los temas sobre los que la mujer podría expresar sus preferencias incluyen los siguientes (se consultarán las páginas apropiadas antes de tomar la decisión):

◆ El lugar donde dará a luz—sala de partos (sala de dilatación, parto, sala de recuperación, sala de posparto; véase página 14).

◆ Cuánto tiempo desea la mujer permanecer en casa durante la dilatación y hasta qué momento preferiría ser trasladada al hospital o centro de parto.

◆ Comer y/o beber durante la dilatación (véase página 349).

◆ Estar fuera de la cama (pasear o estar sentada) durante la dilatación.

◆ Llevar lentes de contacto durante la dilatación y el parto (generalmente no se permite si se requiere anestesia general).

◆ Personalización de la atmósfera con música, iluminación, objetos de casa.

◆ El uso de una cámara fotográfica o de video.

---

7. Aparentemente la tensión y preocupación excesivas pueden limitar el flujo sanguíneo al útero (lo que significaría una limitación en la nutrición).

UN PLAN DE APOYO

Una vez que la mujer le entrega el plan de parto al médico, éste será parte del expediente y se tendrá a la vista en el parto. Como puede darse el caso de que el plan no llegue a tiempo para el parto, es importante imprimir varias copias para cuando ella llegue al hospital o centro de parto y así no hayan confusiones con respecto a lo que se desea. El asistente o doula puede asegurarse de que se dé una copia, como referencia, en cada cambio de turno del personal (con un poco de suerte, las dilataciones no tardarán mucho tiempo). Es de mucha importancia la forma en la que se entregue el plan a las personas que estarán ayudando; no es buena idea que se le arroje en la cara sin educación a la enfermera que recibe el turno. Al contrario, se le entregará amablemente, por ejemplo: "¿Le gustaría ver la copia del plan de parto que elaboramos con el médico?" A algunos futuros padres les ha resultado colocar el plan de parto con un pequeño regalo (como una canasta con golosinas). Este tipo de detalles es muy apreciado por el personal que los atenderá.

♦ El uso de un espejo para que la madre pueda ver el nacimiento.

♦ Uso de IV (administración intravenosa de fluidos, véase página 349).

♦ Uso de analgésicos y del tipo de medicación necesaria (véase página 280).

♦ Control fetal externo (continua o intermitente); control fetal interno (véase página 351).

♦ Uso de oxitocina para inducir o aumentar las contracciones (véase página 343).

♦ Posiciones para la expulsión (véase página 358).

♦ Episiotomía: el uso de los pasos necesarios para reducir la posibilidad de tener que practicar una episiotomía (véase página 355).

♦ Uso de fórceps o extracción por aspiradora (véase página 357).

♦ Cesárea (véase página 302).

♦ La presencia de otras personas importantes (además del esposo) durante la dilatación y/o la expulsión.

♦ La presencia de otros niños mayores durante la expulsión o inmediatamente después.

♦ Aspiración de mucosidades del recién nacido; participación del padre.

♦ Tomar en brazos al bebé inmediatamente después de nacer; dar de mamar de inmediato.

♦ Posponer pesar el bebé, cortarle el cordón umbilical y/o administrarle gotas para los ojos hasta después de que madre e hijo se hayan conocido.

♦ Que el padre corte el cordón umbilical.

♦ Banco de sangre de cordón umbilical (véase página 337).

Quizás la madre también desee incluir algunos temas referentes al posparto en el plan para el parto, tales como:[8]

♦ La presencia en el momento de pesar al bebé, del examen pediátrico y de el primer baño.

♦ Alimentación del bebé en el hospital (si será controlada por el horario de la sala de recién nacidos o por el hambre del bebé; si la madre tendrá ayuda al amamantar; si se administrarán biberones suplementarios).

♦ Control de la congestión de los senos si no se da de mamar (véase página 393).

♦ Circuncisión (véase *What to Expect the First Year*).

8. Para obtener mayor información sobre estos temas posteriores al parto véase *What to Expect the First Year*.

◆ Compartir la habitación con el bebé (véase página 395).

◆ Visitas de los demás niños a la madre y/o al bebé (véase *What to Expect the First Year*).

◆ Medicación o tratamientos tras el parto para la madre o el bebé.

◆ Duración de la estancia en el hospital, salvo complicaciones (véase página 397).

La característica más importante de un buen plan para dar a luz es la flexibilidad. Aunque las probabilidades que el plan se lleve a cabo conforme la madre lo ha organizado son excelentes, no hay garantías para ello. No hay forma de predecir el progreso de la dilatación y el parto (o si no hay progreso), por lo que puede que el plan para dar a luz (diseñado antes de que el proceso inicie) tenga que cambiarse a última hora y no termine siendo lo que la madre esperaba para ella y el bebé y tenga que cambiar a último momento. También puede suceder que la madre cambie de opinión (por ejemplo, la embarazada estaba bien segura de no usar epidural, pero una vez empieza a sentir el dolor de los contracciones la madre está bien segura de querer una). Sin importar cuán a cabalidad se lleve a cabo el plan para dar a luz, lo que la mujer debe tener en cuenta es que las prioridades son la salud y la seguridad de ella y del bebé, y que todo lo demás es secundario.

Qué es importante saber:
TODO SOBRE LA MEDICACIÓN DURANTE EL PARTO

El 19 de enero de 1847, el médico escocés James Young Simpson depositó media cucharadita de cloroformo sobre un pañuelo y luego mantuvo éste sobre la nariz de una mujer que iba dar a luz. Menos de media hora más tarde, esta mujer se convirtió en la primera que dio a luz bajo los efectos de la anestesia. Sólo se produjo una complicación: cuando la mujer, cuyo primer bebé había nacido después de tres días de doloroso parto, despertó, el doctor Simpson no conseguía convencerla de que ya había tenido al hijo.

Esta revolución de la práctica obstétrica fue bienvenida por las mujeres, pero rechazada por la clerecía y también por algunos miembros de la profesión médica, quienes creían que el dolor durante el parto (el castigo de la mujer por las indiscreciones de Eva en el Edén) era una carga que la mujer debía soportar. El alivio del dolor sería inmoral.

Pero los oponentes no tienen posibilidad de tener éxito. Cuando se supo que el parto no tenía por qué necesariamente doler, las pacientes de los obstetras ya no aceptaron más un "no" como respuesta al deseo de ser aliviadas del dolor. Muy pronto, la pregunta ya no fue si la anestesia tenía o no un lugar en la obstetricia, sino qué tipo de anestesia sería más adecuada en el parto.

La búsqueda del analgésico perfecto, un medicamento que eliminara el dolor sin perjudicar a la madre ni al bebé, había empezado. Se realizaron progresos enormes (y aún se continúa progresando): los analgésicos y las anestesias son cada vez más seguros y eficaces.

Y luego, en los años 50 y 60 del siglo XX, la relación entre la medicación para el parto y las pacientes de los obstetras empezó a tambalearse. Las mujeres deseaban estar despiertas durante el nacimiento de sus hijos y experimentar cada una de las sensaciones del mismo, a pesar de las molestias. Deseaban que sus hijos llegaran al mundo tan despiertos como antes, en lugar de atontados por los efectos de la anestesia.

Durante los años 70 y a principios de los 80, un grupo de resueltas mujeres declararon la guerra a los médicos más recalcitrantes, al grito de guerra "parto natural para todos". Hoy en día, los facultativos y las pacientes bien informadas se dan cuenta de que por igual que aunque el parto sin medicación es considerado ideal, se admite que existen casos en que este ideal puede no serlo para la madre y/o el bebé. También reconocen que desear el alivio de los dolores es algo natural (no pecaminoso), y que por lo tanto la medicación analgésica puede tener un lugar en el parto natural. Se recomienda la medicación cuando:

◆ La fase de dilatación es larga y complicada—dado que la tensión del dolor puede conducir a desequilibrios químicos que podrían interferir en las contracciones, comprometer el flujo sanguíneo al feto y dejar exhausta a la madre, reduciendo la capacidad de empujar con eficacia.

◆ El dolor es más de lo que la madre puede tolerar, o interfiere en la capacidad para empujar o puede ser demasiado inquietante que hasta obstaculice el progreso de la dilatación.

◆ Se requiere el uso de fórceps o de la extracción con ventosa (para facilitar la salida del bebé una vez que puede verse la cabeza por la vagina; véase página 357).

◆ Es necesario que una dilatación precipitada (peligrosamente rápida) se retarde (véase página 347).

Una de las preocupaciones primordiales de la medicación en obstetricia estriba no sólo en la seguridad de la persona que recibe la medicación en forma directa (la madre), sino también en la de un espectador inocente que la recibe indirectamente (el bebé). Los bebés cuyas madres reciben medicación durante el parto pueden nacer atontados, amodorrados, insensibles y, a veces, con dificultades de respiración y succión y con un latido cardíaco irregular. Sin embargo, los estudios realizados al respecto demuestran que si los medicamentos han sido utilizados correctamente, se pueden evitar estos efectos adversos. Si se presentaran, los mismos desaparecen poco después del nacimiento. Si un bebé está tan drogado debido a un exceso de medicación o anestesia (sucede en raras ocasiones) que no respira espontáneamente en el momento de nacer, la rápida aplicación de los métodos de reanimación (que es un procedimiento sencillo) impedirá que se produzcan lesiones permanentes. Otra preocupación más en la administración de los analgésicos es cómo afectarán al progreso de la dilatación; si se proporcionan en un mal momento pueden retrasarla e incluso detenerla.

La utilización prudente de cualquier tipo de medicación exige siempre una cuidadosa consideración de los riesgos y los beneficios. En el caso de los medicamentos obstétricos, los riesgos y beneficios deben ser examinados para la madre y el bebé, lo que complica la ecuación. En algunas ocasiones, los riesgos de la medicación son claramente superiores a los beneficios que ofrece—como sucede por ejemplo cuando el feto, debido a que es prematuro o a otros factores, no parece ser lo bastante fuerte para enfrentarse al estrés combinado del parto y los medicamentos.

La mayoría de los expertos opinan que cuando se utiliza una medicación para el parto, los beneficios pueden ser incrementados y los riesgos reducidos aplicando las siguientes medidas:

◆ Escogiendo un medicamento que tenga los menores efectos secundarios o riesgos posibles para la madre y el hijo y que a pesar de ello proporcione un alivio eficaz del dolor; suministrando el medicamento en las menores dosis que tengan eficacia, y administrándolo en el momento óptimo del parto. La exposición a un anestésico general suele ser minimizada en los partos por cesárea extrayendo el feto a los pocos minutos de administrarlo a la madre, antes de que tenga la posibilidad de atravesar la placenta en cantidades significativas.

◆ Solicitando que un anestesiólogo o anestesista experto administre la anestesia. (La embarazada tiene derecho a insistir en ello si debe ser sometida a anestesia general o local—espinal, epidural).

TIPOS DE ALIVIO PARA EL DOLOR QUE SE EMPLEAN COMÚNMENTE

Durante la dilatación y el parto se pueden administrar diversos analgésicos (que alivian el dolor), anestésicos (sustancias que producen una pérdida de la sensación) o ataráxicos (tranquilizantes). El medicamento que se administrará, si es que llega a utilizarse alguno, dependerá de la fase en que esté la dilatación, las preferencias de la paciente (excepto si se trata de una emergencia), el historial anterior de la madre, y sus condiciones en el momento del parto, así como las del bebé, y también de las preferencias y la pericia del obstetra y/o el anestesista. La eficacia dependerá de la mujer (los medicamentos afectan de diferente forma a las personas) de la dosificación y de otros factores. En muy pocas ocasiones, un medicamento no produce el efecto deseado y procura un alivio escaso o nulo del dolor. En la obstetricia, el alivio del dolor se suele conseguir con un bloqueo epidural o con Demerol, así como con otras opciones disponibles (algunas tradicionales y otras provenientes del área de la medicina alternativa y complementaria (MAC):

El bloqueo epidural. La epidural o bloqueo epidural. El bloqueo local del nervio es cada vez más popular para los partos vaginales y por cesárea, así como para el alivio del dolor del parto. Muchas mujeres lo prefieren en lugar de otros métodos y es administrado a más del 50 por ciento de mujeres que dan a luz en hospitales. La razón principal de ello estriba en la relativa seguridad (se necesita menos cantidad de medicamento para conseguir el efecto deseado) y la facilidad de administración, así como los resultados favorables para la paciente (alivio local en la parte baja del cuerpo, lo que permite a la mujer estar despierta durante el parto y estar alerta para recibir al bebé). Antes de administrar el bloqueo epidural, se inicia una medicación por vía intravenosa de fluidos (para evitar el problema de baja presión, un efecto secundario que padecen algunas mujeres cuando se les administra el bloqueo epidural). En

algunos hospitales (dependiendo de sus políticas) insertan un catéter (tubo) en la vejiga de la mujer justo antes o después de administrar el bloqueo epidural, para así drenar la orina mientras la epidural hace efecto (ya que la medicación puede suprimir la necesidad de orinar). En otros hospitales drenan la vejiga con un catéter en forma intermitente, conforme lo considere necesario el personal del hospital.

Antes de administrar la epidural, se limpia la parte baja y central de la espalda de la mujer con una solución antiséptica y una pequeña área es entumecida con anestésico local. Se coloca una aguja grande en el área entumecida hacia el espacio epidural de la espina dorsal, generalmente mientras la madre está tendida sobre el lado izquierdo, se sienta y se apoya en la mesa para conservar el equilibrio, o se apoya en el marido, asistente o enfermera. Algunas mujeres pueden sentir un poco de presión mientras se inserta la aguja; mientras que otras sienten un poco de picazón o un dolor punzante momentáneo. Al quitar la aguja, se deja un catéter fino. Éste es asegurado a la espalda de la madre para que pueda moverse de lado a lado. Los nervios del útero comienzan a entumecerse de tres a cinco minutos después de la dosis inicial. Luego de diez minutos la madre comienza a sentir todo el efecto del antestésico, ya que los nervios en toda la parte inferior del cuerpo están entumecidos y el dolor se reduce en forma significativa. Para muchas mujeres es muy efectivo empujar con la epidural. En caso contrario, puede dejarse la medicación a tiempo de permitir que la madre tenga un control completo sobre los esfuerzos para empujar. El medicamento puede volverse a administrar después del parto, durante la reparación de la episiotomía, si es que ésta se ha practicado.

Al administrar este tipo de anestesia se controla con frecuencia la presión sanguínea. Debido al riesgo de un descenso de la presión sanguínea, la epidural no se suele utilizar cuando existe una complicación hemorrágica (como por ejemplo una placenta previa o abrupta placenta) una preeclampsia grave, una eclampsia o sufrimiento fetal. Para contrarrestar esta reacción se puede administrar líquido, y posiblemente una medicación, por vía intravenosa. También puede resultar útil que la madre se tienda sobre el lado izquierdo para que el útero se incline hacia ese lado. Debido a que la anestesia epidural a veces se encuentra asociada a una disminución del latido cardíaco fetal, generalmente se requiere un control fetal continuo.

Algunos efectos secundarios potenciales de esta anestesia, aunque no frecuentes, incluyen temblores, entumecimiento solamente de un lado del cuerpo (opuesto a un alivio completo del dolor), así como dolores de cabeza después del parto. Puede que las epidurales no ofrezcan un control completo para el dolor en mujeres que experimentan parto de espalda (cuando el feto está en posición posterior con la cabeza presionando hacia la espalda de la madre).

En años pasados se indicaba que el uso de las epidurales podía disminuir o parar la dilatación, aumentando la necesidad de partos por medio de cesárea, fórceps o extractores con ventosa. Sin embargo, estudios recientes han demostrado que las epidurales no aumentan la probabilidad de un parto quirúrgico. En general, la dilatación con una epidural puede ser un poco más larga, ya que la medicación puede causar que las contracciones sean un poco más lentas. Sin embargo, en caso necesario, se puede administrar oxitocina para acelerarlas. Algunos médicos creen que es mejor esperar hasta que la mujer esté dilatada de 3 a 4 centímetros antes de darle una epidural porque tienen miedo de aumentar el riezgo de cesárea si la administran muy temprano. Pero también creen que la petición de un calmante para el dolor no se debe negar en ningún momento durante el parto.

Otra buena opción es la "epidural que permite caminar". Utiliza una dosis menor y una mezcla diferente de medicamentos que la epidural tradicional y, a pesar de que disminuye el dolor, no degenera las funciones sensitivas o motrices, lo que significa que la mujer que da a luz puede sentir las contracciones, puede levantarse y caminar, si así lo desea. Desafortunadamente esta clase de epidural requiere la habilidad de un anestesiólogo altamente calificado y esto no está al alcance de la mayoría de mujeres.

Otros bloqueadores nerviosos locales. *El bloqueo de la vulva,* utilizado ocasionalmente para aliviar el dolor del principio de la segunda fase del parto, suele ser reservado para los partos vaginales. Es administrado a través de una aguja insertada en el área perineal o vagina mientras la madre se encuentra tendida de espaldas, con los pies en los estribos, y reduce el dolor de la zona, pero no la molestia uterina. Resulta útil cuando se emplean los fórceps o la extracción con ventosa, y sus efectos pueden prolongarse durante la episiotomía y la sutura (si es necesario). Es empleado a menudo en combinación con el Demerol o con un tranquilizante, para proporcionar un excelente alivio del dolor con relativa seguridad, incluso cuando no está presente un anestesiólogo. *La anestesia raquidea* (para una cesárea) y el bloqueo de la espina dorsal (para un parto vaginal con fórceps o extractor con ventosa) se administran en una dosis única inmediatamente antes del parto. La madre se sienta erguida o se tiende sobre el costado y se le inyecta un anestésico en el líquido que rodea a la médula espinal. Se pueden producir náuseas y vómitos mientras duran los efectos del medicamento, entre 1 y 1½ horas. Al igual que en el bloqueo epidural, existe el peligro de una caída de la presión sanguínea. La elevación de las piernas, el desplazamiento del útero hacia la izquierda, la administración intravenosa de líquido, y ocasionalmente, de medicación, se utilizan para prevenir o contrarrestar esta complicación. Después del parto, las pacientes con bloqueo espinal suelen permanecer tendidas sobre la espalda durante unas 8 horas y unas pocas experimentan a veces dolor de cabeza, el cual se puede tratar. Al igual que en el caso de los bloqueos epidurales, los espinales no se suelen utilizar cuando existe placenta previa, preeclampsia o eclampsia, o sufrimiento fetal.

Analgésicos. El clorhidrato de meperidina, un producto eficaz para aliviar el dolor, conocido habitualmente con el nombre comercial de Demerol, se utiliza frecuentemente como analgésico obstétrico. Es más eficaz administrado por vía intravenosa (inyectado lentamente en un aparato

IV, de modo que sus efectos puedan ser calibrados) o por vía intramuscular (una inyección, generalmente en los glúteos, aunque puede repetirse cada 2 a 4 horas según se precise). El Demerol no suele interferir en las contracciones, aunque a dosis elevadas puede parecer que las contracciones son menos frecuentes o más débiles. Puede ayudar realmente a normalizar las contracciones en caso de mal funcionamiento uterino. Al igual que otros analgésicos, el Demerol no suele administrarse hasta que el parto está ya bien establecido y se ha descartado la posibilidad de un parto falso, pero por lo menos 2 ó 3 horas antes de la prevista para el nacimiento. La reacción de la madre ante este medicamento y el grado de alivio del dolor varían considerablemente. Algunas mujeres encuentran que las relaja y les permite controlar mejor las contracciones. Otras encuentran muy desagradable la sensación de adormecimiento, no encuentran el alivio deseado y se sienten menos capaces por ello de colaborar en el parto. En función de la sensibilidad de la mujer, los posibles efectos secundarios que se pueden presentar son: náuseas, vómitos, depresión y un descenso de la presión sanguínea. El efecto que el Demerol ejercerá sobre el recién nacido depende de la dosis total y del momento en que fue administrado con respecto a la hora del nacimiento. Si es demasiado cerca del nacimiento, el bebé puede presentarse soñoliento e incapaz de succionar; en ocasiones se puede observar una depresión de la respiración y puede ser necesaria la administración de oxígeno. Los latidos del corazón del bebé pueden también ser afectados, por lo que se debe llevar un control. Estos efectos suelen ser de corta duración y en caso necesario, pueden ser combatidos. El Demerol también puede ser administrado después del parto, para aliviar el dolor de una cesárea, una episiotomía o de la eliminación de la placenta.

Otros métodos de aliviar el dolor. Los medicamentos que aparecen a continuación son utilizados con menor frecuencia que los métodos indicados anteriormente.

Tranquilizantes. Estos medicamentos, como el Fenergán y el Vistaril, se utilizan para relajar y calmar a una mujer que se muestre ansiosa, con el fin de que pueda participar más plenamente en el parto. Los tranquilizantes también pueden aumentar el efecto de los analgésicos, como por ejemplo del Demerol. Al igual que los analgésicos, los tranquilizantes suelen administrarse cuando el parto está ya bien establecido, y con bastante anterioridad al nacimiento. Pero ocasionalmente son utilizados en las primeras etapas del parto si la ansiedad de la madre impide el progreso de la dilatación. Las reacciones de las mujeres a los efectos de los tranquilizantes son variables. Algunas agradecen la somnolencia que producen, pero otras encuentran que dicha somnolencia les impide conservar el control. Una dosis pequeña puede servir para reducir la ansiedad sin menoscabar la atención. Una dosis mayor puede provocar un entorpecimiento del habla y un cierto entorpecimiento entre las contracciones, lo que dificulta la utilización de las técnicas aprendidas en los cursos de preparación al parto. Aunque los riesgos de los tranquilizantes para el feto o el recién nacido son mínimos, es aconsejable que la parturienta y la asistente intenten aplicar las técnicas de relajación sin medicamentos (la meditación, el masaje o la hipnosis) antes de pedir una medicación.

Anestesia General. Aunque antiguamente era el modo más popular de aliviar los dolores del parto, en la actualidad la anestesia general—que hace dormir a la paciente rápidamente—se utiliza casi exclusivamente para los partos quirúrgicos de emergencia, cuando no hay tiempo para administrar un anestésico regional. También se puede utilizar ocasionalmente para la salida de la cabeza en un parto vaginal de nalgas.

Los inhalantes, como los utilizados para obtener un efecto analgésico, se emplean para inducir la anestesia general, a menudo en combinación con otros agentes inyectados. Los administra un anestesiólogo en la sala de operaciones/partos. La madre está despierta durante las preparaciones y queda inconsciente sólo unos pocos minutos mientras nace el bebé (usualmente por unos minutos). Cuando se despierta, es posible que se sienta atontada, desorientada e intranquila. Puede tener un acceso de tos o la garganta dolorida (debido al tubo endotraqueal; véase más adelante), náuseas y vómitos, y encontrarse con que la vejiga y sus intestinos pueden mostrarse perezosos. Otro posible efecto secundario es un descenso temporal de la presión sanguínea.

El problema principal de la anestesia general es que el feto queda tan sedado como la madre. Sin embargo, el efecto sedante sobre el feto puede ser minimizado administrando la anestesia lo más cerca posible del nacimiento. De este modo, el bebé puede nacer antes de que el anestésico haya llegado hasta él en cantidades significativas. La administración de oxígeno a la madre y que ésta se coloque sobre el costado (generalmente el izquierdo) pueden ayudar también a que el feto obtenga oxígeno y se minimice el efecto del medicamento.

Aunque en el pasado se les pedía regularmente a las mujeres que no comieran ni tomaran líquidos antes de ir al parto, por el riesgo de vomitar y aspirar lo que vomitaron, en el caso de que se les tuviera que administrar una anestesia general, en la actualidad muchos hospitales y centros de parto ya no requieren dicho ayuno. Esto se debe a que la aspiración no es frecuente (quizá un riesgo de 7 en 10 millones). Algunas personas piensan que el ayuno puede que no ayude a una madre en dilatación ni a el bebé. En caso de que se le deba administrar a la mujer una anestesia general, se le inserta un tubo endotraqueal a través de la boca hasta la garganta, para impedir la posibilidad de aspiración. También se le puede administrar antiácidos para neutralizar los ácidos del estómago en caso de que haya inhalado los vómitos.

Alivio del dolor a través de la medicina alternativa y complementaria (MAC).

Existen muchas opciones disponibles para aquellas mujeres que no desean medicación para aliviar el dolor durante las dilataciones y el parto. Son particularmente adecuados para mujeres que se están recuperando del uso habitual de alcohol o drogas, y para aquéllas que no desean utilizar analgésicos o tranquilizantes que alteren el estado de ánimo:

Hipnosis. A pesar de la mala reputación que haya podido adquirir en los clubes nocturnos, la hipnosis manejada por personas expertas puede proporcionar una vía legítima, médicamente aceptable, y a menudo exitosa para aliviar el dolor. En realidad, la hipnosis clínica no tiene nada de misterio. No deja a la persona en trance o bajo el control de otra persona. La persona no está dormida o atontada, sino que simplemente está relajada y enfocada en sus propios procesos internos. Es muy parecido al estado en que la mujer está absorta viendo una buena película en la televisión, que no escucha lo que el esposo le dice. Estos estados hipnóticos naturales suceden todo el tiempo.

La sugestión y el poder de la mente sobre la materia son enseñados en toda buena clase de preparación al parto. Con la hipnosis bien aplicada se consigue un nivel muy elevado de sugestión, gracias al cual (y en función de la susceptibilidad individual y del tipo de hipnosis utilizado) se puede conseguir desde la relajación de la paciente hasta la completa supresión de la conciencia del dolor. Se cree que aproximadamente el 15% de la población es altamente sugestionable a hipnosis; el 25% es altamente resistente; y el resto está entre uno y otro; un porcentaje muy pequeño puede someterse a una cesárea sin medicamentos y no sentir dolor. Las mejores candidatas para la hipnosis son, por lo general, aquellas mujeres que disfrutan de cierta cantidad de soledad, con un gran intervalo de atención y con mucha imaginación.

El adiestramiento hipnótico de una paciente para el parto debería ser orientado por un profesional titulado en la materia. Se evitará acudir a cualquier persona sin credenciales de aprobación médica, ya que esta técnica puede utilizarse incorrectamente. Se puede emplear la autohipnosis o bien depender del médico, quien será el encargado de hacer las sugestiones durante el trabajo de parto. El adiestramiento se iniciará semanas o meses antes de la fecha del nacimiento. Si se inicia en el primer trimestre se puede usar para minimizar los síntomas del embarazo como las náuseas matutinas. Para información sobre recursos de hipnosis véase la página 251.

Estimulación nerviosa eléctrica trans-cutánea (ENET). La ENET usa electro-dos para estimular las vías nerviosas al útero y la cérvix. Existe la teoría de que esta estimulación bloquea otras señales sensoriales (como el dolor) que también pasan por dichas vías. La intensidad de la estimulación es controlada por la paciente, lo que le permite incrementarla durante las contracciones y reducirla entre ellas. A pesar de que no hay evidencia científica de que sea efectiva en el alivio del dolor de parto, parece funcionar para algunas mujeres. Cada vez hay más hospi-tales que disponen de este sistema, y podría valer la pena saber si donde se atenderá a la futura madre es uno de ellos.

Acupuntura. Popular desde hace mucho tiempo en China y cada día más conocida en los Estados Unidos, proba-blemente la acupuntura actúa según los mismos principios que la ENET. Pero la estimulación es suministrada por unas agujas insertadas y manipuladas a través de la piel. Algunos estudios han descu-bierto que la acupuntura puede reducir la necesidad de otras formas para aliviar el dolor durante las dilataciones y el parto.

Terapia física. Masajes, calor, presión, contrapresión o reflexología administra-dos por un profesional de la salud, la pareja o un amigo (que está bien infor-mado sobre lo que es seguro o no durante el parto) a menudo aminoran la percep-ción del dolor. Estas técnicas se pueden enseñar en las clases de parto.

La hidroterapia. También puede ser muy efectiva al minimizar el dolor, es por esto que muchos hospitales y centros de parto tienen tinas *jacuzzi* disponibles para las mujeres parturientas.

Alteración de los factores de riesgo de aumentar la percepción del dolor. Diver-sos factores, tanto emocionales como físi-cos, pueden afectar cómo una mujer percibe el dolor del parto. Alterándolos, a menudo se puede aumentar el bienestar durante la dilatación (véase página 363).

Distracción. Cualquier cosa—ver la televisión, oír música, meditar, practicar ejercicios de respiración—que mantenga la mente de la mujer alejada del dolor, puede hacer disminuir la percepción de éste. Por ello, la mujer deberá enfocarse en un objeto (una fotografía del ultraso-nido del bebé, de un paisaje o de un lugar favorito), o bien deberá realizar ejercicios de visualización (por ejemplo, imaginar al bebé saliendo emocionado y feliz del útero, empujado con las contracciones).

TOMAR LA DECISIÓN

Ante el nacimiento de sus bebés, las mujeres tienen hoy en día más opcio-nes que nunca. Y con la excepción de ciertas situaciones de emergencia, la deci-sión de recibir o no una medicación durante el parto podrá tomarla en gran parte la propia interesada. A continua-ción se detalla el modo de tomar la mejor decisión posible para la madre y para el bebé se debe:

◆ Hablar del alivio del dolor y de la anes-tesia con el médico mucho antes de que empiecen los dolores del parto. La experiencia del médico lo convierte en un aliado muy valioso en el momento de tomar una decisión al respecto, aun-que la opinión de éste generalmente no sea el voto decisivo. La futura madre deberá informarse de lo siguiente mucho antes de que empiece la primera contracción: qué tipos de medicamen-tos o procedimientos suele emplear al médico; qué efectos secundarios puede experimentar la madre y/o el bebé; cuándo considera el médico como absolutamente necesaria la medicación; cuándo considera que la opción tan sólo incumbe a la futura madre.

◆ Reconocer que, aunque el parto es una experiencia natural por la que muchas mujeres pueden pasar sin medicación, no es un intento de pasar una dura prueba o un examen de valentía, fuerza o resistencia. El dolor del parto ha sido descrito como el más intenso que puede experimentar un ser humano. La tecnología médica ha proporcio-nado a las mujeres la opción de aliviar ese dolor. Esta opción no sólo es acep-table, en ciertos casos es la preferible.

◆ Tener en cuenta que tomar medicación para el parto (o cualquier medicación) entraña tantos riesgos como beneficios, y sólo debería usarse cuando los segundos superen a los primeros. Es recomendable que la mujer se familiarice con los enfoques MAC y que considere el uso como primera opción, si fuera posible, o juntamente con medicación (lo que significa que necesitará menos medicación).

◆ No decidirse ni aferrarse a una idea con anticipación. Aunque está bien que la embarazada teorice sobre lo que podría ser mejor para ella bajo ciertas circunstancias, es imposible predecir qué tipo de dilatación o de expulsión tendrá, cómo responderá a las contracciones, y si deseará, necesitará o estará obligada a recibir medicación. Incluso en el caso de que la mujer esté muy preocupada por el dolor y esté segura de que necesitará una epidural, vale la pena que intente primero algunas técnicas MAC—el parto puede ser más controlado de lo que se imagina.

Si durante el parto siente la necesidad de que se le administre una medicación, deberá discutirlo con el asistente y con la enfermera o el médico. Pero es mejor que no insista en que le sea administrada inmediatamente. Debe intentar aguantar durante unos 15 minutos, haciendo el mejor uso posible de este tiempo, como por ejemplo: concentrarse aún más en las técnicas de relajación y respiración; aceptar toda la ayuda que el acompañante pueda proporcionarle. Es posible que la futura madre se dé cuenta de que, con un poco más de ayuda, puede soportar el dolor o de que los progresos que ha efectuado en estos 15 minutos le han dado el coraje necesario para continuar sin medicación. Si después de esperar estos 15 minutos, la mujer considera que aún necesita un alivio del dolor o que lo necesita incluso bastante antes, deberá pedirlo y sin sentirse culpable por ello. En caso de que el médico decida que la mujer necesita inmediatamente una medicación, por ella o por el bebé, no es aconsejable esperar.

Recordar que el bienestar de la mujer y el del bebé constituyen la prioridad número uno y no una imagen sobre el parto preconcebida e idealizada (como ha sucedido durante todo el embarazo). Todas las decisiones deberán tomarse teniendo esta prioridad en mente.

Recordar también que no importa cuán difícil sea la dilatación y expulsión a la que se someta la mujer, una vez que haya tomado en sus brazos al su bebé, el dolor físico se desvanecerá.

◆ ◆ ◆

El octavo mes

Aproximadamente de 32 a 35 semanas

En este penúltimo capítulo, puede ser que la embarazada todavía esté deleitándose de cada momento del embarazo, o puede ser que la embarazada esté cada vez más acostumbrada a llevar consigo por donde quiera que va una panza del tamaño de una sandía (sin mencionar el de dormir con ella). De cualquier forma, la embarazada tiene razón de estar preocupada y también emocionada por lo que vendrá: el nacimiento del hijo. Por supuesto que la embarazada y el compañero están casi experimentando un poco de ansiedad junto con la emoción, especialmente si ésta es la primera experiencia de la paternidad. Hablar de esos sentimientos normales, preferiblemente con amigos o miembros de la familia que ya han experimentado la paternidad, les ayudará a darse cuenta de que todos se sienten de esa forma la primera vez.

Qué se puede esperar en la visita de este mes

Después de las 32 semanas, es probable que el médico le pida a la futura madre que acuda a la consulta cada dos semanas, para poder controlar más de cerca el estado. El médico examinará probablemente los siguientes puntos, en función de las necesidades particulares de la embarazada y de las costumbres del propio médico:[1]

◆ Peso y presión sanguínea.
◆ Orina, para detectar azúcar y albúmina.
◆ Latido cardíaco del feto.

◆ Altura del fondo del útero (parte superior de la matriz).
◆ Tamaño (es posible establecer un peso aproximado) y posición del feto, mediante palpación (sintiendo desde afuera).
◆ Manos y pies, para detectar edema (hinchazón); piernas, para detectar venas varicosas.
◆ Examen de estreptococo del grupo B.
◆ Síntomas que ha experimentado la futura madre, en especial los poco habituales.
◆ Preguntas y problemas que la mujer desee discutir—es aconsejable llevar una lista a la consulta.

1. Véase el Apéndice en la página 545 para una explicación de los procedimientos y pruebas efectuados.

UNA VISTAZO AL INTERIOR

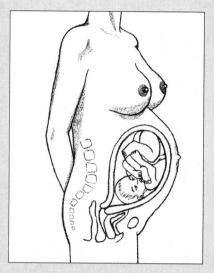

de media onza al día), se mira derecho y menos arrugado ahora que los depósitos de grasa van llenando su forma adorable; se le hacen pliegues alrededor de las muñecas y el cuello, y los hoyuelos que muy pronto usted estará besando han empezado a aparecer en sus codos y piernas. Debido a que el espacio uterino ha disminuido, el bebé ya no puede hacer su gimnasia; usted sentirá menos actividad de patadas fuertes y más vueltas y culebreos. Así como un recién nacido, el feto tendrá períodos regulares de sueño activo (o REM), sueño profundo, insomnio activo, insomnio calmado. El crecimiento del cerebro continúa a una medida fantástica. Los pulmones se acercan a la madurez y un bebé nacido ahora tiene una excelente posibilidad de ser totalmente saludable.

▲ *Una de las trivialidades interesantes del embarazo es: la medida en centímetros desde la parte superior del hueso púbico a la parte superior de su útero escasamente corresponde con el número de semanas que usted lleva, así que a las 34 semanas, su útero mide cerca de 34 centímetros desde el hueso púbico.*

▶ *El feto es de 18 a 20 pulgadas y pesa de 5 a 6 libras (y aumenta a un ritmo*

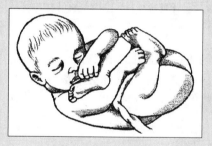

Qué se puede sentir

Puede ser que la embarazada experimente todos estos síntomas en un momento u otro, o solamente algunos de ellos. Algunos pueden continuar del mes pasado, otros pueden ser nuevos o que casi no se noten. Puede ser que la embarazada tenga otros síntomas menos comunes.

SÍNTOMAS FÍSICOS:

- Actividad fetal intensa y regular.
- Flujo vaginal blanquecino paulatinamente más abundante (leucorrea).

- Estreñimiento creciente.
- Acidez de estómago e indigestión, flatulencia e hinchazón.
- Dolores de cabeza, mareos o desvanecimientos ocasionales.
- Congestión nasal y hemorragias nasales ocasionales; embotamiento de los oídos.
- Encías que sangran.
- Calambres en las piernas.
- Dolor de espalda.

- Presión en la pelvis y/o dolor.

- Edema benigno (hinchazón) de los tobillos y los pies, y ocasionalmente de las manos y la cara.

- Venas varicosas en las piernas.

- Hemorroides.

- Prurito en el abdomen.

- Ombligo salido.

- Falta creciente de aliento a medida que el útero se desplaza a los pulmones, que se alivia al bajar el bebé.

- Dificultades para dormir.

- Contracciones de práctica (Braxton Hicks) en aumento.

- Torpeza creciente.

- Los senos aumentan.

- Calostro en los senos, que sale espontáneamente o por presión (aunque esta sustancia anterior a la leche puede no aparecer hasta después del parto).

SÍNTOMAS EMOCIONALES:

- Ansiedad creciente de que termine el embarazo.

- Aprensión acerca de la salud del bebé y acerca del trabajo de parto y el parto mismo.

- Distracciones crecientes.

- Emoción acompañada de un poco de ansiedad, al darse cuenta de que ahora ya no falta mucho.

Qué puede preocupar

FALTA DE ALIENTO

"Algunas veces siento dificultades para respirar. ¿Puede significar que mi bebé no recibe el oxígeno suficiente?"

La falta de aliento no significa que a la madre—o al bebé—les falte oxígeno. De hecho, los cambios que se producen durante el embarazo en el sistema respiratorio permiten que las mujeres aspiren más oxígeno y lo aprovechen con mayor eficacia. Sin embargo, la mayoría de las embarazadas experimentan dificultades más o menos intensas para respirar (algunas las describen como una sensación de necesidad consciente de respirar más profundamente) sobre todo durante el último trimestre, cuando el útero presiona cada vez más sobre el diafragma, empujando a los pulmones. El problema suele disminuir cuando se produce el "aligeramiento" (cuando el feto desciende hacia la pelvis, en el primer embarazo habitualmente dos o tres semanas antes del parto, véase página 324). Mientras tanto, la futura madre podrá respirar mejor si se sienta bien recta en vez de dejarse caer en un sillón (lo cual es mejor para la espalda),

si duerme con el cuerpo algo levantado con dos o tres almohadas y si evita el cansancio exagerado.

Las mujeres que tienen un vientre "bajo" durante todo el embarazo quizás no experimenten jamás una falta de aliento tan exagerada, y esto también es normal.

La falta de aliento grave, no obstante, que va acompañada de una respiración rápida, labios y puntas de los dedos azulados, dolor pectoral y/o pulso rápido requieren una llamada inmediata al médico o el traslado a un servicio de emergencias.

CONTRACCIONES DE BRAXTON HICKS

"De vez en cuando me parece que el útero se contrae y se endurece. ¿Qué está pasando?"

Práctica, práctica, práctica. Se trata probablemente de las contracciones de Braxton Hicks, que suelen empezar a preparar al útero para el parto en algún momento después de la vigésima semana de gestación. Dichas contracciones las sienten antes y de forma más intensa las mujeres que ya han tenido otros bebés. En efecto, el útero está contrayendo sus músculos, ejercitándose como preparación para las contracciones reales, que deberán empujar al bebé fuera de la matriz cuando llegue el momento. La embarazada notará estas contracciones en forma de un endurecimiento indoloro (pero posiblemente incómodo) del útero, que empieza en la parte superior y se extiende gradualmente hacia abajo antes de que se produzca de nuevo la relajación. Estas contracciones suelen durar unos 30 segundos, pero a veces pueden durar 2 minutos o más.

A medida que el embarazo se acerca al término, en el noveno mes, las contracciones de Braxton Hicks se pueden volver paulatinamente más frecuentes, más intensas—a veces incluso dolorosas. Aunque no son suficientemente eficaces para expulsar el feto, las contracciones de Braxton Hicks pueden hacer que empiecen los procesos previos de borramiento y dilatación, ayudando así al parto antes de que éste haya comenzado realmente.

Para aliviar cualquier molestia que pueda sentir durante estas contracciones, la mujer intentará tenderse y relajarse si ha estado de pie, o levantarse y pasear si ha estado sentada. Puede emplear este entrenamiento para el parto para practicar sus ejercicios de respiración y otras técnicas de parto que haya aprendido, que pueden facilitar cuando lleguen las contracciones verdaderas.

Aunque las contracciones de Braxton Hicks no constituyen una verdadera dilatación, puede ser difícil distinguirlas del verdadero momento (véase Acerca del momento previo al parto, Falso parto, Parto real, página 336). Puede que sean difíciles de diferenciar de la actividad uterina del tipo que precede a un parto prematuro. Por lo tanto, la mujer se asegurará de describir las contracciones al médico durante la siguiente visita. Informará de ellas de inmediato si son muy frecuentes (más de 4 por hora) y/o acompañadas de dolor (de espalda, abdominal o pélvica) o por cualquier tipo de flujo vaginal poco común, o si la embarazada entra dentro de la categoría de alto riesgo en cuanto a un parto prematuro (véase página 274).

UN COSQUILLEO EN LAS COSTILLAS QUE NO ES AGRADABLE

"Me siento como si mi bebé me hubiera introducido los pies en la caja torácica, y eso duele de verdad."

Durante los últimos meses, cuando los fetos no siempre se encuentran cómodos en el reducido espacio, a menudo parece que encuentran un ajustado hueco para sus pies entre las costillas de la madre, y este es un tipo de cosquilleo en las costillas que no resulta agradable. Si la madre cambia de posición, quizás convenza al bebé de hacer lo mismo. Unos pocos movimientos del dromedario (véase página 199) pueden desalojarlo. O se intentará respirar hondo mientras se levanta un brazo por encima de la cabeza, y luego se exhalará mientras se baja el brazo; y se repetirá el ejercicio varias veces con cada brazo.

Si ninguna de estas tácticas surte efecto, trate de aguantarse. Cuando el pequeño dolor en las costillas encaje o baje hacia la pelvis, lo que suele suceder dos o tres semanas antes de dar a luz en los primeros embarazos (pero no hasta empezar la dilatación en los subsiguientes), probablemente el bebé no será capaz de hacer llegar sus pies tan alto.

INCONTINENCIA PRODUCIDA POR EL ESTRÉS

"Yo ví una película divertida anoche y parecía estarme orinando cada vez que me reía. ¿Ocurre algo malo?"

Durante el último trimestre, a algunas mujeres se les escapa un poco de orina—generalmente, sólo cuando ríen, tosen o estornudan. Esto se denomina incontinencia de la orina por estrés y durante el embarazo es el resultado de la presión que el útero, que va creciendo, ejerce sobre la vejiga. Asegúrese de que lo que se le escapa es orina, no obstante, haciendo una prueba de olfato; si no huele como la orina, infórmeselo al médico inmediatamente, ya que puede haber una posibilidad de que lo que se le escape sea líquido amniótico. Si la embarazada está segura de que es orina lo que se le escapa, cuéntele el problema al médico en la próxima visita.

Mientras tanto, estos consejos pueden ayudarle a prevenir o controlar la incontinencia hasta cierto punto:

- Evite las comidas y las bebidas que puedan irritar la vejiga, incluyendo el café, otras bebidas con cafeína, jugos de frutas y licuados, tomates, comidas condimentadas, bebidas carbonatadas (incluyendo aquellas que no contienen azúcar) y el alcohol de cualquier forma.

- Hacer los ejercicios de Kegel (véase página 196) con regularidad, que también son útiles para dar firmeza a los músculos pélvicos para el parto y la recuperación del posparto. Puesto que puede llevarse semanas para que la embarazada note una mejoría, no se desanime si no ve resultados inmediatamente. Sólo continúe.

- Haga los ejercicios Kegels o cruce sus piernas cuando sienta que va a toser o estornudar, o cuando necesite levantar algo pesado.

- Tome sus precauciones para evitar las infecciones del tracto urinario (véase página 455).

- Tome sus precauciones para evitar el estreñimiento (véase página 159), ya que el excremento atascado puede hacer presión en la vejiga. También esforzarse mucho durante la defecación puede debilitar los músculos que envuelven la pelvis.

- Aumente el peso moderadamente. El exceso de peso únicamente aumentará la presión en la vejiga.

Algunas mujeres pueden experimentar la incontinencia impulsiva, repentina, una irresistible necesidad de orinar. Si la incontinencia impulsiva le invade, trate de aliviarla entrenando la vejiga. Orine con más frecuencia—casi cada treinta minutos a una hora—de modo que vaya antes de sentir esa necesidad incontrolable. Después de una semana, trate de extender gradualmente el tiempo entre sus visitas al baño.

Recuerde continuar tomando por lo menos ocho vasos de líquidos al día, aunque la embarazada tenga incontinencia ocasionada por estrés. Limitar la ingestión de líquidos no ayudará a que sus músculos de la vejiga eviten que la orina se salga y puede provocar infecciones en el tracto urinario y/o deshidratación.

BAÑARSE

"Mi madre me ha dicho que no debo bañarme tarde en la gestación. Mi médico me dice que no hay problema. ¿Quién tiene razón?"

Este es uno de los casos en que la madre, aunque la intención es buena, está mal informada. Es probable que esté basando la advertencia en lo que le dijo la madre cuando ella iba a dar a luz. En los tiempos de la abuela, se creía que las sustancias extrañas, como por ejemplo el agua sucia del baño, podían subir por la vagina y llegar hasta el cuello uterino durante el embarazo, provocando una infección en el líquido amniótico.

Pero los tiempos han cambiado, permitiendo que las mujeres puedan quedarse en la tina de baño nuevamente. Hoy día se cree que el agua no penetra en la vagina a menos que entre a presión, como sucede en las duchas vaginales o tirarse en la piscina; incluso en el caso de que el agua entre en la vagina, los estudios clínicos han demostrado que el tapón mucoso que cierra el cuello uterino protege eficazmente a las membranas que rodean al feto, al líquido amniótico y al propio feto de los posibles microorganismos infectantes. Por lo tanto, a menos que las membranas ya se hayan roto o que el tapón haya sido expulsado, la mayoría de los médicos permiten bañarse a las futuras madres en condiciones normales de embarazo. Es más, permiten—y hasta recomiendan—el baño durante el parto (hidroterapia) y algunas pueden dar a luz al bebé bajo de agua (véase página 15). Y todos estén de acuerdo que las duchas se toman hasta el día del parto.

Pero los baños y las duchas no carecen totalmente de riesgos, sobre todo el

EXÁMENES PARA SALVAR LA VIDA DE LOS RECIÉN NACIDOS

La mayoría de bebés nacen sanos y se mantienen así. Pero un pequeño porcentaje de infantes nacen aparentemente saludables y luego se enferman. Actualmente hay exámenes disponibles para detectar cerca de treinta enfermedades neonatales (en los recién nacidos), muchas de las cuales constituyen una amenaza de vida si no se diagnostican y se tratan con anticipación. Sin embargo, los exámenes no se practican en todas partes. Se llevan a cabo esfuerzos en todos los estados para practicar exámenes para la mayoría de estas enfermedades, incluyendo PKU, hipotiroidismo congénito, hiperplasia adreno-congénita, deficiencia biotinidase, enfermedad de la orina maple syrup, galactosemia, homocystinuria y anemia drepanocito.

Mientras tanto, si el estado no le ofrece por lo menos el grupo básico de estos exámenes, la embarazada puede solicitar que un laboratorio privado haga los exámenes. El laboratorio utilizará una muestra de sangre que se saca en el hospital durante la toma de sangre del talón del bebé de rutina (cuando se sacan una gotas de sangre del talón del bebé luego de un pinchón rápido con una aguja).

En el peor de los casos de que los exámenes del bebé salgan positivos en cualquiera de estas enfermedades, el pediatra y el especialista genérico pueden verificar los resultados y comenzar el tratamiento; el diagnóstico anticipado y el tratamiento pueden hacer una tremenda diferencia en el pronostico. El Centro Médico de la Universidad Baylor también puede hacer los exámenes, comuníquese al (800) 4BAYLOR (422-9567); www.baylorhealth.com/healthservices/metabolic/ (Click en "Newborn Screening"); Mayo Medical laboratories: www.mayoclinic.org/laboratory genetics-rst/newbornscreening.html; o Pediatrix Screening: 954-384-0175; www.pediatrixscreening.com

---

último trimestre, cuando la torpeza puede provocar resbalones y caídas. Para evitarlos, la embarazada se bañará con cuidado, se asegurará de que la bañera o ducha tiene una superficie antideslizante o usará una alfombrilla antideslizante y tendrá alguien al lado, si es posible, para ayudarla a entrar y salir de la bañera.

CONDUCIR UN AUTOMÓVIL

"A duras penas quepo detrás del timón. ¿Puedo continuar conduciendo el automóvil?"

La embarazada puede continuar conduciendo, siempre que quepa en el asiento; si mueve el asiento hacia atrás y acomoda el timón hacia arriba le ayudará. Asumiendo que ya se acomodó y siempre y cuando no sienta mareos u otros síntomas que puedan interferir con la conducción segura de vehículos—conducir distancias cortas está bien hasta el día del parto.

Los viajes de larga duración en automóvil (de más de una hora) probablemente son demasiado agotadores para la etapa final del embarazo, sin importar quién sea el conductor. Sin embargo, si la gestante debe hacer un viaje largo y tiene el permiso del médico, se asegurará de parar cada hora o dos para pasear un poco. Relajar y estirar el cuello (véanse páginas 198, 203, y 205) también puede ayudarle a sentirse más cómoda.

No obstante, no debe intentar conducir ella misma hasta el hospital cuando haya comenzado la dilatación. Y no debe olvidar la regla más importante de la autopista: en cualquier viaje en auto, y ya sea conductora o pasajera (aunque ella misma sea la pasajera que lleven al hospital o centro de maternidad para el parto), abrocharse el cinturón de seguridad.

ESTREPTOCOCO DEL GRUPO B

"Mi médico me va a examinar para evitar una infección de estreptococo del grupo B. ¿Qué significa esto?"

Esto significa que el médico se está asegurando, y cuando se trata de un estreptococo del grupo B prevenir es lo mejor.

El estreptococo del grupo B es una bacteria que puede encontrarse en la vagina de mujeres saludables y puede ocasionar una infección muy seria. En las portadoras no causa ningún daño, pero en los recién nacidos, que la pueden contraer en el paso por la vagina durante el alumbramiento.

Puesto que no hay síntomas en la portadora del estreptococo del grupo B, no hay forma de averiguar cuando una madre embarazada lo tenga, a menos que se le practiquen los exámenes. Por eso es que ahora, muchos doctores hacen los exámenes rutinariamente a las mujeres entre 35 y 37 semanas. (Practicar el examen antes de las 35 semanas no es muy efectivo para predecir quién puede portar el GBS en el momento del parto). Si no le practican el examen, la embarazada puede solicitarlo. Algunos doctores no lo practican por rutina; en el lugar ellos solamente atienden a la mujer que llega al hospital para un parto con ciertos factores de riesgo (parto prematuro, membranas que se han roto prematuramente, o fiebre). La mayoría de los doctores no se molestan en hacer los exámenes a las mujeres que anteriormente han dado a luz a un bebé con GBS; ellos procederán directamente con el tratamiento.

El examen de GBS se realiza como un examen de papanicolau, utilizando un hisopo vaginal y rectal; las mujeres que resultan positivas se medicarán con antibióticos IV (intravenosos) durante el parto. Si se detecta el GBS en la orina, también se le medicarán antibióticos orales durante las últimas semanas del embarazo.

AUMENTO DE PESO Y TAMAÑO DEL BEBÉ

"He aumentado tanto de peso que me temo que el bebé será muy grande y que el parto resultará difícil."

El que la futura madre haya aumentado mucho de peso no significa necesariamente que también lo haya hecho el bebé. Hay muchas otras variantes, incluyendo la genética, el propio peso al nacer (si la embarazada era grande al nacer, el bebé también puede serlo), el peso en el embarazo (en general, las mujeres más pesadas tienen bebés más pesados) y la calidad de la dieta de la cual la embarazada ha ganado el peso. Dependiendo de esas variantes, un aumento de peso de entre 35 a 40 libras puede lograr un bebé de 6 a 7 libras o un aumento de peso de 25 libras puede lograr un bebé de 8 libras. Sin embargo, en promedio, entre más substancial sea el aumento de peso, el bebé será más grande.

Mediante la palpación del abdomen y la medición de la altura del fondo del útero (la parte superior de la matriz), el médico podrá hacerse una idea sobre el tamaño del bebé, aunque estas "valoraciones aproximadas" pueden tener un error de 1 libra (½ kilo) o más. Una sonografía puede determinar el tamaño más aproximado, pero también en este caso puede haber errores.

Pero incluso si el bebé es grande, ello no significa automáticamente que el parto será difícil. Aunque un bebé de 5 a 6 libras (2.5 ó 3 kilos) nace a menudo con mayor rapidez que uno de 7 a 8 libras (3.5 ó 4 kilos), muchas mujeres pueden dar a luz de modo natural y sin problemas a un bebé bastante grande. El factor determinante, como en cualquier parto, es si la cabeza del bebé (la parte más grande) puede encajar a través de la pelvis de la madre.

En los casos en que existe alguna sospecha de desproporción fetopélvica, es más común hoy en día que el médico permita que el parto se inicie naturalmente. Este intento de dilatación es cuidadosamente controlado, y si la cabeza del feto desciende y la cérvix se dilata a un ritmo normal, se permitirá que el parto prosiga. Si no progresa, se intentará acelerarlo mediante la administración de oxitocina. Y si a pesar de ello no adelanta, se suele practicar una cesárea.

TODO DEPENDE DE LA TALLA Y DEL PARTO

"Mido sólo 5 pies (1.5 metros) y soy más bien estrecha. Me temo que tendré problemas para dar a luz."

Afortunadamente, lo que cuenta cuando se trata de un parto, es lo que hay dentro del cuerpo, y no fuera de él. La forma y el tamaño de la pelvis en relación con el tamaño de la cabeza del bebé es lo que determina la dificultad del parto. Y no siempre se puede enjuiciar la pelvis desde fuera. Una mujer baja y esbelta puede tener una pelvis más ancha que una mujer alta y cuadrada. Sólo el médico puede estimar correctamente las medidas de la pelvis—habitualmente sobre la base de las mediciones realizadas durante el primer examen prenatal. Si se plantea alguna duda acerca de la suficiencia de la pelvis durante el parto, se realizará una sonografía.

Evidentemente, el tamaño de la pelvis, como el de todas las estructuras óseas, suele ser más reducido en las personas de estatura baja. Así, por ejemplo, las mujeres asiáticas suelen tener la pelvis más pequeña que las mujeres nórdicas. Pero afortunadamente, la naturaleza es sabia y no dota a una mujer asiática con un bebé de tamaño nórdico—incluso si el padre mide 6 pies. Por regla general, los bebés se ajustan bastante bien al tamaño de sus madres.

VOLUMEN Y FORMA DE LA BARRIGA

"Todo el mundo me dice que mi barriga parece pequeña y baja para los ocho meses de embarazo. ¿Puede ser que mi hijo no esté creciendo correctamente?"

Sería una buena idea incluir los tapones para los oídos y los antifaces para tapar la vista en el vestuario maternal de toda

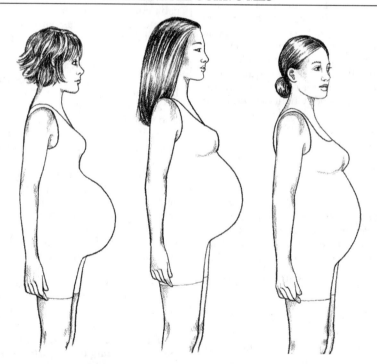

EL BEBÉ EN EL OCTAVO MES

Éstas son tres de las diferentes formas en que una mujer que está cerca del final del octavo mes puede tener la barriga. Las variaciones son aún mayores que en el inicio del embarazo. Dependiendo de la talla y la posición del bebé, así como de la propia talla y aumento de peso, la embarazada puede tener una barriga más alta, más baja, más grande, más pequeña, más ancha o más compacta.

mujer embarazada. Con su uso se evitarían durante nueve meses las preocupaciones generadas por los desencaminados comentarios y consejos de los parientes, los amigos e incluso de los desconocidos, y no necesitaría comparar la barriga con la de otras mujeres embarazadas, que la tienen más voluminosa, más pequeña, más alta o más baja.

Del mismo modo que no existen dos mujeres, que antes del embarazo, tengan exactamente las mismas proporciones, tampoco se encuentran dos mujeres embarazadas cuyas siluetas sean idénticas. La forma de la barriga, así como el tamaño, dependerán del cuadro de peso del embarazo (si la futura madre es alta o baja, de si estaba delgada o no tan delgada antes de quedar encinta, y cuanto peso ha ganado, etc.) Y pocas veces constituye una indicación del tamaño del bebé. Una mujer bajita y menuda con una barriga baja y poco voluminosa, puede dar a luz a un bebé más grande que una mujer de estructura ósea más ancha cuya barriga sea alta y más pronunciada.

El médico es el único que puede determinar de manera fiable los progresos y la salud del bebé. Cuando la embarazada no se encuentra en la consulta del obstetra, lo mejor que puede hacer es ponerse los tapones en los oídos y el antifaz delante de los ojos—así se evitará muchas preocupaciones.

"Casi todos dicen que voy a tener un varón, porque tengo mucha barriga y nada de caderas. Yo sé que eso es probablemente un cuento viejo de las abuelas, pero ¿hay algo de cierto en eso?"

Las predicciones sobre el sexo del bebé—ya sean de las abuelas o de otras personas—tienen un 50% de hacerse realidad. (En realidad, un tanto mejor que si se predice un varón, ya que nacen 105 niños por cada 100 niñas). Tiene buenas posibilidades si hace una apuesta en Las Vegas; no necesariamente tiene buenas posibilidades si la embarazada se basa en eso para decorar la habitación del bebé.

Así es si le dicen que es un "niño si la barriga tiende hacia el frente, niña si la

barriga se expande hacia los lados", "cuando son niñas le crece la nariz, cuando son niños no", y cualquier otra predicción que no sea derivada del informe genético del bebé o de un ultrasonido.

PRESENTACIÓN Y POSICIÓN DEL BEBÉ

"¿Cómo puedo saber si mi bebé está en la posición correcta para el parto?"

Jugar a "adivinar qué es este bulto" (intentando decidir qué son los hombros, los codos y las nalgas) puede ser más entretenido que mirar la televisión, pero no es el modo más exacto de determinar la posición del bebé. El médico o la enfermera comadrona logrará hacerse una idea bastante más correcta de la posición del feto, palpando el abdomen de la embarazada con las manos ya entrenadas, para reconocer las distintas partes del cuerpo del bebé. Así, por ejemplo, la espalda del bebé suele ser una superficie lisa, convexa, situada en la cara opuesta de una serie de pequeñas irregularidades que son las manos, los pies y los codos. En el octavo mes del embarazo, la cabeza del feto suele estar situada cerca de la pelvis; es redonda, firme y después de empujarla, vuelve a la posición inicial sin que se mueva el resto del cuerpo. Las nalgas del bebé tienen una forma menos regular y son más blandas que la cabeza. La localización del latido cardíaco fetal constituye otra indicación de la posición del bebé—si éste se halla cabeza abajo, el corazón suele ser detectado en la mitad inferior del abdomen de la madre; el latido cardíaco será más sonoro si la espalda del bebé se halla en la parte frontal del abdomen de la madre. En caso de dudas, una sonografía ayudará a verificar la posición del feto.

"Mi hermana tuvo un bebé que venía en posición de nalgas. ¿Significa eso que yo también podría tenerlo así?"

No parece haber ninguna relación genética con la posición de nalgas. A pesar de que las causas de esta posición no se comprenden a totalidad, hay algunos factores que se conocen por aumentar la

¿EN QUÉ POSICIÓN SE ENCUENTRA EL BEBÉ?

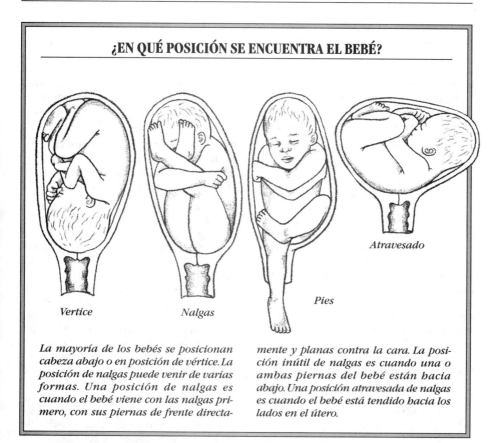

Atravesado

Vertice   Nalgas   Pies

La mayoría de los bebés se posicionan cabeza abajo o en posición de vértice. La posición de nalgas puede venir de varias formas. Una posición de nalgas es cuando el bebé viene con las nalgas primero, con sus piernas de frente directa- *mente y planas contra la cara. La posición inútil de nalgas es cuando una o ambas piernas del bebé están hacia abajo. Una posición atravesada de nalgas es cuando el bebé está tendido hacia los lados en el útero.*

posibilidad que el bebé trate de nacer de nalgas o con los pies de primero.

La posición de nalgas es más común cuando:

◆ El feto es más pequeño que el promedio o prematuro y no es acunado cómodamente en el útero.

◆ Hay más de un feto.

◆ El útero tiene una forma poco común o contiene fibromas, o está relativamente relajado porque ha sido dilatado durante los embarazos anteriores.

◆ Hay demasiado o muy poco líquido amniótico.

◆ La placenta cubre parcialmente o totalmente la abertura cervical (véase Placenta Previa, página 506).

La gran mayoría de los bebés eventualmente se colocan en una posición cabeza abajo (vértice). Algunos de los que no se acomodan de esta forma por sí solos pueden manipularse a la posición (véase abajo). Si el bebé es uno de entre el 3 ó 4 por ciento que todavía llegan a término en posición de nalgas, deberá consultar las posibilidades del parto con el médico—preferiblemente antes de que llegue la hora del parto.

"Si mi bebé está de nalgas, ¿hay algo que puede hacerse para que se dé la vuelta?"

Nunca es demasiado pronto para que la embarazada se prepare para la posibilidad de un parto de nalgas, pero el octavo mes es decididamente demasiado pronto para que se resigne a ello. La mayoría de los bebés se giran y se disponen cabeza abajo entre las semanas 32 y 36 del embarazo, pero algunos mantienen a sus padres y al médico en estado de suspenso hasta unos pocos días antes del parto.

El método más común y medicamente aprobado para voltear al feto a la posición con la cabeza hacia abajo es versión fetal externa (ECV, por sus siglas en inglés) en el que, aplicando las manos sobre el abdomen de la madre, el médico desplaza de modo suave, y guiándose con ultrasonidos, al feto hasta cambiarlo gradualmente de posición. El estado del feto es controlado continuamente para asegurarse de que el cordón umbilical no queda accidentalmente comprimido o de que la placenta no es lesionada. La versión se realiza mejor al principio de la dilatación, cuando el útero se halla aún relativamente relajado. Lo más relajado que esté el útero, lo más probable que el ECV sea un éxito (por lo que el ECV funciona mejor en el segundo embarazo y los siguientes que en el primero). Investigadores están estudiando la posibilidad de aplicar la epidural a las mujeres cuando se hace el ECV, lo cual podría aumentar la posibilidad de que el procedimiento exitosamente pueda voltear al bebé. Una vez que han dado la vuelta, la mayoría de los fetos permanecen cabeza abajo, pero unos pocos vuelven a la posición de nalgas antes del parto.

Cuando tiene éxito (lo que sucede en más de la mitad de los casos) la versión fetal puede reducir las probabilidades de que sea necesario practicar una cesárea. Por ello, la versión fetal se ha hecho muy popular, y la mayoría de los médicos la usan al menos en ciertos casos. No obstante, algunos dudan en usarla debido a la posibilidad de que surjan complicaciones. Sólo los facultativos entrenados para llevar a cabo la versión fetal—y preparados para llevar a cabo una cesárea de emergencia si surgen problemas—deberían ponerla en práctica.

Algunas comadronas o enfermeras recomiendan hacer ejercicios diseñados para provocar que el bebé en posición de nalgas se gire durante las últimas ocho semanas del embarazo. Estos ejercicios incluyen Inclinaciones de la Pelvis (véase página 197) o colocarse en posición con las rodillas al pecho durante veinte minutos, tres veces al día: arrodillarse manteniéndolas ligeramente separadas e inclinándose de modo que sus senos toquen el suelo y que la barriga también lo

haga. No hay ninguna prueba médica de que estos ejercicios funcionen. Pero también no hay otros que puedan sugerirse que no ocasionen daño. Algunos médicos de medicina complementaria y alternativa sugieren la moxibustion, una forma de acupuntura con calor para ayudar a que un bebé de nalgas se gire.

"Mi doctor dice que el bebé está en posición de nalgas. ¿De qué forma afectará esto mi trabajo de parto y el alumbramiento?"

¿Cuál es la mejor forma de dar a luz a un bebé que termina en posición de nalgas el día del parto? A este punto, no se puede juzgar y nadie puede decir definitivamente si un parto natural es mejor que una operación o viceversa, aunque el estudio más reciente parece indicar que las cesáreas tienen la ventaja. Se cree que la ruta vaginal es perfectamente segura en aproximadamente un tercio a cincuenta por ciento de los nacimientos en posición de nalgas, pero únicamente si el doctor tiene experiencia en el procedimiento correcto para esos partos (pregúntele al doctor si él o ella ha logrado los partos en posición de nalgas por vía vaginal o qué grado de éxito ha tenido en estos casos). Algunos estudios de partos naturales en posición de nalgas demuestran que el riesgo potencial adicional no es siempre del mismo parto, sino de la razón para la posición de nalgas: por ejemplo el bebé es prematuro o tiene una talla menor, hay muchos fetos o existe algún otro problema congénito.

Algunos médicos realizan cesáreas por rutina cuando viene en la posición de nalgas, creyendo, según lo demuestran los últimos estudios, que esto es lo más seguro para el bebé. Otros son persuadidos por la propia experiencia que, bajo la mayoría de circunstancias, la forma en que un bebé de nalgas se da a luz no afecta el resultado. Ellos permitirán una prueba de parto (en la cual el parto que comienza espontáneamente se permite continuarlo siempre y cuando progrese normalmente) en los partos de nalgas, bajo las siguientes condiciones, algunas de las cuales pueden determinarse a través de la vista por ultrasonido:

◆ El bebé se halla en posición completa de nalgas(con las piernas dobladas contra la parte anterior del cuerpo).

◆ Se ha determinado que el bebé es suficientemente pequeño (por lo general de menos de 8 libras/4 kg) para pasar fácilmente por la pelvis, pero no tan pequeño (de menos de 5½ libras/2.5 kg) que un parto vaginal fuera peligroso. Por regla general, los bebés de menos de 36 semanas que se presentan de nalgas nacen por cesárea.

◆ No hay pruebas de que exista placenta previa, prolapso del cordón umbilical o sufrimiento fetal que no puedan ser remediados con facilidad.

◆ La madre está lista y disponible para el trabajo del parto y no presenta ningún problema médico u obstétrico que pudiera complicar el parto vaginal, tiene un tamaño de pelvis adecuado y no tiene en el historial partos dificultosos o traumáticos. Algunos médicos precisan además el requisito de que la madre tenga menos de 35 años.

◆ La parte que presenta el feto se encuentra encajada en la pelvis cuando empieza el parto.

◆ La cabeza del feto no está hiperextendida, sino doblada sobre el pecho.

◆ Todo está preparado para un parto quirúrgico de emergencia por si de repente fuese necesario realizar uno.

Cuando se trata de un parto de nalgas se hace controlándolo en una sala de partos equipada quirúrgicamente. Si todo va bien, y el cuello de la matriz se dilata y el bebé baja continuamente, se le deja continuar. Si no progresa, si el cuello de la matriz se dilata con demasiada lentitud o si se presentan problemas, el médico y el equipo quirúrgico se hallan preparados para realizar una cesárea en cuestión de minutos. Es absolutamente esencial un continuo registro electrónico del feto para asegurarse que el bebé está bien. Algunas veces, se administra un bloqueo nervioso epidural para impedir que la madre empuje con demasiada intensidad antes de que haya dilatado totalmente (lo que

podría provocar que el cordón quedara comprimido entre el bebé y la pelvis). En algunas ocasiones se administra una anestesia general a la madre cuando el bebé está ya a medio camino, para permitir la rápida conclusión del parto por parte del médico. Se pueden utilizar los fórceps para mantener la cabeza adecuadamente flexionada, y para ayudar a salir la cabeza sin tirar demasiado del cuerpo o del cuello. Con frecuencia se efectúa una episiotomía larga para facilitar el proceso.

Si no llena los requisitos para una prueba de parto o si por alguna razón se decide que un parto vaginal puede ser riesgoso, se programará una cesárea. A veces, cuando se ha planificado una cesárea, la dilatación es tan rápida que las nalgas del bebé resbalan introduciéndose dentro de la cavidad pélvica antes de que se inicie el proceso quirúrgico. En tal caso, la mayoría de los médicos intentarán que tenga lugar un parto vaginal en vez de una cesárea dificultosa y con prisas.

Por último, si el bebé continúa hacia abajo: la embarazada necesitará ser flexible en el parto y estar preparada para cualquier eventualidad. Aunque las posibilidades de que la embarazada pueda tener un parto normal son buenas, dependiendo de varias condiciones, puede que la embarazada termine teniendo una cesárea. Y de hecho, esta es una eventualidad para la cual cada mujer embarazada debe estar preparada de cualquier forma (véase página 302).

PARTO DE GEMELOS

"Estoy esperando gemelos. ¿En qué se va a diferenciar mi parto del de otra mujer?"

Puede que no existan diferencias— aparte de que los esfuerzos se verán recompensados por duplicado. Muchos partos gemelares son normales, vaginales y sin complicaciones.[2] Otro alivio es: que el parto de gemelos tiende a ser más rápido que el parto de un solo bebé. Aunque la

---

2. Con cada aumento del número de fetos, no obstante, aumenta también la probabilidad de tener que sufrir una cesárea.

¿LA MEJOR MEDICINA PARA EL PARTO?

¿Demasiadas personas? Para muchas parejas, no cuando se refiere al parto. Cada día más y más optan por compartir el nacimiento con una comadrona, una mujer entrenada como compañera de parto. Y por una buena razón. Estudios recientes demuestran que las mujeres que son apoyadas por las comadronas tienen menos posibilidades de requerir una cesárea o partos con fórceps, inducción y calmantes de dolor. Los partos atendidos por comadronas pueden también ser más cortos, con un número menor de complicaciones.

¿Qué es lo que una comadrona puede hacer exactamente por la embarazada? Eso depende de la comadrona que escoja, en qué momento del embarazo la contrate, así como también de sus preferencias. Algunas comadronas se involucrarán muy bien antes de que tenga la primera contracción, ayudándole con el diseño de un plan para el parto, ofreciéndole recomendaciones y facilitándole el control de los nervios previos al parto. Muchas, según se les solicite llegarán a la casa para ayudarle un poco durante el inicio del parto. Ya cuando llegue al hospital o centro de maternidad, la comadrona toma una varie-dad de funciones, nuevamente, dependiendo de las necesidades de la pareja y de sus deseos. Típicamente la función principal es ofrecer apoyo emocional y físico de forma continua y decirle palabras alentadoras y calmantes durante el parto, así como también ayudarla a relajarse por medio de técnicas y ejercicios de respiración, consejos sobre las posiciones para el parto, masaje, tomarla de la mano, acomodar sus almohadas y ajustar la cama. Una comadrona también puede servir como mediadora y abogar, lista para hablarle a la pareja de parto según sea necesario, para traducir los términos médicos y explicar los procedimientos y generalmente intermediar con el personal del hospital. Ella no tomará el lugar del compañero (y una buena comadrona tampoco lo hará sentir como si lo estuviera reemplazando) o de la enfermera de turno; en cambio ella incrementará el apoyo y servicios (especialmente importante si la enfermera asignada a la embarazada tiene muchas otras pacientes en parto al mismo tiempo o si el parto es largo y las enfermeras cambian de turno). Ella también puede ser la única persona (además del compañero) que se quedará al lado de la mujer durante el

---

actividad del parto y la fase de pujar son normalmente más largos, la primera fase es típicamente más corta, lo cual significa menos tiempo en total desde la primera contracción hasta la última pujada. No obstante, no es sorprendente que existan más posibilidades de complicaciones cuando se dan a luz gemelos y más precauciones se toman rutinariamente. Aunque la mayoría de los gemelos pueden nacer por vía vaginal (a veces con el uso de fórceps para evitar que los bebés sufran un trauma excesivo), generalmente se recomienda que haya un anestesista cerca para el caso de que se deba practicar una cesárea. Generalmente también se halla presente un pediatra o un especialista en medicina neonatal, listo para tratar de inmediato cualquier problema de los recién nacidos. A menudo ambos fetos son monitorizados, uno externamente y el otro internamente, mediante electrodos en el cuero cabelludo (véase página 351).

Con los gemelos, como bien pronto podrá constatar esta mujer, puede esperarse lo inesperado. Y esto puede empezar ya en el parto. Debido a que hay más de un bebé, y posiblemente más de una serie de circunstancias, puede que haya más de un tipo de parto. Puede darse el caso de que, a pesar de que la bolsa amniótica del primer feto se haya roto espontáneamente, la del otro gemelo deba romperse artificialmente. A veces, después de que el primer bebé nazca fácilmente por vía vaginal, el segundo, que se encuentra atravesado y no puede ser girado, tiene que ser extraído por el abdomen. En la mayoría de los casos, el segundo gemelo nace en los 20 minutos que siguen a la salida del primer bebé— algunas veces la espera es más larga. Si el segundo va a paso de tortuga, puede que el médico administre oxitocina o use los fórceps para facilitar el parto, o que practique una cesárea. Si el segundo bebé está atravesado, el médico tal vez tenga que entrar en el útero y voltearlo de cabeza. Una vez que los dos bebés han nacido, la placenta o placentas suelen separarse

parto—una cara familiar y amigable desde el principio hasta el final. Y muchas comadronas no terminan allí. Ellas también pueden ofrecerle apoyo y consejos para después del parto sobre todo desde lactancia materna y cuidados del bebé.

Aunque el padre pueda temer que el contratar a una comadrona lo relegará a un tercer plano, este no es el caso. Una buena comadrona también estará allí para ayudar al compañero a relajarse de modo que él puede ayudar a la compañera a relajarse. Ella estará allí para resolver las dudas que él no se sienta cómodo preguntándole al doctor o enfermera. También estará allí para dar una mano (ya que la mayoría de los papás solo tienen dos) cuando la futura madre necesite un masaje en las piernas y en la espalda al mismo tiempo o cuando ella necesite que le traigan más hielo o la ayuden con las respiraciones durante las contracciones. Ella será un miembro obligatorio y cooperativo del equipo de parto—lista para arremeter pero no para relegarlo y tomar el mando.

¿Cómo puede encontrar a una comadrona? Muchos de los centros de maternidad y hospitales tienen listas de comadronas y también algunos médicos. Pregúntele a sus amigos que recientemente hayan contratado los servicios de una comadrona para que le recomienden o averigüe en Internet sobre las comadronas que pueden encontrarse localmente. Cuando ya haya encontrado alguna candidata, hágale una entrevista antes de contratarla para asegurarse de que ambos se sienten cómodos con ella. Pregúntele sobre la experiencia, el entrenamiento, qué es lo que ella está dispuesta a hacer y qué no, cuál es la filosofía sobre el parto (si la embarazada tiene planes de que le apliquen epidural, por ejemplo, no le gustaría contratar una comadrona a quien le disguste el uso de calmantes para el dolor), si ella estará disponible cuando se le solicite a cualquier hora y quién la cubrirá si ella no estuviera, y si ella proporciona los servicios durante y posteriores al embarazo y cuáles son sus honorarios. Para obtener más información o para ubicar a una comadrona en el área comuníquese a Doulas de la North America: (206) 324-5440; www.dona.com

Una alternativa para conseguir una, lo cual puede ser de gran beneficio, es encontrar a alguna amiga o pariente que haya pasado por el embarazo y el parto y con quien la embarazada se sienta totalmente cómoda. Lo mejor de esto es: que los servicios serán gratuitos. La desventaja: es que ella probablemente no tenga tanta experiencia.

rápidamente. Pero a veces el alumbramiento es lento y entonces se requiere de alguna ayuda por parte del médico.

"Yo estoy esperando bebés y he oído mucho sobre que los gemelos nacen prematuros. ¿Es cierto esto?"

Así es, los gemelos tienden a nacer antes que los bebés de partos sencillos. Después de todo, tan cómodo como puede ser el útero para sus pequeños, también se pueden sentir muy apretado mientras van creciendo. Aunque no hay nada que la embarazada pueda hacer con la condición de estrechez de sus bebés, hay mucho que la embarazada y el doctor pueden hacer para retrasar ese parto prematuro (véanse páginas 170 y 274). Tenga en mente, sin embargo que ya que el término ideal para gemelos es de 37 semanas, dar a luz tres semanas antes es probablemente no tan anticipado para todos los gemelos.

PARTO DE TRILLIZOS

"¿Dar a luz trillizos puede significar que seguramente tendré una cesárea?"

Tres pueden estar apretados, pero eso significa que pueden dar a luz vaginalmente bajo ciertas circunstancias. La cesárea se utiliza con frecuencia para dar a luz a trillizos, pero algunos estudios recientes demuestran que el parto vaginal puede ser una opción si el trillizo A (el que se encuentra cerca de la "salida") está en posición cabeza abajo, es posible hacer un monitoreo fetal y no hay otras contraindicaciones obstétricas (como la preeclampsia) en la madre o el sufrimiento fetal en uno o más de los bebés. En algunos casos, el primer bebé o el primero y el segundo pueden salir por vía vaginal y el último puede requerir de una cesárea. Por supuesto, que más importante que sus tres bebés nazcan vaginalmente lo es que ustedes cuatro salgan de la sala de partos en buenas condiciones. Cualquier ruta para ese resultado debe considerarse exitosa.

PARTO POR CESÁREA

"El médico me acaba de decir que tendrá que hacer una cesárea. Tengo miedo de que esta intervención quirúrgica sea peligrosa."

Aunque la creencia popular asegura que el parto por cesárea debe el nombre al hecho de que Julio César nació por vía abdominal, esto es virtualmente imposible. En esos días, un parto por cirugía era invariablemente fatal para la madre. Julio César habría podido sobrevivir a dicha operación, pero la madre no—y se sabe que la señora de César continuó viviendo muchos años después de dar a luz al hijo.

Sin embargo, hoy en día las cesáreas son casi tan seguras como los partos vaginales para la madre, y en los casos difíciles o cuando existe sufrimiento fetal, son a menudo la vía más segura para el bebé. Aunque desde el punto de vista técnico se trata de una operación de cirugía mayor, la cesárea tiene riesgos relativamente menores—más parecidos a los de una operación de amígdalas que a los de la extirpación de la vesícula biliar, que por ejemplo se puede generalmente tratar fácilmente.

Las cesáreas no son prácticamente peligrosas para el bebé tampoco, es más, cuando el procedimiento quirúrgico es realmente *necesario,* lo más probable es que el bebé esté tan seguro, o en algunos casos incluso más seguro, que si el parto fuera vaginal. Cada año, miles de bebés que quizás no habrían sobrevivido al peligroso viaje a través del canal del parto (o habrían sobrevivido a ello con problemas), son extraídos sanos y salvos del abdomen de sus madres.

Los niños nacidos con cesárea no se diferencian en casi nada de los que han nacido por parto vaginal—aunque los primeros tienen ventaja en cuanto al aspecto externo. Puesto que no han tenido que adaptarse al estrecho conducto de la pelvis, suelen tener la cabeza bien redonda y no con punta. La valoración de Apgar (escala numérica utilizada para valorar el estado de un bebé al cabo de uno a cinco minutos después de nacer) de los bebés de ambos tipos de parto son comparables. Los bebés nacidos por cesárea presentan la ligera desventaja de no haber expulsado una parte de la mucosidad excesiva del tracto respiratorio durante el proceso del nacimiento, pero esta mucosidad puede ser succionada con facilidad después del parto. Aunque algunos laceraciones suceden ocasionalmente durante el parto por cirugía, especialmente si el bebé está atravesado o las membranas están laceradas, es muy raro que un bebé reciba una lesión grave, de cualquier tipo, durante un parto por cesárea—mucho más raro que durante los partos vaginales.

LOS HOSPITALES Y LAS CESÁREAS

Las tasas de cesáreas varían de hospital a hospital. Los principales centros médicos tienen tasas muy altas, debido a que atienden grandes cantidades de partos de alto riesgo. Cuando estos nacimientos a alto riesgo son justificados, estos hospitales, que son equipados con personal especializado, obstetras y unidades de cuidado intensivo, usualmente tienen tasas bajas de partos por cesáreas. Además, estos hospitales bien equipados y con personal especializado puede tomar la actitud de esperar para ver lo que sucede. Pero algunos hospitales de municipios o vecindades más pequeños también tienen tasas altas debido a que no tienen a mano a toda hora el personal especializado para practicar una cesárea de emergencia; si existe alguna posibilidad de que el parto vaginal no tenga éxito, se cita al anestesista y al resto del personal necesario para una intervención quirúrgica y se practica la cesárea antes de que se dé la situación de emergencia. Puede tomar la actitud de esperar para ver lo que sucede. La embarazada hablará con el médico sobre la tasa de cesáreas del hospital, y le preguntará si existe allí algún tipo de procedimiento especial para intentar evitar las cesáreas innecesarias.

HACER QUE EL PARTO POR CESÁREA SE CONVIERTA EN UN ACONTECIMIENTO FAMILIAR

El parto por cesárea enfocado en toda la familia se está haciendo cada vez más común en algunos centros hospitalarios norteamericanos y la gran mayoría de facultativos y de hospitales permiten ser flexibles reduciendo así la práctica vieja de tener que "esperar en la sala de espera" a que se realice la cesárea. Durante las cesáreas que no son de emergencia, se suele permitir que la madre esté despierta, que el padre asista a la intervención y que la nueva familia se conozca justo después del nacimiento, tal como sucedería en un parto vaginal sin complicaciones. Los estudios muestran que esta "normalización" del parto quirúrgico ayuda a las parejas a sentirse mejor en cuanto a esta experiencia, se reduce la posibilidad de que se presente una depresión puerperal y una subestima en la madre, y permite que el proceso de unión entre los miembros de la familia empiece antes.

Ocasionalmente, la madre que ha tenido cesárea, tendrá sentimientos que temporalmente interfieren con la relación madre–bebé. El tipo más probable de lesión que puede sufrir un bebé nacido por cesárea es sicológico—no a causa del parto mismo, sino a causa de la actitud de la madre ante la cesárea. En algunas ocasiones, la madre que ha sido sometida a una cesárea, acusa en el subconsciente al bebé, al que cree culpable de haberla privado del momento más bello y de haber infligido tal daño al cuerpo.[3] Puede sentir celos de las madres que han dado a luz "normalmente". Puede sentirse culpable del "fracaso" al trabajo del parto. O bien, puede creer, equivocadamente, que el bebé nacido por cesárea es extraordinariamente frágil (pocos lo son) y convertirse en una madre excesivamente protectora. Todos estos sentimientos pueden ser dañinos y prevenir que la madre tenga una buena relación con el bebé al principio. En caso de que desarrolle estos sentimientos, la madre deberá enfrentarse a ellos y eliminarlos, si es necesario pidiendo ayuda profesional para resolverlos.

Pero con frecuencia las actitudes destructivas pueden ser evitadas desde el principio. En primer lugar, reconociendo que el método por el que nace un niño no desacredita de ninguna manera ni a la madre ni al bebé. En segundo lugar, asegurándose de que se producirá la oportunidad para que la madre establezca lo más rápidamente posible un vínculo con el bebé. Mucho antes de que haya empezado el parto, la mujer debería decirle al médico que, en caso de que deba ser sometida a una cesárea, desea tomar al bebé en brazos o incluso alimentarlo mientras aún está en la mesa de operaciones, o si esto no es posible, en la sala de recuperación. Lleve con detalles los deseos en el plan si la embarazada tiene uno (véase página 278). Si espera hasta el día del parto para explicar sus deseos, es posible que en aquel momento no tenga la fuerza o la oportunidad para hacerlo. Si se piensa en ello con tiempo, es posible que incluso se puedan hacer revocar algunas normas de algún hospital contrarias a los deseos de la madre, como por ejemplo la regla que exige que todo recién nacido extraído por cesárea pase un cierto tiempo en la unidad de cuidados intensivos neonatales. Si la madre expone sus argumentos de modo racional, sin histerismos, puede conseguir que el hospital haga una excepción en el caso.

Pero, si a pesar de todas las buenas intenciones, la madre se siente demasiado débil para iniciar el establecimiento de un vínculo madre–bebé (lo que les sucede a muchas mujeres, independientemente de si el parto ha sido vaginal o por cesárea), o si el bebé necesita ser mantenido en observación o sometido a determinados cuidados en una unidad de cuidados intensivos neonatales durante un cierto tiempo, la madre no debe preocuparse.

---

3. Las mujeres que pasan por un parto vaginal pueden tener un resentimiento similar, casi siempre transitorio, a causa del dolor del parto.

No existe ninguna prueba que demuestre que este vínculo tenga que ser establecido inmediatamente después del parto (véase página 394).

"Deseo de todo corazón tener un parto natural, pero me da la impresión de que en los últimos tiempos todas las embarazadas son sometidas a cesárea."

Si las cesáreas son tan seguras, y a veces vitales, ¿por qué la mayoría de las mujeres les tenemos horror? En parte porque una intervención quirúrgica mayor, incluso cuando es rutinaria y casi exenta de riesgos, resulta siempre un poco temible. Pero sobre todo porque, aunque se pasa nueve meses preparando para un idílico parto natural, se entra en la sala de partos muy mal preparada para la posibilidad, bien real, de que en lugar del parto natural se deba ser sometida a un parto quirúrgico. Hacen decenas de preguntas sobre el parto natural en las clases de educación al nacimiento, pero ni una acerca del parto quirúrgico. Buscan de la mano del marido, mientras jadean y empujan al bebé hacia el mundo—pero no se imaginan pasivas y posiblemente inconscientes, mientras que unos instrumentos esterilizados abren el abdomen para extraer al bebé. Al enfrentarse bruscamente con una cesárea se sienten privados del control sobre el nacimiento del bebé y de la experiencia que planearon. Desde el punto de vista, la tecnología médica se encarga de todo, uniendo el período de alumbramiento con el postparto, causándo frustración, desilusión, enfado y culpabilidad.

Pero esto no debe ser así. Se pueden tomar varias medidas previas para que la idea de una cesárea resulte menos nefasta y para que la realidad sea más satisfactoria. Incluso en el caso de que la embarazada no tenga ninguna sospecha de que pueda necesitar una cesárea, deberá asegurarse de que en el curso de preparación al parto se incluye por lo menos una clase dedicada a este tema por el médico (la cual debe incluir la cesárea en el currículo) y con más lectura le ayudará a estar preparada y tendrá menos miedo. Y si tiene alguna razón para creer que será necesario practicarle una cesárea, lo mejor que puede hacer es asistir a un curso preparatorio para esta intervención. También puede leer sobre el tema.

Aprender sobre el tema de las operaciones de cesáreas tiene también otro beneficio. Esto le permitirá, asumiendo que no existe una situación de emergencia, tener un diálogo informativo con el médico, ya sea antes de que comience el parto o mientras está en proceso.

Tanto si la mujer se prepara para una cesárea ya planeada o simplemente para la posibilidad de una cesárea, existen diversos temas de los que debería hablar con el médico o con el médico al que suele llamar la enfermera comadrona cuando lo precisa. La mujer no deberá disuadirse aunque le aseguren que no es probable que precise una cesárea; explicará que desea estar preparada por si acaso. Le dirá al médico que le gustaría formar parte del equipo que toma las decisiones en el caso de que una cesárea parezca probable.

Desde luego, la mayoría de las embarazadas no desean verse obligadas a elegir una cesárea como método para dar a luz, y 4 de cada 5 acabarán teniendo un parto vaginal. Pero para aquéllas que los acontecimientos no se desarrollen así, no existe razón alguna para que se lleven el desengaño ni tengan sentimientos de fracaso o culpabilidad. Cualquier parto (vaginal o abdominal, con medicación o sin ella) que tiene como resultado una madre y un bebé sanos constituye un éxito total.

"¿A qué se debe este aumento de las cesáreas?"

Aunque las cifras de cesáreas en los Estados Unidos aún son altas comparadas con aquellas de otros países desarrollados, no son tan altas como fueron en alguna época. A fines de 1980, las cifras llegaron casi al 25% de todos los nacimientos después de subir firmemente durante más de 25 años de una baja del 5% en 1970. Bajaron casi a un 20% en 1996, antes de comenzar a elevarse otra vez. Actualmente están cerca del 22% (más altas en algunos hospitales, más baja en otros; más alta, también, para los embarazos con riesgo).

Hay muchos factores que contribuyen a las cifras de cesáreas, que la mayoría argumenta que las cifras todavía son muy altas.

Diversos cambios de la práctica obstétrica. El parto por cesárea ha pasado a ser extremadamente rápido y seguro—y en la mayoría de los casos las madres pueden estar despiertas para ver nacer a sus bebés. En segundo lugar, el monitor fetal y otras pruebas fetales pueden indicar de modo más exacto (aunque no infaliblemente) cuándo un feto tiene problemas y necesita ser extraído con rapidez. En tercer lugar, la tendencia actual de embarazadas de aumentar más del peso recomendado 25 a 35 libras (más de 16 kilos) ha conducido a que haya un número mayor de bebés más grandes, que a veces son más difíciles de nacer por vía vaginal. Además existe la tendencia hacia la obstetricia no intervencionista—que deja que la naturaleza imponga el propio ritmo, en vez de acelerar el proceso rompiendo las membranas usando oxitocina o fórceps—con el resultado de partos naturales y también puede causar que el parto se detenga, lo que puede ocasionar una cesárea. También existen cada vez más mujeres mayores de edad y otras con problemas médicos crónicos que son capaces de tener un embarazo normal pero que requieren cesáreas. Finalmente, un factor principal, pero que ahora se ha reconocido que en gran parte no es determinante, en la proliferación de partos por cesárea son las cesáreas repetidas. Aunque el parto vaginal después de una cesárea (VBAC, por sus siglas en inglés) todavía se considera una opción viable, más doctores (y mujeres) escogen cirugías programadas en vez de una prueba de parto, por varias razones (véase la página 26).

Preparación y actitud del médico. Pese a que existe un acuerdo general en la comunidad médica de reducir el número de cesáreas innecesarias, el sistema aún no es perfecto. Añádase a estos casos el del médico que no está bien entrenado para practicar una cesárea tan pronto como el monitor fetal da una lectura negativa (sin comprobar de nuevo los datos para estar seguro de que es el monitor, y no el bebé,

el que tiene problemas). Y contra el médico temeroso de incurrir en negligencia profesional y que practica una cesárea cuando el parto vaginal presenta el más ligero de los problemas potenciales. (Se establecen más pleitos contra los obstetras que no realizaron una: cesárea—y por consiguiente tuvieron malos resultados—que contra los que sí la realizaron).

Actitud de la madre. Puesto que las cesáreas son tan seguras y pueden evitar el dolor de parto y posibles lesiones durante el parto vaginal (aunque el riesgo es menor), algunas mujeres (particularmente aquellas que ya han tenido una cesárea anteriormente) las prefieren en comparación con el parto vaginal y en realidad las solicitan.

Seguridad de la madre y/o del bebé. La mayoría de los médicos realizan cesáreas no por conveniencia, ni por más dinero, ni por temor a ser acusados de negligencia, sino porque creen que en ciertas circunstancias es el mejor modo o a veces el único de proteger ya sea a la madre o al bebé.

Pese a las numerosas razones legítimas para practicar una cesárea, existe un acuerdo general en la comunidad médica de que actualmente se están llevando a cabo un número significativo de cesáreas innecesarias. Para poder detener esta tendencia, muchas compañías aseguradoras, hospitales, grupos médicos y otros individuos o instituciones demandan o estimulan a:

◆ Que se pida una segunda opinión, cuando es posible, antes de que se lleve a cabo una cesárea.

◆ Que se intente la dilatación en todas las mujeres que previamente han dado a luz mediante cesárea, para ver si pueden hacerlo por vía vaginal (VBAC, véase página 26), incluyendo que no sean inducidas.

◆ Más paciencia con las dilataciones lentas y con la fase de empujar, especialmente mujeres que recibieron anestesia epidural, asumiendo que la madre y el bebé se hallen en buen estado, antes de dictaminar que se precisa cirugía.

◆ Un mejor entrenamiento de los facultativos en la interpretación de las lecturas de los monitores fetales, de forma que no se practiquen intervenciones quirúrgicas innecesarias.

◆ El uso de toda una variedad de técnicas de evaluación fetal más fiables (tales como el muestreo sanguíneo fetal por vía del cuero cabelludo, el perfil biofísico o la estimulación acústica; véase página 328) para confirmar el sufrimiento fetal que se ha sospechado a partir de las lecturas del monitor fetal.

◆ Consultar o enviar por fax las lecturas del monitor fetal que resultan ambiguas a especialistas en el tema para obtener una respuesta inmediata sobre las condiciones del feto.

◆ Otros han visto que si instituyen un sistema de revisión similar—por el cual todas las primeras cesáreas son cuidadosamente estudiadas caso por caso y los médicos que practican cesáreas innecesarias deben enfrentarse a una acción disciplinaria—se reduce en gran medida la tasa de partos por cesárea.

◆ Si tiene una comadrona (véase página 300) o una enfermera particular durante el parto. Esto probablemente reduce el riesgo de un parto quirúrgico, cuando a una mujer en trabajo de parto se le ayuda a relajarse totalmente además de permitir que ella trabaje más eficientemente en sus contracciones.

◆ Un mejor entrenamiento de los médicos residentes en cuanto a los partos vaginales después de una cesárea, la versión cefálica externa, el parto vaginal de bebés con presentación de nalgas y el uso de fórceps o extracción por medio de succión ayudarán a reducir el número de cesáreas practicadas.

"¿Es posible saber con anticipación si habrá necesidad de una cesárea o normalmente se sabe a última hora?"

La mayoría de las mujeres no sabrán si les practicarán o no una cesárea hasta que ya vayan a dar a luz. Sin embargo, en ocasiones existen algunas indicaciones previas que señalan esta posibilidad. Las más comunes de éstas incluyen:

◆ Una cesárea previa (véase página 26), si la razón para ella aún prevalece y no se puede eludir (una enfermedad materna o una pelvis anormal, por ejemplo).

◆ Una cesárea previa que se practicó con una clásica incisión del útero vertical en lugar de una incisión horizontal baja la cual se puede romper durante el parto. El tipo de incisión que se hace en el útero no tiene relación con el tipo de incisión que se hace en el abdomen—así que no está segura de saberlo, puede ser necesario que lo consulte con el doctor que hizo la cirugía original o revisar en el historial médico anterior para averiguar qué tipo de incisión se hicieron.

◆ Inducción del parto en una mujer que anteriormente tuvo una cesárea (véase página 26).

◆ Una enfermedad o anormalidad fetal que haga que la dilatación y la expulsión vaginal sean inaceptablemente arriesgadas o traumáticas (no todas las enfermedades fetales lo provocan).

◆ Diabetes de la madre, en los casos en que un parto anticipado se hace necesario y la cérvix no está lo bastante madura para que se pueda inducir la dilatación.

◆ Otras enfermedades de la madre (incluyendo enfermedades del corazón y trastornos respiratorios), si el médico determina que un parto vaginal podría ser riesgoso.

◆ Infección por VIH en la madre (véase página 39), puede pasar al feto durante el parto vaginal.

◆ Infección por herpes de la madre, *presente* cuando empieza la dilatación, especialmente una principal si hay evidencia de lesiones cervicales o genitales, y si las lesiones externas activas no pueden cubrirse o aislarse para evitar que dicha infección pase al feto durante un parto vaginal.

◆ Placenta previa (cuando la placenta bloquea totalmente o en parte la abertura cervical, véase página 506) por que la dilatación puede causar que la placenta se desprenda y causando como resultado una hemorragia.

PREGUNTAS AL MÉDICO SOBRE EL TEMA DE LA CESÁREA

◆ Cuando el parto no está progresando, será posible intentar alguna otra alternativa antes de recurrir a la cesárea (asumiendo que no es una situación de emergencia). Por ejemplo, administración de oxitocina para estimular las contracciones, o ponerse en cuclillas para que las contracciones sean más eficaces.

◆ Si el monitor fetal indica que el bebé puede estar sufriendo, ¿se utilizarán otros métodos para verificar la lectura del monitor antes de tomar la decisión de practicar una cesárea? ¿Será posible pedir una segunda opinión?

◆ Si la razón para que se practique una cesárea es una presentación de nalgas, ¿se intentará primero que el bebé gire dentro del útero (utilizando la versión cefálica externa u otra técnica; véase página 297)?

◆ ¿Qué tipos de anestesia se pueden utilizar? La anestesia general, que hace dormir a la madre, suele ser necesaria cuando el tiempo apremia, pero la anestesia espinal o epidural permitirá a la madre permanecer despierta durante un parto abdominal sin urgencia. (Véase el apartado dedicado a la Medicación durante el parto, página 280).

◆ ¿Utiliza el obstetra rutinariamente una incisión transversal baja del útero cuando le es posible, para que la próxima vez se pueda intentar un parto vaginal? Puede que la embarazada también desee saber, por razones estéticas, si la incisión abdominal (que no está relacionada con la uterina) suele ser baja o "de bikini".

◆ ¿Podrá permanecer con la madre el compañero si está despierta? ¿Y si está dormida?

◆ ¿Puede la comadrona de la embarazada, si es que ésta tiene una, estar también presente?

◆ ¿Podrán la madre y el padre coger en brazos al bebé inmediatamente después del nacimiento (si la madre está despierta y si todo va bien) y podrá la madre darle el pecho en la sala de recuperación? ¿Se le permitirá al padre coger en brazos al bebé si la madre está dormida?

◆ Si el bebé no necesita unos cuidados especiales, ¿podrá alojarse con la madre?

◆ Después de un parto con cesárea sin complicaciones, ¿qué tiempo de recuperación necesitará tanto la madre como el bebé en el hospital y fuera de él? ¿Qué incomodidades físicas y limitaciones puede esperar la madre?

◆ Placenta abrupta (véase página 517), cuando existe una separación extensa de la placenta de la pared uterina y el feto se halla en peligro si no nace inmediatamente.

◆ Desproporción cefalopélvica (cuando la cabeza del feto es demasiado grande para pasar por la pelvis materna, véase página 370), sugerida por el tamaño del bebé detectado por ultrasonidos, o el tamaño de la pelvis como se ve en los rayos X, tomografía computarizada, pelvimetría por resonancia magnética o por un parto previo difícil. Si bien ya sea el ultrasonido del bebé o el examen de pelvimetría no predicen correctamente un problema, los dos exámenes combinados (conocidos como el "índice pélvica fetal") sí lo hacen.

Existen algunas otras indicaciones previas que señalan la posibilidad, pero no necesariamente la seguridad de una cesárea:

◆ Hipertensión (véase página 478) o enfermedad renal maternal, debido a que la madre podría ser incapaz de tolerar el estrés del parto.

◆ Presentación poco común del feto, como la de nalgas (con las nalgas o los pies por delante) o transversal (el feto está atravesado, con el hombro por delante), que puede hacer que el parto vaginal sea difícil o imposible (véase página 296).

También se puede planificar una cesárea cuando se necesita un parto inmediato y no hay tiempo para inducir el parto o se cree que la madre y/o el bebé serán incapaces de tolerar el estrés. Cualquiera de las siguientes situaciones podría hacer necesario este tipo de intervención:

◆ Preeclampsia o eclampsia (véase página 501) que no responde al tratamiento.

◆ Un feto demasiado maduro (dos o más semanas después de la fecha de salida; véase página 327), cuando el medio ambiente uterino se ha empezado a deteriorar.

◆ Sufrimiento maternal o fetal, debido a cualquier causa.

No obstante, en la mayoría de los casos, la posible necesidad de practicar una cesárea no se hace aparente hasta la fase de dilatación activa. Las razones más probables son:

◆ La dilatación no progresa (la cérvix no se ha dilatado lo bastante de prisa) después de 16 a 18 horas (algunos obstetras esperarán aún más), o una fase de empujar prolongada, especialmente cuando el bebé y/o la madre no están bien. En la mayoría de los casos, los médicos tratarán de estimular las contracciones con oxitocina antes de recurrir a una cesárea.

◆ Sufrimiento fetal, señalado por el monitor fetal o por otras pruebas sobre el bienestar del feto (véase página 351).

◆ Prolapso del cordón umbilical (véase página 521), que puede quedar comprimido entre el cuello uterino y el bebé, con lo que se reduce el flujo sanguíneo hacia el feto causando sufrimiento fetal.

◆ La ruptura del útero, lo cual podría ser fatal para el feto si no se realiza inmediatamente un parto quirúrgico.

◆ Casos de placenta previa o placenta abrupta no diagnosticados con anterioridad, particularmente si existe riesgo de hemorragia.

Si el obstetra decide por adelantado que la cesárea será necesaria, la mujer debe pedirle una explicación detallada de las razones. Dependiendo de los circunstancias, el es posible un parto a prueba—Si la embarazada sale de la consulta del obstetra preguntándole si la principal razón por la que éste le ha recomendado una cesárea es la propia conveniencia, deberá pedir otra opinión. Los diferentes doctores algunas veces siguen diferentes protocolos cuando se trata de partos quirúrgicos programados.

SEGURIDAD DE LA MADRE DURANTE EL PARTO

"Ya sé que la ciencia médica ha eliminado casi todos los riesgos del parto, pero a pesar de todo tengo miedo de morir durante el nacimiento de mi bebé. Lo que le pasó a mi abuela cuando nació mi madre."

Hubo un tiempo en que las madres arriesgaban la vida cada vez que tenían un bebé; y aún sucede así en algunas partes del mundo. En los Estados Unidos hoy día, sin embargo, el riesgo de la vida de una madre en el parto es minúsculo, particularmente en las mujeres saludables que reciben atención prenatal regular.

En resumen, incluso cuando el embarazo se halla dentro del grupo de los de mayor riesgo—cosa poco probable—la embarazada se está preocupando sin razón. El trabajo de parto y el parto mismo nunca han sido más seguros para las madres y los bebés.

ALMACENAR LA PROPIA SANGRE

"Estoy preocupada por la posibilidad de tener que sufrir una transfusión durante el parto y de recibir sangre contaminada. ¿Puedo almacenar mi propia sangre con anticipación?"

En primer lugar, existen muy pocas probabilidades de que se precise una transfusión de sangre. Típicamente, la mujer no pierde suficiente sangre como por causar problemas durante el parto vaginal o una cesárea. Dicha pérdida no presenta problemas, dado que el volumen sanguíneo durante el embarazo ha aumentado de un 40 a un 50%. En segundo lugar, el riesgo de contraer el SIDA o la hepatitis B o C (las enfermedades que se trasmiten más corrientemente por la sangre) por una transfusión hoy en día es muy bajo, dado que toda la sangre que proviene de donaciones es controlada por pruebas muy exactas. En tercer lugar, debido a que los medios para la autodonación de sangre son limitados y se da prioridad a los que van a sufrir operaciones quirúrgicas de alto riesgo, puede que las mujeres que van a dar a luz ni siquiera sean aceptadas para este tipo de donación.

Si, no obstante, la mujer tiene razones para creer que puede tener un alto riesgo de hemorragia durante el parto, hablará con el médico sobre la posibilidad de hacer una autodonación, pero donar sangre a finales del embarazo podría ser un problema, debido a que podría hacer disminuir demasiado el volumen sanguíneo o producir anemia. O planeará que un pariente o amigo con sangre compatible haga una donación directa (donación a una persona específica) justo antes del parto, o que se encuentre disponible en todo momento durante el parto por si fuera necesario. No todos los hospitales están equipados o dispuestos a practicar donaciones directas, y puede que el personal alegue que los riesgos de contraer el SIDA o hepatitis C durante una transfusión no son de ningún modo menores. Si la donación proviene de un amigo o pariente y la sangre no se ha examinado bien el riesgo es mayor.

Para reducir el riesgo por pérdida excesiva de sangre durante el parto, tome las precauciones durante el último trimestre evitando el consumo de cualquier sustancia que aumente el sangrado (muchos de los cuales no se recomiendan usar durante el embarazo, de cualquier forma). Estos incluyen la aspirina y cualquier medicamento prescrito de venta sin receta médica que contenga aspirina (lea las etiquetas con atención o consulte con el médico); ibuprofén (y otros productos que lo contengan); vitamina E (además de

la que contiene el complemento de vitaminas prenatales); ginkgo biloba (una preparación de hierbas); y los medicamentos (como los jarabes contra la tos) que contienen alcohol.

Si la oposición a recibir una transfusión de sangre de otros se basa en creencias religiosas u otras razones obstinadas, entonces discuta este aspecto con el médico ahora, no espere hasta que esté lista para el parto. Algunos hospitales y algunos médicos utilizan técnicas que hacen más segura una cirugía "sin sangre".

SEGURIDAD EN LOS VIAJES

"Tengo un importante viaje de negocios planeado para este mes. ¿Puedo viajar sin problemas o es mejor que cancele la cita?"

Antes de planificar un viaje, haga una llamada o cita con el médico. Cada médico tiene un diferente punto de vista respecto al asunto de viajar durante el último trimestre. Ya sea que el médico la autorice o le prohíba viajar en carretera— o por tren o por avión—en este momento del embarazo esto probablemente dependerá en ese punto de vista, así como también de muchos otros factores. Lo primero y más importante es la clase de embarazo que la mujer ha tenido; la embarazada probablemente tendrá la aprobación si no ha tenido ninguna complicación. Qué tan lejana se encuentre (la mayoría de médicos aconsejan no viajar después de la semana 36) y ya sea que la embarazada pueda aumentar el riesgo de un parto prematuro también pesará en el recomendación. Segundo, y también muy importante, es cómo se ha estado sintiendo. Los síntomas del embarazo que se multiplican según pasan los meses también tienden a multiplicarse con las millas; el viajar puede ocasionarle dolor de espalda y fatiga; venas varicosas agravadas y hemorroides y adicionalmente estrés físico y emocional. Otras consideraciones incluyen qué tan lejos y durante cuánto tiempo viajará (y cuánto tiempo realmente estará en tránsito), qué tan demandante será el viaje físicamente, así como también qué tan necesario es el viaje (viajes opcionales o viajes que pueden posponerse fácilmente hasta que haya dado a luz pudiera no valer la pena hacerlos ahora). Si la embarazada viaja por vía aérea, la embarazada también va a necesitar considerar las restricciones—si las hay—de la línea aérea que escoja. Algunas no la dejarán viajar en el noveno mes sin una carta del médico afirmando que la embarazada no está en peligro inminente de dar a luz durante el vuelo; otras son menos estrictas.

Si el médico la autoriza, aún le falta considerar otros factores además de los que se refieren al viaje en sí. Véase página 226 sobre la información para asegurarse de tener un feliz viaje (seguro y más cómodo) para la condición de embarazada. Descansar bastante es especialmente importante. Pero lo más crítico a estas alturas del juego es que se asegure de tener el nombre, número de teléfono y dirección de un obstetra recomendado o enfermera comadrona (y el hospital o centro de maternidad en el que trabajan) del lugar de destino—el que por supuesto, cuyos servicios cubra el plan de seguro médico en caso de que necesite usarlos[4]. Si la embarazada viaja una distancia muy larga, podría también tomar en cuenta la posibilidad de llevar al esposo; en el caso remoto de que se termina por dar a luz en el lugar del destino, por lo menos no va a tener que dar a luz sin él.

LA RELACIÓN CON LA PAREJA

"Aún no ha nacido el bebé y parece que la relación con mi marido ya está cambiando. Estamos muy absortos con el próximo nacimiento y con el bebé—en vez de uno con el otro, tal como solíamos estar."

Todos los matrimonios, en mayor o menor grado, sufren ciertas alteraciones en la dinámica y una reorganización

de sus prioridades después de aparecer el tercer personaje, pero los estudios demuestran que el impacto de este trastorno es menor si la pareja inicia este proceso durante el embarazo. Así, aunque los cambios que esta mujer está notando en la relación no parezca que sean para mejorar, es mejor que los experimente ahora, en vez de después del nacimiento. Las parejas con una visión romántica de un cariñoso terceto, y que no cuentan al menos con un poco de desintegración o interrupción del romance, a menudo encuentran que la realidad de la vida con un exigente recién nacido es más difícil de sobrellevar.

No obstante, aunque es muy normal—y sano—verse obsesionado con el embarazo y el parto, la mujer no debería dejar que esta nueva faceta de la vida bloqueara por completo las demás, especialmente la relación con la pareja. Ahora es el momento de aprender a combinar los cuidados y la alimentación del bebé con los cuidados y alimentación del matrimonio. Se deberá reforzar con regularidad la relación de pareja. Una vez por semana sus miembros harán algo juntos—irán al cine, cenarán fuera de casa, visitarán un museo—que no tenga que ver con partos o bebés. Cuando la embarazada esté comprando la canastilla, parará en el departamento de hombres y le comprará un regalito especial (e inesperado) al marido. Cuando salga de la consulta del médico después de la próxima visita, sorprenderá al marido con un par de entradas para la ópera favorita o para ver un partido. A la hora de cenar, le preguntará cómo ha pasado el día, hablará del suyo y discutirán de las noticias—todo ello sin dejarse llevar de nuevo por una conversación sobre el bebé. Lleve aceite de masaje a la cama y desen un buen masaje, aún si no siente deseo de hacer el amor, esta clase de contacto los mantendrá cerca. Nada de eso hará que el maravilloso acontecimiento sea menos especial, pero les recordará a los miembros de la pareja que en la vida hay algo más que gimnasia prenatal y clases prenatales.

Si se tiene esto en mente, será más fácil mantener encendida la llama del amor más adelante, cuando la pareja se

---

4. Si el asegurador no cubre esta atención médica de emergencia, sería prudente que obtuviera un seguro médico para viajes.

tenga que turnar paseando a las dos de la mañana. Y la llama del amor es, después de todo, lo que hará que el acogedor nido que ahora está preparando la mujer para el bebé sea seguro y feliz. (Consejos para el posparto se encuentran en *What to Expect the First Year.*)

HACER EL AMOR AHORA

"Estoy un poco desconcertada, ya que he oído muchas informaciones contradictorias acerca de las relaciones sexuales en las últimas semanas del embarazo."

El problema estriba en que las pruebas médicas de que se dispone al respecto son desconcertantes y contradictorias. Está generalmente aceptado que ni el acto sexual ni el orgasmo pueden, por sí solos, precipitar el parto a menos que las condiciones estén maduras para ello (aunque muchas parejas deseosas de tener ya al bebé han disfrutado mucho intentándolo, sin conseguirlo). Por esta razón, muchos médicos y comadronas permiten que las pacientes con embarazos normales hagan el amor—suponiendo que tengan interés en ello—hasta el mismo día del parto. Y parece que la mayoría de las parejas lo hacen así sin sufrir ningún tipo de complicaciones.

Sin embargo, estudios recientes descuentan la vieja teoría de que el sexo tarde en el embarazo aumenta el riesgo de parto prematuro para el que está *altamente a riesgo*. Para los que están a alto riesgo,

algunos médicos ordenan abstinencia en el último trimeste, sólo para estar seguros. Otra medida de precaución que se sugiere, y algunos médicos lo recomiendan a todas las parejas aunque no estén a riesgo, es el uso de condones durante las relaciones sexuales durante las últimas ocho semanas del embarazo. Parece ser que los condones pueden prevenir posibles infecciones, como también evitan que la substancia irritante llamada prostaglandina del semen cause contracciones prematuras.

De todos modos, lo mejor es que la embarazada trate de aligerar la confusión preguntándole al médico cuál es la última opinión médica. Si el médico le da el visto bueno, puede hacer el amor sin preocuparse, si lo desea. Si el médico no se lo permite (y esto es lo que hará si se trata de un embarazo de alto riesgo de parto prematuro con placenta previa, si experimenta hemorragias inexplicadas o si ya se han roto las membranas), entonces deberá buscar la intimidad con la pareja por otros caminos: una cita romántica, una cena a la luz de las velas o un paseo a la luz de las estrellas. O bien, la pareja puede pasar la tarde acurrucada en la cama o en el sofá delante de la televisión, besándose y abrazándose; tomar una ducha para dos o darse una sesión de masaje. Y ya que este tipo de sublimación pueda no satisfacerle del todo, trate de recordar que tiene toda una vida por delante para hacer el amor (y aunque siempre falte el tiempo, limítese un poco y hágalo cuando el bebé duerma durante la noche).

Qué es importante saber:
LA LACTANCIA MATERNA

A finales del siglo XX todos los bebés eran amamantados; no había elección. Pero a principios de este siglo, las mujeres empezaron a exigir derechos que nunca habían tenido—el de votar, el de trabajar, el de fumar cigarrillos, el de dejarse el cabello suelto o cortárselo, el de desprenderse de la engorrosa ropa interior,

y el de alejarse fuera de sus cocinas y de la habitación de los niños. Criar los bebés al pecho quedó pasado de moda, limitaba la libertad y representaba todo aquello de lo que las mujeres querían liberarse. Era considerado no sólo una forma de esclavitud, pero también el estilo de alimentación de los pobres que no podía costearse los ingredientes para preparar la fórmula. Para la mujer moderna, la alimentación por botella ha sido lo mejor, tanto como el pan que se compra en la tienda.

Irónicamente, fue el movimiento feminista revitalizado de los años 60 y 70 el que puso otra vez de moda la lactancia materna. Las mujeres deseaban no sólo la libertad, sino también el control—el control de sus vidas y de sus cuerpos. Sabían que el control venía con el conocimiento, y el conocimiento les decía que amamantar a los hijos era lo mejor—lo mejor para los bebés y, en conjunto, también para ellas mismas. Hoy en día existe una clara tendencia a volver a la lactancia materna.

¿POR QUÉ ES MEJOR AMAMANTAR?

Es indudable que, en condiciones normales, amamantar proporciona una nutrición perfecta para los bebés. Proporciona el alimento perfecto y la forma perfecta de servirlo. Los ya conocidos beneficios de la leche materna son muchos:

La leche de la madre está especialmente hecha para las necesidades del infante. Ésta contiene por lo menos cien ingredientes que no se encuentran en la leche de vaca y que no pueden ser imitados perfectamente por las leches artificiales. La leche materna está individualmente adaptada a cada bebé; las materias primas son seleccionadas en la sangre de la madre en la proporción necesaria, que varía de día en día, de una toma a la siguiente, a medida que el bebé crece y cambia. Los nutrientes están adaptados a las necesidades del lactante. Por ejemplo, la leche materna contiene tres veces menos sales minerales que la leche de vaca alta en sodio, lo cual tiene mejor efecto en los riñones del bebé. La leche materna contiene menos fósforo. El mayor contenido en fósforo de la leche de vaca se relaciona con un menor nivel de calcio en la sangre de los bebés alimentados artificialmente.

La leche materna es más fácil de digerir que la leche de vaca. La proporción de proteínas en la leche materna es más baja (1,5%) que en la leche de vaca (3,5%), por lo que el bebé puede digerirla mejor. Las proteínas son en gran parte lactalbúmina, que es más nutritiva y digerible que el componente proteico principal de la leche de vaca, el caseinógeno. El contenido en grasas de ambas leches es similar, pero la grasa de la leche materna resulta de más fácil digestión para el bebé. Los infantes tienen también más facilidad para absorber los importantes micronutrientes en la leche materna que en la leche de vaca (en la cual los nutrientes están diseñados para que el becerro los absorba).

Es segura. La embarazada puede estar segura de que la leche que da directamente del pecho no está mal preparada, contaminada o estropeada.[5]

Mantiene bien el estómago. Los bebés alimentados con el pecho no presentan nunca estreñimiento debido a la mejor digestibilidad de la leche materna. También es raro que presenten diarrea puesto que parece que la leche materna destruye algunos de los microorganismos causantes de la diarrea y al mismo tiempo favorece el desarrollo de la flora beneficiosa del tracto digestivo, contribuyendo así también a la eliminación de los trastornos digestivos. Como nota puramente estética, las defecaciones de un bebé alimentado al pecho tienen un olor más dulce (por lo menos hasta que se introducen los alimentos sólidos en la dieta) y tienen menos tendencia a provocar escaldaduras.

Es un reductor de obesidad. La leche materna tiene menos tendencia a producir exceso de peso en los lactantes y luego obesidad y bajos niveles de colesterol en la vida adulta.

Aumenta la actividad cerebral. Dar el pecho parece aumentar ligeramente el coeficiente intelectual (IQ) de un niño, por lo menos hasta la edad de 15 años. Esto no solamente podría estar relacionado con los ácidos grasos que conforman el cerebro (DHA) que contiene, sino al acercamiento de interacción entre la madre y el bebé

---

5. Siempre que no tenga una enfermedad que contraindique dar el pecho.

que se desarrolla con dar el pecho (lo cual nutre el desarrollo intelectual).

Evita las alergias. Prácticamente ningún bebé es alérgico a la leche materna (aunque algunos pueden presentar reacciones alérgicas ante ciertos alimentos de la dieta de la madre, incluyendo la leche de vaca). Por el otro lado, la betalactoglobulina, sustancia que se encuentra en la leche de vaca, puede desencadenar una respuesta alérgica, con una variedad de síntomas de suaves a severos. Las fórmulas a base de leche de soya, que se usan a veces como sustituto cuando un lactante es alérgico a la leche de vaca, tienen una composición que se diferencia aún mucho más de la pensada por la sabia naturaleza para los bebés, y también puede causar reacción alérgica. Los estudios también muestran que los bebés alimentados con leche materna son menos propensos de tener asma de niños, que los que son alimentados con fórmula.

Es un modo de prevenir las infecciones. No solamente los bebés alimentados al pecho están menos sujetos a diarrea, sino también aminoran las infecciones respiratorias, del tracto urinario, del oído y septicemia (de la sangre)[6]. Los bebés alimentados con el pecho están menos sujetos a enfermedades en el primer año de vida. Se hallan protegidos en parte por los factores inmunitarios que les llegan a través de la leche materna y de la sustancia que precede a la leche, el calostro. Dar el pecho también parece que de alguna forma reduce el riesgo de leucemia en la infancia. Y mejora la respuesta inmune a las vacunas para la mayoría de las enfermedades (tal como tétanos, difteria y polio).

Hace que la boca sea más fuerte. Porque la succión del pecho requiere más esfuerzo que tomar el biberón, y por ello favorece el desarrollo óptimo de las mandíbulas, los

dientes y el paladar. También los estudios recientes demuestran que los bebés que se alimentan con el pecho tienen menos posibilidad de caries en la infancia que aquellos que no los criaron con el pecho.

También hay otros beneficios para la madre que da el pecho:

Es cómodo. No exige una planificación por adelantado ni un equipo apropiado; está siempre a punto (en el auto, en un avión, en medio de la noche) y a la temperatura correcta. Cada vez es mejor aceptado que una madre dé el pecho al hijo en público. Con un poco de discreción y una servilleta suficientemente grande, la madre y el hijo pueden comer en la misma mesa del restaurante. Cuando la madre y el hijo no van a estar juntos para una de las tomas (por ejemplo si la embarazada trabaja fuera de la casa), la leche puede ser extraída por adelantado y conservada en la nevera para ser utilizada en el momento oportuno.

Es económico. No requiere la compra de biberones, esterilizadores o leche en polvo; no se desperdician biberones medio vacíos ni botes de fórmula abiertos. También hay un ahorro en términos de los costos en la salud. Ya sea que la embarazada los pague o lo haga el asegurador, el tratamiento de las enfermedades adicionales que probablemente se darán más en los niños alimentados con leche de fórmula y el costo es bastante.

Rápida recuperación. Dar el pecho ayuda a que el útero regrese al tamaño anterior al embarazo, y reduce el flujo de los loquios (la pérdida vaginal sanguinolentas que se produce después del parto), lo que significa menos pérdida de sangre. La alimentación al pecho obliga a la nueva madre a tomar unas pausas de reposo, lo que es particularmente importante durante las seis semanas que siguen al parto.

Dar el pecho ayuda a adelgazar rápidamente. Si la mujer pone cuidado en consumir sólo las calorías suficientes para mantener el suministro de leche y la energía que necesita (véase página 406), y se asegura de que todas esas calorías provienen

---

6. Hay muchos estudios que sugieren que un gran número de enfermedades pueden ser menores en los niños alimentados al pecho, incluyendo la meningitis bacterial, botulismo, enterocolitis necrótica, síndrome de muerte súbita infantil (SIDS), diabetes, enfermedad de Crohn, colitis ulcerativa, linfoma y otras enfermedades digestivas crónicas.

**EL PECHO:
¿SEXUAL O PRÁCTICO?**

¿O puede ser ambos? Si la embarazada piensa en eso, el tener dos o más funciones en la vida no es poco común—aún cuando sus funciones sean muy diferentes, que requieran diferentes habilidades y diferentes actitudes (por ejemplo madre y amante). La embarazada puede ver las diferentes funciones del pecho—una sexual y otra práctica—de la misma forma: cada una es importante, ninguna es exclusiva. Si decide dar o no el pecho, tenga esto en mente.

---

de alimentos nutritivos, podrá servir todas las necesidades alimentarias del hijo al tiempo que recupera la propia figura.

Pospone el período. La lactancia suprime la ovulación y la menstruación, por lo menos hasta cierto punto. Aunque no se debería confiar en ello con vistas al control de la natalidad, puede retrasar la reaparición de los períodos de la mujer durante meses o por lo menos durante todo el tiempo que dé el pecho al hijo.

Fortalece los huesos. Amamantar puede mejorar la mineralización en sus huesos después del destete y reduce el riesgo de fracturas de cadera después de la menopausia, asumiendo que la embarazada toma suficiente calcio para llenar sus necesidades y los requerimientos para producir leche.

La reducción del riesgo de cáncer. Alimentar con el pecho al bebé reduce sus riesgos de cáncer en el futuro. El riesgo de contraer cáncer del seno en la menopausia y del útero es menor en las mujeres que dan el pecho a sus bebés.

Un gran beneficio y el mejor. La alimentación con el pecho une a la madre y al bebé, piel contra piel, ojos con ojos por lo menos de seis a ocho veces al día. La gratificación emocional, la intimidad, la comunidad de amor y placer, pueden ser muy especiales y plenas. También aumenta el

desarrollo cerebral del bebé. (Nota especial para las madres de mellizos: todas las ventajas de la lactancia materna de un solo bebé quedan en este caso multiplicadas por dos. Véase página 409 para una serie de consejos que facilitan el dar el pecho.)

Para obtener más información sobre la alimentación con el pecho, comuníquese con la oficina local de La Leche League o llame al (800) La Leche (525-3243). O comuníquese por medio de Internet en www.laleche.org.

¿POR QUÉ ALGUNAS PREFIEREN EL BIBERÓN?

Hay mujeres que eligen no dar el pecho al bebé. Y aunque las ventajas del biberón parecen ser muy pequeñas en comparación con las de la lactancia materna, pueden ser reales y convincentes para algunas mujeres.

La alimentación con biberón. Ésta permite que el padre comparta las responsabilidades y las ventajas de la crianza del bebé con mayor facilidad. (Aunque el padre de un bebé alimentado al pecho puede obtener los mismos beneficios, asumiendo que el bebé quiera tomarse un biberón, alimentándolo con un biberón de leche extraída de la madre e involucrándose en otras actividades del cuidado del bebé como bañarlo o dormirlo.)

Más libertad. La alimentación con biberón no ata a la madre. Ésta puede trabajar, sin preocuparse de tener que sacarse y guardar la leche, puede viajar varios días sin el bebé e incluso dormir toda la noche—siempre que alguna persona se ocupe de la obligación de alimentar al bebé. (Claro que estas opciones también están disponibles para las mamás que dan el pecho, quienes pueden extraer la leche o complementar con leche de fórmula).

La alimentación con biberón no interfiere en la vida sexual de la pareja. (A menos que el bebé se despierte con hambre en el momento menos oportuno.) En cambio, la lactancia materna sí puede interferir. En primer lugar, porque las hormonas de la lactancia pueden mantener seca la vagina, aunque los lubricantes pueden resolver el problema; y en segundo, porque la leche que sale de los senos puede resultarle desagradable a algunas parejas al hacer el amor. Para las parejas que alimentan al bebé con biberón, los senos pueden continuar siendo eróticos en lugar de ser utilitarios.

Menor compulsión dietética. La alimentación con biberón no dicta una dieta a la madre, que puede comer todo lo que se le antoje, todos los alimentos muy condimentados y toda la col que desee (aunque muchos bebés no objetan estos sabores en la leche materna, y algunos hasta los saborean), y que no tiene que limitar la ingestión de productos lácteos si el bebé no los tolera. La embarazada puede tomar un vaso de vino diariamente o un aperitivo y no tiene que preocuparse de los requerimientos nutricionales.

Menos verguenza para la tímida. La alimentación con biberón puede ser la preferida por una mujer que siente inhibición frente al propio cuerpo, que siente reparos ante un contacto tan íntimo con el bebé y ante la idea de darle el pecho en público, dar el pecho puede ser difícil de imaginar. Muchos de estos pensamientos desaparecen pronto. Muchas mujeres que deciden tratar de amamantar pronto lo ven como algo natural, incluso en los lugares más públicos.

Menos estrés. Algunas mujeres se sienten demasiado activas o demasiado impacientes para esta misión de dar el pecho. Si lo trataran de hacer, sin embargo, algunas sentirán (cuando ya pueden dar el pecho) como algo muy relajante y sorpresivamente fácil.

ELEGIR DAR EL PECHO

En la actualidad, para más y más mujeres la elección es fácil. Algunas saben que optarán por la lactancia natural en lugar del biberón incluso antes de decidirse a quedar en estado. Otras mujeres, que no concedieron demasiada atención al tema del embarazo, se deciden por la lactancia natural después de haberse

---

¿FUMAR Y DAR EL PECHO?

La nicotina se pasa a la leche materna, así que si fuma y quiere dar el pecho, lo mejor que puede hacer para la embarazada y el bebé es dejar de fumar. Si la embarazada no lo puede dejar (es difícil pero puede lograrse; vea la página 61), entonces todavía puede optar por dar el pecho, ya que protege al bebé hasta cierto punto de algunos peligros de los fumadores pasivos. Pero la embarazada puede más adelante reducir el riesgo de fumar con el bebé al:

◆ Disminuirlo y fumar menos cigarrillos.

◆ Fumar las marcas que contengan menos nicotina.

◆ Alimente al bebé por lo menos noventa y cinco minutos después del último cigarro, de modo que haya poco o nada de nicotina en la leche materna cuando el bebé comience a succionar.

◆ No fume cuando amamante; mejor aún nunca fume ante la presencia del hijo. (Fumar alrededor del hijo puede aumentar fuertemente el riesgo de los problemas respiratorios y el SIDS, síndrome de muerte súbita infantil.

---

informado sobre sus muchos beneficios. Algunas se debaten en la incertidumbre durante todo el embarazo e incluso el parto. Unas pocas, aunque convencidas de que dar el pecho al bebé no es lo suyo, no pueden eliminar el sentimiento de que deberían probarlo de todos modos.

Hay un buen consejo para todas las indecisas mujeres: vale la pena intentarlo; podría gustarle. Siempre pueden dejarlo si no les va bien, pero por lo menos habrán acallado aquellas dudas tan incómodas. Y sobre todo, tanto ellas como sus bebés se habrán aprovechado de las ventajas de la lactancia materna, aunque sólo sea por breve tiempo.

De todos modos, se debe intentar el proceso con buena fe. Las primeras semanas son siempre difíciles, incluso para las más adeptas a la lactancia materna, y es siempre un proceso de aprendizaje de los dos senos. Algunos expertos sugieren que es necesario todo 1 mes o incluso seis semanas de amamantar para que se establezca con éxito una relación de alimentación y para que la madre tenga tiempo de decidir si le gusta o no.

COMBINAR EL PECHO Y EL BIBERÓN

Algunas mujeres que escogen dar el pecho notan—que por alguna razón o por otra—no pueden o no quieren hacerlo exclusivamente. Tal vez dar el pecho exclusivamente no sea práctico en el contexto del estilo de vida (demasiados viajes de negocios fuera de casa o un trabajo que convierta en una pesadilla logística la extracción de la leche). Tal vez se compruebe que es muy difícil (padecen de múltiples infecciones del pecho o de carencia crónica de leche). Afortunadamente, ni la crianza al pecho ni con biberón son una propuesta de todo o nada—y para algunas mujeres, combinar los dos es un compromiso que funciona. Si la embarazada elige hacerlo en combo, piense que la embarazada necesitará esperar a que se acostumbre a dar el pecho (por lo menos dos o tres semanas, pero preferiblemente cinco o seis) antes de dar la leche de fórmula. Para obtener más información sobre la combinación del pecho y el biberón, entérese en *What to Expect the First Year.*

¿CUÁNDO NO SE PUEDE O NO SE DEBE DAR EL PECHO?

Desgraciadamente, la decisión de dar o no el pecho no se halla abierta para todas las nuevas madres. Algunas mujeres no pueden o no deben amamantar al recién nacido. Las razones de ello pueden ser emocionales o físicas, basarse en la salud de la madre o en la del bebé (en tal caso, la alimentación materna puede empezar más tarde), ser transitorias o a largo plazo. Los factores maternos más comunes que contribuyen a que el amamantamiento *pueda* ser *poco* aconsejable incluyen:

◆ Enfermedad grave o debilitante (como por ejemplo, dolencias cardíacas o renales, o anemia grave) o delgadez extrema. Sin embargo, algunas mujeres logran contrarrestar los obstáculos y amamantan a sus bebés.

◆ Infección grave, como por ejemplo tuberculosis (después de dos semanas de tratamiento, dar el pecho debería ser bueno); mientras tanto, se puede extraer la leche (desechar la leche) de modo que el abastecimiento se continúe cuando vuelva a amamantar.

◆ Enfermedades crónicas que exigen una medicación que pasa a la leche y que podría ser perjudicial para el bebé, como: antitiroideos, anticancerígenos o antihipertensores; litio, medicamentos tranquilizantes, sedantes. Si la madre toma cualquier tipo de medicación, deberá consultar al médico antes de empezar a dar el pecho al bebé. En algunos casos un cambio de medicamento o el espaciamiento de las dosis puede hacer posible dar el pecho.[7]

◆ La exposición a ciertos químicos tóxicos en el lugar de trabajo; verifique con OSHA (véase la página 77) para información más específica.

◆ El SIDA o VIH, que puede transmitirse por vía de los fluidos corporales, incluyendo la leche materna.

◆ Abuso de las drogas—incluido el uso de tranquilizantes, heroína, metadona, marihuana, cocaína; consumo intenso de cafeína o alcohol (un trago en ocasiones está bien).[8]

---

7. La necesidad temporal de una medicación, por ejemplo de penicilina, incluso en la época en que se debe empezar a dar el pecho, no tiene por qué eliminar totalmente las posibilidades de la lactancia materna. Es posible que se pueda empezar a alimentar al bebé con biberón de modo transitorio, extrayendo mientras tanto la leche del pecho para que éste continúe produciéndola, y pasar a la crianza al pecho tan pronto como se prescinda de la medicación.

8. Esté consciente de que cuando una madre ingiere alcohol, el bebé obtendrá menos leche y generalmente no dormirá muy bien. Para reducir estos problemas, evite dar de mamar durante por lo menos dos horas después de haber tomado una bebida alcohólica.

UN POCO DE APOYO SERÁ DE GRAN AYUDA

Solamente se necesitan dos para amamantar, pero con frecuencia se necesitan tres para llevarlo a cabo. Un estudio reciente demostró que cuando los padres dan el apoyo para amamantar, las madres probablemente tratan en un 96% del tiempo; cuando ellos son ambivalentes, únicamente el 26% tratan. Padres: ¡*Tomen nota!*

◆ Profunda aversión a la idea de criar un bebé al pecho. (Pero nuevamente, algunas mujeres que sienten esto, luego cambian de parecer cuando cargan a sus bebés y los colocan contra el pecho. Que hable con otras mujeres que también se sentían incómodas antes de empezar a amamantar al bebé.)

Algunas condiciones en el recién nacido pueden dificultar dar el pecho, pero no es (con el apoyo médico correcto) imposible. Estas incluyen:

◆ Un trastorno del tipo de la intolerancia a la lactosa o la fenilcetonuria (PKU), en cuyo caso no se puede tomar ni leche humana ni leche de vaca. En el caso de PKU, los niños pueden ser amamantados si también reciben leche de fórmula sin fenilcetonuria; con la intolerancia a la lactosa (lo cual es extremadamente raro en el nacimiento), la leche materna puede combinarse con lactosa para hacerla más digestible.

◆ Labio hendido y/o paladar hendido, u otras deformaciones de la boca que puedan dificultar el proceso de succión del bebé. Aunque el éxito de la crianza al pecho depende de alguna forma en el tipo de defecto, con ayuda especial, dar el pecho es usualmente posible.

Muy raramente, no hay contraindicaciones para amamantar, pero simplemente no funciona—no importa qué tanto se esfuerce la madre y el bebé en ello. La cantidad de leche no es adecuada, es posible que se deba a que no hay suficiente tejido glandular en el pecho.

Si la embarazada termina por no poder dar el pecho al bebé—aunque la embarazada lo deseara mucho—no hay razón para sentirse culpable o con sentimientos de insuficiencia ante la decepción. De hecho, es importante que no sea así, para evitar que esos sentimientos interfieran con el importante proceso de conocer y amar al bebé (un proceso que de ninguna manera deberá incluir dar el pecho). En el lugar, deje esos sentimientos por un lado, agarre el biberón (y al bebé), y lea lo siguiente.

DAR EL BIBERÓN CON AMOR

Aunque la crianza al pecho es una buena experiencia tanto para la madre como para el bebé, no hay ninguna razón para que la crianza con biberón no pueda serlo también. Millones de bebés sanos y felices han sido alimentados con biberón. Si la madre no puede, o no desea, dar el pecho al bebé, el peligro no reside en el biberón, sino en la posibilidad de que pueda comunicar al bebé cualquier sentimiento de culpabilidad o frustración que ella pueda sentir. La madre debe saber que, con un poco más de esfuerzo, el amor puede pasar de ella al bebé a través del biberón igual que a través del pecho. Cada una de las sesiones de biberón se debe convertir en un momento para acariciar y mimar al bebé, igual que sucedería si éste mamara (no se deje al bebé sólo con la botella en la cuna). Y cuando sea posible, se mantendrá un contacto piel a piel abriendo la blusa y dejando que el bebé descanse contra el pecho desnudo mientras se alimenta con la botella.

◆ ◆ ◆

El noveno mes

Aproximadamente de 36 a 40 semanas

Finalmente. El mes que la embarazada estaba esperando y por lo cual ha estado trabajando (y posiblemente preocupándose un poco) desde que el resultado de la prueba de embarazo salió positivo ha llegado al fin. Es probable que ella ya esté bien preparada (¡para cargar a ese bebé!, ¡verse los dedos de los pies otra vez!, ¡dormir boca abajo!) y no tan preparada del todo. Sin embargo, a pesar del aturdimiento por la actividad (más citas con el médico, las compras de la ropa del bebé, los proyectos para terminar en el trabajo, los colores de pintura que escoger para la habitación del bebé), podrá pensar que el noveno mes parece ser el mes más largo de todos. Excepto, por supuesto, si no da a luz en la fecha programada. En ese caso,¡qué pena!, es el décimo mes el más largo.

Qué se puede esperar en la visita de este mes

La embarazada pasará más tiempo que nunca en la clínica del doctor en este mes (provista de buena literatura en la sala de espera); la mujer acudirá semanalmente al médico. Estas consultas serán más interesantes—el médico calculará el tamaño del bebé y hasta podría aventurarse a predecir qué tan cerca está de la fecha para dar a luz. Tanto la frecuencia como la importancia de estas visitas le recordarán que se está acercando el día D. Por regla general, se puede esperar que el médico controle los siguientes puntos, aunque puede haber variaciones en función de las necesidades particulares de la embarazada y de las costumbres del médico:[1]

◆ Peso (el aumento de peso seguramente disminuirá o incluso cesará por completo).

◆ La presión sanguínea (puede ser ligeramente superior a la encontrada a mitad del embarazo).

◆ Orina, para detectar azúcar y albúmina.

1. Véase el Apéndice en la página 545 para una explicación de las intervenciones y exámenes realizados.

◆ Manos y pies, para detectar edema (hinchazón); piernas, para detectar venas varicosas.

◆ La cérvix (el cuello uterino) por examen interno, para detectar si las contracciones (angostura) y las dilataciones (apertura) han empezado, y para ver si hay sospechas de alguna infección.

◆ Altura del fondo del útero.

◆ Latido cardíaco del feto.

◆ Tamaño (se puede obtener una estimación aproximada del peso), presentación (de cabeza o de nalgas), posición del feto (¿mirando hacia atrás o hacia adelante?) y descenso (¿está ya encajado?) por medio del tacto (sentirlo con las manos)[2].

◆ Preguntas y problemas que la paciente desee discutir, particularmente los relacionados con el parto—es aconsejable llevar una lista. Incluya la frecuencia y duración de las contracciones de Braxton Hicks, que pueda haber sufrido la madre y otros síntomas que haya experimentado la futura madre, en especial los poco habituales.

La embarazada recibirá instrucciones del médico sobre cuándo llamar si cree que está dilatando, en qué momento debe dirigirse al hospital o centro de maternidad; si no fuera así, deberá preguntar.

Qué se puede sentir

Se pueden sentir todos estos síntomas en un momento u otro, o tan sólo unos pocos. Algunos pueden continuar desde el mes anterior, otros serán nuevos. Algunos apenas serán percibidos por la embarazada, porque ésta ya se habrá acostumbrado a ellos y/o porque son ocultados por síntomas nuevos y más excitantes que indican que el parto ya no está lejos.

SÍNTOMAS FÍSICOS:

◆ Cambios en la actividad fetal (más contorsiones y menos patadas, a medida que el útero resulta menos espacioso para el bebé).

◆ Flujo vaginal (leucorrea) más intenso y con mayor mucosidad, que puede presentar estrías rojas de sangre o ser de un tono pardo o rosado después del acto sexual o tras un examen de la pelvis, o según vaya dilatándose la cérvix.

◆ Estreñimiento.

◆ Acidez de estómago e indigestión, flatulencia e hinchamiento.

◆ Dolores de cabeza, mareos y desvanecimientos ocasionales.

◆ Congestión nasal y hemorragias nasales ocasionales; embotamiento de los oídos.

◆ Sangran las encías.

◆ Calambres en las piernas durante el sueño.

◆ Dolor de espalda y sensación de pesadez creciente.

◆ Molestias y dolor de las nalgas y la pelvis.

◆ Aumento del edema (hinchazón) de los tobillos y los pies, ocasionalmente de las manos y la cara.

◆ Picor en el abdomen, ombligo saltado.

◆ Venas varicosas en las piernas.

◆ Hemorroides.

---

2. Si esto no puede determinarse por medio de la palpación, el médico podrá ordenar un ultrasonido.

◆ Respiración más fácil desde que el bebé ha "bajado".

◆ Orinar más frecuente desde que el bebé ha "bajado", haciendo presión en la vejiga otra vez.

◆ Crecientes dificultades para dormir.

◆ Contracciones de Braxton Hicks más frecuentes e intensas (algunas pueden resultar dolorosas).

◆ Torpeza creciente y dificultad para moverse.

◆ Calostro que sale de los senos espontáneamente o a causa de una presión (aunque esta sustancia anterior a la leche puede no presentarse hasta después del parto).

◆ Cansancio o mucha energía, o períodos alternos de cada uno de estos estados.

◆ Aumento del apetito, o pérdida del apetito.

SÍNTOMAS EMOCIONALES:

◆ Más excitación, más ansiedad, más aprensión, más distracción.

◆ El alivio de haber llegado ya casi al final.

◆ Irritabilidad e hipersensibilidad (especialmente con las personas que preguntan: "¿Aún estás así?").

◆ Impaciencia e intranquilidad.

◆ Sueños y fantasías sobre el bebé.

UN VISTAZO AL INTERIOR

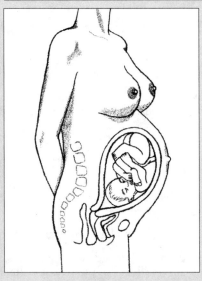

▲ *El útero está justo debajo de sus costillas ahora—y sus medidas ya no están cambiando tanto de semana en semana; la parte superior del útero tiene aproximadamente 38 a 40 centímetros desde la parte de arriba del hueso púbico. Poco a poco dejará de aumentar peso o ya sea que no aumente hasta llegar al día D. La piel del abdomen se ha estirado tanto como pueda imaginarlo y amaquéandose*

más que nunca, posiblemente porque el bebé ha bajado en anticipación a un parto inminente.

▼ *El bebé está por nacer. A la mitad de este mes, él o ella se considerará "a término" y listo para nacer. Durante el mes, el crecimiento continúa rápidamente, con cerca de 2 pulgadas y 2½ libras más; en el nacimiento la grasa corporal ha aumentado a un 15%. En este momento, el bebé ya no tiene mucho espacio para moverse, pero todavía es importante llevar un control de esos movimientos. La mayoría de los bebés han colocado la cabeza hacia abajo en el noveno mes; muchos bebés de primerizas "bajarán" a los huesos de la pelvis (lo que sirve como el puente de salida para el trabajo de parto y el alumbramiento) cerca de las 38 semanas. En el último mes, el cordón umbilical, que ahora mide más de 2 pies de largo y la placenta pesa más o menos 1½ libra.*

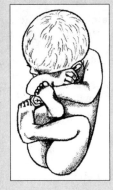

Qué puede preocupar

CAMBIOS EN LOS MOVIMIENTOS FETALES

"Mi bebé que solía dar unas patadas muy vigorosas, ahora ya no lo hace, sólo se retuerce."

Cuando la futura madre sintió por primera vez al bebé, hacia el cuarto o quinto mes de embarazo, el útero le ofrecía mucho espacio para sus movimientos acrobáticos y para sus patadas y puñetazos. Ahora, el útero le resulta bastante más angosto, y la gimnasia queda restringida. En esta "camisa de fuerza" que es ahora el útero, sólo le queda espacio para girarse, volverse y retorcerse. Y cuando la cabeza quede firmemente encajada en la pelvis, el bebé podrá moverse aún menos. En esta fase del embarazo, lo importante no es el tipo de movimientos fetales, sino el hecho de que la madre perciba cada día la actividad del bebé. En el caso de que no sienta ninguna actividad (véase abajo) o un aumento repentino de actividad muy aterrorizada, pregúntele al médico.

"Casi no he sentido las patadas del bebé en toda la tarde. ¿Debería alarmarme?"

Puede que el bebé esté echando una siesta (los fetos así como los recién nacidos tienen intervalos periódicos de sueño profundo), o que la mujer haya estado demasiado ocupada o activa para notar sus movimientos. Para estar más segura, comprobará la actividad de forma más seria, mediante el examen de la página 247. Es una buena idea repetir este examen un par de veces al día durante el último trimestre. Diez o más movimientos en cada prueba significan que el nivel de actividad del bebé es normal. Menos, sugieren que podría ser necesaria una evaluación médica para determinar la causa de esta inactividad—así que la gestante deberá llamar al médico de inmediato. Aunque un bebé que está relativamente inactivo en el vientre de la madre podría ser perfectamente sano, la inactividad a veces indica que existe sufrimiento fetal. El reconocimiento temprano de este trastorno a través de las pruebas de movimiento fetal y la intervención médica a menudo pueden prevenir serias consecuencias.

"He oído decir que los movimientos fetales se reducen a medida que se acerca el parto. Pero mi bebé parece estar más activo que nunca. ¿Significa esto que será hiperactivo?"

Antes del nacimiento resulta demasiado pronto para empezar a preocuparse sobre la hiperactividad. Los estudios demuestran que los fetos que se muestran muy activos en el seno materno no tienen más probabilidades que los fetos tranquilos de convertirse en niños hiperactivos, aunque puede muy bien que resulten ser niños muy activos.

Las investigaciones recientes contradicen también la idea de que, por término general, el feto se vuelve perezoso poco antes del parto. Hacia el final del embarazo se suele producir una disminución gradual de los movimientos (desde 25 a 40 movimientos por hora a las 30 semanas hasta 20 a 30 movimientos por hora a término), relacionada probablemente con el menor espacio disponible, la reducción de la cantidad de líquido amniótico y la mejor coordinación fetal. Pero a menos que controlen y cuenten los movimientos del bebé, muchas mujeres no llegan a notar una diferencia significativa.

FRECUENCIA URINARIA—OTRA VEZ

"Durante los últimos días, parece que estoy constantemente en el baño. ¿Es normal que esté orinando con tanta frecuencia ahora?"

Parece que nuevamente la visita una antigua amiga, la frecuencia urinaria. Aunque muchas mujeres orinan frecuentemente durante el embarazo, este molesto síntoma es más común y notorio cuando existe una presión en la vejiga. Esto sucede al principio del embarazo, cuando el útero todavía está bajo en la cavidad pélvica, y posteriormente, después de que el bebé ha encajado, colocándose en la pelvis en preparación para el nacimiento. Siempre que la frecuencia no esté acompañada por signos de infección (véase página 455), esto es completamente normal.

No intente evitar los líquidos para dejar de ir al baño y siempre vaya al baño en cuanto sienta la necesidad. Asegúrese de que cuando vaya al baño en la noche, el camino esté bien iluminado y libre de obstáculos, alfombras y otros objetos que la puedan hacer tropezar y que no camine con pantuflas o calcetines con los que pueda resbalarse.

INSTINTO DE ANIDAMIENTO

"He escuchado acerca del instinto de anidamiento. ¿En realidad eso es cierto?"

La necesidad de anidamiento puede ser tan real y poderosa como el instinto de algunos humanos comparado con el de nuestros amigos con plumaje y de cuatro patas. Si la embarazada alguna vez ha visto el nacimiento de cachorritos o gatitos, probablemente se habrá dado cuenta qué tan ansiosa se vuelve la madre antes de dar a luz, corriendo de un lado al otro como loca, furiosamente rompiendo papeles en una esquina y finalmente cuando ella siente que todo está en orden, instalándose en el lugar donde dará a luz. También muchas madres embarazadas experimentan esta necesidad incontrolable de preparar sus "nidos", justamente antes del alumbramiento. Para algunas es aguda, todo de repente, se convierte en algo muy importante limpiar el refrigerador y asegurarse de que hay papel higiénico para seis meses en la casa. Para otras, este arranque de mágica energía juega un papel dramático, algunas veces irracional y con frecuencia ocurrente (por lo menos para aquellos que la observan), limpiando cada grieta del dormitorio del bebé con un cepillo de dientes, reorganizando las cosas de los gabinetes de la cocina en orden alfabético, planchando todo lo que está arrugado o usado, o doblando y acomodando la ropa del bebé durante horas al final.

Aunque no se puede confiar en una predicción de cuándo comenzará el trabajo de parto, el anidamiento usualmente se intensifica cuando el gran acontecimiento se aproxima—tal vez como respuesta al incremento de adrenalina que circula en el sistema de la madre embarazada. Recuerde, sin embargo, que no todas las mujeres experimentan este instinto de anidamiento—y que aquellas que no lo experimentan son tan exitosas durante el parto y la crianza del bebé como las que sí lo experimenta. La necesidad de sentarse frente a la televisión durante las últimas semanas del embarazo es tan común como la necesidad de limpiar los armarios y muy comprensible.

Si la necesidad de anidamiento surge, asegúrese de que está controlada por el sentido común. Evite esa necesidad abrumadora de pintar el dormitorio del bebé usted misma, deje que alguien más se suba en la escalera con la cubeta y el rodillo mientras usted observa alejada. No deje que la limpieza excesiva de la casa la agote—pues necesitará reservas de energía tanto para el parto como para el nuevo bebé. Lo más importante es que recuerde sus limitaciones. A pesar de que la embarazada puede compartir este instinto de anidamiento con los miembros del reino animal, la embarazada todavía es tan solo un humano, y la embarazada no puede esperar a lograr hacerlo todo antes de que ese pedacito de felicidad llegue al nido.

SANGRAR O MANCHAR

"Inmediatamente después de que mi marido y yo hicimos el amor esta mañana, empecé a sangrar. ¿Significa esto que el parto ha empezado o que algún tipo de peligro amenaza al bebé?"

Cualquier síntoma nuevo que aparece en el noveno mes hace surgir inmediatamente una de estas dos preguntas—o las dos: "¿Ha llegado ya el momento?" "¿Algo va mal?" La sangre y las manchas son dos de estos acontecimientos que

ESCOGER AL PEDIATRA

Escoger al pediatra (o médico de la familia) es una de las decisiones más importantes que la embarazada tiene que hacer como padre de familia y no debería esperar a convertirse en un padre para hacerlo. Tome en cuenta sus posibilidades y haga la elección ahora, antes de que el bebé comience a llorar a las 3 a.m., esto le asegurará la transición a la paternidad de forma más fácil. También le permitirá tomar una decisión más acertada.

Si la embarazada no está segura cómo empezar la búsqueda, pregúntele al médico (en el caso de que la embarazada esté contenta con él o ella) o a sus amigos, vecinos o compañeros de trabajo que tienen hijos pequeños para que le recomienden un buen pediatra. O comuníquese al hospital o centro de maternidad donde dará a luz (la embarazada puede llamar a la sección de partos o de pediatría o preguntarle a una enfermera de turno para que le sugiera; nadie tiene una mejor imagen de los médicos que la que tienen las enfermeras).

Por supuesto, si la embarazada tiene un plan de seguro médico, esto le limita la elección, la embarazada tendrá que escogerlo de una lista.

Una vez que haya tomado en cuenta sus posibilidades entre dos o tres, llame al consultorio; la mayoría de los pediatras o médicos de familia lo solicitan. Lleve una lista de preguntas sobre los aspectos que son importantes para usted, tal como las políticas de práctica médica (por ejemplo, si hay horas de consulta para los padres nerviosos o de cuándo puede esperar que le devuelvan las llamadas), apoyo para la crianza del pecho, circuncisión, el uso de antibióticos, si los médicos atienden todas las consulta o una enfermera médica especializada. También es importante saber: ¿Está el médico certificado por un colegio o asociación? ¿A qué hospital está afiliado el médico? ¿Se encargará él o ella de atender al recién nacido en el hospital? Para saber qué otras preguntas hacer o aspectos que debe tomar en cuenta, infórmese en *What to Expect the First Year.*

---

provocan ansiedad. Lo qué indican depende del tipo de hemorragia y de las circunstancias que la rodean.

Una mucosidad teñida de rosa o con un veteado rojo, que aparece inmediatamente después del coito o de un examen vaginal, o una mucosidad teñida de color café que aparece unas 48 horas después, son probablemente sólo el resultado de que el cuello uterino sensible ha sido magullado o manipulado. Se trata de un signo normal y no peligroso—aunque se deberá informar sobre esto al médico. Es posible que éste aconseje a la pareja que se abstenga de las relaciones sexuales hasta el parto.

La pérdida de sangre roja y brillante, o la aparición persistente de manchas podrían tener origen en la placenta y requieren un examen médico inmediato. La embarazada deberá llamar al médico inmediatamente. En caso de que no pueda localizarle, deberá trasladarse al hospital.

Una mucosidad teñida de rosa o de color café, o una mucosidad sanguinolenta, acompañada de contracciones u otros síntomas de parto inminente (véase

el capítulo dedicado al preparto, Parto falso y parto verdadero, página 336), ya sea después de mantener relaciones sexuales o no, podrá señalar que se está iniciando el período de dilatación. Se deberá llamar al médico.

ROTURA DE LAS MEMBRANAS EN PÚBLICO

"Vivo con el temor de romper la 'bolsa de agua' en público."

Esta mujer no está sola con sus temores. La idea de que la "bolsa de las aguas" se rompa en un autobús lleno de gente o en un supermercado atestado o en el trabajo resulta tan humillante para la mayoría de las mujeres embarazadas, como la de perder en público el control sobre la vejiga de la orina. Se sabe del caso de una mujer que estaba tan obsesionada que llegó a llevar consigo siempre un pote con pepinillos en remojo, para poder dejarlo caer al suelo cuando sintiera los primeros indicios de salida del líquido amniótico. (Lo siento, estos pepinillos traen mucha agua.)

Pero antes de empezar a buscar en la despensa un pote de pepinillos, la embarazada debe recordar dos cosas. En primer lugar, la ruptura de las membranas antes de que empiece el parto es poco frecuente—ocurre en menos del 15% de los embarazos. Y si llegan a romperse, el flujo de líquido amniótico no suele ser mucho, a menos que la futura madre se halle en posición tendida (cosa que no suele hacer en público). Cuando la mujer anda o está sentada, la cabeza del feto tiende a bloquear la salida del útero igual que el tapón de una botella de vino.

Y en segundo lugar, si las membranas se rompen y el líquido amniótico sale bruscamente, las personas que se hallen cerca de la embarazada no la señalarán con el dedo, ni sacudirán enfadadas la cabeza ni—lo peor de todo—se reirán. En lugar de ello, (como la embarazada lo haría si ella fuera la expectadora) le ofrecerán ayuda o bien la ignorarán discretamente. La embarazada debe tener en cuenta, después de todo, que nadie dejará de comprender que se encuentra embarazada ni confundirá el líquido amniótico por otra cosa.

Algunas mujeres que rompen la "bolsa de agua" antes de la dilatación nunca experimentan la salida precipitada del líquido amniótico cuando las membranas se rompen—en parte debido al efecto de corcho, en parte debido a que no existen contracciones que hagan salir el líquido. Todo lo que estas mujeres notan es un goteo constante e intermitente.

El uso de una compresa higiénica (o incluso un pañal de incontinencia si está demasiado preocupada) durante las últimas semanas puede proporcionar una sensación de seguridad, además de un sentimiento más agradable a medida que aumenta la leucorrea. También puede colocar toallas gruesas, un cobertor plástico o una manta desechable del hospital debajo de sus sábanas durante las últimas semanas, por si acaso se rompe la "bolsa de agua" a media noche. Se han arruinado muchos colchones por el líquido amniótico.

ALIGERAMIENTO Y ENCAJAMIENTO

"Ya he pasado de las 38 semanas y el bebé aún no se ha encajado. ¿Significa esto que el parto se retrasará?"

"El encajamiento" (o aligeramiento) es el descenso del feto hacia la cavidad pélvica. Encajamiento ocurre cuando el feto baja a la cavidad pélvica. En los primeros embarazos, suele producirse entre dos y cuatro semanas antes del parto. En las mujeres que ya han tenido bebés, rara vez se produce antes de que empiece el parto. Pero como sucede con casi todos los aspectos del embarazo, también aquí la excepción a la regla es la regla. Una madre primeriza puede experimentar el encajamiento cuatro semanas antes de la salida de cuentas y dar a luz con dos semanas de "retraso" o bien puede ir de parto sin haber sufrido el descenso del feto.

Con frecuencia, el aligeramiento es muy patente. La embarazada nota que la voluminosa barriga parece haber descendido y haberse inclinado hacia adelante. Las consecuencias felices son debido a que la presión hacia arriba del útero sobre el diafragma se alivia, es más fácil respirar hondo y, con el estómago menos apretado, resulta más cómodo tomar una comida completa. Estas ventajas se ven oscurecidas por la incomodidad de la presión sobre la vejiga, las articulaciones de la pelvis y la zona perineal; lo que da lugar a unas ganas de orinar más frecuente, a una movilidad más dificultosa, a una sensación de mayor presión perineal y, a veces, a dolores. La embarazada puede experimentar unas punzadas agudas cuando la cabeza del feto presiona sobre la base de la pelvis. Algunas mujeres notan cuando la cabeza del bebé gira en la pelvis. Y es frecuente que, una vez producido el aligeramiento, la embarazada se sienta desequilibrada, ya que el centro de gravedad ha vuelto a desplazarse.

Pero también es muy posible que el encajamiento se produzca sin que la mujer se dé cuenta de ello. Si, por ejemplo, la barriga ya era del tipo bajo, es posible que la forma del abdomen no varíe notablemente

PREPÁRESE

En estos días, educarse y aprender sobre el nacimiento es la mejor forma de prepararse para esta gran experiencia. Así que por todos los medios asegúrese de que la embarazada y el acompañante estén bien instruidos como puedan: lean el siguiente capítulo junto con cualquier otro material que puedan conseguir sobre el parto y el alumbramiento, miren videos, tomen una clase sobre el parto juntos. Prepárense para todos los aspectos tanto prácticos como estéticos, y planifiquen también el entretenimiento. Consideren por ejemplo, si les interesa que el nacimiento se grabe en una cinta magnetofónica (preferiblemente que lo haga otra persona, de modo que el acompañante no se distraiga del papel principal) o ¿serán suficientes algunas fotografías? ¿Le relajará la música cuando más lo necesita, o prefiere el silencio y la calma? ¿Qué es lo que más le distraerá entre cada contracción?, ¿jugar un juego de cartas, revisar el correo en la computadora portátil, ver sus programas favoritas en la televisión? (Por supuesto, también prepárese para la posibilidad de que una vez hayan comenzado esas contracciones, la embarazada puede tener un poco de paciencia para distraerse). No olvide incluir los materiales que necesitará para las actividades que ha planificado (incluyendo la película para la cámara) en la valija que llevará al hospital o centro de maternidad (véase página 330).

con el aligeramiento. O si la mujer no experimentó nunca dificultades respiratorias o tomando una comida abundante, es probable que no note ningún cambio significativo en el estado.

El médico se llevará por dos indicadores básicos para determinar si la cabeza del bebé está encajada: Primero, el examen interno, se siente la parte que se presenta primero; segundo, al palpar generalmente la cabeza del feto, se halla introducida en la parte superior de los huesos pelvianos no meas flotando libremente. El médico confiará en dos indicaciones básicas para determinar si la cabeza del bebé está encajada: en el examen interno, la parte que se presenta primero se nota en la pelvis; al palpar externamente la cabeza del feto, se nota que está fija, que ya no "flota".

Como ha progresado la parte de presentación, se mide en "estaciones o planos" cada uno de un centímetro de largo. Un bebé completamente encajado se dice que esta a "cero" plano (ó 0)—cuando la cabeza está al nivel del hueso prominente de cada lado de la pelvis. El bebé que ha empezado a descender puede estar al 4 ó 5 plano. Una vez el parto empieza, la cabeza continúa hacia la caída externa pasando 0 a +1, +2 y sigue así hasta que empieza a "coronar" en la salida a +5. Aunque una mujer que empieza el parto a "0" plano, con la presentación encajada tiene probablemente menos trabajo por delante que la que empieza con la cabeza libre a 3, esto no es invariablemente cierto, ya que la altura de la presentación no es el único factor que influye sobre el progreso del parto.

Aunque el encajamiento de la cabeza del feto sugiere que el bebé podrá pasar probablemente a través de la pelvis sin dificultades no se garantiza, por lo contrario esto no quiere decir que el feto que aún está flotando cuando empieza el parto vaya a plantear necesariamente dificultades. Y de hecho, la mayoría de los fetos que aún no se han encajado cuando empieza la dilatación pasan a través de la pelvis suavemente. Ello es particularmente cierto en las mujeres que ya han tenido bebé.

AL MOMENTO DEL PARTO

"¿Acabo de tener un examen y el médico dice que probablemente voy a empezar la dilatación pronto. ¿Puede el médico predecir con exactitud el tiempo que me falta aún para que empiece el parto?"

El médico puede predecir cuándo dará a luz, sin embargo no hay certeza alguna. Existen indicios de que un parto empezará pronto, indicios que el médico empieza a buscar en el noveno mes, ya sea palpando el abdomen y haciendo un examen interno. ¿Se ha producido el encajamiento? ¿Qué plano de la pelvis ha alcanzado la parte de presentación del bebé? ¿Han empezado ya el borramiento (adelgazamiento del cuello uterino) y la dilatación (apertura del cuello uterino)? ¿Ha empezado la cérvix a suavizarse y moverse al frente de la vagina? (otro indicador de que el parto se acerca) o ¿está todavía firme y colocada atrás?

Pero "pronto" puede significar dentro de 1 hora o de tres o más semanas. Pregúntesele a la mujer cuya euforia al decirle el médico que "iría de parto aquella misma tarde" se convierte en depresión a medida que las semanas de embarazo continúan pasando sin que se presente ni una contracción. O las mujeres que, tras oír un pronóstico de este tipo, han salido de la consulta y han llegado a la casa resignadas a pasar otro largo mes de embarazo, sólo para dar a luz al bebé a la mañana siguiente. El hecho es que el encajamiento, el borramiento y la dilatación se pueden producir de modo gradual a lo largo de un período de semanas o incluso de un mes o más en algunas mujeres y en una noche en otras. Por eso los signos no se pueden usar para determinar el comienzo del parto con exactitud.

Si es importante tener una idea más exacta de cuándo dará a luz (por ejemplo, si la embarazada se pasó de la fecha probable), deberá hacerse una evaluación más formal sobre la exactitud para dar a luz. Una evaluación combina el punteo Bishop, el cual incluye el grado de dilatación cervical y de borramiento (cada uno evaluado de 0–3), la etapa que la parte de presentación ha alcanzado (0–3), y la textura cervical y posición (cada una evaluada de 0–2) con la medida de longitud cervical. Cuando el Bishop está en 6 ó más y la longitud cervical es de 26 mm. o menos , las posibilidades son buenas de que el parto espontáneo empiece en siete días. O el doctor puede revisar una sustancia llamada "fibronectina fetal" (FFN, según las siglas en inglés) en sus secreciones cérvico vaginales (a través del examen FFN, el cual es muy costoso y no tan confiable, usualmente se aplica en las mujeres que tienen riesgo de un parto prematuro). La presencia del FFN usualmente indica un alumbramiento inminente. Pero nuevamente le recordamos que no hay garantías.

Entonces, prepare sus bolsas, pero no encienda el motor del carro. Por consiguiente, como todas las mujeres embarazadas de todos los tiempos, es necesario tener paciencia y esperar, sabiendo de

¿INDUCIR EL PARTO POR SÍ MISMA?

Parece que algunas cosas deben dejársele a la naturaleza, o por lo menos a personal médico calificado. Existen muchas técnicas para inducir el parto que la misma persona puede practicar, pero la mayoría no son efectivas, tienen inconvenientes o ambas cosas. Por ejemplo, la estimulación de los pezones parecía funcionar en un estudio. Un estudio ha demostrado que las mujeres que a partir de la semana 39 estimulan sus pezones durante tres horas o más al día es menos probable que tengan un retraso en la fecha del parto (y cuando lo hacían por 21 ó más horas de estimulación al pezón no dejaba tiempo para disfrutar la vida). El problema estriba en que esta técnica no sólo requiere mucho tiempo y energías, sino que si no se cuenta con una supervisión médica cuidadosa, puede ser peligrosa. Puede producir

contracciones muy fuertes (mucho más que la oxitocina), que podrían producir problemas. Así que no debemos ensayar esta técnica a menos que el médico lo recomiende.

Otras técnicas para llevar a cabo el trabajo de parto que la embarazada puede haber escuchado, pero no se han comprobado que tengan éxito; éstas incluyen: relaciones sexuales (puede ser que le funcione o no, pero por lo menos se divertirá probando); caminar mucho (siempre y cuando el médico no le haya prohibido las actividades); té de hojas de frambuesa (no utilice esto antes de la fecha probable, ya que puede provocarle contracciones anticipadas); una dosis única de aceite de castor (nuevamente, pregúntele al médico; muchas mujeres dicen que simplemente produce calambres intestinales y no contracciones).

ALGUNA FORMA DE ASEGURARSE SOBRE EL RESULTADO DEL EXAMEN DE COMPROBACIÓN

Se han hecho grandes avances en el campo de los exámenes fetales. Hoy día, los doctores tienen en la punta de los dedos numerosos procesos que pueden ayudarles a determinar cómo está un bebé en el útero. Si bien es cierto que también así como evoluciona la ciencia, no se ha perfeccionado aún. Y en muchos casos está lejos de llegar a la perfección. Mientras que los falsos negativos (un resultado que indica que todo está bien cuando realmente no lo está) es casi inusual en estos exámenes, los falsos positivos (un resultado que indica un problema, cuando no lo hay) son muy comunes. En otras palabras, mientras un buen resultado de examen es casi un signo verdadero de que un bebé está bien, un resultado de examen deficiente no es automáticamente un signo de que un bebé esté teniendo problemas. Los resultados deficientes de cualquier de los exámenes disponibles deben controlarse por medio de uno o más exámenes para comprobar si existe sufrimiento fetal.

Debido a que son comunes los falsos positivos—y porque puede diagnosticarse erróneamente el sufrimiento fetal, llevando a una operación innecesaria (tal como el parto con cirugía de un bebé que pudo haber dado a luz por vía vaginal)-la comunidad de médicos se ha tomado la tarea de calificar los resultados deficientes, que anteriormente se calificaban automáticamente como "sufrimiento fetal", como "no comprobados". Un resultado de examen no comprobado no descalifica el sufrimiento fetal, pero definitivamente tampoco lo diagnostica. Lo cual significa que los "no comprobados" no son realmente tan no comprobados como se oyen.

---

cierto únicamente que el día o la noche, llegará en algún momento.

EL BEBÉ RETRASADO

"Llevo una semana de retraso. ¿Es posible que no llegue a estar de parto sin inducción del mismo?"

La fecha mágica está marcada con un círculo rojo en el calendario; cada uno de los días de las 40 semanas que la precede es tachado con gran ilusión. Y luego, finalmente, llega el gran día, pero en aproximadamente la mitad de los embarazos el que no llega es el bebé. La ilusión se convierte en desaliento. El cochecito y la cuna para el bebé quedan vacíos un día más. Y luego una semana más. Y luego, en el 10% de los embarazos, dos semanas más. ¿Es que no terminará nunca el embarazo?

Aunque las mujeres que han llegado a las 42 semanas pueden no creerlo, en toda la historia no se ha registrado ningún caso de embarazo que continuará para siempre—ni tan sólo cuando aún no se había inventado la inducción del parto. (Es cierto que, de vez en cuando, un embarazo continúa hasta las 44 semanas o un poco más, pero en la actualidad, la mayor parte de los partos son inducidos antes de que el embarazo vaya más allá de las 42 semanas.)

Los estudios demuestran que aproximadamente un 70% de los embarazos aparentemente demasiado largos no lo son en absoluto. Se cree que el parto se ha retrasado debido a errores en el cálculo de la fecha de la concepción, generalmente gracias a la irregularidad de ovulación o a que la inseguridad de la fecha de la última menstruación era incorrecta. Y de hecho, cuando se usan los ultrasonidos para confirmar la fecha del nacimiento, la cantidad de diagnósticos de embarazos demasiado largos desciende espectacularmente desde el porcentaje estimado hace tiempo del 10% a un 2% aproximádamente.

Cuando una mujer embarazada se halla en postérmino (técnicamente 42 semanas o más, aunque algunos médicos toman cartas en el asunto antes de este plazo), el médico estudia la situación, considerando dos factores principales: primero, ¿es correcto el cálculo de la fecha de término? El médico puede estar razonablemente seguro de la exactitud de este cálculo si la fecha correspondió

¿CÓMO LE VA AL BEBÉ?

Cada día los médicos van descubriendo nuevas formas de determinar qué suerte está corriendo el feto en el interior del útero. Estas pruebas pueden llevarse a cabo durante las semanas 41 ó 42 cuando se cree que el bebé lleva retraso o está temprano en el embarazo (después de las 26 semanas en cualquier momento). Los exámenes pueden repetirse periódicamente cuando el problema que lo originó inicialmente persista. Algunos exámenes también pueden hacerse durante el parto, según sea necesario.

Los exámenes prenatales más comunes sobre la condición del feto son:

Valoración en casa del movimiento fetal. El registro por parte de la madre de los movimientos fetales (véase página 247), aunque no constituye un procedimiento infalible, puede suministrar algunas indicaciones sobre las condiciones del bebé y puede utilizarse para detectar posibles problemas. Diez movimientos en un período de 2 horas es usualmente lo más seguro. Si la madre no detecta una actividad normal, se llevarán a cabo otros exámenes.

La prueba de no estrés (TNE). La madre es conectada al monitor fetal tal como lo estaría si estuviera dilatando, con lo que se puede observar la respuesta del corazón fetal a los movimientos fetales. Si durante este examen, el ritmo cardíaco no reacciona a los movimientos o el bebé no se mueve en absoluto, o si se descubre cualquier otra anormalidad, el resultado es considerado no seguro (lo que no quiere decir que es que el feto está en distrés, sólo necesita más evaluación). Un inconveniente del TNE y de la monitorización electrónica fetal es que la exactitud de la prueba depende de la habilidad de la persona que la interpreta. (Nota: Si la mujer embarazada ha fumado recientemente, los resultados pueden distorsionarse).

Estimulación acústica del feto (EAF) o estimulación vibroacústica. Este examen de no–estrés en el cual un instrumento que produce sonido y vibración se coloca en el abdomen de la madre y evalúa la reacción del feto a los sonidos o vibraciones, y se ha comprobado que es más exacto que los exámenes de no–estrés tradicionales y es útil para evaluar los resultados de otros exámenes.

El examen del estrés de las contracciones o examen de desafío de la oxitocina (TDO). Si el examen no–estrés es dudoso el médico podrá ordenar una prueba de estrés. Esta prueba que se hace en el hospital, examina como el bebé responde al estrés de las contracciones

durante todo el embarazo con la altura del fondo uterino (el tope de útero) y con el tamaño de la matriz y si también coincidieron con este cálculo el momento de los primeros movimientos fetales percibidos por la madre y de los primeros latidos del corazón del feto detectados por el médico. Las sonografías o los análisis sanguíneos para detectar los niveles de GCh llevados a cabo en los inicios del embarazo pueden revisarse para confirmar la fecha correcta.

El segundo factor que se suele considerar es si el feto sigue progresando. Muchos bebés continúan creciendo y desarrollándose hasta bien entrado el décimo mes (aunque esto puede plantear un problema si el bebé llega a ser demasiado grande para pasar fácilmente por la pelvis materna). Algunas veces, no obstante, el que una vez fue el medio ambiente uterino ideal empieza a deteriorarse cuando ya se pasó la fecha. La placenta, que va envejeciendo, no suministra la nutrición y el oxígeno adecuados, y la producción de líquido amniótico disminuye, reduciendo peligrosamente los niveles de fluido del útero. En este caso, se hace difícil que el feto continúe estando en buenas condiciones.

Los bebés nacidos después de pasar algún tiempo en un medio ambiente de este tipo se denominan hipermaduros. Están delgados y arrugados, tienen la piel seca, cuarteada, laxa y que se pela, y han perdido el barniz caseoso común en los recién nacidos a término. Al ser "mayores" que otros recién nacidos, tienen las uñas más largas y el pelo más abundante, y a menudo tienen los ojos abiertos y están alerta. Los que han estado más tiempo en un útero que se está deteriorando pueden tener la piel y el cordón umbilical manchados de un tono verdoso uterinas para tener una idea de como el bebé responderá al parto completo. Se trata de una prueba utilizada para evaluar la respuesta del bebé a las contracciones uterinas. En este examen, algo más complejo y largo (pueden precisarse hasta tres horas), la madre es conectada a un monitor fetal. Si las contracciones no son lo bastante frecuentes por sí mismas, son aumentadas por vía intravenosa con oxitocina, o estimulando los pezones de la madre (con toallas calientes y, si fuera necesario, manualmente, por parte de la gestante). La respuesta fetal a las contracciones indica las probables condiciones del feto y de la placenta. Esta simulación aproximada de las condiciones de la dilatación permite predecir si el feto puede permanecer aún en el útero o no, o si, en caso necesario, se podrá enfrentar a las grandes demandas de la verdadera dilatación. (Esta prueba no es buena para personas con parto prematuro o a riesgo del mismo, los que se les rompió el saco, los que han tenido cirugía en el útero, la clásica incisión hecha en una cesárea, y las que han sido diagnosticados con placenta previa).

Perfil biofísico (PBF). El PBF se obtiene mediante ultrasonidos, la evaluación de los movimientos y respiración fetales, y la cantidad de líquido amniótico. Si estos tres son los adecuados, probablemente el bebé estará bien. Si se combina con un control del latido cardíaco fetal, el PBF proporciona una imagen muy adecuada de las condiciones del bebé.

Perfil biofísico "modificado". El perfil biofísico modificado es una combinación del examen de no estrés con la evaluación de la cantidad del líquido amniótico. Un nivel bajo del líquido amniótico podría indicar que el feto no está produciendo suficiente orina y que la placenta podría no estar funcionando bien. Si el feto reacciona adecuadamente al examen de no estrés y los niveles del líquido amniótico son adecuados, esto proporciona una valoración muy exacta del bienestar del bebé.

Velocímetro Doppler de la arteria umbilical. Este examen de ultrasonido no invasivo, mira el flujo de sangre a través de la arteria umbilical. Una ausencia débil o un flujo invertido indica que el feto no está obteniendo el alimento adecuado y que probablemente no está creciendo bien.

Otros exámenes sobre el bienestar fetal. Éstos incluyen: sonografías en serie para documentarse sobre el crecimiento fetal; muestreo de líquido amniótico (por amniocentesis); electrocardiografía fetal (para saber el estado del corazón fetal; estimulación del cuero cabelludo fetal (que comprueba la reacción fetal a la presión o a un pellizco en el cuero cabelludo).

(meconio). Los que han pasado un período de tiempo máximo en el útero tienen un tinte amarillento.

Debido a que generalmente son más grandes que los bebés de 40 semanas, poseen una mayor circunferencia cefálica, y a que pueden estar sufriendo un suministro de oxígeno y nutrición deficientes o pueden haber aspirado meconio, los bebés hipermaduros tienen más posibilidades de tener un parto difícil y de nacer por cesárea. Puede que también precisen cuidados especiales en la sección de cuidados neonatales intensivos durante un corto período de tiempo. Sin embargo, los bebés nacidos a las 42 semanas tras un embarazo sin complicaciones no tienen un mayor riesgo de presentar problemas permanentes que los bebés nacidos a las 40 semanas.

Cuando se ha determinado con certeza que un embarazo pasa de las 41 semanas, y al examinar el cuello uterino se ve que está maduro (blando y listo para dilatar), muchos médicos toman la decisión de inducir la dilatación (véase página 342). También se inducirá el parto o se practicará una cesárea, tanto si el cérvix está maduro como si no, si complicaciones tales como la hipertensión o la diabetes amenazan a la madre, o si el teñido por meconio, la posibilidad de un crecimiento inadecuado u otros problemas amenazan al feto. Si el cérvix no está maduro, puede que el facultativo intente que madure administrando antes un fármaco, tal como la prostaglandina E-2.

O él o ella pueden elegir esperar un poco más, haciendo uno o más exámenes (véase la casilla más arriba) para ver si el feto está todavía bien en el útero y repitiendo estos exámenes una o dos veces a la semana hasta que el trabajo de parto comience.

QUÉ SE DEBE LLEVAR AL HOSPITAL
O CENTRO DE NACIMIENTOS

A pesar de que la embarazada puede presentarse al hospital simplemente con la barriga y la tarjeta del seguro, llegar al hospital o centro de maternidad sin exceso de equipaje probablemente no sea la mejor idea. Empaque la valija con anticipación (de modo que no tenga que regresar a casa por el CD favorito, cuando las contracciones las tenga cada cinco minutos) con tantos artículos (o ya sean pocos) de lo que a continuación le sugerimos:

Para la Sala de Dilatación o de Parto:

◆ Este libro; el *What to Expect Pregnancy Organizer,* que tiene suficiente espacio para las anotaciones del parto y alumbramiento. Un lapicero y un cuaderno de notas también pueden ser útiles para anotar las preguntas y respuestas sobre los procedimiento y sobre la condición y las instrucciones del bebé para cuando se vaya a casa; y los nombres de las miembros del equipo que la han atendido.

◆ Varias copias del plan de alumbramiento (véase página 278) para que los asistentes sepan sus preferencias.

◆ Un reloj con segundero para contar las contracciones.

◆ Una radio, CD o un radiocasete con las cintas preferidas, si la música le resulta relajante o tranquilizante a la futura madre.

◆ Una máquina fotográfica, una cinta magnetofónica y/o un equipo de video, si la embarazada no se fía de la memoria para captar totalmente el acontecimiento (y si las normas del hospital permiten la grabación de los nacimientos).

◆ Una baraja de naipes, un rompecabezas, computadora portatil, un video juego electrónico, libros (incluidos los libros sobre los nombres para el bebé en caso de que se haya dejado esta decisión para el último momento) y otras distracciones.

◆ Aceites, lociones o cualquier otro producto con que la embarazada guste de darse masaje.

◆ Una pelota de tenis o un rodillo de plástico para un buen masaje de la espalda para el caso de que el dolor en esta zona sea intenso.

◆ La propia almohada, para sentirse más cómoda durante y después del parto.

◆ Caramelos sin azúcar para mantener la boca húmeda (aunque se suelen recomendar los caramelos con azúcar, éstos sólo consiguen producir más sed en la parturienta).

◆ Un cepillo de dientes, pasta de dientes y enjuague bucal (la embarazada puede sentir desesperada ante la necesidad de refrescarse luego de ocho horas o más).

◆ Calcetines gruesos para el caso de que los pies se enfríen.

◆ Pantuflas cómodas que tengan suela antideslizante, en caso de que desee caminar durante el trabajo de parto y luego también puede dar unos pasos en los pasillos, entre las comidas del bebé.

◆ Un cepillo para el cabello, si el hecho de que le cepillen el pelo le resulta reconfortante a la madre o sencillamente desea evitar los enredos de cabello posteriores al parto.

◆ Algún gancho, sujetador o diadema si el cabello es largo, para quitarlo de la cara y que no se enrede.

Algunos médicos esperarán hasta las 42 semanas o incluso algo más antes de decidirse a engañar a la Madre Naturaleza—asumiendo que el feto continúe dando buenos resultados en los exámenes y que la embarazada continúe bien. Si en algún momento los resultados de las pruebas indican una insuficiencia placentaria o unos niveles inadecuados de líquido amniótico, o si existen otros signos de que el bebé o la madre están en problemas, el facultativo entrará en acción y, dependiendo de la situación, inducirá el parto o llevará a cabo una cesárea. Afortunadamente para las ansiosas futuras mamás, se permite que pocos embarazos vayan más allá de las 42 semanas confirmadas.

A veces se recomiendan un par de formas de reducir las posibilidades de dar a luz con retraso, pero ambas tienen sus

◆ Un bocadillo para el futuro papá para que no la deje por ir a buscar algo para comer.

◆ Una botella de champaña, envuelta y con una etiqueta con el nombre de la madre, para celebrar el acontecimiento (el acompañante le puede pedir a la enfermera que la guarde en la nevera), aunque según la hora en que se produzca el parto, es posible que la pareja prefiera brindar con jugo de naranja.

Para después del parto:

◆ Una bata y/o camisones, en caso de que la madre prefiera llevar ropa propia en lugar de la del hospital. Asegúrese de que se pueda abrochar por delante para dar de mamar. De todos modos, se debe pensar que si bien un camisón bonito puede ayudar a levantar los ánimos, también es posible que quede manchado de sangre. Lo mismo se puede decir de las batas y albornoces. Un buen compromiso podría ser la mañanita preferida de la embarazada, para llevarla sobre el camisón del hospital.

◆ Artículos de tocador, incluidos el champú, el cepillo y la pasta de dientes, una loción (la piel puede secarse a causa de la pérdida de líquidos), una pastilla de jabón en una cajita apropiada, el desodorante, el cepillo para el cabello, un espejo de mano, maquillaje y cualquier otro producto esencial de belleza e higiene. (En caso de que se olvide de algún artículo importante, éstos por lo general se encuentran disponibles en el hospital o centro de maternidad).

◆ Compresas sanitarias, preferiblemente del tipo autoadhesivo, aunque el hospital suele proporcionar compresas. No use tampones.

◆ Un par de mudadas de ropa interior y un sostén para dar el pecho.

◆ Todo entretenimiento que se citó anteriormente, además de libros (incluyendo un libro de nombres para bebés, en caso de la decisión todavía esté en el aire).

◆ Paquetes de pasas, nueces, galletas de trigo integral y otros bocadillos saludables, para que la madre no sufra estreñimiento a pesar de la dieta hospitalaria. Y por si tiene ganas de comer algo entre comidas o mientras da de mamar a media noche.

◆ Una lista de números telefónicos de la familia y los amigos para llamarlos cuando tenga las buenas noticias; una tarjeta de llamadas o un número de tarjeta de llamadas o un teléfono celular (aunque algunos hospitales no lo permiten).

◆ Música para relajarse mientras da el pecho.

◆ Unas prendas para volver a casa; hay que recordar que en ese momento la nueva madre tendrá aún una barriga considerable. (Probablemente se verá como si tuviera todavía cinco meses de embarazo; tómelo en cuenta).

◆ Un conjunto "de calle" para el bebé—un pelele, un jersey, unas botitas, una mantita más o menos gruesa según el tiempo que haga; probablemente, el hospital proporcionará los pañales, pero siempre es una buena idea llevar unos cuantos por si acaso.

◆ Silla de bebé para el automóvil. La mayoría de los hospitales no la dejarán salir con el bebé a menos que él o ella esté sujetado seguramente en una silla de bebé para el automóvil, la cual debe quedar viendo hacia atrás. (Además de que lo manda la ley).

◆ Una cámara y película (o una cámara desechable) para todas esas fotografías.

◆ Un libro de bebés para anotar todas aquellas cosas que suceden por primera vez.

◆ Una copia del libro *What to Expect the First Year.*

---

inconvenientes. Una, la estimulación diaria de los pezones, puede ser llevada a cabo en la casa por la madre (véase página 328), pero es peligrosa debido a que podría desencadenar unas contracciones excesivamente fuertes. La otra, despegar las membranas fetales, requiere una separación manual de las membranas corióncias que rodean al feto en la parte inferior del útero, y debe ser llevada a cabo por el médico. Muchos facultativos creen que la separación de las membranas no es aconsejable, debido a la posibilidad de que éstas se rompan o surja una infección. Pero los estudios recientes indican que este procedimiento, que induce el parto provocando ciertos químicos corporales, incluyendo las prostaglandinas, es seguro y efectivo si la cérvix se dilata. No es inusual experimentar contracciones o manchar seguido del procedimiento.

INDUCCIÓN PLANIFICADA DEL PARTO

"Muchas de mis amigas están teniendo partos inducidos en vez de esperar a que éste empiece naturalmente. ¿Está esto volviéndose más común?"

Las tendencias del alumbramiento, parecen ser difíciles de mantenerse—o predecir—que la moda tiende a dominar estos días, y eso es muy cierto cuando se refiere a la inducción del parto. Durante muchos años, un porcentaje grande de doctores inducían rutinariamente el parto, de modo que los nacimientos llegaran a una hora conveniente, haciendo que la tasa de inducciones aumentara. Luego, cuando comenzó a afianzarse el movimiento del parto natural en la comunidad de obstetras, la inducción rutinaria, así como muchas otras operaciones decayeron. La Oficina de Administración de Medicamentos y Alimentos (FDA, por sus siglas en inglés) retiró la aprobación del uso de oxitocina (el medicamento utilizado principalmente para inducir el parto) para las inducciones que eran electivas (realizadas por razones que no eran necesarias médicamente, tal como la conveniencia). Los pacientes y eventualmente la mayoría de los doctores se dieron cuenta de los beneficios de permitir que la naturaleza siga el curso, y el número de inducciones bajó dramáticamente.

Pero recientemente las inducciones se han elevado otra vez. Aunque las razones de esta tendencia al retroceso no están claras todas, existen algunas explicaciones probables. Los cambios en la práctica obstétrica están jugando un papel definitivo; más doctores están escogiendo inducir los embarazos que se pasan de las 42 semanas. Pero parece que la conveniencia es otra vez un factor, y no únicamente la conveniencia del médico. Más y más mujeres parecen estar ansiosas por planificar el nacimiento de sus bebés en sus vidas tan ocupadas— entre los proyectos del trabajo o en una hora del día en que puedan disponer de una niñera que cuide a otro hijo mayor. Las mujeres en las prácticas de grupo pueden preferir planificar el parto cuando el médico favorito está dispuesto.

A pesar de que estos asuntos planificados son con frecuencia precisos, el beneficio de llevarlos a cabo no vale más que el riesgo, aunque pequeño, asociado con la inducción. De hecho, la Asociación Americana de Obstétras y Ginecólogos,

---

DESE UN MASAJE PARA TENER UN PARTO MÁS FÁCIL

¿Está esperando impacientemente a que empiece el parto? No se siente ahí sencillamente-¡masajéese el perineo! El masaje perineal, desde hace mucho recomendado por las comadronas, puede ayudarle a estirar el perineo para prepararlo para el parto, minimizando los "piquetazos" cuando la cabeza del bebé corona y hasta podría ayudar a evitar una episiotomía o rasgueo. Y es muy sencillo hacerlo. Comience por lavarse las manos con agua y jabón (si el esposo le va a hacer el masaje, asegúrese de que sus manos están limpias). Cortarse bien las uñas también es una buena idea. Luego lubrique sus dedos pulgares (o sus dedos pulgares o índices) con gel K–Y e insértelos exactamente dentro de la vagina. Presione hacia abajo (hacia el recto) y deslice sus dedos pulgares a lo largo de la parte de abajo y luego hacia los lados del perineo (o deje que el esposo lo haga). Repítalo diariamente durante las últimas semanas del embarazo. Nota: Se siente un poco incómoda o una sensación de quemadura es normal cuando se hace esto, pero deténgase si siente dolor muy agudo. También recuerde que el masaje perineal ciertamente es algo que la embarazada no tiene que hacer (si la embarazada no se siente cómoda con el concepto, parece muy extraño, o simplemente no tiene el tiempo); aunque las evidencias de anécdotas indican la efectividad, las investigaciones clínicas todavía no lo han comprobado. Como siempre, algunas cosas funcionan para unos y no para otros.

oponiéndose a esta tendencia, ha emitido lineamientos que recomiendan, siempre que sea posible, que no se haga una inducción hasta que por lo menos tenga 39 semanas, y luego únicamente cuando los beneficios superan el riesgo.

PLANIFIQUE EL ALIVIO DEL DOLOR

"En mi hospital, la embarazada puede solicitar que le apliquen epidural. Todas lo están haciendo, y yo estoy tentada de hacerlo también, sencillamente para no tener que pasar por todo ese dolor. ¿Hay alguna razón para no hacerlo?"

Espere lo suficiente, y nuevamente todo vendrá otra vez de moda. Tacones Stiletto. Faldas cortas. Ropa ajustada. Y si ya lo notó, el alivio para el parto. Mientras que una generación anterior de mujeres peleó duramente por el derecho de dar a luz sin medicamentos, muchas mujeres hoy día corren por el derecho de dar a luz sin dolor, o por lo menos sin tanto dolor, así como sus bisabuelas lo hicieron cuando salió por primera vez el medicamento para el parto.

Pero el problema con las modas es que no siempre toman en cuenta el mejor interés del consumidor (así como todas las que usaron los tacones stiletto y viven para lamentarlo pueden testificarlo). El dar a luz sin medicina para el dolor, mientras con frecuencia suele ser lo ideal tanto para la madre como para el bebé no es siempre el mejor interés (ya que cuando el dolor se vuelve muy intenso o ha pasado durante mucho tiempo esto interfiere con el trabajo de parto). Pero, a pesar de la recién adquirida popularidad, la solicitud rutinaria y anticipada de la epidural no es siempre el mejor interés para la madre y el bebé tampoco. Es sencillamente imposible predecir si la embarazada va a necesitar medicina contra el dolor antes de que el dolor haya comenzado. Y aunque las epidurales hoy día son más seguras y efectivas que antes, tienen como cualquier operación de parto, un cierto grado inherente de riesgo que debe sopesarse contra el potencial beneficio.

En otras palabras, aunque es bueno que se prepare para la posibilidad de que necesitará una epidural, y saber todo lo que necesita saber acerca de ella, el solicitar anticipadamente una probablemente no lo sea. Para conocer más sobre la medicina contra el dolor durante el trabajo de parto y el parto, véase página 280.

MIEDO A OTRO PERÍODO DE DILATACIÓN PROLONGADO

"En mi primer parto, la dilatación duró 48 horas, y finalmente di a luz tras 4 horas y media de empujar. Aunque los dos salimos bien del acontecimiento, temo pasar de nuevo por esa tortura."

Cualquiera que sea lo bastante valiente para volver al ring después de un primer round tan desafiante se merece un cambio. Y existen muchas probabilidades de que lo tenga. El segundo parto y los siguientes suelen ser más fáciles y más cortos que el primero. No hay seguridad en la sala de partos. La posición del bebé u otros factores pueden alterar estas posibilidades. No hay manera de predecir lo que pasará esta vez.

Se encuentra menos resistencia del canal del parto ahora más espacioso y sus músculos más flexibles; aunque el proceso no será sin esfuerzos (raramente lo es), probablemente parezca un poco menos severo. La diferencia más marcada puede estar en la cantidad de puje que haga, los segundos bebés con frecuencia salen en cuestión de minutos más que en horas.

ALIMENTACIÓN CON EL PECHO

"Mis senos son muy pequeños y los pezones son planos. ¿Podré dar el pecho a mi hijo?"

Por lo que se refiere a un bebé hambriento, la satisfacción le puede venir de todo tipo de fuentes. El pecho no debe tener la forma o el tamaño ideal, desde el punto de vista estético y puede estar equipado con casi cualquier tipo de pezón: pequeño y aplanado, grande y puntiagudo, incluso invertido. Todas las combinaciones

PLANIFIQUE CON ANTICIPACIÓN

¿Qué tan cerca debe estar la embarazada del parto antes de llamar al médico? ¿Debe llamarlo en caso de que se rompa la fuente? ¿Cómo puede comunicarse con el médico si sus contracciones comienzan fuera de las horas regulares de oficina? ¿Deberá llamar primero y luego dirigirse al hospital o centro de maternidad? ¿O al contrario? ¿Existen otras indicaciones logísticas para el parto que el médico quiere que recuerde? Pregunte acerca de todos estos aspectos al médico en la próxima cita y anote las respuestas según se las vayan diciendo; de lo contrario se le olvidarán las instrucciones cuando los dolores de parto comiencen.

También asegúrese de conocer la mejor ruta hacia el lugar de atención médica, aproximadamente cuánto tiempo le tomará llegar en diferentes horas del día y qué tipo de transporte está disponible si la embarazada no tiene a alguien que la lleve. (No haga planes de conducir usted misma). Y si hay otros niños en casa, o un pariente anciano, o una mascota, asegúrese de haber planificado anticipadamente el cuidado de éstos.

Mantenga una copia de toda la información anterior en el bolso de mano y en la valija que empacó, así como también en la puerta de la refrigeradora o en la mesita de noche.

de pecho y pezón tienen la capacidad de producir y proporcionar leche—cuya cantidad o calidad no depende, en modo alguno, del aspecto externo del pecho. Pero no deje que las falacias y leyendas acerca del tipo de pecho que puede o no satisfacer al bebé, la desanimen de amamantar al bebé.

Y no escuche a nadie (remedios caseros o de otro modo) que le digan que sus pezones necesitan prepararse para amamantar con casquillos de pecho (breast shells), manipulación manual o un tiraleche manual. No solamente éstas son técnicas preparatorias con frecuencia menos efectivas que ningún tratamiento, pero pueden

ocasionarle más daño que beneficio. Los casquillos de pecho, además de ser vergonzosamente llamativos, pueden ocasionarle sudor y alergias. La manipulación manual y la utilización de bombas puede estimular las contracciones y ocasionalmente, hasta provocar una infección del pecho.

Algunos experto recomiendan no utilizar jabón en sus pezones y la areola—solamente desagüarlos con agua—durante los últimos meses del embarazo. El jabón tiende a resecar los pezones y puede provocar que al inicio de dar el pecho se le dificulte. Si sus senos están resecos o le pican, puede utilizar una loción o crema para suavizarlos, pero evite aplicarla en los pezones o en la areola. Si sus pezones están resecos, trate de aplicar una crema que contenga lanolina, tal como Lansinoh.

Si cuando ya haya dado a luz, la embarazada nota que el bebé tiene dificultad para succionar sus pezones por ser éstos planos, puede succionarlos con una bomba eléctrica brevemente antes de darle de mamar durante algunos días, esto puede ayudar a que los pezones salgan. En algunos casos, puede ser necesario continuar con esta succión (ya sea con bomba eléctrica o manual) durante un período más largo. Y recuerde, el bebé no debe solamente succionar en el pezón, sino en toda la areola que lo rodea, así que asegúrese que el bebé succione incluyendo el área oscura alrededor del pezón.

"Mi madre me ha dicho que cuando estaba de nueve meses se le salía leche de los senos; pero a mí no me pasa eso. ¿Significa esto que no tendré leche?"

La secreción amarillenta, líquida, que algunas mujeres embarazadas pueden extraer de sus senos aplicando una suave presión o que escape involuntariamente de sus senos, no es leche. Se trata de un líquido denominado calostro, *precursor de la leche.* Más rico en proteína y más pobre en grasa y lactosa que la leche que aparece dos o tres días después del parto, contiene anticuerpos que pueden ser importantes para proteger al bebé contra las enfermedades.

Pero muchas mujeres no producen perceptiblemente el calostro hasta después del parto e incluso entonces pueden no darse cuenta de ello hasta que el bebé empieza a comer. En cualquier caso, esto no indica falta de leche o dificultades para alimentar al bebé a pecho.

CIRUGÍA DE LOS SENOS Y CRIANZA DE PECHO

"Yo me hice una reducción de senos hace algunos años. ¿Podré darle de mamar a mi bebé?"

Muchas mujeres que se han hecho reducciones en los senos sí pueden dar de mamar, aunque la mayoría no produce suficiente leche como para únicamente dar el pecho. Ya sea que la embarazada sí pueda dar de mamar al bebé—y dependiendo de lo que vaya a necesitar para complementar con leche de fórmula—dependerá por lo menos en parte de qué tan extensiva fue la reducción, dónde se hizo la incisión y cómo fue hecho el procedimiento. Consúltelo con el cirujano. Si se tomó alguna precaución para preservar los ductos de leche y el curso de los nervios, las probabilidades son buenas de que la embarazada podrá producir si quiera un poco de leche.

Aunque el cirujano no esté particularmente seguro, no hay ningún riesgo en tratar de dar de mamar. Aumente sus posibilidades de tener éxito leyendo sobre cómo amamantar y trabajando con un consultor de lactancia que esté familiarizado con los retos de la lactancia después de una reducción de senos. Llevar un control preciso de la ingestión del bebé (observando el crecimiento y la cantidad de pañales sucios y mojados), será especialmente importante. Si la embarazada no logra producir suficiente leche, utilice un sistema de lactancia suplementario (el cual le permite dar el pecho y complementarlo con leche de fórmula al mismo tiempo), esto puede incrementar la producción de leche mientras que se asegura que el bebé se alimenta lo suficiente. Recuerde, que cualquier cantidad de leche materna, aunque esto no sea la principal fuente alimenticia del bebé, será de gran beneficio.

"Yo tengo implantes de seno. Mi médico dice que éstos no deben interferir con la lactancia materna, pero yo sigo preocupada de poder dar el pecho."

La cirugía de aumentarse los senos está muy lejana de interferir con la lactancia materna comparada con una reducción de senos. Pero mientras que muchas mujeres con implantes tienen la capacidad de amamantar exclusivamente, una minoría significativa puede no producir suficiente leche. Para asegurarse de que la producción satisface la demanda del bebé, la embarazada necesitará controlar muy de cerca el crecimiento observando la cantidad de pañales sucios y mojados acumulados diariamente. Y no se preocupe por el tipo de implantes que la embarazada tiene. Los estudios han demostrado que los implantes de silicona no se mezclan con la leche materna.

LA MATERNIDAD

"Ahora que la llegada del bebé está tan próxima, estoy empezando a preocuparme por el trabajo de cuidarlo. Nunca he tenido en brazos a un recién nacido."

Muchas mujeres no nacen madres (tanto como los hombres nacen padres) ni saben de modo instintivo la manera de acunar a un bebé que llora y lograr que se duerma, de cambiar unos pañales o de darle un baño. La maternidad—al igual que la paternidad—es un arte que se aprende, que requiere mucha práctica para llegar a ser perfecto (o casi perfecto). Por cientos de años, esta práctica solía producirse muy pronto, cuando las niñas aprendían a cuidar a sus hermanos menores—del mismo modo que aprendían a cocinar y a zurcir calcetines.

En la actualidad, un elevado porcentaje de mujeres adultas no han amasado nunca el pan, ni han tomado una aguja para zurcir un calcetín, ni han tomado en brazos un bebé—sin hablar ya de cuidarle. La práctica de la maternidad la adquieren sobre la marcha y con la ayuda de libros, revistas, Internet y si se tiene la suerte de que las haya en el hospital local, una clase de cómo cuidar al bebé. Lo que significa que durante una o dos semanas después del nacimiento, (y con frecuencia durante más tiempo) la nueva madre se sentirá fuera de lugar porque el bebé llorará más que dormirá, sus pañales no estarán bien colocados y derramará posiblemente muchas lágrimas no causados por el champú.

Pero, poco a poco, la nueva madre empieza a sentirse de modo lento pero seguro como una profesional en la materia. La inquietud se convierte en seguridad. El bebé que antes tenía miedo de tomar en brazos (¿y si se rompe?) es ahora acuñado tranquilamente con el brazo izquierdo, mientras con la mano derecha la madre coloca los platos sobre la mesa o pasa la aspiradora. La administración de gotas de vitaminas, los baños y la introducción de los pequeños bracitos en las mangas de las camisitas han dejado de ser temibles. Al

igual que todas las demás tareas diarias de la maternidad, han pasado a ser ya naturales. La mujer se ha convertido en madre—al igual que lo harán más tarde todas las embarazadas, por difícil que les resulte creerlo antes del parto.

Aunque nada puede hacer más fáciles estos primeros días con un primer bebé, empezar el proceso de aprendizaje antes del parto puede que éstos parezcan algo menos abrumadores. Los siguientes consejos pueden ayudar a las mamás y a los papás a sentirse mejor en el nuevo papel de padres: visitar una sala de recién nacidos y ver a los últimos en llegar; tener en brazos, cambiar los pañales y tranquilizar al recién nacido de una amiga; leer sobre el primer año[3] de los bebés; y tomar clases de cómo cuidar a un recién nacido.

Qué es importante saber:
PREPARTO, FALSO PARTO, PARTO VERDADERO

En las series y las películas de televisión siempre parece muy fácil. Hacia las 3 de la madrugada, la mujer embarazada se sienta en la cama, coloca una mano sobre la barriga y extiende la otra para despertar al marido con un sereno "ha llegado el momento, cariño".

Pero nos preguntamos: ¿cómo sabe esta mujer que ha llegado el momento? ¿Cómo puede reconocer los dolores del parto con una confianza tan fría, tan clínica, si nunca los había sentido antes? ¿Qué le dará seguridad de que no llegará al hospital, será examinada y se le notificará que aún no ha dilatado y ni tan siquiera está cerca del momento del parto y de que no la mandarán de nuevo a casa—entre las sonrisas más o menos veladas del turno de noche—tan embarazada como antes? La preparación, por supuesto.

En este lado de la pantalla de la televisión, lo más probable es que nos despertemos a las 3 de la madrugada en un estado de total incertidumbre. ¿Se trata verdaderamente de los dolores del parto o

tan sólo de otra contracción de Braxton Hicks? ¿Debo encender la luz y empezar a tomar el tiempo? ¿Debo despertar a mi marido? ¿Llamo al médico en mitad de la noche para avisarle lo que puede ser en realidad un falso dolor de parto? Si lo hago y no ha llegado aún el momento, ¿me convertiré en aquella mujer embarazada que gritó ¡parto! tantas veces que nadie se la tomó en serio cuando llegó el momento? ¿O seré la única mujer que no es capaz de reconocer los dolores del parto? ¿Iré al hospital demasiado tarde y tendré quizás a mi bebé en un taxi? Las preguntas se multiplican con más rapidez que las contracciones.

El hecho es que la mayoría de las mujeres, por muy preocupadas que hayan estado, no valoran equivocadamente el inicio del parto. Gracias al instinto, a la suerte o a unas contracciones "indudablemente" dolorosas, la gran mayoría de las mujeres

3. *What to Expect the First Year* podrá ser de gran ayuda.

SI LA EMBARAZADA DESEA CONSERVAR SANGRE DEL CORDÓN UMBILICAL

A pesar de que todavía se considera experimental, algunos padres toman la decisión de conservar la sangre del cordón umbilical del hijo recién nacido y la placenta que se recolectó y la almacenan en caso de que las células madre se necesiten en el futuro para el tratamiento de una enfermedad complicada en el niño u otro miembro de la familia.

El hecho de recolectar la sangre del cordón umbilical es un proceso indoloro que toma menos de cinco minutos y se hace después de que el cordón umbilical se corta, es totalmente seguro tanto para la madre como para el bebé (siempre que el cordón no se prense y se corte prematuramente), pero el almacenamiento es un poco costoso y los beneficios para las familias de bajo riesgo no están del todo aclarados.

Por estas razones, ACOG no recomienda el almacenamiento de la sangre del cordón umbilical del todo, y el Colegio Americano de Pediatría (AAP según sus siglas en inglés) no recomienda el almacenamiento privado de la sangre del cordón umbilical, a menos que un miembro de la familia tenga una condición médica que pudiera resolverse con el trasplante de una célula madre, ahora o en el futuro cercano. Estas condiciones médicas incluyen leucemia, linfoma y neuroblastoma; anemia drepanocito, anemia aplástica y la enfermedad de talasemia; enfermedad Gaucher y el síndrome Hurler, síndrome Wiskott–Aldrich, y hemoglobinopatía severa, y algunas otras. La AAP, sin embargo, apoya a los padres que donan la sangre del cordón umbilical a un banco para uso general del público. Esto no representa ningún costo para el donante y podría salvar una vida.

Si la embarazada está interesada en almacenar o donar sangre del cordón umbilical, hable con el médico o comuníquese a International Cord Blood Foundation al (650) 635-1456; www.cordblooddonor.org; o a Cord Blood Registry al (888) 267-3256; www. cordblood.com.

---

llegan al hospital ni demasiado pronto ni demasiado tarde, sino en el momento oportuno. Pero, de todos modos, no hay razón para dejar el asunto en manos de la suerte. El conocimiento de los signos del preparto, del parto falso y del parto verdadero sin duda ayudará a aliviar la preocupación y a eliminar las confusiones cuando empiecen dichas contracciones.

Nadie sabe con exactitud lo que desencadena el parto (y más mujeres se preocupan por el "cuándo" en vez del "por qué"). Se cree que están involucrados una combinación de factores tanto maternales, como el feto y la placenta. Este proceso tan complicado comienza con el feto, cuyo cerebro emprende una transmisión de mensajes químicos, los cuales traducidos podrían ser "Mamá, ¡déjame salir de aquí!", y eso desencadena una reacción de hormonas en la madre. Estos cambios hormonales preparan el camino para el trabajo de las prostaglandinas y la oxitocina, sustancias que desencadenan las contracciones cuando todo el sistema para el parto está listo.

SÍNTOMAS DE PREPARTO

Los cambios físicos del preparto pueden anticiparse al parto verdadero en un mes o más—o sólo en unas pocas horas. El preparto se caracteriza por el inicio del borramiento y la dilatación cervical, que sólo pueden ser confirmados por el médico, así como por una gran variedad de síntomas adicionales que la embarazada puede detectar en sí misma:

Aligeramiento y encajamiento. Generalmente entre dos y cuatro semanas antes del parto en las madres primerizas, el feto empieza a descender hacia la pelvis (véase página 324). Pero en los partos posteriores, este fenómeno no suele producirse hasta que el parto está a punto de comenzar.

Sensación creciente de presión en la pelvis y en el recto. Los calambres (similares a los de la menstruación) y el dolor en las ingles es particularmente común en los segundos embarazos o embarazos posteriores. También se puede presentar un dolor en la parte baja de la espalda.

Pérdida de peso o sensación de aumento de peso. El aumento de peso disminuye en el noveno mes. Cuando el parto ya está cerca, algunas mujeres pierden un poco de peso, hasta 2 ó 3 libras.

Cambios del nivel de energía. En el noveno mes, algunas embarazadas se sienten más fatigadas. Otras, por el contrario, experimentan un aumento de energía, vitalidad y ganas de hacer cosas. La necesidad incontrolable de limpiar los pisos o pulir los muebles ha sido relacionada con el "instinto de anidamiento"—la hembra de la especie prepara el nido para la inminente llegada (véase página 322).

Cambios de las pérdidas vaginales. Es posible que las pérdidas vaginales sean más intensas y más espesas.

Pérdidas rosadas o sanguinolentas. Cuando el cuello de la matriz se borra y dilata, es frecuente que se rompan capilares, tiñendo la mucosidad de rosa o veteándola de sangre. Estas "pérdidas" suelen significar que el parto empezará dentro de las 24 horas siguientes—pero también puede suceder que no empiece hasta varios días después.

Expulsión del tapón mucoso. A medida que el cuello uterino empieza a adelgazarse y dilatarse, el "corcho" de mucosidad que cierra el orificio del útero queda desalojado. Esta masa gelatinosa de mucus puede bajar por la vagina una o dos semanas antes de que aparezcan las contracciones reales o justo al iniciarse la dilatación.

Intensificación de las contracciones de Braxton Hicks. Estas contracciones habituales pueden volverse más frecuentes y más intensas, incluso dolorosas (véase página 290).

Diarrea. Algunas mujeres sufren de diarrea inmediatamente antes del inicio del parto.

SÍNTOMAS DE FALSO PARTO

El verdadero parto probablemente no ha comenzado aún si:

◆ Las contracciones no son regulares y no aumentan de frecuencia o de intensidad.

◆ Las contracciones desaparecen si la futura madre se pasea un poco o cambia de posición.

◆ Las pérdidas, si existen, son parduscas[4]. (Suelen ser el resultado de un examen interno o de una relación sexual en las 48 horas anteriores.)

◆ Los movimientos fetales se intensifican brevemente con las contracciones. (Hágale saber al médico inmediatamente si la actividad se vuelve desequilibrada.)

SÍNTOMAS DEL VERDADERO PARTO

Cuando las contracciones del preparto son sustituidas por unas contracciones más intensas, más dolorosas y más frecuentes, surge la pregunta: "¿Ahora va en serio o se trata de un falso parto?" Tal vez la cosa va en serio si:

◆ Las contracciones se intensifican, en lugar de aminorar con la actividad, y no se reducen o desaparecen al cambiar de posición.

◆ Las contracciones son progresivamente más frecuentes y dolorosas y por regla general (pero no siempre) más rítmicas. (Sin embargo, cada contracción no es más dolorosa o más prolongada que la anterior, usualmente duran de 30 a 70 segundos, pero la intensidad general aumenta a medida que progresa el parto verdadero. Tampoco la frecuencia aumenta a intervalos regulares, perfectamente iguales, pero aumenta.)

◆ Las contracciones pueden ser experimentadas como un trastorno gastrointestinal e ir acompañadas de diarrea.

---

4. La presencia de pérdidas de sangre roja requiere la consulta inmediata al médico.

Sin embargo, la ubicación del dolor no puede ser un signo confiable ya que las contracciones del falso parto también se sienten en estas partes del cuerpo. Las contracciones del parto prematuro se pueden sentir como los del período menstrual fuerte. El dolor puede ser en la parte baja de la espalda o la parte inferior del abdomen; también puede irradiar hacia las piernas (particularmente en la parte superior de los muslos).

♦ Existen pérdidas rosadas o con un veteado sanguinolento.

♦ Se rompen las membranas. En un 15% de los casos, las aguas se rompen a chorros o por gotas antes de que empiece el parto, y en muchas otras, las membranas no se rompen espontáneamente y el médico las rompe artificialmente.

CUÁNDO LLAMAR AL MÉDICO

En caso de duda, es mejor llamarle. Incluso si la futura madre ha comprobado una y otra vez las listas de síntomas de las páginas anteriores, es posible que se sienta insegura acerca de si ya ha empezado realmente el parto. Si no está segura, llame al médico—a menos que prefiera un parto en la casa. Al llamar al médico, éste podrá notar, por el sonido de la voz del paciente en trance si sufre una contracción, si la cosa va en serio. (Pero únicamente si la futura madre no intenta disimular el dolor en nombre del estoicismo o de la buena educación.) El temor de que se produzca una situación embarazosa si resulta que el parto aún es una falsa alarma no deberá impedir que la mujer llame al médico. Nadie se burlará de la madre. La futura madre no es la primera paciente del médico que se equivoca al juzgar los signos del parto—y seguramente no será la última.

Llamar a cualquier hora, de día o de noche, si todos los signos indican que la madre está ya preparada para ir al hospital. Es importante que un exagerado sentido de culpabilidad o de cortesía no impida a la madre despertar al médico en mitad de la noche o molestarle durante el fin de semana. Los médicos que se ganan la vida ayudando a nacer a los bebés no cuentan con trabajar en un estricto turno de 9 a 5.

Es probable que el médico le haya dicho al paciente que le avise cuando las contracciones se produzcan en una determinada frecuencia, por ejemplo, cada 5, 8 ó 10 minutos. La futura madre le llamará cuando por lo menos algunas de sus contracciones se presenten con dicha frecuencia, sin esperar a que los intervalos sean totalmente regulares, es posible que no lleguen a serlo nunca.

Es probable que el médico haya instruido también al paciente que debe avisarle si rompe aguas, pero los dolores de parto aún no han empezado. Si todavía falta varias semanas para la fecha de parto, si hay prolapso del cordón umbilical (véase página 521) o si el líquido amniótico está manchado de café verdoso, llame inmediatamente. Si no puede localizar el médico, entonces vayase al hospital.

♦ ♦ ♦

Parto y nacimiento

El crecimiento de un bebé tarda nueve meses y la llegada al mundo se realiza en tan sólo unas horas (aunque parecen ser largas horas). No obstante, parece que son esas horas las que ocupan más la mente de la futura madre y del compañero—el proceso del parto está rodeado de más preguntas, miedos y preocupaciones que cualquier otro aspecto del embarazo. ¿Cuándo empezará? Y más importante, ¿cuándo terminará? ¿Podré aguantar el dolor? ¿Me tendré que poner un enema? ¿Llevaré un monitor fetal? ¿Sufriré una episiotomía? ¿Qué pasará si no tengo ningún progreso? ¿Qué pasará si todo va tan de prisa que no tengo tiempo de llegar al hospital?

En este capítulo la futura madre encontrará respuestas a sus preguntas y comentarios tranquilizadores a sus miedos y preocupaciones. Éstos, junto con un gran apoyo por parte del padre y del personal que ayuda al parto (médicos, comadronas, enfermeras) y el conocimiento de que el parto nunca ha sido más seguro y manejable que hoy en día, deberían contribuir a preparar a la mujer para todo lo que pudiera surgir durante el nacimiento del bebé. Además, le ayudarán a recordar que lo que es verdaderamente importante es el resultado final: el nuevo bebé.

Qué puede preocupar

TAPÓN MUCOSO Y PÉRDIDAS SANGUINOLENTAS

"Creo que he perdido el tapón mucoso. ¿Debo llamar a mi médico?"

No envíe por la champaña todavía. El tapón mucoso—una barrera clara, gelatinosa y espesa que ha "tapado" el cuello uterino durante el embarazo—ocasionalmente se desplaza a medida que el cuello uterino empieza a dilatarse y borrarse. La pérdida del tapón (lo cual no sucede en todas las mujeres y tampoco tiene influencia alguna sobre el progreso de la labor de parto) es una señal de que el cuerpo se está preparando para el gran día. No es una señal confiable de que el gran día ha llegado—ni siquiera de que está cerca. En el caso de estas pérdidas sanguinolentas, el parto puede hallarse aún a una, dos o incluso tres semanas de distancia, durante las cuales el cuello uterino continuará dilatándose. En otras palabras, no necesita llamar al médico ni empacar apresuradamente la maleta.

"Tengo unas pérdidas mucosas rosadas. ¿Significa esto que el parto está a punto de empezar?"

Las "pérdidas mucosas", un flujo mucoso de color rosado o marrón, son normalmente una señal de que el cuello uterino se está borrando y/o dilatando y de que ha empezado el proceso que conduce al parto. Pero es un proceso que muestra un horario bastante incierto y que la mantendrá en suspenso hasta las primeras contracciones reales. Según estadísticas, existen buenas probabilidades de que sentirá dichas contracciones dentro de un período de 24 a 48 horas. Pero debido a que el tiempo es diferente para cada persona, la labor de parto puede estar a menos de una hora y la dilatación puede ocurrir rápidamente. O puede todavía necesitar varios días, tomándose el tiempo. Así que el suspenso continúa.

Si las pérdidas pasaran a ser repentinamente de color rojo sangre o de una cantidad superior a 30 gramos (unas dos cucharadas), se deberá avisar inmediatamente al médico. Una hemorragia podría indicar una separación prematura de la placenta (véase página 517), o la existencia de placenta previa (véase página 506), lo que exige una rápida atención médica.

ROTURA DE LAS MEMBRANAS

"Me desperté en medio de la noche con la cama mojada. ¿Es que perdí el control de la vejiga, o bien se rompieron las membranas?"

Para contestar a esta pregunta basta probablemente con oler las sábanas. Si la mancha húmeda tiene un olor dulzón y no huele a amoníaco, se trata seguramente del líquido amniótico. Otro indicio: seguramente la embarazada continúa perdiendo líquido amniótico, que es de color paja pálido (y que no se termina ya que continúa siendo producido hasta el momento del parto; cada 3 horas se reproduce toda la cantidad del mismo). Pero si la futura madre se pone de pie o se sienta, la cabeza del bebé actuará como un tapón y reducirá o detendrá totalmente la salida del líquido amniótico bloqueando el flujo temporalmente. Si la salida del líquido amniótico es bastante—aunque esté de pie o sentada—y si las membranas se han roto abajo cerca de la cérvix que si es más arriba.

El médico probablemente le ha dado instrucciones acerca de qué hacer y cuándo llamarle si se rompe la bolsa de aguas. Siga sus instrucciones, así como las precauciones que se enumeran abajo. Como siempre, si no está segura de lo que debe hacer, sea prevenida y llame al médico.

"He roto la "bolsa de aguas", pero no he tenido ninguna contracción. ¿Cuándo empezará el parto y qué debo hacer mientras tanto?"

Si este caso es como el de la mayoría de las mujeres embarazadas que rompen la bolsa antes de iniciarse el parto, lo más probable es que éste empiece en las próximas 12 horas; en la mayoría de las demás empezará dentro de las primeras 24 horas.

Aproximadamente 1 de cada 10 mujeres tarda incluso más en estar de parto. A causa del creciente riesgo de infección para el bebé y/o la madre a través del saco amniótico roto, la mayoría de los médicos inducen el parto (véase la página siguiente) dentro de las 24 horas que siguen a la rotura si la fecha de término de embarazo está próxima, aunque algunos esperan sólo 6 horas. Muchas mujeres que han experimentado una ruptura realmente prefieren una inducción a esperar mojadas por 24 horas.

Si la mujer experimenta un flujo o un goteo vaginal de líquido amniótico, llamará al médico o a la enfermera comadrona (a no ser que el médico indique lo contrario). Mientras tanto deberá mantener el área vaginal lo más limpia posible para evitar infecciones. No mantendrá relaciones sexuales (aunque no habrá la más mínima posibilidad de que la embarazada lo quiera hacer ahora); utilizará compresas sanitarias para absorber el flujo de líquido amniótico (no tampones), no intentará realizarse ella misma un examen interno y se limpiará de alante hacia atrás después de evacuar.

En algunos pocos casos de rotura prematura de las membranas (con mayor frecuencia en los partos prematuros y de nalgas), cuando la parte de presentación no está encajada en la pelvis, el cordón umbilical queda "prolapsado"—penetra en el cuello del útero o incluso en la vagina, arrastrado por el flujo del líquido amniótico. Si la embarazada observa que en la vagina aparece un asa de cordón umbilical o siente algo dentro de la vagina, deberá conseguir ayuda médica de inmediato (véase página 521).

LÍQUIDO AMNIÓTICO OSCURO (COLORACIÓN POR MECONIO)

"Las membranas se han roto y el líquido es de color verde amarillento. ¿Qué significa?"

El líquido amniótico probablemente está teñido por el meconio, una sustancia de olor desagradable y de color amarillento que precede del tracto digestivo del bebé. Normalmente, el meconio es expulsado después del nacimiento con las primeras heces del bebé. Pero algunas veces—sobre todo cuando existe algún tipo de sufrimiento fetal y muy a menudo cuando el bebé es tardío—es expulsado antes del nacimiento y va a parar al líquido amniótico.

La coloración por meconio, por sí misma, no es un signo seguro de sufrimiento fetal, pero como existe esta posibilidad, lo mejor es informar de ello al médico inmediatamente. El meconio también podría indicar un riesgo mayor de infección cerca del momento del parto, por lo que debería obtener atención más cercana.

LÍQUIDO AMNIÓTICO EN CANTIDADES INADECUADAS

"Mi médico dijo que la cantidad de mi líquido amniótico es baja y que necesita aumentarla. ¿Debería preocuparme? "

Normalmente, la Madre Naturaleza mantiene el útero con un buen suministro de líquido amniótico que se reabastece por sí solo. Afortunadamente, incluso cuando los niveles bajan durante la labor de parto, la medicina puede interferir para abastecer la fuente natural con una solución salina que se bombea directamente al saco amniótico por medio de un catéter dentro del útero. Este procedimiento, llamado amnioinfusión, también puede utilizarse cuando hay coloración por meconio moderada o gruesa del líquido amniótico.

Debido a que mejora las condiciones uterinas, la amnioinfusión puede reducir significativamente la probabilidad de que se necesite una intervención quirúrgica debido a sufrimiento fetal u otra complicación.

INDUCCIÓN AL PARTO

"El médico desea inducir el parto. Lo lamento, ya que deseaba tener un parto espontáneo."

Hay una gran variedad de situaciones médicas en las cuales probablemente sea sabio—o incluso necesario—dar a luz al bebé antes de que la naturaleza parezca estar lista, dispuesta y capaz de hacerlo. En algunos casos, una cesárea es la mejor forma de lograrlo. En otros casos, cuando no representa un riesgo inmediato para el bebé (debido a sufrimiento, por ejemplo), se considera que tanto el bebé como la madre pueden tolerar el parto y el médico tiene razones para creer que un parto vaginal es posible, la inducción es normalmente la primera elección. Por ejemplo:

◆ Cuando el feto no está luchando debido a nutrición inadecuada, postmadurez (permanecer en el útero de diez días a dos semanas después de la fecha de término), niveles bajos de líquido amniótico o cualquier otra razón, y es lo suficientemente maduro como para crecer fuera del útero.

◆ Cuando las exámenes sugieren que la placenta ya no funciona de forma óptima y el medio ambiente uterino ya no es sano.

◆ Cuando se ha dado una rotura de las membranas en el embarazo ya a término y la labor de parto no empieza dentro de las 24 horas siguientes (aunque algunos médicos lo inducen mucho antes).

◆ Cuando el líquido amniótico está infectado.

◆ Cuando el embarazo se ha prolongado una o dos semanas más a partir de una fecha de término de embarazo que se considera correcta.

◆ Cuando la madre es diabética y la placenta se está deteriorando prematuramente, o cuando se teme que el bebé será muy grande—y por lo tanto difícil de salir—si se ha alcanzado la fecha de término embarazo.

◆ Cuando la madre padece una preeclampsia (toxemia) que no puede ser controlada mediante reposo en cama y medicación, y es necesario que el bebé nazca por el bien de éste y/o de la madre.

◆ Cuando la madre padece una enfermedad crónica o aguda, tal como una presión sanguínea alta o una enfermedad renal, que amenace su bienestar o el del bebé si el embarazo prosigue.

◆ Cuando el feto padece una enfermedad grave por incompatibilidad de Rh que precise de un nacimiento a corto plazo.

Además, puede haberse programado una inducción para una mujer que tal vez no llegue al hospital o centro de parto a tiempo, una vez que la labor de parto ha comenzado, ya sea porque vive lejos o porque ha tenido una labor de parto muy corta.

El primer paso y el más importante para asegurar una inducción exitosa es la maduración del cuello uterino, suavizarlo y alistarlo para la labor de parto. La maduración del cuello uterino se logra normalmente administrando una sustancia hormonal como la prostoglandina E–2 en forma de *gel* vaginal (o un supositorio vaginal en forma de tableta).[1] En este procedimiento sin dolor, el *gel* se coloca en la vagina, cerca del cuello uterino, utilizando una jeringa. Después de unas horas de dejar al *gel* hacer su función, se verifica si el cuello uterino se está suavizando y empezando el proceso de borrado y dilatación. Si esto no sucede, se administra una segunda dosis del *gel* de prostoglandina. La mayoría de mujeres responde bien al *gel* y, en muchos casos, el *gel* es suficiente para provocar contracciones e iniciar la labor de parto.[2] Si el cuello uterino ha madurado lo suficiente, pero no han iniciado las contracciones, el proceso de inducción continúa.

El próximo paso para inducir la dilatación es que el médico rompa las membranas que rodean al feto (la "bolsa de aguas" también conocida como la bolsa amniótica) prematuramente (véase página 354). Otros médicos pueden quitar las membranas, un proceso que requiere separar las membranas del cuello uterino. Aunque el quitar las membranas no tiene por intención romper la bolsa, a veces sucede. También podría ser doloroso para algunas mujeres.

Frecuentemente, se utilizan medicinas como la oxiticina (Pitocina) para inducir la labor de parto una vez el cuello uterino esté maduro (si las contracciones no han empezado aún). La oxitocina es una hormona producida naturalmente por la glándula pituitaria materna a lo largo de todo el embarazo. A medida que la gestación avanza, el útero se vuelve más y más sensible a dicha hormona. Cuando el cuello uterino está maduro, la oxitocina es capaz de iniciar (o aumentar, véase página 345) una dilatación que es muy similar a la que se da de forma natural. Nuevos estudios han demostrado que la administración de oxiticina al mismo tiempo que prostaglandinas (para que la inducción y la maduración del cuello uterino sucedan al mismo tiempo) acorta la duración del parto, aunque la mayoría de médicos todavía esperan hasta que el útero esté maduro para administrar la oxiticina. (El

---

1. Algunos médicos utilizan agentes mecánicos para madurar el cuello uterino, tales como un catéter con una vejiga inflable, dilatadores graduados o incluso una hierba (laminaria japonicum) la cual, al insertarse en el cuello uterino, va abriendo gradualmente el cuello a medida que absorbe el líquido que se encuentra alrededor.

2. Se estudia actualmente la maduración del cuello uterino fuera del hospital (donde la mujer utiliza agentes de maduración cervical en casa) y posiblemente se practicará más frecuentemente en el futuro.

fármaco misoprostol, el cual se administra por medio de la vagina, parece ser igual o más efectivo que el gel de prostoglandina y oxiticina. Los estudios muestran que la administración de misoprostol reduce la cantidad de oxiticina necesaria y acorta la labor de parto).

La oxitocina se administra mediante un suero IV (intravenoso), una forma más fácil y segura de controlar la cantidad que entra en el cuerpo de la madre. Por lo general, la inducción empieza lentamente, con una dosis muy baja de oxitocina y se controla cuidadosamente la reacción del útero y del feto. (Durante todo el período de la inducción debe estar de vigilancia un médico o una enfermera.) La cantidad de infusión es aumentada gradualmente hasta que se establecen unas contracciones efectivas. Si el útero de la mujer demuestra ser extremadamente sensible al fármaco y ser hiperestimulado, con contracciones demasiado prolongadas o demasiado intensas, este método permite que la infusión sea reducida inmediatamente o incluso detenida por completo. Las contracciones suelen iniciarse al cabo de 30 minutos en las mujeres en que la fecha ha llegado o casi lo ha hecho, y suelen ser más regulares y más frecuentes que las naturales desde el comienzo. Si después de 6 a 8 horas de administración de oxitocina la dilatación no ha empezado o progresado, probablemente se dará por concluido este procedimiento y se buscará una solución alternativa, recurriéndose generalmente a una cesárea. Puede que también termine el tratamiento si las contracciones se han establecido bien y prosiguen por sí mismas.

Frecuentemente es posible predecir antes de tiempo si la inducción tendrá éxito o no por medio del índice de Bishop. Las investigaciones también sugieren que las mujeres en término que dan positivo en la prueba de fibronectina fetal (FFN) cervical tienen mayor probabilidad de éxito en la inducción. (Para obtener mayor información acerca del índice de Bishop y la prueba de fibronectina fetal, véase página 326).

La inducción a la dilatación no es un procedimiento apropiado cuando se precisa un parto inmediato, cuando existen dudas de que el feto pueda pasar por la pelvis de la madre o cuando se está intentando un parto vaginal después de cesárea (véase página 26). También se evita cuando la placenta está cerca o cubriendo la abertura uterina (placenta previa), hay prolapso del cordón umbilical, el feto está atravesado, hay infección de herpes vaginal, y generalmente en mujeres que han tenido 6 ó más niños o que tienen una cicatriz vertical de una cesárea anterior, ya que tienen un gran riesgo de rotura uterina. Algunos médicos tampoco intentarán la inducción cuando la mujer esté esperando más de un bebé o cuando el feto se presente de nalgas. El Colegio Americano de Obstetricia y Ginecología recomienda que cuando se induce el parto mediante oxitocina el médico esté preparado y disponible para llevar a cabo una cesárea de emergencia, por si fuera necesaria.

Algunas mujeres encuentran desagradable el brusco comienzo de las contracciones intensas que se suele producir con la inducción; algunas incluso sienten que se les ha privado de una parte de la experiencia del parto. En cambio, otras prefieren esta manera de "ir al grano". Con el acompañante al lado, atraviesan el parto inducido, que por lo demás es normal, utilizando todos los ejercicios respiratorios y todos los otros mecanismos que han aprendido en las clases de preparación, tomando en cuenta que un parto (independientemente de cómo se ha iniciado) es siempre un parto. Considerar de antemano que existe la posibilidad de un parto inducido puede ayudarle a aceptarlo mejor.

LLAMAR AL MÉDICO DURANTE LA DILATACIÓN

"Acabo de empezar a sentir las primeras contracciones, pero éstas se producen cada 3 o 4 minutos. No sé si llamar al médico, ya que me dijo que debería pasar en casa las primeras horas de la dilatación."

Mejor prevenir que lamentar. La mayoría de las madres primerizas (cuyos partos suelen empezar lentamente con un aumento gradual de las contrac-

UN EMPUJONCITO A LA MADRE NATURALEZA

A veces la futura madre puede iniciar la labor de parto por sí sola, pero por una razón u otra, sus contracciones no son efectivas para dilatar el cuello uterino o son demasiado lentas para que la labor de parto progrese de manera normal. Frecuentemente los médicos administrarán oxitocina para estimular contracciones más fuertes y más efectivas, las cuales normalizarán la labor de parto.

ciones) pueden contar con pasar en casa las primeras horas del parto. Pero si las contracciones empiezan ya con intensidad—con una duración de por lo menos 45 segundos y con una frecuencia inferior incluso a los 5 minutos—y/o la madre no es primeriza, es probable que las primeras horas del parto sean también las últimas. Es muy posible que la mayor parte de la primera fase del parto haya sido sin dolor, y que el cuello uterino se haya dilatado ya considerablemente durante este tiempo. Esto significa que no llamar al médico—y correr el riesgo de tener que acudir apresuradamente al hospital en el último minuto—sería bastante más tonto que coger el teléfono y avisarle.

De todos modos, antes de hacerlo es mejor tomar el tiempo de varias contracciones consecutivas por unos 45 minutos a 1 hora (a menos, por supuesto, que sus contracciones hayan empezado a ocurrir tan frecuentemente que esperar representaría un problema). Se anotará con claridad la frecuencia, la duración y la intensidad, para poder informar bien al médico. La embarazada tampoco debe intentar minimizar sus molestias al hablar con el médico, tratando de conseguir que la voz aparezca tranquila. (Los médicos están acostumbrados a juzgar la fase del parto en parte a través del sonido de la voz de la mujer que está experimentando una contracción en ese momento.) Deje que las contracciones hablen por sí mismas y no se preocupe por comportarse con decoro.

Si la futura madre cree que todo está a punto, pero el médico no parece creerlo así, la embarazada no debe aceptar un "espere un poco" como respuesta. Le preguntará si puede ir al hospital para que la examinen. (Véase el apartado sobre llamar al médico, en el capítulo acerca del preparto, el parto falso y el parto verdadero, página 336.) La madre puede llevar consigo la maleta, sólo "por si acaso", pero deberá estar preparada a dar media vuelta y a volver a casa si sólo está empezando a dilatar.

CONTRACCIONES IRREGULARES

"En las clases de preparación maternal nos dijeron que no debíamos acudir al hospital hasta que las contracciones fueran regulares y se presentaran cada 5 minutos. Las mías se presentan con menos de 5 minutos de intervalo, pero no son en absoluto regulares. No sé qué hacer."

No hay dos mujeres que tengan exactamente el mismo embarazo. Ni tampoco hay dos mujeres que tengan un parto exactamente igual. El parto descrito en los libros, en las clases de educación de parto o en la consulta del médico, es el parto típico, parecido al que muchas mujeres pueden esperar. Pero no todos los partos, ni mucho menos, siguen fielmente el patrón de los libros de texto, con contracciones a intervalos regulares y predeciblemente progresivas.

Si la mujer tiene contracciones intensas, largas cada 40 a 60 segundos, y frecuentes, incluso si varían considerablemente en cuanto a duración e intervalo, no deberá esperar a que se vuelvan "regulares" antes de llamar al médico o de encaminarse al hospital—independientemente de lo que haya leído u oído decir. Es posible que sus contracciones sean ya tan regulares como serán en todo el parto y que se encuentre ya en la fase "activa" del parto. No deberá perder tiempo y llamar al médico o acudir al hospital; la futura madre que duda en un caso como éste podría terminar con un parto inesperado en casa.

PARTO CON DOLOR DE ESPALDA

"El dolor que siento en la espalda desde que ha empezado el parto es tan intenso que no sé cómo podré soportarlo hasta el nacimiento del bebé."

Lo que probablemente esté experimentando es lo que se conoce en los círculos de obstetricia como "parto con dolor de espalda". Técnicamente, el "parto con dolor de espalda" se produce cuando el feto se encuentra en una posición posterior (u occipito posterior), con la parte posterior de la cabeza haciendo presión sobre el sacro de la madre, el límite posterior de la pelvis. Sin embargo, es posible experimentar un parto con dolor de espalda cuando el bebé no se halla en esta posición o cuando el bebé se ha girado de una posición posterior a una anterior[3], posiblemente porque la zona se ha convertido en un foco de tensión.

Cuando la futura madre experimenta este tipo de dolor, que con frecuencia no disminuye entre las contracciones y resulta insoportable durante éstas, la causa no es realmente un problema crucial. Lo que sí lo es es el modo de aliviarlo, aunque sólo sea ligeramente. Existen diversas medidas que pueden resultar útiles; siempre vale la pena probarlas, por lo menos:

No cargar más la espalda. Intentar disminuir la presión cambiando de postura— andando un poco (aunque esto puede resultar humanamente imposible cuando las contracciones son frecuentes e intensas), poniéndose en cuclillas, poniéndose a cuatro patas o adoptando aquella postura que sea más cómoda y menos dolorosa. Si la mujer cree que no puede ni moverse, y prefiere permanecer acostada, lo mejor es que se tienda sobre el costado, manteniendo la espalda doblada como la posición fetal.

El acompañante puede aplicar calor. (Una bolsa de agua caliente envuelta en una toalla, una compresa caliente, etc.) o frío (bolsas de hielo, compresas frías)— cuál sea lo que procure más alivio, o alterne la caliente con la fría si le ayuda más.

Aplicar una contrapresión. Pedirle al acompañante que pruebe varios modos de aplicar presión al área de mayor dolor, o a las áreas adyacentes, hasta encontrar el que parezca aliviar mejor. Puede intentarlo con los nudillos o con la palma de una mano y ejerciendo presión con la otra, ya sea aplicando una presión directa o con firmes movimientos circulares. La presión puede ser ejercida mientras la mujer permanece sentada o mientras se halla tendida sobre el costado. El alivio que puede proporcionar una contrapresión realmente intensa vale la pena aunque a la mañana siguiente la mujer tenga marcas negras y azuladas.

Utilizar la acupresión. Se trata probablemente de la forma más antigua de aliviar el dolor; y no es necesario ser china para intentarlo. En el caso del parto con dolor de espalda consiste en aplicar una presión intensa con el dedo justo por debajo del centro de la planta del pie.

Aplicar un masaje vigoroso a la zona dolorida. Con ello se puede aliviar el dolor sin utilizar la contrapresión o bien alternando los dos métodos. Un masaje especialmente firme se puede obtener con un rodillo de pastelería o con una pelota de tenis (aunque es probable que toda la zona quede después dolorida). Para evitar la irritación de la piel, se puede aplicar aceite o polvos para masajes.

Formas alternativas de aliviar el dolor. Si ha tenido experiencia en la meditación, visualización, autohipnosis o reflexología para el dolor, intente usarlas. Frecuentemente funcionan. La acupuntura también puede ayudar a aliviar el dolor, pero la futura madre deberá haber planeado todo con anticipación para aprovechar estas opciones.

Alivio medicinal del dolor. Si nada ayuda y el dolor continúa siendo insoportable,

---

3. Este cambio ocurre en la mayoría de los partos. Cuando no ocurre, el médico podrá rotar el feto o, si esto no funciona, intentará una extracción con fórceps (véase página 357).

hable con el médico acerca de formas posibles de aliviar el dolor que estén disponibles para la etapa del parto en la que se encuentra.

PARTO CORTO

"¿Es posible que un parto corto llegue a ser perjudicial para el bebé?"

Un parto corto no siempre es tan corto como parece. Con frecuencia, la futura madre ha estado experimentando contracciones indoloras durante horas, días o incluso semanas, contracciones que han dilatado gradualmente el cuello uterino. En el momento en que nota la primera contracción está ya en la fase de transición del parto (véanse las Fases del nacimiento, a partir de la página 359). Este tipo de parto, de preparación lenta y resolución rápida, no significa evidentemente una tensión adicional para el feto.

Ocasionalmente, el cuello uterino se dilata con gran rapidez, consiguiendo en cuestión de minutos lo que la mayoría de los cuellos uterinos (particularmente los de las madres primerizas) tardan horas en alcanzar. Pero incluso en estos partos relámpagos o precipitados (que tardan 3 horas o menos desde el principio hasta el final) rara vez existe una amenaza para el bebé. No existe ninguna evidencia que apoye la idea de que un bebé deba pasar por un tiempo mínimo de parto para llegar en buenas condiciones al mundo.

Muy de vez en cuando, no obstante, una dilatación extremadamente rápida priva al feto de oxígeno u otros gases necesarios, o tiene como resultado el desgarre u otros daños de la cérvix, la vagina o el perineo de la madre. Así, si parece que

---

PARTO DE EMERGENCIA CUANDO LA MADRE ESTÁ SOLA

1. Trate de conservar la calma. La embarazada puede hacerlo.

2. Llame al 911 (teléfono de emergencia) para que manden al equipo adecuado. Pedirles que avisen al médico.

3. Pedir a una vecina u otra persona que la ayude, si es posible.

4. Empezar a jadear para impedir el alumbramiento.

5. Lavarse las manos y el área perineal, si es posible.

6. Extender algunas toallas limpias, periódicos o sábanas sobre una cama, un sofá o sobre el suelo y acostarse hasta que lleguen los auxilios.

7. Si a pesar de los jadeos, el bebé empieza a llegar antes que los auxilios, empuje cada vez que sienta la necesidad.

8. A medida que la cabeza del bebé empieza a aparecer, jadear o soplar (no empujar) y aplicar contrapresión suave al área perineal para impedir que la cabeza salga inmediatamente. Dejar que la cabeza salga gradualmente, nunca jalar. Si el cordón umbilical se ha enrollado alrededor del cuello del bebé, pasar un dedo debajo del mismo y suavemente pasarlo sobre la cabeza del bebé.

9. Luego, tomar la cabeza suavemente en las dos manos y presionarla muy levemente hacia abajo (no jalar), pujando al mismo tiempo, para dar a luz el hombro frontal. A medida que la parte superior del brazo aparece, levantar la cabeza cuidadosamente, sintiendo que la parte trasera del hombro sale. Una vez que los hombros estén fuera, el resto del cuerpo del bebé se deslizará fácilmente.

10. Colocar al bebé sobre el abdomen o, si el cordón es lo suficentemente largo (no tirar de él), sobre el pecho. Rápidamente envolver al bebé en sábanas, toallas o cualquier paño disponible (preferiblemente algo limpio; algo recién planchado es relativamente estéril).

11. No intentar sacar la placenta. Sin embargo, si sale por sí sola antes que llegue la ayuda, envuélvala en toallas o papel periódico y manténgala elevada sobre el nivel del bebé, si es posible. No es necesario intentar cortar el cordón.

12. Mantener a la madre y al bebé calientes y cómodos hasta que llegue la ayuda.

el parto empieza con gran precipitación con contracciones fuertes y muy seguidas, la madre deberá dirigirse al hospital de inmediato. La medicación puede ser de gran ayuda para que las contracciones sean más lentas y aliviar la presión sobre el feto o sobre el cuerpo de la propia madre.

NO LLEGAR A TIEMPO AL HOSPITAL

"Tengo miedo de no llegar al hospital a tiempo."

Afortunadamente, la mayoría de los partos sorpresa se producen en el cine y la televisión. En la vida real, los partos rara vez ocurren sin avisar, especialmente los de las primerizas. Pero muy de vez en cuando, una mujer que no ha sentido los dolores del parto o que sólo ha tenido algunos dolores erráticos, experimenta bruscamente la imperiosa necesidad de parir; con frecuencia confunde esta necesidad con la de ir al lavabo.

Sólo por si se diera este caso, sería una buena idea que tanto la embarazada como el acompañante se familiarizaran con las nociones básicas de un parto de emergencia en casa (véanse la página anterior y la página 350). Pero no deben pasar mucho tiempo preocupándose por esta posibilidad tan remota.

ENEMAS

"He oído decir que los enemas que se administran en las primeras fases del parto no son realmente necesarios y que obstaculizan el parto natural."

En un tiempo, los enemas eran administrados de modo rutinario a principios del parto, como parte del procedimiento de admisión en el hospital. La teoría que se sostenía era que el vaciado de los intestinos antes del parto prevendría la presión del canal de parto (por la materia fecal que lo presionaba) y aceleraría la salida del bebé. También se creía que el enema, el cual estimulaba la evacuación antes del parto, podía ahorrar a la parturienta la "humillación" de evacuar en la mesa de parto y también podía disminuir la inhibición que

pudiera experimentar en el momento de empujar, así como prevenir contaminación del ambiente estéril debido a las heces.

Ahora, menos mal, los enemas no son más una rutina por una buena razón. Se reconoce que la compresión del canal del parto no será probablemente un problema si la mujer ha evacuado en las últimas 24 horas—y, de hecho, muchas labores de parto comienzan con evacuaciones frecuentes y blandas que despejan el colon de manera efectiva. Segundo, el uso durante el parto de gasas estériles desechables para limpiar toda materia fecal expulsada elimina virtualmente el peligro de la contaminación fecal. Finalmente, aunque un enema puede reducir la probabilidad de que las heces se expulsen en el parto, no la eliminan por completo. De cualquier modo, esto no es razón para avergonzarse, ya que es una parte normal del alumbramiento. Después de todo, para parafrasear el proverbio popular: las evacuaciones suceden . . . durante el parto.

AFEITADO DE LA ZONA PÚBICA

"¿Todavía se considera necesario el afeitado del velo púbico antes del parto? No me gusta la idea."

En la actualidad, la manera en que lleve el vello púbico a la hora del parto queda completamente a la elección, ya que el afeitado ha dejado de practicarse en la mayoría de hospitales. Se creía antes que el pelo del pubis albergaba bacterias que podían infectar al bebé cuando éste pasaba por el orificio de la vagina y que el afeitado era la única manera de eliminar el riesgo efectivamente. Pero puesto que toda la zona que rodea a la vagina es empapada con una solución antiséptica antes del parto, las infecciones de este tipo son poco probables. Y, de hecho, algunos estudios han demostrado que se produce una tasa más elevada de infección entre las mujeres que son afeitadas antes del parto que entre las que no lo son, probablemente debido a que los pequeños cortes—a veces microscópicos—que incluso el afeitado más cuidadoso puede producir son un excelente campo de desarrollo para las bacterias. Desde el punto de vista de la mujer, la humillación del afeitado mismo y la sensación de picor en el posparto cuando crece de nuevo el pelo, son razones adicionales para protestar contra esta medida. (Por supuesto, si usualmente se afeita o aplica cera para eliminar el vello púbico y lo prefiere de esa manera, no hay razón para dejar de hacerlo durante el embarazo—solamente tenga más cuidado de los cortes y la irritación.)

Algunos médicos opinan que el afeitado facilita la episiotomía y la sutura, ya que proporciona un área de trabajo más limpia. Pero la mayoría se han dado cuenta que pueden ver bien cortando el pelo con unas tijeras o separándolo a medida que realizan el trabajo.

En el remoto caso que el médico sea uno de los pocos que todavía ordena el afeitado de las pacientes, pregunte por anticipado. Si está en desacuerdo, es mejor que no espere a llegar al hospital para hacer saber la opinión acerca del afeitado. Incluya sus preferencias en el plan para el parto.

COMER Y BEBER DURANTE EL PARTO

"He escuchado historias contradictorias acerca de si es permitido comer y beber durante el parto."

Esto no es ninguna sorpresa, ya que existen puntos de vista diferentes. En el pasado, estaba estrictamente prohibido comer y beber una vez iniciada la labor del parto debido al miedo de que la comida que se encontrara en el tracto digestivo pudiera ser respirada (aspirada) en caso que se necesitara anestesia general de emergencia. Algunos doctores y hospitales todavía son de esa opinión. (Normalmente solo permiten cubos de hielo para ayudar a hidratar a la mujer en trabajo de parto, lo cual se complementa con líquidos intravenosos según sea necesario.) Sin embargo, un número creciente permiten líquidos y sólidos blandos durante el trabajo de parto de bajo riesgo, ya que son de la opinión que una mujer que se encuentra

en trabajo de parto necesita tanto líquidos como calorías para mantenerse fuerte y hacer mejor esta labor.

Son pocos los estudios sobre el tema, pero uno de los estudios que tenía por objeto el riesgo de aspiración (el cual solo existe si se utiliza anestesia general, lo cual es muy raro) encontró que es extremadamente bajo: 7 en 10 millones de partos. Y no ha habido ningún estudio que muestre el beneficio de no comer durante el parto. De hecho, el no comer aumenta los niveles de estrés y causa deshidratación. Algunos estudios también han mostrado que las mujeres a las que se les permite comer y beber durante la labor de parto tienen una labor más corta por un promedio de 90 minutos, tienen menos probabilidad de necesitar oxitocina para acelerar el parto, necesitan menos medicamentos para aliviar el dolor y tienen bebés con índices de Apgar más altos que las mujeres que no comen. Aunque puede que tenga poco o ningún apetito, una merienda ocasional—las paletas de fruta, gelatinas o jugos, fruta cocida, rodajas de pan tostado o caldo claro son elecciones ideales—pueden ayudar a mantener la energía en los momentos que más la necesita. Así que discuta el asunto con el médico e inclúyalo en el plan de parto.

SUERO INTRAVENOSO

"Cuando visitamos el hospital, vi a una mujer que era devuelta a la habitación, saliendo de la sala de partos con un suero intravenoso. ¿Es esto necesario para un parto normal?"

Gracias a los dramas de la televisión y los programas de guerra, el público asocia con facilidad los tratamientos intravenosos con soldados heridos, heroínas con enfermedades fatales que se desvanecen con facilidad y héroes que reciben una soberana paliza de amantes celosos. Pero es difícil asociar el goteo con un parto normal.

Sin embargo, en muchos hospitales, es una práctica rutinaria colocar un suero intravenoso que contiene una simple solución de nutrientes y líquido a las mujeres que van de parto. Esto se hace en parte para asegurarse de que la mujer no

PARTO DE EMERGENCIA: CONSEJOS PARA EL ACOMPAÑANTE

En la casa o en la oficina

1. Intentar conservar la calma y al mismo tiempo reconfortar y dar seguridad a la madre. Recordar, aunque no se sepa nada de ayudar a dar a luz un bebé, que el cuerpo de la madre y el bebé pueden hacer la mayoría del trabajo por sí mismos.

2. Llamar al 911 (teléfono de emergencia); pedir que localicen al médico o a la comadrona de la parturienta.

3. La futura madre debe empezar a jadear para evitar dar a luz.

4. Si hay tiempo, lavar el área vaginal y lavarse las manos con detergente o con agua y jabón (utilice producto antibacterial si lo tiene a la mano).

5. Si no hay tiempo para obtener una cama o una mesa, colocar periódicos o toallas limpias o prendas de vestir dobladas, debajo de las nalgas de la mujer. Proteger las superficies de la "sala de partos improvisada", si es posible, con cortinas de baño, periódicos, manteles de plástico, toallas, etc. Un recipiente o un plato hondo pueden ser utilizados para recoger el líquido amniótico y la sangre.

6. Si hay tiempo, colocar a la mujer sobre la cama o sobre la mesa, con las nalgas algo fuera del borde de la cama; la mujer colocará las manos debajo de sus muslos para mantenerlos

elevados. Un par de sillas pueden servirle de apoyo para los pies. Unas cuantas almohadas o cojines bajo los hombros y la cabeza ayudarán a elevarla a una posición semisentada, lo cual puede ayudar al parto. Sin embargo, si está esperando ayuda de emergencia y la cabeza del bebé aún no ha aparecido, tener a la madre acostada a lo plano puede detener el parto hasta que llegue ayuda. Proteger las superficies, si es posible, como se describe en el número 5.

7. Cuando la parte superior de la cabeza del bebé empiece a aparecer, indicarle a la madre que jadee o sople (que no empuje) y aplicar una contrapresión suave para impedir que la cabeza salga súbitamente. Dejar que la cabeza emerja gradualmente, no tirar nunca de ella. Si el cordón umbilical está alrededor del cuello del bebé, colocar un dedo debajo de él y hacerlo pasar suavemente por encima de la cabeza del bebé.

8. A continuación, tomar la cabeza con las dos manos, suavemente, y empujarla con gran suavidad hacia abajo (no estirar) pidiendo a la madre que empuje para extraer el hombro que se presenta primero. Cuando aparece el brazo, levantar la cabeza cuidadosamente, vigilando la salida del otro hombro. Una vez que los hombros han quedado libres, el resto del bebé debería resbalar con facilidad.

---

se deshidratará a causa de la falta de líquidos o no se debilitará a causa de la falta de alimento durante el parto (véase la pregunta anterior), y en parte para permitir un acceso rápido de la medicación en caso de que fuera necesaria (la medicación es inyectada directamente en la botella o el tubo del IV, en lugar de a la paciente). En estos casos, el IV es preventivo, evitando problemas.

Por otro lado, algunos médicos y comadronas prefieren esperar hasta que surge la necesidad del IV—por ejemplo, cuando el parto se alarga y la mujer se debilita. La futura madre puede preguntarle al médico qué es lo que acostumbra hacer. Si es contraria a un IV de rutina, debe decírselo. Es posible que el médico prefiera esperar hasta que surja la necesidad de utilizar un IV.

Sin embargo, si el médico tiene la costumbre de aplicar un IV de modo rutinario, o si la mujer termina por necesitar que le apliquen uno, no debe desesperarse. El IV resulta sólo algo incómodo cuando es insertado, pero a partir de entonces casi pasa inadvertido. Si está instalado sobre un soporte móvil, la madre podrá llevarlo consigo al lavabo, o cuando quiera dar un pequeño paseo por los pasillos del hospital. (Si en algún momento la zona se vuelve dolorosa, se informará al médico o a la enfermera, rápidamente.)

Aunque la embarazada no puede siempre decidir si quiere o no que se le administre un IV, tiene el derecho de saber qué sustancia está entrando en sus venas a través del IV. Se lo preguntará a la enfermera o al médico que lo inserta. O

9. Colocar al bebé sobre el abdomen de la madre o si el cordón es suficientemente largo (no tirar de él) sobre el pecho. Envolver rápidamente al bebé en una sábana, una manta, una toalla o cualquier otra prenda que esté a mano (preferiblemente algo limpio; una tela recién planchada es relativamente estéril).

10. No intentar extraer la placenta. Pero si ésta sale naturalmente antes de que llegue la ambulancia, envolverla en toallas o papel de periódico y mantenerla elevada por encima del nivel del bebé. No intente seccionar el cordón umbilical.

11. Mantener a la madre y al bebé calientes y cómodos hasta que llegue la ayuda.

En el camino hacia el hospital

Si la mujer se encuentra en el auto y el parto es inminente, detener el vehículo. Si tiene un teléfono celular, llamar para que llegue ayuda. Si no, encender las luces señalizadoras. Si alguien se detiene para ayudar, pedirle que busque un teléfono y llame al 911 ó la emergencia del área. Si la mujer se encuentra en un taxi, le pedirá al taxista que llame por la radio.

Si es posible, ayudar a la madre a que se acueste en el asiento trasero. Colocar un abrigo, una chaqueta o una manta debajo de ella. Luego proceder como en un parto en casa. Tan pronto como el parto haya terminado, continuar a toda prisa hasta el hospital más próximo.

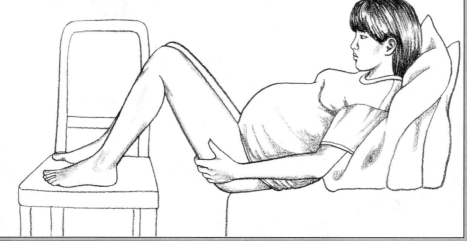

puede pedirle al acompañante que lea la etiqueta de la botella. En ocasiones, se prescribe sin consultárselo una medicación que la futura madre puede no desear. Si este fuera el caso, pedirá hablar, lo más pronto posible, con el médico. Aún mejor, haga que el acompañante o enfermera comadrona hable por la embarazada.

MONITOR FETAL

"He oído que la utilización del monitor fetal puede conducir a cesáreas innecesarias y además hacer que el parto sea más incómodo. ¿Tendré que utilizarlo?"

Para alguien que ha pasado los nueve primeros meses de la vida nadando tranquilamente en un baño amniótico tibio y confortable, el viaje a través de los límites estrechos de la pelvis materna no será un viaje de placer. El bebé será apretujado, comprimido y empujado con cada contracción.

Debido a que existe un cierto riesgo en esta agotadora jornada, los monitores fetales—los cuales evalúan la condición del feto durante la labor de parto al medir la respuesta de sus latidos a las contracciones del útero—han pasado a ser algo normal en las salas de parto. Por un tiempo, en algunos hospitales todas las pacientes eran controladas electrónicamente durante la dilatación y el parto. En la mayoría, al menos la mitad de las pacientes eran conectadas a un monitor electrónico—en especial las que pertenecían a las categorías de alto riesgo, las que presentaban coloración con meconio del líquido amniótico, las que recibían oxitocina, las que recibían una epidural o las que estaban pasando por un parto difícil.

Sin embargo, una revisión de la investigación sugiere ahora que estos instrumentos de alta tecnología no son mejores que el estetoscopio para detectar problemas en partos y labores de parto de bajo riesgo (véase página 166). Siempre que se utilice el estetoscopio para verificar el latido del bebé en intervalos regulares (cada 15 a 30 minutos durante la labor de parto y cada 5 minutos durante el parto), éste puede ser igual de efectivo para la evaluación de la condición fetal. (Sin embargo, los recortes en personal de enfermería en algunos hospitales pueden representar que las evaluaciones cardíacas fetales no se hagan con suficiente frecuencia. Si no está conectada a un monitor fetal, el acompañante o comadrona deberá asegurarse que el latido del bebé sea chequeado en los intervalos recomendados.)

No obstante, debido a que la monitorización electrónica se cree que ha llevado a un aumento innecesario de cesáreas en algunos hospitales (en gran parte por una mala interpretación de las lecturas), debido a que algunos la consideran únicamente como otra intrusión tecnológica en el proceso natural del nacimiento (reemplazando a la enfermera personal con una máquina impersonal), parece estar cayendo en desuso por parte de la comunidad de obstetricia. Aunque algunos doctores y hospitales continúan utilizando el monitor como rutina, el Colegio Americano de Obstetricia y Ginecología ha declarado que en partos de bajo riesgo, las verificaciones intermitentes del corazón fetal son una alternativa aceptable al monitoreo fetal electrónico continuo.

Así que si el parto es de bajo riesgo, existe una buena probabilidad de que no utilizará un monitor fetal electrónico continuo o que nunca encontrará un monitor fetal durante la experiencia de parto. Sin embargo, si la embarazada o el bebé corren alto riesgo (o si ha sido un parto inducido o se le ha administrado una epidural), es casi seguro que se encontrará con uno en algún momento de la labor o en el parto. De cualquier modo, es buena idea familiarizarse con los tipos de monitores y cómo funcionan.

Monitor externo. En este tipo de monitor, que es el utilizado con mayor frecuencia, se fijan con esparadrapo dos dispositivos al abdomen de la madre. Uno de ellos, un receptor de ultrasonidos, registra el latido cardíaco fetal. El otro, un marcador sensible a la presión, mide la intensidad y la duración de las contracciones uterinas. Ambos están conectados a un monitor que muestra en una pantalla o imprime las lecturas. Esto no significa que la parturienta deba permanecer inmóvil en cama, acoplada a la máquina como el monstruo de Frankenstein, durante horas y horas. En la mayoría de los casos, la monitorización sólo es necesaria de modo intermitente, y la mujer podrá pasearse entre cada lectura. Algunos hospitales están equipados con monitores portátiles que se pueden colgar de la ropa de la paciente, lo que le da a ésta una completa libertad para pasear por los pasillos mientras se los datos del bebé se registran en la cabecera de la cama o en una unidad de asistencia.

Durante la segunda fase del parto (expulsión), cuando las contracciones pueden ser tan rápidas e intensas que es difícil saber cuándo empujar y cuándo detenerse, el monitor puede señalar exactamente el inicio y el final de cada contracción. O también es posible que el uso del monitor sea abandonado por completo durante esta fase, para no interferir en la concentración de la madre. En este caso, se controlará periódicamente el latido cardíaco con un estetoscopio.

Monitor interno. Cuando se necesitan resultados más exactos—a menudo cuando se sospecha que existe sufrimiento fetal—se suele emplear un monitor interno. Dado que el electrodo que transmite las lecturas del latido cardíaco fetal ha sido fijado al cuero cabelludo del bebé a través del cuello uterino, la monitorización interna sólo es posible si el cuello uterino está dilatado por lo menos 1 ó 2 cm y si las membranas ya se han roto. Las contracciones pueden ser medidas con un manómetro fijado con esparadrapo al abdomen de la madre o bien mediante un catéter (tubo) lleno de líquido insertado en el útero. Puesto que el monitor interno no puede ser desconectado y conectado de nuevo periódicamente, la movilidad queda algo limitada, pero son posibles los cambios de posición de la madre.

En algunas ocasiones, la monitorización interna utiliza la telemetría, que lee y transmite los signos vitales por medio de ondas de radio. Esta técnica, utilizada por primera vez en el programa espacial, permite que la paciente sea monitorizada sin una limitación de la movilidad. Con la telemetría, la parturienta puede adoptar cualquier postura que encuentre cómoda, puede ir al lavabo o incluso ir a dar un paseo.

Al igual que todo procedimiento médico agresivo (que penetra en el cuerpo), la monitorización fetal interna presenta un cierto riesgo, hay un pequeño riesgo de infección. En algunos casos, el feto puede desarrollar más tarde una erupción, u ocasionalmente absceso, en el punto en que había sido fijado el electrodo; incluso puede mostrar, en unos pocos casos, una mancha calva permanente en dicho punto. También es posible que la inserción del electrodo provoque al bebé un dolor o una molestia momentáneos. Debido a sus riesgos, sólo se utiliza cuando sus beneficios son significativos.

Con los tipos de monitores tanto internos como externos, la lectura que indica que el feto está en buenas condiciones es casi siempre precisa. Por otro lado, las lecturas que indican que existe algún problema son mucho menos precisas. Así que si el monitor indica señales de problemas, probablemente sea una falsa alarma.

Las falsas alarmas—que pueden presentarse en forma de un recio (y potencialmente aterrador) sonido si el monitor ha sido programado para alertar al personal cuando ocurra una variación en el ritmo cardíaco—son comunes. Algunas veces, la falsa alarma se presenta porque el monitor no funciona bien; otras veces la interpretación de la lectura es errónea; aún otras porque las contracciones se presentan con mayor intensidad y frecuencia de manera repentina. Incluso cuando los monitores detecten un problema real, el mismo frecuentemente puede rectificarse

fácilmente. Por ejemplo, a menudo, la posición de la madre causa un cambio no deseable en el latido cardíaco del feto, debido a que la presión sobre el cordón umbilical o sobre la vena cava de la madre obstaculiza el flujo sanguíneo hacia el feto. El problema queda muchas veces resuelto con un cambio de posición de la madre, para acostarse sobre el lado izquierdo. Si la administración de oxitocina es la causante del problema, la reducción de la dosis o la eliminación total de la infusión eliminarán el problema. La administración de oxígeno a la madre puede ser también la solución.

Un obstetra experimentado e informado tendrá en cuenta muchos factores antes de llegar a la conclusión de que un bebé está en problemas. Si las lecturas anormales continúan se pueden adoptar varias medidas. Si el peligro para el feto parece grande, el médico puede optar por una cesárea inmediata. Además, se realizarán algunos exámenes rápidos para confirmar el diagnóstico de sufrimiento fetal: se observará el líquido amniótico para detectar la presencia de meconio; se determinará el pH de una muestra de sangre fetal tomada del cuero cabelludo; y/o se comprobará la respuesta del corazón fetal a la estimulación sonora, la presión o al ser pellizcado. Dado que es necesario un acceso directo al feto para que se puedan realizar algunas de estas determinaciones, las membranas deben romperse artificialmente en ese momento, si no lo han hecho ya espontáneamente. Además, el historial médico y obstétrico de la madre puede revisarse para determinar si las anormalidades del latido cardíaco fetal están relacionadas con una infección o enfermedad crónica de la madre, o con la medicación que está tomando, en vez de con el sufrimiento fetal. En algunos casos, la impresión del monitor puede enviarse por fax a un experto asesor para obtener una segunda opinión. Si se confirma la existencia de sufrimiento fetal, se suele decidir practicar una cesárea de inmediato. En algunos casos, el médico usará medicamentos para intentar mejorar las condiciones del feto en el útero. Cuando tiene éxito, este intento proporciona más tiempo para preparar el parto por cesárea,[4] aumenta las probabilidades de dar a luz un niño despabilado y en algunos casos incluso puede permitir que tenga lugar un parto vaginal.

Un nuevo aparato aprobado recientemente por la FDA puede proporcionar a los médicos un panorama más confiable de las condiciones dentro del útero. El monitor fetal OxiFirst es una sonda delgada que se coloca a través del cuello uterino junto a la mejilla del bebé y mide los niveles de oxígeno en la sangre del bebé. Es útil en los casos donde es difícil interpretar el monitor del corazón fetal y cuando la información adicional puede ayudar a decidir si la labor de parto debe continuar o es necesaria una cesárea. No obstante, el equipo es nuevo y la mayoría de hospitales todavía no lo utilizan.

RUPTURA ARTIFICIAL DE LAS MEMBRANAS

"Tengo miedo de que si mi fuente no se rompe por sí sola, el médico romperá las membranas artificialmente. ¿Me dolerá?"

La mayoría de mujeres no siente nada cuando se rompen artificialmente sus membranas, particularmente si ya están en el trabajo de parto (hay otros dolores más significativos que necesita enfrentar). Algunas experimentan incomodidades, pero éstas son más probablemente por la introducción en la vagina del instrumento utilizado para realizar el procedimiento que por la ruptura en sí. Posiblemente todo lo que notará es un chorro de agua, seguido por (al menos eso se espera) contracciones más fuertes y rápidas que harán que el bebé se mueva. La ruptura artificial de las membranas también se realiza para permitir otros procedimientos, tales como el monitoreo fetal interno y el parto con fórceps, cuando es necesario.

Muchos médicos esperan hasta que el cuello uterino se ha dilatado hasta 5 centímetros antes de romper las membranas que

no se han roto de manera espontánea, aunque algunos utilizaran el instrumento para romperlas a los 3 ó 4 centímetros si la labor de parto está progresando muy lentamente. Si no existe ninguna razón apremiante para romperlas (la labor de parto está progresando normalmente), la embarazada y el médico podrán decidir esperar. Ocasionalmente, las membranas se mantienen tercamente intactas durante el parto (el bebé nace con la bolsa de aguas alrededor y el médico o comadrona debe entonces romper la membrana al realizarse el alumbramiento para que el bebé pueda respirar por primera vez) y eso también está bien.

PRESENCIA DE SANGRE EN EL PARTO

"Cuando veo sangre me siento desfallecer. ¿Y si me desmayo cuando estoy asistiendo a mi propio parto?"

La visión de la sangre hace que a muchas personas les tiemblen las piernas. Pero es notable que, las mujeres más débiles, si sus compañeros consiguen aguantar el parto sin necesidad del frasco de las sales.

En primer lugar, tampoco hay tanta sangre—no mucha más que durante la menstruación (aunque se puede producir alguna hemorragia adicional en caso de episiotomía o desgarro). En segundo lugar, la mujer no asiste al parto como espectadora, sino como participante muy activa que dedica toda la concentración y la energía a empujar al bebé hacia el mundo exterior. Arrastrada por la excitación y el interés (y, por qué negarlo, por el dolor y el cansancio), lo más probable es que ni se dé cuenta de la existencia de la sangre y mucho menos que se sienta mareada por verla. En realidad muy pocas madres pueden explicar después del parto si durante éste se produjo mucha o poca sangre.

Pero si la futura madre siente en el interior que no desea ver sangre, lo más sencillo es que desvíe la mirada del espejo (si se le ha colocado uno) durante la episiotomía y el momento del nacimiento. En lugar de ello mirará hacia abajo, más allá de la barriga, para poder ver al bebé en el

---

4. Entre otros beneficios, este tiempo adicional puede permitir la aplicación de una epidural, en lugar de la anestesia general que normalmente se necesita en cirugías de emergencia.

momento en que salga del vientre. Desde este punto de observación le resultará imposible ver la sangre. (También algunos padres se preocupan acerca de cómo se comportarán al ver el alumbramiento. Si el cónyuge está ansioso por este aspecto del parto, deberá leer la página 445.)

EPISIOTOMÍA

"¿Podrá una episotomía facilitarme el parto y hacerlo más seguro para mi bebé?"

En un tiempo, había poca controversia y la respuesta era sí. De hecho, desde mediados del siglo pasado, esta intervención quirúrgica menor (en la que se hace una incisión en el perineo para agrandar el orificio vaginal inmediatamente antes de la salida de la cabeza del bebé) era considerada rutinaria por muchos médicos. Pero la obstetricia es una ciencia en evolución y las opiniones sobre este procedimiento (y muchos otros) han evolucionado con ella. El Colegio Americano de Obstetricia y Ginecología actualmente recomienda que una episotomía no deberá realizarse de manera rutinaria.

La razón para este cambio es sencilla: aparentemente, los beneficios de la cirugía que se habían percibido por tanto tiempo no existen realmente. Históricamente, se creía que la episotomía, que se originó en Irlanda en el año 1742, para ayudar a facilitar los partos difíciles, prevenía muchas complicaciones en la madre, incluyendo el rasgado del perineo y la incontinencia urinaria y fecal. En el recién nacido, se creía que las episotomías reducían el riesgo de trauma al nacer (debido a que la cabeza del feto se presionaba fuertemente y por largo tiempo contra el perineo), el cual podía ocasionar parálisis cerebral y otros daños neurológicos. Pero estudios recientes han encontrado que a los infantes les va igual de bien sin una episotomía y no experimentan más traumas en la cabeza después de una segunda etapa prolongada de labor de parto. También la condición de la madre parece ser buena, aunque no mejor, sin ella. La labor de parto *promedio* parece no ser más larga. Y las madres frecuentemente experimentan menos pérdida de sangre,

menos infección, menos incontinencia fecal y urinaria, y menos dolor perineal después del parto. Tampoco tienen mayor riesgo de complicaciones posparto que las mujeres a quienes se les practican episotomías.

Pero aunque las episotomías de rutina ya no se recomiendan, sigue habiendo lugar para ellas en algunos entornos de obstetricia. Las episotomías pueden indicarse cuando el bebé es grande y necesita una ruta de salida más amplia, cuando necesita realizarse un parto con fórceps o ventosa, o para el alivio de la distocia del hombro (en la que el hombro queda atascado en el canal de parto durante el alumbramiento).

Existen dos tipos básicos de episotomía: la mediana y la mediolateral. La incisión mediana se realiza directamente hacia atrás, en dirección al recto. A pesar de sus ventajas (proporciona más espacio por centímetro de incisión, cicatriza bien y sana facilmente, provoca menos pérdida de sangre y ocasiona menos infecciones y molestias en el posparto) es utilizada con menos frecuencia ya que presenta un mayor riesgo de desgarrarse por completo hasta el recto. Para evitar este desgarre, la mayoría de los médicos prefieren realizar incisión mediolateral, que se dirige hacia un costado, alejándose del recto, especialmente en el caso de las mujeres que dan a luz por primera vez.

Para reducir la posibilidad de necesitar una episotomía y para facilitar el parto sin ella, es buena idea realizar los ejercicios de Kegel (véase página 196) y el masaje perineal (véase página 332) por un período de seis a ocho semanas antes de la fecha de término. Durante la dilatación se recomiendan compresas calientes para hacer disminuir el malestar del perineo; los masajes, permanecer de pie o en cuclillas y exhalar o gruñir mientras se empuja para facilitar el estiramiento; y evitar la anestesia local, que hace que los músculos perineales se pongan fláccidos. Durante la fase de pujar, uno de los asistentes probablemente utilizará el soporte perineal—aplicar contrapresión ligera al perineo para que la cabeza del bebé no salga demasiado rápido y ocasione un rasgado innecesario.

Si no lo ha hecho todavía, discuta el asunto de la episotomía con el médico. Es probable que esté de acuerdo en que el procedimiento no debe realizarse de modo rutinario. Documente la opinión acerca de las episotomías en el plan de parto (véase página 278) para que todo el personal del hospital esté informado. Pero recuerde que, ocasionalmente, las episotomías sí resultan necesarias y la decisión final no deberá tomarse antes del parto, sino durante el parto o en la sala de partos, siendo los factores decisivos en el bienestar y el alumbramiento seguro del bebé.

DISTENSIÓN PROVOCADA POR EL NACIMIENTO

"Lo que más me asusta es la idea de que la vagina se estire y se desgarre. ¿Volveré a ser la misma de antes?"

La vagina es un órgano notablemente elástico, formado por pliegues en acordeón que se estiran para dejar pasar al bebé. Normalmente es tan estrecha que la inserción de un tampón puede resultar difícil, pero puede expandirse para dejar pasar a un bebé de 7 u 8 libras (3.5 kilos) sin desgarrarse. Unas semanas después del nacimiento, vuelve casi al tamaño original.

El perineo, la zona que se extiende entre la vagina y el recto, es también elástico, pero menos que la vagina. El masaje durante los meses previos al parto puede ayudar a aumentar la elasticidad y reducir el estiramiento. Asimismo, los ejercicios de los músculos pélvicos durante este período pueden mejorar la elasticidad, fortalecerlos y acelerar el retorno al aspecto normal.

Muchas parejas encuentran que las relaciones después del parto son incluso más satisfactorias que antes, gracias a la mayor conciencia muscular y al control que la mujer desarrolla como resultado de la preparación para el parto. En otras palabras, es posible que la mujer no vuelva a ser la misma después del parto, ¡es posible que sea mejor!

Para la mayoría de las mujeres, el ligero aumento del diámetro vaginal es imperceptible y no interfiere con el goce sexual. Para las mujeres que eran inhabitualmente estrechas antes de la concepción, esto es una ventaja, ya que el acto sexual resultará más agradable. En algunas pocas ocasiones, no obstante, en una mujer a la que "le

iba bien" antes, la distensión vaginal del parto es lo suficientemente grande para reducir el goce sexual. A menudo los músculos vaginales se vuelven a estrechar con el paso del tiempo. Realizar fielmente los ejercicios de Kegel, a intervalos frecuentes durante el día—al ducharse, orinar, lavar los platos, pasear al bebé, conducir, estando sentada en la mesa del despacho—puede ayudar a acelerar el proceso. Si después de seis meses la vagina aún está demasiado floja, se deberá consultar con el médico.

USO DE ESTRIBOS DURANTE EL PARTO

"Realmente odio la idea de subir mis pies a los estribos. ¿Tendré que usarlos en mi parto?"

Muy pocas mujeres que han pasado por un examen pélvico han tenido algo bueno que decir acerca de los estribos. Afortunadamente, la mayoría no tendrán que encontrarlos durante el parto, por varias razones. Primero, las camas especiales de partos han, en la mayoría, tomado el lugar de las mesas de parto equipadas con estribos. Segundo, diversas posiciones de alumbramiento han sustituido a la postura estándar de la mujer tendida sobre la espalda y con las piernas levantadas. Tercero, existe una intensa oposición ejercida por las mujeres que desean conservar toda la dignidad y el control posibles durante el parto. Además, las mujeres suelen estar hoy en día mejor preparadas para el nacimiento de sus bebés, y por ello es poco probable que se agiten incontroladamente de dolor y de miedo ante lo desconocido, por lo que los estribos son innecesarios.

No obstante, muchos médicos continúan pidiéndoles a sus pacientes que usen los estribos durante la expulsión, debido a que creen que eso les proporciona más espacio para maniobrar y para un parto seguro, particularmente durante un parto con fórceps, ventosa o de nalgas. Algunas madres también encuentran que los estribos ayudan a medida que pujan, manteniendo sus caderas abiertas y hacia atrás. Como siempre, diversas medidas funcionan para diferentes tipos de mujeres en labor de parto.

La futura madre debe hablar de este tema con el médico por anticipado. Es muy probable que los deseos de la madre en este asunto prevalezcan.

Fórceps y extracción por ventosa

"He oído que cada vez más médicos están realizando partos con fórceps o usando extracción por ventosa. ¿Son éstas prácticas seguras?"

En 1598, el cirujano británico Peter Chamberlen, ya en su madurez, ideó el primer par de fórceps, utilizando este instrumento en forma de tenazas para extraer a los bebés del canal del parto cuando un alumbramiento difícil habría costado de otro modo la vida a la madre y al hijo. Pero en vez de publicarlo en la principal revista de obstetricia, el médico Chamberlen mantuvo en secreto el descubrimiento—utilizado sólo por cuatro generaciones de médicos Chamberlen y por sus pacientes, muchas de las cuales pertenecían a la realeza. De hecho, el uso de los fórceps podría haber terminado para siempre con la carrera del último médico Chamberlen si a mediados de 1800 no se hubiera encontrado una caja de instrumentos escondida bajo una tabla del piso en la casa solariega de la familia.

Por un tiempo al final del siglo pasado habían personas que creían que el uso de los fórceps debería haber muerto con los Chamberlen. La preocupación de que los fórceps harían más daño que bien—y posiblemente fueran responsables de serias lesiones tanto a niños como madres—hizo surgir más opiniones negativas que positivas con respecto a este instrumento. Pero estudios recientes han demostrado que no es más o menos probable que los partos con fórceps tengan malos resultados comparado con otros tipos de partos, y que sí tienen un lugar en la obstetricia moderna.

Como cualquier otra intervención durante el parto, los fórceps deberían utilizarse únicamente por un médico experimentado en el procedimiento y únicamente cuando existen indicaciones válidas. Por lo general, éstas incluyen dilatación prolongada o segunda etapa de dilatación prolongada (véase página 371); sufrimiento materno (la madre está exhausta; no puede pujar bien; o tiene insuficiencia cardíaca, muscular, neurológica o respiratoria que impide que puje); ritmo cardíaco del feto

---

FÓRCEPS Y EXTRACTOR DE VENTOSA

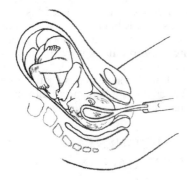 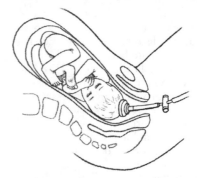

El fórceps, cuya apariencia es como las tenazas para ensalada, se inserta en la vagina y se coloca alrededor de la cabeza del bebé. Luego, el médico guía suavemente la cabeza del bebé para sacarla del canal de parto. La extracción por medio de ventosa aplica una ventosa plástica a la cabeza del bebé. La leve succión del extractor de ventosa generalmente permite que el médico saque al bebé que está atascado en el canal de parto.

anormal; sangramiento vaginal debido a una ruptura sospechada de la placenta; o cordón salido.

Antes de intentar un parto con fórceps, es necesario que el cuello uterino de la madre esté completamente dilatado y borrado, que sus membranas se hayan roto y que la cabeza del feto esté encajada. Además, todo debería estar listo para practicar una cesárea por si los intentos con el fórceps fallaran. Una vez se cumplan estas condiciones, se administra un anestésico local para dormir el área perineal. A continuación, las palas curvadas y romas del instrumento son introducidas una a una alrededor de la cabeza que ya corona, sobre las sienes, para ayudar a nacer al bebé.

La ventosa obstétrica, una alternativa al fórceps, está hecha de plástico y se coloca en la cabeza del bebé para succionarlo suavemente para que salga del canal del parto. Se está volviendo cada vez más popular en la obstetricia y el uso probablemente sea mayor que el de fórceps. Las indicaciones para utilizar la extracción por ventosa son similares a las del parto por fórceps y tanto la ventosa como el fórceps han comprobado ser tan seguros para el bebé como la cesárea. La ventosa no debe utilizarse si el término del embarazo es menor a 34 semanas o si el bebé está de nalgas o de frente. Si el procedimiento no está funcionando o si la ventosa se resbala, los esfuerzos deberán abandonarse. Así como en los procedimientos con fórceps, el médico que realice la extracción con ventosa deberá estar bien capacitado en la aplicación y listo para hacer una cesárea si el procedimiento falla.

Si durante la dilatación el médico sugiere la necesidad de usar un fórceps o la extracción por ventosa para acelerar el parto, tal vez querrá preguntarle si puede descansar por varias contracciones (si el tiempo lo permite) antes de intentarlo de nuevo. Tal descanso puede darle el segundo aliento que necesita para pujar y dar a luz al bebé de manera efectiva. También puede intentar cambiar de posición: apóyese sobre manos y pies o póngase en cuclillas; puede que la fuerza de la gravedad cambie la posición de la cabeza del bebé.

Si la embarazada está preocupada por el posible uso de fórceps o de una ventosa obstétrica durante el parto, debe hablar de ello con el médico en este momento, antes de empezar a dilatar. Él sabrá calmar sus aprensiones y preocupaciones.

EL ÍNDICE DE APGAR

"He escuchado a algunas amigas, que acaban de dar a luz, discutir acerca del índice de Apgar. ¿Qué es un examen de Apgar?"

Es el primer examen del bebé. Este examen fue desarrollado en 1952 por la doctora Virginia Apgar, renombrada anestesióloga ya fallecida, para permitir al personal médico una rápida valoración del estado de un recién nacido. A los 60 segundos del nacimiento, una enfermera o un médico examina el Aspecto (color), el Pulso (latido cardíaco), las Muecas (reflejos), la Actividad (tono muscular) y la Respiración del bebé. El acrónimo APGAR viene de las palabras en inglés. Los bebés que tienen una valoración arriba de 6 están bien. Las que están comprendidas entre 4 y 6 necesitan a menudo ser reanimados—generalmente con aspiración de las vías aéreas y administración de oxígeno. Los bebés con una puntuación inferior a 4 necesitan que se les apliquen técnicas de reanimación más radicales.

El examen de Apgar se realiza de nuevo a los cinco minutos del nacimiento. Si la puntuación es de 7 ó más elevada en ese momento, las perspectivas para el bebé son muy buenas. Si es baja, significa que el bebé necesita de una estrecha vigilancia, pero aún es muy probable que todo vaya bien.

También se realizarán otras pruebas al recién nacido. Para mayor información, consulte *Qué esperar el primer año*.

POSICIONES PARA LA DILATACIÓN

"Sé que no debo recostarme sobre la espalda durante la dilatación. ¿Cuál posición es la mejor?"

La mejor posición de dilatación es la que sea mejor para la embarazada. Con la excepción de recostarse sobre la espalda—

TABLA DE APGAR

SIGNO	PUNTOS		
	0	1	2
Aspecto (color)*	Pálido o azul	Cuerpo rosado, extremidades azules	Rosado
Pulso (latido cardíaco)	No detectable	Inferior a 100	Superior a 100
Mueca (refleja irritabilidad)	Sin respuesta a la estimulación	Mueca	Llanto vigoroso
Actividad (tono muscular)	Flaccidez (actividad nula o débil)	Algunos movimientos de las extremidades	Mucha actividad
Respiración	Nula	Lenta, irregular	Buena (llanto)

*En los bebés que no sean de raza blanca se examinará el color de las membranas mucosas de la boca, del blanco de los ojos, de los labios, de las palmas de las manos y de las plantas de los pies.

lo cual no sólo puede retrasar la dilatación, sino también oprimir sus vasos sanguíneos principales, lo cual probablemente interferirá con el flujo sanguíneo al feto—casi cualquier posición o combinación de posiciones puede funcionar bien. Las posiciones levantadas que emplean las fuerzas de gravedad son particularmente eficientes, ya que aceleran la dilatación y el descenso del bebé. Los estudios incluso comprueban que éstas pueden acortar el tiempo de dilatación. Incluyen posiciones de pie, sentada (sobre la cama, sobre una silla, en los brazos del acompañante) en cuclillas o a medio arrodillarse, a medias cuclillas (sobre el piso o sobre la capa) y a horcajadas.

Mientras que el último estudio demuestra que caminar durante la dilatación probablemente no acelera el proceso más que la posición de pie (o cualquier otra en posición vertical), tampoco produce daño y puede, de hecho, reducir la incomodidad. Algunas mujeres también han encontrado que arrodillarse colocándose sobre manos y pies (sobre una cama o en el piso) les proporciona algo de alivio.

Si se siente más cómoda acostada sobre la cama mientras dilata, hágalo sobre el lado izquierdo para promover una circulación más eficiente y practique inclinaciones pélvicas periódicamente (véase página 197).

Qué es importante saber: LOS PASOS Y FASES DEL ALUMBRAMIENTO

Existen pocos embarazos que parezcan sacados de un manual de obstetricia—con unos mareos matutinos que desaparecen al final del primer trimestre, con unos movimientos fetales percibidos exactamente a las 20 semanas, y con el aligeramiento ocurrido exactamente dos semanas antes del inicio del parto. Igualmente, pocos alumbramientos corresponden exactamente al descrito en un libro de

POSICIONES PARA LA FASE DE DILATACIÓN

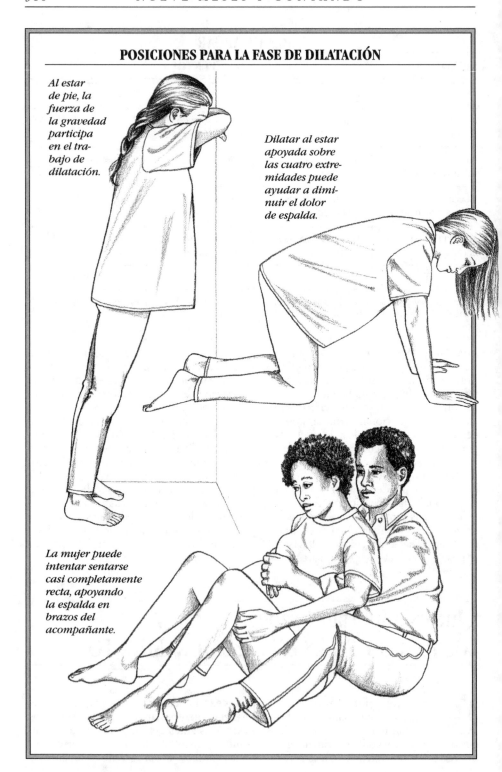

Al estar de pie, la fuerza de la gravedad participa en el trabajo de dilatación.

Dilatar al estar apoyada sobre las cuatro extremidades puede ayudar a diminuir el dolor de espalda.

La mujer puede intentar sentarse casi completamente recta, apoyando la espalda en brazos del acompañante.

texto—inicio con contracciones regulares y poco intensas, muy separadas y que aumentan con un ritmo predecible hasta el nacimiento del bebé. Sin embargo, del mismo modo que resulta útil tener una idea general acerca de lo que una mujer puede esperar típicamente cuando está esperando, también es valioso saber cómo es un parto por término medio—siempre que la mujer acepte que es muy probable que se produzcan unas variaciones notables del proceso que convertirán el alumbramiento en una experiencia personal inolvidable.

El alumbramiento está dividido (de modo menos estricto por la naturaleza, más rígido por la ciencia obstétrica) en tres fases. La *primera fase* es la de dilatación, con sus etapas precoz, activa y de transición, y que acaba con la dilatación completa (apertura) del cuello uterino, la *segunda fase* es la de expulsión, que culmina en el nacimiento del bebé; y la *tercera fase* consiste en la expulsión de la placenta. Todo el proceso suele durar, por término medio, unas 14 horas en las madres primerizas, y unas 8 horas para las mujeres que ya han tenido otros hijos—pero el intervalo es enorme y va de unas cuantas horas a varios días.

A menos que la dilatación sea interrumpida por una cesárea, todas las mujeres cuyo embarazo ha llegado a término pasan por las tres etapas de la primera fase. Sin embargo, algunas de ellas pueden no darse cuenta de que están de parto hasta la segunda, o incluso la tercera etapa, debido a que sus contracciones iniciales fueron muy suaves o indoloras. La tercera etapa de la dilatación se completa cuando el cuello uterino se ha dilatado 10 centímetros. En unas pocas mujeres, toda la fase de dilatación pasa inadvertida; se puede decir que no se dan cuenta de que van ya de parto hasta que sienten la necesidad de empujar que caracteriza a la segunda fase o la fase de alumbramiento.

La frecuencia y la intensidad de las contracciones permiten determinar en qué punto de parto se halla una mujer en un momento determinado. Si se realiza un examen interno del nivel de dilatación, se confirmará la estimación.

Si parece que la dilatación no sigue el curso normal, muchos médicos harán aumentar los esfuerzos de la Madre Naturaleza con la administración de oxitocina y si eso fallará, se adjudicarán sus funciones mediante una cesárea. Otros dejarán pasar algo más de tiempo antes de tomar esta decisión, siempre que se tenga la seguridad de que la madre y el hijo estén en buen estado.

PRIMERA FASE DEL PARTO: DILATACIÓN

LA PRIMERA ETAPA: DILATACIÓN LATENTE O PRECOZ

Esta etapa suele ser la más larga y, afortunadamente, la menos intensa de la fase de dilatación. La dilatación (apertura) del cuello uterino hasta 3 cm y el borramiento (adelgazamiento) concomitante que caracterizan a esta etapa pueden ser alcanzados durante un período de días o semanas sin que se produzcan contracciones perceptibles o molestas o durante un período de 2 a 6 horas (y, con menos frecuencia, hasta 24 horas) de dolores inconfundibles.

En esta etapa, las contracciones suelen durar entre 30 y 45 segundos, aunque pueden durar menos. La intensidad es de escasa a moderada; pueden ser regulares o irregulares (a intervalos de entre 5 y 20 minutos) y pueden resultar progresivamente más próximas, pero no necesariamente con un aumento continuo. Algunas mujeres no las notan en absoluto.

En la mayoría de los casos la futura madre se dirigirá hacia el hospital al final de esta etapa o al principio de la siguiente.

¿Qué se puede sentir o percibir? Entre los signos y síntomas más habituales de esta etapa se cuentan el dolor de espalda

FASES Y ETAPAS DEL PARTO

PRIMERA FASE: Dilatación

   Etapa 1: Latente o precoz—adelgazamiento (borramiento) del cuello uterino y dilatación hasta de 3 centímetros

   Etapa 2: Activa—dilatación del cuello uterino hasta 7 centímetros

   Etapa 3: Transicional—dilatación del cuello uterino hasta 10 centímetros (completamente dilatado)

SEGUNDA FASE: Nacimiento del bebé

TERCERA FASE: Expulsión de la placenta

(ya sea con cada contracción o de modo constante), los dolores cólicos parecidos a los de la menstruación, la indigestión, la diarrea, una sensación de calor en el abdomen, y unas pérdidas sanguinolentas (unas pérdidas mucosas teñidas de sangre). La futura madre puede experimentar todos estos síntomas, o quizá sólo uno o dos de ellos. Las membranas pueden haberse roto antes del inicio de las contracciones, pero es más probable que se rompan (o sean rotas artificialmente) en algún momento de la fase de dilatación.

Desde el punto de vista emocional la futura madre puede sentir excitación, alivio, expectación, inseguridad, ansiedad, temor; algunas mujeres se hallan relajadas y se sienten parlanchinas, mientras que otras están tensas y sienten aprensión.

QUÉ PUEDE HACER LA MUJER:

◆ Relajarse. El médico le habrá dicho probablemente que no le avise hasta que entre en una fase más activa. O le habrá sugerido que llame más pronto si el parto empieza durante el día o si las membranas se han roto. Sin embargo, la mujer deberá avisar a el médico si las membranas se han roto y el líquido amniótico es oscuro o verdoso, si pierde sangre de color rojo brillante, o si no nota la actividad del feto (es posible que la actividad fetal resulte difícil de percibir, ya que la futura madre se halla concentrada en sus contraccio-

nes; por ello es aconsejable que haga la prueba descrita en la página 247). Aunque la mujer no tenga muchas ganas de ello, es mejor que sea ella misma y no el acompañante, quien llame por teléfono y hable con el médico. En los diálogos a través de terceras personas se pueden perder muchos datos.

◆ Si es muy tarde por la noche, la mujer intentará dormir. Es importante que descanse ahora, ya que es probable que más tarde no pueda hacerlo. Y no debe temer que se quede dormida y no se aperciba de la fase siguiente del parto—las contracciones serán demasiado insistentes. Si no consigue dormir, es aconsejable que no permanezca en la cama contando las contracciones—con ello sólo conseguirá que el parto le parezca más largo. En lugar de ello, es mejor que se levante y haga cualquier tarea que la distraiga. Limpiar el armario; poner las sábanas en la cuna del bebé; terminar de hacer la maleta para el hospital; tomar una ducha; preparar un bocadillo que el acompañante pueda comer en el hospital; jugar solitario; entrar a un chat para mujeres embarazadas para ver si hay alguien más en las mismas circunstancias.

◆ Si las contracciones de dilatación se presentan durante el día, la mujer continuará con la rutina diaria, siempre que ésta no la aleje de la casa. Si no tiene ninguna tarea por hacer, deberá buscar algo que la mantenga ocupada. Puede intentar algunas de las distracciones citadas antes, o bien dar un paseo (la fuerza de la gravedad ayuda en el trabajo de dilatación), mirar la televisión, o preparar y congelar uno o dos platos de comida para tenerlos listos a la vuelta del hospital. Es mejor que avise al marido, pero no es necesario que éste acuda—aún—corriendo a casa. Si está usando una enfermera comadrona, este es un buen momento para llamarla también.

◆ La mujer deberá ponerse cómoda. Tomar un baño (si las membranas se han roto, hable primero con el médico) o una ducha (pero con cuidado de no

LA PERCEPCIÓN DEL DOLOR EN PERSPECTIVA

No hay duda de que las contracciones duelen. Pero no hay razón alguna por la que deberían doler más de lo necesario. La cantidad de dolor que la embarazada percibe puede verse aumentada o disminuida por diversos factores que están, en gran parte, bajo control, sobre todo si se realiza cierta planeación y se tiene mucha perspectiva.

La percepción del dolor puede verse aumentada por:	Puede ser reducida por:
Estar sola.	Tener la compañía y el apoyo de las personas amadas y/o de un personal médico experimentado.
Cansancio.	Estar bien descansada (intentar no exagerar las tareas durante el noveno mes); intentar descansar y relajarse entre las contracciones.
Hambre y sed.	Tomar bocadillos ligeros en las primeras fases del parto; chupar pedazos de hielo durante todo el proceso.
Pensar en el dolor y esperarlo.	Dirigir la mente a otros pensamientos y distracciones (pero no durante el empuje); pensar en las contracciones en términos de lo que consiguen y no en términos de lo mucho que duelen; y recordar que, por intensas que sean las molestias, la duración será relativamente breve.
Ansiedad y estrés; ponerse en tensión durante las contracciones.	Utilizar las técnicas de relajación o técnicas de visualización entre las contracciones; concentrarse en el esfuerzo mientras se producen las contracciones.
Miedo de lo desconocido.	Aprender todo lo posible sobre el parto, con antelación; tomarse el parto enfrentándose a las contracciones de una en una; y no pensar en lo que vendrá después.
Autocompasión.	Pensar en la felicidad que se posee y en el maravilloso premio que llegará.
Sentirse fuera de control e indefensa.	Asistir a unos buenos cursos de preparación al parto; saber lo suficiente para sentir un cierto control y una cierta confianza.

EN MARCHA HACIA EL HOSPITAL O EL CENTRO DE MATERNIDAD

Llegar al hospital. Hacia el final de la etapa precoz o el principio de la fase activa (probablemente cuando las contracciones llegan cada 5 minutos o menos, o más pronto si la mujer vive lejos del hospital o si éste no es el primer parto), siguiendo las indicaciones del médico, la futura madre tomará la maleta y se dirigirá al hospital. Este viaje puede resultar más fácil si puede contactar al acompañante en cualquier lugar y cualquier momento por celular o localizador, y si éste puede llegar rápidamente (no intente manejar al hospital)*; si se ha planeado con anticipación el recorrido, si se conocen los lugares en que se puede estacionar y se sabe cuál de las entradas conduce más directamente hasta el piso de obstetricia. Si la cuestión del estacionamiento puede ser un problema, es más razonable tomar un taxi. Es posible que la mujer se encuentre más cómoda en el asiento trasero, con el cinturón de seguridad holgadamente abrochado por debajo del vientre, con una manta si siente escalofríos, y con una almohada debajo de la cabeza.

Admisión en el hospital. Los procedimientos de admisión pueden variar, pero por término general son los siguientes:

◆ Si la futura madre no se ha registrado con antelación (y sería mejor que lo hubiera hecho), este requisito suele ser breve; si el parto se encuentra ya en la fase activa, el marido puede ocuparse de ello.

◆ Una vez en el ala de dilatación y parto, la mujer será llevada a una sala de dilatación o de parto por la enfermera de turno. Algunas veces será llevada primero a una sala de examen preliminar (evaluación), donde se revisará el cuello uterino o se monitorearán las contracciones para tomar el tiempo y ver si se encuentra en la fase de dilatación activa o no. En función de las normas del hospital, es posible que el marido y otros familiares deban esperar afuera mientras la mujer es admitida y preparada. (Nota para el acompañante: éste es un buen momento para efectuar algunas llamadas telefónicas prioritarias, para comer algo, para llevar la maleta a la habitación de la esposa y para poner a enfriar el champaña de la celebración. Si al cabo de unos 20 minutos no le avisan que ya puede ir a reunirse con la mujer, será mejor que se lo recuerde a una enfer-

resbalar); utilizar una bolsa de agua caliente si le duele la espalda—pero no tomar una aspirina o ibuprofén (el acetaminofén está bien si el médico lo aprueba) o tenderse sobre la espalda.

◆ Tomar un bocadillo ligero si se siente hambrienta (una taza de caldo, una tostada con mantequilla y mermelada, o un jugo de fruta o algo que el doctor sugiera). No deberá comer copiosamente y evitará los alimentos difíciles de digerir, tales como las carnes, los productos lácteos y las grasas. La digestión de una comida pesada no sólo competirá con el proceso del parto en cuanto a los recursos del cuerpo sino también puede estar contra las recomendaciones del médico. También evite cosas ácidas, como el jugo de naranja.

◆ Contar las contracciones (desde el inicio de una hasta el inicio de la siguiente) durante una media hora si parece que se

presentan con menos de 10 minutos de separación, y contarlas periódicamente incluso si no son aún tan frecuentes. Pero no es necesario permanecer con los ojos pegados al reloj.

◆ Orinar con frecuencia para evitar la distensión de la vejiga, que podría inhibir el proceso de dilatación.

◆ Aplicar las técnicas de relajación (véase página 129) si resultan útiles, pero no empezar aún con los ejercicios de respiración, ya que en caso contrario la mujer se encontrará agotada y cansada de ellos mucho antes de que los necesite.

QUÉ PUEDE HACER EL ACOMPAÑANTE:

Si se encuentra cerca durante esta fase, éstas son algunas maneras de ayudar. Si hay una comadrona en el lugar, ella puede ayudar con cualquiera o todas las siguientes indicaciones:

mera. Deberá estar preparado para la posibilidad de que le pidan que se ponga una bata estéril sobre la ropa).

◆ La enfermera hará un breve historial, preguntando, entre otras cosas, cuándo empezaron las contracciones, qué intervalo las separa, si se ha roto la "bolsa de aguas" y cuándo comió la madre por última vez.

◆ La enfermera le pedirá a la madre (o al cónyuge) que firme los papeles rutinarios del hospital.

◆ La enfermera le proporcionará a la futura madre una bata de hospital para que se la ponga y recogerá una muestra de orina. Comprobará el pulso, la presión sanguínea, la respiración y la temperatura; examinará el perineo por si produjera pérdida de líquido amniótico o de sangre; escuchará el latido cardíaco del feto mediante un estetoscopio o conectará a la madre a un monitor fetal, si se considera necesario; posiblemente también evaluará la posición del feto y tomará una muestra de sangre.

◆ Según las normas del hospital o del médico, y posiblemente según sus preferencias, se iniciará un suero intravenoso o IV.

◆ La enfermera, el médico de la paciente o un médico residente efectuará un examen interno de la paciente para determinar el grado de dilatación y de borramiento del cuello uterino. Si las membranas no se han roto espontáneamente y la dilatación es de por lo menos 3 ó 4 cm (muchos médicos prefieren esperar hasta una dilatación de por lo menos 5 cm), se procederá a la ruptura artificial de las mismas—a menos que la mujer y el médico hayan decidido dejarlas intactas hasta un momento posterior del parto. Esta intervención es indolora; todo lo que la mujer notará es la salida de líquido templado.

Si tiene alguna pregunta—acerca de las políticas del hospital, de la condición o de los planes del médico—que aún no ha sido respondida, ahora es el momento de que la embarazada o el acompañante pregunte.

---

* Si, por alguna razón, no logra comunicarse con el acompañante, deberá tener un conductor de reemplazo o el número telefónico de un servicio de transporte o compañía de taxis. El acompañante podrá alcanzarla luego en el hospital.

◆ Practicar la cuenta de las contracciones. El intervalo entre las contracciones se cuenta desde el comienzo de una hasta el comienzo de la siguiente. Contarlas periódicamente, y anotar los datos. Cuando se presentan con menos de 10 minutos de separación, cronometrarlas más a menudo.

◆ Procurar ser una influencia calmante. Durante esta fase precoz del parto, la función más importante del acompañante consiste en mantener relajada a la futura madre. Y la mejor manera en que puede conseguirlo es mantenerse relajado él mismo, tanto por dentro como por fuera. La ansiedad y la tensión pueden comunicarse involuntariamente a la embarazada, no sólo a través de las palabras sino también del contacto. Pueden resultar útiles las técnicas de relajación o un masaje suave y tranquilo. Sin embargo, es aún demasiado

pronto para empezar a practicar los ejercicios respiratorios.

◆ Ofrecer consuelo, seguridad y apoyo. Ella necesitará las tres cosas a partir de este momento.

◆ Conservar el sentido del humor y ayudarla a mantenerlo; después de todo, el tiempo vuela si uno se está divirtiendo. Es más fácil reír ahora que cuando las contracciones sean más frecuentes e intensas.

◆ Ayudar a distraerse a la futura madre. Sugerir actividades que permitan mantener alejada la mente de ella y también del tema del parto: leer en voz alta, jugar a las cartas u otros juegos sociales, ver programas de televisión divertidos o dar un corto paseo.

◆ Ahorrar fuerzas con el fin de poder ayudarla luego con más eficacia. Comer periódicamente, aunque ella no pueda hacerlo. Preparar un bocadillo para llevar al hospital, si prefiere no dejarla para ir a la cafetería—pero evite ingredientes que tengan un olor penetrante y fuerte.

LA SEGUNDA ETAPA: DILATACIÓN ACTIVA

La segunda etapa de la dilatación, o etapa activa, suele ser más breve que la primera; por término medio dura entre 2 y 3:30 horas (aunque las variaciones son grandes al respecto). Los esfuerzos del útero son ahora más concentrados y consiguen más en menos tiempo. Las contracciones resultan más intensas, más largas (con una duración de 40 ó 60 segundos y con un punto máximo distintivo que dura la mitad de ese tiempo) y más frecuentes (generalmente de 3 a 4 minutos de diferencia, aunque el patrón puede ser irregular), y el cuello de la matriz se dilata hasta 7 cm. El tiempo de descanso entre cada contracción es más reducido.

La embarazada estará ya en el hospital en esta etapa—a menos que, como sucede ocasionalmente, la dilatación del cuello uterino ocurra durante un período de una o dos semanas, en cuyo caso puede que no note el trabajo de parto sino hasta la siguiente fase (transición).

¿Qué se puede sentir o percibir? Los signos y síntomas más comunes de esta etapa son: la creciente molestia de las contracciones (es posible que la futura madre no pueda hablar mientras está pasando por una de ellas), el creciente dolor de espalda, molestias en las piernas, cansancio, pérdidas sanguinolentas más abundantes. Puede experimentar todos estos síntomas o tan sólo uno o dos. Las membranas pueden romperse espontáneamente (o ser rotas artificialmente) durante esta fase, si no ha ocurrido antes.

Desde el punto de vista emocional, la parturienta se puede sentir intranquila y tener más dificultad para relajarse; pero también es posible que la concentración sea más intensa y quede completamente absorta en el trabajo que está efectuando. Puede suceder que la confianza empiece a tambalearse y que tenga la sensación de que el proceso nunca terminará; o puede sentirse emocionada y motivada de que las cosas realmente están empezando a suceder. Cualesquiera que sean sus emociones, acéptelas y prepárese para ponerse "activa."

QUÉ PUEDE HACER LA MUJER:

◆ Iniciar los ejercicios respiratorios, si planea utilizarlos, tan pronto como las contracciones resultan demasiado intensas para poder hablar mientras se producen. (Si nunca ha practicado dichos ejercicios, algunas sugerencias respiratorias simples por parte de la enfermera o doula pueden ayudarla a sentirse más cómoda.) Sin embargo, si parece que los ejercicios la hacen sentir incómoda o tensa, es mejor que no los aplique. Las mujeres han dado a luz sin ellos durante siglos.

◆ Si el médico lo permite, tomar bebidas ligeras para reemplazar los líquidos y mantener la boca húmeda. Si la embarazada está hambrienta, y de nuevo con el permiso del médico, podrá tomar un bocadillo ligero a base de un alimento sin fibra ni grasas (por ejemplo, un pure de manzana o un sorbete). Si el médico le prohíbe tomar líquidos, podrá chupar cubitos de hielo para refrescarse. No obstante, algunos médicos y hospitales desaconsejan incluso los cubitos y usan el goteo intravenoso para mantener a sus pacientes hidratadas (véase página 349).

◆ Realizar un esfuerzo consciente para relajarse entre las contracciones. Esto resultará cada vez más difícil, a medida que las contracciones sean más frecuentes, pero también es cada vez más importante que la futura madre lo consiga, ya que la energía empieza a gastarse o disminuir. Utilice las técnicas de relajación que (ojalá) haya aprendido en la clase de preparación para el parto o las que se encuentran en la página 129.

◆ Andar un poco de arriba abajo, o por lo menos cambiar a menudo de posición, probando cuál de ellas resulta más cómoda. (Véase página 358 para algunas posiciones para el parto.)

◆ Orinar frecuentemente; es necesario que la mujer se acuerde de ello, ya que debido a la tremenda presión pélvica, es posible que no sienta la necesidad de vaciar la vejiga.

◆ Si cree que necesita algún tipo de alivio para el dolor, debe hablar de ello con el especialista que la atiende. Es posible que éste sugiera esperar unos entre 15 a 30 minutos antes de administrar una medicación—para entonces, el parto puede haber progresado tanto que ya no haya necesidad de la medicina, o también puede ser que la parturienta haya renovado sus fuerzas y ya no la desee.

QUÉ PUEDE HACER EL ACOMPAÑANTE:

Si hay una comadrona presente, podrá ayudarle con varios puntos. Decida con antelación quién hará cada cosa.

◆ Proporcione una copia del plan de parto (véase página 278) escrito por el acompañante de parto a cada enfermera u otro asistente del parto, para que ellos conozcan sus preferencias. Si hay cambio de turno, asegúrese de que los nuevos asistentes reciban una copia.

◆ Si es posible, mantener cerrada la puerta de la sala de dilatación o de partos, dejar sólo algunas luces encendidas y conseguir que la habitación esté tranquila para favorecer una atmósfera de descanso. Una música suave, si está permitida, puede ser también útil (a menos que ella prefiera ver la televisión). Continuar con las técnicas de relajación entre las contracciones. Y conservar toda la calma posible—posiblemente haciendo la embarazada también ejercicios de respiración o meditación.

◆ Cronometrar las contracciones. Si la esposa está conectada a un monitor fetal, pedirle al médico o a la enfermera el modo de leer los datos del monitor, para que más tarde, cuando las contracciones se sucedan con rapidez, pueda avisar a la mujer del momento en que empieza cada nueva contracción. (El monitor puede detectarlas antes de que la mujer las experimente.) También puede ayudarla anunciándole cuándo empieza a pasar el momento culminante de cada contracción. Esto les proporcionará a ambos algún sentido de control sobre la dilatación. Si no se dispone de monitor, el acompañante puede aprender a reconocer la llegada y el final de las contracciones colocando la mano sobre el abdomen de la esposa.

◆ Respirar con ella a lo largo de las contracciones difíciles, si esto la ayuda. No presionarla a hacer los ejercicios si ella los encuentra incómodos o desagradables, si la hacen estar en tensión o si la aburren.

◆ Si la mujer muestra cualquier síntoma de hiperventilación (mareos, visión borrosa, hormigueo en los dedos de manos y pies), colocarle una bolsa de papel delante de la boca (la enfermera proporcionará una bolsa si la pareja no ha traído una de casa) o bien hacerla respirar a través de las manos juntas. Debe inhalar el aire que ha sacado en la respiración anterior. Se encontrará mejor después de repetir varias veces este proceso. Si no fuera así, se informará a la enfermera o al médico de inmediato.

◆ Ofrecer palabras tranquilizadoras (si ello no pone a la embarazada más nerviosa); elogiar, pero no criticar, sus esfuerzos (pensando lo que le gustaría que ella le dijera si los roles estuvieran invertidos). Particularmente si el progreso es lento, recordarle que se concentre en una contracción cada vez, y que cada dolor la acerca más al momento de ver al bebé. Sin embargo, si ella encuentra estos comentarios irritantes, evítelos.

◆ Hacer un masaje al abdomen o a la espalda de la futura madre, o aplicar la contrapresión o cualquier otra de las técnicas aprendidas, para que se sienta más cómoda. (Proporcionar masaje en la espalda mientras ella se sienta puede ayudar a apresurar la labor de parto). Dejarse dirigir por ella; pedirle que manifieste el tipo de masaje que le va mejor. Si prefiere que no la toquen en absoluto (algunas mujeres lo encuentran molesto), es mejor ayudarla verbalmente.

- No pretender que el dolor no existe, incluso si ella no se queja; ella necesita comprensión y apoyo. No decirle que sabe como se siente (el padre no lo sabe si no ha pasado por el parto).

- Recordarle que debe relajarse entre las contracciones.

- Recordarle que debe orinar por lo menos una vez cada hora.

- Si se permite, asegurarse de que la mujer tiene a la disposición los cubitos de hielo para chupar, líquidos para tomar o bocadillos para comer. Preguntarle de vez en cuando si los desea.

- Utilizar una toalla húmeda para refrescarle el cuerpo y la cara; mojar con frecuencia la toalla con agua fría.

- Si tiene frío en los pies, ofrecerle ir a buscar un par de calcetines y ayudarla a ponérselos (a ella no le será fácil alcanzar sus propios pies).

- Continuar con las distracciones que resultan útiles (juegos de cartas, juegos de video, música, televisión, conversación entre las contracciones y lectura en voz alta) con el aliento y el consuelo.

- Sugerir un cambio de posición; caminar con ella por los pasillos, si esto es posible.

- No tomarlo como una ofensa personal si la mujer no responde a los consuelos verbales, o incluso si parece irritada con ello. Relájese, si esto es lo que ella parece preferir. El humor de una mujer durante el parto es más cambiante que durante el embarazo, y por buena razón. El acompañante debe estar allí para proporcionarle apoyo si ella lo necesita y desea, y espere que lo que ella necesita y desea cambiará a cada momento. El acompañante debe recordar que su papel es importante, aunque a veces pueda llegar a sentirse superfluo.

- Servirle de mensajero con el personal médico tanto como sea posible. Interceptar las preguntas que pueda contestar, pedir la explicación de las medidas adoptadas, el equipo, cualquier medicación administrada, de modo que le pueda explicar a ella lo que está sucediendo. Por ejemplo, ahora podría ser el momento para averiguar si se puede conseguir un espejo para que ella pueda ver el parto. Hacer de abogado defensor cuando sea necesario, pero intentar luchar por ella tranquilamente, quizás fuera de la habitación, con el fin de no molestarla.

- Si la mujer pide una medicación, transmitir este deseo a la enfermera o al médico, pero sugerir un período de espera antes de la administración. Durante este tiempo, el médico deseará probablemente discutir la necesidad de la medicación y realizar un examen interno para evaluar el progreso del parto. Es posible que la noticia de que el parto ha progresado mucho en tan sólo un breve período confiera nuevas fuerzas a la mujer y ésta se muestre dispuesta a continuar sin medicación. No sentirse molesto si la mujer y el médico deciden que es necesaria una medicación. El nacimiento de un bebé no es una prueba de resistencia, y la esposa no habrá fracasado si pide o acepta un alivio. Permitir que el dolor severo continúe puede, en realidad, pausar o incluso detener la dilatación.

QUÉ HARÁ EL PERSONAL DEL HOSPITAL:

- Proporcionar un ambiente relajado y cómodo, y responder a todas las preguntas y preocupaciones que le vayan surgiendo a la parturienta. (No dude en exponer las preocupaciones que tenga o pedirle al acompañante o comadrona que lo haga).

- Continuar monitorizando el estado del bebé con un estetoscopio o con un monitor fetal electrónico, y a través de la observación del líquido amniótico (un color café verdoso es un signo de posible sufrimiento fetal). La posición del feto es determinada mediante palpación externa.

◆ Continuar controlando la presión sanguínea de la madre.

◆ Evaluar periódicamente la frecuencia y la intensidad de las contracciones, y la cantidad y calidad de las pérdidas sanguinolentas. (Las compresas colocadas bajo las nalgas de la madre serán cambiadas siempre que sea necesario). Cuando se produce un cambio evidente en la frecuencia o la intensidad de las contracciones, o cuando las pérdidas tienen más sangre, se efectuará un examen interno para poder controlar el progreso del parto.

◆ Posiblemente, estimular la dilatación si ésta está progresando muy despacio, mediante el uso de oxitocina o la ruptura artificial de las membranas si aún están intactas, y si no se había hecho con anterioridad.

◆ Administrar sedantes y/o analgésicos si es necesario y si lo solicita la madre.

LA TERCERA ETAPA: DILATACIÓN ACTIVA AVANZADA O DILATACIÓN DE TRANSICIÓN

La transición es la etapa más agotadora de la dilatación. La intensidad de las contracciones aumenta bruscamente. Son muy fuertes, se producen a intervalos de 2 ó 3 minutos y duran entre 60 y 90 segundos, con puntos máximos muy intensos que se prolongan durante la mayor parte de la contracción. Algunas mujeres, en especial las que ya han tenido algún bebé, experimentan puntos máximos múltiples. Puede parecer que las contracciones no llegan a desaparecer por completo y que no es posible relajarse bien entre ellas. Los últimos 3 centímetros de dilatación, hasta llegar a los 10 centímetros, se producirán probablemente en un tiempo muy breve: por término medio, entre 15 minutos y 1 hora.

¿Qué se puede sentir o percibir? Durante la etapa de transición es probable que se experimente una intensa presión sobre la parte baja de la espalda y/o sobre el perineo. La presión rectal, con o sin una necesidad de empujar o de evacuar, puede provocar gruñidos involuntarios de la parturienta. La mujer puede sentirse acalorada y sudada, o bien sentir frío y tener escalofríos; también es posible que alterne ambos estados. Las pérdidas vaginales sanguinolentas aumentarán a medida que se rompen los capilares del cuello uterino. La mujer puede tener las piernas frías y con calambres, y puede temblar de modo incontrolable. También es posible que experimente náuseas y/o vómitos; puede sentir somnolencia entre las contracciones ya que el flujo de oxígeno es desplazado desde el cerebro hasta la zona corporal del parto. Algunas mujeres también sienten presión en la garganta o el pecho. No resulta sorprendente que pueda sentirse exhausta.

Desde el punto de vista emocional, la mujer se puede sentir vulnerable y abrumada, como si se le estuviera acabando el mundo. Además de la frustración de no poder aún empujar, puede sentirse irritable, desorientada, descorazonada e intranquila, con dificultades para concentrarse y relajarse (esto último puede resultarle imposible). Puede también sentir emoción hasta llegar a un punto máximo de fiebre en medio de todo el estrés.

QUÉ PUEDE HACER LA MUJER:

◆ Tener ánimo. Al final de esta etapa, que no está muy lejos, el cuello uterino ya está completamente dilatado y habrá llegado el momento de empujar al bebé hacia el mundo exterior.

◆ En lugar de pensar en todo lo que queda, intentar pensar en todo el camino que ya se ha recorrido.

◆ Si siente la necesidad de empujar, intentará jadear o soplar, a menos que haya recibido otras instrucciones. Al empujar contra el cuello uterino aún no totalmente dilatado podría provocar que el cuello de la matriz se hinchará, lo que podría retrasar el parto.

◆ Si no desea que nadie la toque si no es necesario, si las manos antes confortadoras del acompañante le resultan

SI EL PARTO NO PROGRESA

El progreso del parto se mide por la dilatación o apertura del cuello uterino y por el descenso del feto a través de la pelvis. Un progreso satisfactorio requiere tres componentes principales: contracciones uterinas intensas que dilaten eficazmente el cuello; un bebé en la posición adecuada para poder salir fácilmente; y una pelvis lo bastante espaciosa para permitir el paso del bebé.

Si falta uno o varios de estos factores, se suele producir un parto anormal o no funcional en el que el progreso es lento o nulo. Existen varios tipos de parto anormal:

Etapa latente prolongada—cuando se produce una dilatación muy escasa o nula después de 20 horas de trabajos de parto en una madre primeriza, o después de 14 horas en una mujer que ya ha tenido hijos. Algunas veces, el progreso es lento porque el parto no ha comenzado realmente, y porque las contracciones experimentadas fueron las de un parto falso (véase página 338). A veces, la causa se halla en una medicación excesiva antes de que el proceso de dilatación esté bien establecido. Se cree que, en otros casos, la causa puede ser psicológica: la mujer siente pánico cuando empieza el parto, desencadenando así la liberación de químicos en el cerebro que obstaculizan las contracciones uterinas.

En general, el médico puede sugerir la estimulación de una primera etapa lenta mediante la actividad (por ejemplo, andar) o mediante lo contrario (dormir y descansar, posiblemente, con la ayuda de las técnicas de relajación, y si la mujer está demasiado inquieta para relajarse, mediante la administración de un sedante, o de una bebida alcohólica). Este tratamiento ayudará también a descartar un parto falso (las contracciones de un parto falso suelen desaparecer con la actividad, con un breve sueño o con una bebida alcohólica). Es importante recordar que debe orinar periódicamente durante la dilatación, ya que una vejiga llena puede interferir con el descenso del bebé. Esto también puede suceder si los intestinos están llenos, así que si no ha evacuado durante un período de 24 horas, un enema sería útil.

Una vez establecida la verdadera etapa latente de la dilatación, es posible acelerarla con la administración de oxiticina, prostaglandia E–2 ó algún otro estimulador de dilatación. Si estas tácticas resultan infructuosas, el médico puede explorar la posibilidad de que exista una desproporción de tamaño entre la cabeza del feto y la pelvis de la madre (desproporción fetopélvica).

La mayoría de los médicos llevarán a cabo una cesárea tras 24 ó 25 horas (a veces menos) de dilatación si no se han hecho bastantes progresos en ese momento; algunos esperarán más, siempre que la madre y el bebé se hallen en buen estado.

Disfunción primaria de la etapa activa—cuando la segunda etapa, la etapa activa, de la dilatación progresa muy lentamente (menos

ahora irritantes, no debe dudar en manifestarlo.

◆ Si las encuentra útiles, utilizará las técnicas respiratorias que ha aprendido (o le pedirá a la enfermera o comadrona que le sugiera algunas), que sean apropiadas para esta etapa de la dilatación.

◆ Intentará relajarse entre las contracciones (si le resulta humanamente posible) con una respiración torácica lenta y rítmica.

QUÉ PUEDE HACER EL ACOMPAÑANTE:

Una vez más, si hay una comadrona presente, puede compartir algunas de estas tareas con la embarazada.

◆ Ser específico y directo en sus instrucciones, sin malgastar palabras. La mujer puede encontrar incómodas las frases superfluas. Si ella no desea recibir ayuda en algún momento y quiere que la dejen sola, no tomarlo como una ofensa personal. Proporcionar el espacio que ella necesite durante el tiempo que precise, pero quedándose cerca por si pudiera ser de alguna ayuda.

◆ Ofrecer todo el aliento y las alabanzas posibles, a menos que ella prefiera que el acompañante esté callado. En este momento, la mirada directa y comprensiva puede ser un medio de comunicación más expresivo que las palabras.

de 1 a 1.2 centímetros por hora en las mujeres que van a tener el primer hijo, y menos de 1.5 centímetros por hora en las que ya han tenido hijos). Si existe un progreso, por muy lento que sea, muchos médicos dejan que el útero marque el propio ritmo—con la teoría de que la mujer acabará dando a luz de modo natural, tal como sucede en dos de cada tres casos de disfunción primaria. La mujer puede a veces acelerar el trabajo del útero caminando, si le es posible, no tendiéndose sobre la espalda y manteniendo vacía la vejiga. Es probable que se le administre líquido por vía intravenosa si el parto se alarga para evitar la deshidratación (véase página 349).

Estancamiento de la dilatación—cuando, durante la etapa activa de dilatación, no se produce ningún progreso durante 2 o más horas. Se calcula que en aproximadamente la mitad de estos casos existe una desproporción fetopélvica que requiere un parto por cesárea. En la mayoría de los restantes casos, la administración oxitocina u otro estimulador de la dilatación (tal como la ruptura artificial de las membranas) pondrá de nuevo en marcha el parto, sobre todo cuando el útero sufre únicamente de cansancio. También aquí, la mujer puede contribuir algo a la lucha contra un parto lento aprovechando la fuerza de la gravedad (sentándose bien recta, en cuclillas, permaneciendo de pie o caminando) y vaciando periódicamente la vejiga.

Descenso anormal del feto—cuando el bebé se desplaza a lo largo del canal del parto a una velocidad inferior a 1 cm por hora en las mujeres que van a tener el primer bebé, o inferior a 2 cm por hora en las demás. En la mayoría de estos casos, el parto será lento pero por lo demás completamente normal. Una vez más, podrá utilizarse la estimulación por medio de un medicamento que induzca la dilatación y/o la ruptura artificial de las membranas—asumiendo que no hay contraindicaciones.

Segunda fase prolongada—una segunda fase que dura más de 2 horas en un primer parto si a la madre no se le ha administrado una epidural, 3 horas en una madre a la que sí se le ha administrado (el límite puede ser menor en los partos siguientes). Muchos médicos utilizan rutinariamente el fórceps de salida, la extracción por sonda o practican una cesárea cuando la segunda fase dura más de 2 horas; otros permiten que el parto vaginal espontáneo continúe si existen progresos y si la madre y el feto (cuyo estado es monitorizado cuidadosamente) están bien. La rotación de la cabeza (de modo que mire hacia adelante, lo que le permite pasar mejor a través de la pelvis) puede ser también eficaz, ya sea manualmente o con el fórceps de salida. También aquí puede ser útil la ayuda de la fuerza de gravedad; una posición semisentada o medio en cuclillas es muy eficaz durante el parto.

Es importante observar que para una mujer a la que se ha administrado una epidural, la expectativa de progreso de la dilatación es diferente. Todas las fases, tanto la primera como la segunda, probablemente durarán más.

♦ Tocarla únicamente si ella lo encuentra reconfortante. El masaje abdominal puede resultar molesto en este momento, aunque la contrapresión aplicada a la zona lumbar puede proporcionar algo de alivio al dolor de espalda.

♦ Respirar con ella a través de cada contracción, si ello la ayuda a soportarlas.

♦ Recordarle que debe enfrentarse de una en una a las contracciones. Es posible que la mujer necesite que le diga cuando empieza una contracción y del momento en cuando disminuye.

♦ Ayudarla a relajarse entre las contracciones, acariciándole suavemente el abdomen para indicarle cuando ya ha pasado la contracción. Recordarle que debe respirar de modo lento y rítmico entre contracciones, si es posible.

♦ Si parece que las contracciones son cada vez más frecuentes y/o si la mujer siente la necesidad de empujar—y no ha sido examinada recientemente—avisar a la enfermera o al médico. Es posible que ya haya dilatado completamente.

♦ Ofrecerle a menudo pedazos de hielo o un sorbo de agua o jugo si se le permite, y limpiarle la frente con una toalla húmeda y fría.

♦ Mantenga sus ojos puestos en la recompensa. Ha sido un largo recorrido para ambos. Pero no tardará mucho antes que empiece a pujar, y ese momento que tanto han esperado llegue.

QUÉ HARÁ EL PERSONAL DEL HOSPITAL:

◆ Continuar ofreciendo ayuda y consuelo.

◆ Continuar monitorizando el estado de la madre y del feto.

◆ Continuar controlando la duración y la intensidad de las contracciones, y los progresos que se producen.

◆ Preparar el momento del nacimiento, haciendo pasar a la madre a la sala de partos si es necesario.

LA SEGUNDA FASE DEL PARTO: EMPUJE Y EXPULSIÓN

La participación de la futura madre en el nacimiento del hijo ha sido muy reducida hasta este momento. Aunque es indudable que la mujer ha tenido que soportar las consecuencias del proceso, el cuello uterino y el útero (y el bebé) han realizado la mayor parte del trabajo. Pero ahora que la dilatación ha terminado, se necesita la ayuda de la madre para empujar al bebé a través del canal del parto y hacia el mundo exterior. Este proceso suele durar entre media hora y 1 hora, pero puede ocurrir en 10 breves minutos (o menos) o en 2, 3 o más horas muy largas.

Las contracciones de la segunda fase son más regulares que las de la transición. Continúan durante unos 60 a 90 segundos, pero a veces están más distanciadas (por lo general se presentan cada 2 a 5 minutos) y es posible que sean menos dolorosas—aunque a veces son más intensas. Entre cada contracción debería producirse ahora un período bien definido de reposo, aunque es posible que la mujer encuentre aún difícil reconocer el comienzo de cada nueva contracción.

¿Qué se puede sentir o experimentar?
En la segunda fase es habitual una abrumadora necesidad de empujar (aunque no todas las mujeres la sienten). Es posible que la parturienta experimente un nuevo brote de energías (como una reserva de fuerzas) o de fatiga; una presión rectal tremenda; contracciones muy visibles y el útero se endurece visiblemente en cada una de ellas; un posible aumento de las pérdidas sanguinolentas; una sensación de estiramiento, hormigueo, quemazón o punzadas en la vagina, cuando la cabeza del bebé corona y una sensación húmeda y resbaladiza cuando el bebé emerge.

Desde el punto de vista emocional, puede sentirse aliviada ante la posibilidad que tiene ahora de empujar (aunque algunas mujeres se sienten inhibidas); también es posible que se sienta excitada y feliz, o si la fase se prolonga mucho más de 1 hora, frustrada y abrumada. Cuando la segunda fase se prolonga, la preocupación de la mujer no se centra tanto en poder ver finalmente al bebé como en la necesidad de que el calvario termine de una vez; esta es una reacción normal y transitoria, que de ningún modo refleja una incapacidad para el amor maternal.

¿QUÉ PUEDE HACER LA MUJER?

◆ Adoptar una postura cómoda para empujar (dependerá de las normas del hospital, de las preferencias del médico, de la cama o la silla utilizada y, si es posible, de lo que resulte más cómodo y eficaz para la madre). Una posición semisentada o en cuclillas es probablemente la mejor, ya que aprovecha la fuerza de la gravedad para acelerar el proceso y proporciona a la madre una mayor fuerza para empujar. Algunas veces, si empujar no está

EL NACIMIENTO DEL BEBÉ

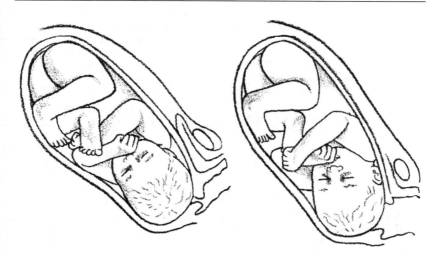

1. *El cuello uterino ha adelgazado algo (borramiento), pero aún no ha empezado a dilatarse.*

2. *El cuello uterino está ya totalmente dilatado y la cabeza del bebé ha empezado a presionar hacia el canal del parto (la vagina).*

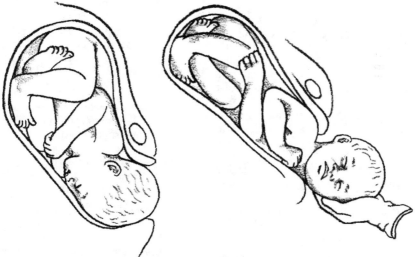

3. *Para que la parte menos ancha de la cabeza fetal pueda empezar a pasar a través de la pelvis materna, el bebé suele girarse ligeramente durante el parto. En la ilustración, la cabeza algo deformada ha empezado a coronar.*

4. *La cabeza, que es la parte más ancha, ya ha sido expulsada. El resto del parto debe ser ahora rápido y sin problemas.*

haciendo descender al bebé por el canal del parto, puede ser útil cambiar posiciones. Por ejemplo, si ha estado semi-inclinada, podría colocarse sobre las cuatro extremidades o intentar ponerse en cuclillas.

◆ Dar todo lo posible. Cuanto más eficazmente empuje y cuanta más energía dedique al esfuerzo, tanto más rápidamente atravesará el bebé el canal del parto. Pero controlando sus esfuerzos, coordinando el ritmo con las instrucciones del médico, la enfermera o comadrona. Si empuja de modo desorganizado y frenético, consume la energía y adelanta poco. Evite empujar con la parte superior del cuerpo, lo que podría resultar en dolor torácico después del parto. Al contrario, concéntrese en un punto debajo del ombligo e imagine que está empujando desde allí o que está empujando como para evacuar. Intente no involucrar el rostro en el proceso—hacer fuerza con el rostro a medida que empuja podría dejar moretones en sus mejillas y ojos rojizos.

◆ No dejar que la inhibición o la vergüenza rompan el ritmo del esfuerzo. Puesto que la mujer está empujando con toda la zona perineal, cualquier cosa que se encuentre en el recto será expulsada también; si intenta controlar la defecación al mismo tiempo que empuja, no conseguirá gran cosa. Una pequeña evacuación involuntaria (o incluso una pequeña micción) se da en casi todos los partos. Ninguna de las personas que se encuentran en la sala de partos tendrá nada que decir sobre ello, y lo mismo debería hacer la parturienta. La enfermera utilizará gasas estériles para limpiar inmediatamente cualquier excreción.

◆ Dejarse llevar por los impulsos naturales. Empujar si siente la necesidad de ello y si no se le dice lo contrario. Respirar varias veces, profundamente, cuando empieza la contracción; luego tomar aire y aguantarlo. A continuación, cuando la contracción alcanza la máxima intensidad, empujar con todas las fuerzas hasta que ya no se puede retener más el aliento comadamente o trate de inhalar mientras puja. Es posible que la mujer experimente hasta cinco veces la necesidad de empujar en cada contracción. Se dejará llevar por esta necesidad, en lugar de intentar contener el aliento y empujar durante toda la contracción (o mientras alguien cuenta hasta diez); contener el aliento durante períodos de tiempo largo puede provocar agotamiento y privar al feto de oxígeno. Respirar hondo varias veces cuando la contracción disminuya ayudará a recuperar el equilibrio respiratorio. Si parece que el ritmo no se establece naturalmente—y no lo hace en todas las mujeres—el médico, enfermero o comadrona ayudará a dirigir los esfuerzos de la madre y a reorientarlos si ésta no se concentra.

◆ Relajar todo el cuerpo, incluyendo los muslos y el perineo mientras se empuja. La tensión va en contra de los esfuerzos para empujar.

◆ Dejar de empujar cuando se reciben instrucciones al respecto (como puede suceder para impedir que la cabeza del bebé salga al exterior con demasiada rapidez). En lugar de empujar, la mujer deberá jadear o soplar.

◆ Descansar entre las contracciones, con la ayuda del acompañante y del personal del hospital. Si la mujer está muy cansada, especialmente si la segunda fase se prolonga, es posible que el médico le sugiera que no empuje durante varias contracciones, para así poder acumular energías.

◆ No sentir frustración si se ve la cabeza del bebé que corona y luego desaparece de nuevo. El nacimiento es un proceso que se realiza con dos pasos hacia adelante y uno hacia atrás.

◆ Recordar echar una ojeada de vez en cuando al espejo (si se ha dispuesto uno). Al ver la cabeza del bebé coronada (y alargar la mano para tocarla, si el médico lo aprueba), la mujer sentirá más motivación para empujar cuando sea necesario. Además, no habrá una "segunda sesión", a menos que el acompañante esté grabando en vídeo el proceso del nacimiento.

¿QUÉ PUEDE HACER EL ACOMPAÑANTE?

Una vez más, estas responsabilidades pueden compartirse con la enfermera comadrona.

◆ Continuar ofreciendo apoyo y consuelo, pero sin sentirse herido si la mujer parece no notar la presencia. Es evidente que sus energías están centradas en otra parte.

◆ Guiarla durante sus esfuerzos de empujar y sus ejercicios respiratorios, utilizando las señales que se habrán aprendido durante las clases de preparación al parto; o bien fiarse de las instrucciones proporcionadas por la enfermera o el médico.

◆ No sentirse intimidado por la experiencia del equipo médico profesional que asiste al parto. La presencia del acompañante es también importante. De hecho, un "te quiero" murmurado al oído de la mujer le puede servir más en este momento que cualquier cosa que los expertos puedan ofrecerle.

◆ Ayudarla a relajarse entre las contracciones, por medio de palabras tranquilizadoras, una toalla humedecida con agua fría aplicada a la frente, la nuca y sus hombros, y si es factible, con ayuda de un masaje en la espalda o una contrapresión para aliviarle el dolor de espalda.

◆ Si se le permite, continuar proporcionándole pedazos de hielo o líquidos para humedecerle la boca.

◆ Aguantarle la espalda mientras empuja, si es necesario; agarrarle la mano, limpiarle la frente—o cualquier otra cosa que parezca ayudarla. Si resbala y queda en mala posición, será imprescindible ayudarla a volver a la posición adecuada.

◆ Indicarle frecuentemente los progresos efectuados. Cuando el bebé empieza a coronar, recordarle echar una ojeada al

espejo para que pueda tener la confirmación visual de lo que está consiguiendo; cuando no esté mirando al espejo, o si no se dispone de espejo, hacerle una descripción detallada de lo que sucede. Tomar la mano y tocar juntos la cabeza del bebé para renovar la inspiración.

◆ Si el acompañante tiene la oportunidad de "atrapar" al bebé cuando éste emerge o más tarde, la de cortar el cordón umbilical, nada de pánico. Ambas cosas son fáciles, y además el acompañante recibirá instrucciones paso a paso, apoyo y comprensión del personal del hospital. Es preciso hacerle saber, sin embargo, que el cordón no puede cortarse como una simple cuerda. Es más difícil de lo que piensa.

¿QUÉ HARÁ EL PERSONAL DEL HOSPITAL?

◆ Llevar a la futura madre a la sala de partos, si no se encuentra ya allí. Si la madre se halla sobre una cama de partos, se limitarán a quitar los pies de la cama para preparar el parto.

◆ Proporcionarle apoyo e instrucciones a medida que progresa el parto.

◆ Continuar el control periódico del estado del feto, habitualmente conectando brevemente el monitor fetal. En algunos casos, podrá conectarse durante toda esta fase para monitorear las contracciones y también al bebé. O puede que no se utilice en absoluto. Puede utilizarse un estetoscopio en el lugar para verificar el latido del bebé cada 5 minutos.

◆ En el momento en que la cabeza empieza a coronar, prepararlo todo para la expulsión—extender sábanas estériles, disponer los instrumentos, poner al médico la bata y los guantes, embadurnar el área perineal con antiséptico. Las comadronas generalmente sólo se ponen guantes y no colocan sábanas.

◆ Practicar una episiotomía inmediatamente antes de la salida de la cabeza del bebé, si es necesario (véase página 355). Probablemente primero se inyectará un

UNA PRIMERA MIRADA AL BEBÉ

Los que esperan que el bebé llegue al mundo tan redondeado y liso y rosado como un querubín de Botticelli pueden recibir una buena sacudida. Los nueve meses de baño en el líquido amniótico y la docena de horas de compresión en el útero en contracción y en el canal del parto, dejan sus huellas en el aspecto de un recién nacido. Los bebés nacidos mediante cesárea tendrán temporalmente cierta ventaja en cuanto al aspecto.

Afortunadamente, la mayoría de las características menos afortunadas del aspecto de los bebés son sólo transitorias. Una mañana, después de un par de meses de haber llevado a casa desde el hospital a un pequeño ser arrugado, ligeramente flacucho y con los ojos hinchados, la pareja se despertará para encontrarse que un bello querubín se encuentra realmente en la cuna.

Una cabeza de forma extraña. En el momento de nacer, la cabeza del bebé es, proporcionalmente, la parte más ancha del cuerpo, con un diámetro aproximadamente igual al del tórax. A medida que el bebé crece, el resto del cuerpo va ganando terreno. Con frecuencia, la cabeza se ha deformado para poder pasar a través de la pelvis materna, por lo que presenta una forma extraña, ligeramente puntiaguda; la presión contra el cuello uterino poco dilatado puede deformar aún más la cabeza, provocando la aparición de un bulto. El bulto desaparecerá en uno o dos días; el aspecto deforme al cabo de dos semanas—cuando la cabeza del bebé empezará a adoptar la forma redondeada de un querubín.

El cabello del recién nacido. El cabello que cubre la cabeza del recién nacido puede tener poca relación con el cabello que poseerá más tarde el bebé. Algunos recién nacidos son virtualmente calvos; otros tienen espesas melenas, pero la mayoría tendrán un ligero mechón de suave pelo. En definitiva todos perderán el pelo de recién nacidos (aunque no se note), que gradualmente será reemplazado por el nuevo, posiblemente de color y textura diferentes.

La capa de sustancia sebosa vernix caseosa. La sustancia grasa que recubre al feto en el útero está destinada, por lo que se cree, a proteger la piel del bebé contra la prolongada exposición al líquido amniótico. Los bebés prematuros tienen una capa de este tipo muy gruesa, los que están pasados de tiempo casi no la presentan, excepto en los pliegues de la piel y debajo de las uñas.

---

anestésico local en el perineo. Ello se hará en el momento culminante de una contracción, cuando la presión de la cabeza del bebé entumezca de forma natural la zona; la incisión se realizará también en el momento culminante de una contracción y si el perineo está anestesiado (o si se le ha administrado una epidural), probablemente no será dolorosa.

◆ Optar por la utilización del fórceps o ventosa para sacar la cabeza del bebé si es necesario. Generalmente se administrará un anestésico regional si no se ha aplicado ya una anestesia epidural o de otro tipo, ya que el parto instrumental puede ser doloroso.

◆ Una vez emergida la cabeza, se succionará rápidamente la nariz y la boca del bebé para eliminar las mucosidades, y luego se ayudará a salir a los hombros y el cuerpo.

◆ Pinzar y cortar el cordón umbilical (o invitar al acompañante a hacerlo) después del parto, posiblemente mientras el recién nacido se halla sobre el abdomen de la madre. Algunos médicos prefieren esperar a que la placenta haya sido expulsada o a que el cordón haya dejado de latir para cortarlo. Posiblemente exista también la posibilidad de tener al bebé en brazos brevemente en este momento.

◆ Proporcionar los cuidados iniciales de protección al recién nacido: evaluar el estado y compararlo en la escala Apgar al cabo de 1 minuto y de 5 minutos del nacimiento (véase página 358); proporcionarle un masaje rápido y estimulante y secarlo; identificar al bebé tomando las huellas de sus pies y las huellas dactilares para el registro del hospital, y fijándole una banda de identificación

Hinchazón de los órganos genitales. Esta característica es común en los niños y niñas recién nacidos, y es particularmente pronunciada en los niños que han nacido por cesárea. Los senos de los recién nacidos, niños y niñas, también pueden estar hinchados (a veces incluso congestionados y con secreción de una sustancia blanca o rosada) a causa de la estimulación provocada por las hormonas de la madre. Estas hormonas pueden ocasionar también una secreción vaginal blanquecina, lechosa, incluso teñida de sangre en las niñas. Estos fenómenos no son anormales y desaparecen en una semana ó diez días.

El lanugo. Una fina vellosidad denominada lanugo, puede cubrir los hombros, la espalda, la frente y las sienes de los bebés a término. Habitualmente suele desprenderse hacia el final de la primera semana de vida. Esta vellosidad puede ser más abundante y duradera en un bebé prematuro y puede no existir en un bebé pasado de tiempo.

Ojos hinchados. La hinchazón que se observa alrededor de los ojos de los recién nacidos, es normal para alguien que ha estado sumergido en líquido amniótico por nueve meses y después sale apretadamente por un estrecho canal del parto, puede verse exacerbada por las gotas que se les aplican para protegerles contra las infecciones, y desaparece en unos pocos días. Los ojos de los bebés de raza blanca son casi siempre de color azul pizarra, independientemente del color que tendrán más tarde. En la raza negra, los bebés suelen tener los ojos marrones al nacer.

Marcas de nacimiento y lesiones cutáneas. Una mancha rojiza en la base del cráneo, sobre el párpado o en la frente es muy común, especialmente en los niños de raza blanca. Las manchas mongólicas, pigmentaciones de color gris azulado de las capas profundas de la piel, pueden aparecer en la espalda, las nalgas y a veces en los brazos y los muslos, y son más frecuentes en los asiáticos, los europeos meridionales y los negros. Estas marcas desaparecen con el tiempo, habitualmente cuando el niño tiene unos 4 años. Los hemangiomas, unas marcas protuberantes y de color rojo intenso, tienen un tamaño que oscila entre pequeño y el de una moneda o incluso grande. Con el tiempo palidecen, adquiriendo una coloración gris perla y finalmente desaparecen por completo. Las manchas de color café con leche pueden aparecer en cualquier parte del cuerpo, por lo general son poco evidentes y no palidecen. El recién nacido puede presentar también diversos tipos de erupción y granitos, debido a las hormonas maternas, todo lo cual es sólo temporal. También podrá notar resequedad y resquebrajamiento de la piel debido a la primera exposición al aire, pero esto también pasará.

en la muñeca y/o el tobillo del bebé; administrarle un colirio no irritante para evitar las infecciones oculares; pesar al bebé y envolverlo para evitar la pérdida de calor. (En algunos hospitales no se llevan a cabo algunos de estos procedimientos; en otros se llevarán a cabo más tarde, para que tenga más tiempo de relacionarse con el recién nacido.)

♦ Mostrar el bebé ya limpio a sus padres. A menos que existan problemas, ambos deberían cargarlo en brazos durante algún tiempo. La madre podrá, si así lo desea, intentar amamantarlo (sin preocuparse si las cosas no funcionan inmediatamente—véase el apartado dedicado a los primeros días de la lactancia, página 400).

LA TERCERA FASE DEL PARTO:
EXPULSIÓN DE LA PLACENTA, O DESPUÉS DEL PARTO

Lo peor ya ha pasado, y lo mejor ya ha llegado. Todo lo que queda por hacer ahora es atar algunos cabos sueltos, por decirlo así. Durante esta fase final del nacimiento (que generalmente dura entre 5 minutos y media hora o más), será expulsada la placenta, que constituyó la fuente de vida para el bebé en el seno materno. La mujer continuará experimentando débiles contracciones de aproximadamente 1 minuto de duración, aunque también es posible que no las note. El estrechamiento del útero separa a la placenta del útero y la desplaza hacia el segmento inferior del útero y hasta la vagina, para que pueda empujarla hacia fuera. Una vez expulsada la placenta, el médico se ocupará de suturar la episiotomía o cualquier desgarro que se haya producido.

Qué se puede sentir o experimentar: Ahora que el trabajo ha terminado, la mujer puede sentirse exhausta o, por el contrario, llena de energías. Si se le ha negado comer y beber, es probable que tenga mucha sed y también hambre, especialmente si el parto ha sido largo. Algunas mujeres tienen escalofríos en este momento; todas ellas experimentan una pérdida vaginal sanguinolenta (denominada loquios), comparable a la de una menstruación intensa.

Para muchas mujeres, la reacción emocional inmediata es un sentimiento de alivio. También puede sentirse animada y habladora; o sentir exaltación, frenada un poco por un nuevo sentido de responsabilidad; impaciencia por tener que expulsar la placenta o por someterse a la sutura de la episiotomía o un desgarre, aunque es posible también que ello le tenga sin cuidado por encontrarse demasiado excitada o cansada. Algunas mujeres experimentan una fuerte sensación de intimidad con el marido y un lazo inmediato con el nuevo bebé; otras se sienten algo distanciadas (¿quién es este bebé extraño oliendo mis senos?) o incluso resentidas (¡cómo me ha hecho sufrir!), en especial después de un parto difícil. Sin embargo, esto no significa que no amará al bebé intensamente en el futuro. (Véase página 394.)

QUÉ PUEDE HACER LA MUJER:

◆ Ayudar a expulsar la placenta, si es necesario, empujando a la indicación del médico.

◆ Mantenerse tranquila mientras le suturan la episiotomía o un posible desgarre.

◆ Alimentar o tomar en brazos al bebé, una vez el cordón umbilical haya sido cortado. En ciertos hospitales, y en determinadas circunstancias, el recién nacido es mantenido durante un rato en una incubadora o en brazos del padre mientras se expulsa la placenta.

◆ Sentirse orgullosa de lo que ha conseguido, relajarse y ¡ser feliz! Y no hay que olvidar darle las gracias al acompañante, quien puede estarse sintiendo abrumado, no apreciado o dejado por un lado.

QUÉ PUEDE HACER EL ACOMPAÑANTE:

Si una enfermera comadrona está presente, ésta puede continuar ayudando, concentrándose en los aspectos más prácticos del cuidado posterior al parto, mientras la embarazada pasa algún tiempo de calidad con las dos estrellas de este espectáculo.

◆ Decir a la mujer algunas palabras de alabanza bien merecidas, y felicitarse a sí mismo por el trabajo bien hecho.

◆ Empezar a formar los vínculos con el bebé teniéndolo en brazos, abrazándolo, apretándose contra él y susurrando palabras o canciones. Recuerde, este bebé probablemente ha escuchado su voz muchas veces durante la estadía en el útero y está familiarizado con sus sonidos. Escucharle le traerá bienestar.

◆ No olvidarse tampoco de los vínculos entre marido y mujer.

◆ Pedir una bolsa de hielo para aliviar el área perineal—si la enfermera no se la ofrece.

◆ Pedirle a la enfermera que le traiga algún jugo u otra bebida a la mujer, que se sentirá muy sedienta. Después de que ella se haya rehidratado, y si los dos se sienten con ganas de ello, descorchar la botella—champaña o sidra espumosa, de acuerdo a la preferencia. (Limitar la bebida para la madre si está deshidratada o si está dando de mamar).

◆ Si ha traído el equipo necesario, tomar las primeras fotografías o grabar al recién nacido en vídeo.

¿QUÉ HARÁ EL PERSONAL DEL HOSPITAL?

◆ Ayudar a extraer la placenta. El procedimiento exacto varía según el médico y la situación. Algunos médicos tiran suavemente del cordón con una mano, mientras que con la otra presionan sobre el útero; otros médicos ejercen una presión descendente sobre la parte superior del útero, pidiéndole a la embarazada que empuje en el momento apropiado. Muchos médicos utilizarán la oxitocina, por inyección o IV, después del parto (algunos iniciarán el suero antes, al expulsar el hombro del bebé) para acelerar las contracciones uterinas, lo que acelerará la expulsión de la placenta, ayudará al útero a regresar al tamaño y reducirá la hemorragia.

◆ Examinar la placenta para asegurarse de que está intacta. Si no lo está, el médico inspeccionará manualmente el útero para extraer cualquier fragmento residual de la placenta.

◆ Cortar el cordón umbilical si no se había hecho antes.

◆ Suturar la episiotomía o un desgarre, si es necesario. Probablemente se aplicará un anestésico local (si no había sido utilizado con anterioridad o si sus efectos ya han desaparecido) para insensibilizar la zona. La mujer sentirá un pellizco.

◆ Revisar la vagina para quitar los coágulos de sangre o las esponjas usadas en la reparación de la episiotomía.

◆ Lavar la parte inferior del cuerpo de la paciente, ayudarla a ponerse una bata limpia y a colocarse una compresa llamada "compresa perineal". Pueden darle una bolsa de hielo para minimizar la hinchazón perineal.

◆ Al terminar de conocerse la madre y el bebé (después de cerca de 1 hora), probablemente el bebé será trasladado a la sala de recién nacidos (al menos temporalmente) y la embarazada será trasladada a la sala de recuperación (a menos que halla dado a luz en una sala de dilatación, parto, recuperación y posparto).

◆ Llevar al bebé a la sala de recién nacidos para que le den un baño, le hagan un examen pediátrico completo y le apliquen algunas medidas preventivas de rutina (incluyendo examen de sangre sacada del talón y vacuna contra la hepatitis B). Si el bebé debe alojarse en la habitación, será trasladado a ella lo más pronto posible y colocado en una cuna al lado de la cama de la madre.

¡FELICITACIONES!—
¡LO LOGRÓ!
AHORA RELÁJESE Y DISFRUTE AL NUEVO BEBÉ

Parto de nalgas

En lo que se refiere a la madre y a al acompañante, el parto de un feto que se presenta de nalgas no difiere mucho del que se presenta de vértice (cabeza abajo); los consejos para enfrentarse a los dolores y para proporcionar consuelo y ayuda son virtualmente idénticos. Sin embargo, las actividades del personal del hospital serán diferentes, y variarán también en función del tipo de presentación de nalgas y del procedimiento de parto que el médico decida seguir.

Hasta la segunda fase, un parto vaginal de nalgas progresa más o menos igual que un parto de vértice. Pero siempre es considerado un parto de ensayo, al que sólo se permitirá progresar si el proceso sigue el curso normal. Debido a la posibilidad siempre presente de que llegue a ser necesaria una cesárea, la mujer será probablemente instalada en una sala de partos/operaciones al final de la primera fase. En función de la posición de nalgas exacta del feto, el médico elegirá el modo más seguro y eficaz de proceder (véase página 296). Un procedimiento habitual consiste en dejar que el feto sea expulsado naturalmente hasta la salida al exterior de sus piernas y de la parte baja del cuerpo. A continuación se administra un anestésico local y el médico extrae los hombros y la cabeza del feto, con o sin la ayuda de los fórceps.

A menudo es necesaria una amplia episiotomía para el parto de nalgas, aunque en algunas ocasiones puede ser evitada. La posición de parto para el nacimiento vaginal de nalgas es variable, en función de las circunstancias y de la experiencia del médico. Algunos consideran que pueden controlar mejor la situación si la mujer se halla tendida de espalda con las piernas levantadas y apoyadas en los estribos.

Una vez extraído el feto, el proceso continúa igual que en un parto de vértice.

La Cesárea:
PARTO QUIRÚRGICO

A diferencia de lo que sucede en el parto vaginal, en un parto por cesárea la mujer no puede participar activamente. Y, de hecho, la contribución más importante al éxito del nacimiento por cesárea del hijo puede ser realizada antes de la llegada al hospital—posiblemente incluso antes de que la futura madre sepa que deberá ser sometida a una cesárea. Esta contribución consiste en la preparación. Al estar preparada, tanto intelectualmente como emocionalmente para una cesárea, en el caso de que llegara a ser necesaria, se reducirá la desilusión que muchas mujeres experimentan ante la noticia, y la experiencia del parto quirúrgico será positiva.

Gracias a la anestesia local y a la liberalización de las normas de los hospitales, muchas mujeres (y con frecuencia sus maridos) pueden ser espectadoras del parto por cesárea. Puesto que no deben preocuparse por empujar ni sienten molestias, a menudo son capaces de relajarse (al menos cierto grado) y de apreciar el nacimiento. Esto es lo que se puede esperar en un parto típico por cesárea:

◆ Es posible que se afeite el vello del pubis y/o del abdomen y se lave con una solución antiséptica. Se inserta un catéter (un tubo fino) en la vejiga, para mantenerla vacía y fuera del área de acción del cirujano.

◆ En la sala de operaciones se dispondrán unas sábanas estériles alrededor del abdomen descubierto de la madre. Si la madre permaneciera despierta durante el parto, se colocará una pantalla aproximadamente al nivel de sus hombros, para que no pueda observar la incisión practicada.

◆ Se conectará un suero IV gota a gota (si no ha sido colocado ya), con el fin de disponer de un acceso fácil para la medicación o líquidos adicionales.

◆ Se administrará anestesia: un bloqueo epidural o caudal (que insensibiliza la parte interior del cuerpo, pero que permite a la madre continuar consciente) o bien, si el tiempo es esencial, una anestesia general (que hace dormir a la madre; a veces es necesario cuando el bebé debe ser extraído inmediatamente).

◆ Si el acompañante asiste al parto, se le suministrarán prendas estériles. Permanecerá sentado cerca de la cabeza de la mujer, para procurarle el apoyo, y tendrá la oportunidad de observar la intervención quirúrgica. (Independientemente de que la mujer sepa o no con antelación si va a necesitar una cesárea, es una buena idea que hable con tiempo al médico de las condiciones bajo las cuales el esposo no podrá estar con ella durante el procedimiento quirúrgico. Por lo general, si se aplica anestesia general, se le pedirá al marido que espere fuera del quirófano.)

◆ Si se trata de una cesárea de emergencia, las cosas irán muy de prisa. La futura madre no debe dejarse trastornar por la gran actividad que la rodea en estos casos—se trata simplemente de la forma en que el hospital trabaja algunas veces. Estar preparada para la posibilidad de que la política del hospital, y la preocupación por la seguridad de la madre y el bebé, dictaminen que el marido se vaya durante la expulsión, que puede durar sólo 5 o 10 minutos.

◆ Cuando el médico está seguro de que la anestesia ha hecho efecto, practica una incisión (por lo general, un corte horizontal en la línea del bikini) en la parte baja del abdomen justo encima de la línea del vello púbico. Si la mujer está despierta, puede notar una sensación como de "abrir una cremallera", pero no sentirá dolor.

◆ A continuación se practica otra incisión (vertical u horizontal)[5], esta vez en el útero. Se abre el saco amniótico, si aún no se había roto, y se succiona el líquido que contiene; la mujer puede oír una especie de gorgoteo.

◆ Luego se extrae el bebé, ya sea manualmente o con ayuda del fórceps; habitualmente, un ayudante presiona al mismo tiempo el extremo superior del útero. Si la mujer ha sido sometida a una anestesia epidural, probablemente notará una cierta sensación de presión. Si la mujer está ansiosa por

¿HAY UN PEDIATRA EN LA SALA?

A menos que exista razón para creer que hay algún problema con el bebé, parece que no hay más necesidad de tener un pediatra de rutina a la mano en una cesárea que en un parto vaginal. Los índices de Apgar parecen ser los mismos en los dos tipos de parto y los bebés están en buen estado en ambas.

presenciar la llegada del bebé, puede pedirle al médico si sería posible bajar un poco la pantalla, lo que le permitirá ver el nacimiento, pero no los detalles más cruentos.

◆ Después se succiona la nariz y la boca del bebé, que emitirá el primer grito; si el cordón umbilical es suficientemente largo, la madre podrá dar una primera ojeada al bebé.

◆ El cordón es luego pinzado y cortado rápidamente, y mientras el bebé es sometido a las mismas atenciones que el bebé que ha nacido por parto vaginal, el médico procederá a extraer manualmente la placenta.

◆ A continuación, el médico examinará rápidamente los órganos reproductores de la madre y suturará las incisiones practicadas. La incisión del útero se reparará con suturas absorbentes, las cuales no necesitan ser removidas. La incisión abdominal podrá cerrarse con sutura o con grapas quirúrgicas.

◆ Es posible que se administre una inyección de oxitocina, ya sea por vía intramuscular o al IV, para ayudar a contraer el útero y controlar la hemorragia. Pueden administrarse antibióticos por vía intravenosa para minimizar las posibilidades de infección.

◆ En función del estado de la madre y del bebé, así como de las normas del hospital, la madre podrá o no tomar al bebé en brazos en la misma sala de operaciones. Si no le es permitido, quizás pueda hacerlo el padre. En caso de

---

5. Se prefiere la incisión transversal (horizontal) debido a que se realiza en la parte inferior y más delgada del útero, lo que provoca menos sangrado. Sin embargo, en algunas circunstancias, cuando la placenta está baja en el útero o el bebé está en una posición inusual, puede necesitarse una incisión vertical.

que el bebé sea trasladado rápidamente a la unidad de cuidados intensivos neonatales, los padres no deben alarmarse. Se trata de una medida rutinaria en muchos hospitales, y no indica que el estado del bebé sea motivo de inquietud. En lo que hace referencia al establecimiento del vínculo con el recién nacido (sin importar lo que haya escuchado), también más tarde será posible establecerlo sin ninguna clase de problemas.

◆ ◆ ◆

Parte 3

ÚLTIMO EN ORDEN PERO NO EN IMPORTANCIA

Posparto: la primera semana

El momento que tanto esperaba la madre y por el que tanto trabajó, finalmente ha llegado. Ese pequeño paquete de alegría al fin está entre sus brazos y ya no en el vientre materno. Oficialmente ya es una madre. Pero no se debe olvidar que la transición del embarazo al posparto viene acompañada de más que tan sólo un bebé. La acompañan también una gran variedad de síntomas (adiós a los malestares y dolores y ¡hola! a las incomodidades del posparto) y preguntas (¿por qué sudo tanto?, ¿por qué luzco todavía como una embarazada con seis meses de gestación?, ¿de quién son estos senos?).

Qué se puede sentir

Durante la primera semana del posparto, dependiendo del tipo de parto que haya tenido la mujer (fácil o difícil, vaginal o por cesárea) y de otros factores individuales, experimentará todos o solamente algunos de los siguientes síntomas:

SÍNTOMAS FÍSICOS:
- Pérdidas vaginales sanguinolentas parecidas a la menstruación (loquios).
- Calambres abdominales (dolores de posparto) al contraerse el útero.
- Un gran cansancio.
- Molestias perianales, dolor y entumecimiento, si el parto fue vaginal (especialmente si se han aplicado puntos de sutura; el dolor empeora al estornudar o toser) o si después de un largo trabajo de parto se optó por una cesárea.
- Dolor en la incisión y más tarde entumecimiento de la zona si el parto fue con cesárea (y especialmente si fue el primero).
- Molestias al sentarse y andar si se le practicó una episiotomía o tiene la cicatriz de una cesárea o un desgarre.
- Dificultades al orinar durante un día o dos; dificultades y molestias al defecar durante los primeros días; estreñimiento.
- Dolor generalizado, especialmente si empujar fue difícil.

- Ojos inyectados en sangre; marcas de morados alrededor de los ojos, en las mejillas y en otros lugares, debido a los esfuerzos de empujar.
- Sudoración, quizás abundante.
- Molestias y congestión en los senos en el tercer o cuarto día del posparto.
- Pezones doloridos o con grietas si se da el pecho al bebé.

SÍNTOMAS EMOCIONALES:
- Exaltación, depresión o ambos sentimientos alternados.

- Sentimiento de incapacidad y ansiedad ante la maternidad, especialmente si se da el pecho al bebé.

- Un sentimiento de rabia incontenible por los cambios físicos, emocionales y prácticos que se enfrentan.

- Frustración, si todavía se halla aún en el hospital mientras desearía irse a casa (o si la madre ya fue dada de alta pero el bebé debe quedarse en el hospital unos días más).

Qué puede preocupar

HEMORRAGIAS

"Me habían dicho que después del parto sufriría unas pérdidas sanguinolentas, pero cuando me levanté por primera vez de la cama y vi la sangre que me bajaba por las piernas me quedé realmente alarmada."

No es motivo de preocupación, únicamente se usarán varias compresas higiénicas. Esta pérdida de sangre residual, mucosidad y tejido procedente del útero, que recibe el nombre de loquios, suele ser tan intensa (o a veces incluso más intensa) que la pérdida de un período menstrual durante los tres a diez primeros días del posparto. Y aunque probablemente parezca más copiosa de lo que es en realidad, no llegaría a llenar dos tazas antes de empezar a disminuir. Una pérdida más abundante y súbita en el momento de levantarse de la cama en los primeros días es habitual, y no debe causar preocupación. Y puesto que la sangre y algún coágulo ocasional son los elementos predominantes de los loquios durante el primer período del posparto, las pérdidas serán bastante rojas durante dos o tres días, volviéndose gradualmente más rosadas, y luego marrones y finalmente de color blanco amarillento en el transcurso de una o dos semanas. Se deben utilizar compresas higiénicas y no tampones para absorber estas pérdidas, que pueden continuar con más o menos intensidad por unas dos o seis semanas. En algunas mujeres, un sangrado leve puede continuar por hasta tres meses. Pero en todas es diferente.

La lactancia de pecho y la administración intramuscular o intravenosa de oxitocina (prescrita de modo rutinario por algunos médicos después del parto) pueden reducir el flujo de los loquios, ya que favorecen las contracciones uterinas y ayudan a que el útero se contraiga más rápidamente hasta el tamaño normal. La contracción del útero después del parto es importante ya que estrangula los vasos sanguíneos que han quedado al descubierto en el lugar en que la placenta se separó del útero, impidiendo así una hemorragia excesiva (que no es la que la madre normalmente experimenta en este período).

Si mientras la mujer se halla en el hospital, percibe cualquiera de los signos de una hemorragia puerperal de la lista de la página 525 (algunos de los cuales también pueden indicar infección), lo notificará a una enfermera de inmediato. Si cualquiera de estos síntomas apareciera ya al estar en casa, llamará al médico de inmediato. Si no se puede localizar, se dirigirá a la sala de urgencias (si es posible, en el hospital donde dio a luz).

CONDICIONES FÍSICAS DURANTE EL POSPARTO

"Tengo el aspecto y me siento como si hubiera estado en un ring en vez de en una sala de partos. ¿Cómo ha sido eso?"

Posiblemente, esta mujer ha trabajado más duro al dar a luz al hijo que la mayoría de los boxeadores en el ring. Por lo tanto, no es sorprendente que, gracias a las poderosas contracciones y a las extenuantes maniobras de empujar en la expulsión, tenga el aspecto y se sienta como si hubiera boxeado varios rounds. A muchas mujeres les sucede, particularmente después de un parto largo y/o difícil. No son excepcionales durante el posparto los siguientes síntomas:

- Dolor pélvico provocado por el estiramiento.

- Dolor en los lugares de incisión (episiotomía o cesárea) o de reparación de un desgarre perineal. El dolor generalmente desaparece en siete o diez días, aunque en algunos casos puede continuar por mes o más.

- Ojos morados o inyectados en sangre como resultado de empujar con la cara más que con la parte inferior del cuerpo; las gafas de sol los disimularán en público hasta que los ojos vuelvan a la normalidad, y las compresas frías aplicadas durante 10 minutos varias veces al día acelerarán la recuperación.

- Magulladuras, que van desde pequeños puntitos en las mejillas hasta grandes hematomas o morados en la cara o la parte alta del pecho, generalmente también se deben al vigoroso empuje de "cara" o de "pecho".

- Dificultades para respirar hondo debido a los esfuerzos excesivos de los músculos del pecho mientras se empujaba (pueden reducir las molestias los baños o las duchas calientes o una bolsa de agua caliente).

- Dolor y sensibilidad en la zona del coxis (hueso de la rabadilla) debido a lesiones de los músculos de la parte baja de la pelvis o debido a que el coxis realmente se ha fracturado (los masajes y el calor pueden ser de gran ayuda).

- Dolor en todas partes (el calor puede ser muy útil).

Aunque tener el aspecto y sentirse como si hubiera recibido una paliza es normal durante el posparto, la mujer deberá informar de cualquiera de estos síntomas, o de algún otro que fuera poco usual, a la enfermera o al médico sin tardanza.

DOLORES DE POSPARTO

"Tengo unos dolores parecidos a los del parto en el abdomen, sobre todo mientras doy el pecho a mi bebé."

Desdichadamente las contracciones no desaparecen inmediatamente después del parto y tampoco la incomodidad que provocan. Se trata probablemente de dolores de posparto que son provocados por las contracciones que experimenta el útero cuando se encoge (de aproximadamente 2½ libras hasta un par de onzas) y desciende de nuevo al posición normal en la pelvis después del parto. La mujer puede controlar el proceso del útero de encogerse si se presiona ligeramente debajo del ombligo. Probablemente después de seis semanas ya no se sentirán.

Es más probable que estas contracciones sean experimentadas en grado intenso por aquellas mujeres cuya musculatura uterina es flácida a causa de los partos anteriores o de una distensión excesiva del útero (por ejemplo en el caso de embarazos múltiples). Los dolores pueden ser más pronunciados durante la lactancia, al ser liberada la oxitocina. En caso necesario se puede prescribir acetaminofén o cualquier otro analgésico suave, pero el dolor debe desaparecer de forma natural entre el cuarto y el séptimo día. Si los analgésicos no alivian los síntomas, o si éstos persisten durante más de una semana, se deberá acudir al médico para descartar otros problemas puerperales, incluyendo una infección.

DOLOR EN EL ÁREA PERINEAL

"No tuvieron que hacerme una episiotomía y tampoco me desgarré. ¿Por qué estoy tan dolorida?"

Nadie puede esperar que unas 7 libras de bebé atraviesen la pelvis sin dejar rastro. Incluso si el perineo permaneció intacto durante el nacimiento del bebé, esta zona se ha visto distendida, magullada y traumatizada; y las molestias, que varían entre suaves y más fuertes, son el resultado totalmente normal de ello. Incluso a la madre le puede resultar incómodo sentarse por unos días.

También es posible que al empujar durante el parto, la mujer haya desarrollado hemorroides y, probablemente, fisuras anales que pueden variar desde incomodidad hasta un dolor severo. Para consejos sobre el Tratamiento para las hemorroides, véase página 248.

"El lugar de la episiotomía me duele tanto que temo que los puntos se hayan infectado. ¿Cómo puedo saberlo?"

La dolencia perineal experimentada después de todos los partos vaginales (y algunas veces por las mujeres que tuvieron un parto difícil antes de practicarles una cesárea) es probable que se vea acrecentada en el caso de que el perineo se desgarrara o fuera cortado quirúrgicamente. Al igual que toda herida recién suturada, el lugar de la episiotomía o de una laceración necesita tiempo para cicatrizar, generalmente entre 7 y 10 días. Durante este tiempo, la presencia únicamente de dolor, a menos que sea muy intenso, no indica que se haya producido una infección.

La infección es posible, pero muy poco probable si se ha cuidado adecuadamente la zona perineal. Mientras la madre permanece en el hospital, el médico o la enfermera controlarán el perineo por lo menos una vez al día para tener la seguridad de que no se ha presentado una inflamación u otro signo de infección. También instruirá a la madre sobre las medidas de higiene del perineo durante el posparto, que son importantes para evitar una infección no sólo de la región de la sutura sino también del tracto genital. Por esta razón, las mujeres que no sufrieron ni un desgarro ni una episiotomía deben tener también las mismas precauciones. Las medidas que deben aplicarse durante diez días en cuanto a la higiene perineal son las siguientes:

◆ Utilizar una compresa higiénica limpia por lo menos cada 4 ó 6 horas. Fijarla bien para que no pueda desplazarse hacia adelante o hacia atrás.

◆ Quitarse la compresa tirando hacia atrás, para evitar arrastrar gérmenes desde el recto hacia la vagina.

◆ Limpiar con agua tibia (o con una solución antiséptica si el médico o la enfermera lo ha recomendado) la zona del perineo *mientras* se orina para reducir el ardor y *después* de orinar o defecar para que el área se mantenga limpia. Secar con una gasa, o con las servilletas de papel que acompañan a veces a las compresas higiénicas que proporcionan en el hospital, procediendo siempre de delante hacia atrás.

◆ No tocarse esa zona con las manos hasta que la cicatrización sea completa.

Aunque las molestias serán probablemente mayores en caso de que se haya practicado una sutura (en este caso, el dolor puede ir acompañado de picor alrededor de los puntos), las sugerencias para aliviarlas suelen ser bien recibidas por todas las mujeres que acaban de dar a luz. Para aliviar el dolor en el área perineal:

Usar paños fríos. Para reducir la hinchazón, se usarán paños fríos con agua de avellana, un guante quirúrgico lleno de hielo triturado o una compresa higiénica con bolsa fría incorporada que se aplicará en el lugar específico cada 2 horas durante las primeras 24 horas siguientes al parto.

Aplicar calor en el área. Baños calientes de asiento por 30 minutos tres veces al día, compresas calientes en un horario similar o exposición bajo una lámpara de calor aliviará el malestar.[1]

Insensibilización. Usar anestésicos locales en forma de aerosoles, cremas o en compresas recomendadas por el médico; éste prescribirá quizás analgésicos suaves como el acetaminofén.

Protección. Para disminuir la tensión en el área, en la medida de lo posible, permanecer tendida sobre el costado; evitar los largos períodos en posición sentada o de pie. Puede servir de ayuda sentarse sobre un cojín o sobre un neumático inflado (generalmente las venden para las personas que padecen de hemorroides) también es útil contraer las nalgas antes de sentarse.

Evitar la ropa apretada. Este tipo de ropa, especialmente la interior, puede frotar e irritar la herida e incrementar el dolor.

Hacer ejercicio. Realizar los ejercicios Kegel (véase página 196) con la mayor frecuencia posible después del parto y durante todo el puerperio, para estimular la circulación en la zona, lo que favorecerá la cicatrización y mejorará el tono muscular. La madre no deberá alarmarse si no llega a sentir los músculos cuando efectúa los ejercicios; la zona está entumecida después del parto. La sensibilidad volverá gradualmente al perineo en las semanas siguientes.

Si el perineo se pone rojo, muy dolorido e hinchado o si se detecta un olor desagradable en el área, posiblemente se desarrolló una infección. Se llamará de inmediato al médico.

DIFICULTADES
PARA ORINAR

"Han pasado ya varias horas desde que nació mi bebé y aún no he conseguido orinar."

Orinar no es fácil para muchas mujeres en las próximas 24 horas. Algunas mujeres no sienten la necesidad en absoluto de orinar; en cambio otras la sienten pero no pueden satisfacerla. Sin embargo, hay otras que se las arreglan para orinar, pero con dolor y ardor. Existen muchas razones por las que la función de la vejiga a menudo se convierte en un gran esfuerzo después del parto:

♦ La capacidad de retención de la vejiga aumenta porque bruscamente dispone de más espacio; por consiguiente, la mujer nota con menor frecuencia la necesidad de orinar.

♦ La vejiga puede haber sido traumatizada o contusionada durante el parto, a causa de la presión provocada por el feto, quedando temporalmente paralizada. Incluso cuando está llena no puede enviar las señales necesarias de urgencia.

♦ Los fármacos o la anestesia pueden reducir la sensibilidad de la vejiga o la conciencia de la madre a las señales de la vejiga.

♦ El dolor en la zona perineal puede provocar reflejos de espasmos en la uretra (tubo por el que se excreta la orina) dificultando así la micción. El edema (hinchazón) del perineo puede obstaculizar también la micción.

♦ La sensibilidad de la sutura de una episiotomía o una laceración puede provocar una sensación de quemazón y/o dolor al orinar. La quemazón puede ser aliviada orinando de pie sobre el retrete, de modo que la orina fluya directamente hacia abajo sin tocar los puntos dolorosos. Para disminuir la incomodidad se puede rociar con agua caliente el área mientras se orina (la enfermera puede proporcionar a la madre una botella para que funcione como chorro).

♦ Un número indeterminado de factores sicológicos puede inhibir el deseo de orinar, por ejemplo: el miedo al dolor, la falta de privacidad, la vergüenza, la incomodidad al usar un orinal o la necesidad de asistencia para ir al baño.

Por difícil que resulte orinar después del parto, es esencial que la vejiga sea

---

1. La lámpara de calor sólo se utilizará bajo vigilancia en el hospital; para el uso en casa se seguirán las instrucciones del médico para evitar quemaduras.

vaciada al cabo de 6 u 8 horas—para evitar la infección del tracto urinario, la pérdida de tono muscular en la vejiga a causa de la hiperdistensión y la hemorragia (que podría ser provocada si la vejiga impidiera el descenso del útero). Por consiguiente, después del parto la madre puede esperar que la enfermera le pregunte a menudo si ya ha orinado. Es posible que le pida que la primera vez que orine después del parto lo haga en un recipiente o en un orinal plano para poder medir la cantidad de orina y suele también palpar la vejiga para asegurarse de que no está distendida.

Si la mujer no ha orinado al cabo de unas 8 horas, el médico prescribirá una sonda (tubo que se inserta en la uretra) para vaciar la vejiga de orina. Este proceso puede ser evitado quizás aplicando las siguientes medidas:

◆ Asegurarse de que está tomando una buena cantidad de líquidos—lo que entra seguramente también tendrá que salir.

◆ Andar un poco. Levantarse de la cama y dar un pequeño paseo tan pronto como sea posible después del parto ayudará a poner en movimiento la vejiga (y los intestinos).

◆ Si la presencia de la enfermera cohibiera a la madre, ésta le puede pedir que espere afuera de la habitación mientras intenta orinar. La enfermera volverá a entrar cuando la madre haya terminado, para enseñarle los principios de higiene perineal.

◆ Si la madre se encuentra demasiado débil para levantarse e ir al baño, y por lo tanto debe utilizar un orinal plano, puede pedir que se le conceda un poco de privacidad. Se asegurará de que la enfermera caliente el orinal (si es de metal) y de que le proporcione un poco de agua caliente para que la madre la vierta sobre la zona perineal (esto puede estimular la micción); también puede ser útil sentarse sobre el orinal en vez de permanecer tendida sobre él.

◆ Calentar la zona con un baño de asiento o bien enfriarla con una bolsa de hielo; cada mujer deberá determinar cuál de los dos procedimientos resulta más eficaz en el caso.

◆ Abrir un grifo mientras se intenta orinar. El ruido del agua al caer en el baño estimula realmente la micción.

Después de 24 horas, el problema se convierte de poco a nada. En el posparto, las mujeres empiezan a orinar con frecuencia y abundantemente a medida que es eliminado el exceso de líquidos corporales del embarazo. Si la micción resulta aún difícil, o si la cantidad de orina excretada es escasa en los siguientes días podría ser que existiera una infección del tracto urinario. Entre los síntomas de una infección de la vejiga están: dolor y/o quemazón al orinar que se prolongan incluso cuando ya ha disminuido o desaparecido la sensibilidad, debido a la sutura de una episiotomía o laceración; frecuencia y urgencia con poca cantidad de orina; y, a veces, una fiebre no muy alta. Los síntomas de una infección renal son más graves y pueden incluir fiebre de 101 a 104 °F y dolor en la espalda, en uno o ambos lados—por lo general además de los síntomas de la infección de la vejiga. En caso de que la infección se confirme, el médico prescribirá normalmente un tratamiento con antibióticos específicos del microorganismo causante de la infección. La mujer puede ayudar a acelerar la recuperación bebiendo gran cantidad de líquido, particularmente el jugo de arándano.

"No puedo controlar mis deseos de orinar. Simplemente se escapa."

El estrés físico del nacimiento puede ser la causa de que muchos órganos se encuentren temporalmente fuera de servicio, incluyendo a la vejiga. Ya sea que se dificulte orinar o que se escape fácilmente, como es el caso de la mujer que hace esta pregunta. La pérdida (o incontinencia urinaria) ocurre por la pérdida del tono muscular en el área perineal. Los ejercicio Kegel, que se recomiendan después del parto, pueden ayudar a restaurar el tono y a recuperar el control de la orina. Para más información sobre cómo tratar la incontinencia, véase página 291; si el problema continúa, se consultará al médico.

LA PRIMERA DEFECACIÓN

"Hace dos días que tuve a mi bebé y aún no he evacuado. Aunque he sentido la necesidad de ello, tenía demasiado miedo que el esfuerzo abriera los puntos de la episiotomía."

La primera evacuación después del parto es un hito en el período posparto que cada madre que acaba de dar a luz está ansiosa por dejar atrás. Mientras más se tarde mayor será la tensión y la incomodidad que probablemente se produzca en ella.

Existen varios factores fisiológicos que pueden obstaculizar la vuelta al funcionamiento normal de los intestinos. Por un lado, los músculos abdominales que ayudan a la eliminación se han visto distendidos durante el parto y han quedado fláccidos e ineficaces. Por otro, es posible que el propio intestino haya sido traumatizado por el parto y haya quedado perezoso. Y, naturalmente, se habrá vaciado antes o durante el parto y permanecerá vacío ya que la mujer no tomó alimentos sólidos durante todo el tiempo que duró el parto.

Pero los inhibidores más potentes de la actividad intestinal después del parto son quizás los de orden sicológico: el temor infundado de que se abran los puntos; la preocupación porque se empeoren las hemorroides; la vergüenza natural a causa de la poca privacidad en el hospital y la presión que se hace sobre la madre "para que evacúe", cosa que muchas veces dificulta aún más el proceso.

Aunque por lo general la regularidad del sistema no se consigue sin esfuerzo, tampoco es necesario sufrir indefinidamente. Existen varias medidas que se pueden adoptar para solucionar este problema:

No preocuparse. No hay nada que impida más eficazmente la evacuación que la constante preocupación sobre la necesidad de evacuar. La mujer no debe preocuparse de si sus puntos se abrirán—no lo harán. Tampoco debe preocuparse si pasan varios días antes de que las cosas empiecen a moverse: es muy normal.

Pedir los alimentos adecuados. Si la madre aún está en el hospital, se seleccionarán los cereales integrales, las frutas y las verduras frescas del menú. Complementar la dieta hospitalaria con alimentos traídos de afuera y que estimulen los intestinos. Las manzanas, las pasas y otras frutas secas, las nueces, los panecillos de trigo y las galletas integrales pueden ser útiles. El chocolate—que tan a menudo se regalan a las mujeres que acaban de ser madres—sólo empeoran el estreñimiento. Si la mujer ya está en casa, se asegurará de comer bien, en forma regular y de consumir la cantidad suficiente de fibra.

Beber mucho. No sólo es necesario compensar la pérdida de líquidos que se produce durante el parto, sino que la mujer debe tomar más bebidas—en especial agua y jugos de fruta (especialmente de manzana y pera)—para ayudar a ablandar las heces en caso de estreñimiento.

Levantarse. Un cuerpo inactivo no estimula la función intestinal. Es evidente que la madre no irá a correr una maratón el día después del parto, pero debería dar pequeños paseos por los pasillos. Los ejercicios Kegel de gimnasia, que pueden ser practicados en la cama casi inmediatamente después del parto, ayudarán a tonificar no sólo el perineo, sino también el recto. En casa se caminará con el bebé; véase página 429 para más ideas de ejercicios durante el posparto.

No esforzarse. Los esfuerzos no abrirán los puntos de la sutura, pero pueden provocar hemorroides. Si la mujer sufre de hemorroides, encontrará alivio con los baños de asiento, los anestésicos tópicos, los supositorios y las compresas calientes o frías.

Usar medicamentos contra el estreñimiento. Muchos hospitales envían a las mujeres a casa con un medicamento contra el estreñimiento y un laxante—si todo lo demás falla, estos fármacos pueden ayudar.

Las primeras evacuaciones pueden causar grandes molestias. Pero a medida que las heces se ablanden y la función intestinal sea más regular, sin duda alguna las molestias irán desapareciendo.

"Desde el parto, me avergüenzo porque no puedo controlar las evacuaciones. Y también porque se me salen los gases involuntariamente."

Aunque es obvio que la mujer se sienta avergonzada, la incontinencia fecal del posparto y los gases no son algo extraño. En el parto, los músculos y los nervios del área se estiran y algunas veces sufren daños, quedando incapacitados para continuar con la función normal. En la mayoría de los casos, el problema se resuelve por sí solo a medida que los músculos y los nervios vuelven a la normalidad; la mujer puede acelerar la recuperación si practica fielmente los ejercicios Kegel. Si el problema continúa, se hablará con el médico sobre los posibles tratamientos. Algunas veces la bioretroalimentación funciona (véase página 250); otras veces es necesaria la cirugía. Si después de ésta se practican los ejercicios Kegel, se mejorará el resultado aun más.

TRANSPIRACIÓN EXCESIVA

"Me despierto por las noches empapada de sudor. ¿Es normal?"

Es molesto pero normal. Las nuevas madres también son madres sudorosas; la transpiración o sudoración es una de las maneras que tiene el cuerpo para librarse de los líquidos acumulados durante el embarazo y suele durar una semana. Pero es frecuente que la transpiración continúe siendo un problema durante varias semanas debido a los reajustes hormonales del posparto. No existe motivo para preocuparse, pero es necesario que los líquidos sean reemplazados—sobre todo si la mujer amamanta al bebé—mediante una ingestión suficiente de bebidas. Una toalla colocada sobre la almohada puede hacer que la mujer se sienta más cómoda si suda especialmente por la noche.

Como precaución es una buena idea tomarse la temperatura e informar al médico si sube por encima de los 100 °F.

LECHE SUFICIENTE

"Hace ya dos días que nació mi bebé, y de mis senos no sale nada ni tampoco calostro, cuando los aprieto. Tengo miedo de que mi hijo esté pasando hambre."

El recién nacido no se morirá de hambre, ni siquiera tiene hambre. Los bebés no nacen con apetito ni con necesidades inmediatas de nutrición. Y en el momento en que el bebé empiece a desear un pecho lleno de leche (a los tres o cuatro días después del parto), la madre será capaz, indudablemente, de persuadirlo.

Lo que no quiere decir que los senos de la madre estén ahora vacíos. El calostro es el que proporciona al bebé suficiente alimento (por ahora) y además importantes anticuerpos que el cuerpo aún no produce, (y le ayuda a vaciar el sistema digestivo del exceso de mucosidades y de meconio) se halla ya presente en la reducida cantidad necesaria. Lo que necesita en este momento el bebé equivale a algo así como una cucharadita. Pero exprimir manualmente los senos no es fácil antes del tercero o cuarto día después del parto, momento en que los senos empiezan a hincharse y a notarse llenos. Incluso un bebé de un día, sin experiencia previa, está mejor dotado que la madre para extraer el calostro que necesita.

SENOS CONGESTIONADOS

"Finalmente me subió la leche, haciendo que mis senos se hincharan hasta tener un tamaño tres veces superior al normal; además, están tan duros y adoloridos que no puedo ni ponerme el sostén. ¿Es esto lo que me espera hasta que destete al bebé?"

Si unos senos adoloridos, duros como el granito, sensibles y algunas veces con sensación de punzadas es lo que debieran esperar las madres para todo el período de lactancia, lo más probable es que la mayoría de los bebés fueran destetados antes de la segunda semana de vida. La congestión (acompañada algunas

CUÁNDO LLAMAR AL MÉDICO

Pocas mujeres se sienten física y emocionalmente bien después del parto—situación normal en esa etapa. Especialmente en las primeras seis semanas siguientes al parto, es común que se experimenten una gran variedad de dolores y otros síntomas incómodos. Afortunadamente lo que no es común es tener una complicación seria después del parto. Sin embargo, para mayor seguridad, todas las mujeres que acaban de dar a luz deben estar informadas de los síntomas que podrían indicar una complicación en el posparto. Se llamará inmediatamente al médico si se experimenta una de las siguientes:

◆ Una hemorragia que llene más de una compresa por hora durante más de unas pocas horas. La mujer hará que alguien la lleve a un servicio de urgencias, o llamará a un servicio de emergencia o 911, si no puede comunicarse de inmediato con el médico. Durante el camino o mientras espera ayuda, se acostará y mantendrá una bolsa de hielo (o una bolsa de plástico bien cerrada llena de cubitos de hielo y un par de toallitas de papel para absorber el agua del hielo descongelado) en la parte baja del abdomen (directamente sobre el útero, si es que lo puede localizar, o en el foco de dolor), si le es posible.

◆ Hemorragia de color rojo vivo en cualquier momento después de la primer semana. Pero no hay que preocuparse si el flujo es ligero y similar al menstrual al cabo aproximadamente de unas seis semanas (en algunas mujeres pueden ser hasta doce semanas) o por un flujo de sangre que aumenta cuando está más activa o dando de mamar al bebé.

◆ Loquios con un olor desagradable. Deberían oler como un flujo menstrual normal.

◆ Coágulos de sangre grandes (del tamaño de un limón o mayores) con los loquios. La aparición ocasional de pequeños coágulos durante los primeros días es normal.

◆ Ausencia de loquios durante las dos primeras semanas del posparto.

◆ Dolor o molestias, con o sin hinchazón, en la parte baja del abdomen después de los primeros días.

◆ Dolor persistente en el área perineal pasados los primeros días.

◆ Después de las primeras 24 horas, una temperatura de más de 100° durante más de un día. Pero una breve elevación de hasta 100.4° inmediatamente después del parto (debido a la deshidratación) o una fiebre muy ligera no mayor de los 101 °F en el momento de la subida de la leche no constituyen motivos de preocupación.

◆ Vértigos

◆ Náuseas y vómitos

◆ Dolor, hinchazón, enrojecimiento, calor y sensibilidad localizados en un pecho una vez que ha bajado la congestión, podría ser un signo de mastitis o infección del pecho. Se iniciará el tratamiento casero (véase página 408) mientras se espera localizar al médico.

◆ Hinchazón y/o enrojecimiento, calor y exudación localizados en el lugar de la incisión de la cesárea.

◆ Dificultad para orinar; dolor o ardor al orinar; una necesidad urgente de orinar y al final es poco lo que se excreta; orina oscura y/o escasa. Se beberá mucha agua mientras se localiza al médico.

◆ Dolor pectoral agudo, que podrá indicar la presencia de coágulos sanguíneos en los pulmones (no se debe confundir con el dolor de pecho que resulta por el arduo empuje del parto). Llamar al teléfono de emergencia (911) si no puede comunicarse inmediatamente con el médico.

◆ Dolor, sensibilidad y calor localizados en el muslo o la pantorrilla, con o sin enrojecimiento, hinchazón y dolor al flexionar el pie—que podrían ser signos de que existe un coágulo de sangre en una vena en la pierna (véase página 511). La mujer debe descansar con las piernas levantadas mientras intenta localizar el médico.

◆ Depresión que afecta la capacidad de hacerse cargo de las obligaciones, que no se resuelve al cabo de unos días (véase página 417); sentimientos de hostilidad hacia el bebé, particularmente si van acompañados de impulsos violentos.

veces de una fiebre leve)[2] causada por la subida de la leche, puede hacer que dar el pecho resulte muy doloroso para la madre y, debido a que los pezones quedan aplanados a causa de la hinchazón, es muy frustrante para el bebé. La situación puede verse agravada si la primera mamada no se realiza debido a que la madre o el bebé no están dispuestos.

Afortunadamente, el congestionamiento y sus dolorosos efectos que algunas veces se extienden hasta las axilas disminuyen gradualmente una vez se establece un buen sistema coordinado de demanda y abastecimiento de leche—en cuestión de días. También el dolor en los pezones—que generalmente llega al nivel más alto en la venteaba vez que se da el pecho—disminuye rápidamente a medida que los pezones se endurecen por la frecuente alimentación del bebé. A algunas mujeres también se les agrietan y le sangran. Con el cuidado adecuado (véase página 407) este malestar también es temporal.

Hasta el momento en que dar el pecho al bebé se convierta en una experiencia gratificante y satisfactoria como la madre lo ha esperado—y aunque parezca imposible, indolora—hay algunas medidas que se pueden tomar para reducir la incomodidad y acelerar el establecimiento de una buena lactancia materna (véase Los primeros días de la lactancia, página 400).

CONGESTIONAMIENTO SI LA MADRE NO LACTA AL BEBÉ

"No estoy dando de mamar. Y entiendo que extraerme la leche puede ser doloroso."

Ya sea que esté dando de mamar o no, los senos de la mujer probablemente se congestionen (se llenen demasiado) con leche en el tercero o cuarto día después del parto. Puede causar incomodidad y dolor. Sin embargo, afortunadamente son malestares temporales.

Algunos médicos confiaban en las hormonas o en otras drogas para suprimir la lactancia. Pero los fármacos tienen efectos secundarios serios y no son confiables (algunas veces no alivian el congestionamiento y si lo hacen, frecuentemente regresa el mismo problema al descontinuar el medicamento) por lo tanto, la FDA no recomienda el uso. Dado que el congestionamiento de los senos después del parto es un proceso natural, es mejor dejar que la naturaleza lo resuelva por si misma, a fin de cuentas siempre lo hace.

Los senos están diseñados para producir la cantidad de leche necesaria. Si ésta no se usa, la producción disminuye. Aunque el goteo esporádico puede continuar por algunos días o incluso semanas, el congestionamiento severo no debería durar más de 12 a 24 horas. Durante este tiempo, pueden ser de utilidad las bolsas con hielo, los analgésicos para dolores leves y un sostén de soporte. Se evitarán los baños con agua caliente porque estimulan la producción de leche.

FIEBRE

"Acabo de volver a casa después de mi estadía en el hospital y tengo una fiebre de 101°F. ¿Tiene alguna relación con el parto?"

Fue en 1847 que el Dr. Ignaz Semmelweiss, un joven médico vienés, declaró que si los encargados de atender los partos se lavaban las manos antes de realizar dicha faena, el riesgo de infecciones relacionadas con el parto se podrían reducir en gran número. Por lo tanto, gracias al Dr. Semmelweiss, actualmente las posibilidades de que una madre que recién ha dado a luz desarrolle una infección después del parto es extremadamente baja. Y gracias a Alexander Fleming, el científico británico que desarrolló los primeros antibióticos contra las infecciones, en caso fortuito que ocurran es fácil de curarlas.

Los casos más raros de infección generalmente comienzan 24 horas después del parto. La fiebre en el tercer o cuarto día posiblemente puede ser un signo de infección en la etapa del posparto—pero también podría causarla una enfermedad que

---

2. Se avisará al médico si la fiebre es mayor de 101°F.

no se relaciona con dicha etapa. Una fiebre de pocos grados (aproximadamente de 100 °F) acompaña ocasionalmente al congestionamiento cuando la leche baja por primera vez. En otros casos también acompaña a la combinación de emoción y cansancio tan común a inicios del posparto. Pero, como medida de precaución, se reportará cualquier fiebre que dure más de 4 horas durante las primeras tres semanas siguientes al parto, incluso si está acompañada de los síntomas obvios de catarro o gripe o vómitos, para que se determine la causa y pueda prescribirse el tratamiento necesario. Véase en la página 526 si se sospecha o se diagnosticó infección en el posparto.

VÍNCULO AFECTIVO

"Mi bebé fue prematuro y se quedará en la unidad neonatal de cuidados intensivos por lo menos durante dos semanas. ¿Será demasiado tarde para establecer un vínculo afectivo?"

El proceso de establecer el vínculo entre la madre y el hijo recién nacido se ha convertido en los últimos años en un tema muy comentado. Todo empezó en los años 70, cuando ciertos estudios demostraron que la separación del bebé de la madre inmediatamente después del parto significaba una amenaza para la relación entre madre e hijo durante toda la vida y también para las futuras relaciones del hijo con otras personas. Algunos cambios muy positivos que se han producido en las normas sobre el período después del parto han sido debidas a estos trabajos. Actualmente, muchos hospitales y centros de parto permiten que las madres tomen en brazos al bebé inmediatamente después del nacimiento y que lo acaricien e incluso le den el pecho durante un tiempo que oscila entre los 10 minutos, 1 o más horas, en lugar de trasladar a los bebés hacia la sala de recién nacidos tan pronto como se ha seccionado el cordón umbilical. También aconsejan que los padres compartan la misma habitación para que tengan la oportunidad de dedicarle casi tiempo completo al recién nacido.

Pero como sucede a veces cuando una buena idea se populariza, el concepto del vínculo ha sido mal entendido y se ha abusado de él, lo que ha tenido resultados desafortunados. Las madres que han pasado por un parto quirúrgico y que no pueden ver al hijo recién nacido se preocupan y temen que la relación madre/hijo haya quedado arruinada para siempre. El mismo temor acecha a los padres cuyos bebés deben permanecer en la unidad de cuidados intensivos neonatales durante varios días o semanas, ya que tienen pocas oportunidades de expresarle el afecto. Algunas parejas están tan obsesionadas con la necesidad de establecer inmediatamente este vínculo afectivo, que exigen la posibilidad de ello incluso en el caso de riesgo para el bebé.

Naturalmente, el primer contacto en la sala de partos es algo muy bonito. Permite que la madre y el hijo se sientan unidos, piel contra piel y visualmente. Es el primer paso en el desarrollo de un vínculo duradero. Pero sólo el primer paso. Y no tiene que producirse necesariamente en el momento del nacimiento. Puede ocurrir más tarde, en la cama del hospital, a través de las compuertas de la incubadora o, incluso semanas más tarde, en el hogar. Cuando nacieron nuestros padres, probablemente vieron poco a sus madres y aún menos a sus padres hasta que fueron llevados a casa, habitualmente a los 10 días del parto, y la gran mayoría de esta generación creció con lazos familiares intensos y profundos. Las madres que tuvieron la suerte de poder tomar en brazos, en la sala de partos, a uno de sus hijos pero no pudieron hacerlo con los otros, no suelen experimentar diferencias en cuanto a sus sentimientos frente a ellos. Y los padres adoptivos, que con frecuencia no conocen a sus hijos hasta que éstos salen del hospital (o incluso mucho más tarde), consiguen a pesar de todo establecer un lazo profundo con ellos. De hecho, algunos expertos creen que el establecimiento del vínculo afectivo no se produce realmente hasta algún momento de la segunda mitad del primer año de vida del bebé. En cualquier caso, es evidente que se trata de un proceso complejo que no se consigue—ni se compromete para siempre—en cuestión de minutos o días.

Nunca es demasiado tarde para atar los lazos que unen. Por consiguiente, en lugar de gastar energías deplorando el tiempo perdido, la mujer lo que debe hacer es prepararse para sacar el máximo y mejor partido de toda la vida como madre que tiene por delante.

Esto no significa que no pueda tratar de tocar, hablar o posiblemente tomar en brazos al bebé, incluso cuando aún está en la unidad neonatal de cuidados intensivos. En esta situación, la mayoría de hospitales no sólo permite el contacto entre padres e hijo sino que también lo recomiendan. Se hablará con la enfermera encargada de dicha área y se establecerá la mejor forma de acercarse al recién nacido durante este tiempo. Para más información sobre el Cuidado de los bebés prematuros, véase *What to Expect the First Year.*

"He oído decir que el vínculo afectivo une cada vez más a la madre y al bebé, pero cada vez que tomo a mi bebé en brazos tengo la sensación de que es un extraño."

El amor a primera vista es un concepto que florece en los libros y las películas románticas, pero que rara vez se materializa en la vida real. El tipo de amor que dura toda una vida suele exigir tiempo y mucha paciencia para crecer y profundizarse. Y esto se aplica tanto al amor entre un recién nacido y sus padres como al amor entre un hombre y una mujer.

El acercamiento físico entre la madre y el bebé, inmediatamente después del nacimiento, no garantiza un acercamiento emocional inmediato. Los sentimientos de afecto no fluyen con tanta rapidez y seguridad como las pérdidas vaginales sanguinolentas; esos primeros segundos que siguen al parto no están automáticamente bañados en el resplandor del amor maternal. De hecho, la primera sensación que una mujer experimenta después del parto será con mayor probabilidad la de alivio más que la de amor, alivio de que el bebé sea normal, y especialmente si el parto ha sido difícil, de que todo haya finalmente pasado. No es raro, ni mucho menos, que la madre considere un extraño a ese bebé chillón e insociable—muy poco parecido al pequeño feto idealizado que llevó en el seno durante nueve

meses—y que sus sentimientos hacia él sean poco más que neutrales. Un estudio realizado al respecto encontró que se necesitan un promedio de dos semanas (y a menudo incluso nueve semanas) para que las madres empiecen a tener sentimientos positivos hacia sus bebés.

El modo en que una mujer reaccione ante el recién nacido la primera vez que lo ve depende de diversos factores: la duración y la intensidad del parto; si ha recibido o no tranquilizantes y/o anestésicos durante el parto; la experiencia anterior (o la falta de experiencia) con bebés; sus sentimientos ante el hecho de tener un hijo; la relación con el marido; preocupaciones ajenas a la maternidad; la salud general y probablemente lo más importante, la personalidad. La reacción de cada mujer es normal para ella.

Siempre que la madre experimente un creciente sentimiento de cariño hacia el bebé a medida que pasan los días, no existe motivo de preocupación. Algunas de las mejores relaciones empiezan lentamente. La madre deberá darse a sí misma y al bebé la oportunidad de conocerse y apreciarse mutuamente y dejar que el amor crezca de forma natural sin prisa.

Si al cabo de unas pocas semanas no se siente un creciente afecto, o si se siente disgusto o antipatía hacia el bebé, es necesario discutir estos sentimientos con el pediatra. Es importante exteriorizarlos pronto y eliminarlos, para impedir un daño duradero de la relación.

EL BEBÉ EN LA HABITACIÓN

"En las clases de preparación al parto, tener a mi bebé en la habitación me parecía un sueño celestial. Pero desde que ha nacido, esto más bien parece un infierno. No consigo que el bebé deje de llorar, pero ¿qué tipo de madre pareceré si le pido a la enfermera que se lo lleve?"

Sólo parecerá una madre muy humana. Acaba de realizar un trabajo más que hercúleo (Hércules no habría podido hacerlo), el de dar a luz, y estar a punto de embarcarse en una misión aún mayor: la de criar y educar a un hijo. Necesitar unos pocos días de reposo en cama entre ambas cosas no es nada que deba hacerle sentir culpabilidad.

Compartir la habitación con el bebé a tiempo completo es una opción maravillosa en el cuidado maternal que se centra en la familia, pero si la madre no lo disfruta o se siente demasiado cansada para hacerlo ahora, no debe sentir que es una mala madre ni tendrá sentimientos de frustración. Es cierto que algunas mujeres se adaptan muy bien con el bebé en la habitación. Es posible que hayan pasado por un parto fácil que las ha llenado de alegría en lugar de dejarlas agotadas. O puede que ya la mujer tenga experiencia en el trato con recién nacidos, ya sean propios o de otras mujeres. Para estas madres, un bebé inconsolable a las 3 de la madrugada puede no ser muy divertido, pero tampoco es una pesadilla. Sin embargo, para una mujer que no ha dormido desde hace 48 horas, cuyo cuerpo ha quedado exhausto después del parto y los únicos bebés que ha tenido cerca son los de los anuncios de pañales de bebé, estas serenatas nocturnas pueden hacer que se pregunte, a punto de llorar: "¿Qué me hizo pensar que me gustaría tener un hijo?"

Hacerse la mártir puede hacer surgir resentimientos contra el bebé, y éste probablemente lo notará. No deberá dejar que nada la empuje a ello si no lo desea; y tampoco debe engañarse a sí misma si, después de pedir que le dejaran al bebé en la habitación, no se siente con ánimos y cambia de opinión. Una buena solución podría ser el compromiso parcial (tener al niño en la habitación durante el día pero no durante la noche). O quizás dormir de un tirón toda la primera noche después del parto, y tener el bebé en la habitación a partir de la segunda. (Sin embargo, se asegurará de que le lleven al bebé para darle de mamar y de que no le den el biberón, si es que le va a dar lactancia materna.)

Es importante ser flexible. Durante el tiempo de permanencia en el hospital, la madre debe preocuparse más por la calidad del tiempo que pasa con el hijo que por la cantidad. Muy pronto volverá a casa y lo tendrá las 24 horas del día. Y en aquel momento, si ha sido razonable

mientras se hallaba en el hospital, deberá estar preparada física y emocionalmente para ello. Pero necesitará de un apoyo adicional. Lo ideal es que el esposo levante al bebé para alimentarlo a media noche, que le cambie el pañal cuando sea necesario, que se lo lleve a la madre y que lo regrese a la cuna. Si la mujer no tiene pareja tratará de conseguir otro tipo de ayuda—pagada o voluntaria—para que la acompañe al menos por unas cuantas noches mientras se recupera del parto.

RECUPERACIÓN EN CASO DE CESÁREA

"¿Cómo será mi recuperación después de una cesárea?"

La recuperación en un caso de cesárea es similar a la recuperación en cualquier intervención quirúrgica abdominal mayor—con una grata diferencia: en lugar de haber perdido la vesícula biliar o el apéndice, la mujer ha ganado un bebé.

Evidentemente, existe también otra diferencia, algo menos agradable. Además de recuperarse de una intervención quirúrgica, la mujer deberá recuperarse también del parto. A excepción de un perineo intacto, la madre experimentará, las siguientes semanas, todas las molestias del posparto (¡afortunada!) que sufriría si el parto hubiera sido vaginal—dolores de posparto, sangrados vaginales, incomodidad perineal (si pasó por un largo trabajo de parto antes de la cirugía), congestión de los senos, cansancio, cambios hormonales, pérdida de cabello, transpiración excesiva y, posiblemente, las serenatas del bebé.

En lo que se refiere a la intervención quirúrgica, la mujer puede esperar lo siguiente en la sala de recuperación:

Efectos de la anestesia. Hasta que la anestesia general se elimine, la mujer se hallará bajo vigilancia en la sala de recuperación. Tal vez se sienta temblorosa y sensible a los cambios de temperatura. Si le aplicaron anestesia general, es posible que más tarde, los recuerdos sobre ello sean borrosos o totalmente inexistentes. Puesto que

ESTADÍA EN EL HOSPITAL

El tiempo que la madre y el bebé estén en el hospital dependerá del tipo de parto que se tuvo y de la condición en que se encuentran los dos. De acuerdo a las leyes federales, la madre tiene el derecho de esperar que la aseguradora le pague 48 horas después de un parto vaginal normal, y 96 horas después de una cesárea. Si tanto el bebé como la madre están en buenas condiciones y ella está impaciente por regresar rápido a casa—a cuidar de sus demás hijos o porque se siente más cómoda en el hogar—puede hablar con el médico para que le dé de alta. En tal caso, se planificará una visita a un centro de atención médica (el plan de seguro la pagará) o se llevará al recién nacido al consultorio médico unos días después, únicamente para asegurarse de que no se ha presentado ningún problema. Se evaluará el peso y la condición general del bebé (incluyendo el chequeo para la ictericia). También se evaluará la forma en que se está alimentando al recién nacido—será de ayuda llevar un diario de la alimentación.

Si la madre se queda en el hospital las 48 ó 96 horas, se aprovechará la oportunidad para descansar el mayor tiempo posible. Lo necesitará al llegar a casa.

cada persona responde de modo distinto a las medicinas—y puesto que cada medicina es diferente—la mujer podrá tener la cabeza despejada al cabo de unas pocas horas o sólo al cabo de uno o dos días, en función de la propia constitución y de las medicaciones que se le hayan administrado. Si se siente desorientada, o sufre alucinaciones o pesadillas al despertarse, el propio marido o tal vez una enfermera comprensiva podrán ayudarla a volver rápidamente a la realidad.

La anestesia epidural o espinal tarda más en eliminarse, suele hacerlo empezando por los dedos de los pies. Se le pedirá a la mujer que mueva los dedos de los pies y luego los pies tan pronto como pueda. Si recibió anestesia de raquídea, deberá permanecer tendida de espaldas durante unas 8 a 12 horas. Es posible que se permita la visita del marido y del bebé en la sala de recuperación.

Dolor en la zona de la incisión. Una vez eliminada la anestesia, la herida, como todas las heridas, empezará a doler, aunque el grado de intensidad dependerá de muchos factores, entre ellos el umbral de dolor de la mujer y el número de cesáreas a las que ha sido sometida. (La primera es habitualmente la que más molesta). Probablemente se le administrará algún analgésico si es necesario, que puede dejarle una sensación de embotamiento o somnolencia. También le permitirá dormir un poco, que bien lo necesita. La mujer no debe preocuparse si quiere darle el pecho al bebé; la medicación no pasará al calostro y en el momento en que le suba la leche lo más probable es que ya no necesite medicación. Si el dolor continúa por varias semanas, como ocurre algunas veces, se puede confiar en los analgésicos que no necesitan receta médica. Se le pedirá al médico que recomiende uno. Para acelerar la cicatrización, también tratará de no levantar cosas pesadas ni de manejar las primeras semanas después de la cirugía.

Posibles náuseas con o sin vómitos. Esto no siempre constituye un problema, pero si lo es, se administrará a la mujer un antiemético para evitar los vómitos. (Si la mujer vomita con facilidad, es aconsejable que hable de ello con el médico, ya que quizá se le podría proporcionar la medicación adecuada y/o unas bandas de alivio que no contienen fármacos y se utilizan en las muñecas, para bloquear la náusea después de la operación en muchos pacientes antes de que aparezcan los síntomas).

Ejercicios de respiración y tos. Ayudan al cuerpo a eliminar los restos de anestesia general, a dilatar los pulmones y a mantenerlos limpios para evitar una neumonía. Estos ejercicios pulmonares necesarios pueden resultar muy incómodos si la mujer los ejecuta correctamente. Es posible aliviar las molestias "apretando" un cojín contra la herida.

Agotamiento. Es probable que la mujer se sienta débil después de la cirugía, en parte se debe a la pérdida de sangre y en parte también a la anestesia. Si se vio sometida a algunas horas de trabajo de parto antes de la cirugía, seguramente se sentirá más agotada.

Evaluaciones regulares del estado de salud. Una enfermera controlará los signos vitales (temperatura, presión sanguínea, pulso, respiración) de la paciente, la producción de orina, el flujo vaginal, el estado de la herida y el nivel y firmeza del útero (a medida que se reduce de tamaño y vuelve hacia la posición original en la pelvis). También comprobará el goteo IV y el catéter urinario.

Una vez trasladada a la habitación del hospital, la mujer puede esperar:

Continuación de la vigilancia del estado. Continuarán siendo controlados con regularidad sus signos vitales, la producción de orina, sus pérdidas vaginales, la herida y el útero, así como el IV y el catéter de la orina (mientras no se prescinda de ellos).

Eliminación de la sonda uretral. Posiblemente se elimine poco tiempo después de la cirugía. La mujer puede encontrar dificultades para orinar; es aconsejable que siga los consejos de la página 389. Si no dan resultado, es posible que la sonda sea insertada de nuevo hasta que la paciente pueda orinar por sí sola.

Dolores de posparto. Empiezan pasadas 12 o 24 horas después del parto. (Véase página 386 para más detalles sobre estas contracciones ocasionales.)

Retorno *lento* a la dieta normal. Aunque solía ser una rutina (y aún lo es en algunos hospitales y con ciertos médicos) mantener a la mujer con líquidos intravenosos las primeras 24 horas siguientes a la cesárea y se le limitaba el consumo de líquidos por uno o dos días, la mejor opción puede ser que ingiera alimentos sólidos lo antes posible. Las investigaciones han demostrado que las mujeres que regresan pronto a la dieta de sólidos (gradualmente, pero iniciando de 4 a 8 horas después de la operación) evacuan más rápido y generalmente están listas para que el hospital las dé de alta 24 horas antes que las mujeres que únicamente han ingerido líquidos. Los procedimientos pueden variar de un hospital a otro y entre médicos; la condición de la mujer después de la cirugía puede también jugar un papel importante para decidir el momento en que se debe quitar la vía intravenosa o en que puede sentarse a la mesa. También se debe tomar en cuenta que el retorno a la alimentación con sólidos vendrá por etapas. Se iniciará con líquidos, luego con alimentos suaves y fáciles de digerir (como Jell–O) y así sucesivamente pero despacio. La dieta se mantendrá entre blanda y de fácil digestión por unos días; no se pensará ni siquiera en pedirle a alguien que le lleve un Big Mac escondidas. Una vez la dieta incluya nuevamente los sólidos, no se olvidarán los líquidos, especialmente si se está dando de mamar.

Dolor que se extiende al hombro. La irritación del diafragma a causa de la intervención quirúrgica puede provocar intenso dolor en el hombro por algunas horas. Se puede administrar un analgésico.

Posible estreñimiento. Dado que la anestesia y la cirugía pueden inhibir la función de los intestinos, pueden pasar algunos días antes de que se produzca la primera evacuación, y ello no es motivo de preocupación. Es probable que los gases produzcan dolor debido al estreñimiento. Quizá se prescriba un laxante para acelerar las cosas. La mujer puede probar con las medidas que se describen en la página 390, pero sin tomar alimentos ricos en fibra durante los primeros días. Si no ha ido de vientre en el quinto o sexto día, es probable que se le administre un supositorio.

Molestias abdominales. A medida que el tracto digestivo (que ha quedado temporalmente fuera de circulación a causa de la intervención quirúrgica) empieza a funcionar de nuevo, los gases pueden provocar un dolor considerable, sobre todo cuando presiona contra el lugar de la incisión. Estas molestias pueden empeorar al reír, toser o estornudar. La paciente deberá hablar del problema con el médico o con la enfermera, que sugerirá algún remedio. Los narcóticos no suelen estar recomendados porque pueden prolongar las dificultades, que por lo general no duran más de uno o dos días. Se puede administrar una enema o un supositorio para hacer salir los gases. También es posible que se le aconseje a la paciente que pasee por el pasillo. También puede ser eficaz tenderse sobre la espalda o sobre el costado izquierdo, con las rodillas levantadas y respirar profundamente aguantando el lugar de la herida con las manos. Si el dolor continúa siendo intenso, se puede insertar un tubo en el recto para ayudar a la salida de los gases.

Se recomienda hacer ejercicio. Antes de dejar el reposo en cama, se recomienda que la mujer mueva los dedos de los pies, que flexione los pies para estirar los músculos de la pantorrilla, que empuje los pies contra el extremo de la cama y que los gire de un lado a otro. También puede hacer los siguiente: (1) Tenderse de espaldas, doblar una rodilla con el pie recto sobre la cama y luego extender la otra rodilla mientras se aprieta ligeramente el abdomen. Deslice lentamente la pierna doblada y repita el ejercicio con la otra pierna. (2) Tenderse de espaldas, doblar ambas rodillas con los pies rectos sobre la cama y levantar la cabeza por unos 30 segundos. (3) De espaldas, doblar las rodillas con los pies rectos sobre la cama, apretar el abdomen y alcanzar con uno de los brazos el otro lado de la cama, aproximadamente al nivel de la cintura. Luego se hará hacia el otro lado.

Con estos ejercicios se pretende mejorar la circulación, específicamente en las piernas y evitar la formación de coágulos. (Pero la mujer debe estar preparada para lidiar con algunos de ellos que pueden ser bastante dolorosos, al menos por las primeras 24 horas).

Para levantarse entre 8 a 24 horas después de la cirugía. Con ayuda de la enfermera, la madre se sentará primero, apoyándose con la cabeza levantada de la cama. Luego, usará sus manos para sostenerse, deslizará sus piernas hacia un lado de la cama y dejará que cuelguen por unos minutos. Después, lentamente, recibirá ayuda para bajarse al piso, manteniendo las manos sobre la cama. Si se siente mareada (lo que es normal) se sentará nuevamente. Se estabilizará por unos minutos más antes de dar unos cuantos pasos y después continuará lentamente; los primeros pasos pueden ser extremadamente dolorosos. Se mantendrá de pie lo más recta posible aunque sea grande la tentación de agacharse para aliviar la incomodidad. Aunque las primeras veces necesite ayuda para levantarse, esta dificultad es pasajera. De hecho, a las mujeres que tuvieron una cesárea se les hará más fácil movilizarse que a las que pasaron por un parto vaginal—las primeras, probablemente tengan ventaja para sentarse.

Usar medias elásticas. Mejoran la circulación y evitan la formación de coágulos en las piernas.

Pasar tiempo con el bebé. La madre aún no puede levantar al bebé, pero puede acariciarlo y alimentarlo. (Si está dando de mamar, colocará al bebé en una almohada sobre la incisión o se acostará de lado mientras lo hace). Dependiendo de la condición y de las normas del hospital, la madre podrá modificar la forma en que se comparte la habitación. Incluso, algunos hospitales permiten que el compañero se quede en la misma la habitación; para ella, compartir el espacio con el esposo también será de gran ayuda.

Baños con la esponja. Hasta que le saquen los puntos o se hayan absorbido, la paciente no podrá tomar un verdadero baño o una ducha.

Eliminación de los puntos. Si los puntos de la sutura no son del tipo que se absorben solos, serán eliminados pasados cuatro o cinco días. Y aunque esto no es demasiado doloroso, es posible que la mujer lo encuentre molestoso. Cuando la herida ha quedado al descubierto, la paciente puede examinar la incisión, con la enfermera o el médico; preguntará cuánto tiempo tardará en curar, se informará sobre los cambios normales que se pueden producir y sobre los que requieren atención médica.

En la mayoría de los casos, lo normal es volver a casa al cabo de cuatro días después de dar a luz. Pero la madre seguirá necesitando de ayuda para el cuidado del bebé y de sí misma. Le pedirá a alguien que la acompañe en todo momento durante las primeras dos semanas.

DOLOR DE ESPALDA

"Mi hermana dice que padeció de fuertes dolores de espalda después del parto debido a la epidural. Yo también siento ese mismo dolor, pero a mí no me la pusieron."

En algún momento se creía que únicamente las mujeres que recibían la anestesia epidural sufrían de dolores de espalda después del parto. Pero los estudios demuestran que estos son igual de comunes entre las mujeres que dieron a luz sin una epidural. Este tipo de dolor probablemente se relaciona con los músculos del abdomen que se aflojaron (es seguro que la madre notó que esta parte del cuerpo ya no es como antes) y que ahora están demasiado débiles para soportar la espalda adecuadamente. Los ejercicios para el posparto (véase Volver a estar en forma, página 429) ayudarán a fortalecer esos músculos y a que la espalda vuelva a la normalidad. Mientras tanto, no se deben levantar objetos pesados (excepto al bebé).

Qué es importante saber: LOS PRIMEROS DÍAS DE LA LACTANCIA

Desde que Eva le dio el pecho a Caín por primera vez, la lactancia ha sido algo que les viene naturalmente a las madres y a los recién nacidos. ¿No es cierto?

Bien, no siempre—o por lo menos no inmediatamente. Aunque la lactancia viene naturalmente, lo hace, claro está, algo más tarde para algunas mujeres y algunos bebés que para otros. Algunas veces existen factores físicos que hacen que los primeros intentos fracasen; otras, el elemento del fracaso es una simple falta de experiencia por parte de los dos participantes. Pero sea cuál fuere la razón que separa al bebé del pecho de la madre, no deberá pasar mucho tiempo antes de que se compenetren perfectamente—a menos que la madre renuncie a ello. Algunas de las relaciones mutuamente más satisfactorias entre un bebé y el pecho de la madre empezaron con varios días—o incluso semanas—de torpezas, esfuerzos fracasados y lágrimas.

El conocimiento de lo que se puede esperar y del modo de enfocar los problemas puede ayudar a facilitar la adaptación mutua. Será útil que la madre asista a una clase prenatal sobre la lactancia materna y que haga lo siguiente:

◆ Empezar lo más pronto posible después del parto. Lo mejor sería empezar ya en la sala de partos, siempre que sea factible. (Véase Las bases de la lactancia natural, página 402.) Pero a veces la madre no se encuentra en estado de dar el pecho, o bien es el bebé el que no puede hacerlo—en ambos casos, esto no significa que no se pueda empezar con éxito más tarde. (Esto no quiere decir que si la mujer se encuentra bien y el bebé también, esta primera experiencia de lactancia haya de ser necesariamente perfecta. Ambos tienen mucho que aprender.)

◆ Buscar el apoyo del médico con anterioridad al parto, para asegurarse de poder dar el pecho al bebé en la sala de partos si todo transcurre con normalidad. Disponer también que el bebé pueda permanecer todo el día, o parte de él, en la habitación de la madre, o pedir que traigan el niño cada vez que tenga hambre (la enfermera traerá al bebé cuando este hambriento).

◆ Obtenga ayuda profesional, si puede. Con suerte una especialista de lactancia estará con la embarazada al menos dos veces en sus primeras lactancias para darle instrucciones, consejos utiles y literatura. Si este servicio no está disponible, pregunte a alguna consultora de lactancia o enfermera que tiene conocimiento en el tema. Puede observar la técnica y ayudarla si lo necesita. Si se va del hospital antes de recibir esta ayuda, la técnica de la madre debe ser observada por alguien con experiencia en lactancia, ya sea el doctor del bebe, la enfermera o una consultora experta en lactancia[3], en unos pocos días después. También puede encotrar apoyo llamando a la oficina local "La Leche League".

◆ Limitar el número de visitas para que aumenten las posibilidades de amamantar al pequeño. Si el bebé permanece en la habitación de la madre durante todo el día lo más probable es que se deban limitar las visitas excepto las del marido—lo que seguramente es mejor de todos modos—ya que es una buena ocasión para que los tres se adapten unos a otros en la atmósfera tranquila que requiere la lactancia al pecho.

◆ Tener paciencia si el bebé se está recuperando aún del parto. Si la madre recibió anestesia o tuvo un parto largo y difícil, puede esperar que el bebé se muestre amodorrado y perezoso durante unos pocos días. Esta actitud no es motivo de preocupación, muy pronto tomará ritmo propio. Tampoco hay peligro de que el bebé pase hambre, ya que los recién nacidos tienen pocas necesidades de alimentos durante los primeros días de vida. Lo que sí necesitan es cariño. En este momento, el contacto con el pecho de la madre es tan importante como la leche que pueda chupar.

◆ Asegurarse de que el apetito y el instinto de succión del bebé no son saboteados entre las tomas. En algunos hospitales se suele tranquilizar a los bebés que lloran con un biberón de agua azucarada entre las tomas. Esto puede tener un doble efecto perjudicial. En primer lugar, satisface por varias horas el hambre aún reducida del neonato. Luego, cuando el bebé sea llevado a la madre para que le dé el pecho, es posible que no tenga ganas de mamar, y los senos de la madre no serán estimulados para producir leche, así ha comenzado un círculo vicioso, que interfiere con el establecimiento de un buen sistema de demanda y abastecimiento. En segundo lugar, la tetina de goma del biberón le exige menos esfuerzo y ello puede debilitar el reflejo de succión. Enfrentado al mayor esfuerzo de succionar la leche del pecho, es posible que el bebé se dé por vencido. Los chupetes y la alimentación suplementaria pueden también interferir en la lactancia. Por lo tanto, se darán órdenes estrictas al respecto, recomendada por la Asociación Americana de Pediatras, a través del pediatra, para que en la sala de recién nacidos no se le dé ninguna alimentación suplementaria ni chupetes al bebé a menos que sea médicamente necesario. Incluso, se puede colocar un rótulo en la cuna del bebé que lea "Únicamente lactancia materna, no biberón por favor".

◆ Alimentar al bebé cuando éste lo reclama. La madre estará dispuesta a dar el pecho entre ocho y doce veces al día—aunque la demanda aún no llegue a ese nivel. Esta práctica no sólo hará feliz al bebé sino que también aumentará la producción de leche para satisfacer la demanda a medida que ésta aumenta. Por otro lado, imponer un horario de alimentación de cada 4 horas puede empeorar el congestionamiento de los senos.

◆ Amamantar al bebé cuando él lo quiera. Generalmente se recomendaba

3. Para recibir la asesoría de un especialista en lactancia materna, se contactará a International Lactation Consultant Association (ILCA), 1500 Sunday Drive, Suite 102, Raleigh, NC 27607; (919) 787-5181; www.ILCA.org.

BASES DE LA LACTANCIA MATERNAL

1. Seleccionar un lugar tranquilo. Hasta que la madre y el bebé sean expertos en lo que se refiere a la lactancia, se buscarán áreas con pocas distracciones y con un bajo nivel de ruido.

2. Tener una bebida a mano—leche, jugo o agua—para reponer los líquidos. Se evitarán las bebidas calientes (que pueden producir quemaduras a la madre o al bebé si se derraman); si no desea una bebida fría se optará por algo tibio. Se puede agregar un bocadillo saludable, si ha pasado un tiempo desde la última comida.

3. A medida que la madre se sienta más cómoda con la lactancia, puede tener a mano un libro o una revista para ocuparse en las largas sesiones de lactancia. (Pero no olvidará dejar periódicamente a un lado lo que lee para poder interactuar con el bebé). Sin embargo, encender la televisión puede ser un distractor muy grande especialmente en las primeras semanas. Por lo tanto, puede hablar por teléfono; bajar el volumen del receptor y dejar que la máquina contestadora reciba los mensajes—o pedirle a alguien que lo haga.

4. Colocarse en una posición cómoda para la madre y el bebé. Si la madre está sentada puede ser útil que se coloque una almohada sobre el regazo para levantar al bebé a una altura cómoda. También se asegurará de que sus brazos estén a una altura adecuada sobre una almohada o una silla con brazos; tratar de sostener de seis a ocho libras sin ningún apoyo puede provocar calambres y dolor en los brazos. Si es posible, elevará las piernas.

5. Colocar al bebé al lado, de frente al pezón. Se asegurará de que todo el cuerpo del pequeño esté en esta posición—vientre con vientre—con el oído, el hombro y la cadera en línea recta. No es correcto que la cabeza del bebé gire hacia un lado; al contrario, debe estar en línea recta con el cuerpo de la madre. (Beber y tragar con la cabeza hacia un lado debe ser muy difícil. Igual es para el bebé.) La posición adecuada es importante para evitar dolor en los pezones y problemas para dar el pecho.

6. Los especialistas en lactancia materna recomiendan dos posiciones para las primeras semanas. La primera se conoce como el soporte cruzado: La cabeza del bebé se sostiene con la mano opuesta (si se está dando de mamar con el pecho derecho se sostendrá al bebé con la mano izquierda). La mano de la madre debe apoyarse entre los omóplatos del bebé, el dedo pulgar detrás de una oreja y los demás dedos detrás de la otra oreja. La mano derecha se ahuecará en forma de taza sobre el pecho derecho y el dedo pulgar sobre el pezón y la aureola (el área oscura) en el lugar donde la nariz del bebé toca el pecho de la madre. El dedo índice debe estar en el lugar donde la barbilla del bebé toca también el pecho. Éste se apretará un poco para que el pezón se dirija ligeramente hacia la nariz del bebé. Ahora la madre ya está lista para lactar al pequeño (véase el paso 7). A la segunda

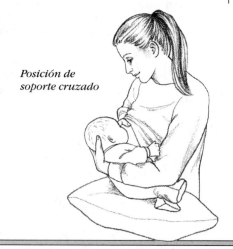

Posición de soporte cruzado

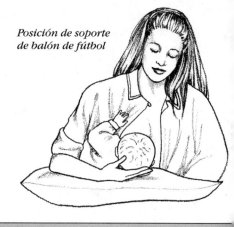

Posición de soporte de balón de fútbol

posición se le conoce como soporte de balón de fútbol:* La madre coloca al bebé semisentado de frente a ella, las piernas de éste quedarán debajo del brazo (el brazo derecho de la madre, si está dando el pecho derecho). La cabeza del bebé se sostiene con la mano derecha y la otra mano se coloca de la misma forma que en la primera posición. Tan pronto como la madre se sienta cómoda al dar el pecho, puede agregar la posición de cuna, en la que la cabeza del bebé descansa en el pliegue del brazo, y la posición de descanso en la que tanto el bebé como la madre reposan vientre con vientre. Esta posición es la mejor cuando se da el pecho a media noche.

7. Suavemente se harán cosquillas con el pezón en los labios del bebé hasta que la boca esté bien abierta—como un bostezo. Algunos especialistas en lactancia sugieren que el pezón se dirija hacia la nariz del bebé y luego hacia el labio superior para que abra bien la boca. Esta acción evita que el labio inferior se vuelva hacia adentro al mamar. Si el bebé se aleja, se le acariciará la mejilla más cercana a la madre. El reflejo hará que gire la cabeza hacia el pecho que lo alimenta.

8. Una vez que la boca del bebé esté bien abierta, la madre acercará más al pequeño. No moverá el pecho hacia él. Muchos problemas de lactancia se producen porque la

*La posición de apoyo bajo el brazo, o como se agarra una pelota de fútbol americano, también llamada *clutch hold*, es de mucha ayuda especialmente cuando se ha tenido cesárea y se quiere evitar poner al bebé encima del estómago; o si sus senos son muy grandes, o el bebé es prematuro o pequeñito, o si está amamantando a dos gemelos.

madre se inclina sobre el bebé tratando de empujar el pecho dentro de la boca. Al contrario, se mantendrá la espalda recta y se acercará el bebé al pecho.

9. No se introducirá el pezón en una boca que no lo desea; se dejará que el bebé tome la iniciativa. Puede tomar un par de intentos antes de que el bebé abra la boca para alimentarse adecuadamente.

10. Se asegurará de que el bebé está bien aferrado al pezón y la aureola que lo rodea. Si mama sólo el pezón no comprimirá las glándulas mamarias y puede provocar dolor y agrietamiento. También se asegurará de que es el pezón el que el bebé está afanosamente mamando. Algunos pequeños son tan impacientes que succionan cualquier parte del pecho (incluso si no sale leche) provocando un doloroso moretón.

11. Si el pecho de la madre está bloqueando la nariz del bebé se apretará suavemente con el dedo. Puede ser útil elevar un poco al bebé para proporcionarle más espacio para respirar. Al hacer esta manipulación se asegurará de que el bebé no se suelte de la aureola.

12. Controlar la cantidad de leche que traga el bebé. La leche está fluyendo si hay un visible movimiento rítmico, regular y fuerte en las mejillas del bebé.

13. Si el bebé terminó de alimentarse pero aún está aferrado al pecho, sacarlo bruscamente puede provocar lesiones al pezón. Se debe hacer todo lo contrario, interrumpir la succión apretando el pecho o colocando un dedo en la esquina de la boca del bebé para que fluya el aire.

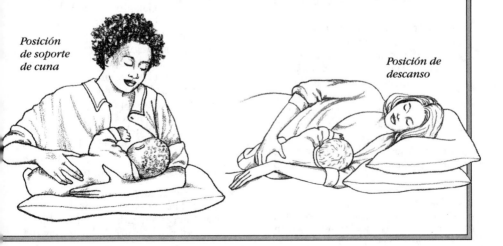

Posición de soporte de cuna

Posición de descanso

que las primeras tomas fueran cortas (5 minutos en cada pecho) para evitar que los pezones dolieran en el proceso gradual de endurecimiento. Sin embargo, los pezones doloridos son el resultado de posiciones inadecuadas del bebé al alimentarse y también tiene que ver un poco con la duración de las tomas. La mayoría de recién nacidos necesitan de 10 a 45 minutos para completar una toma. Mientras la posición sea la correcta, no hay necesidad de restringir el tiempo de la lactancia. Lo ideal es que al menos se vacíe uno de los senos en cada toma, esto es más importante que asegurarse de que se alimente de ambos[4]. Por tal razón, no se retirará al bebé sólo porque ya se alimentó por 15 minutos del pecho número uno, se esperará hasta que esté listo para soltarlo. Luego se le ofrecerá el segundo pecho, pero no se forzará. La madre debe iniciar la siguiente toma con el pecho que el bebé mamó de último y que no vació por completo.

◆ No dejar que el bebé continúe durmiendo si esto significa que deberá saltarse una de las tomas. Existe la posibilidad de que algunos bebés, especialmente en sus primeros días de vida, no despierten a menudo para alimentarse. Si ya han pasado 3 horas desde la última toma, es momento de despertarlo. A continuación, una forma de lograrlo. En primer lugar, si el bebé está envuelto se le soltará la manta o se le quitará el exceso de ropa; el aire fresco lo ayudará a despertarse. Luego, la madre tratará de sentarlo sosteniéndolo con una mano en la espalda y la otra en la barbilla y le frotará suavemente la espalda. También se le puede dar un masaje en los brazos y piernas o se le mojará ligeramente la frente con agua fresca. En el momento en que se mueve, rápidamente se adoptará la posición para amamantarlo. O simplemente se recostará al

bebé dormido sobre el pecho desnudo. Los bebés tienen desarrollado el sentido del olfato y el aroma de la leche materna los puede despertar.

◆ Tratar de no alimentar a un bebé que llora. Lo ideal es que la madre alimente al bebé cuando éste da las primeras señales de hambre o muestra interés en alimentarse, como meterse las manos a la boca, buscar el pezón o simplemente que está alerta. El llanto no es una muestra de hambre, por lo tanto no se esperará hasta que empiece el llanto frenético—una indicación tardía de hambre. Pero si el llanto ya comenzó, la madre lo arrullará y tranquilizará antes de que empiece a comer. O le ofrecerá uno de sus dedos para que lo chupe hasta que se calme. Después de todo, para un bebé inexperto que lacta es difícil encontrar el pezón cuando está tranquilo; cuando está frenético parece una tarea imposible.

◆ Mantener la calma. Por muy frustrante que pueda resultar el dar el pecho al bebé, la madre intentará conservar la calma. Se despedirá de las visitas unos 15 minutos antes de la hora de alimentar al bebé y durante este tiempo se abstendrá de hacer cualquier otra cosa que pueda ponerla nerviosa (incluyendo pensar en la factura del hospital). Hará algunos ejercicios de relajación antes de comenzar (véase página 129) y oirá música suave, si la encuentra relajante. Tratará de mantenerse tranquila mientras da el pecho y de recordar que cada vez la experiencia será mejor. La tensión no sólo obstaculiza la producción y secreción de leche (la forma en que los senos hacen que la leche que el cuerpo ha producido esté disponible para dar de mamar) sino que además puede causar ansiedad en el bebé y el recién nacido es extremadamente sensible al estado de ánimo de la madre. Un bebé ansioso no puede alimentarse bien.

◆ Mantener el control una vez que baja la leche. Hasta que la lactancia materna esté bien establecida, se mantendrá un control por escrito de las tomas del

---

4. Si el pecho no se vació por completo, significa que el bebé no ingirió la última ración de leche que contiene más calorías y que le ayuda a ganar peso más que la que ingiere al principio.

bebé (cuándo comienzan y cuándo terminan) así como de los pañales sucios y mojados que se cambiaron durante el día. De esta forma la madre tendrá un buen juicio sobre los resultados de la lactancia y podrá reportar los procesos de forma más exacta al pediatra. Se seguirá esforzando por dar al menos de ocho a doce tomas en cada período de 24 horas, pero nunca se forzará al bebé para que coma. Aunque el tiempo de las tomas variará considerablemente, una vez la congestión y el dolor en los pezones se haya estabilizado, se regularán más o menos para cada media hora, generalmente divididas entre ambos senos (aunque algunas veces el bebé lo dejará o se dormirá antes de continuar con el segundo pecho, lo que es normal mientras el primero haya quedado vacío)[5]. El aumento de peso del bebé y la condición de los pañales le darán a la madre una visión bastante clara de la ingestión de comida del bebé. Se deben cambiar por lo menos seis pañales mojados (la orina debe ser clara y no amarillo oscuro) y al menos tres evacuaciones en un período de 24 horas. No importa desde hace cuánto tiempo el bebé sea un lactante, si la producción de leche es satisfactoria y el aumento de peso está dentro de lo normal, la madre puede asumir que la ingestión también lo es.

◆ Si el bebé debe quedarse en la unidad neonatal de cuidados intensivos por cualquier razón y no puede irse a casa con la madre, ésta no renunciará a lactarlo. Los bebés prematuros o los que tienen otros problemas responden mejor con la leche materna. Se hablará con el neonatólogo y con la enfermera a cargo del bebé para que establezcan la forma en que la madre puede dar el pecho en esta situación. Si no se puede dar directamente al bebé, es posible que la madre use un sacaleches para dársela al bebé a través de un tubo o un biberón. Si incluso esto no es posible, tratará siempre de extraérsela para mantener la cantidad necesaria de leche hasta que el bebé esté listo para alimentarse directamente.

CONGESTIONAMIENTO: CUANDO LA LECHE BAJA

Justo en el momento en que la madre y el hijo parecen haberle encontrado el truco a la lactancia, la madre experimenta la subida de la leche. Hasta aquel momento, el bebé había venido chupando pequeñas cantidades de calostro (antes de la leche) y los senos no ocasionaban demasiadas molestias a la madre. Y luego, surge un problema muy común. Los senos quedan repletos, duros y doloridos—en unas pocas horas[6]. La lactancia resulta difícil para el lactante y dolorosa para la madre. Afortunadamente, este período de congestión es breve—no más de 24 ó 48 horas, aunque algunas veces tarda hasta una semana. Pero mientras dura, existen diversos modos para aliviar las molestias, como pueden ser:

◆ Usar calor en períodos cortos para suavizar la aureola y estimular la salida de la leche al *inicio* de una sesión de lactancia ¿Cómo hacerlo? Se remoja un paño en agua tibia, no caliente, y se coloca únicamente sobre la aureola, o se reclinará sobre una palangana con agua tibia. La producción de leche también se pude estimular mediante los suaves masajes que el bebé da al pecho que está mamando.

◆ Aplicar bolsas de hielo después de la lactancia para reducir la congestión. Aunque puede sonar un poco raro e incluso parecer extraño, las hojas de col frías también alivian (se usarán las hojas de afuera y se hará una apertura

---

5. Para asegurarse de que cada pecho es estimulado, se usará un recordatorio (que puede ser un gancho de seguridad agarrado a la parte externa del sostén en el lado que el bebé lactó primero la última vez). O se apuntará en el diario de control de la lactancia materna.

6. Son pocas las madres primerizas que no experimentan congestionamiento cuando les baja la leche, posiblemente porque sus bebés fueron lactantes enérgicos desde el nacimiento; es probable que sufran menos congestionamiento con los siguientes bebés que con el primero.

LA DIETA IDEAL DURANTE LA LACTANCIA

La calidad de la leche que produce la madre no siempre se relaciona directamente con la calidad de lo que ella come. Los niveles de proteína, grasa e hidratos de carbono de la leche materna no suelen verse afectados por los niveles de dichos nutrientes en la dieta de la madre; pero sí los niveles de ciertas vitaminas (A y B_{12}, por ejemplo). Si bien la calidad de la leche no está siempre directamente relacionada con la calidad de la dieta de la madre, la cantidad de leche sí suele estarlo. Así, por ejemplo, las mujeres cuyas dietas son deficientes en proteínas y/o calorías, producen una leche de composición adecuada pero en cantidad menor. Para producir una leche de buena calidad y en cantidad suficiente, la madre continuará tomando el suplemento de vitaminas y minerales del embarazo (o uno especial para la lactancia), y seguirá fielmente la "Dieta ideal durante el embarazo" (véase Capítulo 4) pero con las siguientes:

◆ Aumentar la ración diaria de calorías en unas 500 calorías con respecto a las necesidades de antes del *embarazo*. Esta norma es flexible y, al igual que durante el embarazo, la madre puede guiarse por el peso. Si tiene mucha grasa acumulada durante el embarazo (o de un anterior), puede ingerir menos calorías, ya que la grasa será quemada para producir leche (y la madre perderá peso). Si la madre tiene un peso demasiado bajo, probablemente necesitará más calorías que las 500 adicionales (la ración diaria recomendada presupone un cierto consumo de las reservas de grasa, de la que carecen las madres demasiado delgadas). Independientemente del peso, la madre puede darse cuenta de que necesita más calorías a medida que el bebé crece y necesita más leche. También en este caso, el peso le puede servir de orientación. Si el peso empieza a disminuir por debajo del peso ideal, deberá aumentar la ingestión diaria. Si no está perdiendo peso o, aun peor, está aumentando, lo debe reducir; si el bebé está creciendo bien, la madre puede asumir que está comiendo lo necesario para producir suficiente leche.

◆ Si la madre es vegetariana, seguirá tomando los suplementos que se recomendaron durante el embarazo.

◆ Aumentar la cantidad de calcio a cinco raciones diarias. El jugo y la leche fortificados con calcio pueden no cumplir con estos requerimientos fácilmente. Por lo tanto se agregará un suplemento de calcio.

◆ Beber por lo menos ocho vasos de líquido (leche, agua, caldos o sopas y jugos); beber incluso más si hace calor y si se pierde mucho líquido a través de la transpiración. (Aunque la madre puede tomar ahora diariamente una o dos tazas de té, café y ocasionalmente una bebida alcohólica, no debe incluirlas en la ración diaria de líquidos, ya que tienen un efecto deshidratante). De todos modos, no son buenos los excesos; paradójicamente, la ingestión de cantidades exageradas de líquido (más de doce vasos al día) puede frenar la producción de leche. La sed y la cantidad de orina excretada permitirán calibrar las necesidades.

◆ Se seguirán consumiendo muchos alimentos altos en DHA para el desarrollo cerebral (véase página 92).

◆ Saltarse la dieta de vez en cuando. La madre habrá pasado por nueve meses de abstinencia; se merece un premio, por lo menos de vez en cuando. La clave es la moderación. Una pequeña cantidad de azúcar no perjudicará la producción de leche, pero sí puede hacerlo una dieta basada únicamente en pasteles y caramelos, ya que quitará el apetito para los alimentos necesarios. Lo mismo se puede decir de otros alimentos superfluos desde el punto de vista dietético, como las papas fritas o el pan blanco; la madre disfrutará de ellos sólo después de haber cumplido con sus obligaciones dietéticas.

en el centro para cada pezón; antes de ponerlas, se lavará y se secará el área).

◆ Usar un sostén que se ajuste adecuadamente a la lactancia (con tirantes anchos y sin forro plástico) las 24 horas del día. Ejercer presión en los adoloridos y congestionados senos puede ser desagradable, sin embargo, la madre se asegurará de que el sostén no le quede demasiado apretado. Y usará ropa floja que no frote demasiado los senos sensibles.

◆ No caer en la tentación de saltarse una toma a causa del dolor. Cuanto menos chupe el bebé, más congestionados quedarán los senos de la madre.

◆ Exprimirse un poco de leche de cada pecho antes de dar de mamar para disminuir la congestión. Esta acción hará que la leche fluya y que los pezones se suavicen para que el bebé pueda lactar mejor.

◆ Alternar la posición del bebé en cada toma (se tratará de sostener al bebé en la posición de balón de fútbol en una toma y en la posición de cuna en la siguiente, véase página 402). Esto asegurará que todos los conductos se vacíen y puedan reducir el dolor del congestionamiento.

◆ Si el dolor es muy fuerte, la madre puede tomar acetaminofén u otro analgésico para dolores leves que prescriba el médico.

PEZONES ADOLORIDOS

La sensibilidad de los pezones puede hacer que la lactancia sea una experiencia desagradable y frustrante. La mayoría de mujeres, afortunadamente, no sufren por mucho tiempo. Los pezones se endurecen con rapidez y la lactancia se vuelve indolora. Pero algunas mujeres, particularmente aquellas que no colocan en buena posición a sus bebés y quienes tienen "bebés barracuda" (que chupan vigorosamente) tienen problemas continuos de dolor y agrietamiento que pueden provocarles miedo en cada toma. Pero hay algunas forma de aliviar esta incomodidad:

◆ Se asegurará de que el bebé esté colocado en la forma correcta, de frente al pecho de la madre (véase el recuadro en la página 402).

◆ Exponer al aire los pezones doloridos o con grietas. Protegerlos contra la ropa y otros objetos que los pudieran irritar y rodearlos de un cojín de aire llevando almohadillas de protección (no de envoltura). Se cambiarán a menudo si la pérdida de leche los mantiene mojados. También se asegurará de que estas almohadillas no tengan forro plástico porque únicamente atrapará la humedad.

◆ Si la madre vive en clima húmedo, usará una secadora a temperatura media (tibia) sobre todo el pecho (a 6 u 8 pulgadas de distancia) por 2 ó 3 minutos (no más) después de las tomas. Esta práctica produce alivio a muchas mujeres. En un clima seco, la humedad será más útil, se dejará secar en el pecho cualquier cantidad de leche que quede después de alimentar al bebé. O se extraerán unas gotas de leche con la mano y se frotarán en los pezones, asegurándose de que estos se sequen bien antes de colocarse nuevamente el sostén.

◆ Los pezones están naturalmente protegidos y engrasados por las glándulas sudoríparas y sebáceas. Pero los estudios demuestran que una preparación comercial de lanolina modificada puede evitar y/o curar los pezones agrietados. Después de dar el pecho se aplicará lanolina de calidad médica ultra purificada como Lanisoh, pero se evitarán los ungüentos y la gelatina a base de petróleo (Vaselina) y otros productos. Lavar los pezones únicamente con agua—nunca con jabón, alcohol, tintura de benjuí o servilletas empapadas con algún producto— tanto si están doloridos como si no: el bebé ya está protegido contra los gérmenes de la madre, y la leche es limpia.

◆ Mojar en agua fresca bolsas de té regular y colocarlas en los pezones doloridos. Las propiedades del té pueden ayudar a dar alivio y a cicatrizarlos.

◆ Variar de postura para que en cada toma sea comprimida una parte distinta del pezón; pero siempre se mantendrá al bebé de frente a los senos.

◆ No se debe tener preferencia con un pecho sólo porque está menos adolorido o no está agrietado; la única forma de endurecer los pezones es usarlos. Se tratará de utilizar ambos senos en cada toma, aunque sea por sólo unos minutos—comenzando con el menos afectado, ya que el bebé mamará con más fuerza cuando tiene hambre. Si los dos pezones están igual de doloridos, se iniciará la sesión con el pecho que se dio de último la vez anterior.

◆ Relajarse unos 15 minutos antes de dar el pecho al bebé. La relajación favorecerá la salida de la leche (lo que significa que el bebé no tendrá que mamar con tanta fuerza) mientras que la tensión la obstaculizará. Si el dolor es fuerte, se preguntará al médico si se puede tomar algún analgésico que no necesite prescripción para aliviarlo, antes de dar el pecho.

◆ Si los pezones están agrietados, se estará especialmente alerta a los signos de infección mamaria (véase abajo) que ocurre cuando los gérmenes entran a uno de los conductos de la leche a través de los pezones agrietados.

COMPLICACIONES OCASIONALES

Una vez establecida la lactancia, por lo general continúa sin problemas hasta el destete. Pero de vez en cuando se presentan complicaciones, como por ejemplo:

Obstrucción de los conductos de la leche. Algunas veces, un conducto se obstruye y la leche se acumula. Puesto que este proceso (caracterizado por la presencia de un pequeño bulto rojo y doloroso en el pecho) puede provocar una infección, es importante intentar ponerle remedio con rapidez. El mejor modo consiste en ofrecer el pecho afectado siempre en primer lugar al bebé, haciendo que éste lo vacíe al máximo posible. Si el bebé no consigue vaciar el pecho, la leche restante deberá ser extraída manualmente o con un sacaleche. Eliminar toda posible presión sobre el conducto, asegurándose de que el sostén no está demasiado apretado (es preferible que se evite el sostén con soporte de alambre) y variando la posición de lactancia para presionar sobre otros conductos. Para la madre puede ser útil aplicarse bolsas o compresas de agua caliente o darse un masaje suave antes de dar el pecho (la barbilla del bebé, si está en la posición correcta, puede proporcionar un excelente masaje al conducto tapado). No destetar al bebé en este momento; la interrupción de la lactancia no haría más que agravar el problema.

Infección del pecho. Una complicación más grave de la lactancia es la mastitis, o infección de la mama, que suele producirse en uno o ambos senos entre los 10 y los 28 días que siguen al parto (aunque puede comenzar antes o después) y ocurre más frecuentemente en las madres primíparas. Los factores que pueden combinarse para causar una mastitis son, no dejar que los senos se vacíen por completo de leche cada vez que se amamanta, que los gérmenes entren en los conductos de la leche por las grietas o fisuras del pezón (generalmente

---

MEDICACIÓN Y AMAMANTAMIENTO

Se sabe que muchas medicinas son seguras mientras se da de mamar; otras no lo son; y el resto aún no pasa por un jurado científico. Pero al igual que se hizo durante el embarazo, se revisarán todas las medicinas (con prescripción o sin ella) con el médico que atiende a la madre y con el pediatra del bebé antes de tomarlas—se asegurará de que cualquier médico que prescriba un nuevo medicamento sepa que está dando el pecho. Se tendrá en mente que es mejor tomarse la medicina después de cualquier sesión de amamantamiento para que los niveles de leche no disminuyan la próxima vez que se alimente al bebé.

provienen de la boca del bebé) y una menor resistencia de la madre debido al estrés, la fatiga y una nutrición inadecuada.

Los síntomas más comunes de la mastitis son el dolor intenso, el endurecimiento, el enrojecimiento, el calor y la hinchazón del pecho, con síntomas similares a los de la gripe, escalofríos generalizados y fiebre de 101 °F a 102 °F. La madre lactante que presente uno de estos síntomas deberá avisar al médico. Es necesario un rápido tratamiento médico, que puede incluir reposo en cama, antibióticos, analgésicos, aumentar la ingestión de líquidos y la aplicación de calor húmedo. Durante el tratamiento, la madre continuará dando el pecho al bebé. Puesto que la infección de la madre se debe probablemente a gérmenes contagiados por el bebé, éste no sufrirá ningún daño. Y el vaciado del pecho ayudará a evitar la obstrucción de los conductos de la leche. Dar primero al bebé el pecho enfermo y vaciarlo con el sacaleches si el bebé no lo ha hecho. Si el dolor es tan fuerte que la mujer no puede amamantar, intentará pompear la leche de sus senos mientras está dentro de una bañera llena de agua con los senos flotando confortablemente. (No debe usarse una pompa eléctrica en la bañera).

El retraso o la suspensión del tratamiento de la mastitis podría conducir a la formación de un absceso en el pecho, cuyos síntomas son: dolores muy intensos; hinchazón localizada, sensibilidad anormal y calor en el área del absceso; fiebre entre los 100 °F y los 103 °F. El tratamiento consiste en la administración de antibióticos y, generalmente, en el drenaje quirúrgico bajo anestesia. El canal de drenaje puede quedarse hasta después de la cirugía. En la mayoría de los casos, la lactancia materna puede continuar.

En casos muy raros, cuando la mastitis es tan grave que se debe suspender temporalmente la lactancia con el pecho afectado, regularmente se utiliza un sacaleche para vaciarlo hasta que se cure por completo y el bebé pueda volver a lactar de él. Mientras tanto, el pecho sano se hará cargo de esta función.

La madre no permitirá que los problemas con el pecho y la lactancia que surgieron con el primer bebé la desalienten de lactar a sus futuros bebés. El congestionamiento y el dolor en los pezones son mucho menos comunes con los siguientes bebés.

DAR EL PECHO DESPUÉS DE UNA CESÁREA

El tiempo que debe pasar hasta que la mujer que ha tenido una cesárea pueda amamantar al recién nacido dependerá de cómo ésta se sienta y del estado del bebé. Si ambos están en buena forma, probablemente se podrá poner el bebé al pecho en la sala de partos después de acabado el procedimiento quirúrgico, o en la sala de recuperación poco después. Si la mujer está atontada por la anestesia general o el bebé necesita cuidados inmediatos, se deberá esperar. Si después de 12 horas la mujer aún no ha sido capaz de estar junto al bebé, probablemente debería preguntar si debe usar un sacaleche para sacar la leche (en ese momento se trata en realidad de calostro) para empezar la lactancia.

Es posible que inmediatamente después de una cesárea sea incómodo dar el pecho al bebé, para la mayoría de madres lo es. Será menos molesto si se trata de evitar la presión sobre la incisión con una de las siguientes técnicas: colocarse una almohada en el regazo, debajo del bebé; tenderse sobre un lado; o usar la posición de balón de fútbol apoyada en una almohada para dar el pecho. Los dolores del posparto que se experimentan al amamantar y el dolor en el lugar de la incisión son normales y disminuirán unos días después.

DAR EL PECHO A MELLIZOS

La lactancia, como prácticamente todos los aspectos del cuidado de mellizos (u otros partos múltiples) recién nacidos, parece imposible hasta que se consigue el ritmo. Una vez establecida la rutina, no sólo es posible sino muy beneficioso. Para amamantar satisfactoriamente a los mellizos, la madre deberá:

◆ Cumplir todas las recomendaciones dietéticas para las madres lactantes

DAR EL PECHO A MELLIZOS

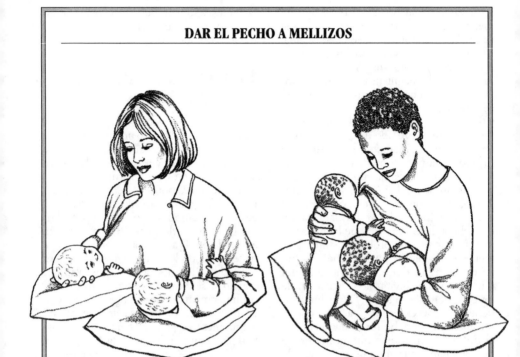

Algunas madres de gemelos prefieren amamantar un niño a la vez—lo encuentran más fácil y satisfactorio. Otras, elegirán no invertir todo el día en dar el pecho y encuentran que amamantar a los dos niños al mismo tiempo les ahorra tiempo y funciona mejor. Aquí se presentan dos posiciones que se pueden practicar si se amamantan gemelos: 1. Colocar ambos bebés en posición de balón de fútbol (o de abrazo fuerte). Usar almohadas para apoyar las cabezas de los bebés. 2. Combinar la posición de cuna y la de balón de fútbol usando también almohadas de apoyo y experimentar hasta que la madre y los bebés estén cómodos.

(véase La dieta ideal durante el amamantamiento, página 406), con los siguientes puntos adicionales: tomar entre 400 y 500 calorías más que las necesarias antes del embarazo, pero por cada bebé que se alimente al pecho (es posible que la madre deba aumentar la ingestión de calorías a medida que los bebés crecen y tienen más hambre, o bien disminuirla si les da un biberón de formula y/o comida soida como suplemento, o si tiene unas reservas de grasa considerables que desea quemar); una ración adicional de proteína (cuatro en total) y una ración adicional de calcio (seis en total) o un suplemento de calcio.

◆ Beber entre 8 y 12 tazas de líquido al día—pero no más, ya que un exceso de líquidos puede inhibir la producción de leche.

◆ Obtener toda la ayuda posible para las tareas domésticas, la preparación de las comidas y los cuidados de los recién nacidos, para ahorrar energías. La fatiga puede disminuir la cantidad de leche.

◆ Experimentar las diversas opciones. Darles el pecho por separado (lo que puede exigir 10 horas o más al día sólo para amamantarlos) o bien a los dos a la vez (véase la ilustración de la página 410). La combinación de la lactancia individual y los dos, y dar el pecho 1 vez al día a cada bebé por separado (mientras el padre o la persona encargada de cuidar a los niños alimenta al otro con el biberón) puede ser una buena solución de compromiso que fomenta la intimidad entre madre e

hijo. Estos biberones que dará el padre u otra persona, pueden ser de una leche para neonatos o de leche previamente extraída del pecho de la madre.

◆ Reconocer que los mellizos tienen necesidades, personalidades y ritmos de alimentación diferentes y no intentar tratarlos de modo idéntico. Realizar anotaciones para asegurarse de que ambos mellizos son alimentados cada vez.

◆ ◆ ◆

Posparto: las seis primeras semanas

En este momento es posible que la mujer se esté ajustando a la nueva vida como madre inexperta o que esté haciendo malabares para atender al nuevo bebé y a las demandas de los hijos mayores. Es casi seguro que gran parte de la atención diurna y nocturna se concentra en ese pequeño paquete recién llegado. Pero eso no significa que la madre se descuide a sí misma y que no atienda sus propias necesidades. Las primeras seis semanas siguientes al nacimiento de un bebé aún se consideran un período de "recuperación" en el que el cuerpo y la mente vuelven lentamente a la normalidad (cualquiera que ésta sea). Mientras tanto, aunque la mayoría de las preguntas y preocupaciones probablemente se relacionan con el bebé, la madre se asegurará de ser también un poco mamá—céntrica—desde el estado de sus emociones (¿dejaré de llorar durante los comerciales de las aseguradoras?) pasando por el estado de la unión sexual (¿tendré deseos de "hacerlo" nuevamente?) hasta la forma de la cintura (¿me cerrarán otra vez los pantalones?) La respuesta a la mayoría de ellas es SÍ, sólo hay que tener un poco de paciencia.

Qué se puede sentir

Durante las primeras seis semanas del posparto, dependiendo del tipo de parto que la mujer tuvo (fácil o difícil, vaginal o por cesárea), de cuánta ayuda tenga en la casa y de otros factores individuales, experimentará todos o sólo algunos de estos síntomas.

SÍNTOMAS FÍSICOS:

◆ Continuación de las pérdidas vaginales (loquios) que se habrán vuelto oscuras, rosáceas, marronas y luego blanco-amarillentas.

◆ Cansancio.

◆ Un cierto dolor, molestias y entumecimiento del perineo, si el parto fue vaginal (especialmente si tuvieron que darle puntos de sutura) o si hubo trabajo de parto antes de la cesárea.

◆ Disminución del dolor de la incisión, continuación del entumecimiento si el parto fue con cesárea (especialmente si fue la primera).

◆ Sigue el estreñimiento (aunque debería desaparecer la primera semana siguiente al parto).

◆ Reducción gradual del abultamiento del abdomen a medida que el útero vuelve a la posición en la pelvis (pero sólo la práctica de ejercicio devolverá totalmente a la mujer la silueta de antes del parto).

◆ Pérdida *gradual* de peso.

◆ Molestias en los senos y dolor en los pezones hasta que la crianza al pecho esté bien establecida.

◆ Dolor de espalda (provocado por los músculos débiles del abdomen y por sostener en brazos al bebé).

◆ Dolor en las articulaciones (producido por el aflojamiento de las articulaciones durante el embarazo en la etapa de preparación para el parto).

◆ Dolores en los brazos y la nuca (de llevar al niño en brazos).

◆ Caída del cabello.

SÍNTOMAS EMOCIONALES:

◆ Júbilo, depresión o alteración de ambos estados de ánimo.

◆ Un sentimiento de agobio, un creciente sentimiento de confianza o alteración entre ambos sentimientos.

◆ Disminución del deseo sexual o, menos común, un aumento del mismo.

Qué se puede esperar en la visita de posparto

Probablemente el médico concertará una visita para una revisión a las cuatro o seis semanas después de dar a luz[1]. Durante esta visita, la paciente puede esperar que se controlen los siguientes puntos, aunque el contenido exacto de la visita puede variar en función de las necesidades particulares de la mujer y de las costumbres del médico.

◆ Presión sanguínea.

◆ Peso, que debería haber bajado ya entre 17 y 20 libras.

◆ El útero, para ver si ha vuelto al tamaño, forma y localización normales.

◆ Estado del cuello uterino, que irá ya volviendo al estado anterior al embarazo, pero que aún se hallará algo congestionado.

◆ Estado de la vagina, que ya se habrá contraído y habrá recuperado gran parte del tono muscular.

◆ El lugar de sutura de la episiotomía o laceración, si se practicó; o si fue necesaria una cesárea, el lugar de la incisión.

◆ Los senos.

◆ Hemorroides o venas varicosas, si las posee.

◆ Preguntas o problemas que la mujer desee discutir es aconsejable llevar una lista a la consulta.

En esta visita, el médico discutirá también con el paciente acerca del método de control de la natalidad que ella desea utilizar. Si planea utilizar un diafragma y si el cuello del útero ya se ha recuperado suficientemente, se le podrá adaptar uno; (el antiguo ya no se ajustará adecuadamente) en caso contrario, deberá utilizar preservativos hasta que el diafragma pueda serle adaptado. Si la mujer no está dando el pecho al bebé y planea tomar píldoras anticonceptivas, le pueden ser recetadas en esta visita. Hay píldoras anticonceptivas que han demostrado ser inofensivas para la lactancia, como la "mini píldora". Si la madre está amamantando y desea usar este tipo de píldoras, le consultará al médico.

---

1. Si la mujer tuvo una cesárea, es posible que necesite que le examinen la incisión tres semanas después del parto.

Qué puede preocupar

Depresión

"Tengo todo lo que siempre había deseado: un marido maravilloso, un hermoso bebé, ¿por qué me siento tan melancólica?"

Aproximadamente del 60 al 80% de todas las madres que recién han dado a luz sienten un poco de melancolía durante uno de los períodos más felices de sus vidas. Esta es la paradoja de la "depresión posparto".

Las hormonas, consideradas muchas veces las culpables de los cambios de humor de las mujeres, pueden ofrecer al menos una explicación parcial del fenómeno, entre los síntomas se incluyen tristeza, llanto, irritabilidad, inquietud y ansiedad. Los niveles de estrógeno y progesterona caen bruscamente después del parto y pueden desencadenar una depresión. Pero ¿ por qué todas las mujeres experimentan las mismas fluctuaciones hormonales y no todas sienten la misma melancolía? Posiblemente por la misma razón que algunas mujeres padecen del síndrome premenstrual (SPM) y otras no—debido a que la sensibilidad a las fluctuaciones hormonales varía de una mujer a otra. Esta teoría se sustenta en el hecho de que las mujeres que están sujetas a un marcado SPM tienen más posibilidades de experimentar melancolía y depresión del posparto.

Pero existen muchos otros factores no hormonales que probablemente contribuyen a la melancolía de la mujer que acaba de tener un bebé, que es más frecuente hacia el tercer día después del parto, pero que puede presentarse en cualquier momento durante el primer año, y que aflige con más frecuencia a las madres en el parto del segundo hijo que en el nacimiento del primero: La madre puede sorprenderse y sentir alivio al descubrir que muchos de los sentimientos que experimenta mientras se ajusta al nuevo rol son similares a los que sienten la mayoría de mujeres que se encuentran en la misma situación. Entre estos se incluyen:

Un sentimiento de desilusión ante el parto y/o ella misma. Si la idea poco realista que se había hecho la madre sobre la experiencia del nacimiento no se realiza (por ejemplo, que deseaba un parto natural pero tuvo que someterse a una cesárea) es posible que la madre piense que ha fracasado (aunque no sea cierto) o que ha sido engañada.

Un sentimiento de desilusión ante el bebé. El recién nacido es tan pequeño, está tan rojo, tan hinchado y se muestra tan insensible—muy distinto al bebé de anuncio que se había imaginado la madre. El sentimiento de culpabilidad se añade a la depresión.

Un sentimiento de anticlímax. Ya ha pasado el nacimiento, el gran acontecimiento para el que la madre se preparó y en el que puso tantas ilusiones ¿Ahora qué?

Quedar relegada a un papel secundario. El bebé es ahora la estrella de la función. Todo comienza en el hospital: las visitas suelen acudir a la sala de recién nacidos en lugar de permanecer junto al lecho de la madre, interesándose por la salud. Este cambio de situación acompaña a la mujer en la vuelta a casa, los amigos y la familia emocionados por el bebé, apenas prestan atención a la madre. El estado de princesa embarazada consentida probablemente ya es cosa del pasado. Ahora se ha convertido ya en la Cenicienta del posparto sin realeza, sólo la siguiente alimentada de media noche.

Hospitalización. Puede resultarle frustrante la sensación del poco control que posee sobre la vida y sobre la del bebé mientras se halla en el hospital.

Volver a casa. Es frecuente que la madre se sienta agobiada por el trabajo y las responsabilidades con que se encuentra al volver a casa (particularmente si ya tiene otros hijos y no dispone de ayuda).

Agotamiento. La fatiga ocasionada por un parto agotador y por las pocas horas de sueño en el hospital se ve agravada por el trabajo de 24 horas de cuidar a un recién nacido, y la madre tiene a menudo la sensación de no estar a la altura de lo que se exige de ella.

Sentimientos de incapacidad. Cambio de pañales, baños, cuidados del cordón umbilical, alimentación. Como madre primeriza, hay muchas cosas que se ignoran y mucho por aprender a fuerza de probar. ¿No se suponía que la maternidad surgiría de forma natural?

También pueden surgir muchos momentos de duda, incluso si es el segundo bebé: ¿Cómo se pueden satisfacer las demandas de un recién nacido y de un hijo mayor? ¿Por qué es esta vez tan diferente a la primera? ¿Por qué lo que funcionó con el primer bebé no funciona con el segundo?

Problemas para amamantar. Congestión dolorosa, pezones agrietados y doloridos, torpeza y frustración en ambos lados del pecho—hasta que dar el pecho se convierta en instinto, la madre posiblemente tenga menos pensamientos sobre sus habilidades naturales para alimentar al bebé.

Un sentimiento de añoranza por los tiempos pasados. La mujer libre de cuidados, posiblemente orientada hacia la carrera profesional, ha de cambiar de vida (por lo menos temporalmente) con el nacimiento del bebé y el nuevo rol como madre al que aún no se adapta. Entonces, ¿quién es ella?

Tristeza ante el aspecto. La madre se sentía antes gorda y embarazada; ahora se siente simplemente gorda. No puede soportar más los vestidos maternales, pero ninguno de sus otros vestidos le queda bien. Y no se dará cuerda empezando por las bolsas debajo de los ojos.

Ajustes en la relación. La dinámica de la pareja seguramente experimentará algunos cambios cuando el bebé los convierta en tres. Hasta que el padre y la madre comprendan cómo equilibrar las demandas de las dos relaciones más significativas de la vida (por ejemplo, cómo ser nuevamente una pareja en lugar de ser simplemente padres) la vida romántica posiblemente pasará a segundo plano, lo que puede provocar tensión en la pareja.

Otros desencadenantes. Posiblemente el embarazo no fue planificado o incluso no deseado; existen problemas financieros o de trabajo; se está pasando por un cambio de vida importante (una mudanza lejana, un cambio de trabajo, un divorcio, una enfermedad o la muerte de un familiar).

Probablemente, la única cosa buena que se puede decir de la depresión del posparto (además del hecho de que es normal y común) es que no suele ser muy duradera, unas 48 horas en la mayoría de los casos, y ocasionalmente hasta un par de semanas. Aunque no tiene otro tratamiento que el paso del tiempo, existen modos de aliviarla:

♦ Dejar a un lado el sentimiento de culpa. Ser madre es un desafío monumental y prácticamente todos (incluyendo pediatras, enfermeras y expertos en el desarrollo de los niños) tienen mucho que aprender en el camino. E incluso una vez se aprende, no se debe esperar la perfección. No existen ni los padres ni los hijos perfectos. Hay que aceptarlo y la vida será más fácil.

♦ Si la depresión se presenta en el hospital, la mujer le puede pedir al marido que traiga una cena especial para dos. Limitar las visitas si sus charlas le ataca los nervios haga que vengan más si es que la hace sentir mejor. Pero si es el ambiente del hospital lo que la deprime, informarse acerca del día en que le darán de alta.

♦ Combatir el cansancio y ese sentimiento "agobiante" aceptando la ayuda de los demás (y, si es necesario, pedirla) dejando para otro momento las tareas que pueden esperar (como escribir tarjetas de agradecimiento y organizar la ropa del bebé), intentando dormir o descansar un poco mientras el bebé duerme. Emplear el tiempo dedicado a dar el pecho como períodos de reposo, alimentando al bebé en la cama o en un sillón cómodo con las piernas levantadas.

◆ Seguir la dieta recomendada (véase página 406) para conservar las fuerzas (descontando 500 calorías y tres raciones de calcio si no se da el pecho al bebé). Evitar los azúcares (especialmente combinados con chocolate) y el alcohol que pueden tener efectos depresivos.

◆ Llorar si lo desea. Pero también reír. Ver o rentar las comedias favoritas. La risa es una de las mejores medicinas para la depresión y casi para todo.

◆ Probar con medicamentos u otras técnicas de relajación para recuperar la calma cuando ésta se comienza a perder (véase página 129).

◆ Se buscará a una persona que cuide al bebé para que ambos puedan cenar fuera, si es posible. Incluso, si la madre está amamantando, debe apartar un par de horas para ir a un restaurante cercano. Si no es posible, pretender hacerlo: pedir una cena (o dejar que el marido cocine), ponerse el mejor vestido, crear un ambiente de restaurante con velas y música suave. Y tener a mano el sentido del humor, en el caso que el bebé decida interrumpir la cena romántica.

◆ Cuidar el aspecto para sentirse mejor. Pasearse todo el día por casa con una bata vieja y sin peinarse deprimiría a cualquiera. Darse una ducha por la mañana, antes de que el marido salga de casa (es posible que no se presente otra oportunidad para ello en todo el día); peinarse; maquillarse si suele hacerlo. Comprar un bonito traje nuevo (lavable, desde luego) que quede holgado pero que se pueda ceñir más adelante cuando la madre pierda peso, ¡seguro que lo logrará!

◆ Salir de casa. Ir de paseo con el bebé o sin él, en caso de que haya algún voluntario para quedarse en casa a vigilarlo. El ejercicio (Recuperar la línea, página 429) ayuda a ahuyentar la depresión del posparto y a rebajar las grasas que podrían influir en ella.

◆ Si se tiene la sensación de que los problemas compartidos son menos problema, buscar la compañía de otras madres recientes para hablar y discutir de los sentimientos que se experimentan. Si no se tiene ninguna amiga que acabe de tener un hijo, buscar una nueva amiga. Preguntarle al pediatra el nombre de alguna mujer del vecindario que haya dado recientemente a luz, o tomar contacto con las mujeres que asistieron a las clases de preparación para el parto, se puede organizar una reunión semanal después del nacimiento. O se unirá a un grupo de apoyo de nuevas madres o a una clase de ejercicios para el posparto. O puede "charlar" vía Internet. Puede se útil que la madre hable con el médico o con el pediatra del bebé.

◆ Si el tipo de melancolía es de los que prefieren la soledad, permitirse un poco de soledad. Aunque la depresión suele alimentarse a sí misma, algunos expertos opinan que esto no es siempre cierto en la variedad de la depresión puerperal. Si las visitas a casa de amigos agradables o la visita de personas alegres hace que la madre se sienta aún peor, lo mejor que puede hacer es prescindir de ello. Pero no debe prescindir también del marido. La comunicación en el período inmediato al parto es vital para la pareja. (También los maridos son propensos a la depresión del posparto y necesitan tanto de sus esposas como éstas de ellos).

◆ Si la madre es soltera, conseguirá el apoyo de uno o más familiares o amigos para que le ayuden cuando lo necesite. Pasar a solas este período es algo que nadie debe hacer.

"Mi bebé tiene más de un mes de nacido y todavía no puedo dejar de sentirme deprimida, ¿no debería sentirme mejor ahora?"

Cuando la melancolía simplemente no se desvanece, existe la posibilidad de

SOLICITAR AYUDA PARA LA DEPRESIÓN DEL POSPARTO

Hasta hace poco tiempo, la depresión del posparto era una condición a la que no se le prestaba la debida atención en la práctica médica, al igual que al síndrome premenstrual. Fue ignorada por el público, casi no era tema de discusión médica y las mujeres que la experimentaban sufrían con vergüenza y en silencio. Esta mentalidad de negación ha evitado que las mujeres conozcan de la depresión del posparto y de las terapias efectivas que se encuentran disponibles para tratarla. Lo peor de todo es que esta forma de pensar ha hecho que las mujeres no busquen ayuda cuando la necesitan.

Afortunadamente, gracias a algunos nuevos esfuerzos, ha habido un cambio lento en la forma en que la comunidad médica emite sus opiniones al respecto y trata la depresión posparto. Las campañas de educación pública son o pronto serán llevadas a cabo en algunos estados, solicitando a los hospitales que envíen a las mujeres a casa con material educativo sobre la depresión posparto para que las nuevas madres (y sus esposos) tengan más posibilidades de identificar a tiempo los síntomas y de buscar el tratamiento. Los médicos también se están educando mejor —aprendiendo a buscar los factores de riesgo durante el embarazo que pudieran predisponer a la mujer a padecer esta condición, a explorar de forma rutinaria para detectarla en la etapa del posparto y a tratarla rápida, segura y exitosamente. Los investigadores también están determinando si un examen estándar sencillo (que consiste en una serie de preguntas) que la madre conteste durante el chequeo de las seis semanas siguientes al parto, pudiera ser más efectivo para detectar la DPP.

La depresión del posparto es una de las formas más tratables de depresión. Así que si la mujer se ve afectada por ésta, no debe sufrir más. Expresará lo que siente y conseguirá la ayuda que necesita *ahora*.

Para más información comunicarse a Apoyo Internacional del Posparto 927 N. Kellogg Avenue, Santa Barbara, CA 93111, (805) 967-7636, www.postpartum.net; Asistencia para madres en la etapa del posparto, P.O. Box 20513, Castro Valley, CA 94546, (510) 727-4610, www.postpartumassistance. com; Depresión después del parto, P.O. Box 59973, Renton, WA 98058, (206) 283-9278, www.behavenet.com/dadsgwa.

---

que la depresión del posparto sea el problema. Aunque "la melancolía" y "la depresión del posparto" son términos que generalmente se utilizan de forma intercambiable, son dos condiciones diferentes. La depresión verdadera del posparto (DPP) es menos común (afecta aproximadamente del 10 al 20% de mujeres) y es mucho más persistente (dura desde unas cuantas semanas hasta un año o más). Puede comenzar con el nacimiento del bebé, pero casi siempre aparece uno o dos meses más tarde. Algunas veces se da en una etapa tardía; no comienza hasta que a la mujer le vuelve el primer período menstrual o hasta el momento del destete (que las hormonas fluctúan otra vez). Las mujeres más susceptibles son las que ya han padecido de este tipo de depresión, las que tienen un historial personal o familiar de depresión o de síndrome premenstrual grave, las que durante el embarazo pasaron mucho tiempo tristes y/o tuvieron un embarazo y parto complicados o que dieron a luz un bebé enfermo con complicaciones.

Los síntomas de la DPP son similares a la "melancolía" aunque mucho más marcados. Entre estos se incluyen, llanto e irritabilidad; problemas para conciliar el sueño (insomnio o deseos de dormir todo el día); problemas alimenticios (falta o exceso de apetito); sentimientos persistentes de tristeza, desesperanza e impotencia; incapacidad (o falta de deseo) para cuidar de sí misma o del recién nacido; y pérdida de memoria.

Si la mujer aún no ha seguido los consejos para desvanecer la melancolía (véase página 414) los seguirá ahora, algunos pueden ser útiles también para aliviar la depresión del posparto. Pero si los síntomas persisten por más de dos o tres semanas sin ninguna mejoría notoria, existe la posibilidad de que la DPP no desaparezca sin la ayuda profesional. No se esperará para saber si sucede o no. En primer lugar, se llamará al médico y se le preguntará por el examen de tiroides; ya que las irregularidades en los niveles de hormona tiroidea pueden producir inestabilidad emocional, generalmente éste es uno de los primeros pasos que se da al evaluar la depresión del posparto (véase página 420). Si los niveles de hormonas tiroideas son normales, se pedirá una referencia para un terapeuta que tenga conocimiento clínico sobre el tratamiento de la depresión del posparto y hará una cita lo *antes* posible. Los antidepresivos (hay muchos que son seguros incluso si se está amamantando) combinados con consejería pueden ayudar a que la madre se sienta mejor más rápido. Una terapia suave e inteligente puede dar alivio a los síntomas de DPP y puede usarse en lugar de o junto con la medicación. Cualquiera que sea el tratamiento, la mujer y el terapeuta deciden cuál es el correcto, sin olvidar que la rápida intervención es de suma importancia. Sin ésta, la depresión puede ser un obstáculo para formar un vínculo afectivo con el bebé y para cuidar y disfrutar de él. También puede tener un efecto devastador en las demás relaciones (con el esposo, con los demás hijos) en la salud de la mujer y en el bienestar.

Estudios recientes han demostrado que si las mujeres que están en alto riesgo toman antidepresivos como Paxil, Zoloft o Prozac justo después del parto, esto puede evitar la depresión del posparto. Algunos médicos incluso prescriben dosis bajas de antidepresivos durante el último trimestre del embarazo a las mujeres con un historial de depresión. Si la madre decide embarazarse otra vez, es recomendable que hable de antemano con el médico sobre estas opciones para prevenir la DPP.

Algunas mujeres en lugar de (o además de) sentirse deprimidas después del parto, se sienten extremadamente ansiosas o miedosas, algunas experimentan ataques de pánico, incluyendo taquicardia y respiración rápida, bochornos, dolor en el pecho, mareos y temblor. Estos síntomas también requieren de tratamiento adecuado con un terapeuta calificado, que puede incluir medicamentos.

La sicosis del posparto es mucho más rara y más seria que la DPP. Sus síntomas incluyen la pérdida de la realidad, alucinaciones y/o delirio. Si la mujer está experimentando sentimientos de suicidio, violencia o agresividad o si escucha voces, ve visiones o presenta otros signos de sicosis, se llamará al médico *inmediatamente* y se insistirá en recibir ayuda urgente. Estos signos no se deben subestimar ni ignorar, confiando en que son normales durante el período del posparto—claro que no lo son. Se asegurará de no externar ningún sentimiento peligroso mientras llega la ayuda, se tratará de buscar la compañía de un vecino, un familiar o un amigo.

"Me siento fantásticamente bien, y he estado así desde el nacimiento de mi bebé hace tres semanas. ¿Desembocará toda esta felicidad en un caso terrible de depresión?"

La depresión del posparto es frecuente, pero no es, ni mucho menos, un elemento indispensable del período que sigue al nacimiento de un bebé. Y no hay ninguna razón para que la madre tema la llegada de un derrumbe emocional por el simple hecho de que se haya sentido muy animada. Puesto que la mayoría de las depresiones del posparto se presentan en la primera semana después del nacimiento, lo más probable es que, en este caso, la madre haya escapado a ella.

El hecho de que la mujer no esté sufriendo una depresión puerperal, no obstante, no significa que la familia haya escapado a este problema por completo. Los estudios demuestran que mientras que es poco probable que los nuevos padres (que aunque no lo crean también tienen cambios hormonales en el posparto) estén deprimidos mientras sus esposas lo están, el riesgo de caer en una depresión durante el posparto aumenta espectacularmente cuando la nueva madre tiene un buen estado de ánimo. Por lo tanto, la mujer deberá asegurarse de que el marido no esté pasando por un estado depresivo; algunos nuevos padres tratan de esconder estos síntomas para que sus esposas no sientan mayor carga. (Véase página 449 para más información.)

RECUPERAR EL PESO Y LA SILUETA DE ANTES DEL EMBARAZO

"Yo esperaba que inmediatamente después del parto no tendría una silueta como para llevar bikini, pero al cabo de una semana aún parece que estoy embarazada de seis meses."

Aunque el parto provoca una pérdida de peso más rápida que todas las dietas de adelgazamiento que aparecen en los listados de bestséller (por término medio, 12 libras de la noche a la mañana) la mayoría de las mujeres opinan que esta pérdida no es aún bastante rápida. Sobre todo después de haberse visto en el espejo al levantarse después del parto, la silueta puede recordar aún en gran medida a la que se tenía durante el embarazo.

La verdad es que ninguna mujer sale de la sala de partos con una figura más esbelta que antes. En parte, la razón del abdomen protuberante se halla en el útero aún dilatado, que se habrá reducido al tamaño normal a las seis semanas después del parto, devolviendo al abdomen el aspecto habitual. Otra razón para que la barriga continúe estando hinchada estriba en el exceso de líquidos, unas 5 libras que desaparecerán en unos pocos días. Pero el resto del problema reside en la distensión de los músculos y la piel del abdomen, que perdurará toda la vida a menos que la mujer se esfuerce en realizar unos ejercicios adecuados. (Véase Para recuperar la línea, página 429.)

Aunque sea difícil olvidarlo, la mujer no debería pensar en la forma del cuerpo durante las primeras seis semanas siguientes al parto, especialmente si está amamantando. Este es un período de recuperación durante el que es importante la adecuada nutrición tanto para tener energía como para resistir a las infecciones.

Si está amamantando, debe apegarse a la dieta ideal para la lactancia (o a la dieta menos las 500 calorías adicionales de la lactancia y la porción[2] adicional de calcio, si no lo hace) para comenzar el camino lento y firme de la pérdida de peso. Si después de seis semanas la mujer no ha perdido nada de peso, debe comenzar a disminuir de alguna forma las calorías. Si está dando el pecho, no debe exagerar. Consumir menos de 1,800 calorías al día puede reducir la producción de leche, y si se queman grasas demasiado rápido se liberan toxinas que llegan a la sangre y pueden terminar en la leche materna. Si la madre no está amamantando puede seguir una dieta razonable y bien balanceada para bajar de peso, seis semanas después del parto.

Algunas mujeres encuentran que las libras adicionales se eliminan al dar el pecho; otras se desaniman al ver que la balanza no se mueve. Si este último resulta ser el caso personal, no hay que desesperarse; fácilmente se perderá el exceso de peso una vez llegue el momento del destete.

El tiempo en que la madre volverá al peso que tenía antes del embarazo dependerá de cuántas libras aumentó durante este período de gestación. Si no fueron más de 25 libras, en unos cuantos meses podrá guardar esos pantalones del embarazo sin una dieta rigurosa. Si se aumentaron 35 ó más libras, posiblemente se requiera de más esfuerzo y tiempo—de diez meses a dos años—hasta volver al peso anterior al embarazo.

LECHE MATERNA

"¿Todo lo que como y bebo pasa a la leche? ¿Hay algo que pueda hacerle daño al bebé?"

Alimentar al bebé que ya ha salido del vientre de la madre no exige tantas limitaciones como lo era el alimentarlo mientras estaba aún en él. Pero mientras se da el pecho, unas pocas restricciones en cuanto a lo que se come y se bebe asegurarán que el bebé no reciba nada que pueda perjudicarle.

La composición básica en grasas, proteínas e hidratos de carbono de la leche materna no depende de lo que la madre coma. Si una mujer no toma suficientes calorías y proteínas para producir

---

2. Las mujeres que no están dando el pecho deben seguir consumiendo calcio para prevenir el desarrollo de osteoporosis más adelante. Si es necesario, se tomará un suplemento de calcio para alcanzar una ingesta de hasta 1,200 mg diarios.

¿LA TIROIDES PROVOCA DEPRESIÓN?

Casi todas las nuevas madres se sienten agotadas y cansadas. A la mayoría le cuesta bajar de peso. Muchas sufren de algún grado de depresión y de pérdida de cabello. Posiblemente no sea un cuadro agradable pero para la mayoría de madres es completamente normal en el período del posparto—y que gradualmente comienza a lucir mejor a medida que las semanas pasan. Sin embargo, entre el 5% y el 9% de mujeres que sufren tiroiditis en el posparto (TPP) el cuadro puede no mejorar con el tiempo. El problema es que debido a que los síntomas de la tiroiditis del posparto son similares a los que padecen las nuevas madres, la condición puede no ser diagnosticada y, por consiguiente, no tratada.

Para la mayoría de mujeres, la tiroiditis del posparto puede iniciarse en cualquier momento, entre el primer y el tercer mes después del parto con un corto episodio de *hipertiroidismo* (posiblemente debido a la inflamación y a la crisis de la glándula tiroides por el ataque de anticuerpos que estimulan la producción de hormona tiroidea). Este período de exceso de hormona circulando en la corriente sanguínea puede durar unas cuantas semanas o más. Durante el período del *hipertiroidismo,* la mujer puede sentirse cansada, irritada y nerviosa, acalorada y puede experimentar más sudoración e insomnio—de todos modos estos malestares son comunes en el período inmediato del posparto, lo que hace que un diagnóstico fácil sea más evasivo. En esta fase generalmente no se necesita de un tratamiento.

A este período casi siempre le seguirá un *hipotiroidismo,* que se presenta cuando la tiroides no produce suficientes hormonas debido al daño que provocaron los anticuerpos. (Sin embargo, en algunas mujeres el TPP termina con el período de hipertiroidismo debido a que el daño que sufrió la tiroides no fue tan grave como para reducir la producción de hormona tiroidea.) Con el hipotiroidismo, la fatiga continúa junto con la depresión (dura más tiempo y a menudo es más grave que las típicas "melancolías" o la depresión del posparto) dolor de los músculos, pérdida de cabello, piel seca, intolerancia al frío, pérdida de la memoria y falta de capacidad para bajar de peso.

Si los síntomas del posparto parecieran ser más marcados y persistentes de lo que se hubiera esperado, y especialmente si interfieren en la alimentación, el sueño y el gozo de disfrutar del nuevo bebé, se consultará con el médico. Los exámenes pueden determinar si la TPP es la causa de los problemas. (Algunos endocrinólogos creen que la tiroiditis es una causa común de la depresión en el posparto y que *todas* las mujeres que la padecen deben pasar por un examen para evaluar la función tiroidea.) Se asegurará de mencionar cualquier historial de problemas familiares en esta glándula, ya que existe un fuerte vínculo genético.

La mayoría de mujeres se recuperan de la tiroiditis del posparto un año después del parto. Mientras tanto, el tratamiento con hormona tiroidea suplementaria puede ayudarlas a sentirse mejor mucho más rápido. Sin embargo, cerca del 25% de mujeres seguirá padeciendo de hipotiroidismo, por lo que necesitará de tratamiento el resto de la vida (es tan fácil como tomarse una pastilla todos los días y hacerse un examen anual de sangre). Incluso en las mujeres que se recuperan espontáneamente, es posible que la tiroiditis se repita durante o después de los siguientes embarazos. Algunas pueden desarrollar hipotiroidismo o enfermedad de Graves (hipertiroidismo) más adelante. Por esta razón, es recomendable que las mujeres que padecen de TPP se sometan a un examen de tiroides anual y, si están planeando otro embarazo, que lo hagan antes de la concepción y durante el embarazo.

la leche, las reservas del cuerpo irán siendo utilizadas y el bebé será alimentado, al menos hasta que se agoten las reservas. Sin embargo, algunas deficiencias vitamínicas en la alimentación de la madre afectan también el contenido vitamínico de la leche. Lo mismo sucede con un exceso de ciertas vitaminas. Una gran variedad de sustancias, desde medicamentos hasta condimentos, pueden pasar también a la leche, con resultados variables.

Para conseguir que la leche materna sea segura y sana:

◆ Seguir la dieta ideal para la lactancia (véase página 406).

◆ Evitar los alimentos a los que parece sensible el lactante. El ajo, la cebolla, el repollo, los productos lácteos y el chocolate suelen hallarse en este grupo, provocando unos molestosos gases en algunos bebés, aunque no en todos. Un estudio descubrió que a la mayoría de bebés le gusta el sabor de la leche después de que sus madres comen ajo (¡tráeme una ensalada Caesar, mami!) aunque algunos lactantes con un paladar exigente pueden encontrar también desagradable el sabor de algunos condimentos fuertes (¡pero no le pongas curry!). Algo interesante es que dichos gustos y disgustos pueden también vincularse con las preferencias de la misma madre. Los condimentos y los alimentos familiares—porque la mamá los comió con frecuencia durante el embarazo y/o desde el parto—son los que más prefiere el lactante (Esto significa que las mujeres que se antojaron de comida hindú durante el embarazo pueden tener hijos que disfruten de la leche con sabor a curry.) Dichas preferencias pueden continuar incluso durante la infancia (una buena razón para comer vegetales desde ya).

◆ Tomar un suplemento vitamínico especialmente formulado para las embarazadas y/o las madres lactantes. No tomar otras vitaminas ni suplementos nutricionales si no se los ha recetado el médico.

◆ No fumar. Muchas de las sustancias tóxicas del tabaco penetran en la sangre y luego pasan a la leche. Además, fumar cerca del bebé puede causarle problemas respiratorios y aumentar el riesgo de síndrome de la muerte infantil súbita (SIDS) o muerte súbita en la cuna. Sin embargo, si no se puede dejar de fumar tampoco se pensará en dejar de dar el pecho (véase página 315).

◆ No tomar ningún medicamento (tradicional o a base de hierbas) sin consultar al médico. Aunque algunos medicamentos no son dañinos para la lactancia, algunos otros sí pasarán a la leche e incluso en pequeñas dosis pueden ser perjudiciales para el bebé. (Son particularmente peligrosos: antitiroideos, antihipertensores, fármacos anticancerosos, calmantes, tranquilizantes, barbitúricos y sedantes, litio, yodo radiactivo, bromuros). Con frecuencia, se pueden encontrar fármacos seguros si la madre necesita un medicamento; estos pueden prescribirse de modo que reduzcan el riesgo;[3] o quizás sea posible prescindir temporalmente del medicamento durante el período de lactancia. (La madre se asegurará de que todos los médicos, que prescriban un medicamento, sepan que está amamantando). Todas las drogas ilícitas son peligrosas durante la lactancia y deben evitarse.

◆ Limitar el consumo de alcohol. Tomar una sola copa en alguna ocasión. Una ingestión diaria de alcohol o beber cantidades excesivas puede hacer que el bebé esté apático y sufra una depresión del sistema nervioso, y puede tardar el desarrollo motor y reducir la producción de leche. Si la madre toma una bebida alcohólica, lo hará después de dar el pecho y tratará de no amamantar nuevamente al bebé hasta pasadas al menos 2 horas.

◆ Reducir la ingestión de cafeína. Una o dos tazas de café o té o bebidas con cafeína al día probablemente no afectará al bebé. Pero debido a que los bebés almacenan la cafeína en sus cuerpos, en lugar de eliminarla rápidamente, lo ideal es evitar ingerirla en grandes cantidades. Cuatro o más tazas podrían irritarlo, ponerlo nervioso e interferir con el sueño. (Algunos bebés pueden verse afectados por una o dos tazas; si el bebé parece nervioso y tiene problemas para dormir, la madre posiblemente deberá eliminar la cafeína y observar si se produce algún cambio).

◆ No tomar laxantes para estimular la regularidad (algunos de ellos podrían

---

3. Por ejemplo, el médico puede recomendarle a la mujer que tome un determinado fármaco justo antes de dar el pecho o una hora antes de la siguiente vez que se alimente al bebé, para minimizar la cantidad de medicamento que pasa a la leche materna.

ejercer efectos laxantes sobre el bebé); en lugar de ello, aumentar la ingestión de fibra y líquidos en la dieta.

◆ Buscar alivio seguro para el dolor. Entre las buenas opciones cuando la mujer está amamantando se incluyen acetaminofén y tratamientos alternativos (véase página 457 y el apéndice). Se tomará aspirina o ibuprofén únicamente con la aprobación del médico, pero no se tomará más de la dosis recomendada ni de forma frecuente.

◆ Optar por los alimentos que estén más cerca del estado natural. Es conveniente leer las etiquetas para evitar los alimentos compuestos en gran parte por productos químicos sintéticos, incluyendo colores y sabores artificiales (véase página 149).

◆ No abusar de los dulcificantes. Se evitará la sacarina ya que pasa a la leche materna, y en estudios con animales se ha demostrado que produce cáncer. Por otro lado, la Sucralosa (Splenda) es segura, y el aspartame que parece que también pasa a la leche en pequeñas cantidades es seguro si se consume moderadamente. Pero la madre debe estar segura de que los alimentos que consume y que contienen dulcificantes no tengan muchos aditivos químicos. (Para más información sobre los dulcificantes, véase página 66.)

◆ Reducir al máximo los pesticidas en los alimentos. Los vegetales y las frutas se pelarán y se lavarán bien; se consumirán productos lácteos sin grasa o bajos en grasa, carnes magras, carne blanca de aves de corral sin piel y una cantidad limitada de vísceras. (Los pesticidas ingeridos por los animales se acumulan en la grasa, la piel y otros órganos.)

◆ Evitar el pescado que pueda estar contaminado. (La madre lactante seguirá las mismas normas de consumo de pescado y marisco que la mujer embarazada; véase página 150.) Y dado que la intoxicación alimenticia es algo que se debe evitar en esta etapa, también se leerán los consejos para una alimentación segura en la página 152.

◆ Si la mujer presenta niveles altos de plomo en la sangre (más de 40 mcg por decilitro) debe dejar de amamantar o interrumpirlo temporalmente hasta que estos bajen.

SE LE SALE LA LECHE

"Parece que siempre estoy botando leche, ¿es eso normal? ¿Va a durar mucho tiempo?"

Las primeras semanas de amamantar al bebé pueden ser muy húmedas. La leche se sale, gotea o hasta se riega de los senos, y puede suceder en cualquier momento, en cualquier lugar, sin previo aviso. Repentinamente, la madre sentirá el hormigueo que produce la leche al bajar, y antes de que se pueda colocar un paño o un suéter para cubrirse, se dará cuenta del círculo indicador de humedad que le da un nuevo significado al término "camisetas mojadas".

Además de esos momentos públicos e inoportunos (¡Esa es la razón por la que el cajero del banco me miraba tan raro!) la mujer se dará cuenta de los goteos espontáneos cuando duerme o se da un baño caliente, cuando escucha el llanto del bebé o cuando piensa o habla del pequeño. La leche puede gotear de un pecho mientras se amamanta con el otro, y si el bebé está acostumbrado a un horario regular de alimentación, posiblemente ambos senos gotearán con anticipación antes de que el bebé se acerque a ellos.

Aunque puede ser incómodo, desagradable e interminablemente vergonzoso, este efecto secundario de la lactancia es completamente normal y muy común, particularmente durante las primeras semanas. (Si el goteo es escaso o nulo se tomará como normal y, de hecho, muchas madres de segundos bebés notan que de sus senos gotea menos leche que con el primero.) En la mayoría de los casos, a medida que se establece la lactancia materna, el sistema finalmente se adapta y el goteo de leche disminuye considerablemente. Mientras tanto, si no se logra cerrar el goteo de ese grifo, la mujer debería convivir con él de la forma más agradable posible:

◆ Abastecerse de paños especiales para la lactancia. Si la mujer sufre de demasiado goteo, se dará cuenta de que en las primeras semanas de posparto será necesario cambiar los paños la misma cantidad de veces que dé de mamar— algunas veces más seguido. Se tomará en cuenta que al igual que los pañales, estos también deben cambiarse cuando se mojan. Debe asegurarse de usar paños sin relleno plástico ni impermeable porque únicamente atraparán la humedad e irritarán los pezones. Algunas mujeres prefieren usar la variedad de paños desechables, mientras que otras prefieren los de algodón que se pueden reutilizar.

◆ Proteger la cama. Si la madre sufre de mucho goteo nocturno usará más paños o se colocará una toalla grande debajo a la hora de dormir. Lo último que cualquier madre quiere hacer en estos momentos es cambiar las sábanas todos los días o, aun peor, comprar un colchón nuevo.

◆ No se usará el sacaleche para evitar el goteo. El bombeo adicional no controlará las fugas; al contrario, mientras más se estimula los senos más leche producen y mayor será el goteo contra el que hay que luchar.

◆ Tratar de detener el exceso. Una vez se ha establecido bien la lactancia, y la producción de leche se ha nivelado, se tratará de detener el goteo presionando los pezones (aunque preferiblemente no en público) o cruzando los brazos contra el pecho. Aunque es preferible no hacerlo las primeras semanas porque podría inhibir la producción y tapar los conductos de la leche.

RECUPERACIÓN A LARGO PLAZO EN CASO DE CESÁREA

"Hoy volveré a casa, una semana después de haber sido sometida a una cesárea. ¿Que puedo esperar?"

Aunque la mujer definitivamente ha recorrido un largo camino desde que inició el proceso de recuperación, al igual que a todas las nuevas madres, aún le faltan unas cuantas semanas para completarla. Tomará en cuenta que mientras descanse como es debido (y siga las instrucciones del médico) más corto será el período de recuperación. Mientras tanto, puede esperar lo siguiente:

Necesidad de mucha ayuda. La ayuda asalariada es lo mejor para la primera semana, pero si no es posible, la madre le pedirá a alguien (al marido, a la madre o a otro pariente) que le de una mano. Es mejor que no levante peso (ni siquiera al bebé) ni realice tareas domésticas por lo menos durante la primera semana. Si debe levantar al recién nacido, lo hará a nivel de la cintura, utilizando los brazos y no el abdomen. Para coger algo del suelo, doblará las rodillas y no la cintura.

Dolor escaso o nulo. Pero si siente dolor, un analgésico suave puede ayudarla. Sin embargo, si está dando el pecho al bebé, no deberá tomar ningún medicamento que no haya sido aprobado previamente por el médico.

Mejoría progresiva. La herida estará sensible y dolorida durante unas pocas semanas, pero mejorará constantemente. Para evitar que se irrite se la puede cubrir con una gasa y usar las prendas sueltas, poco apretadas, ya que resultarán más cómodas. Una tirantez ocasional o unos dolores breves en la zona de la herida son una parte formal de la curación y desaparecerán con el tiempo. Luego puede aparecer picor, se le pedirá al médico que recomiende un ungüento contra la picazón. El entumecimiento alrededor de la cicatriz puede durar más tiempo, posiblemente varios meses. La hinchazón del tejido en la herida disminuirá probablemente (a menos que la mujer tenga tendencia a desarrollar este tipo de cicatrices), y la cicatriz se volverá rosada o púrpura antes de palidecer.

Si el dolor se vuelve persistente, si la zona que rodea a la incisión adquiere un color rojo intenso, o si la herida presenta una supuración parda, gris, amarilla o verde, la mujer deberá llamar al médico. Es posible que la incisión se haya infectado. (Una reducida expulsión de líquido claro puede ser normal, pero de todos modos es mejor informar de ello al médico.)

Esperar (por lo menos) cuatro semanas antes de reanudar las relaciones sexuales. Las directrices son muy parecidas tanto para las mujeres que tuvieron un parto vaginal como para las que tuvieron una cesárea (aunque el tiempo de espera dependerá de la cicatrización de la incisión). Para más información se leerán las dos páginas siguientes.

Ponerse en acción. Empezar los ejercicios una vez desaparecido el dolor. Puesto que el tono muscular del perineo no habrá probablemente disminuido (a menos que la mujer haya tenido un trabajo de parto antes de la cesárea) no son necesarios los ejercicios Kegel, aunque pueden ser beneficiosos para todo el mundo. La madre que ha sufrido una cesárea se concentrará más bien en los ejercicios para los músculos abdominales. (Véase el apartado dedicado a la recuperación de la línea, página 429.) La tarea será "lenta y segura"; empezar el programa gradualmente y hacer los ejercicios cada día. La mujer deberá esperar que pasen varios meses antes de volver a ser la misma.

REANUDACIÓN DE LAS RELACIONES SEXUALES

"¿Cuándo podré reiniciar la actividad sexual con mi esposo?"

En parte, el momento adecuado depende de la mujer. De acuerdo con las recomendaciones del Colegio Americano de Obstetras y Ginecólogos, el sexo puede reanudarse sin ningún riesgo, en la mayoría de los casos, cuando la mujer se siente lista, generalmente a las 4 semanas siguientes al parto, aunque muchas comadronas dan luz verde a la práctica del sexo a las dos semanas del parto. En determinadas circunstancias (por ejemplo, si la cicatrización ha sido lenta o si se presentó una infección o si todavía se están produciendo loquios) el médico puede recomendar que se espere más tiempo—en cuyo caso es prudente que se siga este consejo. La costumbre de las seis semanas de espera que se aplicaba como rutina a todas las mujeres después del parto, sin importar la condición, todavía la ponen en práctica algunos médicos. Si la pareja cree que éste es el caso y se siente con deseos de hacer el amor antes de ese tiempo, preguntarán el motivo por el que se cree que no es adecuado. Si no existe una razón especial, se expondrá el deseo de empezar antes. Si la salud y la seguridad requieren del período de espera de seis semanas, no se debe olvidar que el tiempo vuela cuando se cuida de un recién nacido. Mientras tanto, la pareja se sentirá libre de satisfacer sus necesidades sexuales de otras formas.

FALTA DE INTERÉS POR EL AMOR

"Tengo la aprobación del médico para reanudar mi actividad sexual, pero ahora es lo último que deseo hacer."

De todas las actividades que aparecen en la lista de obligaciones de una mujer en el período del posparto, el sexo raras veces forma parte de las diez principales, y este desinterés tiene una buena explicación. El sexo requiere energía, concentración y tiempo—tres factores que son particularmente escasos en la vida de los nuevos padres. Los impulsos de la mujer—y los del marido—deben competir con las noches sin dormir, los días agotadores, los pañales sucios y un bebé infinitamente exigente. El cuerpo de la madre se está recuperando aún del trauma del parto; sus hormonas se están ajustando de nuevo. La mente puede estar llena de temores (del posible dolor, de la posibilidad de lesionar el cuerpo internamente, de quedar embarazada de nuevo, demasiado pronto). Si está dando el pecho al bebé es posible que ello satisfaga, inconscientemente, sus necesidades sexuales. También es posible que el acto sexual estimule una salida desagradable—y poco excitante—de leche.

En resumidas cuentas, no es sorprendente—y además perfectamente normal—si el apetito sexual ha desaparecido temporalmente, por muy voraz que hubiera sido con anterioridad. (Por otro lado, algunas mujeres experimentan un fuerte impulso sexual en este momento, en particular en el período que sigue inmediatamente al parto, cuando existe una congestión de la región genital—que también es normal aunque inconveniente si no se ha dado luz verde para hacer el amor.)

Si el problema es la falta de interés, existen muchos modos de conseguir que vuelvan las ganas de hacer el amor. Cuál de ellos funcionará mejor en cada caso, depende de la mujer, del marido y de la situación:

Tomar como aliado al tiempo. El cuerpo de la mujer necesita tiempo para curarse, sobre todo si el parto fue difícil o si fue necesario realizar una cesárea. El equilibrio hormonal no habrá vuelto a la normalidad hasta que empiece a menstruar, y esto no puede tardar mucho tiempo si le da el pecho al bebé. No debe sentirse obligada a hacer el amor por el simple hecho de que el médico ya haya dado el permiso para ello, si no lo encuentra agradable, física o emocionalmente. Y cuando lo haga, empiece despacio, con besos y caricias, estimulación erótica, masturbación mutua y/o sexo oral, pero sin penetración.

No dejarse desalentar por el dolor. Muchas mujeres quedan sorprendidas y descorazonadas al observar que las relaciones sexuales en el posparto pueden resultar realmente dolorosas. Si la madre sufrió una episiotomía o una laceración, las molestias (desde suaves a intensas) pueden durarle semanas, e incluso meses, hasta que los puntos estén curados. También puede sentir dolor con el acto sexual aunque el parto no lesionara el perineo— e incluso si fue sometida a una cesárea. (Aunque si se planeó una cesárea, sin trabajo de parto, posiblemente sean menos las molestias). Hasta que el dolor desaparezca, puede reducirlo con los consejos enumerados en el recuadro titulado "De vuelta al sexo sin incomodidades" que aparece en la página siguiente.

Mantener las expectativas a un nivel realista. No insistir en la necesidad de conseguir un orgasmo simultáneo la primera vez que se hace el amor después del parto. Algunas mujeres, que habitualmente no tienen problemas en experimentar el orgasmo, no llegan a él durante varias semanas o incluso más tiempo. Con amor y paciencia, el sexo llegará a ser tan satisfactorio como antes o incluso más.

Comunicación. Una relación sexual verdaderamente buena ha de estar construida sobre la confianza, la comprensión y la comunicación. Por ejemplo, si la madre se halla demasiado envuelta en la maternidad para sentirse sexual y atractiva una noche, no debe rechazar las proposiciones del marido con la excusa de un dolor de cabeza. Ha de ser sincera. Es muy probable que el marido que ha sido incluido en todo el proceso de la maternidad desde el momento de la concepción no tenga problemas en comprender lo que le pasa a la mujer. Si el acto sexual le resulta doloroso a la madre, no es necesario que sea una mártir. Le puede explicar al marido cuáles son las cosas que le duelen, cuáles las que le agradan y cuáles preferiría dejar para más adelante.

Hágalo cuando haya oportunidad. Cuando la familia pasa de dos a tres, la pareja ya no puede hacer el amor cuando y donde quiere. En lugar de ello, deberá aprovechar la oportunidad cuando se presente (si el recién nacido se ha quedado dormido a las 3 de la tarde del sábado, dejarlo todo y aprovechar la ocasión) o bien establecer un programa bien planificado. No se debe pensar que el sexo no espontáneo no es divertido. Por el contrario, la pareja debe considerar que esta planificación le da la oportunidad de pensar con tiempo y con ilusión en hacer el amor. (¡El bebé se dormirá a las ocho! ¡Estoy deseando que llegue esa hora! o ¡Llevemos al bebé a casa de la abuela y regresemos directo a la cama!) Aceptará las interrupciones—que serán numerosas— con sentido de humor e intentará continuar tan pronto como sea posible allí donde se produjo la interrupción. Y si resulta que las relaciones sexuales son menos frecuentes que antes, buscar la calidad no la cantidad.

DE VUELTA AL SEXO SIN INCOMODIDADES

Lubricación. Los niveles hormonales bajos durante el período del posparto (que en la madre lactante pueden no aumentar de nuevo hasta el destete parcial o total del bebé) pueden provocar que la vagina esté desagradablemente seca y, por consiguiente, que las relaciones sexuales sean dolorosas. Utilizar una crema lubricante como la gelatina K–Y o Astroglide hasta que se produzcan de nuevo las secreciones naturales que reducen el dolor y aumentan el placer.

Medicación, si es necesaria. El médico puede prescribir una crema de estrógenos para aliviar el dolor y la sensibilidad anormal.

Estimulación. Se pensará en el juego erótico como el aperitivo que estimulará el apetito para llegar a la relación sexual. La pareja podrá disfrutarlo mucho—si el tiempo lo permite, por supuesto.

Relajarse. Hacer ejercicios de relajación (véase página 129), tomar un baño para dos, darse un masaje o cualquier cosa que elimine el estrés. Si la madre no está amamantando (o si ocasionalmente lo hace) puede tomarse una copa de vino o un cóctel—pero debe saber que las bebidas alcohólicas en exceso pueden interferir con el deseo y el acto sexual.

Preparar el ambiente. La media luz (se podría pensar en velas aromáticas) es más romántica y también puede ser más favorable y delicada para la figura de la mujer que no ha vuelto por completo al estado normal, ya que podría hacerla sentir más segura. (Se debe tomar en cuenta que el esposo probablemente no está tan preocupado como ella por los defectos en la figura de la mujer.) También se puede preparar el ambiente con música, y no se olvidará de programar la máquina contestadora para contestar el teléfono.

Variar las posiciones. Las posiciones de lado o con la mujer encima permiten un mayor control de la penetración y ocasionan menos presión sobre el lugar de la episiotomía. La pareja deberá probar qué posición les resulta más cómoda.

Encontrar modos alternativos de gratificación. Si el acto sexual no resulta aún placentero, se puede buscar la satisfacción sexual a través de la masturbación mutua o el sexo oral. O, si el marido y la mujer son demasiado recatados para ello, buscarán el placer de estar simplemente juntos. No hay absolutamente nada malo (todo es correcto) en estar juntos en la cama, besarse, acariciarse y contarse cosas sobre el bebé.

Simplificar las tareas. El cansancio del posparto es natural; aprender a ser padres es agotador, por supuesto. Pero gran parte de este agobio innecesario, generalmente se produce porque se trata de hacer demasiado en muy poco tiempo. Por ahora, se desistirá de atender todo con detalle. Pondrán en marcación rápida el número del restaurante favorito de comida para llevar. Si se simplifican las tareas es posible que algunas veces les sobre energía para el amor.

No preocuparse. A pesar de lo que sienta en este momento la nueva madre, vivirá para amar de nuevo con tanta pasión y placer como siempre. (Y puesto que la paternidad compartida une con frecuencia aún más a la pareja, es posible que se encuentre con que la llama no sólo vuelve a encenderse, sino que es más brillante que antes.) La preocupación al respecto

no hará más que frenar innecesariamente la relación sexual de la pareja.

QUEDAR EMBARAZADA DE NUEVO

"Pensaba que dar el pecho al bebé era una forma natural de control de la natalidad. Pero ahora me han dicho que sí puedo quedar embarazada mientras amamanto e incluso antes de volver a tener la menstruación."

A menos que a la mujer no le importe quedar pronto embarazada de nuevo (posiblemente no sea una buena idea tanto para la madre como para el recién nacido) ni siquiera pensará en fiarse de la lactancia materna como método anticonceptivo.

Es cierto que las mujeres que dan el pecho a sus bebés presentan de nuevo sus ciclos menstruales normales más tarde, por término medio, que las madres que no lactan a sus bebés. En las madres no lactantes, la menstruación empieza habitualmente entre las seis y doce semanas después del parto, mientras que en las madres lactantes el promedio se halla entre los cuatro y los seis meses. Pero, como siempre, los términos medios pueden inducir a un error. Se conocen casos de madres lactantes que vuelven a tener la menstruación a las 6 semanas del parto o, por el contrario, a los 18 meses del mismo. El problema es que no existe un modo seguro de predecir el momento en que *volverá* la menstruación, aunque este proceso está influido por diversas variables. Por ejemplo, la frecuencia de las mamadas (más de tres veces al día parece suprimir con mayor seguridad la ovulación), la duración de la lactancia (cuanto más tiempo dura, más tarda en producirse la ovulación) y el hecho de si la leche materna es suplementada o no de algún modo (el bebé toma biberones, alimentos sólidos, incluso agua; todo ello son factores que pueden reducir el efecto inhibidor que la lactancia ejerce sobre la ovulación).

¿Por qué preocuparse del control de la natalidad antes del primer período menstrual? Porque el momento en que la mujer ovula por primera vez después del parto es tan impredecible como el momento en que menstruará de nuevo. Algunas mujeres tienen un primer período estéril; es decir, no ovulan durante el ciclo. Otras ovulan antes del período y por consiguiente pueden pasar de un embarazo a otro sin haber tenido una menstruación. Puesto que no se sabe qué vendrá primero, el período o el óvulo, es altamente aconsejable tomar precauciones en forma de contracepción. Para más información sobre los métodos de control de la natalidad, véase *What to Expect the First Year*.

Desde luego pueden darse los accidentes. La ciencia médica aún tiene que desarrollar un método anticonceptivo (con excepción de la esterilización) que sea efectivo en un 100%. Así, incluso cuando la mujer esté usando un método anticonceptivo—y sobre todo, si no lo hace—aún es posible que quede embarazada. Por desgracia, el primer síntoma de embarazo que se buscaría en condiciones normales (la ausencia de la menstruación) no será aparente si la mujer está amamantando y no menstrúa. Pero debido a los cambios hormonales (durante el embarazo y la lactancia actúan distintos tipos de hormonas), el suministro de leche probablemente disminuirá en gran medida poco después de establecerse el nuevo embarazo. Además, la mujer podría experimentar alguno o todos los demás síntomas de embarazo. Desde luego, si la mujer tiene alguna sospecha de que podría estar embarazada, lo recomendable es que lo confirme a través de un examen de embarazo y, si éste fuera positivo, que visite al médico lo antes posible. La madre en estado de gestación puede continuar amamantando hasta que lo desee. Pero deberá descansar mucho y llevar una buena alimentación, incluyendo más calorías y proteínas. Y después de dar a luz, la prioridad será lactar al nuevo bebé.

CAÍDA DEL CABELLO

"Mi cabello ha empezado súbitamente a caerse, ¿me quedaré calva?"

No es necesario comprar muchos sombreros. La caída del cabello es normal y se detendrá mucho antes de llegar a la calvicie. Normalmente, la cabeza pierde unos 100 cabellos al día, que son sustituidos continuamente. Durante el embarazo, los cambios hormonales impiden que estos cabellos caigan. Pero esta mayor abundancia de cabello es sólo temporal. Estos cabellos estaban destinados a caerse, y lo harán pasados de tres a seis meses después del parto. Algunas mujeres que están dando el pecho como método exclusivo de alimentación ven que la caída del pelo no comienza hasta el destete del bebé o cuando se suplementa el amamantamiento mediante una leche de farmacia o con sólidos.

Para mantener el pelo sano, habrá que asegurarse de tomar la dieta ideal para el posparto, continuar con el suplemento vitamínico del embarazo, y tratar el cabello con cuidado. Ello significa lavarlo con champú sólo cuando sea necesario, usar un acondicionador para reducir la necesidad de desenredar, usar un peine de dientes muy separadas para hacerlo, y evitar la aplicación de calor (con secadores, rizadores o rulos calientes). También puede ser una buena idea evitar mayores daños retrasando las permanentes, teñidos y los tratamientos para estirar el pelo, hasta que la melena vuelva a el estado normal.

Si la pérdida de cabello es excesiva, especialmente si también se experimentan otros síntomas de enfermedad tiroidea (véase página 420) se consultará con el médico.

Que se haya perdido mucho pelo después de este embarazo no significa que vaya a suceder lo mismo la vez siguiente. Las reacciones del cuerpo ante cada embarazo, como seguramente podrá comprobar la mujer, pueden ser muy distintas.

TOMAR UN BAÑO

"Me llegan todo tipo de consejos contradictorios sobre la posibilidad de tomar un baño en la bañera durante el posparto. ¿Sí los son?"

Antiguamente, a las nuevas madres no se les permitía meter un pie en la bañera por lo menos durante todo el mes que seguía al parto, por temor a que el agua del baño les provocara una infección. Actualmente se sabe que el agua de la bañera no penetra en la vagina, y por ello se ha descartado el riesgo de infección que se atribuía a los baños. De hecho, algunos médicos recomiendan a sus pacientes que se bañen en el hospital (si la habitación dispone de bañera), pues consideran que al bañarse se eliminan los loquios del perineo—y de los pliegues de los labios—de un modo más eficaz que al ducharse. Además, el agua caliente resulta agradable para calmar las molestias de la episiotomía, para aliviar el dolor y el edema en el área y calmar las molestias de las hemorroides (también se puede tomar un baño de asiento, con sólo unas cuantas pulgadas de agua caliente).

En caso de que la madre se bañe durante la primera o la segunda semana después del parto, deberá asegurarse de que la bañera está escrupulosamente limpia antes de llenarla (pero sin que sea ella la que efectúe dicha limpieza). Además, es conveniente que solicite ayuda para entrar y salir de la bañera en los primeros días después del parto, mientras aún se encuentra débil. Si se está recuperando de una cesárea, los baños se permiten generalmente después de la primera semana, pero se debe consultar con el médico.

AGOTAMIENTO

"Hace ya casi dos meses que tuve a mi bebé, pero me siento más cansada que nunca. ¿Estoy enferma?"

Muchas madres recientes han llegado hasta la consulta del médico quejándose de un intenso cansancio crónico, convencidas de que son víctimas de alguna enfermedad fatal. ¿Y cuál es casi siempre el diagnóstico? Un caso clásico de maternidad.

Rara es la madre que escapa a este síndrome materno de fatiga, caracterizado por un cansancio que nunca cesa y por una falta casi total de energía. Y no es sorprendente. No hay otra tarea tan agotadora, física y emocionalmente, como la de ser madre. A diferencia de la mayoría de los trabajos o profesiones, la tensión no está limitada a una jornada de 8 horas por día y de cinco días a la semana. (Además, las madres tampoco disfrutan de las pausas para el café ni del descanso para el almuerzo). En el caso del primer hijo, la maternidad aporta además el estrés inherente de cualquier trabajo nuevo: siempre hay algo nuevo que debe ser aprendido, errores que deben ser corregidos, problemas que deben ser resueltos. Y si todo ello no fuera suficiente para provocar los síntomas, añádase la energía que se gasta dando el pecho al bebé (especialmente antes de que la madre y el bebé se vuelvan unos expertos en la materia), la fuerza necesaria para cargar a un bebé que cada día pesa más, y el sueño interrumpido una y otra vez, noche tras noche. La fatiga, incluso, puede ser más marcada en las madres que tuvieron un bebé de bajo peso o un bebé con otros problemas, y en las que tienen hijos mayores en casa.

La madre deberá preguntarle al médico para descartar una posible causa física del cansancio (como la tiroiditis del posparto; véase página 419). Si el médico la encuentra en buena salud, podrá estar segura de que el tiempo, la experiencia y el sueño más tarde ininterrumpido del bebé la ayudarán a superar gradualmente la fatiga. Además, cuando el cuerpo se adapte a las nuevas exigencias, al nivel de energía subirá también un poco (incluyendo la privación del sueño). También se asegurará de no hacer demasiadas cosas (si lo está haciendo, hará reducciones en las áreas menos importantes, como en las tareas del hogar); de que el esposo comparta totalmente la carga (tanto con el bebé como con los oficios domésticos) y de que la madre aproveche cualquier oportunidad (por muy imposible que parezca) para poner sus pies en alto y de que está comiendo bien y regularmente. Mientras tanto, puede intentar aplicar los consejos sugeridos para aliviar la depresión del posparto (véase página 414), que está estrechamente relacionada con el cansancio.

Qué es importante saber:
RECUPERAR LA LÍNEA

Una cosa es parecer embarazada de seis meses si realmente se *está* embarazada, y otra muy distinta es tener aspecto de embarazada cuando ya se ha dado a luz. Sin embargo, la mayoría de las mujeres pueden esperar salir de la sala de partos con una figura no mucho más esbelta de la que tenían al entrar y con un pequeño paquete de carne en los brazos y con varios paquetes aun alrededor de la cintura. En lo que se refiere a los pantalones ajustados que con tanto optimismo la futura madre colocó en la maleta para ponérselos al salir del hospital, lo más probable es que no se muevan de la maleta y que sean sustituidos por unos pantalones maternales.

¿Cuánto tiempo deberá pasar para que una nueva madre deje de parecer una futura madre? La respuesta dependerá de tres cosas: (1) de la cantidad de peso que se aumentó durante el embarazo; (2) de la forma en que se controla la ingestión de calorías; (3) de la cantidad de ejercicio que se haga.[4]

"¿Más ejercicio?", puede preguntarse la madre. "He estado en constante movimiento desde que volví a casa del hospital. ¿No es bastante ejercicio?"

Desgraciadamente, la respuesta es no. Por agotadora que sea, esta actividad general no tensiona los músculos perineales y abdominales que han quedado distendidos y caídos por el embarazo y el parto; esto sólo lo conseguirá un buen programa de ejercicios. Y los ejercicios correctos durante el posparto harán más que tonificar. Ayudarán a prevenir los dolores de espalda al tomar en brazos al bebé, estimularán la curación y la rápida recuperación del parto, ayudarán a que las articulaciones que se aflojaron durante el embarazo vuelvan al estado normal, mejorarán la circulación y reducirán el riesgo de muchos otros síntomas desagradables del posparto, desde las várices hasta los calambres en las piernas. Los ejercicios Kegel que se enfocan en los músculos perineales ayudarán a evitar la incontinencia (los escapes de orina) y los problemas sexuales del posparto. Finalmente, el ejercicio puede tener un profundo beneficio sicológico; dado que las endorfinas liberadas por el ejercicio circulan en el sistema de la mujer, mejoran el estado de ánimo, la capacidad de hacerle frente a los cambios y se verá mejor equipada para manejar el estrés de la nueva maternidad.

Y probablemente pueda comenzar mucho antes de lo que se imagina. Si el parto fue vaginal sin complicaciones y no

---

4. También dependerá del metabolismo y del factor hereditario de la mujer.

NORMAS BÁSICAS PARA LAS SEIS PRIMERAS SEMANAS

◆ Usar un sostén de soporte y ropa cómoda.

◆ Tratar de que las sesiones de ejercicios sean breves y frecuentes, más que agruparse en una sola sesión prolongada al día (varias sesiones diarias tonifican mejor los músculos y será más fácil para el cuerpo que está en recuperación— además, es más probable que la mujer se ajuste a ellas).

◆ Empezar siempre cada sesión con el ejercicio que menos la canse.

◆ Efectuar los ejercicios lentamente, y no hacer repeticiones rápidas. Descansar un momento entre los ejercicios (la tonificación de los músculos se produce durante estas pausas, y no mientras los músculos se hallan en movimiento).

◆ Al igual que durante el embarazo, es necesario evitar los movimientos de rebote y de cambios muy variables durante las primeras seis semanas siguientes al parto. También se evitarán los ejercicios de rodillas contra el pecho, de flexiones abdominales fuertes o de levantamiento de las dos piernas a la vez durante este período.

◆ Controlar la frecuencia cardiaca.

◆ Asegurarse de reponer los líquidos perdidos durante la sesión de ejercicios.

◆ Tomarlo con calma y sensatez. "Sin dolor no hay ganancia" no fue un lema creado pensando en las nuevas madres. No se hará más de lo recomendado, incluso si se siente capaz, y se detendrá antes de sentirse cansada. Si se hizo demasiado ejercicio, probablemente no lo sentirá hasta el siguiente día en que se sentirá tan agotada y dolorida que ya no podrá continuar con la rutina de ejercicios.

◆ No dejar que el cuidado del bebé impida hacer los ejercicios. Al bebé le gustará mucho permanecer tendido sobre la barriga de la madre mientras ésta hace los ejercicios.

presenta ningún otro problema mayor de salud que pudiera retrasar la recuperación, puede comenzar el programa de ejercicios del posparto 24 horas después de dar a luz. (Si la mujer ha pasado por un parto quirúrgico o traumático, primero se consultará con el médico).

De cualquier modo, ni siquiera pensará en comenzar de golpe; el cuerpo aún está en recuperación y necesita empezar lenta y cuidadosamente. El siguiente programa de tres fases será una guía para la mujer. Se podrá complementar usando un libro o un video de ejercicios para el posparto, por una clase para nuevas madres (la camaradería ayuda a la motivación y muchas incluyen a los niños en la diversión) y por paseos con el bebé como parte de la rutina.

PRIMERA FASE: 24 HORAS DESPUÉS DEL PARTO

Ejercicios de Kegel. Se puede empezar a hacer estos ejercicios inmediatamente después del parto (véanse las indicaciones de la página 196, si no se han hecho antes) aunque al principio la madre no sentirá sus músculos al hacerlos. Estos ejercicios pueden ser efectuados también en la cama, de pie, en la fila del supermercado, al dar el pecho, al cambiar de pañal, al manejar, en un baño de asiento o donde se desee. Se harán hasta veinticinco repeticiones, de cuatro a seis veces al día, y se continuarán por el resto de la vida para lograr una buena salud pélvica ¡y el aumento del placer sexual!

Respiración diafragmática profunda. En la posición básica (véase el recuadro de arriba) colocar las manos sobre el abdomen para poder notar cómo se levanta a medida que respiramos lentamente por la nariz; contraer los músculos abdominales a medida que se deja salir lentamente el aire por la boca. Empezar con sólo dos o tres respiraciones profundas, para evitar la hiperventilación. (En caso de haberse excedido, los signos serán mareos, hormigueo o visión borrosa).

LA POSICIÓN BÁSICA

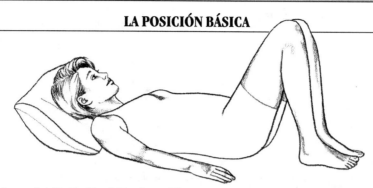

Tenderse sobre la espalda, doblar las rodillas, separar los pies unas 12 pulgadas uno del otro con las plantas firmes sobre el piso. La cabeza y los hombros se apoyarán en cojines y los brazos descansarán rectos a los lados.

BALANCEAR LA PELVIS

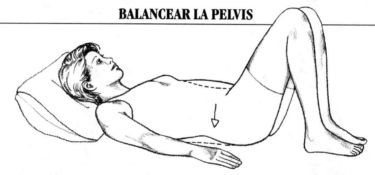

Tenderse sobre la espalda en la posición básica. Tomar aire. Luego exhalar al mismo tiempo que se hace presión sobre el suelo con la zona lumbar por unos 10 segundos. Luego, relajarse. Repetir 3 ó 4 veces al principio, aumentando gradualmente el número de repeticiones hasta 12 y progresivamente hasta 24.

SEGUNDA FASE: TRES DÍAS DESPUÉS DEL PARTO

A los tres días del parto se pueden empezar algunos ejercicios más activos. Pero antes de hacerlo, se estará segura de que los dos músculos verticales de la pared abdominal no se han separado durante el embarazo. Esta separación es bastante común, sobre todo en las mujeres que ya han tenido varios hijos y empeorará si se realiza cualquier ejercicio algo intenso antes de que se haya curado. La mujer puede preguntarle al médico o a la enfermera sobre el estado en que se hallan sus músculos rectos del abdomen, o bien puede examinarlos ella misma, de este modo: tendida en la posición básica, levantar ligeramente la cabeza con los brazos extendidos, buscar si existe un bulto blando justo debajo del ombligo. Este bulto es signo de que se ha producido la separación.

En este caso, la mujer puede acelerar la curación realizando el siguiente ejercicio: adoptar la posición básica, tomar aire. Cruzar entonces las manos sobre el abdomen, usando los dedos para juntar los lados de los músculos abdominales al mismo tiempo que se saca el aire y se levanta lentamente la cabeza. Tomar aire de nuevo mientras se vuelve a bajar lentamente la cabeza. Repetir 3 ó 4 veces, dos veces al

DESLIZAMIENTO DE LAS PIERNAS

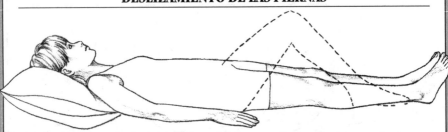

Tenderse en la posición básica. Extender lentamente las dos piernas hasta que descansen sobre el suelo. Deslizar el pie derecho con la planta plana sobre el suelo hacia las nalgas, inhalando mientras se realiza la acción. Mantener la parte lumbar de la espalda contra el suelo. Exhalar mientras se vuelve a deslizar la pierna hacia adelante. Repetir con el pie izquierdo. Empezar con tres o cuatro deslizamientos con cada pierna, y aumentar gradualmente el número de repeticiones hasta efectuar una docena o más. Después de las tres semanas, cambiar a un ejercicio de elevación de las piernas (levantar una pierna lentamente y bajarla de nuevo hasta el suelo, también muy lentamente) si esto no resulta demasiado difícil.

ELEVACIÓN DE LA CABEZA/HOMBROS

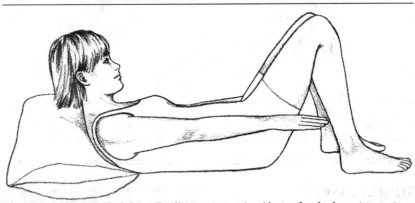

Tenderse en la posición básica. Realizar una respiración profunda, levantar un poco la cabeza, estirar los brazos y sacar el aire al mismo tiempo. Volver a bajar la cabeza lentamente y tomar aire. Levantar la cabeza un poco más cada día, pasando gradualmente a levantar también un poco los hombros del suelo. No intentar llegar a la posición sentada por lo menos durante las primera seis semanas, y luego sólo si siempre se ha tenido un tono muscular abdominal muy bueno.

día. Una vez cerrada la separación, o si ésta no se ha llegado a producir, se pasará a los ejercicios descritos aquí: elevación de la cabeza/hombros, deslizamiento de las piernas y basculación de la pelvis.

Todos los ejercicios deben realizarse en la posición básica. Al principio pueden hacerse sobre la cama y luego sobre una superficie más dura, como el piso. (Una alfombrita para hacer ejercicios es una buena inversión, no sólo porque los ejercicios resultan más fáciles y cómodos, sino que también porque el bebé puede usarla para iniciar el gateo en ella en el futuro.)

Tercera fase: después del chequeo del posparto

Ahora, con el permiso del médico, la mujer puede poner en práctica un programa de ejercicios más activo. Puede volver gradualmente o empezar un programa que incluya pasear, correr, nadar, ejercicios acuáticos, aeróbicos, ir en bicicleta, yoga, Pilates, entrenamiento con pesas o actividades similares. Podría empezar por asistir a unas clases de ejercicios para el posparto. Pero no intentará hacerlos demasiado pronto. Como siempre, el cuerpo será el propio guía.

◆ ◆ ◆

Los padres también están esperando

Aunque es una realidad que únicamente las mujeres pueden quedar embarazadas—a pesar de los futuros avances médicos y de las películas de Holywood—es cierto que los padres también están embarazados. Ellos no sólo son parte esencial del equipo que da vida a un nuevo ser sino que también brindan cuidado y apoyo al cónyuge durante el embarazo, además son criadores y educadores invaluables del bebé que nacerá. Como futuro padre, el hombre participará completamente en el proceso, el entusiasmo, la responsabilidad y, por supuesto, en la preocupación del embarazo. Algunas preocupaciones se traslaparán con las de la futura madre; otras serán exclusivamente de él. Y al igual que la mujer, él tiene el derecho a alguna frase tranquilizadora muy especial, no sólo durante el embarazo y el parto, sino en el posparto.

Y de ahí la razón de este capítulo, dedicado al compañero en la reproducción, que con frecuencia es tratado con una cierta negligencia. Pero este capítulo no está pensado sólo para los maridos del mismo modo que el resto del libro no va destinado sólo a las esposas. La futura madre puede llegar a comprender mejor lo que siente, teme y espera el marido, si lee atentamente este capítulo; el futuro padre obtendrá un mejor conocimiento de los cambios físicos y emocionales que sufre la mujer durante el embarazo, el parto y el posparto, y al mismo tiempo se preparará mejor él mismo para el propio papel si lee el resto de este libro.

Qué puede preocupar

SENTIRSE EXCLUIDO

"Mi esposa ha recibido tanta atención desde que quedó embarazada, que me siento como si yo no tuviera nada que ver con el embarazo mas allá de haber sido parte de la concepción."

En las generaciones del pasado, la implicación del padre en el proceso

EN SUS MARCAS, LISTOS ... FUERA

Darle al bebé el mejor inicio de la vida puede comenzar aun antes de que la esperma se una al óvulo. Si la pareja aún no está embarazada, ambos tienen el tiempo suficiente para lograr, en primer lugar, un estado óptimo para la creación del bebé. Se leerá el capítulo 21 y se seguirán todas las sugerencias para el período previo a la concepción. Si el embarazo ya se inició, no se deben preocupar por lo que no han hecho—sólo comenzarán a cuidarse a sí mismos y uno al otro.

reproductivo terminaba cuando el espermatozoide había fecundado el óvulo de la mujer. Los padres contemplaban el embarazo desde lejos, y no presenciaban en absoluto el parto.

Es indudable que en las últimas décadas se ha luchado mucho en favor de los derechos de los padres. Los padres de hoy no sólo observan de lejos el embarazo y el nacimiento, también participan en ellos. Pero los cambios en la educación social no han modificado el hecho de que el embarazo se produce dentro del cuerpo de la mujer. O el hecho de que algunos padres se encuentren aún perdidos en lo que aún es un asunto principalmente femenino. O el hecho de que los padres acaben por sentirse olvidados, excluidos e incluso celosos de sus esposas.

En algunos casos, la mujer es involuntariamente responsable de ello, en otros casos el responsable es el hombre. De cualquier manera, es vital que los sentimientos del padre queden resueltos antes de que el resentimiento crezca y llegue a estropear lo que debería ser una de las experiencias más maravillosas de la vida *de la madre y del padre.* El mejor modo de concluir es conseguir que el padre participe de tantos aspectos como pueda del embarazo de la mujer.

Hablar. Es posible que la mujer lo esté excluyendo sin darse cuenta de ello, es posible que ni siquiera se dé cuenta de que el futuro padre desea intervenir más en

todo el proceso. Es muy probable que se sienta feliz de hacer que el marido participe del embarazo como si fuera una parte de él. Expresar los sentimientos es probable que tenga un beneficio más: el mejoramiento de la comunicación durante un tiempo en que compartir es más importante que siempre en la relación.

Visitar a un obstetra o una enfermera comadrona. Tan seguido como la haga la pareja, si es posible. La mayoría de los médicos animan a que el marido asista a las visitas para chequeos. Si los horarios de trabajo del marido no le permiten asistir a todas las visitas, quizás podrá arreglárselas para estar libre y acompañar a la esposa en las visitas más importantes (por ejemplo, aquélla en la que se oirá por primera vez los latidos del corazón del bebé) y a las pruebas prenatales (incluyendo la sonografía, cuando se puede ver el bebé).

Actuar como si estuviera embarazado. No es necesario que acuda al trabajo vestido con prendas prenatales ni que empiece a lucir un bigote de leche. Pero sí puede realizar con la mujer los ejercicios aconsejados para el embarazo; renunciar a las comidas rápidas y fuertes durante nueve meses (al menos cuando esté con ella); dejar de fumar si es fumador. Y cuando alguien le ofrezca una bebida, puede tomar con ella agua mineral.

Recibir educación. Incluso los padres con un nivel educativo alto (incluyendo a los médicos) tienen mucho que aprender cuando se trata del embarazo y el parto. El padre puede leer todos los libros y artículos que caigan en sus manos sobre el tema. Asistirá a las clases de preparación al parto junto con la mujer; irá a clases para padres, si se imparten en la localidad. Hablará con los amigos y colegas que han sido padres por primera vez hace poco o se comunicará con otros padres vía Internet que también se encuentren en esta espera.

Hacer contacto con el bebé. La esposa ha tenido la ventaja de conocer al bebé antes de nacer debido a que se halla confortablemente instalado en el útero, pero ello no significa que el padre no pueda también empezar a conocer al nuevo miembro de la familia. Le hablará, leerá y cantará con frecuencia; el feto puede oír la voz a partir del sexto mes en adelante, y si la escucha a menudo la reconocerá después del parto. Disfrutará de las patadas y movimientos poniendo la mano o la mejilla sobre el abdomen desnudo de la mujer cada noche por unos cuantos minutos, también es una buena forma de compartir la intimidad con ella.

Comprar la canastilla. Comprar la canastilla, la cuna, y el cochecito con la pareja. Ayudar a la esposa a decorar la habitación del bebé. Comprar libros de nombres para bebés y compartir la búsqueda. Asistir a las citas con los médicos que atenderán al futuro bebé. De modo general, mostrar interés en todo lo que se relacione con la planificación y preparación de la llegada del bebé.

CAMBIOS EN LA ACTITUD SOBRE EL SEXO

"Ahora que estamos embarazados, no creo estar muy interesado en el sexo. ¿Es esto normal?"

Tanto los futuros padres como las futuras madres pueden experimentar una gran variedad de reacciones cuando se trata del interés en el sexo durante el embarazo, todas son "normales". Y hay muchas buenas razones por las que la energía sexual puede estar pasando por alguna crisis. Posiblemente ambos trabajaron con tanta conciencia durante la concepción que el sexo repentinamente se siente como una tarea difícil de realizar. Tal vez el hombre se concentra tanto en el bebé y en convertirse en padre que el lado sexual pasa a un segundo plano. O le está tomando un poco de tiempo acostumbrarse a los cambios en el cuerpo de la mujer (especialmente porque son un recordatorio permanente de los cambios que la vida y la relación están teniendo). O el miedo a lastimar a la mujer o al bebé durante el sexo (que no es así) ha hecho que el libido se reprima.

Igual de normal puede ser la apatía sexual en la mujer embarazada, por todas las mismas razones. Pero en ella pueden interferir algunos factores físicos: náusea, frecuencia urinaria, fatiga y senos sensibles y dolorosos que no sólo disminuirán el deseo sino que también anularán el potencial de placer.

La confusión de estos sentimientos conflictivos podría aumentar la mala comunicación entre la pareja: él cree que ella no está interesada y subconscientemente reprime sus impulsos. Ella cree que él no está interesado, así que apaga sus propios deseos.

La frecuencia de las relaciones sexuales es mucho menos importante ahora que la calidad de la intimidad. De hecho, podrían descubrir que la intimidad expresada de otras formas ha aumentado: por ejemplo, abrazarse y confiar uno en otro, lo que puede llevar al incremento de la actividad sexual. Aunque la disminución del deseo sexual no es nada malo y es temporal (aunque la frecuencia puede no ser lo que una vez fue, al menos hasta que el bebé duerma toda la noche) se tratará de no permitir que el cuidado del bebé interfiera con la atención y la alimentación de la relación. Hacer del romance una prioridad (sorprenderla con flores, una cena a la luz de las velas, un masaje con aceites a la hora de ir a la cama) abrirá las líneas de comunicación (el esposo no dudará en compartir sus sentimientos y miedos y en animarla para que ella también lo haga) y seguirán dándose abrazos y besos (más . . . y más . . .) y la pasión se encenderá otra vez

Para más consejos sobre cómo disfrutar del sexo cuando se ha dejado en un segundo plano, véase Hacer el amor durante el embarazo, página 236.

UNA PAREJA CUALQUIERA EN EL PROCESO DE SER PADRES

La mayoría de consejos que aparecen en este capítulo también se dirigen a la pareja en una familia no tradicional. Se seleccionarán las preguntas y respuestas que se ajusten a la situación en particular.

*"Ahora encuentro a mi esposa increíble-
mente sexual. Pero ella no ha tenido
deseos desde el día que descubrimos
que estamos embarazados."*

Incluso las parejas que siempre han
tenido sincronía sexual pueden descubrir que de repente la han perdido una
vez que están embarazados. Se debe a que
muchos factores, tanto físicos como emocionales, pueden afectar el deseo, el placer
y el acto sexual durante el embarazo.
Puede ser tan sencillo como el gusto por
lo que se ve; muchos hombres encuentran
que la redondez y lo llenito de la forma del
embarazo es sensual y hasta erótico. La
más fuerte lujuria puede alimentarse también por el afecto; el hecho de que los dos
estén esperando un bebé puede profundizar en el hombre sus ya fuertes sentimientos hacia la esposa, despertando
incluso las más grandes pasiones.

Pero al igual que el aumento del interés sexual en el hombre es entendible y
normal, también lo es el descenso del interés en ella. Es posible que los síntomas
del embarazo, especialmente la náusea,
los vómitos y la falta de energía hayan
inhibido el líbido. O que ella esté tan
desanimada por la nueva redondez a diferencia de la motivación que ésta ha causado en el hombre. O que ella esté
preocupada por todo lo relacionado con
el bebé y/o que la esté pasando mal al unir
los roles de mamá y amante.

Cualquiera que sea la razón de la
incompatibilidad sexual actual, la pareja
no se debe preocupar, probablemente es
temporal. La mayoría de mujeres que
pierde el interés sexual lo recupera en el
segundo trimestre gracias al aumento del
torrente sanguíneo hacia los órganos
sexuales y los senos. Si no sucede o si disminuye otra vez en el tercer trimestre
(debido al aumento de la fatiga o del dolor
de espalda o al vientre en crecimiento) o
en el período del posparto (que seguramente les sucederá a ambos) se alimenta-
rán los aspectos no sexuales de la relación
para asegurar que finalmente se pueda
recuperar la sexualidad perdida.

Durante este tiempo no se debe apu-
rar la agenda sexual, pero sí se debe
aumentar el romance, la comunicación y

los mimos. Estas actitudes no sólo unirán
más a la pareja sino que, debido a que son
unos potentes afrodisíacos para las mujeres, pueden hacer que el hombre logre lo
que desea. Si una cosa conduce a otra, él
se debe asegurar de invertir bastante
tiempo con ella en la estimulación previa
al acto sexual, antes de poner en marcha el
propio motor. Y de preguntarle lo que le
agrada y lo que le disgusta, ya que el mapa
del camino seguramente cambió desde la
concepción. También puede ser útil tratar
de encontrar posiciones que hagan que la
relación sexual sea más cómoda para
ambos. Si el coito no forma parte del
calendario, se considerarán formas alternas de "placer" como la masturbación, el
sexo oral y el masaje.

Y no olvidará decirle a la pareja—a
menudo—lo excitante y atractiva que la
encuentra. La mujer puede ser intuitiva
pero no lee la mente.

SEXO SEGURO DURANTE EL EMBARAZO

*"Aunque el médico nos ha asegurado
que las relaciones sexuales no plantean
ningún riesgo durante el embarazo, a
menudo me cuesta sobreponerme al
temor de hacerle daño a mi esposa
o al feto."*

El sexo no es nunca un tema tan preocupante, para el padre y la madre,
como durante el embarazo. Esto es cierto
sobre todo a medida que la gestación
avanza y que la mente (y el impulso) debe
enfrentarse a un tema bien patente: la
barriga embarazada cada vez más voluminosa y su precioso contenido.

Afortunadamente, la pareja puede
tranquilizarse y disfrutar del tema. Por
muy vulnerables que la madre y el bebé le
puedan parecer a un padre ansioso que
piensa en la posibilidad de un acto sexual,
en los embarazos de bajo riesgo que progresan normalmente, ni la madre ni el
bebé son vulnerables. (Existen unos
pocos obstáculos, particularmente en los
dos últimos meses, que se citan en el capítulo dedicado a hacer el amor durante el
embarazo, página 236.)

RECURSOS PARA LOS PAPÁS

El hombre, como futuro papá, tiene mucha necesidad de escuchar frases tranquilizadoras en repetidas ocasiones, de recibir apoyo, información y empatía al igual que las futuras madres. A continuación se presentan algunas fuentes de información que se pueden consultar durante el embarazo y una vez se convierta en padre:

Revista sobre la crianza de los hijos: www.fathermag.com

Foro en línea sobre la paternidad: www.fathersforum.com

Campamento de entrenamiento para nuevos padres: www.dadsworld.com

El orgasmo (con o sin coito) puede provocar contracciones, pero no de las que desencadenan un parto prematuro en un embarazo normal. De hecho, las investigaciones demuestran que las mujeres en bajo riesgo que se mantienen sexualmente activas durante el embarazo tienen menos posibilidades de dar a luz antes del término (¡al fin una buena noticia!). Y no sólo puede hacerle el amor a la esposa sin provocarle ningún daño (asumiendo que se toman en cuenta las advertencias), sino que puede hacerle un gran bien al satisfacer sus necesidades de acercamiento físico y emocional, dejándole saber que es deseada en una etapa en la que puede sentirse menos atractiva.

En cuanto al bebé, éste se encuentra bien protegido por el líquido y los músculos en un hogar uterino cómodo y sellado por el tapón mucoso cervical (que efectivamente evita que entren las bacterias y el semen)[1]. Inconsciente del acto, el bebé no puede ver a los padres durante el coito y seguramente no tendrá memoria de ello. Si sintiera algo, puede verse tranquilizado por el suave movimiento del acto sexual y del útero que se contrae durante el orgasmo.

---

1. Sin embargo, si la penetración profunda produce dolor, debe evitarse.

SUEÑOS DURANTE EL EMBARAZO

"Últimamente he tenido más que antes sueños sobre sexo, aunque sea lo último en lo que pienso durante el día. ¿A qué se deberá?"

Para la pareja de futuros padres, el embarazo es un tiempo de sentimientos intensos que transitan la montaña rusa desde la alegría hasta el pánico—pasan por la ansiedad y vuelven a regresar. No sorprende que muchos de estos sentimientos se reflejen en los sueños, donde el subconsciente puede actuarlos y trabajarlos sin peligro alguno. Los sueños sobre sexo (especialmente cuando se representan con diferente pareja) son el subconsciente que indica lo que probablemente ya se sabe—que están preocupados por la forma en que el embarazo y el bebé está afectando y les afectará la vida sexual. Estos miedos no sólo son normales sino válidos también. Reconocer que la relación está teniendo algunos cambios ahora que el bebé los convierte en tres es el primer paso para asegurarse de que la pareja se siente cómoda.

Los sueños sexuales son más comunes en las primeras etapas del embarazo. Estos irán desapareciendo únicamente para luego ser reemplazados por sueños sobre la familia. Posiblemente se sueñe con los padres o los abuelos, ésta es la forma en que el subconsciente une las generaciones pasadas con las futuras. Puede ser que se sueñen siendo niños otra vez, lo que puede expresar un miedo entendible a las futuras responsabilidades y el anhelo por los años pasados libres de preocupaciones. El hombre incluso puede soñarse embarazado, lo que refleja comprensión por la carga que la mujer lleva, celos por la atención que ella recibe o sólo un deseo de conectarse con el bebé que está por nacer. O debido a que está demasiado preocupado por la crianza y la educación puede de alguna forma disminuir la virilidad, posiblemente se descubra con sueños no acostumbrados de "macho" (haciendo un *touchdown* o manejando en Indianápolis 500, por ejemplo). La contraportada del subconsciente también puede igualar el tiempo (incluso algunas veces en la misma noche). Soñar que se cuida de la esposa o del bebé ayudará a "motivar" al padre a prepararse para el nuevo rol. Los sueños sobre la soledad y el abandono son extremadamente comunes; estos se refieren a aquellos sentimientos de exclusión experimentados por muchos futuros padres.

No todos los sueños expresarán ansiedad. Algunos—llevarlo de la mano o jugar con él, el bautizo o la ceremonia para ponerle nombre o los paseos familiares en el parque—demuestran la emoción del padre ante la inminente llegada del bebé.

Una cosa es segura: no sólo el padre sueña. Las madres embarazadas (por razones hormonales) están aun más sujetas a sueños raros e intensos que los padres. Compartir los sueños el uno con el otro por la mañana puede ser un ritual íntimo y terapéutico, mientras ambos entiendan que los sueños representan sentimientos subconscientes, no la realidad.

IMPACIENCIA POR LOS CAMBIOS DE HUMOR DE LA ESPOSA

"Yo sé que no es culpa de mi esposa que sus cambios hormonales la vuelvan tan volátil y sentimental. Pero no sé hasta dónde llegará mi paciencia."

Si la paciencia es una virtud, el marido debe ser muy virtuoso por el resto del embarazo. Aunque la estabilización de los niveles hormonales en el cuarto mes alivia los marcados signos premenstruales como el llanto y los cambios de humor en el inicio del embarazo, la tensión por la gestación continúa. Y muchas mujeres siguen sujetas a explosiones repentinas de emociones y sentimientos de vulnerabilidad justo hasta el momento del parto. Sin lugar a dudas no será fácil y en algunas oportunidades puede parecer casi imposible. Pero también hay un poco de duda en cuanto a que los esfuerzos den algún resultado. La susceptibilidad manejada con comprensión se disipará más rápido que la basada en cólera y frustración; ofrecer a la esposa el apoyo por unos 15 minutos

para que se desahogue y llore, evitará que lleve esas cargas guardadas por días.

También se deberá mantener en mente que el embarazo *no* es una condición permanente y que los cambios en el estado emocional de la esposa son tan transitorios como los cambios en la figura.

CAMBIOS DE HUMOR DE ELLA Y ÉL

"Desde que el examen del embarazo de mi esposa salió positivo, parece que estamos pasando por una serie de cambios de humor de signos opuestos. Cuando ella se siente bien, yo estoy deprimido, y viceversa."

Recientemente se están haciendo más estudios sobre el padre "embarazado", debido a que puede experimentar muchos de los síntomas de embarazo que son corrientes en las mujeres. De hecho, un estudio reciente demostró que las concentraciones hormonales masculinas cambian significativamente durante los embarazos de las esposas y después de que nace el bebé. Uno de ellos es la depresión. Aunque en aproximadamente 1 de cada 10 casos ambos progenitores sucumben a una depresión al mismo tiempo, la mayoría de las veces la depresión se da sólo en uno de ellos. Ello puede deberse a que los signos de depresión en un ser querido pueden darnos la fuerza interna necesaria para elevar nuestra moral y poderle apoyar. Tan pronto como el humor del ser querido se haya reanimado, se permitirá a sí mismo bajar la guardia.

La mejor forma de desvanecer la depresión leve del embarazo, que es común entre los padres embarazados y es probable que sea autolimitante, es expresarla abiertamente. El futuro padre hablará de sus sentimientos con la esposa (la comunicación abierta beneficiará el humor de ambos, así que se debe establecer un momento del día para compartirlos), con un amigo que haya tenido un hijo hace poco, o incluso con el propio padre. Evitará el alcohol y otras drogas, que pueden agravar la depresión y los cambios de humor. El hombre se mantendrá ocupado (se preparará para el bebé tanto mental como prácticamente participando en las compras, pintando la habitación, arreglando sus finanzas, etc.). También le será de ayuda mantenerse físicamente activo para lograr que las endorfinas sigan el curso. La pareja que hace ejercicio unida (con la aprobación del médico, por supuesto) generalmente se mantiene más feliz. Incluso una caminata nocturna antes o después de cena puede ser útil.

También podrá probar algunos de los consejos dirigidos a las madres que sufren depresión gestacional incluyendo las técnicas de relajación (véase página 129). Si parece que nada funciona, y la depresión se profundiza y empieza a interferir en el trabajo y otros aspectos de la vida, es recomendable acudir a la ayuda profesional, del médico, de un terapeuta, de un psiquiatra o de un miembro del clero.

El hombre también debe estar consciente de que la depresión del posparto lo puede afectar; para más información, véase página 449.

SÍNTOMAS DE COMPRENSIÓN

"Mi esposa es quien está embarazada, pero ¿por qué tengo náuseas matinales?"

Las mujeres pueden tener acaparadas las demandas del embarazo pero no los síntomas de éste. Aproximadamente la mitad ó incluso más (dependiendo del estudio) de los futuros padres sufren en algún grado el síndrome de couvade o el "embarazo de apoyo moral" durante el período gestacional de sus esposas. Los síntomas de *couvade* (que viene del francés *"to hatch"* aparece con mayor frecuencia en el tercer mes y nuevamente en el parto y puede imitar prácticamente todos los síntomas normales del embarazo, incluyendo náuseas, vómitos dolor abdominal, cambios en el apetito, aumento de peso, antojos, estreñimiento, calambres en las piernas, mareos, fatiga y cambios de humor.

Muchas teorías sugieren la explicación de *couvade*—todo, algo o nada de lo que puede ser apropiado para él: comprensión e identificación con la esposa

embarazada; celos por no ser tomado en cuenta y un gran deseo de atención; estrés por vivir con una mujer que está irritable, de mal humor y posiblemente sexualmente fuera de los límites; culpabilidad por ser el responsable de que la esposa esté en una situación tan incómoda; o ansiedad por el inminente arribo de un nuevo miembro de la familia. Parece que durante este tiempo algunos hombres presentan un aumento en las hormonas femeninas (y también después del nacimiento del bebé), lo que también puede explicar los síntomas—y que podría ser la forma en que la naturaleza del hombre extrae los sentimientos que se relacionan con la crianza de los hijos.

Dado que estos síntomas pueden indicar también la presencia de alguna enfermedad, es bueno realizarse un chequeo médico. Pero si no refleja ningún problema físico, *couvade* es el diagnóstico probable. La causa fundamental, si es que se puede identificar, puede ofrecer una pista para la cura. Por ejemplo, si es la comprensión lo que le hace sentir náuseas, se descubrirán otras formas de expresar la preocupación—llevarle a la esposa el desayuno a la cama, hacer las compras y asear la casa mientras ella toma un descanso, puede ayudarlos a ambos. Si el problema son los celos, el hombre se involucrará más en el embarazo de la esposa para aliviar sus síntomas. O si es la ansiedad por tener que cuidar por primera vez a un recién nacido, puede ser útil tomar un curso sobre el cuidado infantil, se leerá una copia de *What to Expect the First Year* o se invertirá tiempo con el bebé de un amigo.

Incluso si no se identifican las causas de los síntomas, el hombre puede compartir sus sentimientos sobre el embarazo, el parto y la paternidad con la esposa para aliviar los llamados dolores de comprensión. También podrían comentarlos con otros futuros o nuevos padres. Si nada de esto funciona, se asegurará de que sus reacciones son normales y de que todos los síntomas que no desaparecen durante el embarazo lo hagan poco después del parto.

Igual de normal es el padre que no experimenta un solo día de permiso por enfermedad durante el embarazo de la esposa. No sufrir de náuseas matinales ni subir de peso no significa que un futuro padre no sea comprensivo ni que no se identifique con la esposa, simplemente significa que encontró otras formas de expresar sus sentimientos.

ANSIEDAD POR LA SALUD DE LA ESPOSA

"Sé que hoy en día el embarazo y el parto son más seguros que nunca, pero aun así no puede dejar de preocuparme y tener la idea de que algo le puede pasar a mi esposa."

Sin lugar a dudas hay algo vulnerable en una mujer embarazada y algo muy natural en los deseos del hombre, que como un esposo amoroso deseará proteger a la esposa de cualquier posible daño. Pero él se debe relajar—ella no está en situación de peligro. Es muy raro que las mujeres que viven en paises desarrollados mueran como resultado del embarazo o del parto, y la gran mayoría de las poquísimas que mueren se debe a que no han tenido los beneficios del cuidado prenatal o una adecuada alimentación.

Pero el hecho de que los riesgos sean mínimos no significa que el hombre no pueda ayudarla a reducirlos aun más y que haga que el embarazo sea una experiencia más segura y cómoda, estando pendiente de que ella reciba la mejor atención médica posible y de que tenga una buena alimentación (véase Capítulo 4); hacer ejercicio con ella (con la aprobación del médico); permitirle un descanso adicional mientras él lava la ropa, prepara la cena o limpia la casa; y brindarle el apoyo emocional que ella no puede recibir de más nadie. (No importa hasta qué punto haya avanzado la ciencia obstétrica, las mujeres embarazadas siempre serán *emocionalmente* vulnerables.)

Estar bien informado sobre el embarazo (leyendo este libro y cualquier otro que caiga en sus manos) también ayudará a que el hombre se sienta más seguro y cómodo—lo que reducirá en gran manera el nivel de ansiedad.

ANSIEDAD SOBRE LA SALUD DEL BEBÉ

"Tengo tanto miedo de que al bebé le pase algo que no puedo ni dormir en las noches."

Las futuras madres ocupan un lugar destacado en el mercado de las preocupaciones. Y al igual que casi todas las mujeres embarazadas, virtualmente todos los futuros padres se preocupan acerca de la salud y el bienestar del bebé que está por nacer. Afortunadamente, casi todas estas preocupaciones son innecesarias. Las probabilidades de que el bebé nazca vivo y completamente normal son altísimas, mucho más que en anteriores generaciones.

Además, por suerte, el padre no debe limitarse a recostarse en el asiento y esperar lo mejor. Puede tomar algunas medidas para ayudar a asegurar la buena salud del bebé:

♦ Asegurarse de que la esposa recibe buenos cuidados médicos desde el principio del embarazo; asegurarse de que vaya a todas las citas del médico y siga sus instrucciones. Lo ideal sería que el esposo la acompañara y que tomara notas por ella sobre lo que se habla. Si cualquiera de los dos tiene alguna preocupación específica, lo platicará con el médico.

♦ Reducir el estrés físico y emocional de la vida de la esposa en lo posible. Ayudar en la casa, hacer suyas algunas de las tareas que tradicionalmente había desempeñado ella, animarla a que reduzca la carga de trabajo si el estilo de vida es muy frenético. Si el calendario social de la pareja suele estar lleno a rebosar, intentar despejarlo y pasar más noches en casa relajándose. Si son efectivos para ambos miembros de la pareja, se intentará practicar algunos ejercicios de relajación juntos (véase página 129).

♦ Animar a la esposa para que se alimente bien. Si el esposo hace que la nutrición sea una prioridad—eliminando la comida chatarra, tomando

las ensaladas como segundas porciones, comiendo frutas en las refacciones—será mucho más fácil para ella
alimentarse bien a sí misma y al bebé.
Pero no se debe olvidar que hay una
línea muy delgada entre animar y fas-
tidiar; para mejores resultados, es preferible que no la cruce.

◆ Si ella tiene problemas para dejar el
alcohol, las drogas, el tabaco, se le
brindará ayuda. Las investigaciones
demuestran que el esposo puede ser
más convincente si él mismo se abs-
tiene, al menos cuando está con ella.
Compartir un sorbo de club soda con
ella en las fiestas, abstenerse del vino
en las cenas y, si ambos son fumadores,
eliminar juntos el hábito. (No fumará
enfrente de ella porque puede impac-
tar directamente las posibilidades del
bebé de hacer sano, ya que el humo
indirecto se vincula con problemas en
el embarazo.)

◆ Compartir los miedos con la esposa, y
dejar que ella comparta los suyos con él.
Ello servirá para aliviarlos a ambos, o al
menos para hacer que la carga de las
preocupaciones sea más fácil de llevar.

Naturalmente, ni las estadísticas más
tranquilizadoras serán capaces de eliminar
todos los temores de los padres; esto sólo
lo conseguirá el nacimiento de un bebé
sano. Pero saber que se está haciendo
todo lo posible para esta finalidad tan
importante hará que la espera—y dormir—sea un poco más fácil.

ANSIEDAD SOBRE LOS CAMBIOS DE VIDA

*"Desde el momento en que lo vi en una
sonografía, he estado esperando ansiosamente el nacimiento de nuestro bebé.
Pero también me he estado preocupando
sobre la clase de padre que seré y si me
gustará serlo."*

Esto posiblemente lo han pensado todos
los futuros padres de la historia. Al
menos tanto, y posiblemente incluso más,
que la futura madre, se preocupa el padre

por el nuevo miembro de la familia y por
los efectos que éste tendrá en la vida. Las
preocupaciones más comunes incluyen:

¿Seré un buen padre? Pocas personas han
nacido siendo "buenos" padres (o
madres). Se aprende a enfrentarse al desafío mediante un entrenamiento sobre la
marcha, con perseverancia y amor. Pero si
el futuro padre cree que se sentirá más
cómodo desempeñando las tareas que se
avecinan si recibe una preparación formal, deberá tomar clases para aprender a
cambiar los pañales, bañarlo, alimentarlo,
tenerlo en brazos, vestirlo y jugar con él.
Las clases se imparten en todo el país o si
no tiene adónde ir a clases, o si el futuro
padre tiene un insaciable sentimiento de
estar preparado, puede leer *What to
Expect the First Year.* Si tiene amigos que
recientemente se han convertido en
padres, se avocará a ellos para que le den
alguna orientación. Se les pedirá que le
permitan tener en brazos a sus bebés,
cambiarles pañal y jugar con ellos.

**¿Cambiará nuestra relación de marido–
esposa?** Cada pareja de nuevos padres se
encuentra con que la relación sufre algunos cambios después del parto. Y anticiparse a ellos durante el embarazo es un
primer paso importante para enfrentarse a
ello en el posparto. Estar solos ya no será
tan fácil como cerrar las persianas y des-
colgar el teléfono; desde el momento en
que el bebé llegue del hospital, la intimidad espontánea y la intimidad completa
se convertirán en algo precioso y a
menudo inalcanzable. El idilio deberá planificarse (durante el tiempo en que los
abuelos se lleven al bebé al parque, por
ejemplo) en vez de llegar espontáneamente, ya que las interrupciones serán la
norma (no se puede desconectar el bebé).
Pero siempre y cuando ambos se tomen
la molestia de buscar tiempo para dedi-
carlo el uno al otro—tanto si ello significa
saltarse el programa de televisión favorito
para poder compartir una cena tardía después de que el bebé esté en la cama, como
si se trata de renunciar al golf del sábado
con los amigos de forma que se pueda
hacer el amor durante la siesta matinal del
bebé—la relación podrá adaptarse bien a
los cambios. De hecho, muchas parejas

encuentran que vivir de a tres profundiza, refuerza y mejora la relación de pareja.

¿Cómo nos repartiremos el cuidado del bebé? Para los padres de hace una o dos generaciones, esto no constituía ningún problema, ya que el cuidado de los niños era considerado, por casi todos, como un trabajo de mujeres. Pero la mayoría de los padres de hoy en día son conscientes, hasta cierto punto, de que cuidar de los bebés es una tarea para dos personas (al menos cuando existen dos progenitores), aunque no estén seguros exactamente de cómo debería dividirse el trabajo. Es mejor que el padre no espere hasta que el bebé necesite el primer cambio de pañales a media noche o el primer baño para decidirse al respecto. Adelántese en lo posible. Puede que algunos detalles cambien cuando los padres empiecen a desempeñar sus funciones (ella se había comprometido a bañarlo, pero él lo hace mejor), pero explotar teóricamente las opciones con adelanto hará que el padre se sienta más confiado sobre cómo funcionará el cuidado del bebé más adelante.

¿Puedo continuar con mi horario de trabajo y ser un buen padre? Depende del horario de trabajo. Si el padre actualmente trabaja muchas horas con poco tiempo de descanso, posiblemente deberá hacer algunos cambios serios para que la paternidad sea una prioridad en su vida, como debe ser. Y no esperará hasta que oficialmente se convierta en padre. Tomará un tiempo libre desde ya para hacer las visitas al médico, así como para ayudarle a la exhausta esposa con los preparativos del bebé. Empezará por dejar esos días de trabajo hasta la media noche y se resistirá a la tentación de continuar el trabajo de oficina en casa. Evitará los viajes y las cargas pesadas de trabajo durante los dos meses previos y siguientes al nacimiento del bebé. Y si le es posible, considerará la solicitud de una licencia médica en las primeras semanas de vida del bebé.

¿Deberemos renunciar a nuestra vida social? Después del nacimiento del bebé, la pareja no deberá renunciar por entero a la vida social, pero debe estar preparada porque habrá algunos cambios. Un recién nacido toma, y debería tomar, un papel central dentro de la familia, desplazando algunos de los antiguos estilos de vida al menos durante un tiempo. Las fiestas, películas y espectáculos deberán limitarse al tiempo que queda entre los ratos de alimentar al bebé; las cenas para dos en los restaurantes favoritos se convertirán en comidas bulliciosas para tres en restaurantes "familiares" que toleren las inevitables molestias de los bebés. También puede cambiar el gusto en cuanto a los amigos; puede que la pareja empiece a sentirse atraída hacia otras paseando con coches de bebés en busca de un comprensivo compañerismo. Se tratará de entender que la vida con un—bebé es un nuevo mundo por explorar—con cierto espacio para lo mejor de la vida pasada y los placeres desconocidos aún por descubrir.

¿Puedo mantener una familia grande? Especialmente hoy en día, cuando los costos para criar a los hijos llegan al techo (así como los de mantener o ampliar dicho techo), muchos futuros padres no pueden dormir haciéndose esta pregunta tan legítima. Pero una vez que ha llegado el bebé, a menudo ven que la alteración de las prioridades hace que se disponga del dinero necesario para el recién nacido. Optar por el amamantamiento en vez de por la alimentación con biberón, aceptar todos los artículos de segunda mano que se le ofrezcan a la pareja (de todos modos, los vestidos nuevos empiezan a parecer de segunda mano después de que el bebé vomite unas cuantas veces), y hacer saber a los amigos y a la familia qué regalos se necesitan en vez de permitir que llenen las estanterías del bebé de cucharitas de plata y otros artículos que acabarán cubiertos de polvo, puede ayudar a reducir los costos de cuidar al recién nacido. Si la nueva mamá o el papá han planeado no volver al puesto de trabajo de inmediato (o posponer los planes de estudio durante los años de formación del bebé) y ello preocupa al padre desde el punto de vista económico, hay que reconocer que teniendo en cuenta los costos de los cuidados de salud para el bebé, el guardarropa necesario para ir al trabajo y el transporte, puede ser que las pérdidas económicas sean mínimas.

ESTAR PRESENTE

La mejor forma de empezar una nueva vida como padre es estando en casa con la esposa y el bebé. Si fuera posible y económicamente factible, considerará tomar tiempo libre después del parto, ya sea por la Ley de ausencia familiar y médica (que permite una licencia de doce meses sin goce de sueldo para la madre y el padre; véase página 113), por la política laboral en la compañía (conózcala con anticipación) o por tomar parte de las vacaciones que le corresponden (la playa estará en el mismo lugar el año entrante, pero el bebé será recién nacido una sola vez). O si le es imposible (o no es de preferencia) tratará de organizar el trabajo en jornada de medio tiempo por unas cuantas semanas, o hará parte del trabajo desde la casa.

Si ninguna de estas posibilidades resulta práctica y las obligaciones del trabajo reclaman la presencia, hará lo que pueda. Se asegurará de estar en casa el mayor tiempo posible; aprenderá a decir no a demasiadas horas extras de trabajo, a las reuniones muy temprano por la mañana o muy tarde por la noche y a los viajes de negocios que pueden cambiarse para otro momento. Especialmente en el período del posparto, cuando la mamá aún se recupera del alumbramiento, tratará de hacer más que compartir las tareas del hogar y cuidar del bebé al estar en casa. Recordará siempre que no importa el estrés físico o emocional de la ocupación porque no hay trabajo más exigente que ser un progenitor de tiempo completo.

A medida que el padre hace que el vínculo con el hijo sea una prioridad, no olvidará dedicarle también un poco de tiempo a la relación con la esposa. La consentirá cuando esté en casa y le hará saber que piensa en ella cuando está en el trabajo. La llamará y le expresará el apoyo y comprensión (y así ella podrá quejarse si es que necesita hacerlo); la sorprenderá con flores o con comida del restaurante favorito.

PERDER EL CONTROL DURANTE EL PARTO

"No estoy seguro de poder manejar mis emociones al asistir al parto. Me da miedo perder el control."

Muy pocos padres entran sin temores en la sala de partos. Incluso los ginecólogos que han asistido al nacimiento de miles de bebés de otras parejas, pueden experimentar una brusca pérdida de la seguridad en sí mismos al enfrentarse con el nacimiento de su propio bebé.

Pero muy pocos de estos temores—de temblar, desmoronarse, desmayarse o sentirse mareado mientras se asiste al parto—llegan a realizarse. Y si bien el estar preparado para el nacimiento, mediante la asistencia a las clases apropiadas, por ejemplo, suele conseguir que la experiencia sea más satisfactoria, la mayoría de los futuros padres, incluso los menos preparados, consiguen pasar a través del parto mucho mejor de lo que esperaban.

Pero al igual que todo lo que es nuevo y desconocido, el nacimiento de un bebé resulta menos atemorizador e intimidante si se conoce lo que se debe esperar. Por ello, aconsejamos al padre que se convierta en un experto en el tema. Por ejemplo, puede leer todo el capítulo dedicado al parto y que empieza en la página 340. Puede asistir a las clases de educación al parto, observando atentamente las películas que se proyecten en ellas. Puede también visitar con anterioridad el hospital para familiarizarse con la tecnología que se utilizará en la sala de partos. También puede resultarle de utilidad hablar con algún amigo que haya pasado ya por esta experiencia. Lo más probable es que le explique que también tenía los mismos temores antes del parto, pero que luego la experiencia fue fantástica.

Aunque es importante conseguir educación sobre el tema, también es importante recordar que el parto no es el examen final del curso de educación para el parto. El padre (o la madre) no debe tener la sensación de que ha de sacar buenas notas en el parto. Nadie lo hace. Las enfermeras y los médicos no lo estarán examinando ni tampoco comparando con el futuro padre de la habitación de al lado.

Y, lo que es aún más importante, tampoco la esposa lo examinará y comparará. A ella no le importará si olvida todas las técnicas de asistencia que aprendió en las clases de educación para el parto. Para la mujer, la presencia del esposo que la conforta y le proporciona el consuelo de tener junto a sí una cara conocida, es mucho más importante que tener a la cabecera de la cama de partos al mismo médico Lamaze.

Sin embargo, algunas parejas descubren que tener una comadrona presente durante el nacimiento del bebé les ayuda *a ambos* a enfrentar el parto con menos estrés e incomodidad. Para más información sobre la contratación de una comadrona, véase página 300.

"Ver sangre me hace sentir náuseas, por eso me preocupa presenciar el parto."

La mayoría de futuros padres—y madres—se preocupa por la forma en que reaccionarán al ver la sangre del parto. Pero al final casi nunca se dan cuenta de ésta ni se preocupan por las molestias que les podría provocar, lo que se debe a un par de razones. En primer lugar, comúnmente no es mucha la sangre que se puede ver. En segundo lugar, la emoción de ver la salida del bebé es lo que generalmente preocupa a los progenitores (como también lo hace el esfuerzo por nacer).

Si a primera vista la sangre le molesta al padre, mantendrá sus ojos enfocados en la cara de la esposa mientras la dirige en sus últimos esfuerzos. Probablemente deseará volver a ver el acontecimiento principal durante ese momento trascendental; en ese instante, la sangre será lo último que verá.

"Mi esposa será sometida a una cesárea planificada. Las normas del hospital no me permitirán estar presente, y me temo que esto no constituye el mejor comienzo para nuestra nueva familia."

No deberá darse por vencido antes de haber luchado, civilizadamente, para imponer sus deseos. Con el apoyo del ginecólogo de la mujer (suponiendo que éste apoye sus deseos) debe intentar primero persuadir al personal del hospital a que sean flexibles—o incluso cambien sus normas. (Puede resultar útil recordarles que la mayoría de los hospitales permite hoy en día a los padres asistir a los partos quirúrgicos que no son de emergencia.) Si la campaña no tiene éxito (o si un parto precipitado impide la presencia del padre al mismo), el marido tiene todo el derecho a sentirse defraudado, pero no tiene el derecho de permitir que la desilusión haga palidecer la alegría que debería rodear por el nacimiento del bebé. La no asistencia al parto sólo puede amenazar la relación con el bebé si el padre lo permite al albergar sentimientos de culpabilidad, resentimiento o frustración.

MIEDOS DEL PADRE

"Quiero ser un buen padre, pero sólo el hecho de pensarlo me aterra. Nunca he visto ni he tenido en brazos a un recién nacido, mucho menos cuidarlo."

En primer lugar, no debe olvidarse de que no sólo la mayoría de futuros padres se siente de esta forma, muchas futuras madres también se sienten así. Y se debe a que el amor de los padres surge de forma natural, pero las habilidades deben aprenderse. Aquí se incluyen las técnicas básicas para el cuidado del bebé que se aprenderán por adelantado y que lo harán sentirse más competente y seguro.

Afortunadamente, las clases para los futuros y nuevos padres que enseñan estas importantes habilidades han sido bien recibidas en las comunidades del país. Hay "campos de entrenamiento" para nuevos padres y otras clases preparatorias en muchos hospitales y centros comunitarios. Se preguntará por ellos en la siguiente cita prenatal, en el hospital o en el centro donde nacerá el bebé o se investigará en Internet. Si no hay clases formales disponibles en la localidad, se le preguntará al personal del hospital si es posible observar y aprender de las técnicas de cuidado de bebé que ellos utilizan.

Y recordará que así como las madres tienen técnicas diferentes de criar a los hijos, los padres también. Relajarse, confiar en sus impulsos naturales (¡sorpresa, los padres también los tienen!) y sentirse libre de encontrar el estilo que funcione para los dos y el bebé. Antes de saberlo estará realizando sus funciones de padre con lo mejor de estas técnicas.

LA PARTICIPACIÓN DE LOS ABUELOS

"Mi esposa y yo seguimos considerando si sus padres deben quedarse o no con nosotros después del nacimiento del bebé. Ellos sólo quieren ser útiles, pero no sé si será así al tenerlos cerca."

Tener el apoyo y el consejo de personas mayores y sensatas (o al menos con más experiencia) para que orienten a la pareja los primeros días con el bebé, parece ser una buena idea. Y, de hecho, tener a los padres cerca para que le enseñen los trucos en la crianza de los hijos—y los más delicados puntos al poner los pañales y al bañar a los recién nacidos—tiene sus beneficios, especialmente si están dispuesto a cocinar y a colaborar con la limpieza.

Sin embargo, el acuerdo puede también tener sus desventajas. En primer lugar, las tres generaciones pueden ser una multitud—que puede interferir con lo que debería ser una experiencia de vínculos íntimos entre los padres y el bebé. Demasiado apoyo y muchos consejos de los bien intencionados abuelos también pueden ser un obstáculo para que la pareja encuentre la forma particular de ser padres. Y aunque esta ayuda les evite cometer errores, también les prohibirá que aprendan de sus propios errores, un paso importante en el fortalecimiento de la seguridad como padres. (Por supuesto, si el consejo está desactualizado, como es probable que sea, hará que la pareja cometa errores—como establecer un "horario" de comida al recién nacido o acostar al bebé boca abajo.) Otro problema potencial: tener huéspedes puede aumentar el cansancio especialmente en la madre que acaba de dar a luz. Incluso si son huéspedes atentos (por ejemplo, los que ayudan a ordenar la casa en lugar de desordenarla), tanto el esposo como la esposa se sentirán obligados a entretenerlos, algo que puede ser agotador en un momento en el que ya se sufre de cansancio.

Un buen arreglo con los abuelos que viven lejos podría ser que los padres esperen unas semanas antes de invitarlos para que hagan la primera visita. En este momento los dos se sentirán más cómodos en sus nuevos roles, la esposa se habrá recuperado de muchos de los síntomas del posparto y, como un premio adicional para los que ansían arrullar y tomar buenas fotos, el bebé estará más alerta y sensible a la compañía y a las cámaras.

Si los abuelos viven en la misma ciudad, se les puede sugerir que hagan visitas programadas y cortas que duren el tiempo suficiente para que arreglen al bebé (e incluso que les permita salir a caminar, comer algo o ver una película) pero no tan larga ni tan frecuente que acaparen el espacio de los tres o que interfieran en el inexperto estilo de criar a el hijo.

Se debe ser firme pero también amoroso al establecer normas positivas en los límites de las visitas ("Esperamos ser tan buenos como ustedes en la crianza de nuestros hijos, pero para lograrlo debemos comprender las cosas por nosotros mismos") y sus padres seguramente entenderán la razón por la que deben darles a ustedes tres el espacio y el tiempo necesario para que se conozcan.

También es bueno para las parejas que se sienten agobiadas y que realmente necesitan ayuda los primeros días—con los oficios de la casa, la lavandería, la preparación de los alimentos o con un hijo más grande—y se sienten cómodas al tener cerca a sus padres. Pero la ayuda debe concentrarse principalmente en esas tareas, en lugar del cuidado del bebé.

SENTIRSE EXCLUIDO DURANTE LA LACTANCIA

"Mi mujer está pensando darle el pecho a nuestro bebé, pero no estoy seguro si puedo soportarlo."

Para un recién nacido, no hay alimento mejor que la leche materna y no hay sistema más perfecto de entrega que un seno materno. Por mucho que las compañías trabajen en fabricar fórmulas para duplicar la receta de la Madre Naturaleza no lograrán hacerlo. La lactancia materna ofrece un número incomparable de beneficios para la salud del bebé (desde evitar alergias, la obesidad y enfermedades que afectan el desarrollo cerebral) y para la madre (la lactancia materna se vincula con una recuperación más rápida en el posparto y posiblemente con una reducción del riesgo de cáncer mamario más adelante).

Está claro que la decisión de la esposa al preferir amamantar al bebé en lugar de darle el biberón puede significar una marcada diferencia en la vida de éste y en la de ella. Y el padre puede ayudar a lograrlo. Los estudios han demostrado que cuando los padres apoyan la lactancia materna, las madres tienen muchas más posibilidades de tener éxito.

Puede ser útil que el padre hable con otros cuyas esposas han amamantado al bebé para que se sienta más cómodo con esta idea; leer más sobre la lactancia materna reforzará la importancia (véase página 311). También debe tener en mente que es un proceso natural, el que ha sustentado muchas vidas jóvenes desde que la primera madre amamantó al primer bebé. Si el padre tiene problemas para adaptarse al hecho de que los senos de la esposa son usados para tales fines prácticos, véase página 450.

"Mi mujer está dando el pecho a nuestro bebé. Existe una intimidad que yo no comparto, y me siento excluido."

Existen ciertos aspectos biológicos inmutables de la procreación que excluyen al padre: no puede quedar embarazado, no puede dar a luz y no puede amamantar al bebé. Pero, como descubren cada año millones de nuevos padres, las limitaciones físicas naturales del hombre no tienen por qué relegarle al papel de espectador. Puede compartir casi todas las alegrías, esperanzas, preocupaciones y tribulaciones del embarazo y el parto de la esposa, desde la primera patada hasta la última contracción de expulsión, como participante activo y solidario. Y aunque nunca podrá ponerse al bebé al pecho (por lo menos no con los resultados que espera el bebé), *puede*

intervenir en el proceso de lactancia participando en los siguientes aspectos:

Ser el alimentador suplementario del bebé. Una vez se establece la lactancia materna, existe más de un modo de alimentar a un recién nacido. Y aunque el padre no puede darle el pecho, puede ser él quien le dé los biberones de suplemento. Con ello, no sólo proporcionará a la esposa un respiro (ya sea a medianoche o en medio de la cena), sino que además tendrá la oportunidad de sentirse próximo al bebé. No debe desperdiciar esta oportunidad metiendo simplemente el biberón en la boca del bebé. Tomará al bebé como lo hace la madre para darle el pecho, abrazándolo y acuñándolo. Abrirá la camisa para permitir el contacto de la piel con la del bebé, lo que enriquecerá la experiencia para ambos.

No dormir toda la noche de corrido hasta que el bebé también lo haga. Compartir las alegrías de la lactancia significa también compartir las noches sin dormir. Incluso si el padre no le da el biberón suplementario, puede convertirse en una parte del ritual de la lactancia nocturna. Puede ser el padre quien levante al bebé de la cuna, quien le cambie los pañales, lo lleve a la madre para que ésta lo alimente e incluso quien lo devuelva a la cuna cuando haya vuelto a dormirse.

Observar maravillado y con atención. La simple observación del milagro de la lactancia materna puede proporcionar una enorme satisfacción, al igual que la observación del milagro del nacimiento. En lugar de sentirse excluido, el padre debe sentirse privilegiado de poder ser testimonio del amor que se da entre la mujer y el bebé durante los momentos de la lactancia.

Participar en todos los demás rituales diarios. Dar el pecho es el único trabajo diario exclusivo de la mujer. Los padres pueden bañar al bebé, cambiarle los pañales y arrullarlo igual de bien que las mamás. Y lo más probable es que si el padre se responsabiliza de cualquier otra tarea, se encontrará demasiado ocupado para sentirse celoso.

VÍNCULO AFECTIVO

"Estoy tan emocionado con mi nueva hija que me da miedo exagerar mi atención hacia ella."

En algunos aspectos de la vida se puede exagerar, pero no en el amor y el cuidado para un bebé. No sólo los niños se desarrollan mejor con la atención de sus padres, no hay mejor forma de fortalecer la relación con el nuevo descendiente. Todo el tiempo que el padre pasa con el bebé también ayudará a que la esposa desarrolle un mejor vínculo con el nuevo ser (una madre que se las arregla sola con el cuidado del bebé puede encontrarse demasiado cansada y resentida para lograrlo).

El padre no se debe sorprender por el entusiasmo que siente por la nueva hija. Estudios recientes han descubierto que los hombres y los machos, en el caso del reino animal, experimentan un aumento en la cantidad de hormonas femeninas cuando nacen sus bebés. La crianza, que se tomó por mucho tiempo como una responsabilidad exclusiva de las madres, aparentemente surge también de forma natural en ellos.

Sin embargo, mientras el padre se ocupa de la atención del recién nacido, no debe olvidar que hay otra relación que necesita atención (y que al final es más significativa): la relación con la esposa. Se asegurará de que se entere de que ella también es importante. Y de que reciba la cuota de mimos y abrazos.

"Mi esposa tuvo una cesárea de último minuto y no pude estar con ella. Tampoco pude tener al bebé entre mis brazos por 24 horas y tengo miedo porque no logré crear un vínculo afectivo con él en ese momento."

Hasta la década de los años sesenta, pocos padres presenciaban el nacimiento de sus hijos, y desde que la palabra *vínculo* se originó en los años setenta, ninguno sabía de lo que se estaba perdiendo, o incluso que había algo que se perderían, en esa área. Pero esa falta de información no evitaba que se desarrollaran relaciones amorosas entre padre e hijo. Todo lo contrario, cada padre de esta época que presencia el nacimiento del hijo y se le permite crear después un "vínculo" inmediato con él, no es en forma instantánea que se fortalece una vida de cercanía. El vínculo afectivo no funciona como un pegamento fuerte; el tipo de relación que perdura toda una vida toma tiempo y esfuerzo para que se alimente y crezca. Lo ideal es estar con la esposa durante el parto. Y estar privado de esa oportunidad es motivo para decepcionarse, especialmente si invirtió varios meses en los preparativos del nacimiento. Pero no hay razón para temer por el futuro con el hijo. Lo que realmente lo unirá al bebé es la atención y los cuidados que le brinde ahora—cambiarle pañales, bañarlo, darle de comer, mimarlo, acuñarlo y mecerlo. El contacto visual y el de la piel (abrirá la camisa y lo estrechará al pecho mientras le canta para que se duerma) puede aumentar la intimidad y fortalecer el vínculo afectivo. (Esta clase de contacto también, de acuerdo a investigaciones, acelera el desarrollo cerebral, por lo tanto es bueno para ambos.)

Si el padre siente que la esposa está monopolizando el cuidado del bebé (ella posiblemente lo hace sin darse cuenta) le hará saber que le gustaría hacerse cargo al menos de la parte que le corresponde. Se ofrecerá de voluntario para pasar un tiempo a solas con el bebé siempre que sea posible—mientras la esposa toma unas clases de ejercicios, se reúne con una amiga a tomarse un café o simplemente se da un baño de tina mientras lee un buen libro—para garantizar que las buenas intenciones maternales no interfieran en el proceso de conocimiento entre el padre y el hijo. Y no sentirá que debe invertir calidad de tiempo con el hijo en casa. Los recién nacidos son fáciles de llevar de un lado a otro, así que debe sentirse libre de preparar la bolsa del bebé, de asegurarlo en una sillita especial y de salir a pasear o a hacer un mandado con él.

El padre no permitirá que el remordimiento o la culpa estropee los primeros meses del bebé. Al contrario, sacará ventaja del período de crianza y educación que viene más adelante. No haber estado en el momento del nacimiento del hijo nunca tendrá un impacto en él, pero no estar presente de ahora en adelante sí puede impactarlo.

LA DEPRESIÓN EMOCIONAL

"Estoy muy feliz por haberme convertido en padre y muy emocionado por tener una hija. ¿Entonces por qué me siento tan deprimido?"

Al igual que los futuros padres no están inmunes a los cambios de humor durante el embarazo, los nuevos padres tampoco son inmunes a la depresión del posparto. Muchos de los desencadenantes que la provocan en la madre también la provocan en el padre, al menos en forma modificada—desde sentirse abatido y sin la adecuada preparación, hasta sentirse cansado todo el tiempo, preocupado por los cambios en la dinámica familiar y los ajustes en el estilo de vida. Incluso las hormonas juegan un rol importante en muchos hombres; se ha demostrado que el exceso de producción de hormonas femeninas antes y después del nacimiento puede generar una gran variedad de síntomas en los padres, incluyendo la depresión. No debe sorprender que muchos de los mismos consejos que ayudan a sacar adelante a una madre con depresión durante el posparto pueden también ayudar a un nuevo padre. Los ejercicios son especialmente útiles (las endorfinas que se liberan al hacer ejercicio son las mejores elevadoras naturales del ánimo) y la comunicación (hablar con la pareja sobre sus sentimientos, así como con otros padres que entienden lo que está sintiendo). Generalmente desaparecen con el paso del tiempo (mientras más cómodo se sienta el padre con la nueva vida, más feliz será con ella). (Véase página 414.)

En muchos casos, los nuevos progenitores no sufren de depresiones al mismo tiempo; es más común que les suceda en diferentes momentos. De cualquier forma, tomar juntos las medidas necesarias para ganarle a la depresión puede ayudarlos a sentirse mejor, y a la vez evitarán futuros ataques depresivos.

Si estos estados de ánimo persisten o la depresión empeora, especialmente si interfiere con el trabajo, con la relación con el bebé o la esposa o con el sueño y la alimentación, se asegurará de buscar ayuda profesional.

SENTIRSE POCO SEXUAL DESPUÉS DEL PARTO

"El parto fue una experiencia milagrosa. Pero parece que el haber visto a mi bebé saliendo de la vagina de mi esposa me ha quitado todo interés sexual."

Comparada con la de otros animales, la respuesta sexual humana es extremadamente delicada. Se halla a merced no sólo del cuerpo sino también de la mente. Y, en ciertas ocasiones, la mente puede provocar verdaderos estragos en este campo. Una de estas ocasiones se presenta durante el embarazo, como probablemente ya saben todos los nuevos padres. Otra ocurre en el período del posparto.

Es muy posible que el brusco desinterés sexual no tenga nada que ver con el hecho de haber observado el nacimiento del hijo. La mayoría de los nuevos padres se encuentran con que tanto el espíritu como la carne tienen menos deseos después del parto (aunque los que no se sienten así no tienen nada de anormales) y esto es por varias razones bien comprensibles: cansancio, especialmente mientras el bebé no duerme corrido toda la noche; temor de que el bebé se despertará llorando a la primera caricia (particularmente si duerme en la misma habitación que los padres); preocupación por hacer daño a la esposa si se mantienen relaciones sexuales antes de que esté totalmente recuperada; y finalmente, una preocupación física y mental general acerca del recién nacido, preocupación que centra la energía del padre en aquello que es más necesario durante esta época de la vida. Sus sentimientos pueden verse influenciados por el aumento temporal de hormonas femeninas que muchos padres experimentan—ya que son las hormonas masculinas, tanto en el hombre como en la mujer, los que encienden el deseo.

En otras palabras, probablemente está muy bien que el padre no se sienta sexualmente motivado en este momento, sobre todo si la mujer (como muchas mujeres en el primer tiempo del posparto) no se encuentra tampoco preparada emocional o físicamente para hacer el amor. Es imposible predecir cuánto tiempo tardará en volver el deseo del marido, y el de la esposa. Como sucede en todos los aspectos de la sexualidad, el margen de lo "normal" es muy amplio. Para algunas parejas, el deseo volverá incluso antes del visto bueno del médico que, dependiendo de las circunstancias, puede variar de dos a seis semanas. Para otras, pueden pasar seis meses antes de que el *amor* y el *bebé* coexistan en armonía dentro del hogar. (Algunas mujeres no experimentan deseo hasta que dejan de dar el pecho al bebé, pero ello no significa que no puedan disfrutar de la intimidad de las relaciones sexuales con el hombre que aman.)

Algunos padres, incluso si estaban preparados para el nacimiento, salen de la sala de partos con el sentimiento de que el "territorio" ha sido "violado", que la zona especial que estaba destinada al amor ha adquirido bruscamente una finalidad práctica. Pero a medida que pasan los días pasa también este sentimiento. El padre empieza a darse cuenta de que la vagina tiene dos funciones, igualmente importantes y milagrosas. Ninguna de las dos excluye a la otra, y de hecho están estrechamente relacionadas. También llega a reconocer que la vagina es el lugar de paso para el bebé sólo durante el breve tiempo del parto, mientras que es una fuente de placer para el marido y la esposa a lo largo de toda una vida.

Si el deseo sexual no vuelve, y la ausencia empieza a provocar tensión, la pareja puede pedir el asesoramiento de un especialista.

"Antes de la llegada del bebé, los senos de mi mujer eran un centro de placer sexual para los dos. Ahora que está dando el pecho al bebé, me parecen demasiado funcionales para ser atractivos sexualmente."

Al igual que la vagina, los senos están destinados a un fin práctico y a un fin sexual (que, desde el punto de vista estrictamente reproductivo, también es un fin práctico). Y aunque estas finalidades no son mutuamente excluyentes a largo plazo, pueden entrar en conflicto temporalmente durante la lactancia.

Algunas parejas encuentran que la lactancia es un incentivo sexual especialmente si los senos están llenos por primera vez. Otras, por razones estéticas (flujo de leche, por ejemplo) o porque se sienten incómodas al utilizar la fuente de alimento del bebé para el placer sexual, encuentran que es un potente inhibidor. Sin embargo, descubrirán que este efecto desaparece a medida que se le da a la lactancia un carácter secundario.

Sea cuál fuere el efecto incitador, éste será el normal para la pareja. Si el marido encuentra que los senos de la mujer son demasiado funcionales ahora para resultar sexualmente atractivos se concentrará en los juegos amorosos por el momento, hasta que se sienta cómodo de compartirlos con el bebé o hasta que el bebé sea destetado. Sin embargo, es necesario que se muestre abierto y sincero con la mujer; abstenerse de repente de ciertas caricias habituales puede hacer que la esposa se sienta rechazada. También debe poner cuidado en no albergar ningún resentimiento contra el bebé que está utilizando "sus" senos; debe pensar en la lactancia como en un "préstamo" temporal. Y disfrutar del "interés" que resultará del préstamo: un recién nacido bien alimentado y sano.

◆ ◆ ◆

Parte 4

CASOS ESPECIALES

Si la embarazada se pone enferma

Todas las mujeres esperan sucumbir al menos a algunos de los síntomas menos deseables del embarazo durante la gestación—mareos matutinos y calambres en las piernas, por ejemplo, o malas digestiones y cansancio. Pero a algunas les sorprende descubrir que también son susceptibles a síntomas que no tienen nada que ver con el embarazo: los que están asociados a enfermedades tan comunes de la gente como el resfriado, la gripe,

la gastroenteritis. Afortunadamente, aunque estas enfermedades pueden causarle molestias a la mujer, la mayoría no afectará el embarazo. Desde luego, la prevención es la mejor forma de evitar las enfermedades y de tener un embarazo saludable. Pero aunque esto fallara, un tratamiento inmediato y seguro, en la mayoría de los casos bajo la supervisión del médico, es esencial para proteger a la mujer y al bebé de las complicaciones.

Qué puede preocupar

PADECER UN RESFRIADO COMÚN

"Tengo un resfriado terrible y me preocupa que pueda afectar a mi bebé."

La mayoría de las mujeres sufren de un resfriado o una gripe al menos una vez durante los nueve meses. Afortunadamente, aunque sea una gripe muy fuerte, el bebé no se verá afectado por las muchas molestias y la incomodidad que sufre la

madre ni por la impaciencia de ésta por encontrar alivio. No obstante, la medicina que la mujer acostumbra a tomar para estas enfermedades (o para prevenir el resfriado) incluyendo aspirina, ibuprofén, grandes dosis de vitamina C, cinc y la mayoría de hierbas, que no son recomendadas. No se deben tomar sin la aprobación del médico. Éste podrá decir qué tratamientos para el resfriado son seguros durante el embarazo, y cuál será mejor en cada caso. Ninguno, desde luego, curará el resfriado, pero algunos aliviarán sus síntomas. (Véase página 458 para la Medicación durante el embarazo.)

Si la mujer ya ha tomado unas pocas dosis de una medicación u otra, que no se recomienda durante el embarazo, no tiene que asustarse. Pero, para mayor tranquilidad, debe verificarlo con el médico.

Por fortuna para la mujer y el bebé, algunos de los mejores remedios contra el resfriado y la gripe son también los más seguros. Los siguientes consejos pueden cortar de raíz el resfriado antes de que florezca y dé lugar a un caso grade de sinusitis u otra infección secundaria, a la vez que la ayudará a recuperarse más rápido. Al primer estornudo o cosquilleo en la garganta:

◆ Descansar, si necesita hacerlo. El reposo en cama no necesariamente acorta la duración de la enfermedad, pero si el cuerpo lo pide habrá que escucharlo. Por otro lado, si la mujer se siente con ánimo (y no presenta fiebre ni tos) el ejercicio de ligero a moderado puede ayudarla a sentirse mejor mucho más rápido.

◆ No "matar de hambre" el resfriado, la fiebre o al bebé. Mantenerse en las directrices de la dieta ideal tanto si se tiene apetito como si no. Se deben seleccionar alimentos apetecibles o al menos que no repugnen por completo. Asegurarse de tomar todos los días cítricos o jugos (naranjas, mandarinas, toronjas), así como otras frutas y vegetales ricos en vitamina C (véase página 96) pero no tomar suplementos de esta vitamina (no más de los que se toman con el complejo vitamínico especial para el embarazo) si no son prescritos por el médico. Las mismas recomendaciones en el caso del cinc (en forma de tabletas o pastillas). Se cree que la equinácea es eficaz para prevenir o reducir la intensidad de los resfriados, pero aún no se recomienda porque no se han realizado estudios profundos para comprobar la seguridad.

◆ Inundarse de líquidos. La fiebre, los estornudos y la secreción nasal harán que el cuerpo pierda líquidos que tanto la madre como el bebé necesitan con urgencia. Tener un termo con naranjada o jugo de toronja (½ taza de concentrado de jugo helado y no endulzado disuelto en 1 litro de agua caliente) cerca de la cama, y beber al menos una taza cada hora. Si el cítrico molesta el estómago se debe cambiar la mezcla de jugo por agua pura o mineral. Probar también con una fórmula tan eficaz como: la sopa de pollo. Las investigaciones médicas han demostrado que no sólo reemplaza los fluidos, sino que también ayuda a que los que sufren el resfriado se encuentren más cómodos. Otros jugos y sopas podrían completar también los requerimientos de líquido.

◆ Al estar recostada o al dormir, mantener la cabeza ligeramente levantada con dos almohadas. Esto facilitará la respiración con una nariz congestionada. Las tiras nasales (que delicadamente destapan los orificios de la nariz y facilitan la respiración) podrían ayudar también. Se pueden comprar sin receta médica y no contienen ningún medicamento.

◆ Mantener los orificios nasales húmedos mediante un humidificador y pulverizando el interior de la nariz con un atomizador lleno de agua salada (que tampoco contiene fármacos).

◆ Si la garganta está dolorida o pica, o si se tose, se recomiendan gárgaras con agua salada (1 cucharada de té de sal disuelta en 220 ml de agua caliente) como una infusión pero no hirviendo.

◆ Hacer bajar la fiebre inmediatamente. (Véase página 456 para el Tratamiento de la fiebre.)

◆ No se aplazará llamar al médico ni se rehusará tomar la medicación prescrita que nos recomienden como segura para el embarazo por mucho que hayamos oído que *todos* los fármacos son malos durante la gestación. Eso no es cierto. Pero se debe asegurar de que el médico que los receta conoce del embarazo.

¿ES GRIPE O RESFRÍO?

A continuación se indica cómo se distingue una de otra:

Un resfrío, aunque sea muy fuerte, es más leve que una gripe. Éste generalmente se anuncia con dolor o picazón de garganta (que tarda solamente de uno a dos días) a lo que le sigue la aparición gradual de los síntomas. Entre estos se incluyen, nariz que gotea y luego se tapa; muchos estornudos; y posiblemente dolor leve y algo de fatiga. habrá poco o nada de fiebre (casi siempre menor de 100 °F). Es posible que se desarrolle tos casi al finalizar el período de la enfermedad y continuará por una o más semanas después de que los demás síntomas ya hayan desaparecido.

Influenza (o gripe) es más severa y aparece de forma más repentina. Los síntomas incluyen fiebre (generalmente de 102 °F a 104 °F); dolor de cabeza; dolor de garganta (casi siempre empeora el segundo o tercer día); dolor fuerte de los músculos; y debilidad y fatiga general (que pueden durar un par de semanas o más). Puede presentar también estornudos ocasionales y tos que pudiera volverse severa. En algunos casos náuseas o vómitos— pero esto no debe confundirse con lo que comúnmente se conoce como "gripe estomacal" (véase página 461).

Por desgracia, los resfriados suelen durar más si se está embarazada, posiblemente debido a que el sistema inmunológico trabaja un poco más despacio para proteger al bebé (un cuerpo extraño) del rechazo inmunológico. Si el resfriado o la gripe son lo suficientemente graves para interferir con la ingestión de alimentos o el sueño, si se expectoran esputos verdosos o amarillentos, si la tos está acompañada de dolor en el pecho o respiración sibilante, si se sienten punzadas en los senos nasales (véase la siguiente pregunta) o si los síntomas duran más de una semana, habrá que llamar al médico. Puede que éste prescriba medicamentos para seguridad de la madre y del bebé.

SINUSITIS

"Estoy resfriada desde hace una semana. Pero ahora la frente y las mejillas me empiezan a doler. ¿Tiene esto alguna relación y qué debo hacer?"

C omo se pensó, el resfriado se volvió una sinusitis. Los signos de ésta son, dolor y a menudo sensibilidad en la frente y/o una o ambas mejillas (debajo de los ojos) y posiblemente alrededor de los dientes (el dolor generalmente empeora cuando la cabeza se inclina o se agita) y mucosidad espesa y oscura (verdosa o amarillenta).

Es muy común que después de un resfriado se desarrolle una sinusitis, pero es más común entre las mujeres embarazadas, ya que sus hormonas tienden a hinchar las membranas mucosas (como las de los senos nasales) lo que causa obstrucciones que permiten que los microbios se fortalezcan y se multipliquen en estos lugares. Estos gérmenes persisten más tiempo allí porque a las células del sistema inmunológico, encargadas de obstruir los gérmenes invasores, se les dificulta el retiro total de los mismos. Como resultado de esto, las infecciones en los senos nasales que no reciben tratamiento pueden persistir por semanas o hasta volverse crónicas. Para un alivio rápido, se deben tratar con antibióticos y descongestionantes y llamar al médico para que atienda el problema lo antes posible.

INFLUENZA O "GRIPE"

"Estamos en la temporada de gripe y me pregunto si debo recibir la vacuna contra esta enfermedad. ¿Es recomendable durante el embarazo?"

R ecibir la vacuna contra la gripe o influenza es definitivamente la mejor decisión que se puede tomar durante la temporada en que se manifiesta esta condición. De hecho, los Centros para el Control de la Enfermedad recomiendan que cualquier mujer que esté en el segundo o tercer trimestre durante esta época debe recibir la vacuna. Aunque se considera que es segura en cualquier etapa del embarazo, la mayoría de expertos aconseja evitarla, si es posible, en el primer trimestre de gestación.

La vacuna contra la gripe se debe recibir antes de *cada* temporada o al menos a inicios de la misma para lograr una mejor protección. No es 100% efectiva ya que protege únicamente contra el virus de la gripe que se espera causa más problemas en un año en particular. Sin embargo, aumenta mucho la posibilidad de que la mujer embarazada se libre de ella durante la época en que florece. Incluso si no previene la infección, generalmente reduce la gravedad de los síntomas. Raras veces produce efectos secundarios que casi siempre son leves.

Si la mujer embarazada sospecha que podría tener gripe (véase los síntomas en el recuadro de la página anterior) debe llamar inmediatamente al médico para recibir tratamiento. (Mientras tanto, seguirá los pasos para bajar la fiebre; véase página 456.) Esto es muy importante principalmente en el último trimestre de gestación, cuando la gripe que no recibe tratamiento se vuelve severa y puede provocar pulmonía o hasta parto prematuro en la futura madre. El tratamiento es generalmente sintomático, se dirige a reducir la fiebre, los dolores y la congestión nasal. Lo más importante es: descansar y tomar muchos líquidos, especialmente para prevenir la deshidratación.

INFECCIÓN DEL TRACTO URINARIO

"Tengo miedo de tener una infección del tracto urinario."

Las infecciones del tracto urinario (ITU) son tan comunes durante el embarazo que el 10% de gestantes pueden esperar padecer al menos una y las que ya la han tenido tienen una posibilidad entre tres de repetirse. Lo más probable es que se trate de una cistitis, una simple infección de la vejiga urinaria. En algunas mujeres la cistitis transcurre "silenciosamente" (sin producir síntomas) y se diagnostica en los cultivos de orina rutinarios. En otras, los síntomas pueden ser de leves a bastante incómodos (necesidad de orinar con frecuencia, ardor al orinar—a veces sólo sale una gota o dos— presión o dolor agudo en el bajo vientre). La orina puede también ser turbia y tener algo de sangre.

Tanto si existen síntomas como si no, una vez diagnosticada la infección debería ser tratada de inmediato por el médico, mediante un antibiótico que sea seguro para el embarazo[1]. Completar el tratamiento es vital para prevenir que se repita; no habrá que ceder a la tentación de dejar el tratamiento al sentirse mejor.

En un 20 a un 40% de los casos, una infección de la vejiga *no tratada* durante el embarazo da lugar a una infección de los riñones que constituye una amenaza para la madre y el bebé. Ello sucede con mayor frecuencia durante el último trimestre, y puede desencadenar un parto prematuro. Los síntomas son los mismos que los de la cistitis, pero a menudo van acompañados de fiebre (a menudo de hasta *103 °F*), escalofríos, sangre en la orina y dolor de espalda (en la zona lumbar o en uno o ambos laterales) náuseas y vómitos. Si la embarazada experimenta estos síntomas, lo notificará al médico de inmediato. Generalmente, los antibióticos pueden curar una infección de los riñones, pero probablemente sea necesaria la hospitalización a fin de administrar un tratamiento intravenoso.

Hoy en día, muchos médicos intentan evitar que se produzca una infección del riñón practicando un cultivo a todas las embarazadas durante la primera visita, para detectar si son susceptibles a dicha enfermedad. Si el cultivo de orina demuestra la existencia de bacterias (lo que se da en un 7 a un 10% de las gestantes)[2], se administran antibióticos para prevenir el desarrollo de cistitis o pielonefritis.

Existen algunos remedios y medidas preventivas caseros frente a las ITU; usados en combinación con el tratamiento

---

1. No tomar una medicina previamente prescrita para la mujer o para otra persona, incluso si lo fue para una infección del tracto urinario.

2. La muestra de orina se puede tomar en el consultorio médico o con un equipo casero que tenga la aprobación de la FDA.

médico, que pueden ayudar a acelerar la recuperación cuando habrá infección:

◆ Beber muchos líquidos, especialmente agua que ayuda a que la bacteria salga. También puede ser beneficioso el jugo de arándano posiblemente porque el tanino que contiene evita que la bacteria se adhiera a las paredes del tracto urinario. Se evitará el café y el té (incluso si son descafeinados) y el alcohol que pueden aumentar el riesgo de infección.

◆ Lavar bien el área vaginal y vaciar la vejiga justo antes y después de tener relaciones sexuales.

◆ Cada vez que orine, tomar el tiempo necesario para asegurarse de que la vejiga está bien vacía. Inclinarse hacia adelante mientras se orina puede ayudar a asegurarse de que así sucede. A veces también puede ser de ayuda "vaciar doblemente"; después de orinar, esperar 5 minutos y luego intentarlo de nuevo. Y no aguantarse las ganas de orinar, las que suelen hacerlo aumentan las posibilidades de sufrir una infección.

◆ Permitir que el área perineal tenga "espacio para respirar", llevar ropa interior y medias con entrepierna de algodón y evitar la ropa que apriete mucho. No llevar medias debajo de los pantalones, dormir sin calzones y sin la parte inferior de la pijama.

◆ Mantener la zona vaginal y perineal meticulosamente limpia y libre de irritaciones. Limpiarse siempre de delante hacia atrás después de ir al baño para evitar que la bacterial fecal entre a la vagina o a la uretra (el tubo corto por el que se excreta la orina desde la vejiga). Lavarse a diario (preferiblemente en regadera y no en tina) y evitar el baño de burbujas, los talcos, los jabones, los pulverizadores, los detergentes y el papel de baño perfumados. También se evitarán las piscinas que no están adecuadamente cloradas.

◆ Comer yogur o yogur helado no azucarados que contengan cultivos activos cuando se tomen antibióticos, para ayudar a reponer el equilibrio bacteriano intestinal. Si no se tolera o simplemente no es agradable al paladar, se le preguntará al médico si se puede tomar *lactobacillus acidophilus, bacilos búlgaros* o *Streptococcus thermophilus* en tabletas o cápsulas.

◆ Mantener altas las defensas tomando una dieta nutritiva, descansar mucho y hacer ejercicio, no trabajar hasta el punto de fatigarse y no llevar una vida demasiado agitada.

FIEBRE

"Estoy pasando un período febril. ¿Debo tomar aspirina para que la fiebre baje?"

Durante la mayor parte de nuestras vidas, la fiebre no debe ser temida ni combatida. De hecho, es uno de los aliados más fuertes de nuestro cuerpo en la defensa contra las infecciones. Durante el embarazo, no obstante, un aumento significativo y continuo de la temperatura corporal puede ocasionalmente causar defectos congénitos, particularmente durante la tercera y séptima semana del embarazo. No está completamente claro a qué temperatura ocurre el riesgo, aunque algunos sugieren que por arriba de los 102 °F ya podría ser un problema. Así lo más seguro es hacer bajar la fiebre cuanto antes, en vez de dejarla seguir el curso. Debido a que la fiebre es un signo de infección y algunos tipos de infección se vinculan con las complicaciones del embarazo, deberán también tratarse por sí mismos.

La mejor manera de hacer bajar la fiebre dependerá de cuánto haya subido, y de las recomendaciones del médico. Se llamará a éste el mismo día en que se tenga una fiebre entre 100 °F y 102 °F; se llamará de inmediato si ésta es de 102 °F o más. Mientras se habla con el médico, la mujer embarazada se tomará dos tabletas de acetaminofén para empezar a reducir la fiebre. También se dará un baño tibio, tomará bebidas frescas, se pondrá ropa ligera y se abrigará ligeramente. (Algunos remedios caseros pueden ser efectivos para reducir una fiebre no muy alta que esté por debajo de 100 °F; en ese caso no será necesaria la medicación). Para temperaturas mayores, relacionadas con infecciones bacterianas, probablemente se recetará acetaminofén, junto con un antibiótico (existen varios que se consideran seguros durante el embarazo). Ni la aspirina ni el ibuprofén debe tomarse de forma rutinaria para combatir la fiebre (véase más abajo).

Si se presentó fiebre alta en las primeras etapas del embarazo y no se reportó al médico, se debe hacer ahora. Aunque las posibilidades de que haya causado algún problema son bajas, como siempre, mientras más información tenga el médico mejor atención recibirán la madre y el bebé.

TOMAR ASPIRINA Y NO ASPIRINA

"La semana pasada tomé dos aspirinas para un dolor de cabeza terrible, y ahora he leído que la aspirina puede causar hemorragia en el embarazo. Tengo los nervios destrozados."

De los millones de personas que hoy en día abren el botiquín y toman una caja de aspirinas, pocos piensan una o dos veces sobre la seguridad. Y para la mayoría de la gente, el uso ocasional de la aspirina o ibuprofén no sólo constituye una ayuda, sino que es perfectamente inocuo. Pero durante el embarazo, existe la preocupación de que estos medicamentos, al igual que muchos otros remedios que se venden sin receta y son inofensivos, podrían resultar peligrosos.

Si la mujer ha tomado inconscientemente una o dos aspirinas o ibuprofén, en una o incluso unas pocas ocasiones durante los primeros dos trimestres, no debe preocuparse, no existen pruebas de que ello pueda perjudicar al bebé. Durante el resto del embarazo, no obstante, es aconsejable que esta mujer trate ambos medicamentos como haría con cualquier otra medicina, tomándolos sólo cuando sea absolutamente necesario o cuando se lo recomiende un médico que sepa del estado.

El uso de la aspirina es más peligroso durante el tercer trimestre, cuando incluso una sola dosis puede interferir con el crecimiento fetal y causar otros problemas[3]. Debido a que es una antiprostaglandina, y las prostaglandinas se hallan implicadas en el mecanismo de la dilatación, la aspirina puede prolongar tanto el embarazo como la dilatación y provocar otras complicaciones durante la expulsión. Y dado que interfiere en la coagulación sanguínea, la aspirina tomada durante dos semanas antes del parto puede aumentar el riesgo de hemorragias e incluso puede provocar problemas de pérdida de sangre en el recién nacido.

Sustituir indiscriminadamente la aspirina por otros fármacos no es una solución lógica durante el embarazo. Aunque parece que el uso moderado de acetaminofén (como Tylenol) durante el embarazo no presenta problemas, tampoco debería tomarse si no es realmente indispensable. Se verificarán con el médico las normas para el uso de acetaminofén.

El ibuprofén (Advil y Motrin son algunos ejemplos) debería usarse con precaución durante el embarazo. Similar a la aspirina en algunos aspectos, puede desencadenar una reacción en las personas que son sensibles a la aspirina. El uso durante el último trimestre puede producir problemas en el bebé, un embarazo demasiado largo, una dilatación prolongada y/o problemas de hemorragia, no se usará este medicamento durante los tres últimos meses del embarazo. Se usará antes únicamente si lo recomienda un médico que sepa que la paciente está embarazada y sólo por periodos cortos. (Pero no habrá que preocuparse del ibuprofén que ya se ha tomado antes de saber que se estaba embarazada).

Ketoprofen (Actron y Orudis KT) y naproxen (Aleve), ambos antiinflamatorios no esteroides (AINE) no se recomiendan en absoluto durante el embarazo. Además de tener propiedades antiprostaglandinas pueden provocar otros efectos secundarios severos.

Aunque es imperativo tener precaución en el uso de analgésicos y antipiréticos,

---

3. La terapia de aspirina en dosis bajas para la prevención de preeclampsia en ciertas mujeres que se encuentran en alto riesgo, se considera segura en las 36 semanas de gestación.

evitar el uso por completo es injustificado. Existen momentos en que el dolor no puede ser aliviado ni la fiebre bajada de ningún otro modo. Lo más sensato durante el embarazo es probar primero los remedios no medicamentosos (véase el Apéndice, página 545) para el dolor o la fiebre no muy alta. Luego intentarlo con productos con acetaminofén sin aspirina—bajo supervisión médica—si dichos métodos fallan.

TOMAR MEDICAMENTOS

"¿Cómo puedo saber qué medicamentos, si es que existe alguno que lo sea, son seguros durante el embarazo y cuáles no?"

Ningún medicamento, ya sea prescrito o adquirido sin receta, tradicional o a base de hierbas, es 100% seguro en el 100% de las personas el 100% de las veces. Y cuando se está embarazada, cada vez que se toma un fármaco habrá dos individuos en peligro, uno de los cuales es muy pequeño y vulnerable. Aunque se ha demostrado que unos pocos fármacos son particularmente peligrosos para el feto, muchos medicamentos han sido usados con seguridad durante el embarazo, y existen situaciones en las que la medicación es absolutamente esencial para la vida y/o la salud. Si la mujer debe tomar un fármaco en particular en un momento determinado durante el embarazo, es algo que la mujer y el médico deberán decidir midiendo los riesgos potenciales del medicamento frente a los beneficios que ofrece. En cualquier caso, la regla general debería ser: tomar medicamentos sólo bajo la supervisión de un médico que sepa que la mujer está embarazada, y sólo cuando sea absolutamente necesario[4].

El medicamento que se tome en una situación específica dependerá de las últimas informaciones disponibles sobre la seguridad de éste durante el embarazo. Las numerosas listas de fármacos seguros,

---

4. Si la mujer es diabética o tiene otros problemas de salud crónicos o toma regularmente algún tipo de medicamento, debe asegurarse de informármelo al médico, ya que muchas medicinas que son seguras para otras embarazadas posiblemente no lo sean para ella.

COMPRA DE MEDICAMENTOS EN INTERNET

¿Está demasiado ocupada o cansada como para ir a la farmacia? ¿Piensa comprar sus medicinas por Internet? Antes de hacerlo habrá cosas importantes que debe saber. Aunque habrá algunas farmacias en Internet que proporcionan servicios legítimos de prescripción, también habrá otras que hacen que este tipo de compra sea un riesgo. Para asegurarse de que éstas sean legales y seguras:

◆ Se comprarán únicamente medicamentos prescritos por el médico. No se harán compras en sitios que no solicitan prescripciones (lo que es ilegal).

◆ Asegurarse de que la farmacia en Internet verifica cada receta médica antes de despachar el medicamento. (En el sitio generalmente aparece una política de verificación escrita).

◆ Asegurarse de que se está comprando en una farmacia autorizada. Busque el sello en la página web de VIPPS NABP (Asociación Nacional de Consejos de Farmacias Verificadas en Internet). Esta certificación asegura que dicha farmacia cumple con todas las normas federales y estatales necesarias, que cumple con el derecho a la privacidad del paciente, que verifica todas las recetas médicas y que tiene una póliza de seguro de calidad. Para ver el listado de farmacias en Internet que cuentan con esta aprobación visite www.nabp.net/vipps/consumer/listall.asp.

posiblemente seguros, posiblemente inseguros y definitivamente inseguros pueden ser de alguna ayuda, pero la mayoría están anticuadas y no son fiables en el momento de la publicación. Los prospectos y etiquetas de los medicamentos son de un uso limitado, dado que la mayoría advierten del peligro del uso durante el embarazo sin la supervisión de un médico, incluso cuando se cree que el producto es seguro. Las mejores fuentes de información serán:

◆ Un médico bien informado (no todos están familiarizados con la seguridad de los fármacos durante el embarazo); en algunos casos, un especialista en medicina materno—fetal podría ser especialmente útil.

◆ Administración de Fármacos y Alimentos—contactar a la oficina regional o escribir al Servicio de Salud Pública, FDA, Parklawn Building, 5600 Fishers Lane, Rockville, MD 20857 ó visite www.fda.gov.

◆ *The March of Dimes*—tratar primero de comunicarse a la oficina local o contacte al Centro de Recursos de *The*

March of Dimes al (888) MODIMES o (888-663-4637); www.modimes.org.

Si se necesita algún tipo de medicación durante el embarazo, se deben seguir los siguientes pasos para aumentar los beneficios y reducir los riesgos:

◆ Consultar con el médico la posibilidad de tomar la medicina en las dosis efectivas más pequeñas por el menor tiempo posible.

◆ Tomar la medicina en el momento en que produzca el mayor beneficio—por ejemplo, tomar un medicamento contra la gripe por la noche ayudará a conciliar el sueño.

◆ Seguir cuidadosamente las instrucciones. Algunos medicamentos se deben tomar con el estómago vacío; otros se

MANTENER LA HUMEDAD EN EL HOGAR

El aire seco y caliente puede contribuir con la resequedad de la piel, la tos y posiblemente provocará más gripes y otras enfermedades respiratorias. Aumentar la humedad en el hogar puede reducir este problema, pero dependiendo de la forma que se haga así serán los resultados. Algunas veces la supuesta cura puede hacer más daño que beneficio.

Por ejemplo, los vaporizadores y los humedecedores deben escogerse y usarse con precaución. Los vaporizadores que emanan vapor y que fueron fabricados desde los años 70 son seguros y efectivos, sin embargo deben colocarse lejos del alcance de los niños pequeños. Los humedecedores de vapor frío que se hicieron populares porque no presentaban peligro de quemaduras, aumentan el crecimiento bacterial y esparcen gérmenes, por lo que no deben usarse en absoluto. Los humedecedores ultrasónicos arrojan pequeñas partículas de bacteria y otras impurezas del agua hacia el aire, lo que provoca reacciones o enfermedades alérgicas si no se limpian diariamente y si se utiliza en ellos agua del grifo (en lugar de agua filtrada o destilada). Colocar platillos de agua sobre los radiadores puede agregar pequeñas cantidades de humedad al aire pero también podrían ser un riesgo de quemadura para los niños pequeños. Una olla que

emana vapor debajo de una toalla que simula la forma de una tienda de campaña también presenta un problema de quemadura y debe usarse con cuidado únicamente por períodos cortos.

Los fabricantes siguen tratando de producir humedecedores más seguros. Parece ser que los de vapor caliente (que hierven el agua antes de mezclarla con agua fría para producir vapor) y los de mecha (que la usan para eliminar impurezas) liberan menos gérmenes que las unidades antiguas de vapor frío. Todos los humedecedores deben escurrirse y limpiarse antes de guardarse y también deben limpiarse minuciosamente antes de volver a usarlos.

No importa el método que se utilice para humedecer la casa, el tiempo de operación se debe limitar. No se debe humedecer cerca de relojes—entre otras cosas, esto puede aumentar el crecimiento de moho en plantas y muebles. En lugar de eso, se tratará de no dejar que el aire de la casa se seque y se caliente demasiado. Para lograrlo, la temperatura interior debe mantenerse por debajo de 68 °F en época de frío. La casa no debe quedar herméticamente cerrada, debe permitirse alguna entrada de aire a través de las ventanas o las puertas. (Esto también minimizará los contaminantes del ambiente cerrado, como el radón.)

toman con alimentos o leche. Si el médico no ha dado instrucción alguna, se preguntarán los detalles del medicamento al farmacéutico—la mayoría proporcionará folletos con instrucciones e información completa (incluyendo los posibles efectos secundarios) de cada medicamento recetado que venden.

♦ Investigar sobre remedios no tradicionales y usarlos adecuadamente para suplir la terapia con medicamentos, por ejemplo, eliminar tantos alergenos ofensivos como sea posible en el hogar para que el médico pueda reducir la cantidad de antihistamina que se toma.

♦ Asegurarse de que el medicamento llegue al lugar indicado tomando un sorbo de agua antes de tragar la cápsula o la tableta para que baje fácilmente y después beber un vaso de agua completo para que llegue hasta donde será absorbida. Si el medicamento se toma al estar de pie o sentada en lugar de estar acostada o recostada, facilitará el paso.

♦ Para mayor seguridad, la mujer embarazada tratará de obtener todas las prescripciones en la misma farmacia. El farmacéutico llevará el registro personal y de todas las recetas médicas en la computadora, así podrá advertir sobre interacciones potenciales de los medicamentos. También se asegurará de recibir la prescripción correcta (o la medicación que no requiere de receta médica o la preparación de hierbas). Se verificará el nombre y la dosis en el envase para asegurarse de que es la indicada por el médico (muchos nombres de medicamentos son parecidos). Si de evitar dudas se trata, se preguntará al farmacéutico para qué se usa el medicamento. Si se sabe que lo que se necesita es un antihistamínico para las alergias y el medicamento que se recibió es para la hipertensión, definitivamente se recibió la medicina equivocada.

♦ Se preguntará sobre posibles efectos secundarios y cuáles de ellos deben reportarse al médico. Los antihistamínicos (incluyendo las pastillas de ajo)

por ejemplo, pueden provocar ocasionalmente problemas urinarios por las noches, tales como dolor, ardor y dificultad para orinar.

Una vez la gestante está segura de que el medicamento prescrito no es peligroso para usarlo durante el embarazo, no debe dudar en tomarlo aunque tenga miedo de que le haga daño al bebé. Esto no ocurrirá, pero si se retrasa el tratamiento podría suceder.

CURAS A BASE DE HIERBAS

"No quiero ni pensar en tomar fármacos durante el embarazo. ¿Pero es bueno sustituir las hierbas medicinales?"

Las hierbas medicinales *son* medicamentos a veces muy potentes. Algunas (como foxglove) lo son tanto que se usan en los laboratorios para producir los medicamentos (digitalis, por ejemplo). Otras han sido usadas durante generaciones en algunas sociedades para inducir abortos, y algunas se han asociado con abortos espontáneos. Incluso en una taza de té, aparentemente reconfortante, algunas hierbas son capaces de producir síntomas tales como la diarrea, los vómitos y las palpitaciones cardíacas. El uso de las hierbas medicinales presenta un riesgo sobreañadido que no se encuentra en los medicamentos de venta en farmacias. Gracias a que los controles gubernamentales son poco estrictos, estos no se han fabricado bajo ningún control de calidad y pueden ser peligrosamente fuertes o demasiado débiles. También pueden contener contaminantes dañinos, incluyendo alergenos tales como partes de insectos, polen y mohos, e incluso agentes tóxicos como el plomo o el arsénico.

Así que durante el embarazo se tratarán las hierbas medicinales como si fueran cualquier otro fármaco. No se tomarán a menos que lo recomiende el médico. Si la embarazada experimenta síntomas que precisan tratamiento, consultará con el médico en vez de intentar automedicarse. Si ya está tomando alguna hierba medicinal, se lo indicará al médico para que evalúe la seguridad. Si es él quien la prescribe, se comprará una marca producida en Alemania donde sí se supervisa la fabricación de estas preparaciones o las elaboradas en una compañía farmacéutica importante en los Estados Unidos que indique que el producto tiene "control de calidad".

Los suplementos nutricionales, que tampoco tienen control estatal, pueden ser peligrosos durante el embarazo, a menos que los prescriba el médico.

Estos no se deben excluir, al igual que los medicamentos de farmacia. Posiblemente sean necesarios para la gestante y el bebé (véase la pregunta anterior).

ENFERMEDADES GASTROINTESTINALES

"Tengo molestias en el estómago y no puedo ingerir nada. ¿Será esto dañino para mi bebé?"

Por suerte, la gastroenteritis (una inflamación del estómago, y los intestinos) generalmente dura poco, a menudo no más de 24 horas, muy raras veces más de 72 horas. Y siempre que el equilibrio de líquidos se mantenga al reemplazar los que se perdieron al vomitar y/o con la diarrea, incluso si faltan por completo los alimentos sólidos durante uno o dos días, no dañará al bebé.

Sin embargo, el hecho de que el virus no afecte la salud del bebé no significa que se le deba ignorar. Se tomarán las siguientes medidas para aumentar el bienestar y acelerar la recuperación mientras se espera que las molestias del estómago desaparezcan.

Consultar con el médico. Discutir con él todos los síntomas por si acaso son el resultado de algo más serio que una infección estomacal. Además de vómitos y diarrea se puede experimentar fiebre, mucosidad, hemorragia o lombrices en las heces; dolor abdominal persistente o deseos frecuentes de orinar u orina amarillo oscuro (signos de deshidratación). Se informará al médico si otras personas que han comido con la embarazada también se enferman al mismo tiempo y/o han comido alimentos potencialmente contaminados (especialmente productos lácteos no pasteurizados

o jugos; huevos, carnes de res, pescado, aves de corral mal cocidas; o retoños de alfalfa) en las últimas semanas; en cuyo caso podría tratarse de una intoxicación alimentaria, y si se trata de un caso grave puede requerir de atención médica. También se reportará si hace poco se ha viajado a un lugar exótico, los responsables de la enfermedad podrían ser los parásitos y otros organismos infecciosos autóctonos; este tipo de infecciones puede requerir de algún tratamiento.

Se seguirán las recomendaciones del médico para el tratamiento de la gastroenteritis. Se le llamará nuevamente si los síntomas tardan más de 48 horas; puede requerirse de un tratamiento adicional. Pero no se deben tomar medicamentos—incluyendo las preparaciones que se adquieren sin prescripción—sin indicaciones del médico. En algunos casos (cuando existe una infección bacterial o parásitos) es mejor dejar que continúe la diarrea para que los intestinos queden libres de la enfermedad, de los organismos que la provocaron; tratar de detener la diarrea con medicamentos únicamente puede prolongar la enfermedad. A continuación hay más consejos:

Guardar cama, si es posible. Parece que el reposo en cama, particularmente en una habitación oscura y tranquila, reduce los síntomas de gastroenteritis.

Reemplazar los fluidos perdidos. La diarrea y los vómitos eliminan grandes cantidades de líquidos del cuerpo, por eso son extremadamente deshidratantes. Esa es la razón por la que la ingestión de fluidos es más importante que la de sólidos a corto plazo, es esencial que los líquidos continúen entrando en nuestro cuerpo. Se intentará tomarlos en pequeños sorbos cada 15 minutos o de igual forma, agua, agua de soda, té descafeinado suave, jugo de naranja diluido con una cantidad igual de agua, jugo de manzana o uvas diluido (pero únicamente si la diarrea no es un problema). Si los síntomas son severos, el médico podría recomendar un líquido rehidratante. El caldo de res o de pollo puede también ser útil. Si la embarazada no puede ni siquiera tomar esto, chupará paletas de hielo[5], trocitos o cubitos de hielo. Se evitará el tradicional remedio de las bebidas refrescantes como ginger ale o colas—que sólo prolongarán los síntomas. Puede que la leche tenga el mismo efecto. Se evitará cualquier alimento con cafeína (incluyendo las colas, el café y el té) dado que ésta aumenta la pérdida de líquidos en el cuerpo, lo que empeora la deshidratación.

Modificar la dieta. La sabiduría tradicional dice que a menos que se esté realmente hambrienta, probablemente es mejor no comer nada durante las primeras 12 horas aproximadamente, cuando se tiene un virus en el estómago. No obstante, las investigaciones más recientes sugieren que en realidad ingerir alimentos sólidos puede ser preferible a pasar hambre. Habrá que consultar con el médico. Tanto si se continúa tomando sólidos como si se espera de 12 a 24 horas, la dieta deberá ser simple y digerible. En primer lugar se tomarán jugos de frutas diluidos, caldos claros, cremas de trigo o de arroz diluidas, pan blanco tostado sin mantequilla (ésta es una de las veces en que el trigo integral no es la mejor opción) arroz blanco hervido o al vapor, papas hervidas o asadas sin la piel, plátanos, jugo de manzana y postres a base de gelatina (habrá que prepararlos con gelatina no aromatizada y con jugos de fruta en vez de las mezclas azucaradas). Añadir gradualmente, según vayan apeteciendo, requesón, yogur, pollo, pescado y luego hortalizas cocidas y fruta, antes de volver a la dieta normal. Se comerá lo que el cuerpo tolere.

Suplementar la dieta, si es posible. Especialmente ahora es una buena idea tomar el refuerzo de vitaminas; así se intentará tomar el suplemento cuando sea menos probable que sea devuelto. No obstante no habrá que preocuparse si no se puede tomar durante unos pocos días; no será perjudicial.

Desde luego, mucho mejor que intentar curar una enfermedad es prevenirla.

5. Las paletas de hielo para la rehidratación de niños están disponibles en farmacias y, como medida de prevención, se debería de mantener un paquete en el congelador.

Por lo tanto, se observarán siempre los consejos dados en las páginas 152 y 470.

LISTERIOSIS

"Una amiga que está embarazada me dijo que se deben evitar los productos lácteos no pasteurizados porque pueden hacer daño durante el período de gestación. ¿Es esto cierto?"

Más malas noticias para las comelonas aventureras. La leche y los quesos no pasteurizados elaborados con leche sin pasteurizar (incluyendo algunos quesos mozzarella, queso azul, quesos mejicanos, Brie, Camembert y feta) pueden enfermar a las personas en cualquier momento, pero particularmente a la mujer embarazada. Estos alimentos junto con carne de res, pescado, mariscos o aves de corral crudas o mal cocidas, vegetales crudos sin lavar y carnes delicatessen pueden contener listeria, bacteria que provoca una enfermedad seria (listeriosis) especialmente en personas que se encuentran en alto riesgo, como los niños pequeños, los ancianos, las personas que tienen problemas con el sistema inmunológico y las mujeres embarazadas cuyo sistema inmunológico también está de alguna forma inhibido. La listeria, a diferencia de muchos otros gérmenes, ingresa directamente al torrente sanguíneo y puede llegar rápidamente al bebé a través de la placenta (otros contaminantes de los alimentos generalmente se quedan en el tracto digestivo y únicamente pueden causar problemas si llegan al líquido amniótico).

La listeria es difícil de detectar. En parte se debe a que los síntomas aparecen en cualquier momento después de comer alimentos contaminados, desde 12 horas hasta 30 días, y en parte también a que el dolor de cabeza, la fiebre, la fatiga, los dolores musculares y ocasionalmente náuseas y diarrea son síntomas similares a los de la gripe y algunos incluso pueden equivocarse con los efectos secundarios del embarazo. En casos más serios, la infección puede llegar al torrente sanguíneo o extenderse al sistema nervioso y dar lugar a la meningitis (acompañada de rigidez del cuello, dolores fuertes de cabeza, confusión y pérdida del equilibrio). El tratamiento con antibióticos es necesario para curar la listeriosis. Si no se trata, pueden presentarse convulsiones e incluso la muerte. En una madre embarazada, la infección puede también provocar parto prematuro, aborto espontáneo, la muerte del bebé o infección fetal.

Por lo tanto, es importante que se evite la infección al no ingerir alimentos peligrosos que contienen listeria, especialmente en esta etapa. (Véase página 152 para más consejos sobre la Seguridad de los alimentos y la prevención de las enfermedades que provienen de ellos.)

TOXOPLASMOSIS

"Aunque le he traspasado a mi marido todas las tareas del cuidado de los gatos, el hecho de vivir con ellos hace que me preocupe contraer una toxoplasmosis. ¿Cómo podré saber que he contraído la enfermedad?"

Probablemente esta mujer no podría saberlo. La mayoría de la gente que es infectada por esta enfermedad no presenta síntoma alguno, aunque algunas sienten un ligero malestar, algo de fiebre e hinchazón de los ganglios dos o tres semanas después de la exposición, seguidos de un sarpullido uno o dos días después.

Pero también existe la posibilidad de que la mujer no contraiga la enfermedad en primer término. Si ha vivido con gatos por mucho tiempo, es muy probable que ya haya estado infectada y que haya desarrollado anticuerpos para el virus que causa la toxoplasmosis. Desafortunadamente, determinar si se tienen o no estos anticuerpos es algo que la ciencia aún no conoce con exactitud. Aunque el examen de sangre para anticuerpos de *toxoplasma gondii* está disponible, no sería útil, a menos que la embarazada se haya hecho el examen antes de concebir. Esto se debe a que los exámenes no son lo bastante exactos para mostrar si una mujer que nunca se los ha hecho antes tiene una infección nueva o simplemente presenta los anticuerpos de una infección antigua.

La embarazada consultará con el médico para saber si pasó un análisis antes de quedar en estado. Si entonces tenía anticuerpos—lo que es muy probable si se ha estado viviendo con gatos—ya está inmunizada y no tiene que preocuparse, ya que no desarrollará la enfermedad. Si no tenía anticuerpos, la mujer no está inmunizada. En ese caso poco probable y si experimenta síntomas de toxoplasmosis, se hará un análisis. (La mujer no tratará de hacerlo ella misma ya que los exámenes caseros para detectarla son muy poco confiables.)

Si se detecta una nueva infección, un factor a tener en consideración es la etapa del embarazo en que ocurre la misma.

El riesgo de que un feto sea infectado durante el primer trimestre es relativamente pequeño, probablemente menor del 15%, pero el peligro de que se produzcan daños serios en dicho feto es grande.

Durante el segundo trimestre, la probabilidad de infección es un poco mayor, pero los riesgos de daños al feto son algo menores. Durante el tercer trimestre el bebé tiene muchas posibilidades de ser infectado, pero los peligros de daños graves son menores. Sólo un bebé de cada 10,000 nace con una toxoplasmosis congénita grave.

Los avances tecnológicos recientes han hecho posible analizar mediante un examen de una muestra de sangre fetal y/o líquido amniótico, si existe infección fetal aunque generalmente no antes de la semana 20 ó 22. Si el feto no ha sido infectado, probablemente no se verá afectado.

En el caso poco probable de que la gestante y el feto tuvieran la infección, el próximo paso sería una concienzuda discusión de las opciones con el médico, con un especialista en medicina maternofetal, o posiblemente con un consejero genético. Si la madre desea continuar con el embarazo, se recomienda que reciba tratamiento con antibióticos especiales, posiblemente durante varios meses. Parece que dicho tratamiento reduce en gran medida los riesgos de que el bebé nazca con problemas graves.

Tratar a los bebés infectados inmediatamente después del nacimiento también puede reducir las complicaciones y mejorar el pronóstico para estos niños.

El mejor "tratamiento" para la toxo-plasmosis (al igual que para la mayoría de enfermedades) es la prevención. (Véase página 67 para los consejos para evitar esta infección.)

CITOMEGALOVIRUS (CMV)

"Trabajo en una guardería y el médico me ha dicho que debería pedir licencia médica durante mi embarazo porque podría contraer el citomegalovirus, que podría dañar a mi bebé."

Es cierto que las posibilidades de expo-sición de esta mujer al CMV (citome-galovirus) son grandes con el trabajo que hace porque entre un 25 y un 60% de los preescolares son portadores del citome-galovirus y pueden excretarlo con la saliva, la orina y las heces durante meses o durante años, pero también es cierto que las probabilidades de que esta mujer con-traiga la infección de sus jóvenes alumnos y se la pase al bebé con resultados adver-sos son muy pequeñas. En primer lugar, este virus no es extremadamente conta-gioso, al menos para los adultos. En segundo lugar, la mayoría de los adultos estuvieron infectados durante la infancia y si este es el caso de esta mujer, no podrá "obtener" el CMV de los niños que ahora está cuidando. (Si el CMV es reactivado, los riesgos para el bebé son menores que si se contrae la infección por primera vez durante el embarazo). En tercer lugar, aunque aproximadamente 1 de cada 100 bebés nace con el virus (aproximada-mente el 50% de madres gesta bebés infectados) sólo un pequeño porcentaje de ellos muestra alguno de los efectos per-judiciales que comúnmente se asocian con la infección por CMV intrauterina.

Sin embargo, algunos médicos, como el de esta mujer, sugieren que a menos que una mujer sepa con seguridad que ya ha sido infectada (la mayoría de la gente no tiene esta información a menos que hayan sido analizadas, dado que el CMV gene-ralmente viene y se va sin producir sínto-mas obvios), es una buena idea pedir licencia médica en un trabajo que la ponga

en contacto diario con muchos preescola-res, al menos durante las 24 primeras semanas del embarazo, durante las cuales los riesgos para el feto son mayores. Otros recomiendan llevar guantes en el trabajo, lavarse cuidadosamente después de cam-biar pañales (lo que siempre se debería hacer) y resistirse a besar los niños a cargo o comerse las sobras de la comida. (Aun-que las embarazadas con otros hijos en edad preescolar podrían preocuparse por la posibilidad de que estos contrajeran el CMV, la posibilidad es tan remota que toda preocupación es innecesaria. Ello no significa, desde luego, que se ignoren las normas higiénicas en el hogar—se debe-rían practicar tanto si la mujer está preo-cupada por el CMV como si no.)

Si ésta se ve afectada con fiebre, fatiga, ganglios linfáticos hinchados y garganta dolorida, debería consultar con el médico. Tanto si dichos síntomas son causados por el CMV como por otra enfermedad (como gripe, inflamación de garganta o mononu-cleosis) precisan tratamiento. Si se diag-nostica CMV, el tratamiento puede incluir inmunoglobulina de CMV que ayuda a evi-tar una infección fetal. También es proba-ble que el médico recomiende exámenes a través de muestras de líquido amniótico y sangre fetal (después de 21 semanas de ges-tación y 7 semanas después de que se diag-nostica la enfermedad a la madre) para verificar si el bebe contrajo la enfermedad[6]. Si el resultado es positivo se hará otro exa-men en dos semanas. Si nuevamente es positivo se discutirá con el médico sobre las opciones.

QUINTA ENFERMEDAD

"He leído que una enfermedad de la que nunca había oído hablar—la quinta enfermedad—podría causar problemas en el embarazo."

La quinta enfermedad es la quinta de un grupo de seis enfermedades que pueden causar fiebre y sarpullidos en los niños. Pero a diferencia de las demás

---

6. Mientras estos exámenes proporcionen un diag-nóstico exacto, el ultrasonido, que algunas veces se recomienda, probablemente no sea necesario.

enfermedades del grupo (como la varicela y el sarampión), la quinta enfermedad no se conoce mucho porque sus síntomas son leves o pueden pasar inadvertidos. La fiebre se presenta sólo en un 15 a un 30% de los casos. El sarpullido, que durante los primeros días hace que parezca que las mejillas hayan sido abofeteadas, luego se esparce con el aspecto de un encaje por el tronco, las nalgas y los muslos, yendo y viniendo (generalmente en respuesta al calor del sol o de un baño) durante una a tres semanas—a menudo se confunde con el sarpullido de la rubéola y otras enfermedades infantiles o incluso con una quemadura. La quinta enfermedad no es altamente contagiosa, por lo tanto no pasa a través del contacto casual. Sin embargo, una exposición concentrada al parvovirus por tener que cuidar a un niño con la quinta enfermedad o por dar clases en una escuela donde ésta es epidémia pone a la futura madre en un riesgo mayor de desarrollar la enfermedad. Pero dado que la mayoría de las mujeres en edad de procrear ya son inmunes debido a que fueron infectadas de niñas, la infección de mujeres embarazadas no es común. La exposición actual o previa al parvovirosis B_{19}, el causante de la quinta enfermedad, puede detectarse a través del examen de sangre para anticuerpos de parvovirosis. Si el resultado demuestra que la mujer ya tuvo la infección, significa que no puede "contagiarse" nuevamente ni pasarla al bebé. De acuerdo a estudios recientes, aunque el examen revele que se tuvo una infección más reciente, las posibilidades de que la madre pueda transmitirla al bebé son muy pocas, posiblemente menores al 1%. Si los exámenes comprueban que la madre no es inmune y no está infectada, las posibilidades de desarrollarla son remotas. Como medida de prevención, si el trabajo de la madre requiere de cuidar niños, es preferible que pida una licencia médica durante el embarazo si se desarrolla una epidemia de la quinta enfermedad. Si uno de los propios hijos se contagia, se seguirán los pasos que se recomiendan para evitar la infección (véase página 470). Recientemente se ha relacionado la quinta enfermedad con un riesgo ligeramente mayor (1 ó 2%) de aborto espontáneo en las mujeres que la contraen. Sin embargo, si la enfermedad es causa de aborto espontáneo en un embarazo, no es probable que lo sea en el siguiente. En las últimas etapas del embarazo y en muy raras ocasiones, la quinta enfermedad puede producir una forma poco común de anemia fetal, parecida a la enfermedad de incompatibilidad del Rh. Por esta razón, las mujeres que padecen la quinta enfermedad durante el embarazo suelen ser examinadas periódicamente mediante ultrasonidos para detectar la hinchazón (resultante de la retención de líquidos) del feto que es característica de este tipo de anemia; si se detecta, probablemente será necesario aplicar un tratamiento.

VARICELA

"Tengo un hijo en edad preescolar que ha sido expuesto a la varicela en la guardería. Si la contrae, ¿podría ello resultar perjudicial para el bebé que estoy esperando?"

No es probable. Bien aislado del resto del mundo, el feto no puede contraer la varicela de una tercera persona, sólo de la madre. Y primero ésta debería contraerla, lo que muy bien podría ser imposible. En primer lugar, el hijo en edad preescolar no tiene posibilidades de contraerla y llevarla a casa si ya fue inmunizado. En segundo lugar, existen muy pocas posibilidades que la madre no haya tenido esta infección de pequeña (del 85 al 95% de la población adulta actual la ha pasado) y que no se haya inmunizado. La embarazada preguntará a la madre o consultará el expediente médico para saber si ha tenido la varicela. Si no lo puede saber con seguridad, le pedirá al médico que le haga un análisis para saber si está inmunizada.

Aunque las posibilidades de que esta mujer sea infectada son pequeñas incluso si no está inmunizada, se recomienda una inyección de inmunoglobulina de la varicelazoster (IGVZ) dentro de las 96 horas después de la exposición. No está claro si ello protegerá al bebé de contraer la varicela, pero debería minimizar las complicaciones para la madre, lo que es de gran importancia, dado que esta enfermedad benigna de la infancia puede ser bastante grave en los adultos, ya que a veces causa una neumonía. Si la gestante es víctima de una infección grave, se instaurará un tratamiento con una medicina antivíral para reducir los riesgos de complicaciones.

Cuando la madre es infectada, existe un riesgo de que el feto resulte dañado, pero es muy pequeño. Incluso si el feto es expuesto durante el período en que es más vulnerable—la primera mitad del embarazo—estudios recientes demuestran que sólo existe de un 2 a un 10% de posibilidades de que presente los defectos típicos del síndrome congénito de la varicela. Cuando la exposición tiene lugar durante la segunda mitad del embarazo, los daños al feto son extremadamente raros.

La varicela vuelve a constituir una amenaza cuando se acerca la fecha del parto, y la infección de la madre puede producir en el bebé una varicela neonatal. Pero si la madre enferma de varicela una semana antes de dar a luz, existe del 15 al 30% de posibilidades de que el recién nacido llegue infectado y que presente el sarpullido característico al cabo de una semana más a menos. Dado que la varicela neonatal puede ser muy grave, se suele administrar IGVZ al bebé. El riesgo de que el bebé resulte infectado es pequeño si la madre lo ha sido entre 7 y 21 días antes de dar a luz, tiempo que el cuerpo de la madre aprovecha para desarrollar anticuerpos y pasarlos al feto a través de la placenta.

Dicho sea de paso, el herpes zoster, que es una reactivación del virus de la varicela en un paciente que la tuvo antes, parece que no tiene malas consecuencias para el feto, probablemente debido a que la madre y por lo tanto el bebé ya tienen anticuerpos contra el virus.

Si la madre no está inmune pero esta vez se escapa de la infección, le preguntará al médico sobre la posibilidad de ser inmunizada después de dar a luz para proteger a los futuros embarazos. La inmunización debe recibirse al menos un mes antes de concebir.

FIEBRE DE LAS MONTAÑAS ROCOSAS (ENFERMEDAD DE LYME)

"Sé que vivo en una zona donde existe un alto riesgo de contraer la fiebre de las Montañas Rocosas o enfermedad de Lyme. Es peligroso tenerla cuando se está embarazada."

La enfermedad de Lyme—que ha recibido al nombre de Lyme, Connecticut, el lugar donde se diagnosticó por primera vez en los Estados Unidos—es muy común entre la gente que pasa mucho tiempo en los bosques, donde viven ciervos, ratones u otros animales portadores de garrapatas, pero también puede contraerse en las ciudades por medio de plantas traídas del campo o compradas en un vivero. La enfermedad de Lyme puede pasar al feto, pero no está del todo claro si el feto puede sufrir daños permanentes. Se sospecha, pero no se ha demostrado, que esta enfermedad puede estar relacionada con defectos cardíacos de los bebés de madres infectadas.

La mejor manera de proteger al bebé así como a la madre es mediante medidas preventivas. Si la embarazada se halla en zonas boscosas o herbosas, o si maneja plantas que provienen de dichas zonas, deberá llevar pantalones largos metidos dentro de sus botas o los calcetines, y llevará manga larga; aplicará un repelente de insectos que sea efectivo contra las garrapatas a sus ropas, pero no sobre la piel. Al volver a casa, revisará la piel cuidadosamente en busca de las garrapatas (sacárselas poco después de que ataquen o luego de al menos 24 horas elimina casi por entero la posibilidad de infección) y se duchará concienzudamente para eliminar cualquier repelente que pudiera haber llegado a la piel, también se limpiará cualquier marca de picadura. Antes de un futuro embarazo, la mujer podría consultar con el médico sobre la vacuna contra esta enfermedad para prevenir una infección.

Si la mujer sospecha que fue picada por una garrapata; un examen de sangre puede determinar inmediatamente si está infectada de la enfermedad de Lyme. Los primeros síntomas pueden incluir una pústula rojiza en el lugar de la picadura, fatiga, jaqueca, cuello rígido, fiebre y escalofríos, dolor generalizado e hinchazón de los ganglios cercanos al lugar de la mordida; otros posibles síntomas son dolor similar al de la artritis y pérdida de la memoria. Un tratamiento inmediato puede prevenir que la infección pase al bebé, y que la madre se ponga gravemente enferma.

SARAMPIÓN

"Soy maestra, y me preocupan todas las enfermedades de los niños a las que debo estar expuesta. ¿Debo vacunarme contra el sarampión?"

No. La vacuna del sarampión no debe administrarse durante el embarazo, debido al riesgo teórico para el feto, a pesar de que no existen informes de malformaciones de recién nacidos cuyas madres fueron vacunadas sin saber que estaban embarazadas. Además existen muchas posibilidades de que la mujer ya esté inmunizada contra el sarampión, dado que la mayoría de mujeres en edad de procrear han sido vacunadas o ya la padecieron durante la infancia. Si el historial médico de ella no incluye esta información y los padres no lo recuerdan, el médico puede hacer un análisis para determinar si lo está. Si la embarazada no ha sido inmunizada, los riesgos de contraer el sarampión son pequeños, ya que la mayoría, si no todos, los niños de la clase han sido vacunados contra esta enfermedad y es poco probable que ellos mismos la contraigan[7]. También nos puede tranquilizar el hecho de que el sarampión, a diferencia del sarampión alemán (rubéola) parece que no causa defectos congénitos, aunque puede relacionarse con un aumento del riesgo de abortos espontáneos o partos prematuros.

No obstante, si la mujer se ha visto expuesta *directamente* a alguien que padecía la enfermedad y no está inmunizada,

puede que el médico le administre una gammaglobulina durante el período de incubación—entre la exposición y el inicio de los síntomas—para que la enfermedad sea menos grave, si es que la contrae. Si una embarazada contrae el sarampión cerca de la fecha prevista para la salida de cuentas, existe un riesgo de infección del recién nacido, que podría ser grave. Nuevamente, le será administrada una gammaglobulina para reducir la gravedad de la infección. La mujer embarazada no debe olvidar que toda esta información es bastante teórica, dado que el sarampión prácticamente ya fue erradicado de los Estados Unidos. (Véase página 40, para la Seguridad de la inmunización durante el embarazo.)

PAPERAS

"Un compañero acaba de contraer paperas. Yo no sé si las he tenido. ¿Debo inmunizarme?"

El caso del compañero de trabajo de esta mujer es bastante raro—únicamente cerca de seiscientos americanos contraen paperas cada año gracias a la inmunización. Sin embargo, no se recomienda que se reciba la vacuna durante el embarazo, ya que podría causar daños al feto. Pero las posibilidades de haber sido inmunizada contra las paperas junto con la vacuna SPR (sarampión, paperas, rubéola) o de haber pasado la enfermedad durante la niñez son altas, esto significa que no puede volver a contagiarse. Si le es posible, esta mujer debería hablar con sus padres o con el pediatra que la cuidó de niña para saber si se encuentra dentro de esta categoría[8]. Si no fuera así, aún es posible que no contraiga paperas porque no es una enfermedad muy contagiosa a través del contacto casual. No obstante, y debido a que parece que esta enfermedad desencadena contracciones uterinas y por lo tanto puede producir un aborto espontáneo en el primer trimestre del embarazo

---

7. De hecho, el riesgo es casi inexistente. En los últimos años se han reportado menos de 100 casos de sarampión en los Estados Unidos y la gran mayoría de ellos ocurrió entre inmigrantes.

8. Se debe mantener un registro de todas las inmunizaciones y enfermedades para que los hijos tengan esta información disponible cuando sean adultos y entregársela cuando se vayan de casa.

o un parto prematuro más tarde, la embarazada debería estar alerta para detectar los primeros síntomas de esta enfermedad (posiblemente un dolor vago, fiebre y pérdida del apetito antes de que las glándulas salivales o parótidas se hinchen; luego dolor de oído al masticar o al tomar bebidas o alimentos ácidos o agrios). La mujer deberá notificar de inmediato estos síntomas al médico, ya que un tratamiento rápido puede reducir las posibilidades de que surjan problemas. Para mayor seguridad, la mujer debería considerar la vacuna SPR antes de quedar embarazada de nuevo.

RUBÉOLA

"He estado expuesta a la rubéola durante un viaje al extranjero. ¿Tendré que abortar?"

Por suerte, 6 de cada 7 mujeres embarazadas son inmunes al sarampión alemán también conocido como rubéola, ya que la han contraído en algún momento de sus vidas (generalmente durante la infancia) o porque han sido vacunadas contra ella (generalmente al iniciarse la adolescencia o cuando se casaron). Por lo tanto, las posibilidades de no volver a contagiarse son altas y no habrá de qué preocuparse. Puede que la embarazada no sepa si es inmune, pero esto se puede saber mediante un simple análisis, que mide el nivel de anticuerpos contra el virus que se hallan en la sangre, y que llevan a cabo rutinariamente la mayoría de los toxicólogos durante la primera visita prenatal. Si no se hizo este análisis, ahora es el momento de hacerlo.

Si resulta que la mujer no es inmune, todavía no se debe considerar la posibilidad de tomar medidas drásticas de inmediato. La simple exposición no puede dañar al bebé. Para que el virus pueda ser dañino, la madre debe contraer la enfermedad. Los síntomas, que aparecen dos o tres semanas después de la exposición, suelen ser benignos (malestar, fiebre no muy alta e hinchazón de los ganglios, seguidos de un ligero sarpullido que aparece un día o dos más tarde) y a veces pueden pasar desapercibidos. No obstante, un análisis de sangre en ese momento

puede demostrar si la paciente está sufriendo una infección activa o no. Hacia las 22 semanas es posible saber si el feto ha sido infectado (antes, puede que la infección no sea detectable), pero raras veces se precisa realizar este análisis.

Por desgracia, no existe ninguna forma de prevenir por completo que una mujer que se ha visto expuesta a la infección contraiga la enfermedad. Hace tiempo el procedimiento de rutina consistía en inyectar gammaglobulinas, pero se ha visto que no contribuyen a prevenir la infección. Si la mujer contrae efectivamente la rubéola, deberá discutir con el médico todos los posibles riesgos que ello supone para el feto antes de tomar la decisión de poner fin al embarazo. Es importante comprender que los riesgos disminuyen cuanto más avanzado está el embarazo. Si una mujer contrae la infección durante el primer mes, el peligro de que el bebé presente malformaciones congénitas es alto, de un 35% aproximadamente. Durante el tercer mes, el riesgo baja entre un 10 a 15%. Después, el peligro es muy pequeño.

Por suerte, las posibilidades de verse expuesta a la rubéola en este país son pequeñas. Dado que en los Estados Unidos la inmunización es una práctica rutinaria, la enfermedad se está haciendo cada vez más rara. En los últimos años, sólo unas cien personas contrajeron la enfermedad en toda la nación y fueron pocos los bebés que nacieron con el síndrome de rubéola congénita. No obstante, si la mujer no está inmunizada y no contrae la rubéola durante este embarazo, evitará posibles preocupaciones en los embarazos siguientes haciendo que el médico la vacune después del parto. Como medida de precaución, se le pedirá que no quede embarazada durante dos o tres meses después de la vacuna. Pero si concibe accidentalmente durante este período, o si fue vacunada al principio de este embarazo, antes de saber del estado, no deberá preocuparse. Aunque existe un riesgo teórico de daños al feto, no se ha informado de defectos congénitos del tipo asociado a la rubéola congénita en bebés cuyas madres fueron vacunadas al principio de un embarazo inadvertido o que concibieron después de la vacuna.

HEPATITIS

"A uno de los niños en edad preescolar de la guardería donde trabajo se le acaba de diagnosticar una hepatitis A. Si me he contagiado, ¿podría ello afectar a mi embarazo?"

La hepatitis A es muy común (casi 1 de cada 3 niños la pasa antes de cumplir los 5 años), casi siempre es una enfermedad benigna (a menudo sin síntomas notables), y no se sabe que pase al feto o al recién nacido. Por lo tanto, no debería afectar el embarazo de esta mujer. Sin embargo, es mejor no contraer ningún tipo de infección. Dado que la hepatitis A se contagia por vía fecal–oral, habrá que asegurarse de lavarse las manos después de cambiar los pañales o de acompañar a los niños pequeños al baño, así como antes de comer. La embarazada también puede preguntarle al médico sobre la conveniencia de vacunarse contra la hepatitis A.

"¿Es la hepatitis B contagiosa? Mi marido la ha contraído, lo que es muy raro, ya que no se halla dentro de la categoría de alto riesgo."

No es tan raro, en realidad. Aunque aproximadamente 6 de cada 10 hepatitis B caen en el grupo denominado de alto riesgo[9], 1 de cada 3 casos se da en pacientes sin ningún factor de riesgo conocido. Estos casos se pueden dar por comer alimentos contaminados, por nadar en agua contaminada o por otros medios no relacionados con comportamientos de alto riesgo.

Dado que esta infección del hígado, que es más común durante la edad de procreación, entre los 15 y los 39 años, puede pasar de la madre al feto, debe preocupar a los futuros padres. Y dado que se

trasmite de persona a persona a través del contacto típico entre esposa y esposo (incluyendo el de tipo sexual) debe preocupar a esta mujer. Lo primero que se debe hacer es averiguar si ya está infectada. Dado que la hepatitis B puede ser tan benigna que no presenta síntomas o únicamente náusea y vómitos, que son comunes durante el embarazo (entre otros posibles síntomas se incluyen, icteria de la piel o la parte blanca de los ojos, heces color arcilla, fatiga extrema, dolor abdominal y pérdida del apetito) probablemente la gestante no podrá averiguarlo sin un análisis. Se recomienda que todas las mujeres embarazadas pasen por exámenes de hepatitis B. Si aún no los ha hecho o si los hizo antes de que se diagnosticara la enfermedad del esposo, debe hacerlos ahora.

Si el resultado es negativo, ella y el esposo deben tomar precauciones para evitar el contagio: no compartir los cepillos de dientes, cuchillas de afeitar y otros objetos personales, y abstenerse de mantener relaciones sexuales (los condones no son completamente seguros). Se debe consultar al médico sobre la inmunización que es segura durante el embarazo— pero dado que la vacuna no proporciona una protección completa e inmediata, se tomarán otras precauciones también. Si entre los habitantes de la casa habrá un niño mayor u otros adultos no inmunizados, ellos también deben recibir vacunas preventivas para evitar la infección. Cuando la futura madre tiene una hepatitis B activa, los fundamentos del tratamiento son el reposo en cama y la dieta nutritiva (alta en proteínas y calorías sin bebidas alcohólicas). La sangre de la paciente se analiza periódicamente para controlar los progresos de la enfermedad. En el 95% de los casos puede esperarse una recuperación completa. Si el virus de la hepatitis B se halla presente en la madre en el momento del parto, es importante que se tomen medidas inmediatas para proteger al bebé. Bañar al recién nacido tan pronto como sea posible, para eliminar todo rastro de sangre y secreciones de la madre, y administrar la vacuna de la hepatitis B (que es de rutina al momento del nacimiento) e inmunoglobulinas

---

9. Los que tienen un mayor riesgo de contraer una hepatitis B, que se trasmite a través de la sangre y los fluidos coporales, son los drogadictos intravenosos, los hombres homosexuales y los heterosexuales que tienen más de un compañero en un período de seis meses. También presentan un alto riesgo los que trabajan con enfermos y los inmigrantes de China, el Sudeste Asiático y otras zonas de alta incidencia. Existe una vacuna, que es muy recomendable para dichos grupos.

durante las primeras 12 horas de vida, suele prevenir que la infección se apodere del bebé. La vacuna se repite al cabo de uno o dos meses, y otra vez a los seis meses y suele practicarse un análisis al bebé a los doce y quince meses para asegurarse de que la terapia ha sido efectiva.

Existen otras formas de hepatitis que pueden también ser un problema. La hepatitis C puede transmitirla la madre infectada al niño, probablemente durante el embarazo y no en el parto. El promedio de transmisión es bajo, entre 3% y 4%. Y dado que la hepatitis C generalmente se transmite por la sangre (por ejemplo, a través de inyecciones de drogas ilegales o de transfusiones pasadas) la mayoría de mujeres tiene pocas posibilidades de ser infectadas. La infección, si es diagnosticada, casi siempre puede ser tratada.

Qué es importante saber: ENCONTRARSE BIEN

Durante el embarazo, debido a los efectos potencialmente dañinos para el bebé tanto las enfermedades como los medicamentos, es mejor prevenir que curar. Las siguientes sugerencias aumentarán las probabilidades de encontrarse bien, tanto si se está embarazada como si no.

Inmunización. Véase página 40.

Mantener altas las defensas. Tomar la mejor dieta posible; dormir lo suficiente y hacer un ejercicio adecuado; y no agotarse. Reducir el estrés diario puede ayudar también a mantener el sistema inmunológico en perfectas condiciones.

Evitar a las personas enfermas. Intentar mantenerse alejada de cualquiera que tenga un resfriado, una gripe, un virus estomacal o cualquier otra enfermedad contagiosa detectable. Distanciarse de los que tosen en el autobús, evitar comer con los compañeros que se quejan de que les duele la garganta, y evitar estrechar la mano de un amigo que tenga un resfriado nasal (los gérmenes, al igual que los saludos, pueden pasarse mediante un apretón de manos). También se evitarán en lo posible los espacios cerrados muy concurridos o atestados.

Lavarse las manos. Las manos son la mayor fuente de expansión de infecciones, por lo tanto la embarazada se las lavará a menudo y concienzudamente con jabón y agua caliente por 10 ó 12 segundos, especialmente después de estar expuesta a alguien que está enfermo, a la gente a viajes en transportes públicos. Es muy importante hacerlo antes de comer. Se debe mantener un desinfectante de manos en la bolsa para poder lavarlas si no habrá cerca un lavamanos.

Mantener la distancia. En casa, limitar en lo posible el contacto con los niños o con el esposo enfermo (dejar que tome el papel de enfermero otro miembro de la familia, una empleada o una amiga no embarazada). Evitar comerse los restos de la comida, beber de sus vasos o besarlos en la cara. Lavarse las manos después de cualquier contacto con los pacientes, la ropa interior o sus pañuelos sucios, especialmente antes de tocarse los ojos, la nariz o la boca. Procurar que se laven las manos con frecuencia, y que se tapen la boca al estornudar o toser. Utilizar aerosol o paños desinfectantes, como Lysol, en el teléfono y otras superficies que ellos toquen. Aislar los cepillos de dientes contaminados.

Si el propio hijo o un niño con el que normalmente se pasa mucho tiempo presenta un sarpullido de cualquier tipo, evitar un contacto estrecho con él y llamar al ginecólogo de inmediato a menos que se sepa que se es inmune a la rubéola (sarampión alemán) la varicela, la quinta enfermedad y el citomegalovirus (CMV).

Ser prudente con las mascotas. Se mantendrán los animales de compañía en buena salud, teniendo al día el calendario de vacunas. Si se tiene un gato, habrá que tomar precauciones para evitar la toxoplasmosis (véase página 67).

Cuidarse de la enfermedad de Lyme. Se evitarán las zonas abiertas donde sea común la enfermedad de Lyme, o se visitarán con la protección adecuada (véase página 466).

No compartir artículos de uso personal. Esto incluye, cepillos de dientes u otros objetos personales. En el baño se utilizarán vasos desechables para enjuagarse.

Comer alimentos seguros. Para evitar las intoxicaciones alimentarias, se pondrán en práctica unos hábitos seguros en la preparación y almacenamiento de los alimentos (véase página 152).

◆ ◆ ◆

Cuando se padece una enfermedad crónica

Cualquiera que haya vivido con una enfermedad crónica sabe que la vida puede complicarse mucho, ya sea con dietas especiales, la medicación o el control médico. Cualquier mujer que haya padecido una enfermedad crónica mientras estaba embarazada sabe que dichas complicaciones pueden duplicarse, que la dieta especial debe modificarse, que la medicación se deberá alterar y que los controles médicos se multiplicarán.

En el pasado, existía otra complicación para las mujeres que padecían una enfermedad crónica estando embarazadas: un mayor riesgo para ellas y sus bebés. Por suerte, hoy en día, dicha complicación es mucho menos común. Gracias a los numerosos avances científicos, la mayoría de enfermedades crónicas son compatibles con el embarazo. No obstante, se precisan precauciones especiales por ambas partes, por la de la madre y por la del médico. Este capítulo perfila dichas precauciones para las enfermedades crónicas más comunes. Si las recomendaciones de este capítulo difieren de las del médico, la embarazada ha de seguir las de este último, dado que probablemente ya se habrán adaptado a sus necesidades personales.

Qué puede preocupar

ASMA

"Soy asmática desde la infancia. Me preocupa que los ataques y las medicinas que tomo puedan dañar a mi bebé."

Aunque es cierto que una enfermedad asmática grave puede poner en gran peligro un embarazo, los estudios han demostrado que este riesgo puede eliminarse casi por completo. Las asmáticas que se hallan bajo una estrecha y experta supervisión médica (preferiblemente por parte del internista y/o alergista en colaboración con el obstetra durante todo el embarazo tienen tantas probabilidades de tener un embarazo normal y un bebé sano como las no asmáticas. Pero aunque el asma, si está controlada, tiene sólo un efecto mínimo sobre el embarazo, éste a menudo tiene un efecto considerable sobre la enfermedad, que puede variar de una mujer a otra. En aproximadamente un tercio de las embarazadas asmáticas el efecto es positivo, el asma mejora. En el otro tercio, la enfermedad sigue igual. En el tercio restante (generalmente en aquéllas con una enfermedad más grave), el asma empeora, generalmente después de la semana 24 de embarazo. Si ha estado embarazada anteriormente, probablemente descubra que el asma se comporta igual que en los embarazos previos.

Tanto si el asma es ligera como si es grave, la mujer y el bebé se beneficiarán si la enfermedad está bajo control antes de concebir o al menos al principio del embarazo. Las siguientes medidas serán de gran ayuda:

- Si la mujer fuma, deberá dejarlo de inmediato. (Véase página 61 para los consejos de cómo hacerlo.)

- Identificar los factores ambientales desencadenantes. Las alergias son la causa principal de asma en los años de mayor fertilidad. (Véase Alergias, página 191, de los consejos para evitar los alergenos). Si la mujer empezó un tratamiento de inyecciones para la alergia antes de quedar en estado, probablemente podrá seguir con él. Si fuera necesario, dicha terapia se iniciará durante el embarazo. Los factores más comunes son el polen, las descamaciones de los animales (puede que se tenga que dejar el animal de compañía en casa de un amigo), el polvo y el moho. El humo del tabaco, los productos de limpieza del hogar y los perfumes también pueden provocar una reacción y es una buena idea prescindir de ellos. Los ataques también pueden ser provocados por el ejercicio; éstos generalmente se pueden evitar tomando, antes del ejercicio o de hacer cualquier otro

esfuerzo, la medicación prescrita por el médico con este propósito.

- Intentar evitar los resfriados, la gripe y otras infecciones respiratorias que también son desencadenantes del asma. Puede que el médico prescriba una medicación para prevenir un ataque de asma al iniciarse un pequeño resfriado, y probablemente querrá tratar todas las infecciones respiratorias, excepto las más pequeñas, con antibióticos. También puede que la mujer se deba vacunar contra la gripe y las infecciones por neumococos.

- Si se padece de sinusitis o reflujo gastroesofágico, ambos muy comunes durante el embarazo, la mujer debe asegurarse de tratar dichas condiciones porque podrían interferir en el control del asma.

- Controlar la respiración con un medidor de flujo máximo, de acuerdo a lo recomendado por el médico.

- Se tomarán sólo medicamentos que haya prescrito el médico durante el embarazo, y se tomarán sólo de la forma prescrita para el embarazo. Si los síntomas son débiles, puede que no se requiera medicación. Si son de moderados a fuertes, existen varios medicamentos que son considerados como "probablemente seguros" para el feto. En la mayoría de los casos, los medicamentos inhalados podrían ser más seguros que los orales. Los riesgos de tomar tales medicamentos, si es que los hay, son bastante pequeños comparados con los beneficios: un buen suministro de oxígeno para la embarazada y el bebé.

- Si la embarazada sufre un ataque de asma, deberá tratarlo de inmediato con la medicación prescrita por el médico, para evitar que el feto se vea privado de oxígeno. Si la medicación no ayuda, la mujer llamará al médico de inmediato o se dirigirá al servicio de emergencias más cercano.

Un ataque de asma pudiera desencadenar contracciones uterinas prematuras, pero éstas generalmente se detienen cuando el ataque se desvanece. Si continuaran, se recibirá tratamiento inmediato para detenerlas.

Debido al historial de problemas respiratorios de una futura madre asmática, la falta de aliento que afecta a la mayoría de las mujeres a finales del embarazo (véase página 290) puede ser alarmante para ella. Pero no es peligroso. No obstante, durante el último trimestre, cuando respirar se hace más laborioso debido a que el gran tamaño del útero empuja a los pulmones, puede que las embarazadas asmáticas noten un empeoramiento de las crisis asmáticas. Un tratamiento inmediato es especialmente importante durante tales ataques.

Para la mayoría de mujeres con asma existe la posibilidad de que utilicen las técnicas de respiración Lamaze y otros métodos educativos para el parto. Debido a que las crisis asmáticas durante el parto son poco comunes, generalmente se recomienda que se continúe con los medicamentos regulares hasta que llegue ese momento; si el asma es tan seria que requiere de esteroides orales o de medicamentos con cortisona, posiblemente se le inyectarán esteroides vía intravenosa para el control del estrés del trabajo de parto. Cuando la embarazada ingrese al hospital, se le examinará la oxigenación y, si está baja, posiblemente se le darán medicamentos preventivos. También se le puede administrar una epidural, ya que reduce el consumo de oxígeno; tal vez se evite la analgesia narcótica porque podría estimular la liberación de histamina y provocar un ataque de asma. Aunque algunos bebés de mamás asmáticas experimentan una respiración acelerada después de nacer, la condición únicamente es temporal.

La tendencia a tener alergias y asma es hereditaria, y por lo tanto es aconsejable que los asmáticos pospongan exponer a sus bebés a posibles alergenos alimentarios amamantándolos exclusivamente sin incorporar leches de farmacia ni sólidos durante al menos seis meses[1]. Esto puede retrasar comienzo de la sensitividad alérgica de los hijos y posiblemente reduzca el riesgo a largo plazo de ser alérgicos.

En cuanto al asma de la embarazada, existe la posibilidad de que sus síntomas vuelvan a ser como lo eran antes de quedar en estado (ya sea para mejorar o empeorar) tres meses después de haber dado a luz.

DIABETES

"Soy diabética, y estoy preocupada por los efectos que pueda tener mi enfermedad sobre el bebé."

Hasta hace poco, quedar embarazada era una aventura peligrosa para una mujer diabética, y aún más peligrosa para el futuro bebé. Hoy en día, con los cuidados y la guía de un experto y unos escrupulosos cuidados de la madre, la mujer diabética tiene tantas posibilidades de tener un embarazo feliz y un bebé sano como cualquier otra embarazada. De hecho, según un estudio realizado, las mujeres diabéticas se cuidaron tan bien durante todo el embarazo que ellas y sus bebés tuvieron menos problemas que sus homólogas no diabéticas.

Las investigaciones han demostrado que la clave para llevar con éxito un embarazo con diabetes tipo 1 ó 2 es mantener normales los niveles de glucosa en la sangre antes de la concepción y continuar así durante los nueve meses siguientes. La disponibilidad durante los últimos años de un método de control casero, de la administración de dosis fraccionadas de insulina e incluso las bombas de insulina, han hecho que esto sea cada vez más fácil.

Tanto si la mujer ya era diabética al concebir como si se le desarrolló una diabetes gestacional, todas las consideraciones siguientes serán importantes para conseguir un embarazo seguro y un bebé sano:

El médico adecuado. El facultativo que supervisa el embarazo debe tener mucha experiencia y éxito en la atención de mujeres diabéticas que desean convertirse en madres, y debe también trabajar junto con el médico que ha tratado la diabetes de ésta.

Apoyo adicional. El tratamiento de la mujer embarazada probablemente sea más exitoso si un nutricionista y una educadora en salud se unen al equipo que la atenderá, tanto por la información que pueden ofrecer como por el apoyo que pueden dar.

---

1. Si es posible, la madre debe amamantar al bebé al menos por 1 año.

Éste también se puede recibir del esposo, de los demás hijos (si los hay), de amigos y del resto de la familia.

Las órdenes del médico. Probablemente la mujer diabética visitará al obstetra (así como también al internista o endocrinólogo) más a menudo que otras futuras mamás. Recibirá muchas más órdenes y tendrá que ser mucho más escrupulosa al seguirlas.

Una buena dieta. Se deberá planificar cuidadosamente una dieta especial para cubrir los requerimientos personales con la ayuda del médico, un especialista en nutrición o con una enfermera competente para tratar a embarazadas diabéticas. Dicha dieta probablemente será rica en carbohidratos complejos, particularmente habichuelas—frijoles (aproximadamente la mitad de las calorías diarias deberían provenir de los carbohidratos), moderada en cuanto a las proteínas (20% de las calorías ingeridas), baja en colesterol y grasas (30% de las calorías, no más del 10% saturadas), y contendrá poco o nada de dulces azucarados. Será muy importante ingerir gran cantidad de fibra con la dieta (se recomiendan de 40 a 70 gramos diarios), dada que algunos estudios demuestran que la fibra puede reducir los requerimientos de insulina en las embarazadas diabéticas. Los requerimientos calóricos, al igual que los de otras embarazadas, aumentarán aproximadamente en unas 300 calorías diarias sobre lo que la mujer precisaba antes (a menos que la mujer sobrepase el peso ideal, en cuyo caso el médico podría recomendar que se aumente un poco menos peso). La regulación de los carbohidratos generalmente no es tan rígida como lo era antes, ya que la insulina de acción rápida se puede ajustar si se sobrepasa el límite en una comida u otra. Hasta qué punto se restringirán los carbohidratos dependerá de la forma en que el cuerpo reaccione ante los alimentos en particular. Algunas mujeres aceptan bien las frutas y los jugos de frutas; otras experimentan agudos aumentos del azúcar en la sangre al consumirlos, y por lo tanto deberán obtener una mayor proporción de los carbohidratos de las hortalizas, los cereales y las legumbres que de las frutas. Para mantener un nivel de azúcar en la sangre normal, la embarazada deberá ser particularmente cuidadosa en tomar suficientes carbohidratos por la mañana. Los bocadillos también serán importantes, y sería ideal que incluyeran tanto carbohidratos complejos (tales como el pan integral) como proteínas (tales como los frijoles—habichuelas, la carne o el queso). Saltearse una comida o un bocadillo puede hacer bajar peligrosamente el nivel de azúcar en la sangre, por lo que la mujer deberá asegurarse de comer con regularidad aunque las náuseas matutinas u otros padecimientos del embarazo frenen el apetito. La mejor opción es comer de seis a ocho raciones pequeñas durante el día, espaciadas regularmente, planeadas con cuidado y complementarlas, según sea necesario, con bocadillos saludables.

El perfeccionamiento del control dietético en las embarazadas diabéticas es tan importante que muchos especialistas recomiendan un entrenamiento hospitalario para las mujeres diabéticas antes de la concepción o al principio del embarazo. En algunos casos, el entrenamiento hospitalario también podría ser recomendado a las mujeres que desarrollan una diabetes al ir progresando el embarazo (véase Diabetes gestacional, página 501).

Un aumento de peso razonable. Es mejor intentar alcanzar el peso ideal antes de concebir (algo que la mujer debe recordar si desea tener otro bebé). Pero si el embarazo empieza con un sobrepeso, no se intentará utilizar el período de gestación para adelgazar. Para el bienestar del bebé es vital tomar calorías suficientes. El aumento de peso deberá progresar de acuerdo con las indicaciones establecidas por el médico. Algunas veces los bebés de las mujeres diabéticas crecen demasiado aunque sus madres no ganen peso en exceso. El crecimiento del bebé se supervisará cuidadosamente a través del ultrasonido.

Ejercicio. Un programa de ejercicios moderado especialmente para las mujeres con diabetes tipo dos, proporcionará más energía, y ayudará a la regulación del azúcar en la sangre y a estar en forma para el parto. Pero debe ser planificado en relación con el horario de la medicación y con

PULSO SEGURO DURANTE EL EJERCICIO PARA EMBARAZADAS DIABÉTICAS

El ejercicio es seguro y saludable para la mujer embarazada que padece de diabetes, pero debe evitar el exceso. Generalmente se recomienda que las embarazadas que sufren de diabetes no realicen ejercicios que pongan el pulso más allá de un 70% del pulso seguro máximo según el grupo de edad, que se determina restando la edad de 220, y multiplicando el resultado por 0.70. Si la mujer tiene 30 años, por ejemplo, calculará la cifra de este modo: 220 − 30 = 190; luego 190 × 0.70 = 133. Ello significa que 133 latidos cardíacos por minuto serán el límite superior seguro de intensidad del ejercicio, el nivel que no debería exceder.

el plan de alimentación, por un equipo médico o con su ayuda. Si la mujer no sufre otras complicaciones médicas o del embarazo y está físicamente en forma, es probable que se le sugieran ejercicios moderados tales como los paseos a un ritmo vigoroso, nadar y pedalear en la bicicleta estática sin forzarse (pero no correr). Si la mujer no estaba en forma antes del embarazo o si existen signos de problemas de la diabetes, del embarazo o del crecimiento del bebé, sólo se le permitirá realizar ejercicios ligeros (tales como los paseos sin prisa).

Las precauciones que se le pedirán a la mujer que observe cuando esté realizando ejercicio incluyen tomar algo antes, tal como leche; no permitir que el pulso exceda del 70% del pulso seguro máximo permitido para la edad (véase el recuadro en la página siguiente) durante el ejercicio; y nunca hacer ejercicio en un ambiente caliente (con temperaturas de 80 grados o más). Si la embarazada está usando insulina, probablemente se le aconsejará que evite inyectarse en las partes del cuerpo que se ejercitarán (las piernas, por ejemplo, si va a pasear) y no reducir la toma de insulina antes del ejercicio.

Descanso. Especialmente durante el tercer trimestre, un descanso adecuado es muy importante. Se evitará agotar las energías, y se intentará tomar algún tiempo de descanso, poner los pies en alto o hacer la siesta al mediodía. Si la embarazada tiene una profesión y especialmente una que le exija mucho esfuerzo, puede que el médico le recomiende que se tome un descanso por maternidad con cierto adelanto.

Regulación de las medicinas. Si la dieta y el ejercicio por sí sólos no pueden controlar el nivel de azúcar en la sangre, probablemente la mujer deberá usar insulina. Si ésta ha estado tomando medicación oral para la diabetes antes de concebir, se le cambiará por insulina inyectada o por una bomba de insulina subcutánea durante el tiempo de embarazo. Si la mujer precisa la insulina por primera vez, puede que se le hospitalice brevemente, de forma que el nivel de azúcar en la sangre pueda ser estabilizado bajo una estrecha vigilancia médica. Debido a que los niveles de las hormonas del embarazo, cuya acción es contraria a la de la insulina, aumentan al progresar éste, puede que la dosis de insulina deba ser aumentada periódicamente. Quizás también deba volverse a calcular al aumentar el tamaño de la madre y el bebé, o si ésta está enferma o bajo tensión emocional. Nuevos estudios demuestran que la medicina oral gliburide es una alternativa eficaz para la terapia de insulina durante el embarazo. Además de asegurarse de que el medicamento para la diabetes esté en la medida correcta, la mujer deberá ser sumamente cuidadosa con los demás medicamentos que toma. Muchos de los medicamentos que se compran con receta médica pueden afectar sus niveles de insulina y algunos podrían no ser muy seguros durante el embarazo, de modo que no se debe tomar ningún medicamento hasta que lo consulte tanto con el médico que controla la diabetes como con el que supervisa el embarazo.

Regulación del azúcar en la sangre. Puede que la mujer deba comprobar el nivel de azúcar en la sangre (mediante el simple método de la punción en el dedo) al menos cuatro o hasta diez veces al día posiblemente antes y después de comer para asegurarse de que los niveles son seguros.

Posiblemente se debe también examinar en la sangre la "hemoglobina glucosilada" (hemoglobina A1c) ya que los estudios han demostrado que los altos niveles de esta sustancia son un signo de niveles mal controlados de azúcar. Para mantener los niveles normales de glucosa en la sangre, se deberá comer con regularidad (no saltarse ninguna comida), ajustar la dieta y ejercicio según sea necesario y, si fuera preciso, tomar medicación. Si la mujer usaba insulina antes del embarazo, deberá tener en cuenta que está más sujeta, a padecer episodios de hipoglicemia (un nivel bajo de azúcar en la sangre) que cuando no estaba gestando, especialmente en el primer trimestre, por lo tanto la supervisión minuciosa de la misma es de suma importancia.

En el futuro, otra opción para normalizar el azúcar en la sangre podría ser una terapia regular en el embarazo: el transplante de células islote del páncreas.

Exámenes de la orina. Dado que el cuerpo de la mujer puede producir ácidos cetónicos al descomponer las grasas durante esta regulación de la diabetes, se debe realizar periódicamente un examen de orina para detectarlos.

Un control cuidadoso. No hay que alarmarse si el médico ordena que se realicen muchos análisis (en el hospital y fuera de él), especialmente durante el tercer trimestre, o incluso si sugiere la hospitalización durante las últimas semanas del embarazo. Ello no significa que algo vaya mal, sólo que el facultativo desea estar seguro de que todo sigue bien. Ante todo los exámenes irán dirigidos a una evaluación regular de la situación de la madre y la del bebé, para determinar el momento óptimo del parto y si se precisa alguna otra intervención.

Probablemente se examinarán los ojos de la mujer con regularidad, para comprobar las condiciones de la retina, y se realizarán análisis sanguíneos para evaluar el funcionamiento renal (los problemas de la retina y de los riñones tienden a empeorar durante el embarazo, pero en general suelen revertir el estado anterior después del parto). Posiblemente se evaluarán las condiciones del bebé y de la placenta a través de exámenes de estrés y

de no estrés (véase página 328), perfiles biofísicos, amniocentesis (pare determinar la madurez de los pulmones y si el bebé está listo para nacer), y una sonografía (para determinar el tamaño del bebé para asegurarse que está creciendo como debe, de forma que el nacimiento pueda tener lugar antes de que el tamaño sea excesivo para un parto vaginal).

Puede que después de la semana 28, se le pida a la madre que controle los movimientos fetales tres veces al día (véase página 246 para una forma de hacerlo o siga las recomendaciones del médico). Si no se perciben movimientos durante cualquier período del examen, se deberá llamar al médico de inmediato.

Debido a que las mujeres diabéticas presentan un mayor riesgo de preeclampsia, es importante también que se conozcan los síntomas de esta condición (véase página 501) y que se reporten al médico inmediatamente si se experimenta alguno de ellos.

Parto adelantado a elección. Debido a que los bebés de muchas diabéticas tienden a ser demasiado grandes para un parto vaginal a término (particularmente cuando no se ha mantenido la euglicemia durante todo el embarazo); debido a que sus placentas a menudo empiezan a deteriorarse pronto (privando al feto de nutrientes vitales y de oxígeno durante las últimas semanas); y debido a que están sujetos a acidosis (un equilibrio ácido–base anormal en la sangre) y a otros problemas, a menudo se provoca el parto una o dos semanas antes de la fecha de término, generalmente de las 38 a 39 semanas más o menos. Los diversos exámenes mencionados más arriba ayudan al médico a decidir cuándo inducir el parto o llevar a cabo una cesárea—lo bastante tarde como para que los pulmones fetales estén lo suficientemente maduros para funcionar fuera del claustro materno, y no tan tarde como para que la seguridad del feto se ponga en peligro. Las mujeres que han desarrollado una diabetes gestacional, así como las que ya padecían una diabetes ligera, y a veces incluso una enfermedad moderada y bien controlada, a menudo pueden llegar hasta la fecha del parto sin ningún problema.

La embarazada no deberá asustarse si el bebé es enviado a una unidad de cuidados neonatales intensivos inmediatamente después de nacer. Éste es un procedimiento de rutina de la mayoría de hospitales para los bebés de las diabéticas. Se observará el bebé para detectar problemas respiratorios (que son poco probables si se controlaron los pulmones y se vio que estaban lo bastante maduros para el parto) y una hipoglicemia (que, aunque común en los bebés de las diabéticas, responde rápida y completamente al tratamiento).

HIPERTENSIÓN CRÓNICA

"He sufrido de hipertensión durante años. ¿Cómo afectará eso a mi embarazo?"

Dado que un número cada vez mayor de mujeres eligen tener sus hijos después de los 30 o 40 años, y la hipertensión (presión sanguínea alta) es más común al hacerse mayores, esta característica aparece más y más en las mujeres embarazadas. (Y por razones no confirmadas, es más común en las mujeres de raza negra). Así, esta mujer no es la única. No obstante, un embarazo con hipertensión es considerado de alto riesgo, lo que significa que la mujer visitará al médico o a los médicos más a menudo (preferiblemente comenzando con el asesoramiento anterior al embarazo), y tendrá que seguir sus consejos con mayor rigor. Pero asumiendo que la presión sanguínea siga bajo control, con unos buenos cuidados médicos y a sí misma es muy probable que tanto la mujer como el bebé tengan un buen embarazo.

Los siguientes consejos pueden ayudar a aumentar las posibilidades de tener un embarazo con éxito:

El médico adecuado. El facultativo que supervisa el embarazo debe tener mucha experiencia en la atención de mujeres con hipertensión crónica que desean convertirse en madres y debe trabajar también junto con el médico que ha tratado dicho padecimiento en la mujer.

Relajación. Hay que recomendar el poner mucha atención en los tipos de ejercicios de relajación que se mencionan en la página 129. Está demostrado que la relajación puede ayudar a bajar la hipertensión.

Otras opciones. También se debe practicar cualquier otro ejercicio recomendado por el médico, como la bioretroalimentación.

Control de la presión sanguínea. Puede que se le recomiende a la embarazada que se tome la presión sanguínea a diario, usando un equipo doméstico. La tensión se tomará cuando la mujer esté más relajada.

Una buena dieta. La dieta ideal del embarazo debe ser modificada con la ayuda del médico para que se ajuste a las necesidades de la futura madre. Ésta se verá muy beneficiada al moderar la ingestión de sodio y al comer bastantes frutas y vegetales, productos lácteos bajos en grasa o sin grasa y cereales para evitar que suba la presión de la sangre.

Los líquidos adecuados. Aunque el instinto nos dicte, al detectar una ligera hinchazón en los pies y tobillos debido a la retención de líquidos, reducir la ingestión, en realidad se debe hacer justamente lo contrario. Beber más agua (hasta 4 litros diarios), en vez de menos, ayudará a deshacerse de los excesos. (Pero no tome más de 2 tazas—16 onzas de una vez). En la mayoría de los casos, los diuréticos (medicamentos que eliminan los líquidos del cuerpo) no se recomiendan durante el embarazo.

Mucho reposo. Tomarse pausas para descansar, preferiblemente con los pies en alto, tanto por la mañana como por la tarde. Si la embarazada tiene un trabajo que le produce mucho estrés, considerará la posibilidad de renunciar o de reducir el horario hasta que el bebé llegue. Si se tienen más hijos que dan mucho trabajo, se conseguirá ayuda, pagada o voluntaria.

Las medicinas con receta. Si la mujer ha estado tomando medicina para controlar la presión de la sangre, puede que el médico apruebe que siga con ella, o que le prescriba otra que se considere más segura para el embarazo. Existen diversos medicamentos reguladores de la presión sanguínea que se cree que son seguros cuando se toman siguiendo las indicaciones, pero también existen otros que no se recomiendan.

Atención al propio cuerpo. Estar alerta a los signos de complicaciones del embarazo (véase página 132), y contactar con el médico de inmediato si se detecta alguno de ellos.

Control médico estrecho. Probablemente el médico deseará visitar a la mujer con mayor frecuencia, y la someta a más pruebas. Estudios recientes demuestran que incluso las mujeres hipertensas que tienen algún deterioro renal pueden tener embarazos exitosos, suponiendo que reciben una buena atención médica. Pero la presencia de proteínas en la orina en las primeras etapas del embarazo y el desarrollo de preeclampsia (véase página 501) son pronósticos de posibles complicaciones, tanto para la madre como para el bebé.

Si la presión sanguínea es muy alta y sigue estándolo a pesar de la medicación, y/o tiene efectos secundarios graves, tales como las hemorragias retinales, un grave deterioro de las funciones renales, o un aumento del tamaño del corazón, los riesgos de un resultado poco favorable aumentan. En tales casos, puede que la mujer, contando con el asesoramiento de sus médicos, tenga que medir los riesgos y los beneficios antes de decidirse a intentar quedar embarazada o a continuar con un embarazo ya en curso.

ENFERMEDAD ARTERIAL CORONARIA (EAC)

"Mi médico me ha advertido que no quede embarazada, debido a que tengo una enfermedad coronaria. Pero he concebido accidentalmente y no quiero abortar. Quiero a este bebé más que a nada en el mundo."

La situación de esta mujer no es tan rara como hace años. La Enfermedad arterial coronaria (EAC), que se hace más frecuente al avanzar la edad de la mujer, se está haciendo más común durante el embarazo al optar más mujeres por tener sus bebés a mayor edad.

Si es seguro o no que esta mujer prosiga con el embarazo depende de la naturaleza de la enfermedad. Si la enfermedad es benigna (si no pone limitaciones a la actividad física, y generalmente la actividad no causa una fatiga excesiva, palpitaciones, falta de aliento o angina) o moderada (la mujer tiene ligeras limitaciones de la actividad física, está completamente bien durante el descanso, pero presenta síntomas durante la actividad física ordinaria), tiene buenas posibilidades de poder, bajo una supervisión médica muy estrecha, llevar un embarazo a término sin riesgos. Si la enfermedad es grave (la mujer puede tener pronunciadas limitaciones de la actividad física, e incluso una actividad ligera causa síntomas, aunque se encuentre bien cuando descansa) o muy grave (cualquier actividad física causa molestias, los síntomas se notan incluso al descansar), probablemente el médico le dirá que el embarazo puede poner la vida en peligro.

Si el cardiólogo cree que la mujer se puede enfrentar con seguridad al embarazo, probablemente le dará algunas instrucciones muy estrictas. Éstas variarán según la enfermedad, pero puede que incluyan:

♦ Evitar el estrés físico y emocional. Puede que se le pida a la madre que limite sus actividades durante el embarazo, posiblemente incluso que guarde reposo en cama.

♦ Tomar la medicación rigurosamente (hay que asegurarse de que ésta sea segura para el bebé; parece que muchas lo son).

♦ Vigilar cuidadosamente la dieta, de forma que no se gane demasiado peso, lo que podría suponer más esfuerzo para el corazón.

♦ Una dieta baja en colesterol, grasas saturadas y grasas en general si la enfermedad lo requiere, pero no una dieta sin grasas; es esencial algo de grasa para un desarrollo fetal sano. Se suele recomendar una restricción moderada del sodio (unos 2,000 mg diarios), pero no mayor que ésta. Generalmente se receta un suplemento de hierro.

◆ Usar medias elásticas con presión graduada para evitar que la sangre se estanque en las piernas.

◆ Dejar de fumar, una recomendación para todas las mujeres embarazadas.

En las últimas etapas del embarazo es probable que la mujer deba someterse frecuentemente a sonografías y a exámenes de no estrés para que el médico pueda controlar de cerca la condición del bebé. Los exámenes ayudarán también a verificar que todo marcha bien.

Si durante el embarazo no se han presentado complicaciones cardíacas ni pulmonares, seguramente no se tendrán durante la dilatación y el parto. En comparación con otras madres, tampoco se tendrán mayores posibilidades de una cesárea.

ENFERMEDADES DE LA TIROIDES

"Me diagnosticaron hipotiroidismo cuando era una adolescente y aún sigo tomando hormonas tiroideas. ¿Son seguras para el bebé que espero?"

No sólo son seguras sino también es decisivo que siga con la medicina. Una de las razones es que las mujeres con hipotiroidismo no tratado (una condición en la que la glándula tiroides no produce las cantidades adecuadas de tiroxina) tienen más posibilidades de abortar. Otra razón es que las hormonas de la tiroides son necesarias para el desarrollo del cerebro fetal; los bebés que no reciben la cantidad suficiente de estas hormonas en el útero pueden nacer con problemas como retraso mental, daño cerebral y, posiblemente, sordera (si no se cuenta con la tiroxina necesaria antes de que el feto desarrolle el sentido del oído). Sin embargo, la dosis de la mujer embarazada debe ajustarse, ya que la gestación afecta la función de la tiroides. Por tal razón, es necesario que el endocrinólogo y el ginecólogo verifiquen la cantidad de la misma.

La deficiencia de yodo, que se está haciendo más común entre las mujeres de edad fértil en los Estados Unidos, puede afectar la producción de hormonas tiroideas y es por eso que la mujer debe asegurarse de ingerir las cantidades adecuadas de dicho mineral. Éste generalmente se encuentra en la sal yodada y en los mariscos.

"Tengo la enfermedad de Graves. ¿Esto puede afectar mi embarazo?"

La enfermedad de Graves es la forma más común de hipertiroidismo, una condición en la que la glándula tiroides produce cantidades excesivas de hormonas tiroideas. El hipertiroidismo puede presentarse también por el crecimiento o el agrandamiento (bocio) de la tiroides, el exceso de medicamento o de yodo (dado que la tiroides lo usa para producir hormonas) y la tiroiditis (una inflamación temporal de la glándula). Algunas veces, la gonadotropina coriónica humana (GCh) que es una hormona que se produce en grandes cantidades al inicio del embarazo puede desencadenar un hipertiroidismo benigno que posiblemente no requiera de tratamiento.

Algunos casos benignos de hipertiroidismo mejoran durante el embarazo, dado que el cuerpo de la gestante requiere de más hormona tiroidea. Pero el hipertiroidismo de moderado a severo es algo diferente. Si no se le presta la debida atención, podría provocar complicaciones serias tanto para la madre como para el bebé, por eso es necesario que se administre un tratamiento. Éste, para las mujeres que no están gestando, puede darse de tres formas: cirugía para reducir la tiroides (tiroidectomía), uso de yodo radiactivo y administración de medicamentos antitiroideos. Para las mujeres embarazadas, la mejor alternativa es este último, usando propiltiouracil (PTU, por sus siglas en inglés) en la dosis eficaz más baja. Si la mujer es alérgica al PTU, puede prescribirse metimazole (Tapazole). Si ninguna de las dos funciona, se optará por la cirugía. El yodo radiactivo no es seguro durante la etapa de gestación, pero el yodo orgánico podría ser útil por un período corto, justo antes de la cirugía para disminuir la producción de tiroxina. Además del tratamiento, la mujer debe estar segura de no fumar (véase página 61, si necesita ayuda para abandonar este hábito) y de disminuir el estrés (véase página 127), ya que ambos son factores de riesgo para las enfermedades Graves.

UN DESORDEN ALIMENTICIO

"He estado luchando contra la bulimia los últimos 10 años. Pensé que sería capaz de detener el ciclo de comer demasiado y vomitar ahora que estoy embarazada, pero parece que no puedo. ¿Corre algún peligro mi bebé?"

No, si busca ayuda inmediatamente. El hecho de que la mujer haya sido bulímica (o anoréxica) por un número determinado de años pone al bebé y al cuerpo mismo en una desventaja porque las reservas nutricionales posiblemente están bajas. Afortunadamente, a inicios del embarazo la necesidad de alimentos es menor de lo que será más adelante, así el cuerpo tendrá la oportunidad de reponerse del abuso que sufrió antes de lastimar al bebé.

Existen muy pocas investigaciones en el área de los desórdenes alimenticios y el embarazo, en parte se debe a que estos provocan interrupciones en los ciclos menstruales lo que reduce, en primer lugar, el número de mujeres que sufren de estos problemas y llegan a estar embarazadas. Pero los estudios realizados sugieren lo siguiente:

◆ La mujer embarazada con un desorden alimenticio *que busca ayuda para controlarlo* tiene tantas posibilidades como las demás de dar a luz un bebé sano; el resto de situaciones propias del embarazo serán iguales.

◆ Es muy importante informarle al médico que atiende el embarazo sobre este tipo de problema.

◆ Buscar el consejo de un profesional con experiencia en el tratamiento de desórdenes alimenticios es aconsejable para todas las mujeres que los sufren, pero es imprescindible para las que están gestando. Los grupos de apoyo también pueden ser útiles.

◆ Los laxantes, los diuréticos y otros fármacos que toman las bulímicas son dañinos para el desarrollo del feto, si la madre los sigue tomando una vez que se entera de que está embarazada. Estos eliminan los nutrientes y los líquidos del cuerpo de la madre antes de ser utilizados para nutrir al bebé (más adelante para producir leche); y pueden provocar anormalidad fetal si se consumen regularmente. Estos medicamentos, al igual que otros, no deben ser utilizados durante el período de gestación, a menos que los recete un médico que sabe del embarazo.

También está claro que es necesario que la futura madre, y cualquier otra mujer, que padece de un desorden alimenticio entienda la dinámica del aumento de peso durante el embarazo. Es importante que recuerde lo siguiente:

◆ La forma que toma la mujer embarazada es sana y hermosa. El aumento de peso en esta etapa es vital para el crecimiento del bebé y para el bienestar de la propia salud.

◆ Aumentar una cantidad moderada de peso cada semana en el segundo y tercer trimestre del embarazo no sólo es normal sino también necesario (véase página 172). Si la mujer sigue las normas recomendadas (que son más estrictas para las que comienzan el embarazo con bajo peso; se deberá verificar con el médico si se está incluida en este grupo) podrá perder peso fácilmente después del parto.

◆ Si el peso aumenta sobre la base de una alimentación de alta calidad, como se recomienda en la dieta ideal para el embarazo, las oportunidades de dar a luz un bebé sano aumentan considerablemente, así como la posibilidad de recuperar más rápido la figura después del parto.

◆ El ejercicio puede evitar el aumento de peso excesivo y asegurar que las libras que se incrementaron terminen en los lugares correctos, pero se deben practicar ejercicios adecuados para la mujer embarazada (véase página 193).

◆ Todo el peso que se aumentó durante el embarazo no se bajará en los primeros días después de dar a luz. Aproximadamente seis semanas después del parto y con una alimentación adecuada, el promedio de las mujeres regresa, aunque no al peso que tenía antes del embarazo, sí a uno cercano a éste. Eliminar *todo* el sobrepeso y volver a estar en forma (que requiere de ejercicio) puede tomar mucho más tiempo. Por esta razón, muchas mujeres con desórdenes alimenticios creen que los sentimientos negativos sobre la imagen del cuerpo les provoca volver a comer demasiado y a vomitar o a privarse de comida durante el posparto. Esto es común en las mujeres que tuvieron un embarazo no planificado, diabetes gestacional o depresión del posparto. Dado que esta clase de comportamiento podría afectar a la mujer en la capacidad de recuperarse después del alumbramiento, de cuidar del bebé adecuadamente y de producir leche, si decide amamantarlo, es importante que solicite consejo profesional después del parto con alguien experimentado en el tratamiento de los desórdenes alimenticios o que solicite ayuda si no lo ha hecho anteriormente.

Si la mujer no ha logrado abstenerse de comer en exceso, vomitar, usar diuréticos o laxantes o de privarse de comida durante el embarazo, debería consultar con el médico la posibilidad de hospitalizarse hasta que logre controlar la enfermedad. De lo contrario, debería considerar si éste es el momento adecuado para iniciar un embarazo.

LUPUS ERITEMATOSO DISEMINADO (LED)

"Últimamente mi lupus ha estado muy inactivo. Acabo de quedar embarazada. ¿Es probable que sufra un recrudecimiento? ¿Tendrá mi bebé el lupus?"

Hoy en día todavía se desconocen muchas cosas del lupus eritematoso diseminado, una enfermedad autoinmune que afecta sobre todo a las mujeres de 15 a 64 años, más a las de raza negra que a las de raza blanca. Los estudios realizados hasta ahora parece que indican que el embarazo no afecta al curso a largo plazo del lupus. Durante el embarazo mismo, algunas mujeres encuentran que el estado mejora, y otras que empeora. Lo que sucede en un embarazo no predice lo que pasará en los siguientes. Durante el posparto, parece que se da un aumento de las crisis.

No obstante, el efecto del LED sobre el embarazo no está del todo claro. Parece ser que las mujeres que obtienen mejores resultados son aquéllas que, como la que nos consulta, conciben durante un período que están bien. Aunque el riesgo de que el embarazo se malogre es ligeramente mayor, las posibilidades de tener un bebé sano son excelentes. Las que tienen un pronóstico no tan bueno son las mujeres con LED que tienen un deterioro renal grave (sería ideal que la función de los riñones hubiera estado estable durante los seis meses anteriores a la concepción) o padecen lo que se llama el lupus anticoagulante en la sangre. No importa cuan grave sea el lupus de una embarazada; es extremadamente improbable que el bebé nazca con esta enfermedad.

Si fuera necesario, debido a los síntomas de artritis o a que la mujer tiene el lupus anticoagulante en plasma, la toma diaria de aspirina y del esteroide prednisona a las dosis efectivas más bajas parece que reduce los riesgos. Durante el embarazo pueden usarse muchos esteroides con toda seguridad, algunos debido a que no atraviesan la barrera placentaria. Algunos que sí lo hacen siguen siendo inocuos, y otros son realmente beneficiosos para el feto al apresurar la maduración pulmonar.

Debido al lupus, los cuidados a la embarazada serán más complicados que los de la mayoría, con exámenes más frecuentes y posiblemente con más limitaciones. Pero con la madre, el ginecólogo o especialista en medicina materno—fetal, y el médico que trata el lupus trabajando en colaboración, las posibilidades están muy a favor de que el resultado sea feliz y que los esfuerzos realizados hayan valido la pena.

ARTRITIS REUMATOIDE

"Tengo artritis reumatoide. ¿Cómo afectará mi embarazo esta condición?"

La condición posiblemente no afecte mucho al embarazo, pero el embarazo sí puede afectar la condición, aunque en este caso es para mejorarla. Muchas mujeres con artritis reumatoide notan una disminución significativa del dolor y de la hinchazón de las articulaciones durante el embarazo, aunque existe también un riesgo mayor de padecer una crisis durante el período del posparto.

El mayor cambio que la mujer embarazada puede experimentar es en el control de la condición. Debido a que algunas de las medicinas que se utilizan para tratar la artritis reumatoide (como ibuprofén y naproxen) no son seguras durante el embarazo, el médico deberá cambiarlas por un tratamiento seguro como los esteroides que no provocan ningún daño. A las mujeres que los usarán durante el embarazo, se les inyectarán vía intravenosa al momento de la dilatación y el parto.

En este momento, será importante que se escojan posiciones que no afecten ni tensionen las articulaciones afectadas. La mujer consultará con el médico que controla la artritis así como con el que atiende el embarazo para definir las que podrían funcionar mejor.

ESCLEROSIS MÚLTIPLE (EM)

"Hace varios años se me diagnosticó una esclerosis múltiple. Sólo he tenido dos episodios de EM, y fueron relativamente benignos. ¿Afectará la EM a mi embarazo? ¿Afectará el embarazo a la EM?"

Hay buenas noticias para la embarazada y el bebé. Parece ser que la esclerosis múltiple tiene poco efecto, si es que lo tiene, sobre el embarazo. Sin embargo, los cuidados prenatales tempranos y regulares, junto con las visitas regulares al neurólogo, son un deber. Será necesario que se tomen algunas precauciones adicionales. Probablemente se prescribirán suplementos de hierro para prevenir la anemia, y si fuera necesario, laxantes para combatir el estreñimiento. Dado que las infecciones del tracto urinario son más comunes durante el embarazo, y debido a que podrían causar que los síntomas de EM se reavivaran, puede que se prescriban antibióticos como medida preventiva si la mujer tiene un historial con ITU. Generalmente el parto no se

ve afectado por la EM. Parece que la anestesia epidural, si es necesaria, es un procedimiento seguro.

Tampoco parece que el embarazo tenga muchos efectos sobre la EM, particularmente a largo plazo. En general, se producen menos recaídas durante el embarazo al que le sigue un riesgo aumentado de recaídas en el posparto, para luego volver al nivel que presentaba antes del embarazo en un tiempo aproximado de tres a seis meses. Sin embargo, algunas mujeres con problemas al andar encuentran que durante el embarazo se les acentúa esta dificultad debido al aumento de peso. Se debe evitar el exceso de éste para minimizar dicho problema.

Aunque el riesgo de recaídas en el posparto no parece que afecte al número de recaídas durante el resto de la vida o a la extensión de la incapacidad final, es posible que se reduzcan más adelante. Para reducir este riesgo de recaídas, la mujer deberá tomar sus suplementos de hierro tal como se le hayan prescrito, minimizar el estrés, descansar lo suficiente. También, evitar las infecciones de cualquier tipo y las fiebres que las acompañan y que la temperatura corporal suba excesivamente (como al hacer ejercicio o con un baño caliente). Volver a trabajar pronto después de dar a luz podría aumentar el cansancio y el estrés, de forma que la mujer discutirá los riesgos con el médico antes de decidir la fecha de regreso.

Sin embargo, el embarazo puede afectar el tratamiento de la EM. Mientras que las dosis de bajas a moderadas de prednisona se consideran seguras, algunos otros medicamentos que se utilizan para esta enfermedad posiblemente no lo sean. La mujer debe asegurarse de que el médico corrobore la seguridad de cualquier medicamento en el embarazo antes de tomarlo. Quienes recibieron dosis significativas de prednisona antes del embarazo podrían necesitar esteroides durante el parto para controlar de mejor manera el estrés que éste produce. Después del nacimiento, la madre podrá amamantar al bebé aunque ocasionalmente requiera de esteroides; en pequeñas dosis es poco el medicamento que pasa a la leche materna. (Un beneficio más: parece ser que la lactancia materna reduce el número de recaídas). Si temporalmente se deben tomar grandes dosis, la madre puede sacarse la leche usando un extractor especial y tirarla, mientras tanto al bebé se le dará leche de farmacia o la que la madre se extrajo antes pero que ya no contiene el medicamento. Si amamantar al niño es estresante para la madre y tiene que cambiar parcial o completamente al biberón, no se sentirá culpable por la decisión que tomó. Los bebés pueden crecer con un buen sustituto de la leche materna y les será de mayor provecho si la madre se siente bien.

La mayoría de madres con EM pueden permanecer activas durante 25 años o más después de que la enfermedad se haya diagnosticado y son capaces de cuidar de sus hijos sin dificultades. No obstante, si la EM interfiere con la actividad de la mujer mientras el niño es pequeño, véase la siguiente pregunta para los consejos sobre cómo los padres incapacitados pueden cuidar a sus hijos[2].

INCAPACIDAD FÍSICA

"Estoy parapléjica debido a una lesión en la espina dorsal, y estoy confinada en una silla de ruedas. Mi marido y yo hace tiempo que deseamos tener un bebé. Por fin he quedado embarazada. ¿Qué viene ahora?"

Como toda mujer embarazada, ésta necesitará primero lo esencial: seleccionar un médico. Y como toda mujer que se halla dentro de una categoría de alto riesgo, sería ideal que el médico fuera un obstetra o un especialista en medicina maternofetal que tenga experiencia en tratar con mujeres que se enfrentan a los mismos desafíos y posibles riesgos que se han descrito. Es más fácil de encontrar de lo que piensa, porque un buen número de

hospitales están desarrollando programas especiales para que las mujeres con limitaciones especiales obtengan buen cuidado prenatal y obstétrico. Si en el lugar donde vive no existe una persona de este tipo, se buscará un médico que se preste a aprender "sobre el tema", y que sea capaz de ofrecer el incondicional apoyo que tanto la embarazada como el esposo precisarán. Hacia el final del embarazo también se tendrá que empezar a buscar un pediatra o médico de familia que ofrezca un gran apoyo a una madre que se enfrenta a tal desafío físico.

Las medidas especiales que se deberán tomar para que el embarazo tenga éxito dependerán de las limitaciones físicas. En cualquier caso, restringir el aumento de peso a los límites recomendados (25 a 35 libras) ayudará a minimizar el estrés sobre el cuerpo de la madre. Alimentarse con la mejor dieta posible mejorará el bienestar físico general y hará disminuir las probabilidades de que se den complicaciones. Y continuar con la terapia física ayudará a asegurar que se tenga la máxima fuerza física y movilidad cuando llegue el bebé; la hidroterapia puede ser útil y segura.

Deberá ser muy tranquilizador saber que, aunque el embarazo puede ser más difícil para una mujer con una incapacidad física, para el bebé no será más violento que si la madre fuera normal. No existen pruebas de que haya un aumento de las anormalidades fetales entre los bebés de las madres con daños de la espina dorsal (o de aquéllas con otras incapacidades físicas no relacionadas con la herencia o con una enfermedad sistémica). Las mujeres con daños en la espina dorsal son más susceptibles a problemas del embarazo tales como las infecciones renales y las dificultades de la vejiga, las palpitaciones y la sudoración, la anemia y los espasmos musculares. También el parto puede aportar problemas especiales, aunque en muchos casos será posible el parto vaginal. Debido a que probablemente las contracciones uterinas serán indoloras, la mujer deberá recibir instrucciones para detectar otros signos de que se acerca el momento de dar a luz, como la ruptura de las membranas o la palpación periódica

---

2. Muchas mujeres con EM están preocupadas sobre si pasarán la enfermedad a sus hijos. Aunque existe un componente genético en la enfermedad que hace que estos niños tengan mayores probabilidades de verse afectados de adultos, el riesgo es bastante pequeño. Entre un 90% y un 95% de los niños con madres con EM no desarrollan esta enfermedad. No obstante, si la mujer está preocupada deberá consultar con un asesor genético.

del útero para verificar si las contracciones ya han comenzado.

Mucho antes de la fecha del parto, se ideará un plan infalible para llegar al hospital—uno que tenga en cuenta el hecho de que puede que la mujer esté sola en casa cuando se inicie la dilatación (puede que la mujer desee ir al hospital al iniciarse la dilatación para evitar los problemas causados por los retrasos en el camino); se preparará al personal del hospital para sus necesidades especiales.

Cuidar de los hijos siempre constituye un desafío, especialmente las primeras semanas. Aún lo será más para la mujer incapacitada y el esposo. Una planificación anticipada ayudará a enfrentarse a dicho desafío con más éxito. Se harán las modificaciones necesarias en la casa para que el cuidado de los hijos sea más fácil; se obtendrá ayuda, ya sea pagada o de otro tipo, al menos para empezar; se alistará al esposo para los preparativos de la llegada del bebé, y se repartirán los trabajos domésticos y el cuidado del bebé para el momento en que éste llegue a casa. Hay que ser creativa. Las cosas no tienen por qué hacerse "como en el libro", se harán como funcione mejor para la mujer. Amamantar al bebé, si ello es posible, lo simplificará todo—no habrá que esterilizar biberones, ir a toda prisa a la cocina para preparar un biberón cuando el bebé empieza a llorar, o ir a comprar una leche de farmacia. Un servicio de entrega de pañales (puede suministrar pañales de tela o desechables) también ahorrará esfuerzos y tiempo. La mesa donde se cambiará el bebé deberá estar diseñada para usarla desde una silla de ruedas, y la cuna deberá tener un lado que baje para que la mujer pueda meter y sacar al bebé con facilidad. Si la madre va a ser quien bañe al bebé, se tendrá que poner la bañerita en una mesa que sea accesible para ella. Dado que bañar al bebé a diario no es obligatorio, se podrá lavar al bebé con una esponja sobre la mesa en que se le cambia o sobre la falda en días alternos. El padre podría también encargarse del baño del niño. Un dispositivo para transportar al bebé podría ser una forma muy conveniente de llevarlo de acá para allá dejando las manos libres para controlar la silla. (Puede ser

útil que el esposo lo coloque en las mañanas a la madre, esto le permitirá colocar al bebé o sacarlo cuando sea necesario). Unirse a un grupo de apoyo de padres con incapacidades físicas no sólo puede constituir una fuente de bienestar y fuerza, sino también una fuente brillante de ideas y consejos[3].

No será fácil, para la madre ni para el esposo, que quizás deba aportar algo más que la misma parte en el cuidado del bebé. Pero saber que no son los primeros en hacerlo—y que la gran mayoría de los que ya lo han hecho han informado que las satisfacciones recompensan todos los esfuerzos—lo que es muy alentador.

EPILEPSIA

"Soy epiléptica, y tengo muchos deseos de tener un bebé. ¿Enfrentaré algún problema si quedo embarazada?"

Con las precauciones adecuadas, las posibilidades de tener un bebé sano son excelentes. El primer paso es visitar al ginecólogo y controlar la condición lo mejor posible antes de concebir. (Para la mujer que ya está embarazada, es sumamente importante que visite al médico lo antes posible). Si no lo ha hecho, se informará al médico que atiende la epilepsia sobre sus planes de embarazo; será necesaria la supervisión estrecha de la condición y posiblemente el ajuste frecuente de los niveles de medicación, además de la comunicación entre los médicos.

Aunque las futuras madres epilépticas tienen más posibilidades de experimentar náuseas y vómitos en exceso (hiperemesis), no parece que tengan una mayor incidencia de problemas del embarazo y del

---

3. Para más ayuda, léase "La futura madre: Una Guía para el embarazo y el parto en mujeres minusválidas", escrita por Judith Rogers y Maureen Matsumura (ImprentaDemos). Cómo prepararse para la llegada del bebé, léase Equipo adaptable para el cuidado del bebé: normas, prototipos y recursos, escrito por Kris Vens, Judith Rogers, Christi Tuleja y Anitra DeMoss (Through the Looking Glass). Para recibir consejos sobre la crianza de los hijos comuníquese a Through the Looking Glass al (800) 644-2666 (correo de voz) o (800) 804-1616 (TTY) o en línea en www.lookingglass.org.

parto. Se cree que el ligero incremento en la incidencia de ciertos defectos congénitos de los hijos de madres epilépticas se debe en gran medida al uso de ciertos fármacos contra las convulsiones durante el embarazo, aunque parece que algunos están relacionados con la epilepsia misma. Sería ideal que la mujer epiléptica discutiera con el médico con anticipación suficiente la posibilidad de dejar la medicación antes de concebir. Esto podría darse únicamente si ya no ha convulsionado por un tiempo. De lo contrario, es importante controlar la enfermedad de inmediato. Se necesitará de medicina para lograrlo, pero será mejor cambiarla por una menos riesgosa. Parece ser que es preferible la terapia de un solo medicamento porque causa menos problemas al embarazo de los que provoca la terapia con varios de ellos. Pero la mujer no debería dejar de tomar una medicina necesaria por miedo a perjudicar al bebé; no tomarla—y tener ataques frecuentes— podría ser más peligroso para el feto[4].

Dado que el mayor riesgo de que se desarrollen anormalidades se da durante los tres primeros meses, no existen muchas razones para preocuparse sobre los efectos de la medicación después de este período. Algunas veces los ultrasonidos o los exámenes de la alfa-fetoproteína pueden determinar al principio del embarazo si el feto se ha visto afectado. Si la mujer ha estado tomando ácido valproico (Depakene), quizás el médico desee investigar específicamente sobre los defectos del tubo neural, tales como la espina bífida.

Es importante que todas las mujeres epilépticas embarazadas duerman bastante, que se alimenten de la mejor forma posible y mantengan los niveles adecuados de líquidos. Incluso con una buena dieta, las mujeres epilépticas a menudo desarrollan una

anemia por deficiencia en folatos (y las investigaciones demuestran que ésta también puede estar relacionada con los defectos del tubo neural de sus bebés), por lo que los médicos prescribirán un suplemento de ácido fólico para las embarazadas epilépticas (aunque en algunos casos raros aumenta el número de ataques); lo ideal sería que se iniciara tres meses antes de la concepción. (Si el embarazo es repentino definitivamente es imposible, así que se iniciará tan pronto como se descubra el embarazo). También puede que se recomiende un suplemento de vitamina D ya que algunos medicamentos pueden interferir en el metabolismo de esta vitamina. Durante las últimas cuatro semanas del embarazo, puede que se prescriban suplementos de vitamina K para reducir el mayor riesgo de que el recién nacido sufra hemorragias. También es posible que como método alternativo se le suministre al bebé una inyección de vitaminas al nacer.

La mayoría de mujeres epilépticas encuentran que el embarazo no tiene efectos negativos en la enfermedad. La mitad de ellas no experimentan ningún cambio, y un pequeño porcentaje ve como sus ataques se hacen menos frecuentes y más débiles. No obstante, unas pocas ven aumentar sus ataques y que estos se hacen más fuertes. Ello podría deberse a las diferencias individuales o debido a que la medicación ha sido vomitada o demasiado diluida en el exceso de fluidos corporales del embarazo. El problema de perder la medicación al vomitar a menudo puede minimizarse tomando un anticonvulsivo de liberación lenta antes de irse a dormir, lo que permite que la medicación se incorpore antes de que empiecen los vómitos matinales. Si el problema es la excesiva dilución del medicamento, podrá ser necesario que el médico reajuste la dosis.

La dilatación y el parto posiblemente no sean más complicados para la mujer epiléptica, aunque es importante que se siga administrando el anticonvulsivo durante el parto para minimizar el riesgo de un ataque. La anestesia epidural puede utilizarse para calmar el dolor.

Si la mujer desea amamantar al bebé, la epilepsia no debería ser un problema. La mayoría de fármacos contra dicha enfermedad pasan a la leche materna en dosis

---

4. Para ayudar a las futuras madres con epilepsia o que se ayuden a sí mismas, se consultará al médico para que les brinde información sobre la forma de unirse al Registro de Embarazos con Medicamentos Antiepilépticos. (800) 233-2334 ó en esta dirección, aeregistry@helix.mgh.harvard.edu/aed/registry.nclk. La meta de dicho registro es determinar cuáles son las terapias que se asocian con el incremento del riesgo. La mujer recibirá también un paquete de información sobre la planificación previa a la concepción y sobre el cuidado prenatal.

tan bajas que es poco probable que afecten al bebé. Pero se consultará con el pediatra para asegurarse de que los fármacos que se están tomando no tienen problemas. Y si el bebé amamantado está demasiado adormilado después de que la madre haya tomado la medicación, se informará al médico. Podría ser necesario un cambio.

FENILCETONURIA (FCU)

"Yo nací con FCU. Mis médicos me dieron permiso para dejar la dieta baja en fenilalanina cuando pasé de los 10 años, y me encontraba bien. Pero cuando hablé de quedar embarazada con mi ginecólogo, éste me dijo que debía volver a adherirme a dicha dieta y mantenerla durante todo el embarazo. ¿Tengo que hacer caso del consejo incluso si me encuentro bien con una dieta normal?"

Esta mujer no sólo debe seguir el consejo, debería agradecérselo. Las mujeres embarazadas con fenilcetonuria que no siguen una dieta baja en fenilalanina ponen a sus hijos en un gran riesgo de padecer de diversos problemas como el retraso mental. Sería ideal, tal como ha dicho el médico que la mujer regrese a la dieta especial tres meses antes de la concepción y que los niveles sanguíneos de fenilalanina se mantuvieran bajos hasta el parto. (Aunque la dieta se inicie en las primeras etapas del embarazo, aún puede reducir la gravedad del retraso en el desarrollo del bebé de las madres con FCU). El sustituto de leche sin fenilalanina y las cantidades medidas de otros alimentos permitidos en esta dieta deberían suplementarse con micronutrientes (cinc, cobre, etc). que de otro modo podrían estar ausentes de ella. Y, desde luego, todos los alimentos endulzados con aspartame (Equal o NutraSweet) están *rigurosamente* prohibidos.

Aunque esta dieta no resulta muy atractiva, y es comprensible que sea difícil apegarse a ella, la mayoría de las madres creen que vale la pena sacrificarse para proteger a sus bebés de los daños. Si a pesar de este incentivo, la embarazada tiene un desliz en cuanto a la dieta, intentará obtener ayuda profesional de un terapeuta que esté familiarizado con este tipo de problemas. Un grupo de apoyo para madres con FCU podría ser de mucha utilidad; el sufrimiento de una dieta con tantas privaciones definitivamente se beneficiaría con la compañía de quienes también se encuentran en la misma situación. Si la mujer se da cuenta de que le es imposible adherirse a la dieta, hablará con el médico sobre otras opciones.

ANEMIA FALCIFORME

"Padezco de anemia falciforme y acabo de saber que estoy embarazada. ¿Estará bien mi bebé?"

No hace demasiados años, la respuesta no hubiera sido muy tranquilizadora. No obstante, hoy en día, y gracias a los principales avances médicos, las mujeres que padecen anemia falciforme tienen buenas probabilidades de dar a luz sin peligro y con el resultado de un bebé sano. Incluso aquellas mujeres con tales complicaciones de la anemia falciforme como enfermedades cardíacas o renales a menudo son capaces de tener un embarazo con éxito.

Sin embargo, el embarazo en las mujeres con anemia falciforme suele clasificarse como de alto riesgo. Debido al estrés sobreañadido que debe soportar el cuerpo, sus posibilidades de padecer una crisis aumentan, mientras que el estrés de la enfermedad también aumenta los riesgos de ciertas complicaciones del embarazo, tales como el aborto espontáneo, el parto prematuro y la restricción del crecimiento fetal. La preeclampsia, o toxemia, también es más común en las mujeres con anemia falciforme, pero no está claro si ello se debe a la anemia falciforme o a la raza. (Las mujeres de raza negra son las que generalmente padecen de anemia falciforme y por ello están más sujetas a hipertensión.)

El pronóstico, tanto para la mujer como para el bebé, será mejor si reciben cuidados médicos excelentes. La mujer deberá pasar controles médicos con mayor frecuencia que otras embarazadas—posiblemente cada dos o tres semanas hasta la semana 32, y cada semana después. La atención debe ser multidisciplinaria; Sería ideal que el ginecólogo estuviera familiarizado con la anemia falciforme y que trabajara en estrecha colaboración con un hematólogo bien informado. Y probablemente al menos una vez (generalmente al iniciarse la dilatación o justo antes de la expulsión), y posiblemente periódicamente durante todo el embarazo (aunque este tratamiento es discutido), la paciente recibirá una transfusión sanguínea. Es tan probable que la mujer que sufre de anemia falciforme tenga un parto vaginal como cualquier otra mujer. En el posparto puede que se le prescriban antibióticos para prevenir una infección.

Si ambos progenitores son portadores del gen de la anemia falciforme, el riesgo de que el bebé herede una forma seria de dicha enfermedad es grande. Al principio del embarazo (si no antes de la concepción), deberá hacerse un estudio del marido para saber si es portador. Si lo es, es posible que la pareja desee visitar a un consejero genético, y posiblemente tener un diagnóstico prenatal (véase la página 45) para ver si el feto está afectado.

FIBROSIS CÍSTICA

"Tengo fibrosis cística y sé que esta condición complica el embarazo ¿de qué forma lo afecta?"

Al igual que otras mujeres que han padecido toda la vida de fibrosis cística, quien plantea esta pregunta ya está acostumbrada a los cambios que dicha condición presenta. Y éstos se incrementan con el embarazo.

El primer desafío puede ser aumentar de peso, algo que la mujer deberá trabajar estrechamente con sus médicos (y posiblemente con un nutricionista) para que el bebé alcance el peso adecuado. Se deberá poner atención especial en el cuidado de los pulmones ya que el aumento del tamaño del útero hace que la expansión sea más difícil. Si se padece de una enfermedad grave en los pulmones, ésta podría empeorar durante el período de gestación. Todas las mujeres embarazadas con FC serán supervisadas muy de cerca para evitar una infección pulmonar.

Tanto el embarazo como la salud pulmonar recibirán atención constante y la mujer tendrá visitas prenatales más frecuentes. Posiblemente limitará la actividad y, dado que se encuentra en alto riesgo de un parto prematuro, se tomarán medidas para evitarlo. También es posible que requiera de una hospitalización periódica. Se recomienda la visita a un consejero genético para tener un diagnóstico de FC en el feto.

El embarazo nunca es fácil, pero para las mujeres con FC se convierte en un verdadero desafío. Sin embargo el gozo de traer al mundo a un hijo hace que los esfuerzos valgan la pena.

Qué es importante saber:
VIVIR CON UN EMBARAZO DE ALTO RIESGO O PROBLEMÁTICO

El embarazo es un proceso "normal" que se experimenta, no una enfermedad que deba ser tratada. Pero si el embarazo de una mujer se clasifica como de alto riesgo, ésta habrá tomado conciencia de que ésta no es una verdad universal. Aunque la pareja de futuros padres esté viviendo la ilusión "normal" de la espera, también vivirá con:

Ansiedad. Mientras otros padres están preparándose con alegría para el nacimiento del bebé al final de los nueve meses, los padres de alto riesgo sólo esperan que la madre y el feto estén bien día a día para pensar en el futuro junto al bebé.

Resentimiento. Una mujer que está acostumbrada a ser independiente puede odiar la súbita y total dependencia, especialmente si se restringe la actividad ("¿Por qué a mí? ¿Por qué tengo que dejar mi trabajo? ¿Por qué tengo que guardar cama?"). Puede que la agresividad se dirija hacia el bebé, el esposo o cualquier otra cosa. El marido, desde luego, puede tener la propia ración de resentimientos ("¿Por qué tengo que hacer yo todo el trabajo? ¿De verdad tiene que guardar cama? ¿Y de verdad tengo que pasarme todas las tardes en casa con ella?"). Puede que existan también resentimientos de los que no se hable, sobre lo caros que son sus cuidados médicos y sobre que ya no se hace el amor, si es que el médico lo ha prohibido. Ambos también podrían tomar a mal sus propios sentimientos de resentimiento y la incapacidad de controlarlos.

Culpabilidad. La mujer puede atormentarse pensando qué pudo haber hecho para que este embarazo sea de alto riesgo, o para que se malograran los embarazos anteriores, aunque en la gran mayoría de los casos sus acciones no han sido la causa. Puede que piense que es una perezosa, quedándose en cama o dejando de trabajar demasiado pronto. Puede tener miedo de estar destruyendo la relación con el esposo o con sus otros hijos. También el esposo puede sentirse culpable; puede sentirse mal porque la mujer está cargando con todos los sufrimientos, o puede sentir remordimientos por los resentimientos que está albergando.

Sentimientos de ineficacia. Puede que la mujer que no puede tener un embarazo "normal" no se valore a sí misma ("¿Por qué no puedo ser como las demás?").

Presión constante. Los futuros papás de alto riesgo a menudo tienen que tener en mente el embarazo y sus exigencias durante todos los momento del día; ella tendrá que hacer una pausa constantemente para preguntarse "¿Puedo hacer esto? ¿Me está permitido? ¿Cuándo es el siguiente test? ¿Tomé mis medicinas?"

Estrés en el matrimonio. Cualquier tipo de crisis pone en tensión el matrimonio, pero el embarazo de alto riesgo a menudo

añade el estrés de limitar o prohibir las relaciones sexuales, lo que puede dificultar mucho que la pareja tenga intimidad. El estrés también puede provenir del alto costo de un embarazo de alto riesgo (puede que el seguro médico no se haga cargo de muchos de los gastos) y la pérdida de ingresos de la futura madre que no puede continuar trabajando.

El estrés de estar sola. Si la mujer es soltera y presenta un embarazo de alto riesgo, el estrés puede ser enorme. Además, deberá recurrir a otros, más de lo que quisiera, para que la ayuden. Posiblemente no tenga a nadie que sostenga la mano cuando se entere de los resultados del último examen ni con quien hablar sobre las consecuencias. Se puede ver en la necesidad de pasar muchas noches solitarias tratando de descansar o de estar confinada en cama sin nadie que la ayude. Incluso, llegar a preguntarse por qué está pasando por esta difícil situación.

Aunque la recompensa final puede hacer que todos los esfuerzos hayan valido la pena, es innegable que los nueve meses pueden constituir una carga para la pareja de alto riesgo. Los siguientes consejos pueden ayudar a que todo transcurra de forma un poco más fácil:

Planificación financiera. Al igual que otros padres ahorran para mandar a sus hijos a la universidad, los que se enfrentan a un embarazo de alto riesgo deberán hacerlo para que el bebé nazca bien. Saber con anticipación que el embarazo será de alto riesgo, y por lo tanto caro, sería lo ideal, pero no siempre es posible, al menos la primera vez. Si se sabe con anticipación, sería una buena idea buscar el mejor plan de seguros posible, y renunciar a las vacaciones caras y otros gastos superfluos para poder ahorrar algo antes de que empiece el embarazo. Si no se ha sabido antes, se empezarán a tomar medidas para apretarse el cinturón tan pronto como se descubra la situación.

Planificación social. Si el embarazo requiere reposo en cama, ya sea parcial o completo, los padres no deberán resignarse a una vida de ermitaños. Invitarán a

MAMÁS QUE AYUDAN A OTRAS MAMÁS

A menudo, la mujer con un embarazo de alto riesgo o difícil, o que ha tenido un aborto, se siente distinta de todas las demás; es muy consciente de que la experiencia es diferente de la de las amigas que han tenido un embarazo "normal". Si la mujer se siente así, podrá encontrar consuelo y apoyo en un grupo de mujeres que estén pasando por una experiencia similar.

Las discusiones pueden tratar de temas tales como el sentimiento de culpa al no ser capaz de tener un embarazo normal; cómo soportar estar confinada en casa o en el hospital; enfrentar el hecho de ser madre soltera con un embarazo de alto riesgo; preocupación sobre los siguientes embarazos; lamentarse por la pérdida de un bebé; encontrar fuentes de apoyo emocional; enfrentarse a los sentimientos de soledad. En los grupos de apoyo también se intercambia gran cantidad de consejos prácticos—llevar la casa cuando se está guardando cama; hacer que la familia funcione mientras se tiene un bebé en cuidados intensivos; conseguir los mejores cuidados para una enfermedad en particular. Y continuar en dicho grupo después

de sentirse mejor (o después de dar a luz) también ayuda a llevar la propia experiencia a todo el círculo, y a sanar mientras se brinda el apoyo a otras mujeres necesitadas.

Si la mujer cree que podrá beneficiarse de un grupo de apoyo, intentará saber si existe alguno en la zona en que reside (preguntará en el hospital, a los médicos, las comadronas y las enfermeras). Si no existiera, y la embarazada tiene energías suficientes, considerará la posibilidad de recoger los nombres de las mujeres que se encuentran en una situación parecida y organizará el grupo ella misma.

Si la mujer está confinada en cama y no puede asistir a un grupo de apoyo, obtendrá el aliento que necesita en reuniones telefónicas o en chats de la red con otras madres que tampoco pueden ponerse en pie, o invitará al grupo a reunirse periódicamente en la casa o se suscribirá a "LeftSide Lines", el boletín informativo para las mujeres con embarazos complicados (Sidelines National Support Network, PO Box 1808, Laguna Beach, CA 92652; [949] 497-2265; y visitará la útil página web en www.sidelines.org.

sus mejores amigos a cenar en el dormitorio, encargando una pizza y pedirle a uno de ellos que sirva una imitación de sangrías, para jugar al monopoli, o al scrabble o a las cartas o a ver una película que acaba de salir en vídeo. Si la pareja debe perderse un acontecimiento familiar importante, una boda de un amigo o una fiesta anual en la empresa, se dispondrá que el marido o un amigo asista y grabe, en la cabeza, en un vídeo o con una cámara fotográfica, los acontecimientos de forma que pueda compartirlos con la esposa más tarde. Si una hermana se casa a 1,000 millas de distancia y el médico ha prohibido viajar, se grabará en vídeo un mensaje de felicitación, o se escribirá una poesía especial para ser leída en la recepción. Se le pedirá que grabe la ceremonia en vídeo para poder compartirla.

Llenar el tiempo. Pasar semanas o incluso meses en la cama puede parecer una sentencia de cadena perpetua. Pero también

puede ser el momento de hacer todas las cosas que la mujer no ha tenido tiempo de hacer en la agitada vida. Leerá todos los éxitos literarios de los que todo el mundo hablaba, o algunos de los viejos clásicos que nunca se llegó a disfrutar. Se suscribirá a revistas sobre la crianza de los hijos porque posiblemente nunca más tenga tanto tiempo libre para leerlas. Se inscribirá en un vídeo club que ofrezca una buena selección y buenos precios. (¿Cuánta gente más tiene tiempo para aprovecharse de la ventaja de las ofertas de "dos películas al precio de una"?) Estudiará una lengua extranjera o se cultivará un nuevo interés por medio de las cintas de audio. Aprenderá a tejer, a crochet o a bordar, y se hará algo para sí misma, el marido, la madre o para el médico si es demasiado supersticiosa para hacer algo para el bebé. Si se le permite estar sentada, conseguirá un ordenador portátil y organizará la vida financiera o navegará en la red del Internet para aprender más sobre el embarazo y la maternidad. Llevará un diario donde anotará todas sus impresiones, tanto las buenas como las malas, tanto para pasar el tiempo como para combatir los resentimientos. Coleccionará algunos de los mejores catálogos y comprará por teléfono, por correo o por Internet.

Lo mejor es hacer algo por los demás. Esto es lo que hace más felices a las personas. Hacer llamadas telefónicas de caridad, enviar cartas a una organización que le gustaría ayudar, escribir cartas de alegría y optimismo a antiguos amigos y familiares.

Preparación para el parto. Si la embarazada no puede asistir a las clases de preparación, puede pedir al marido que vaya y las grabe en vídeo, o que tome notas y le informe verbalmente. Si el dormitorio es grande y la clase pequeña, les pedirá a las demás alumnas que hagan al menos una sesión en la casa. Aunque puede que la mujer piense que aprender sobre un parto normal puede traer mala suerte al propio, será muy bueno para ella estar lo mejor informada posible. Lea todo lo que pueda sobre el tema en libros o en internet; incluso puede ver un vídeo sobre el parto. Y aunque no desee saberlo, también aprenderá todo lo que pueda sobre lo que es el parto para alguien con el problema, información que podrá consultar en libros o con el médico.

Apoyo mutuo. Un embarazo de alto riesgo, particularmente cuando existen muchas restricciones, es una verdadera prueba para un matrimonio. La embarazada pasará por un período de meses donde muchos de los placeres normales del matrimonio no existirán (sexo, salir juntos, viajes de fin de semana, por ejemplo) y donde incluso la alegría de esperar un bebé queda empañada. Para asegurarse de que la aventura termina con un bebé y un

EL MEJOR DESCANSO ES EN LA CAMA

Para la mayoría de mujeres que trabajan, la idea de pasar semanas sinfín en la cama suena como un sueño imaginario hecho realidad, hasta que realmente se le receta descanso en cama por embarazo. Si su médico la ha confinado a su cama, hágase a un lado porque tiene compañía. A 1 de cada 5 madres embarazadas se les recomienda descanso en cama en algún momento del embarazo. Aunque los beneficios del descanso en cama no se han documentado a profundidad en estudios clínicos, muchos médicos continúan recetándolos en algunas situaciones de alto riesgo con la esperanza de prevenir el trabajo de parto antes de finalizar el embarazo y una amplia variedad de otras complicaciones en el embarazo.

Aunque todavía se debaten los beneficios del descanso en cama, las desventajas son claras. Paradójicamente, permanecer acostada puede ser exhaustivo y debilitante—y las mujeres que permanecen en cama de manera prolongada pueden sufrir de dolores de espalda y dolor muscular, dolores de cabeza, resequedad de la piel, aumento de fatiga, pérdida muscular—la lista sigue y sigue, dependiendo de cuánto tiempo se recete en cama. Afortunadamente, muchos de los efectos secundarios del descanso en cama pueden minimizarse si se mantiene en movimiento—al menos, lo más que le sea permitido. Cambie de posición frecuentemente, cambie del lado izquierdo al lado derecho (pero no sobre su espalda). Realice ejercicios sencillos para mantener su tonicidad muscular (como dicen, si no se usa, se pierde) y mejorar el flujo sanguíneo: estire y flexione los dedos de los pies, haga movimientos circulares con sus manos y pies, eleve sus brazos y piernas, gire su cabeza de un lado a otro, de arriba hacia abajo, esfuerce y relaje los músculos de los brazos y piernas. Mantenga una botella de loción humectante y una botella grande de agua al lado de su cama para mantenerse hidratada por dentro y por fuera. Evite dormir mucho durante el día, lo cual puede ocasionar dolores de cabeza y empeorar la fatiga. Por supuesto, la pérdida de tonicidad muscular puede parecer una preocupación menor al estar en cama en comparación con la pérdida de la cabeza. Para obtener consejos acerca de cómo mantenerse ocupada mientras está en cama descansando, véase página 489.

matrimonio sano, cada uno de los miembros de la pareja debe pensar en las necesidades del otro. Las necesidades de la embarazada serán más obvias. Además, necesitará apoyo en todo, desde adherirse a una dieta muy estricta hasta acostumbrarse a una actividad restringida. Pero puede que las necesidades del padre, que debe proporcionar una gran parte de este apoyo, sean descuidadas. La mujer, incluso desde la reclusión en cama o con las restricciones que sean, debe reconocer los sentimientos del esposo y hacerle saber lo importante que es él. Aunque en la vida real esto no siempre será fácil, se debe apartar tiempo para el romance cuando sea posible—una cena íntima a la luz de las velas en la cama (se puede ordenar comida de entrega a domicilio, a menos que el esposo prefiera cocinar) puede ayudar a reavivar la relación de pareja.

Sublimación sexual. Hacer el amor no siempre tiene que significar tener relaciones sexuales. La pareja leerá sobre cómo tener intimidad durante el embarazo incluso cuando el médico dice "nada de sexo" (véase página 240).

Apoyo espiritual. Los ejercicios de relajación, la meditación, la visualización o la oración pueden ayudar a enfrentar este tiempo difícil, no sólo emocionalmente sino también en el aspecto físico. Se ha demostrado que estas técnicas complementarias estimulan la función del sistema inmunológico, reducen el dolor y mejoran el ánimo de las pacientes con problemas médicos.

Apoyo externo. Al igual que con muchas crisis de la vida diaria, hablar con otras mujeres que están experimentando la misma situación puede ser de gran ayuda. Esto es muy importante, especialmente para las madres solteras. (Véase el recuadro de la página 490 para los consejos que pueden ser útiles.)

❖ ❖ ❖

Cuando algo va mal

Considerando los procesos tan confusos que se hallan implicados en la creación de un bebé, desde las divisiones impecablemente precisas del óvulo fecundado hasta la espectacular transformación de un agregado informe de células en una delicada forma humana, no es nada menos que milagroso que todo vaya bien la mayoría de las veces. Y no es sorprendente que en algunas pocas ocasiones algo vaya mal. La medicina y la higiene moderna, y la comprensión de la importancia de la dieta y del estilo de vida, han hecho mejorar abrumadoramente las posibilidades de que un embarazo (y el parto que le sigue) sean completados con éxito y con toda seguridad. Afortunadamente, teniendo la tecnología actual de nuestra parte, incluso cuando algo va mal, un diagnóstico y una intervención precoz a menudo pueden enderezar la situación y permitir que la historia del embarazo tenga un final feliz.[1]

La mayoría de las mujeres tienen un embarazo y un parto sin complicaciones. Si es así, este capítulo, que describe las más comunes, sus síntomas y tratamientos, no es para la embarazada. No lo lea y ahórrese alguna ansiedad innecesaria.

Complicaciones durante el embarazo

Las siguientes son condiciones, aunque más comunes que otras complicaciones del embarazo, que es bastante improbable que sean experimentadas por el promedio de mujeres embarazadas. Lea este capítulo únicamente si se le ha diagnosticado alguna complicación o si presenta síntomas que podrían indicarla. Si es así, use como guía general el área de discusión de la condición que encontrará en esta sección así sabrá a lo que se está enfrentando pero espere recibir más orientación (y posiblemente diferente) del médico.

ABORTO PRECOZ

¿Qué es? Un aborto (también conocido como aborto espontáneo) es la expulsión espontánea de un embrión o feto del útero antes de que sea capaz de vivir fuera del claustro materno. Un aborto durante el primer trimestre se denomina aborto precoz. Es muy común (muchos médicos creen que casi todas las mujeres tendrán al

---

1. La mayoría de complicaciones que ocurren durante el período de posparto aparecen en *What to Expect the First Year*.

menos uno durante sus años reproductivos), y se da entre el 40 y el 65% de las concepciones. Más de la mitad tienen lugar tan pronto que ni siquiera se sospechaba el embarazo (razón por la que el promedio de abortos entre los embarazos ya diagnosticados es mucho menor); por lo tanto, a menudo esos abortos pasan desapercibidos y son vividos como una menstruación desacostumbradamente fuerte y con calambres. La gran mayoría de mujeres que experimentan abortos tendrá embarazos normales en el futuro.

El aborto precoz suele relacionarse con una anormalidad cromosómica o genética del embrión. En muchos casos, será provocado por un embrión o feto sin vida. También puede suceder debido a que el cuerpo de la madre deja de producir un suministro adecuado de hormonas del embarazo; a los niveles inadecuados de hormona de la tiroides o a la baja ingestión de yodo; a una reacción inmune contra el embrión; o posiblemente a la demasiada cantidad de hormona prolactina. Factores ambientales, como una mala nutrición, las infecciones, el hábito de fumar, el alcohol, etc., pueden relacionarse también. En un embarazo normal, el aborto no se produce por el ejercicio, las relaciones sexuales, el trabajo arduo o por levantar objetos pesados. La náusea y los vómitos, aunque sean severos, no provocarán un aborto. De hecho, existe evidencia que confirma que las mujeres que sufren de estos síntomas tienen menos probabilidades de abortar. También es poco probable que una caída, un golpe o un susto repentino puedan inducir el aborto.

Signos y síntomas. Generalmente, hemorragia con calambres o dolor en el centro de la parte baja del abdomen. A veces, dolor fuerte o persistente que dura 24 horas o más y no va acompañado de hemorragia; hemorragia fuerte (como una menstruación) sin dolor; manchado ligero y persistente (que dura 3 o más días). Puede que se pierdan coágulos de sangre o un material grisáceo cuando realmente empieza el aborto.

Tratamiento. A la condición que presenta hemorragia o calambres se le conoce como amenaza de aborto; no necesariamente sucederá, pero existe la posibilidad. Si al ser examinada la embarazada, el médico encuentra que el cuello uterino está dilatado y/o las membranas que rodean al feto están rotas, se asumirá que ha tenido lugar un aborto o que se está iniciando. En tales casos nada puede hacerse para evitar la pérdida. Si el tejido fetal ya fue expulsado, es probable que el aborto también haya ocurrido.

Por otra parte, si se descubre mediante una sonografía o con un aparato de Doppler que el feto aún vive y que no hay dilatación, existen muchas posibilidades de que el aborto no se llegue a producir. Si el feto no está vivo pero aún se encuentra dentro de la madre es un aborto fallido.

En las amenazas de aborto, el médico probablemente prescribirá reposo en cama y restricción a otras actividades, incluyendo las relaciones sexuales, y posiblemente recete algún medicamento para el dolor hasta que la hemorragia y el malestar hayan desaparecido. Otros médicos, no sugerirán un tratamiento particular siguiendo la teoría de que un embarazo condenado terminará en aborto, se aplique terapia o no, y que un embarazo sano permanecerá, también con o sin terapia. Las hormonas femeninas, que hace tiempo se recetaban rutinariamente cuando existía una hemorragia temprana, ahora se usan raras veces, debido a que existen dudas sobre la eficacia y preocupación por los daños potenciales al feto si el embarazo prosigue. No obstante, en muy pocos casos, las pacientes con un historial de abortos y de las que se tienen pruebas de que producen muy poca progesterona, pueden beneficiarse de la administración de la hormona. Los casos de abortos recurrentes, cuando la causa es el exceso de prolactina, los medicamentos para reducir los niveles de la misma en la sangre de la madre pueden lograr que el embarazo llegue al término.

Algunas veces cuando se produce un aborto, éste es incompleto, sólo se expulsan partes de la placenta, el saco y el embrión. Si la mujer ha tenido, o cree que ha tenido, un aborto, y la hemorragia y/o el dolor prosiguen, se llamará al médico de inmediato.

HEMORRAGIA AL PRINCIPIO DEL EMBARAZO

Las hemorragias al principio del embarazo pueden asustar, pero afortunadamente, no son signos de un problema. Dos de las causas más comunes de las hemorragias del primer trimestre, y *que no indican la existencia de problemas,* son:

Implantación normal del embarazo en la pared uterina. Tales hemorragias, que a veces se dan cuando el óvulo fecundado se adhiere a la pared del útero, son breves y escasas, tardan uno o dos días. La implantación normalmente ocurre cinco o diez días después de la concepción.

Podrían ocurrir cambios hormonales en el momento en que normalmente se tendría la menstruación. La hemorragia suele ser escasa, aunque algunas mujeres tienen lo que parece un período normal.

A menudo, no obstante, la causa real de la hemorragia durante el primer trimestre no se puede identificar y el embarazo prosigue hasta concluir felizmente. Sin embargo, como medida de precaución, cualquier sangrado debe reportarse al médico para que sea evaluado.

La mujer será muy precisa en la descripción de la hemorragia: ¿Es intermitente o continua? ¿Cuándo comenzó? ¿El color es rojo oscuro o brillante, pardusco o rosado? ¿Es lo bastante abundante para empapar una compresa en una hora, sólo manchas ocasionales o intermedia? ¿Tiene un olor inusual? ¿Parece que se han perdido fragmentos de tejido (trozos de material sólido) junto con la sangre? (Si así fuera, se intentará guardarlos en un pote o bolsa de plástico.) La embarazada también se asegurará de informar de cualquier síntoma acompañante, tal como náuseas y vómitos excesivos, calambres o dolor de cualquier tipo, fiebre, debilidad, etc.

Un manchado o teñido que no vaya acompañado de dichos síntomas no se considera una situación de emergencia; si comienza a medianoche, se puede esperar hasta la mañana para llamar al médico. Cualquier otro tipo de hemorragia requiere una llamada inmediata o, si no se puede contactar con el médico, ir a un servicio de emergencia, ya que puede ser una causa, menos común pero más preocupante, de:

Aborto. Cuando existe una amenaza de aborto, usualmente se da un sangrado ligero que se vuelve más fuerte y viene acompañado de calambres intermitentes en el abdomen inferior. Cuando un aborto está en proceso, generalmente la materia embrionaria sale con la hemorragia. Un flujo color marrón puede indicar un aborto fallido (véase la página anterior). Algunas veces, cuando el huevo fecundado (óvulo) no se desarrolla (y se malogra), la bolsa queda vacía y la materia no embrional es expulsada.

Embarazo ectópico. Manchas vaginales oscuras o hemorragia escasa, intermitente o continua, acompañada de dolor en el abdomen y/o los hombros, que a menudo pueden ser muy fuertes (véase página 498).

Embarazo molar. El principal síntoma de este problema poco común es un flujo marrón continuo o intermitente (véase página 514).

Probablemente se requerirá del procedimiento de dilatación y raspado[2] para reducir la hemorragia. Se trata de un procedimiento simple en el cual se dilata el cuello uterino y los tejidos fetales o placentarios que quedaban se raspan y aspiran.

O posiblemente el médico prefiera un método de observación conocido como "control expectante". El cual parece ser tan efectivo como el de dilatación y raspado cuando la mujer no tiene fiebre, la presión de la sangre y la frecuencia cardíaca están estables y no presenta fuerte hemorragia ni dolor severo. En la mayoría de los casos, el útero naturalmente expulsará los restos que quedaron adentro sin necesidad de intervención. (Si es posible, trate de guardar dicho material en un envase transparente. Probablemente el médico querrá examinar el material para tener algún indicio de la causa del aborto.) Parece que el uso de medicamentos para

---

2. En las últimas etapas del embarazo, el procedimiento puede llamarse terapéutico o dilatación y evacuación.

expulsar los restos del embarazo son menos efectivos que el procedimiento de dilatación y raspado y "el control expectante". Para más información véase la casilla que aparece abajo.

Si el dolor producido por el aborto es muy fuerte, probablemente el médico le recomiende o recete un calmante. No dude en pedirlo si lo necesita.

Prevención. La mayoría de abortos sucede por defectos en el embrión o el feto que no pueden evitarse. Sin embargo, existen algunas medidas que puede tomar en cuenta para reducir el riesgo, esto incluye: exámenes de las tiroides antes del embarazo o en sus inicios y la ingestión de sal con yodo en sus comidas; controlar las condiciones crónicas antes de la concepción; posiblemente evitar el estrés físico excesivo (como el ejercicio fuerte o levantar objetos extremadamente pesados) durante el tiempo en que el óvulo fecundado se está implantando (usualmente entre los días cinco y diez después de la fecha estimada de ovulación); evitar prácticas comunes que aumentan el riesgo de pérdida, como el consumo de alcohol y los cigarrillos; y llevar un estilo de vida previo y posterior a la concepción que sea de beneficio para la embarazada y el futuro bebé. Dicho estilo de vida debe incluir:

◆ Una buena nutrición.

◆ Un suplemento nutricional apropiado para las mujeres embarazadas que

---

CUANDO EL ABORTO ES INEVITABLE

Cuando los padres reciben la terrible noticia de que se está iniciando un aborto o que ya es algo inevitable, algunas veces deben decidir entre dos opciones: dejar que la naturaleza siga el curso (también conocido como "control expectante") o intervenir con un procedimiento de dilatación y raspado. Si esto le sucediera a la embarazada, a continuación le presentamos algunos factores que tanto la embarazada como el médico deben considerar para tomar la decisión:

◆ En qué etapa se encuentra el aborto. Si la hemorragia y los calambres son fuertes, probablemente el aborto ya esté bastante avanzado. En este caso, sería preferible dejar que continúe el curso natural antes de dilatar y raspar. Por otro lado, si un ultrasonido ha determinado que el feto ya está muerto, pero ha habido poco o nada de hemorragia (como en un aborto fallido), probablemente la mejor alternativa sea dilatar y raspar.

◆ El avance del embarazo. Mientras más tejido fetal exista, mayor es la posibilidad de emplear la dilatación y el raspado para que el útero quede completamente limpio.

◆ El estado físico y emocional. La espera de un aborto inminente (que puede tomar de tres a cuatro semanas en algunos casos) puede ser, emocional y físicamente, debilitante tanto para la mujer como para el cónyuge. Es probable que el proceso necesario para completar la pérdida y el dolor por la misma no finalicen mientras aún esté dentro de la embarazada.

◆ Riesgos y beneficios. Debido a que el procedimiento de dilatación y raspado es invasivo, implica un riesgo moderadamente alto (aun así es bastante bajo), la mayoría comúnmente de infección (de 0% a 10%). El beneficio de completar un aborto lo más rápido posible, no obstante, puede ser más importante por el poco riesgo para la mayoría de mujeres. Con un aborto natural, existe también el riesgo de que el útero no quede completamente vacío, en cuyo caso sería necesario dilatar y raspar para finalizar lo que la naturaleza comenzó.

◆ Evaluación del aborto. Cuando se lleva a cabo la dilatación y el raspado, será más fácil evaluar la causa del aborto mediante un examen de tejido fetal.

No importa la opción que se elija y si esta experiencia dolorosa termina rápido o no, la pérdida será difícil para la embarazada. (Véase páginas 499 y 526 para ayudarle a hacerle frente a este problema.)

HEMORRAGIA A MEDIADOS O A FINALES DEL EMBARAZO

Una hemorragia ligera o en forma de manchas durante el segundo o tercer trimestre *no suele ser causa de preocupación.* A menudo es el resultado de un trauma del cuello de la matriz, que cada vez es más sensible, durante un examen interno o las relaciones sexuales, o simplemente, las causas son desconocidas. No obstante, a veces constituye un signo de que se precisa atención médica de inmediato. Dado que sólo el médico puede determinar la causa, se le debería notificar si la embarazada sufre *alguna* hemorragia—*de inmediato* si ésta es fuerte o acompañada de dolor e incomodidad, *el mismo día* incluso si sólo se trata de manchas y no existen síntomas acompañantes. El ultrasonido puede determinar si existen problemas o no. Las causas más comunes de las hemorragias intensas en el segundo o tercer trimestre son:

Placenta previa o placenta baja. La sangre suele ser de color rojo vivo y no hay dolor. Suele comenzar espontáneamente, aunque puede ser desencadenada por la tos, al hacer esfuerzos de vientre o las relaciones sexuales. Puede ser abundante o escasa, y suele parar para reaparecer más adelante. (Véase página 506 para más información.)

Ruptura de placenta (Placenta abrupta) o separación prematura de la placenta. La hemorragia puede ser tan ligera como una menstruación poco abundante, tan fuerte como una menstruación abundante, o mucho más, dependiendo del grado de separación. Las pérdidas pueden incluir coágulos. La intensidad de los calambres, el dolor y la sensibilidad abdominal acompañantes también dependerán del grado de separación. Con una separación importante, los signos del *shock* debido a la pérdida de sangre pueden ser evidentes. (Véase página 517.)

Otras causas posibles de hemorragia. Ocasionalmente, la capa uterina puede rasgarse y provocar abundante sangrado, como cualquier otra cortadura. También se pueden experimentar calambres debido a la acumulación de sangre cerca del cuello uterino. El reposo permitirá que se sane la herida.

Aborto tardío. Cuando existe peligro de aborto, la hemorragia puede ser primero rosada u oscura; cuando la hemorragia es fuerte y va acompañada de dolor, el aborto es inminente. (Véase página 498.)

Dilatación prematura. La dilatación se considera prematura cuando comienza después de la semana 20 pero antes de la 37. Un flujo sanguinolento y mucoso acompañado de contracciones podría señalar una dilatación anticipada. (Véase página 509.)

---

incluya ácido fólico y otras vitaminas B. Nuevos estudios han demostrado que algunas mujeres tienen problemas para concebir y/o mantener un embarazo debido a la deficiencia de vitamina B_{12}. Una vez estas mujeres comienzan a consumir dicha vitamina, son capaces de concebir y de dar a luz en el tiempo establecido para el embarazo.

◆ Control del peso (cuando conciba, debería tratar de no estar muy por encima del peso normal ni muy por debajo del mismo).

◆ Precaución con el uso de medicamentos (tome únicamente los recetados por el médico que conoce del embarazo y evite aquellos que se sabe son dañinos para la mujer embarazada).

◆ Evitar infecciones, como las enfermedades de transmisión sexual o infección en las encías[3].

Si ha tenido dos o más abortos, debe solicitar que le hagan los exámenes necesarios para determinar la causa probable y prevenir futuras pérdidas. Algunos factores que podrían relacionarse con los abortos recurrentes son: problemas en la tiroides; anormalidades en la producción de otras hormonas endocrinas; problemas de inmunidad o autoinmunidad (en los que el sistema inmunológico de la madre ataca al embrión); o un útero deforme. Actualmente existen muchos

---

3. Las inflamaciones de las infecciones pueden provocar la producción de sustancias como prostaglandinas, que pueden estimular el parto.

exámenes que pueden descubrir los factores de riesgo para los abortos (como los anticuerpos antitiroideos o una deficiencia de vitamina B_{12}) y sugieren posibles formas de prevenir dichas pérdidas. Algunos aún se encuentran en fase de investigación, otros se cree que ya son efectivos.

ABORTO TARDÍO

¿Qué es? La expulsión espontánea de un feto entre el fin del primer trimestre y la semana 20 se denomina aborto tardío. Después de la semana 20, cuando el feto es capaz de vivir fuera del útero—incluso si lo hace sólo con mucha ayuda del personal y el equipo de alta tecnología de la sala de recién nacidos—el alumbramiento se denomina anticipado o de pretérmino[4]. La causa del aborto tardío suele relacionarse con la salud de la madre, las condiciones del cuello de la matriz o del útero, que se haya visto expuesta a ciertos fármacos u otras sustancias tóxicas, o a problemas de la placenta.

Signos y síntomas. Pérdidas rosáceas durante varios días o una escasa pérdida parda durante varias semanas, indican que existe la amenaza de un aborto. Una hemorragia más fuerte, especialmente si va acompañada de calambres, probablemente indica que el aborto es irremediable, especialmente si el cuello uterino está dilatado. (Sin embargo, pueden existir otras causas del sangrado abundante, como una herida en la capa uterina; véase la casilla en página 497).

Tratamiento. Cuando existe una amenaza de aborto tardío, a menudo se prescribe reposo en cama. Si el manchado se detiene, esto se toma como que no estaba relacionado con un aborto, y generalmente se permite que la embarazada vuelva a asumir sus actividades normales. Si el cuello uterino ha empezado a dilatarse podría hacerse un diagnóstico de una matriz

---

4. Cuando nace un bebé muerto después de la semana 20, suele denominarse alumbramiento de un feto muerto, en lugar de un aborto. Las definiciones del aborto en las últimas semanas del embarazo y el nacimiento de un mortinato pueden variar de una etapa a otra.

incompetente y se prevendría el aborto mediante un cerclaje (cosido del cuello uterino para cerrarlo, véase página 35).

Una vez que empiezan la hemorragia fuerte y los calambres, que indican que se inicia un aborto, el tratamiento va dirigido a proteger la salud de la madre. Puede que se requiera hospitalización para prevenir las hemorragias. Si los calambres y la hemorragia prosiguen después de un aborto, podría ser necesaria una dilatación y un raspado para extraer los restos del embarazo que pudieran permanecer en el útero.

Prevención. Si se puede determinar la causa del aborto tardío, podría ser posible prevenir una repetición de esta tragedia. Si fue responsable un cuello uterino incompetente que no se había diagnosticado, pueden prevenirse los futuros abortos mediante un cerclaje a principios del embarazo, antes de que el cuello uterino se empiece a dilatar. Si la culpable fue una insuficiencia hormonal, la administración de hormonas podría permitir que los futuros embarazos llegaran a término. Si una enfermedad crónica, tal como la diabetes o la hipertensión, es la responsable, podrán establecerse unos controles mejores previo al futuro embarazo.

Una infección aguda puede prevenirse o tratarse. Y un útero de forma anormal o deformado por el crecimiento de fibromas u otros tumores benignos puede, en algunos casos, corregirse quirúrgicamente.

EMBARAZO ECTÓPICO

¿Qué es? Se trata de un embarazo que se implanta fuera del útero, generalmente en las trompas de Falopio, la mayoría de veces debido a una condición (como cicatrices de una infección pasada) que obstruye o retrasa el paso del óvulo fecundado. Las mujeres en riesgo incluyen a aquellas con un historial de enfermedad inflamatoria de la pelvis, endometriosis, embarazo ectópico anterior, cirugía en la trompa de falopio, así como a las fumadoras. El diagnóstico y el tratamiento precoces son muy efectivos. Sin ellos, el feto continuará creciendo en la trompa y ésta finalmente estalla, lo que destruye la capacidad de transportar hasta el

SI YA HA TENIDO UN ABORTO

Aunque es difícil que los padres lo acepten en ese momento, la pérdida ocurre usualmente debido a que la condición del embrión o del feto no es compatible con la vida normal. El aborto temprano suele ser un proceso de la selección natural en el cual un embrión o un feto defectuoso (defectuoso debido a factores ambientales, tales como la radiación o los fármacos; debido a una mala implantación en el útero; debido a una infección materna, a un accidente fortuito o a otras razones desconocidas) es desechado, probablemente porque no es capaz de sobrevivir o es enormemente defectuoso.

A pesar de ello, perder un bebé, incluso aunque sea muy pronto, es trágico y traumático. Pero no hay que permitir que los sentimientos de culpabilidad agraven la desgracia—un aborto no es culpa de la madre. Ésta debe permitirse el tiempo necesario para estar triste por lo sucedido, un paso necesario en el proceso sanador. Estará triste y deprimida por un tiempo. Compartir sus sentimientos con el esposo, el médico, un familiar o un amigo, será de gran ayuda. Únase o forme un grupo de apoyo para parejas o solteros que han tenido un aborto. Se preguntará al médico si conoce alguno en la zona, o se preguntará en el hospital. Ello puede ser especialmente importante si la mujer ha tenido más de un aborto. Para más sugerencias de cómo enfrentarse a esta pérdida, véase página 526.

Para algunas mujeres, posiblemente la mejor terapia sea volver a quedar embarazada de nuevo tan pronto como sea seguro. Pero antes de hacerlo, se discutirán las posibles causas del aborto con el médico. Generalmente, un aborto es simplemente un suceso aislado y azaroso, causado por anormalidad cromosómica, infección, exposición a productos químicos o teratogénicos o por el azar, y no es probable que vuelva a suceder. Los abortos repetidos (más de dos) a menudo están relacionados con una insuficiencia hormonal de la madre o con que el sistema inmunológico de la madre que rechaza al "intruso", el embrión. En ambas situaciones, la instauración de un tratamiento cuando se vuelve a concebir, o incluso antes, a menudo puede prevenir que se vuelva a abortar. En algunas raras ocasiones, los abortos repetidos se deben a factores genéticos que se detectan mediante análisis cromosómicos de ambos esposos anteriores a la concepción. La mujer preguntará al médico si tales análisis son indicados en el caso.

Cualquiera que sea la causa del aborto, muchos médicos sugieren esperar de tres a seis meses antes de volver a intentar concebir, aunque a menudo las relaciones sexuales pueden reanudarse al cabo de seis semanas. Otros médicos permiten que la Madre Naturaleza se haga cargo; les informan a sus pacientes que sus cuerpos sabrán cuándo es el momento de concebir nuevamente. Algunos estudios han demostrado que las mujeres tienen un índice de fertilidad mayor del normal en los primeros tres ciclos siguientes a una pérdida de primer trimestre. Sin embargo, si el médico recomienda un período de espera, se utilizará un método anticonceptivo fiable, preferiblemente del tipo de barrera, condón, diafragma, hasta que se cumpla dicho período. Se aprovecharán las ventajas de este período de espera—se pasará mejorando la dieta, los hábitos de salud (si hay espacio para el mejoramiento) y generalmente tratando de que el cuerpo esté en perfectas condiciones para formar un bebé (véase capítulo 21). Por suerte, hay muy buenas posibilidades de que la siguiente vez la mujer tenga un embarazo normal y un bebé sano. La mayoría de las mujeres que han tenido un aborto no ven repetirse la experiencia. De hecho, un aborto constituye un seguro de fertilidad, y la gran mayoría de mujeres que pierde un bebé de esta forma pueden tener otro en el tiempo normal.

útero los óvulos fecundados durante los futuros embarazos. La rotura de una trompa que no se trate adecuadamente puede acabar con la vida de la madre.

Signos y síntomas. El primer signo puede ser un dolor progresivo que se convierte en cólico (espasmódico) y parecido a un calambre, sensible, que empieza en un costado y a menudo se extiende por todo el abdomen; el dolor puede empeorar al evacuar, toser o moverse. A menudo se presentan manchas oscuras o una ligera hemorragia vaginal, intermitente o continua, que puede

EMBARAZO ECTÓPICO

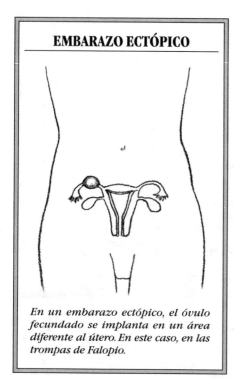

En un embarazo ectópico, el óvulo fecundado se implanta en un área diferente al útero. En este caso, en las trompas de Falopio.

preceder al dolor en varios días o semanas. A veces, náuseas y vómitos, debilidad o mareos, dolor en los hombros y/o presión rectal. Si la trompa se rompe, puede que se inicie una gran hemorragia, y son comunes los signos de *shock* (pulso rápido y débil, piel fría y húmeda, y desvanecimientos) y el dolor se hace muy agudo y persistente durante un corto período de tiempo antes de difundirse a toda la región pélvica.

Tratamiento. Es importante acudir al hospital de inmediato. Las nuevas técnicas de diagnóstico precoz y tratamiento de los embarazos tubáricos han suprimido la mayoría de los riesgos para la madre, y han mejorado mucho las posibilidades de que ésta siga siendo fértil.

El diagnóstico suele llevarse a cabo por la combinación de tres procedimientos: (1) un examen pélvico (2) una serie de análisis del embarazo altamente sensibles que den a conocer el nivel de la hormona GCh en la sangre materna (si dichos niveles bajan o dejan de subir al progresar el embarazo, se sospecha de la existencia de un embarazo

anormal, posiblemente tubárico); y (3) ecografías de alta resolución para visualizar el útero y las trompas de Falopio (la ausencia de un saco embrionario en el útero[5] y aunque esto no siempre es visible, que se esté desarrollando un embarazo en una trompa de Falopio, son indicaciones de embarazo ectópico). Si existe alguna duda, se suele confirmar mirando las trompas directamente, por medio de un delicado instrumento (laparoscopio) insertado por el ombligo. Las herramientas de diagnóstico de alta tecnología tales como ésta han hecho posible el diagnóstico precoz de los embarazos ectópicos, detectándose el 80% de ellos antes de la ruptura.

El éxito del tratamiento de un embarazo ectópico también depende de la medicina de alta tecnología. La laparoscopía es generalmente el método quirúrgico de preferencia dado que permite una estancia más corta en el hospital y una recuperación más rápida. La laparoscopía se realiza a través de dos pequeñas incisiones, una en el ombligo para la inserción del instrumento para mirar, el laparoscopio y la otra en la parte baja del abdomen, para los instrumentos quirúrgicos. Dependiendo de las circunstancias, se usarán los rayos láser o la electro-cauterización para extraer el embrión de la trompa de Falopio. Recientemente la medicina methotrexate[6] y/o misoprostol—que destruyen el embrión mal ubicado y detienen el crecimiento de la célula—ha sido usada como una alternativa. La principal ventaja: estos medicamentos no dañan las trompas como podría suceder con la cirugía. En algunos casos, se puede determinar que el embarazo ectópico detuvo el desarrollo y que puede desaparecer con el tiempo, lo que también eliminaría la necesidad de una cirugía.

5. A las mujeres que recibieron tratamiento de fertilidad con gonadotropinas (Clomid, Perganol) para estimular la producción ovárica de varios óvulos, en raras ocasiones les puede suceder que un óvulo fecundado se dirija hacia el útero mientras el otro se queda en las trompas de Falopio. El médico posiblemente compruebe esta posibilidad a través de un ultrasonido.

6. Existe una remota posibilidad de que el tratamiento con metotrexato provoque una forma seria de neumonía; reporte al médico cualquier tos y/o problemas para respirar después del tratamiento.

Dado que los materiales residuales del embarazo podrían dañar la trompa si permanecieran en ella, se realiza un análisis de seguimiento de los niveles de GCh para asegurarse de que todo el embarazo tubal ha sido extraído o ha desaparecido. Y exceptuando cuando ésta esté irreparablemente dañada, generalmente es posible salvarla, lo que hace aumentar las futuras posibilidades de un embarazo con éxito.

La mayoría de mujeres tratadas por embarazo ectópico podrán concebir y tener un embarazo normal un año después.

Prevención. Buscar inmediatamente el tratamiento para las enfermedades de transmisión sexual y evitarlas (a través de la práctica del sexo seguro) puede ayudar a reducir el riesgo de un embarazo ectópico, a la vez que se deja el hábito de fumar.

DIABETES GESTACIONAL

¿Qué es? Se trata de una enfermedad temporal, parecida a otros tipos de diabetes, en la cual el cuerpo no produce cantidades adecuadas de insulina para enfrentarse a la mayor cantidad de azúcar en la sangre durante el embarazo. A la mujer embarazada se le realiza un examen de diabetes gestional aproximadamente en la semana 28 del embarazo, ya que en este momento la placenta comienza a producir grandes cantidades de hormonas que pueden provocar una resistencia a la insulina. Este tipo de diabetes es más común en mujeres embarazadas de mayor edad y casi siempre desaparece después de dar a luz.

La diabetes, tanto la del tipo que empieza durante el embarazo como la que empieza antes de la concepción, generalmente no es peligrosa para el feto ni para la madre si es controlada. Pero si se permite que circule demasiado azúcar por el torrente sanguíneo de la madre, y por lo tanto que entre en la circulación fetal a través de la placenta, los problemas potenciales para la madre y el bebé son graves. Las mujeres que presentan una diabetes gestacional no controlada están en riesgo de tener un bebé demasiado grande, así como de desarrollar preeclampsia (hipertensión inducida por el embarazo).

Signos y síntomas. El primer signo podría ser la presencia de azúcar en la orina (cuando el médico la examina en el consultorio) pero también lo puede ser una sed excesiva, orinar frecuente y muy copiosamente (que se distingue de la micción también frecuente pero escasa de principios del embarazo) y fatiga (que puede ser difícil de diferenciar de la fatiga del embarazo).

Tratamiento. Por suerte, prácticamente todos los riesgos potenciales asociados con la diabetes durante el embarazo pueden ser eliminados mediante un escrupuloso control de los niveles de azúcar en la sangre, que se consigue mediante un buen cuidado médico y de la misma embarazada. Si se siguen las instrucciones del facultativo (véase página 474 para los cuidados recomendados), la madre diabética y el bebé tendrán casi tan buenas probabilidades como cualquier madre normal y el bebé de pasar sanos y salvos por el embarazo y el parto. Aun cuando los exámenes de azúcar estén en el límite, tratar la condición en lugar de esperar a que empeore, parece mejorar los resultados. Si se desarrolla esta condición, se debe realizar un chequeo unos meses después del parto para asegurarse de que los niveles de azúcar han vuelto a la normalidad. También se debe estar pendiente de los signos y síntomas del inicio tardío de la diabetes tipo 2 en adultos (como orinar frecuentemente, sed persistente y aumento del azúcar en sangre y orina), ya que de alguna forma se aumenta el riesgo de desarrollarla más adelante.

Prevención. Una buena dieta, el control del peso y el ejercicio regular ayudarán a reducir el riesgo. Las mujeres obesas que hacen ejercicio eliminan el riesgo de desarrollar diabetes gestacional en un 50%.

PREECLAMPSIA O HIPERTENSIÓN INDUCIDA POR EL EMBARAZO

¿Qué es? A la hipertensión inducida por el embarazo o preeclampsia[7] también se le

7. Ambos términos se usan.

conoce como toxemia, y es una forma de hipertensión relacionada con el embarazo. Se caracteriza por la hinchazón, la presión alta y las proteínas en la orina. La preeclampsia ocurre en aproximadamente entre el 5 y el 10% de embarazos.

Las que están en mayor riesgo son las mujeres con embarazo múltiple, las mayores de 40 años, las diabéticas y las que ya tienen una presión alta crónica; la condición tiene más posibilidades de manifestarse en el primer embarazo que en los siguientes, y en las mujeres afroamericanas. Nadie conoce sus causas, aunque parece que tiene un vínculo genético. Los investigadores plantean como hipótesis que la composición genética del feto podría ser uno de los factores que predisponen un embarazo a la preeclampsia; si la madre o la madre del esposo tuvo preeclampsia durante algunos de sus embarazos, la embarazada tiene mayores posibilidades de padecerla durante sus embarazos.

Cada vez más, los estudios también vinculan algunos casos de preeclampsia con una mala nutrición, incluyendo deficiencias de vitaminas C, E y magnesio. Las mujeres con preeclampsia tienen también más posibilidades de tener niveles altos de triglicéridos, que pueden ser el resultado de una dieta alta en azúcar. Otros investigadores de la teoría se enfocan en que algunas mujeres con preeclampsia pueden tener un defecto en los vasos sanguíneos que los inhibe durante el embarazo en lugar de extenderlos (como generalmente sucede). Como resultado, hay un descenso en el suministro de sangre hacia los órganos como los riñones y el hígado.

Además, existe la teoría de que la preeclampsia puede ser una reacción inmunitaria o defensiva contra un intruso, el bebé. Esto significa que el cuerpo de la mujer se vuelve "alérgico" al bebé y a la placenta. Esta "alergia" provoca una reacción en el cuerpo de la madre que puede dañar la sangre y vasos sanguíneos. Futuras investigaciones en este campo puede que proporcionen mejores formas de enfrentarse a esta condición.

Signos y síntomas. La preeclampsia se diagnostica cuando después de la semana 20 de embarazo, la presión de la sangre sube a 140/90 ó más en una mujer que nunca antes ha tenido presión alta. Con una preeclampsia leve se presenta hinchazón de manos y cara con un aumento de peso excesivo y súbito (ambos relacionados con la retención de agua), hinchazón de tobillos que no desaparece después de 12 horas de reposo y albúminas en la orina. La enfermedad puede progresar muy deprisa hasta un estado grave, caracterizado por un mayor aumento de la presión sanguínea (generalmente a 160/100 ó más), mayores cantidades de albúmina en la orina, visión borrosa, jaquecas, fiebre, taquicardia, confusión, cantidades escasas de orina, dolor severo en el abdomen superior, reacciones reflejas exageradas, intranquilidad y tics nerviosos y/o funcionamiento anormal del riñón. Puede también aumentar la restricción en el feto y las cantidades inadecuadas de fluido amniótico en el útero. Las mujeres embarazadas con esta condición pueden presentar cualquiera de estos o todos los signos y síntomas.

Por suerte, en las mujeres que reciben cuidados médicos regulares, la enfermedad se detecta casi invariablemente en sus inicios y es tratada con éxito. La preeclampsia que no es tratada puede progresar muy rápidamente hasta la eclampsia, una condición más seria (véase página 516).

Algunas veces la preeclampsia no aparece hasta el parto o incluso hasta el posparto. Un aumento súbito de la presión sanguínea puede ser una mera reacción al estrés o una verdadera preeclampsia. Por lo tanto, las mujeres que presentan una elevación de la presión sanguínea son cuidadosamente vigiladas con frecuentes comprobaciones no sólo de la presión sanguínea, sino también con análisis de orina (en busca de albúmina), sangre, comprobación de los reflejos y la química de la sangre.

Tratamiento. En la mayoría de los casos el tratamiento fundamental es el parto. Existen medicamentos y tratamientos que evitan el progreso de la preeclampsia hacia una condición más seria, pero la única "cura" es el parto.

Con una preeclampsia leve, el tratamiento está dirigido a reducir la presión de la sangre. Entre las opciones se incluyen dieta, ejercicio, reducción del estrés y, si fuera necesaria, la medicación. Si la mujer está cerca de la fecha del parto y la matriz está madura (blanda y adelgazada) se le suele inducir el parto de inmediato. La mujer que no está madura suele ser hospitalizada para un reposo total en cama (lo mejor es estar acostada sobre el lado izquierdo) y una observación de cerca. En algunos casos muy benignos, se permite que la mujer guarde el reposo en cama en la casa, una vez que la presión sanguínea se ha normalizado. Si se le permite volver a la casa con preeclampsia, la embarazada debe ser controlada por una enfermera y deberá hacer frecuentes visitas a la consulta del médico. Se le informa sobre los signos de peligro—jaqueca fuerte, trastornos de la visión, taquicardia o dolor abdominal alto o medio—que pueden avisarla de que el estado está empeorando, y se le indica que debe buscar atención médica de emergencia de inmediato si experimenta alguno de ellos.

La condición del bebé se evaluará regularmente: se comprobarán a diario los movimientos fetales, se practicarán exámenes de estrés y no estrés, sonografías, amniocentesis y otros procedimientos según se precise. Si en algún momento el estado de la madre empeora o los exámenes del feto indican que el bebé estaría mejor fuera del útero, se evaluará el estado de la madre para determinar la mejor manera de que dé a luz. Si la matriz está preparada y el bebé no padece un sufrimiento agudo, se suele decidir inducir la dilatación para un parto vaginal. De otro modo, se recomendará una cesárea. En general, a una mujer con preeclampsia, no se le permitirá tener el bebé (después de 40 semanas de gestación), dado que el ambiente del útero después de la fecha de parto empieza a deteriorarse más rápidamente en estos embarazos que en los normales.

Con el tratamiento adecuado, el resultado del embarazo es prácticamente el mismo que el de una mujer con una presión sanguínea normal.

Con una preeclampsia grave, el tratamiento generalmente es más agresivo. Pronto se inicia la administración intravenosa de sulfato de magnesio, ya que casi siempre evita el progreso de la eclampsia.

(Los efectos secundarios de este tratamiento son incómodos, pero generalmente no son serios.) Si el feto está cerca de la fecha de término y/o se determina que sus pulmones están maduros, se suele recomendar un parto de inmediato. Si el feto está inmaduro, pero tiene al menos 28 semanas, muchos médicos elegirán también un parto inmediatamente, si creen que es mejor tanto para la madre (para que se normalice la presión sanguínea y mejore el estado general) como para el bebé (que creen que estará mejor si continúa creciendo en una unidad de cuidados intensivos neonatales en vez del medio ambiente uterino de la madre, algo menos que hospitalario). Algunos médicos administrarán esteroides al feto para intentar acelerar la maduración pulmonar antes del parto.

Entre las semanas 24 y 28, casi todos los médicos intentan manejar la preeclampsia con métodos conservadores, incluso cuando ésta es grave, para poder proporcionarle al feto algo más de tiempo en el útero. Antes de las 24 semanas (cuando el feto raras veces es capaz de vivir fuera del útero y cuando por suerte la preeclampsia grave es poco común), a veces es necesario inducir el parto para poder detener el proceso de preeclampsia, incluso si el bebé no tiene ninguna posibilidad de sobrevivir. Las mujeres que padecen tan grave enfermedad es mejor que den a luz en un centro médico principal donde puedan disponer de cuidados óptimos para ellas, así como de cuidados neonatales para el bebé prematuro.

En el 97% de las mujeres con preeclampsia que no padecen además hipertensión crónica, la presión sanguínea vuelve a niveles normales después del parto. La bajada tiene lugar en la mayoría de los casos durante las primeras 24 horas del posparto, y en la mayoría de las demás, dentro de la primera semana. Si la presión sanguínea no ha vuelto a la normalidad en la visita de control de las seis semanas, el médico buscará una enfermedad subyacente.

Con unos cuidados médicos inmediatos y apropiados, las posibilidades de un final feliz para las madres que padecen preeclampsia, y excepto en raros casos, para sus bebés, son muy grandes.

BEBES CON BAJO PESO AL NACER

Una mujer que ya ha tenido un bebé con un bajo peso al nacer sólo tiene un riesgo ligeramente mayor que las demás de tener otro, y tiene a favor que las estadísticas demuestran que cada bebé que le siga es probable que pese algo más que el precedente. Que sus siguientes bebés sean pequeños o no, depende en gran medida de la razón por la que el primer bebé fue pequeño y de si existe el mismo factor o factores la siguiente vez que concibe.

Ya sea conocida o no la causa del retraso del crecimiento intrauterino, RCIU, del bebé anterior, y que sea reversible, debe tomar acciones para remediar el problema lo antes posible. Cualquier que haya tenido un bebé RCIU y que está planeando volver a quedar embarazada o que ya lo está, debería poner gran atención en todos los factores que pueden reducir los riesgos.

Prevención. Investigaciones recientes sugieren que una terapia diaria de pequeñas dosis de aspirina puede evitar la preeclampsia en ciertas mujeres que se encuentran en alto riesgo y puede usarse sin peligro durante la semana 36. Aunque los suplementos con calcio no parecen reducir el riesgo de preeclampsia en mujeres con adecuadas ingestiones de calcio, existe evidencia de que podría ser útil en aquellas con deficiencia de éste. Una buena nutrición que asegure las cantidades adecuadas de antioxidantes y magnesio así como de otras vitaminas y minerales, puede reducir el riesgo.

RETRASO DEL CRECIMIENTO INTRAUTERINO (RCIU)

¿Qué es? Algunas veces, cuando el ambiente uterino no es el ideal—debido a una enfermedad materna, al estilo de vida, a una incapacidad placentaria o a otros factores—el feto no crece tan deprisa como debiera. Si no se interviene, ese bebé nacerá, ya sea prematuramente o a término, demasiado pequeño para la edad gestacional, también conocido como "pequeño para la fecha" (generalmente de menos de 5 libras). Pero si el RCIU es diagnosticado antes de nacer, como suele suceder si la madre está recibiendo unos cuidados médicos regulares, se tomarán medidas que pueden hacer desaparecer el problema.

El RCIU es más común entre aproximadamente el 2.5% al 3% de embarazos.

Es algo más común durante el primer embarazo y el quinto y subsiguientes, también es algo más común entre las mujeres de menos de 17 años y más de 35 años. Afortunadamente, más del 90% de los bebés que nacen pequeños no tienen problemas y alcanzan el tamaño de los demás niños de la edad en los primeros dos años de vida. Aún así, es importante solucionar un RCIU cuando se descubre antes del nacimiento, ya que un reducido porcentaje de niños que nacen más pequeños de lo normal tiene problemas para alcanzar la talla y desarrollo.

Signos y síntomas. Tener un abdomen de tamaño pequeño no suele ser un indicio de RCIU—así como tener un gran vientre o haber ganado mucho peso no necesariamente significa que el bebé vaya a ser grande. En la mayoría de los casos no existen síntomas externos que puedan poner alerta a la madre sobre el crecimiento del feto. Generalmente, el médico descubre el problema durante un chequeo prenatal, cuando las medidas y la palpación del abdomen indica que el útero o el feto son demasiado pequeños para la fecha. El diagnóstico puede confirmarse o descartarse mediante un sonograma y algunas veces mediante otro tipo de exámenes.

Tratamiento. Cuando fallan las medidas que previenen o controlan ciertas condiciones o factores que pudieran provocar bajo peso en el bebé (vea el listado de abajo) y se diagnostica RCIU, pueden ponerse en práctica varias opciones para tratar el problema, dependiendo de la causa que se sospecha. Entre los procedimientos que pueden beneficiar están, el reposo absoluto en el hospital, especialmente si el ambiente del hogar no es el ideal, alimentación intravenosa si fuera necesaria; medicación para mejorar el flujo sanguíneo a la placenta o para corregir un problema diagnosticado que podría contribuir al RCIU; y finalmente, un parto temprano si el medio uterino es muy pobre y no se puede mejorar y si se sabe que los pulmones del bebé han alcanzado la madurez.

Prevención. Debido a que la mayoría de bebés prematuros son pequeños (aunque pudieran tener un tamaño adecuado a la edad gestacional y no necesariamente sufran de RCIU) la alteración de los factores que provocan un parto prematuro y la interrupción del mismo cuando empieza o se anticipa (véase página 509) puede tener un mayor impacto en el riesgo de tener un bebé de bajo peso al nacer.

El control de ciertos factores maternales que contribuyen a un crecimiento fetal pobre, de preferencia si se comienza antes de la concepción, pueden ayudar a prevenir RCIU, corregirlo o minimizar sus efectos. Dichos factores incluyen enfermedades crónicas (diabetes, hipertensión, enfermedades pulmonares o renales); enfermedades relacionadas con el embarazo (anemia, preeclampsia); y enfermedades agudas no relacionadas con el embarazo (infecciones del tracto urinario).

Para aprender cómo se tratan dichas afecciones durante el embarazo, véanse las secciones pertinentes.

Otros factores de riesgo deberán alterarse o modificarse antes de que se inicie el embarazo o, en muchos casos, cuando ya se ha iniciado (algunos cambios pueden mejorar dramáticamente la calidad de la vida uterina y, con ella, el crecimiento del bebé). Estos incluyen la atención prenatal inadecuada (buscar a un médico tempranamente y realizar las visitas prenatales regulares pueden reducir el riesgo de forma considerable); mala nutrición, un peso de la madre significativamente escaso o ganar algo de peso (una dieta bien balanceada durante el embarazo con suficientes proteínas, calorías y hierro, como la que se sugiere en la Dieta para el Embarazo y/o el tratamiento para las náuseas matinales pueden ayudar a mejorar ambos problemas); la ingestión excesiva de cafeína; el hábito de fumar (mientras más rápido deje de fumar la madre, mejores serán las oportunidades de que el bebé nazca con un peso saludable); el abuso del alcohol u otras sustancias; un espacio inadecuado entre embarazos (menos de seis meses entre el final de uno y el inicio del siguiente bebé puede ser perjudicial para el siguiente bebé, sin embargo una nutrición excelente, grandes cantidades de reposo y unos cuidados médicos de la mejor calidad harán mucho en favor a la mejora de las condiciones uterinas si ya ha empezado un embarazo de este tipo); un útero

DISMINUIR LOS RIESGOS DE UN BEBÉ EN PELIGRO

Si existe alguna razón para creer que un bebé puede ser algo menos que sano al nacer, es importante asegurarse de que éste llegue al mundo bajo las mejores condiciones posibles. En la mayoría de los casos, ello significa que tendrá que nacer en un centro médico principal (también conocido como un centro médico terciario), uno que esté equipado para enfrentarse a los más serios problemas de las emergencias de los recién nacidos. (Los estudios demuestran que esto es preferible que trasladar un bebé enfermo después de nacer.) Si el embarazo de una mujer es de alto riesgo,

y pone al bebé en grave peligro, ésta deberá hablar con el médico sobre organizar el parto en un centro médico terciario. Si el centro médico está lejos de la casa, también deberá hacer los arreglos necesarios para llegar allí cuando sea el momento. Puede que existan ambulancias especialmente equipadas o incluso helicópteros para transportarla rápidamente, en caso de que ello fuera necesario.

Asegúrese también de que el especialista (o especialistas) estén familiarizados con la condición y de que el bebé reciba la debida atención al momento del nacimiento.

malformado u otros problemas de los órganos reproductivos o urinarios (la cirugía u otras terapias los pueden remediar); exposición a sustancias o ambientes tóxicos, incluyendo los peligros derivados del trabajo (véase página 76).

Las más recientes investigaciones han puesto al descubierto diversos factores más que podrían estar implicados en la producción de bebés demasiado pequeños. Estos incluyen el estrés físico (incluyendo la fatiga crónica y posiblemente el excesivo estrés psicológico); un aumento inadecuado del volumen del plasma sanguíneo de la madre (se supone que el volumen aumenta durante el embarazo, pero algunas veces no); una deficiencia de progesterona y posiblemente de otras hormonas. Revertir estos factores podría también reducir el riesgo de tener un bebé pequeño.

Algunos factores que hacen que una mujer tenga mayores probabilidades de tener un bebé que no crezca bien son muy difíciles o imposibles de alterar. Estos incluyen ser pobre y/o no haber recibido una educación (probablemente debido a que las circunstancias hacen menos probable que la mujer reciba una nutrición y unos cuidados prenatales óptimos); exposición al DES antes de nacer (véase página 42); vivir a una gran altura (aunque el riesgo aumenta muy poco); haber tenido ya otro bebé de poco peso, uno con un defecto congénito o múltiples abortos; estar esperando gemelos, trillizos o más; tener hemorragias durante el primero o segundo trimestre, problemas placentarios (tales como una placenta previa o placenta abrupta), o náuseas y vómitos muy fuertes que continúen después del tercer mes y que no respondan al tratamiento; tener demasiado líquido amniótico o demasiado poco, una hemoglobina anormal o sufrir una rotura prematura de las membranas; o insoinmunización Rh (véase página 29). Si la misma madre ya fue pequeña al nacer, tiene mayores posibilidades de que el bebé también sea pequeño. Pero en casi todos los casos, una nutrición óptima y la eliminación de cualquier otro factor de riesgo existente pueden mejorar las posibilidades de que el crecimiento fetal sea normal.

Incluso cuando las medidas preventivas y el tratamiento no han tenido éxito

y el bebé ha nacido más pequeño de lo normal, las posibilidades de supervivencia e incluso una salud excelente son cada vez mejores debido a los muchos avances del cuidado neonatal (del recién nacido).

PLACENTA PREVIA

¿Qué es? Placenta previa suena como una enfermedad placentaria, pero no lo es en absoluto. Este término se refiere a la posición de la placenta, no al estado. En la placenta previa, ésta se halla unida a la mitad inferior del útero, recubriendo, cubriendo en parte o tocando el borde de la boca del útero. A principios del embarazo, es bastante común que la placenta esté baja; pero al ir progresando el embarazo y crecer el útero, en la mayoría de los casos ésta se desplaza hacia arriba[8]. Incluso cuando no lo hace, es poco probable que cause problemas serios a menos que realmente toque la zona cervical de la boca del útero. En el pequeño porcentaje de casos en los que la toca, puede causar hemorragia más tarde durante el embarazo y el parto. Cuanto más cerca se halle la placenta de la boca del útero, mayores serán las posibilidades de hemorragia. Cuando la placenta bloquea el cuello uterino parcial o completamente, en general el parto vaginal se hace imposible.

El riesgo de tener placenta previa es mayor en las mujeres que tienen cicatrices en la pared uterina de cesáreas, cirugía uterina o la dilatación y el raspado que siguen a un aborto. La necesidad de una mayor superficie placentaria, debido a unas mayores necesidades de oxígeno o nutrientes por parte del feto (debido a que la madre fuma, vive a gran altura, o está esperando más de un bebé) también puede aumentar las posibilidades de tener una placenta previa.

Signos y síntomas. Las hemorragias sin dolor cuando la placenta se aleja de la porción inferior del útero que se estira (a veces antes de la semana 28, pero más a menudo

8. Incluso las placentas bajas que se diagnostican bastante tarde durante el embarazo a veces pueden continuar desplazándose hacia arriba, lo que permite un parto normal a término.

PLACENTA PREVIA

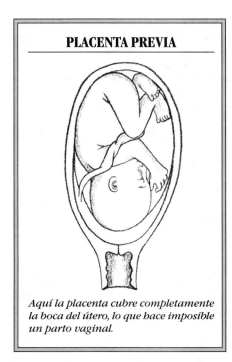

Aquí la placenta cubre completamente la boca del útero, lo que hace imposible un parto vaginal.

entre la 34 y la 38) constituyen el signo más común de placenta previa, aunque se estima que de un 7 a un 30% de las mujeres con placentas bajas no sangran en absoluto antes del parto. La sangre suele ser de color rojo vivo, no va asociada con un dolor abdominal o sensibilidad significativo y el inicio de la hemorragia es espontáneo, aunque puede desencadenarse por la tos, los esfuerzos al hacer de vientre o las relaciones sexuales. Puede ser escasa o abundante, y a menudo se detiene para ecomenzar más tarde. Cuando se presenta una hemorragia y se sospecha de una placenta previa, se suele diagnosticar sonográficamente. Debido a que la placenta está bloqueando el camino de salida, los fetos con una placenta baja no suelen "bajar" en la pelvis antes del parto.

En las mujeres que no presentan síntomas, esta situación puede descubrirse en un examen sonográfico rutinario o en el momento del parto.

Tratamiento. Debido a que la mayoría de los casos de placenta baja que se detectan pronto se corrigen por sí mismos mucho antes del parto y nunca causan problemas,

esta situación no requiere tratamiento antes de la semana 20. Si la mujer no presenta hemorragia pero a través de un ultrasonido se le ha diagnosticado placenta previa, generalmente no tiene necesidad de cambiar el nivel de actividad. Sin embargo, debería estar alerta a cualquier sangrado. Si la mujer diagnosticada con placenta previa experimenta alguna hemorragia, deberá guardar reposo, abstenerse de tener relaciones sexuales y el médico deberá supervisarla más de cerca. Cuando existe abundante hemorragia, se hace necesaria la hospitalización para evaluar la situación de la madre y el bebé, y si fuera necesario para intentar estabilizarlas. Si la hemorragia se detiene o es muy escasa, se suele recomendar un tratamiento conservador que consiste en un cuidadoso seguimiento, la prescripción de suplementos de hierro y posiblemente vitamina C. Si las hemorragias son demasiado intensas, las transfusiones pueden ser necesarias hasta que el feto esté bastante maduro para nacer. Si el embarazo tiene menos de 34 semanas, posiblemente se utilicen esteroides inyectados para acelerar el desarrollo completo de los pulmones del feto. Puede que se prescriba una dieta con mucha fibra y al evacuar laxantes para reducir la necesidad de esforzarse cuando esta en el baño. A veces, una embarazada que no haya sangrado durante una semana, que pueda tener acceso fácilmente al hospital (en el plazo de 15 minutos), que pueda estar segura de que permanecerá en cama, y que pueda tener un adulto que la acompañe las 24 horas del día (y si fuera necesario que la pueda llevar en auto al hospital) posiblemente reciba el permiso de volver a casa para seguir allí un régimen igual de restringido. En algunas áreas también existen las clínicas de salud que proporcionan la atención y el equipo especial para el reposo.

La meta es intentar que el embarazo llegue al menos hasta la semana 36. En ese momento, si los exámenes dan como resultado que los pulmones están maduros, puede que se practique una cesárea, para reducir el riesgo de una hemorragia masiva. Desde luego, si antes de ese momento la madre y/o el bebé se encuentran en peligro debido a las hemorragias, no se retrasará más el parto, incluso si ello significa que el bebé sea prematuro. Gracias a la habilidad y cuidados del personal de las unidades de cuidados neonatales intensivos, estará mucho mejor conectado a los equipos de una de dichas unidades que a una placenta sangrando dentro del útero.

Aproximadamente 3 de cada 4 mujeres con un diagnóstico de placenta previa darán a luz mediante cesárea antes de que empiece la dilatación. Si esta situación no se descubre hasta que se ha iniciado la dilatación, la hemorragia es escasa y la placenta no bloquea el cuello uterino, puede intentarse un parto vaginal. En cualquier caso, los resultados suelen ser buenos; aunque hace años la placenta previa suponía una amenaza muy seria, hoy en día casi el 99% de las madres pasan por el trance sin problemas, como casi tantos de sus bebés.

CORIOAMNIONITIS

¿Qué es? La corioamnionitis es una infección del líquido amniótico y de las membranas fetales. Se diagnostica en sólo 1 de cada 100 embarazos, pero se sospecha que la verdadera incidencia podría ser mucho mayor. Se cree que la infección es una causa principal de la ruptura prematura de las membranas, así como de la dilatación prematura.

Signos y síntomas. En algunos casos, la corioamnionitis no presenta síntomas, particularmente al principio. El diagnóstico es complicado, por el hecho de que no existe ningún examen simple que pueda confirmar la presencia de la infección. A menudo, el primer signo de la corioamnionitis es un latido cardíaco rápido (taquicardia) de la madre. (La taquicardia también podría ser provocada por la deshidratación, los medicamentos, una presión sanguínea baja o la ansiedad, pero en cualquier caso debería informarse de ella al médico). Luego aparece una fiebre de más de 100.4 °F y en muchos casos existe sensibilidad uterina. Si las membranas se han roto, también puede notarse un olor fétido del líquido amniótico; si éstas están intactas, puede haber un flujo vaginal de olor desagradable, que se origina en la cérvix.

Los exámenes de laboratorio revelarán un aumento de los leucocitos (un signo de que el cuerpo está luchando contra una infección). Puede que el feto dé unos resultados pobres del perfil biofísico (véase página 328), lo que indica sufrimiento fetal. El recién nacido está en riesgo de infección (que puede ser tratada con antibióticos) y posiblemente de resultados APGAR bajos, pero generalmente no de algún problema a largo plazo.

Tratamiento. La corioamnionitis puede ser causada por una amplia gama de microorganismos, y el tratamiento dependerá de cuál sea el organismo implicado, así como de las condiciones de la madre y del feto. Generalmente, antes de comenzar el tratamiento, se descartarán otras causas para los síntomas, se harán análisis de laboratorio para intentar determinar el tipo de organismo infeccioso implicado, y se controlará el feto antes de empezar el tratamiento. Si el embarazo está cercano al término y las membranas se han roto, y/o si el feto o la madre están en problemas, generalmente se prefiere desencadenar un parto inmediato. Si el feto es extremadamente inmaduro, se administrarán grandes cantidades de antibióticos que puedan atravesar la placenta, mientras la situación se controla cuidadosamente. El parto se retrasa, si es posible, hasta que el feto está más maduro.

Prevención. Los recientes avances médicos que permiten un diagnóstico y un tratamiento más rápidos han reducido en gran medida los riesgos de la corioamnionitis tanto para la madre como para el bebé; las últimas mejoras de las herramientas de diagnóstico, junta con una mejor comprensión de cómo prevenir tales infecciones reducirán los riesgos aun más.

RUPTURA PREMATURA DE LAS MEMBRANAS (RPDM)

¿Qué es? RPDM se refiere a la ruptura de las membranas coriónicas (o la "bolsa de aguas"), que sostienen al feto dentro del útero, antes de las 37 semanas. El mayor riesgo de RPDM es un nacimiento prematuro; otros riesgos incluyen infección del líquido amniótico (y posiblemente del feto); prolapso o compresión del cordón umbilical; y abrupta placenta. (Ruptura prematura de las membranas, que no se refiere al nacimiento prematuro—tiene lugar después de las 37 semanas, pero antes de que comience la dilatación—se discute en la página 341.)

Signos y síntomas. Salida más o menos abundante de líquido de la vagina; el flujo es mayor cuando la mujer está acostada. El examen que el médico hace de la vagina revela la existencia de un líquido alcalino, en vez de ácido, que sería el caso con flujo vaginal que sale del cérvix u orina que sale de la uretra. Varios exámenes podrían ser útiles para diagnosticar RPDM.

Tratamiento. La mayoría de los médicos están de acuerdo en que en un principio, por un período que puede ser de unas pocas horas a todo un día, la futura madre cuyas membranas se han roto prematuramente debería ser estrechamente observada. Durante la evaluación inicial, la madre suele ingresar en un hospital para que repose en cama y se controle cuidadosamente y se determine si ya empezaron las contracciones; el estado del bebé también será evaluado. Se comprobará periódicamente la temperatura y el recuento de glóbulos blancos, de forma que los médicos puedan entrar en acción de inmediato si se desarrolla una infección, lo que podría producir un parto prematuro. También es posible que se haga un cultivo de la matriz para ver si existe infección, y en algunos casos se administrarán antibióticos por vía intravenosa incluso antes de obtener el resultado del cultivo, para prevenir que cualquier infección pase al interior de la bolsa amniótica, ahora abierta. Parece que los antibióticos alargan el tiempo para dar a luz en RPDM y mejoran el resultado para el feto. Se pueden administrar esteroides para ayudar a que los pulmones fetales maduren y, posiblemente, para evitar otras complicaciones al recién nacido.

Si empiezan las contracciones y se cree que el feto está inmaduro, se administrará medicación para tratar de detenerlas. Mientras la madre y el bebé estén bien, se proseguirá con este tratamiento conservador hasta que se crea que el bebé está lo bastante maduro para nacer. Si en algún momento se cree que la madre o el bebé están en peligro, se provocará el parto de inmediato. Raras veces sana la rotura de las membranas y la salida de líquido amniótico se detiene por sí misma. Si ello sucede, se le permite a la madre volver a casa y volver la rutina diaria estando alerta de los signos de otra posible salida de líquido amniótico.

Algunos de los médicos intentan retrasar el parto hasta la semana 33 ó 34 del embarazo. En ese momento, algunos de ellos inducirán la dilatación; otros continuarán intentando posponer el parto hasta la semana 37. (Para ayudarse a decidir si inducir el parto o no, algunos practicarán una amniocentesis o examinarán el líquido amniótico de la vagina para determinar la madurez de los pulmones del bebé).

Con el tratamiento correcto de RPDM, tanto la madre como el bebé deberían estar bien, aunque si el bebé es prematuro, deberá estar una larga temporada en la unidad de cuidados neonatales.

Prevención. Los estudios han demostrado que la ruptura prematura de las membranas se relaciona algunas veces con la mala nutrición, por lo tanto aliméntese lo mejor posible para evitar esta complicación. Las infecciones vaginales, especialmente la vaginitis bacterial, pueden provocar también RPDM; por lo tanto, si está pendiente de estas infecciones y las trata a tiempo puede prevenir dicha condición.

PARTO PREMATURO

¿Qué es? La dilatación se inicia después de la edad de viabilidad (20 semanas, en la mayoría de estados) y antes de la semana 37 (cuando se considera que el bebé está a término). En los Estados Unidos, cerca del 10% de los bebés nace prematuramente. Existe una gran diversidad de causas asociadas con el parto prematuro, como la edad maternal menor de 18 años o mayor de 40 años; la ausencia o el inadecuado cuidado prenatal; el hábito de fumar; el uso de cocaína, un historial de múltiples abortos inducidos; un historial de nacimientos

PRONÓSTICO DEL PARTO PREMATURO

Aun entre las mujeres con alto riesgo de partos prematuros, la mayoría logrará llegar al término. Una forma de pronosticar el parto prematuro es a través del examen de secreciones vaginales o cervicales que se conoce como fibronectina fetal (FFN, por sus siglas en inglés). Los estudios demuestran que algunas mujeres con resultado positivo en dicho examen presentan una gran posibilidad de tener un parto prematuro una o dos semanas después de hacerse el examen. Sin embargo, el examen es mejor para el diagnóstico de mujeres que no están en riesgo de padecerlo (FFN negativa) que como un pronosticador exacto de mujeres que están en riesgo.* Cuando se detecta FFN, se deben tomar medidas para reducir las posibilidades de un parto prematuro. El examen no está al alcance de todas, es caro y generalmente se reserva sólo para mujeres que presentan un alto riesgo. Si no está entre ellas, no es necesario que le practiquen dicho examen.

---

*Los positivos falsos ocurren cuando se ha realizado un examen vaginal y se han tenido relaciones sexuales o ha habido otra manipulación del cuello uterino las 24 horas previas al examen.

---

prematuros; la exposición de la madre a DES en el útero; un peso demasiado bajo antes del embarazo; un útero malformado; un cuello uterino incompetente; fibroides uterinos; infecciones vaginales, del líquido amniótico, del tracto urinario y otras (incluyendo las de las encías); producción anticipada de la hormona oxitocina; hipertensión u otra enfermedad crónica en la madre; líquido amniótico en exceso; RPDM; placenta previa; hemorragia en el segundo trimestre; embarazo de gemelos o más; estrés físico extremo en el trabajo (especialmente caminar o estar parada por más de 5 horas al día durante el tercer trimestre); o abuso físico por parte de la pareja.

Los nacimientos prematuros también son más comunes entre las mujeres con desventaja y probablemente más entre las adolescentes y las madres solteras porque tienen un nivel alto de otros factores de riesgo, particularmente que tienen menos posibilidad de recibir apoyo y una buena atención médica durante el embarazo. Aun así hay mucho más que aprender sobre las causas de un parto prematuro; al menos la mitad de las mujeres que pasan por este tipo de partos presentan factores de riesgo desconocidos.

Signos y síntomas. Calambres parecidos a los de la menstruación, con o sin diarrea, náuseas o indigestión; dolor o presión en la parte baja de la espalda; presión o dolor en la pelvis, muslos o ingle; un flujo acuoso, rosado o pardusco, posiblemente precedido por la bajada de un tapón mucoso grueso y gelatinoso; y/o un goteo o flujo de líquido amniótico por la vagina, contracciones verdaderas o estiramiento uterino. Si los exámenes revelan niveles altos de fibronectina fetal (FFN, una forma de proteína encontrada en los fluidos corporales, véase la casilla) en los flujos cervicales o vaginales, aun cuando no haya síntomas, aumenta la posibilidad de riesgo para un parto prematuro. Los cambios en el cuello uterino, adelgazamiento, abertura o disminución de tamaño de acuerdo a las medidas de un ultrasonido, indicarán si está empezando o no un parto prematuro o si está por comenzar.

Tratamiento. Es importante una atención médica rápida a tales síntomas, dado que el tratamiento a veces puede detener o retrasar el parto prematuro, y cada día que el bebé permanece en el útero hasta la fecha de parto mejoran sus posibilidades de sobrevivir.

El retraso o prevención del inicio de una dilatación prematura a menudo puede conseguirse limitando las relaciones sexuales y otras actividades físicas, con reposo en cama parcial o total, contacto semanal con la clínica de salud y, si fuera necesario, la hospitalización. El control uterino en casa, una vez sea recomendado, ha demostrado que no es efectivo. En aproximadamente la mitad de los casos de mujeres que tienen contracciones fuertes prematuras pero que no sangran, el reposo en cama en un hospital, sin medicación alguna, hará detener las contracciones. Si además las membranas están intactas y la matriz no se ha borrado ni dilatado, 3 de cada 4 mujeres llegarán hasta la fecha de parto. Para detener las contracciones, si es sumamente necesario[9], pueden administrarse agentes tocolíticos (medicamentos como nifedipina, indometacina, ritodrine, terbutalina y sulfato de magnesio que relajan el útero y pueden detener las contracciones). Sin embargo, los riesgos y los beneficios se considerarán en cada caso particular y se prescribirá el tocolítico más seguro por el menor tiempo posible. No se recomienda el uso a largo plazo de estos fármacos. Aunque tengan la capacidad de detener las contracciones y el parto temporalmente, no se ha demostrado que mejoren por sí mismos la condición del bebé al nacer o después del alumbramiento y pueden tener efectos adversos en la madre. Los medicamentos más modernos aún están en estudio y posiblemente serán más eficaces y seguros.

Cuando la madre y/o el bebé se encuentra en peligro inminente debido a una enfermedad u otros problemas (como es el caso en aproximadamente 1 de cada 4 partos prematuros), no se hace ningún intento de posponer el parto. Algunas veces, cuando es realmente seguro, el parto se retrasará por 24 horas más o menos para administrar un esteroide que estimule la maduración de los pulmones del feto. Si se cree que la dilatación ha sido desencadenada por una infección, también se recetarán antibióticos. Si se realiza el trabajo de parto en un centro médico con unidad de atención intensiva neonatal, el control del recién nacido será mucho mejor y se justifica el traslado de la madre con el bebé en el útero hacia este centro antes del alumbramiento, si ella está estable para hacerlo.

Prevención. No todos los nacimientos prematuros se pueden evitar, ya que no todos se deben a factores de riesgo que se puedan prevenir. Sin embargo, las siguientes medidas reducirán el riesgo de padecerlo: un buen cuidado prenatal; una debida atención dental; dejar de fumar y evitar el consumo de cocaína, alcohol y otras drogas no recetadas por el médico; solicitar que le hagan exámenes para detectar y, si fuera necesario, tratar las infecciones, especialmente las del tracto genital; seguir las recomendaciones del médico en cuanto a las limitaciones en actividades arduas, incluyendo las relaciones sexuales y las horas que pasa de pie o caminando en el trabajo, sobre todo si ya ha tenido partos prematuros; reportar cualquier abuso por parte del esposo y asegurarse de que éste no continúe.

TROMBOSIS VENOSA

¿Qué es? Se trata de un coágulo sanguíneo que se forma en una vena, generalmente en una pierna. Las mujeres son más susceptibles a los coágulos durante el embarazo, el parto y particularmente el posparto. Ello se debe a que la naturaleza, preocupada por la excesiva pérdida de sangre del parto, tiende a incrementar la capacidad de coagulación de la sangre, a veces demasiado, y a que el útero agrandado hace difícil que la sangre de la parte inferior del cuerpo vuelva hasta el corazón. Los coágulos de las venas superficiales (tromboflebitis) se dan en aproximadamente 1 ó 2 de cada 100 embarazos. Las trombosis en venas profundas (en una de las extremidades) que no son tratadas pueden tener como resultado que un coágulo se desplace a los pulmones y amenace la vida de la paciente, son por fortuna mucho menos frecuentes. Las mujeres que tienen un riesgo algo mayor de tener coágulos son las que tienen un historial familiar de coágulos; las que ya los han tenido antes; las mayores de 30 años; las que han tenido tres o más partos; han guardado cama durante largos períodos; pesan demasiado, están anémicas o tienen venas varicosas; o han sufrido partos por cesárea o con fórceps medio.

Signos y síntomas. En la tromboflebitis superficial, generalmente existe una zona frágil y enrojecida en forma de línea sobre una vena que está próxima a la superficie

---

9. El uso de tocolíticos puede ser inapropiado cuando existe hemorragia vaginal, rotura prematura de membranas o dilatación avanzada del cuello uterino.

en el muslo o la pantorrilla. En la trombosis de vena profunda, puede que la pierna se sienta pesada o dolorida, puede existir sensibilidad en el muslo o la pantorrilla, hinchazón (desde ligera a fuerte), distensión de las venas superficiales y dolor en la pantorrilla al flexionar el pie (doblar los dedos hacia el mentón). Cualquiera de estos síntomas, así como cualquier otro síntoma inusual en la pierna, una fiebre inexplicable o taquicardia, debería ser comunicada al médico. Para el diagnóstico de los coágulos se puede utilizar el ultrasonido, la flebografía (se realiza con un instrumento que registra el pulso venoso) u otros métodos. Si el coágulo se ha desplazado a los pulmones (émbolo pulmonar), puede haber dolor en el pecho, tos con esputos espumosos y teñidos de sangre, taquicardia y respiración rápida, labios y puntas de los dedos azulados y fiebre. Estos síntomas requieren atención médica inmediata.

Tratamiento. Una vez hecho el diagnóstico, el tratamiento dependerá del grado y del tipo de coágulo. Un trombo superficial será tratado con descanso, elevación de la pierna, pomadas locales, calor húmedo, un calcetín elástico de compresión y, posiblemente, durante el posparto, con aspirina. En el período prenatal, con trombosis de vena profunda, se prescribirá

un medicamento anticoagulante (casi siempre heparina), generalmente por vía intravenosa durante una semana o diez días, y luego por vía subcutánea hasta que comience la dilatación, cuando se dejará de administrar. Varias horas después del parto se volverá a iniciar el tratamiento, y se proseguirá durante unas pocas semanas después del parto. Raras veces, se insertará un filtro en la vena cava inferior, la vena que recibe la sangre desde las extremidades inferiores, los órganos pélvicos y abdominales y que la vacía en el corazón para evitar que el coágulo se movilice hacia los pulmones. Si existe un trombo pulmonar, podrían ser necesarios los medicamentos y la cirugía, así como un tratamiento para los posibles efectos secundarios.

El tratamiento después del parto es básicamente el mismo, pero, obviamente, no habrá interrupción por el trabajo de parto y el alumbramiento.

Prevención. El mejor tratamiento es la prevención: Use un calcetín elástico si es propensa a los coágulos o está en la categoría de alto riesgo; evitar estar sentada durante más de 1 hora o así sin dar un paseo y estirar las piernas; ejercitar las piernas, de acuerdo a las recomendaciones del médico, si se está guardando cama; y no dormir o ejercitarse estando acostada sobre la espalda.

Complicaciones poco frecuentes del embarazo

La mayoría de las siguientes complicaciones del embarazo no sucede con frecuencia. El promedio de mujeres embarazadas es poco probable que padezca alguna de ellas.

Por lo tanto, una vez más (vale la pena repetirlo), lea esta sección únicamente si debe hacerlo, y aun así, sólo lo que tenga que ver con el caso. Si se le ha diagnosticado alguna de estas complicaciones durante el embarazo, use la información que aparece aquí para conocer más sobre la condición y el tratamiento (así como para prevenirla en futuros embarazos),

pero comprenda que el procedimiento del médico para tratarla podría ser diferente.

HIPEREMESIS GRAVIDICA

¿Qué es? Esta forma exagerada de las náuseas matutinas se caracteriza por vómitos excesivos, y posiblemente ocurre en menos de 1 de cada 200 embarazos. Es más común en las primerizas, en mujeres muy jóvenes, en mujeres obesas, en las mujeres que están esperando más de un hijo, y en mujeres que ya sufrieron este trastorno durante un embarazo anterior. La sensibilidad del centro cerebral del vómito, que parece que varía de una persona a otra es uno de los factores; el estrés sicológico puede también contribuir a ello. La ingestión excesiva de grasa saturada podría también ser un factor, así como los desequilibrios endocrinos, la deficiencia de vitamina B y la infección del H *pílori*.

Signos y síntomas. Las náuseas y vómitos de principios del embarazo son más frecuentes y fuertes de lo normal (sería imposible retener algo) y pueden durar más (a veces durante los nueve meses). Otros síntomas incluyen, orinar poco y excretar orina color amarillo oscuro (signos de deshidratación por la pérdida de fluidos a través del vómito); pérdida de peso de más del 5% del peso original; y/o vómitos con sangre. Si no se tratan, los vómitos frecuentes pueden producir mala nutrición, deshidratación, y posiblemente dañar la salud de la madre y del bebé, cualquiera de estos síntomas deben reportarse al médico. Dolor severo de estómago con malestar matinal (con o sin otros síntomas) podría estar relacionado con la vesícula biliar o el páncreas lo que requiere pronta atención médica.

Muy raras veces, la náusea y los vómitos comienzan en el tercer trimestre y vienen acompañados de dolor en el abdomen superior y, más tarde, confusión. Estos síntomas, más probables en las mujeres con desorden metabólico, pueden ser un signo de preeclampsia o de enfermedad aguda del hígado y también requiere de atención médica inmediata.

Tratamiento. Los casos más benignos pueden controlarse en casa mediante medidas dietéticas, reposo, bandas de digitopuntura (bandas para los mareos o bandas de alivio operadas con pilas) antiácidos y medicación contra los vómitos (antiemética)[10]. En algunos casos, es posible que se administre el medicamento a

---

10. No se tomará medicación antivomitiva/antiemética (tradicional o de hierbas) sin la aprobación del médico. Dado que algunos de estos fármacos tienen interacciones adversas con otros medicamentos, la paciente se asegurará de que el médico sabe de cualquier medicación que esté tomando, antes de que le prescriba un antiemético.

través de una bomba. Esto generalmente es efectivo, pero algunas mujeres experimentan efectos secundarios tan severos que es necesario concluir la terapia. Terapias complementarias y alternativas (como acupuntura, bioregeneración, meditación e hipnosis) pueden también dar un poco de alivio (véase página 250). También podría ser de utilidad la ingestión frecuente de pequeñas colaciones con bastantes líquidos entre comidas. Se deben evitar el alcohol, el tabaco (prohibidos para todas las mujeres embarazadas), la cafeína, las bebidas carbonatadas y los alimentos altos en grasa. Si los vómitos prosiguen y se pierde demasiado peso, podría ser necesaria la hospitalización.

Puede que se hagan análisis para descartar causas ajenas al embarazo, tales como gastritis, un bloqueo intestinal o una úlcera. Puede que se oscurezca la habitación de la paciente y se limiten las visitas para reducir la estimulación; puede que ésta reciba sicoterapia para que se reduzca la tensión porque podría ser un agravante de los síntomas. Si fuera necesario, se le administrará alimentación intravenosa, junta con un antiemético y una solución electrolítica. Cuando se ha recuperado el equilibrio hídrico (generalmente a las 24 ó 48 horas), se inicia una dieta líquida. Si ésta se tolera, la paciente pasa gradualmente a tomar seis pequeñas comidas al día. Si la embarazada todavía no puede mantener los alimentos en el estómago, se continuará con la dieta intravenosa, aunque se intentará que tome algún alimento por la boca. Algunas veces, cuando el problema persiste durante bastante tiempo como para amenazar la nutrición adecuada del feto, se añadirán nutrientes especiales a los líquidos intravenosos, para permitir un completo descanso del tracto gastrointestinal durante unas semanas. Esto se denomina "hiper alimentación intravenosa". Casi siempre permite que el embarazo continúe sin dañar a la madre ni al bebé. La buena nueva es que, aunque esta condición sea angostiosa para la madre, es poco probable que afecte al bebé. La mayoría de estudios demuestra que no existe ninguna diferencia, ni siquiera de salud, cuando se compara a los niños de las mujeres que experimentaron hyperemesis gravídica con los de las que no la padecieron.

EMBARAZO MOLAR

¿Qué es? En aproximadamente 1 de cada 2,000 embarazos en los Estados Unidos, y más a menudo en mujeres de más de 45 años que en las madres más jóvenes—se forma, después de la fecundación, una masa anormal en lugar de un embrión normal dentro del útero. El trofoblasto—la capa de células que forra el saco embrionario—se convierte en una masa de vesículas transparentes parecidas a la tapioca en vez de en una placenta sana. Sin el sistema de soporte placentario, el óvulo fecundado se deteriora. También conocido como enfermedad trofoblástica o mola hidatiforme, un embarazo molar es causado probablemente por una anormalidad cromosómica del óvulo fecundado.

Signos y síntomas. El primer signo de un embarazo molar suele ser unas pérdidas parduscas intermitentes, que a veces pueden ser continuas. Con frecuencia, los mareos matutinos normales del embarazo se vuelven inusitadamente fuertes. Podría haber también exceso en los niveles de la hormona tiroidea de la madre, probablemente desencadenado por los niveles altos de gonadotropina coriónica (GCh). Al ir progresando el embarazo, 1 de cada 5 mujeres puede perder unas pocas de las pequeñas vesículas por la vagina. El útero es mayor de lo que cabría esperar y es más bien blando que firme; no puede detectarse el latido cardíaco fetal. También puede presentarse preeclampsia (presión sanguínea elevada, excesiva hinchazón y albúmina en la orina), o en algunos casos pérdida de peso y otras indicaciones de que aumenta la actividad tiroidea. El diagnóstico definitivo dependerá del examen con ultrasonidos, que pondrá de manifiesto la ausencia de tejidos embrionarios o fetales y el útero distendido por las pequeñas vesículas. El tamaño de los ovarios también puede haber aumentado debido a los altos niveles de GCh.

Tratamiento. Si la matriz está dilatada y el contenido del útero cuidadosamente

evacuado, a través de la dilatación y el raspado. Es importante el seguimiento, dada que aproximadamente de un 10 a un 15% de dichos embarazos no dejan de crecer de inmediato. Si los niveles sanguíneos de GCh dejan de volver a la normalidad, se repetirá la dilatación y el raspado. Si los niveles de GCh siguen siendo altos después del segundo procedimiento, el médico investigará si existe un nuevo embarazo o si se ha extendido tejido molar a la vagina o los pulmones que podría tratarse con quimioterapia. En muy raras ocasiones, un embarazo molar se vuelve maligno (véase coriocarcinoma, página 516), por lo que es especialmente importante un estrecho seguimiento médico después de un embarazo molar, ya que esta condición se puede curar con un diagnóstico y tratamiento precoz.

Generalmente se recomienda que después de un embarazo molar no se intente concebir de nuevo hasta al cabo de 1 año; las investigaciones han demostrado que dichos embarazos generalmente llegan a feliz término. Es vital un control cuidadoso del nuevo embarazo, ya que existe la posibilidad de que se desarrolle una nueva mola.

Prevención. Dado que existen algunas pruebas no definitivas que relacionan la enfermedad trofoblástica con una ingestión inadecuada de proteínas animales y vitamina A, la mujer debería cubrir estrictamente los requerimientos de ambas (véase los requerimientos de proteínas y hortalizas verdes y frutos y vegetales amarillos de la dieta ideal) antes de volver a concebir, y debería seguir con ellos durante cualquier embarazo posterior.

EMBARAZO MOLAR PARCIAL

¿Qué es? En un embarazo molar parcial, al igual que en un embarazo molar completo (véase arriba), existe un desarrollo anormal del trofoblasto. No obstante, con una mola parcial, existe tejido embrionario o fetal identificable. Si el feto sobrevive, a menudo sufre un retraso del crecimiento y es probable que

CUANDO SE DETECTA UN DEFECTO FETAL GRAVE

Es la pesadilla de cualquiera que esté esperando cualquier tipo de diagnóstico prenatal; resulta que algo está mal, tan mal que deberá considerarse la posibilidad de acabar con el embarazo. El hecho de que esta pesadilla sólo se haga realidad muy pocas veces no constituye ningún consuelo para las parejas que reciben el temido informe adverso.

Antes de que la mujer considere la posibilidad de terminar con el embarazo, debería asegurarse de que el diagnóstico es correcto y de que todas las opciones están claras. Se debe preguntar al médico si existen otros exámenes que puedan confirmar los primeros resultados. Es recomendable una segunda opinión, preferiblemente de un consejero genético o un especialista en medicina materna–fetal.

Si se debe dar fin al embarazo, puede que la mujer experimente que es difícil obtener consuelo. Puede que los amigos bienintencionados y los parientes no entiendan por lo que está pasando y puede que trivialicen lo que la mujer vive como una tragedia con comentarios como "ha sido lo mejor" o "puedes volverlo a intentar". El apoyo profesional—por parte del médico, un terapeuta, un asistente social o un consejero genético—o el apoyo de un grupo de padres que haya vivido la misma experiencia podría ser necesario para que la mujer se pudiera enfrentar a esta dura situación. Ésta será difícil de aceptar. Probablemente la mujer pasará por todas o la mayoría de las demás fases—negación, ira, negociación, depresión—antes de llegar a la aceptación.

Otras parejas que reciben malas noticias se cargan a sí mismas con una carga sobreañadida e innecesaria: la culpabilidad. Es importante saber que los defectos congénitos generalmente son debidos al azar. Los padres nunca dañarían expresamente al bebé, y si lo hicieron sin saberlo, no se deben culpar. (Véase página 526 para más consejos sobre cómo enfrentarse con la pérdida de un bebé.)

Si la mujer decide terminar con el embarazo, le puede ser de ayuda tener en cuenta que si no se hubiera tenido el diagnóstico prenatal, hubiera seguido el embarazo, llegándose a amar y conocer al bebé, durante nueve meses, sólo para perderlo poco después de nacer. O hubiera tenido un bebé que hubiera sobrevivido durante meses o años, pero sin semblanza alguna con la vida tal como la conocemos. En vez de ello, para la fecha en que la mujer hubiera dado a luz, quizá ésta ya haya tenido la oportunidad de volver a quedar en estado—esta vez, con la esperanza de un bebé sano. Desde luego, todo ello no la priva del derecho de lamentar la pérdida del primero, que es muy importante.

Si a pesar del pronóstico desalentador, se decidiera (por creencias religiosas u otras) continuar con el embarazo, se deberá contar con el mayor apoyo posible—no sólo de las parejas que han tomado la misma decisión, sino también del equipo médico. Un médico humanitario que esté dispuesto a brindar apoyo por el resto del embarazo, durante el parto e incluso después, podrá influir enormemente durante ese tiempo tan difícil.

---

presente diversas anormalidades congénitas, tales como dedos con membranas interdigitales (conectados) y agua en el cerebro (hidrocefalia). Si nace un bebé normal, generalmente se descubre que era parte de un embarazo múltiple, perteneciendo la mola a un gemelo que se ha deteriorado.

Signos y síntomas. Éstos son similares a los de un aborto incompleto o fallido. Suele existir una hemorragia vaginal irregular, generalmente no se oye el latido cardíaco fetal, y el útero es pequeño o normal

para la fase en que se halla el embarazo. Sólo una pequeña proporción de las mujeres con un embarazo molar parcial tiene el útero agrandado, tal como sucede en el embarazo molar completo. En el diagnóstico del embarazo molar parcial se utilizan las ecografías y los niveles de GCh.

Tratamiento. Si el feto está vivo y el ultrasonido indica que se encuentra en buenas condiciones, el embarazo probablemente se continuará. De lo contrario, el seguimiento y tratamiento son similares a los del embarazo molar completo, y no se recomienda un nuevo embarazo hasta que los niveles hormonales han sido normales durante un año.

Prevención. La mayoría de las mujeres pueden tener bebés sanos después de haber tenido un embarazo molar parcial, pero debido al riesgo de que éste se repita, es importante un examen ultrasónico temprano en los futuros embarazos para descartar esta posibilidad.

CORCIOCARCINOMA

¿Qué es? El coriocarcinoma es un tipo de cáncer extremadamente raro que se relaciona directamente con el embarazo. Aproximadamente la mitad de los casos se desarrollan cuando existe una mola hidatidiforme (véase página 514), de un 30 a un 40% después de un aborto espontáneo y de un 10 a un 20% después de un embarazo normal.

Signos y síntomas. Los signos de la enfermedad incluyen hemorragias intermitentes que siguen a un aborto espontáneo, un embarazo o la extracción de una mola, junto con niveles altos de GCh y un tumor en la vagina, el útero o los pulmones.

Tratamiento. Quimioterapia. Con un diagnóstico y tratamiento tempranos, la paciente suele sobrevivir y continúa siendo fértil, aunque se le suele recomendar que retrase un nuevo embarazo durante 2 años, hasta que el tratamiento haya terminado y ya no exista evidencia de la condición.

ECLAMPSIA

¿Qué es? La eclampsia ocurre cuando la preeclampsia (véase página 501) progresa hasta implicar al sistema nervioso central, provoca ataques repentinos (convulsiones) y, algunas veces, coma. La eclampsia es una condición bastante seria pero extremadamente rara que, si no recibe tratamiento, puede ser fatal tanto para la madre como para el bebé. Muy pocas mujeres que reciben la atención médica adecuada progresan de una preeclampsia tratable a la eclampsia que es más seria.

Signos y síntomas. La eclampsia se caracteriza por las convulsiones. Éstas pueden desarrollarse sin advertencia alguna y generalmente ocurren durante el parto o cerca de éste. También pueden darse, en mayor cantidad, las primeras 48 horas después del parto, pero probablemente ocurran tres semanas después del alumbramiento.

Tratamiento. Se evita que la paciente pueda herirse durante las convulsiones. Puede que se administre oxígeno y fármacos para parar los ataques; el ambiente de la paciente se mantendrá tan libre de estímulos, tales como la luz o los ruidos, como sea posible. Generalmente se inducirá la dilatación o se practicará una cesárea cuando la paciente esté estabilizada. Con unos cuidados óptimos la tasa de supervivencia es del 98% y la mayoría de las pacientes vuelven rápidamente a la normalidad después de dar a luz, aunque es necesario un cuidadoso seguimiento para estar seguros de que la presión sanguínea vuelve a la normalidad y de que las convulsiones no continúen.

Prevención. El adecuado control de la preeclampsia puede evitar exitosamente el avance de esta condición hasta la eclampsia. El control médico después del parto es de suma importancia.

SÍNDROME HELLP

¿Qué es? El síndrome hemólisis, aumento de las enzimas hepáticas y un recuento de plaquetas bajo (HELLP, por sus siglas en ingles) es una condición que ocurre por sí misma o en asociación con la preeclampsia. Se caracteriza por anormalidades hepáticas y del conteo de plaquetas (trombocitopenia), dolor severo en la parte alta y derecha del abdomen (debido a la distensión del hígado) náusea y posibles vómitos. Cuando el síndrome se desarrolla, existe un alto riesgo de complicaciones en la salud de la madre que pueden provocar daño permanente en el sistema nervioso, los vasos sanguíneos, los pulmones, los riñones y otros órganos, y la restricción del crecimiento (debido a la reducción del suministro de sangre a la placenta) o la falta de oxígeno al bebé.

Signos y síntomas. Los síntomas son bastante imprecisos, consisten en malestar generalizado, dolor gastrointestinal, náusea, vómitos, jaquecas y otro tipo de enfermedad viral en el tercer trimestre. Posiblemente también se manifieste con una picazón generalizada, y la mayoría de mujeres presenta una severa sensibilidad y dolor en el lado superior derecho del abdomen. Los análisis sanguíneos ponen de manifiesto un aumento de los enzimas hepáticos, un recuento de plaquetas bajo y hemólisis (colapso de los glóbulos rojos). La función del hígado se deteriora rápidamente en mujeres con HELLP, por lo tanto el tratamiento es de suma importancia.

Tratamiento. Si se padece del síndrome HELLP, se considera imprescindible un parto inmediato, pero podría posponerse si el feto es demasiado prematuro (generalmente por debajo de 26 semanas). Incluso esperar un par de días, mientras se administran esteroides, posiblemente ayude a que los pulmones del feto se desarrollen y, al mismo tiempo, que se mejore la condición de la madre. Pero este tipo de atención se recomienda únicamente en un centro médico principal. Inmediatamente después del diagnóstico, mientras se espera la decisión para el parto, las mujeres con HELLP deben estar en reposo absoluto (descansando sobre el lado izquierdo) y recibiendo sulfato de magnesio para evitar convulsiones, junto con medicación para presión alta y líquidos, según sea necesario. La condición fetal también será objeto de supervisión.

Prevención. Debido a que la mujer que ya ha padecido HELLP en un embarazo anterior tiene posibilidades de sufrirlo nuevamente, será necesaria la supervisión cercana en cualquier embarazo posterior.

PLACENTA ABRUPTA

¿Qué es? En la placenta abrupta, la placenta se separa del útero prematuramente. Esta situación, es responsable de aproximadamente 1 de cada 4 casos de hemorragia de las últimas fases del embarazo. Es más común en las madres mayores que ya han tenido bebés, y en las que fuman, usan drogas como la cocaína, padecen de hipertensión (crónica o producida por el embarazo), han estado tomando aspirinas al final del embarazo o han tenido una separación prematura de la placenta anteriormente. Algunas veces la causa es un cordón umbilical demasiado corto o un trauma debido a un accidente.

Signos y síntomas. Cuando la separación es *moderada,* la hemorragia puede ser tan escasa como la de una menstruación poco abundante o tan fuerte como la de una menstruación abundante, y puede contener o no coágulos. También pueden presentarse calambres o un dolor leve en el abdomen y sensibilidad uterina. Algunas veces, particularmente cuando ha habido un trauma en el abdomen, puede que no se dé la hemorragia.

Con una separación moderada, la hemorragia es más fuerte, el abdomen está sensible y duro, y el dolor abdominal puede ser más fuerte, siendo debido en parte a fuertes contracciones uterinas. Tanto la madre como el bebé pueden presentar signos de hemorragia.

Con separación severa, cuando se separa más de media placenta de la pared uterina, la situación es de peligro tanto para la madre como para el bebé. Los síntomas son parecidos a los de una separación moderada, pero más exagerados.

El diagnóstico se realiza utilizando el historial de la paciente, un examen físico y la observación de las contracciones uterinas y la respuesta fetal a ellas. Los ultrasonidos son muy útiles, pero sólo pueden verse sonográficamente la mitad de las abruptios.

Tratamiento. Cuando la separación es *pequeña,* el descanso en cama a menudo hace que se detenga la hemorragia y generalmente la madre puede reasumir la rutina, con algunas restricciones de la actividad, algunos días más tarde. Aunque no es usual, existe la posibilidad de que se repita el episodio hemorrágico o incluso se dé una hemorragia grande, de manera que se precisará que la futura madre esté alerta a los síntomas durante el resto del embarazo para tener un control médico estrecho. Si vuelven a aparecer signos del problema y la fecha de parto está cercana, puede que se provoque el parto.

CUANDO FETOS MULTIPLES NO PROSPERAN

Desde el inicio de los tratamientos para la fertilidad, también conocidos como tecnología de reproducción asistida (TRA), el número de gemelos, trillizos, cuatrillizos y otros partos múltiples ha aumentado muchísimo. Debido a que los riesgos para la madre y los bebés pueden aumentar con los embarazos múltiples, el Colegio Americano de Ginecólogos y Obstetras recomienda que los esfuerzos aumenten durante el tratamiento de fertilidad para reducir la posibilidad de partos múltiples. Con el fin de usar la fertilización in vitro (unión del óvulo con el esperma en un tubo de ensayo para luego insertar en el útero de la madre el óvulo u óvulos fecundados—generalmente tres para las mujeres menores de 35 años, cuatro para las mujeres de 35 a 39 años, y cinco para las mayores de 40 años) en lugar del tratamiento hormonal (que estimula la liberación de muchos óvulos de la madre, muchos de los cuales pueden ser fecundados) se considera el mejor procedimiento. Otras técnicas aún se encuentran en estudio, incluyendo el desarrollo del embrión fuera del útero por un par de días adicionales para que el más sano pueda ser transportado, lo que aumenta las posibilidades de un embarazo exitoso y reduce la necesidad de usar demasiados embriones. Si gracias a la naturaleza o a la tecnología, el embarazo termina con más de un feto, las posibilidades son buenas para el desarrollo y desenvolvimiento de sus bebés. Sin embargo, debido a que los embarazos múltiples son más propensos a un crecimiento fetal más pobre que los de fetos únicos, especialmente durante el tercer trimestre, se siguen muy de cerca con una serie de pruebas sonográficas a partir de la semana 20. Si uno o más fetos tienen un crecimiento pobre, se precisa una vigilancia intensiva, generalmente en el hospital. Se hará que los bebés nazcan ya sea cuando se determine que los pulmones del feto mayor están maduros o cuando la situación se haga peligrosa para el de menor tamaño, si continúa permaneciendo en el útero. Por suerte, tales circunstancias son muy raras.

A menudo la Madre Naturaleza resuelve tales situaciones por sí misma. Se cree que cada año se conciben miles de embarazos múltiples más de los que llegan a término. Generalmente, al principio de dichos embarazos, debido a que el cuerpo de la madre es incapaz de mantenerlos a todos, mueren todos menos un feto, a menudo sin dejar ninguna prueba visible de que existieron. No obstante, a veces los fetos múltiples continúan luchando juntos, sufriendo todos ellos, y ninguno se desarrolla lo bastante bien para sobrevivir. Entonces, y dado que la Madre Naturaleza no ha tomado la iniciativa, puede ser necesario que se considere otra opción: la reducción del embarazo multifetal (REMF) para salvar uno o más de los bebés, en vez de dejar que perezcan todos.

Recientemente, se ha recomendado que se considere la reducción no selectiva de embriones múltiples en las primeras etapas del embarazo, antes de que empiecen a mostrar signos de algún problema. Algunos médicos reservan tal reducción para las situaciones en que existen cuatro o más fetos; otros reducirán también los trillizos, si les parece apropiado. Generalmente, la reducción se realiza en la novena semana o después, mediante la inyección de un fármaco cerca del corazón fetal. Sin embargo, algunos médicos sugieren

---

En la mayoría de los casos, una separación *moderada* también responde al reposo en cama. Pero a menudo se precisan transfusiones y otros tratamientos de emergencia. Es necesario un cuidadoso seguimiento tanto de la madre como del bebé, y si alguno de los dos presenta signos de sufrimiento, se hará esencial provocar el parto sin demora.

Cuando la separación *es grande,* una acción médica pronta, incluyendo transfusiones y un parto inmediato, se hace imperativo.

Hace años las perspectivas eran desoladoras tanto para la madre como

para el bebé cuando la placenta se separaba prematuramente. Hoy en día, con unos buenos cuidados médicos inmediatos, prácticamente todas las madres con placenta abrupta y casi la mayoría de los bebés sobrevivirán a la crisis.

PLACENTA ACCRETA

¿Qué es? En esta condición poco frecuente, la placenta crece hacia las capas más profundas de la pared uterina y se adhiere fuertemente. Dependiendo de la profundidad a que dado que hasta el final del primer trimestre la naturaleza aún puede reducir espontáneamente el número de fetos, el mejor momento para considerar la reducción es al final de dicho período.

Si no se intenta la reducción no selectiva en las primeras etapas del embarazo y los exámenes indican que uno o más de los fetos no están creciendo de acuerdo con el embarazo, entonces se considerará dicha reducción a finales del mismo. Esto significa que se extraerá uno o más de esos fetos (generalmente los que están peor) de forma que el feto o fetos restantes tengan mejores posibilidades de sobrevivir. También es posible que se recomiende dicho procedimiento si uno de los fetos está gravemente malformado (le falta una parte del cerebro, por ejemplo) o si la madre tiene una hemorragia seria.

Aunque la reducción de un embarazo es un procedimiento difícil para los médicos, aun más lo será para los padres. Si en algún momento del embarazo se sugiere una reducción, tomar la decisión será una tarea dolorosa. Antes de decidir, deberían buscar una segunda opinión para asegurarse de que la evaluación de las pruebas de los fetos es exacta. Luego deberán discutir con el médico los riesgos del procedimiento, incluyendo el peligro de que todos los fetos mueran. Este riesgo es bajo, desde luego, cuando el cirujano tiene mucha experiencia y éxito respecto a este procedimiento. En general, parece que cuando un embarazo de cuatro o más fetos se reduce, más bebés tienen la posibilidad de sobrevivir.

Finalmente, si la religión forma una parte importante en la vida de la pareja, puede resultar muy positivo dejarse aconsejar tanto espiritual como médicamente. Probablemente también sea necesario hablar con un especialista en ética médica (se consultará en el hospital local), un consejero genético, un especialista en medicina materna–fetal u otro consejero familiarizado con este tipo de problemas. En estas discusiones, probablemente la pareja encontrará que la mayoría de especialistas en ética (e incluso los teólogos católicos) creen que intentar salvar un bebé es preferible a dejar que todos ellos mueran. (Por otra parte, muchos cuestionarían que se llevara a cabo una reducción simplemente por conveniencia—porque la familia no tiene sitio para cuatro cunas, por ejemplo).

Puede ser de gran ayuda leer "Cuando se detecta un defecto fetal grave" (véase página 515) y "Para enfrentarse a la pérdida de un bebé" (véase página 526). También podrían hablar con otras parejas que han pasado o pasarán por un desafío similar (tratar de encontrar, a través del médico, hospital o en Internet, un grupo o personas particulares de apoyo con quienes puedan hablar).

Sin embargo, al final la decisión dependerá de la pareja. Si definitivamente se oponen al procedimiento por fundamentos religiosos o filosóficos y optan por continuar el embarazo con todos los fetos sin importar los riesgos para ellos y la madre, se deberá estar bajo los cuidados de un médico que esté dispuesto a apoyar sin reserva la decisión (y no sólo aprobarla). De la misma forma, si se opta por la reducción, se deberá contar con un médico que sinceramente apoye la decisión.

Una vez que la pareja ha tomado la decisión, no debe tratar de cambiarla. Debe aceptar que fue la mejor que pudieron tomar y que lo hicieron con el mejor de las intenciones. Si las cosas no van como se había esperado, no deberán culparse a sí mismos.

---

la cuál llegan las células placentarias, esta situación puede denominarse también placenta percreta o placenta increta. Esta situación es más común en las mujeres que tienen cicatrices en la pared uterina de operaciones o cesáreas anteriores y en las que tuvieron placenta previa. Algunas veces puede diagnosticarse a través de una sonografía Doppler transabdominal a color, una forma de ultrasonido, y los resultados pueden ayudar a tomar la decisión para el tratamiento.

Signos y síntomas. Posiblemente no existan síntomas evidentes, pero a menos que se diagnostique prematuramente mediante ultrasonido, es posible que no se reconozca hasta la tercera etapa del embarazo, cuando inesperadamente la placenta no se separe de la pared uterina. Raras veces, la placenta accreta es tan severa como para romper completa o parcialmente el útero. En dicho caso, se presentará dolor agudo y hemorragia.

Tratamiento. En la mayoría de los casos la placenta debe extraerse quirúrgicamente para que cese la hemorragia. En casos demasiado raros, cuando ésta no puede ser controlada ligando los vasos expuestos, se vuelve necesario extraer todo el útero.

OLIGOHIDRAMNIOS

¿Qué es? Es una condición en la que hay muy poca cantidad de líquido amniótico en el útero. La mayoría de mujeres diagnosticadas con oligohidramnios tendrá un embarazo completamente normal. Pero, ocasionalmente, la condición puede provocar o ser signo de problemas potenciales. En las primeras etapas del embarazo, hay un riesgo bastante reducido de que el cordón umbilical se estreche o que el feto desarrolle un pie deforme debido a la falta de espacio en la matriz. En las últimas etapas del embarazo, puede ser una señal de angustia fetal.

El oligohidramnios también puede acompañar a algunos tipos de defectos fetales, como los problemas en el sistema digestivo u urinario del feto. La orina del bebé forma parte del líquido amniótico y si el bebé no la excreta apropiadamente puede dar lugar a esta condición. También, puede aparecer por insuficiencia placentaria.

Signos y síntomas. No existen síntomas adicionales en la madre que no sea un útero más pequeño de lo normal (aunque un útero pequeño puede también indicar que la fecha correcta se ha calculado mal). El oligohidramnios generalmente se detecta a través de un ultrasonido. Entre los signos de la condición se incluyen, la disminución del movimiento fetal y posiblemente RCIU (crecimiento lento). Durante el parto existe un riesgo mayor de disminución de la frecuencia cardiaca fetal.

Tratamiento. Algunos médicos creen que el reemplazo de líquido a través de una amnioinfusión es una buena opción. La hidratación materna oral e intravenosa puede también ayudar a corregir esta condición.

Si el oligohidramnios se detecta en un embarazo de término o posterior al término, muchos médicos inducirán el parto. Para las mujeres con oligohidramnios es importante que se alimenten bien,

descansen más y eviten fumar, así también que reporten al médico cualquier signo de parto prematuro.

HIDRAMNIOS O POLIHIDRAMNIOS

¿Qué es? Es cuando hay demasiado líquido amniótico en el útero. La mayoría de los casos de hidramnios es leve y pasajero, simplemente el resultado de un cambio temporal en el equilibrio normal de la producción del líquido amniótico. Pocos casos se relacionan con un defecto fetal, ya sea en el sistema nervioso central o en la vejiga y los riñones del bebé, o con problemas para tragar (posiblemente causados por una obstrucción gastrointestinal como la estenosis esofágica o pilórica, o una deformidad facial como labio o paladar hendido). También se puede relacionar con una diabetes no tratada en la madre y es más probable que ocurra cuando hay varios fetos.

Signos y síntomas. Esta condición generalmente se detecta por un ultrasonido de diagnóstico o de rutina. El útero puede medir más de lo que debería. La condición puede provocar malestar abdominal, indigestión, hinchazón de las piernas, dificultad al respirar o hemorroides, y podría ubicar al embarazo en alto riesgo debido a la posición de nalgas del bebé, a un parto prematuro, a placenta abrupta o al prolapso del cordón.

Tratamiento. Si el hidramnios avanza, se puede practicar una amniocentesis para eliminar un poco de líquido. Algunas veces se podrían utilizar medicamentos. Cuando el hidramnios ya existe, generalmente el médico no romperá de forma artificial las membranas durante el parto debido al riesgo de que el cordón prolapse con la gran cantidad de líquido. Otros romperán las membranas lentamente con un pequeño pinchazo para que el agua gotee despacio. Si las membranas se rompen naturalmente, aumenta el riesgo de que el cordón prolapse y es mejor comunicarse inmediatamente con el médico si existe un diagnóstico de hidramnios.

PRIMEROS AUXILIOS PARA EL FETO

A finales del embarazo, la ausencia de actividad fetal podría constituir un signo de que algo va mal (para el examen en casa, véase página 246). Dado que la disminución de la actividad (que generalmente se detecta cuando por término medio se dan menos de diez movimientos durante un período de 2 horas) a menudo se detecta antes de que el feto sucumba, se debería informar al médico de inmediato. Si no se le puede encontrar, la embarazada hará que alguien la lleve en seguida a un servicio de emergencia o a la unidad de partos del hospital local. Con una acción rápida, a veces es posible reanimar al feto.

NUDOS Y ENREDOS EN EL CORDÓN UMBILICAL

¿Qué son? De vez en cuando el cordón umbilical se anuda, se enreda o se enrolla alrededor del feto, especialmente en el cuello, se conoce como "cordón nucal". Estas condiciones del cordón umbilical posiblemente no provoquen problemas ni detengan ni disminuyan el fluido de sangre hacia el feto. La suspensión del fluido de sangre puede ser fatal para el feto, por lo que se deben tomar acciones inmediatas si se sospecha dicho problema.

Signos y síntomas. Los estudios han demostrado que el signo más frecuente es una disminución significativa de la actividad fetal después de las 37 semanas. (Si se controla regularmente el movimiento fetal [véase página 246] será fácil que se note dicho cambio). Otro posible signo es el hipo frecuente entre las semanas 36 y 40, de dos a cuatro episodios cada 24 horas, con una duración de más de 10 minutos cada uno. Si se experimenta cualquiera de estos síntomas u otro cambio inesperado en el comportamiento fetal, se llamará al médico en seguida y se le pedirá que examine la condición del feto. Si está en trabajo de parto y el feto está siendo controlado, el problema del cordón puede reflejarse en los registros anormales del corazón fetal. Con el ultrasonido se descubrirá este tipo de problemas.

Tratamiento. Si existe un problema en el cordón, el parto inmediato, generalmente una cesárea, será la mejor opción.

PROLAPSO DEL CORDÓN UMBILICAL

¿Qué es? El cordón umbilical es la conexión vital del bebé con el útero. A veces, cuando las membranas amnióticas se rompen, el cordón resbala o sobresale a través de la matriz, pudiendo llegar incluso al canal vaginal, arrastrado por el flujo de líquido amniótico. Entonces se hace vulnerable a la compresión por parte de la zona que el bebé presenta, que ejercen presión al pasar por la matriz y por el canal durante el parto. Si el cordón queda comprimido, el vital suministro de oxígeno al feto puede verse reducido o incluso suspendido. El prolapso es más común en los partos prematuros (dado que la parte que presenta el bebé es tan pequeña que no llena por completo la pelvis) o cuando una parte distinta de la cabeza, especialmente un pie, se presenta primero (porque un pie, por ejemplo, llena menos espacio que la cabeza, lo que permite que el cordón se deslice hacia abajo). El prolapso también es más común cuando las membranas se rompen antes de iniciarse la dilatación, o si hay exceso de líquido amniótico (hidramnios).

Signos y síntomas. El cordón umbilical puede sobresalir tanto que puede verse colgar de la vagina, o puede sentirse sólo como "algo que está ahí". Si es comprimido, es probable que cualquier tipo de sufrimiento fetal sea detectado en el monitor u otros tests sobre el bienestar del bebé.

Tratamiento. Si la embarazada ve o siente el cordón umbilical del bebé en la vagina, o sospecha que puede haberse salido, se pondrá a gatas para reducir la tensión sobre éste. Si el cordón se sale, se aguantará suavemente (sin presionarlo ni pellizcarlo) con gasas, una toalla limpia o una compresa higiénica caliente y mojada. La embarazada hará que alguien la lleve a toda prisa al hospital o llamará al 911 ó al equipo de emergencia de la localidad.

En el hospital se le inyectará una solución salina en la vejiga para amortiguar el cordón; si el cordón se halla fuera de la vagina probablemente será vuelto a introducir y mantenido en el lugar mediante un tampón estéril especial; también puede que se administren medicamentos para detener las contracciones mientras se prepara a la madre para una cesárea de emergencia. Con la pronta y adecuada atención médica, los resultados siempre serán buenos.

Situaciones que pueden ser preocupantes durante el parto y el posparto

Muchas de las siguientes condiciones no se pueden determinar antes del trabajo de parto y alumbramiento. No hay razón alguna para investigarlas (y comenzar a preocuparse) antes de tiempo, ya que las posibilidades de que alguna de ellas ocurra durante o después del parto son muy pocas. Se incluyen aquí para que, en el caso poco probable de que suceda, las conozca o aprenda cómo prevenirlas en el siguiente embarazo.

SUFRIMIENTO FETAL

¿Qué es? Es el término usado para describir la situación en la cual se cree que el feto está en peligro, muy a menudo debido al descenso del flujo de oxígeno. El sufrimiento puede ser causado por diversos problemas, incluyendo la posición de la madre, que haga que se presionen los principales vasos sanguíneos; una enfermedad materna (anemia, hipertensión, enfermedad cardíaca, presión sanguínea anormalmente baja o *shock*); insuficiencia o separación prematura de la placenta; compresión o enredo del cordón umbilical; actividad uterina prolongada o excesiva; o infección, malformación, hemorragia o anemia fetal.

Signos y síntomas. Las señales precisas enviadas por el feto varían según la causa del sufrimiento. Puede que la madre note un cambio en los movimientos fetales o una ausencia total de ellos. El médico puede detectar cambios en el latido cardíaco típicos del sufrimiento fetal mediante un estetoscopio de Doppler o mediante el monitor fetal (véase página 327). También se podrían realizar exámenes adicionales.

Tratamiento. Cuando se confirma la existencia de sufrimiento fetal, suele ser necesario que el niño nazca de inmediato. Si el parto vaginal no es inminente, se suele practicar una cesárea de emergencia. En algunos casos el médico elegirá reanimar al feto dentro del útero antes de practicar la cesárea, para hacer disminuir el riesgo que sufrirá debido a la privación de oxígeno. Ello suele llevarse a cabo administrando medicación a la madre para retardar las contracciones (lo que aumentará el flujo de oxígeno hacia el feto) y para dilatar los vasos sanguíneos de la madre y para acelerar los latidos cardíacos (lo que también hará aumentar el flujo sanguíneo).

DISTOCIA DEBIDA A LOS HOMBROS DEL BEBÉ

¿Qué es? Distocia es una dilatación que no progresa; en la distocia debida a los hombros del bebé estos quedan encallados al pasar por el canal del parto después de que la cabeza ya ha hecho la aparición.

Signos y síntomas. La expulsión se detiene después de salir la cabeza y antes de que lo hagan los hombros. Ello puede suceder inesperadamente en un parto que hasta el momento parecía normal.

Tratamiento. Pueden utilizarse diversos métodos para rescatar al bebé cuyo hombro se ha atascado en la pelvis, incluyendo practicar una episiotomía muy grande; intentar que el bebé rote y hacer maniobrar el hombro que sale de último para que lo haga antes; hacer flexionar profundamente las rodillas de la madre sobre el abdomen; aplicar una presión moderada sobre la parte superior del útero y la pelvis; intentar otras diversas maniobras para obligar a salir el hombro, incluyendo, si otras medidas no funcionan, romper la clavícula del bebé. Si fuera posible (y raras veces lo es), podría ser preferible volver a introducir la cabeza del bebé por la vagina y practicar una cesárea.

Prevención. Para asegurarse de que el bebé no es demasiado grande para maniobrarlo a través del canal vaginal, es importante aumentar únicamente las libras recomendadas durante el embarazo mediante una dieta adecuada y una cantidad de ejercicio razonable. (Aunque el aumento de peso de la madre no siempre se relaciona con el tamaño del bebé, también el exceso de peso de la madre algunas veces significa muchas libras para el bebé). Las mujeres diabéticas deben tener un cuidado extremo en el control de la condición (véase página 474) para evitar un bebé demasiado grande.

ROTURA UTERINA

¿Qué es? Es la rotura o desgarramiento del útero durante el embarazo (poco común) o la dilatación (menos común). La única causa de rotura uterina es la existencia de una cicatriz en la pared del útero. Dicha cicatriz puede ser el resultado de una cesárea anterior, especialmente si la incisión fue la clásica o la vertical; una rotura uterina reparada; cirugía uterina (para corregir la forma o extirpar fibroides); o una perforación o trauma uterino anterior (como la herida de un cuchillo o de una bala). Las anormalidades relacionadas con la placenta (tales como la placenta previa que se separa prematuramente o la placenta accreta que se halla implantada muy profundamente en la pared uterina) o con la posición fetal (tales como un feto atravesado en el útero) pueden aumentar el riesgo de rotura uterina. Las contracciones extremadamente violentas (espontáneas o, más frecuentemente, inducidas) también pueden producir la rotura; pero ello es raro, particularmente durante el primer embarazo, sin la existencia de una cicatriz que predisponga a ello. La rotura es más común en las mujeres que ya han tenido cinco o más hijos, que tienen el útero muy distendido (debido a múltiples fetos o a una cantidad excesiva de líquido amniótico), han tenido una dilatación difícil anteriormente, o están pasando dificultades en el parto presente (particularmente distocia debida a los hombros del bebé, véase la página de enfrente; o parto con fórceps). Si se induce durante una prueba de dilatación (VBAC, por sus siglas en ingles) se aumenta el riesgo de rotura.

Signos y síntomas. Las mujeres que tienen un mayor riesgo de rotura, por pequeño que pueda ser, debido a que el útero presenta una cicatriz o por cualquiera de los factores mencionados más arriba, deberían conocer los posibles signos de advertencia, por si acaso. El primer signo de que se ha producido la rotura suele ser un dolor como una quemazón en el abdomen, acompañado por la sensación de que algo se está "desgarrando" en el interior. Ello suele seguirse de un breve período de alivio y luego aparece un dolor y sensibilidad abdominales difusos. A menos que la rotura se produzca en la mitad inferior del útero, generalmente cesan las contracciones. Puede darse un sangrado vaginal o no. El feto, con parte de la envoltura protectora del útero arrancada, podrá ser palpado con mayor facilidad a través del abdomen y puede que muestre signos de sufrimiento. (Si el feto está siendo controlado, posiblemente manifestará anormalidades cardiacas repentinas). Si la embarazada experimenta dichos síntomas, que son más fuertes cuando la rotura se produce en la mitad superior del útero, deberá buscar atención médica de emergencia de inmediato.

Tratamiento. Es necesario un parto quirúrgico inmediato, seguido de la reparación del útero, si ello fuera posible. Si el daño es extenso, podría requerirse una histerectomía. Algunas veces la rotura no se reconoce hasta que se da una hemorragia después del parto. También en este caso el útero será reparado o, si es necesario, extirpado.

Después de una rotura, la madre es estrechamente controlada para asegurarse de que no se dan complicaciones, y puede que se le administren antibióticos para prevenir una infección. Dependiendo de la situación, se le permitirá que se levante de la cama en sólo seis horas o quizás deba esperar varios días.

Prevención. En mujeres que ya han tenido una cesárea u otra cirugía o trauma en el útero, se debe evaluar la condición de éste antes del parto a través de un ultrasonido transvaginal. Si algunas áreas del útero están delgadas, debe planificarse otra cesárea. En mujeres que ya han tenido dos o más cesáreas, puede considerarse también repetirla una vez más, ya que están en mayor riesgo de rotura uterina que las mujeres con una sola cesárea previa. Una vez más, si se controla el grosor del útero será más fácil tomar una decisión. Las mujeres que están tratando de tener un parto VBAC no deberían ser inducidas.

INVERSIÓN UTERINA (ÚTERO INVERTIDO)

¿Qué es? La inversión uterina ocurre cuando la placenta no se despega completamente después de nacer el bebé y cuando sale, arrastra consigo la parte alta o fundus del útero—algo muy parecido a darle la vuelta a un calcetín. Las mujeres que presentan poco riesgo de padecer esta rarísima complicación son las que han tenido muchos hijos antes o una dilatación prolongada (más de 24 horas); las que tienen la

placenta implantada a través del fundus del útero o que la tienen demasiado pegada a él; y las que recibieron sulfato de magnesio que relaje el útero durante la dilatación. El útero también puede invertirse si está demasiado relajado o si el fundus no se mantiene en el lugar mientras la placenta es sacada durante la tercera fase del parto. Si se manifiesta esta condición, es importante que se administre un tratamiento inmediato para proteger a la madre de hemorragias serias y *shock*.

Signos y síntomas. El diagnóstico anticipado de útero invertido es sumamente importante. Los síntomas de inversión uterina incluyen dolor abdominal, flujo de sangre excesivo e indicios de *shock* en la madre. El facultativo, presionando el abdomen hacia abajo, no podrá notar el útero; si la inversión es completa, parte de éste será visible por la vagina.

Tratamiento. En la mayoría de los casos el útero puede volver a ser colocado en el lugar a mano, aunque a veces se utilizan otras técnicas, como la presión hidrostática (en la que el útero se llena con una solución de agua salada para volverlo al lugar). Puede que sean necesarias transfusiones sanguíneas y de líquidos, si las pérdidas de sangre han sido grandes. Puede que se administren medicamentos (tales como el sulfato de magnesio o la nitroglicerina) para relajar aún más el útero para facilitar la colocación. Si en el útero permanecen fragmentos de placenta, deberán ser sacados antes o después de la colocación. En algunos casos muy raros, el útero no puede ser situado manualmente y se hace necesaria la cirugía abdominal.

Después de la colocación, se suele mantener la presión sobre el abdomen para mantener el útero en el sitio y se administran oxitocina u otros medicamentos para que éste se endurezca y no vuelva a invertir. Puede que se receten antibióticos para prevenir una infección.

Prevención. Dado que las mujeres que han padecido una inversión uterina tienen mayores posibilidades de tener otra, el médico deberá ser informado si la embarazada ya tuvo dicho problema en el pasado.

LACERACIONES VAGINALES Y CERVICALES

¿Qué son? Desgarros o laceraciones en el área perineal alrededor de la vagina, en la vagina y/o el cuello uterino, que pueden ser de pequeños a extensos.

Signos y síntomas. El síntoma más obvio puede ser un flujo de sangre excesivo, aunque también es posible que el médico pueda ver las laceraciones después de la expulsión, especialmente si son externas.

Tratamiento. Generalmente, todos los laceraciones más largos de 2 cm (más o menos 1 pulgada) o que continúan sangrando mucho son suturados (cosidos). Posiblemente se administrará primero un anestésico local, si no lo fue durante la expulsión.

Prevención. El masaje perineal y los ejercicios Kegel (véase páginas 196 y 332) pueden ser de mucha utilidad, para darle más flexibilidad al área perineal y para reducir el riesgo de laceraciones, si se practican de seis a ocho semanas antes del parto.

HEMORRAGIA PUERPERAL

¿Qué es? La hemorragia puerperal es una pérdida de sangre muy abundante después del parto que es difícil detener. Es una complicación muy grave pero poco común. Cuando se trata de inmediato, raras veces se convierte en la amenaza vital que antes era. La pérdida de sangre excesiva puede tener lugar si el útero está demasiado relajado y no se contrae debido a una dilatación larga y agotadora; a una expulsión traumática; a que el útero estaba demasiado distendido debido a múltiples partos, un bebé grande o un exceso de líquido amniótico; a una placenta de forma anormal, o que se ha separado prematuramente; a los fibromas, que impiden una contracción uterina simétrica; o a un estado de debilidad general de la madre en el momento del parto (debida, por ejemplo a anemia, preeclampsia o una fatiga extrema).

La hemorragia puede tener lugar en seguida después del parto debido a la existencia de desgarres no reparados del útero, la matriz, la vagina o en algún otro lugar de la pelvis, o debido a que el útero se ha roto o está invertido (se dió vuelta de adentro hacia afuera). Puede darse hasta una semana o dos después del parto, cuando se han retenido o adherido en el interior del útero algunos fragmentos de placenta. Una infección también puede causar hemorragia puerperal, inmediatamente después del parto o unas semanas más tarde. La hemorragia puerperal suele darse más frecuentemente en mujeres que han tenido placenta previa o placenta abrupta antes del parto. También puede darse por el uso de aspirina, ibuprofén, gingko biloba, grandes dosis de vitamina E u otros fármacos, hierbas o suplementos que puedan interferir con la coagulación de la sangre. En raras ocasiones, la causa de la hemorragia es un trastorno de la sangre de la madre no diagnosticado de origen genético.

Signos y síntomas. Pérdidas de sangre anormales después del parto: hemorragia que llena más de una compresa cada hora durante más de unas pocas horas o es de color rojo vivo en cualquier momento después de la primera semana del posparto, especialmente si no disminuye cuando la mujer orina o defeca; un olor desagradable del flujo vaginal (los loquios); grandes coágulos sanguíneos (del tamaño de un limón o mayores); dolor y/o hinchazón en la zona baja del abdomen después de los primeros días del posparto.

Tratamiento. Dependiendo de la causa de la hemorragia, el médico probará uno o más de los siguientes procedimientos para detener la hemorragia: masaje uterino para estimular la contracción del útero; administración de fármacos (tales como oxitocina) para promover la contracción del útero; búsqueda y reparación de laceraciones; extracción de fragmentos de placenta que hubieran podido quedar retenidos. Si la hemorragia no se detiene rápidamente, se tomarán otras medidas: fluidos por vía intravenosa, y si fuera posible, transfusión; administración de agentes coagulantes si el problema es que la sangre no coagula, y de antibióticos para prevenir una infección. En algunas ocasiones, se hará necesario rellenar el útero de gasas para parar la hemorragia durante 6 a 24 horas, o intentar ligar la arteria uterina principal. Si fallan estos intentos de parar la hemorragia, el uso de un globo inflado como "tampón", da excelentes resultados y puede evitar procedimientos invasivos. Cuando fallan todos los intentos por detener la hemorragia, se hará necesario extirpar el útero.

Existen muchas posibilidades de que el tratamiento de las hemorragias puerperales tenga éxito, y de que la madre se recupere rápidamente.

Prevención. Lo mejor es evitar cualquier suplemento o medicamento que pudiera interferir6 con la coagulación de la sangre (véase arriba, Tratamiento), especialmente en el último trimestre y en el período inmediato del posparto.

INFECCIÓN POSPARTO

¿Qué es? Una infección relacionada con el parto, rara en las mujeres que han recibido unos buenos cuidados médicos y han tenido un parto vaginal sin complicaciones. La infección puerperal más común es la endometritis, una infección de la capa que recubre al útero (el endometrio), que es vulnerable después de la separación de la placenta. La endometritis es más probable después de una cesárea que siguió a una dilatación prolongada o a una rotura prematura de las membranas. También es más probable que suceda si se ha retenido un fragmento de placenta en el interior del útero. También es posible que se infecte una laceración en el cuello del útero, la vagina, la vulva o el lugar de la episiotomía.

Signos y síntomas. Estos varían según el lugar de origen. La infección del endometrio se caracteriza por una fiebre no muy alta, un dolor vago en la parte baja del abdomen y a veces un flujo vaginal que huele mal. Si se infecta una laceración o el lugar de episiotomía, generalmente existirá dolor y sensibilidad en la zona; a veces un flujo espeso y olor desagradable; dolor en el abdomen o el costado; o dificultades para orinar. En ciertos tipos de infección, la fiebre puede llegar hasta los 105 °F y la acompañan escalofríos, jaqueca y malestar. A veces, no existe otro síntoma obvio que la fiebre. La subida de la fiebre en el período del posparto debe comunicarse al médico.

Tratamiento. El tratamiento con antibióticos es muy efectivo, pero debería empezar de inmediato. Puede que se realice un cultivo para determinar los organismos responsables, de forma que se pueda recetar el antibiótico adecuado.

Prevención. Durante el parto y posparto, se debe poner atención extrema a la limpieza. Siempre se deben lavar las manos antes de tocar el área perineal, limpiarla de enfrente hacia atrás, no usar tampones para la hemorragia del posparto y asegurarse de que las compresas grandes que usa estén limpias.

Para enfrentarse a la pérdida del bebé

No importa cuándo haya tenido una pérdida—en las primeras o en las últimas etapas del embarazo o durante el parto o después de éste—el dolor es intenso y el efecto en la vida es profundo.

Aborto. Sólo por el hecho de que suceda en las primeras etapas del embarazo no significa que el aborto sea menos doloroso para los futuros padres. Un aborto generalmente provoca *shock,* desesperación, depresión y una sensación de fracaso en los embarazos deseados. De hecho, enfrentarse a una pérdida en las primeras etapas del embarazo puede ser tan difícil como lo es la pérdida en las últimas semanas. En primer lugar, debido a que muchas parejas deciden abstenerse de contar sobre el embarazo hasta después del tercer mes—los amigos cercanos y familiares lo ignoran—puede ser difícil que reciban apoyo. Incluso los que saben del embarazo y/o se enteraron del aborto, pueden ofrecer menos apoyo del que darían si el embarazo hubiera continuado. Posiblemente minimicen el significado de la pérdida con un "no te preocupes, puedes volverlo a intentar". Ellos no entienden que la pérdida de un bebé, no importa la etapa en que suceda, puede ser devastadora. En segundo lugar, el hecho de que no haya posibilidad de cargar al bebé, de tomarle una foto, de un funeral y un entierro—rituales de congoja que pueden ofrecer a los padres de niños nacidos muertos algún punto de culminación al sufrimiento—también complica el proceso de recuperación.

Sin embargo, si la madre ha sufrido un aborto (embarazo ectópico o molar), es importante que recuerde que tiene el derecho y la necesidad de llorar la pérdida. Al encontrar la forma de expresar el dolor, honrará al hijo que perdió, le servirá para enfrentar la situación y, con el tiempo, le ayudará a seguir adelante. Podría realizar un servicio pequeño conmemorativo, sólo para amigos muy cercanos y familiares. Aunque un servicio pequeño sea un acto demasiado público para un dolor tan personal, se podría realizar una ceremonia simbólica únicamente para la pareja en el lugar donde encuentre consuelo—por ejemplo, compartir los sentimientos sobre el bebé al amanecer en un tranquilo lago. También pueden compartir sus emociones de forma individual, a través de un grupo de apoyo o vía Internet, con otros que han experimentado un aborto prematuro. Dado que muchas mujeres lo sufren al menos una vez durante los años reproductivos, posiblemente se sorprendan de ver cuántas de ellas que la embarazada conoce han tenido esta experiencia pero nunca la compartieron con la embarazada, o posiblemente nunca la exteriorizaron. Muchos de los consejos de quienes han sufrido pérdidas en las últimas etapas del embarazo pueden también ser útiles para ustedes. Lean también "Las etapas del sufrimiento" (véase casilla en página 532).

Acepten que siempre tendrán un lugar en el corazón para el embarazo que perdieron, y que posiblemente se sientan tristes o deprimidos en el aniversario de la pérdida del bebé o del aborto, aun en los años postreros. Podría ser útil planificar algo especial para esa fecha, al menos los primeros años, que los anime a pesar del recuerdo: sembrar flores o un árbol, ir de merienda al parque, compartir una cena conmemorativa con la pareja.

Mientras sea normal y necesario lamentar la pérdida, se debe comenzar a sentir mejoría gradualmente, a medida que el tiempo pasa. Si ya no se tienen problemas para enfrentar la vida diaria, o si aún se tienen—no come ni duerme, no se concentra en el trabajo, se aísla de familiares y amigos—se debe buscar ayuda profesional para recuperarse por completo.

Un aborto generalmente significa que nunca más se dará por seguro que un embarazo traerá como resultado un bebé. Se reconoce también que el próximo embarazo será menos inocente. Por otro lado, se tratará de no pensar demasiado en el bebé por miedo a que se pueda producir un aborto nuevamente. Mas bien, se pondrá mucha más atención a cada síntoma del embarazo—punzadas, dolores, senos sensibles—como signo de que el bebé está aún creciendo.

Muerte en el útero. Cuando el feto no da señales de vida durante varias horas o más, es natural temer lo peor. Y desde luego lo peor es que el bebé no nacido haya muerto. Por suerte, raras veces es ese el caso. Pero cuando ocurre, puede ser devastador.

Después de que se le haya comunicado que el latido cardíaco no puede ser localizado y que el bebé ha muerto dentro del útero, es probable que la embarazada se vea sumida en una niebla de incredulidad y dolor. Puede que le sea difícil o incluso imposible continuar con la vida normal mientras transporta un feto que ya no vive, y los estudios demuestran que es mucho más probable que la mujer sufra una depresión grave después de dar a luz un mortinato si el parto es retrasado más de tres días después del diagnóstico de la muerte. Por ello, se tendrá muy en cuenta el estado mental mientras los médicos

PERDIDA DE UN GEMELO

Los padres que pierden un gemelo (o más bebés, en el caso de trillizos o cuatrillizos) tienen que enfrentarse a celebrar un nacimiento (o nacimientos) y a la pena de una muerte (o muertes) al mismo tiempo. Si la lectora se encuentra en esta situación, se sentirá demasiado deprimida por el luto del bebé perdido para disfrutar del que está vivo, siendo ambos procesos de vital importancia. Entender por qué se siente así podría ayudarla a sentirse mejor:

◆ La mujer ha perdido a un bebé. La realidad es que tener otro bebé no minimiza la pérdida. Se tiene el derecho de llorarla. De hecho, se debe hacer; de otro modo será difícil adaptarse a la situación. Se sugiere que se sigan los pasos en el sufrimiento de los padres que se describe en esta sección para aceptar con más facilidad la muerte real del bebé.

◆ La mujer ha perdido la ilusión y prestigio de ser madre de gemelos (o trillizos o más). Incluso si no sabía nada de los gemelos anticipadamente, puede que se sienta estafada. No deberá sentirse culpable; el desengaño es normal. La madre deberá afligirse por esta pérdida así como por la del bebé.

◆ La mujer cree que será difícil y embarazoso explicar que sólo ha tenido un bebé a los amigos y familiares que han estado esperando ávidamente a los gemelos. Para liberarse de esta carga, se requerirá la ayuda de un amigo o pariente que extienda la noticia. Cuando salga por primera vez de la casa con el bebé, se hará acompañar de alguien que pueda explicar la situación a la gente, si ella no se siente con fuerzas para ello.

◆ Puede que se sienta incapaz como mujer o como madre debido a que perdió uno de los bebés, particularmente si fueron concebidos mediante técnicas de fecundación asistida o transferencia de gametos intratubárica. Desde luego, lo que ha sucedido no tiene nada que ver con el valor como mujer o como madre.

◆ La mujer siente que está siendo castigada de algún modo—porque no hubiera podido cuidar de dos niños, o debido a que deseaba más un niño que una niña (o viceversa), o debido a que en realidad no quería tener gemelos. Aunque este sentido de culpabilidad es común en los padres que experimentan la pérdida de un bebé, carece por completo de fundamento.

◆ La mujer está preocupada porque cuando crezca el bebé superviviente en los cumpleaños, los primeros pasos, el primer "ma-ma" y "pa-pa" recordará al hijo perdido y lo que podría haber sido. Y esto es cierto. Será de gran ayuda que la mujer y el esposo compartan sus sentimientos en tales ocasiones, y no intenten suprimirlos.

◆ La mujer teme que el bebé, al hacerse mayor, se vea atormentado por la pérdida. Sin embargo, este hijo no debe sufrir a causa de la pérdida a menos que los padres hagan un problema de ello. Proporcionarle mucho cariño y atenciones le

deciden qué es lo que van a hacer. Si la dilatación es inminente o ya ha comenzado, probablemente el parto será normal. Si no está claro que la dilatación vaya a comenzar, la decisión de si inducirla de inmediato o no, o de permitir que la mujer vuelva a casa hasta que ésta empiece espontáneamente, dependerá de lo lejos que sea la fecha del parto, y del estado físico y mental.

La aflicción que sentirá la madre si el feto ha muerto en el interior del útero probablemente será parecida a la de los padres cuyo bebé ha muerto durante o después del parto, y es importante que se trate de seguir los mismos pasos, incluyendo, cuando sea posible y práctico, tomar al bebé en brazos o hacerle un funeral.

Muerte durante o después del parto. Algunas veces la muerte tiene lugar durante la dilatación o la expulsión, y a veces justo después de ésta. De cualquier modo, a la mujer el mundo se le viene encima. Ha estado esperando a este bebé durante casi nueve meses y ahora volverá a casa con las manos vacías.

Quizás no existe mayor dolor que el de perder a un hijo. Y aunque nada puede hacer desaparecer el dolor, existen algunas ayudará a asegurar que sea un joven seguro de sí mismo y feliz.

♦ Al intentar ayudar, puede que los amigos y familiares exageren la fanfarria al darle la bienvenida al bebé vivo y mantengan un educado silencio sobre el tema del que ha muerto. O pueden decirle a la madre que olvide el niño perdido y que aprecie al que está vivo. Estas actitudes insensibles (por muy buena intención que tengan) pueden decepcionar y enfadar a la madre. Evite arremeter contra todos y dígales cómo se siente. Esto le hará saber a la gente que necesita lamentar la pérdida del bebé muerto igual que celebrar el nacimiento del otro.

♦ La mujer cree que disfrutar del bebé superviviente es desleal con el que ha muerto. Ésta deberá deshacerse de este sentimiento, aunque es natural. Amar al hermano, que pasó abrazado a él todos esos meses en el útero es una forma de honrar al hijo perdido. Por otra parte, idealizar al bebé perdido y hacer que el que vive deba competir con esta imagen idealizada podría ser muy perjudicial. Si la madre se siente incómoda por el bautizo, la circuncisión o cualquier otro acontecimiento de bienvenida al bebé, deberá considerar la posibilidad de celebrar una ceremonia de despedida para el bebé muerto, con anterioridad o en el mismo momento.

♦ La mujer está pasando por una depresión del posparto. Es normal, tanto si se ha perdido un hijo como si no, que el caos hormonal haga más difícil enfrentarse a todo y que los sentimientos sean más conflictivos. (Véase la página 417 para los consejos de cómo enfrentarse a la depresión puerperal.)

♦ La madre tiene miedo de que la pérdida experimentada y la depresión consecuente dañen las relaciones con el esposo. Ello es muy poco probable si se comparten los sentimientos, tanto los positivos como los negativos. Un estudio ha demostrado que un 90% de los padres que han pasado por esta experiencia han experimentado que el matrimonio se ha fortalecido con la mutua ayuda para salir del período de dolor.

♦ La madre se siente culpable de que la ambivalencia esté dificultando los cuidados del bebé. Deberá recordarse a sí misma que no tiene razones para sentirse culpable; sus sentimientos son del todo normales. Sin embargo, se asegurará de que todas las necesidades del bebé, tanto físicas como emocionales, sean satisfechas. La pareja buscará ayuda si presenta problemas para cumplir con estos requerimientos del bebé, debido a la persistencia de la depresión o de los sentimientos conflictivos.

♦ La madre se siente sola en el dolor. Buscar el apoyo de otros que saben lo que la madre está pasando puede ser de gran ayuda. Ésta se encontrará en un grupo local de apoyo o en Internet. Comuníquese a los Centros para las pérdidas en partos múltiples (CLIMB, por sus siglas en inglés), Inc. en www.climb-support.org.

♦ La mujer se concederá algún tiempo. Es posible que pronto se encuentre mejor y, si se lo permite a sí misma, sea capaz de empezar a disfrutar verdaderamente del nuevo bebé.

medidas que pueden hacer el futuro más llevadero, y para hacer disminuir la inevitable depresión que sigue a la tragedia. Depresión que puede ser más severa cuando es el primer hijo, cuando no hay más niños, cuando las pérdidas han sido recurrentes, cuando la edad no es favorable y existe el miedo a no poder concebir nuevamente.

♦ Ver al bebé, tenerlo en brazos, darle un nombre. Sufrir el dolor es un paso vital para aceptar y recuperarse de la pérdida, pero nadie se puede afligir por un niño sin nombre al que nunca se ha visto. Incluso si el niño está malformado, los expertos indican que es mejor verlo que no verlo, debido a que generalmente lo que se imagina es peor que la realidad. Si la madre coge en brazos y nombra al bebé, la muerte se hará más real para ella, y más fácil de sobrellevar a largo plazo. También se debería preparar un funeral y un entierro, que darán una nueva oportunidad de despedirse. Y si hay entierro, la tumba constituirá un lugar permanente donde se podrá visitar al bebé durante años.

♦ Si es posible, la mujer pedirá que no se le administren sedantes durante las horas que siguen a la noticia. Aunque ello aliviaría el dolor momentáneamente, los sedantes enturbiarían los recuerdos y la realidad de lo que está sucediendo. Ello dificulta enfrentarse al proceso de sentir el dolor y priva de la oportunidad de que los esposos se apoyen el uno en el otro.

◆ Discutir los hallazgos de la autopsia y otros detalles con el médico para acostumbrarse a la realidad de lo que ha sucedido y para ayudar al proceso de aflicción. Puede que la mujer haya recibido muchos detalles en la sala de partos, pero la medicación, el estado hormonal y el *shock* quizá hayan impedido que los haya entendido del todo.

◆ La mujer no debe olvidar que el proceso del sufrimiento generalmente tiene muchas etapas, incluyendo la negación y el aislamiento; el enojo, la depresión; y la aceptación (véase página 532). No se sorprenda al sentir estas emociones, aunque no necesariamente en ese orden. Tampoco se sorprenda si no los siente todos o si experimenta otras emociones diferentes o adicionales. Todos somos distintos y cada uno reacciona de diferente forma aunque las situaciones sean las mismas.

◆ Conservar una foto (muchos hospitales las hacen) u otros recuerdos (un mechón de pelo, una huella digital) para tener algo tangible en las manos cuando la madre piense en el bebé perdido. Aunque ello puede parecer morboso, los expertos dicen que ayuda. La madre intentará fijarse en los aspectos positivos—ojos grandes y pestañas largas, manos bonitas y dedos delicados, pelo abundante.

◆ La mujer pedirá a los amigos o parientes que no quiten todos los vestigios de los preparativos que hizo para el bebé en casa. Les dirá que quiere hacerlo ella misma. Aunque estas personas tengan buenas intenciones, volver a una casa en la que parece que nunca se había esperado un bebé sólo servirá para fomentar la tendencia a negar lo que ha sucedido.

◆ Llorar tan largo y tan a menudo como la mujer lo necesite. El llanto es parte del proceso del dolor. Si la mujer no llora ahora, esto será algo que habrá dejado de hacer y que se encontrará que debe atender más tarde.

◆ Limitar el uso de tranquilizantes y sedantes. Aunque en un principio parece que ayudan, pueden interferir con el proceso de aflicción y también pueden crear dependencia. Se debe evitar la ingestión de alcohol para calmar el sufrimiento. El alcohol es un depresivo; aunque el efecto de insensibilidad puede ser que alegre al principio, una vez pasa el efecto, la tristeza será más intensa.

◆ Esperar tiempos difíciles. Puede que durante un tiempo la mujer se sienta deprimida, vacía o estresada; experimentará una intensa tristeza; tendrá problemas para dormir; peleará con el marido y descuidará a los otros hijos; incluso imaginará que oye al bebé llorando a medianoche. Probablemente sentirá que necesita volver a ser niña, a ser amada, mimada y cuidada. Y ello es normal.

◆ Reconocer que los padres también sufren. El sufrimiento de ellos, en algunos casos, es o parece ser más corto y/o intenso, en parte debido a que, a diferencia de las madres, no han llevado al bebé en el interior durante tantos meses. Pero eso no hace que el sufrimiento sea menos real o que dicho proceso sea menos fuerte para superarlo. Algunas veces, los padres pueden tener problemas para expresar la pena. Puede que intenten encerrarla herméticamente, para poder estar fuertes al lado de sus esposas o porque se siente incómodos llorando. Desafortunadamente, y a menudo, el dolor viene de otras formas más destructivas: malhumor, pérdida de interés por la vida, separación de la familia, abuso de alcohol. Hablar del dolor con la pareja, un consejero u otro padre que haya sufrido una pérdida, puede ayudar. Otras formas positivas de liberarse y procesar el dolor incluyen el ejercicio y el voluntariado, posiblemente en un programa de

Gran Hermano que une a jóvenes en necesidad de una figura paterna con hombres que pueden beneficiarse al cumplir ese papel.

◆ Cuidarse mutuamente. El sufrimiento puede ser muy ensimismado. La pareja puede encontrarse tan sumergida en el propio dolor que no tiene las reservas emocionales suficientes para animarse uno al otro. Desafortunadamente, los problemas maritales pueden surgir muchas veces cuando se excluyen de esa forma, lo que hace que la recuperación se convierta en una experiencia penosa y mucho más difícil. Aunque habrá momentos en los que se desee estar a solas, también se debe hacer tiempo para compartir con la pareja. Se podría considerar buscar ayuda de consejería para aprender a controlar el sufrimiento o unirse a un grupo de apoyo de parejas. Esto puede no sólo ayudarlos a encontrar consuelo, sino también podría ser útil para proteger y hasta profundizar la relación.

◆ No enfrentarse sola al mundo. Si la mujer está posponiendo volver a la circulación debido a que teme a las caras amistosas preguntándole, "¿qué ha tenido?", se hará acompañar de un amigo o amiga que pueda responder a las preguntas por ella durante las primeras visitas al supermercado, al banco, etc. Se asegurará que sus compañeros de trabajo, del lugar de culto y de las organizaciones en las que colabore estén informados antes de volver, de forma que no tenga que dar explicaciones difíciles.

◆ Esperar que algunos amigos y familiares no sepan qué hacer y cómo responder. Algunos pueden sentirse tan incómodos que posiblemente se retraigan durante un tiempo. Otros, intentando ayudar, harán afirmaciones irreflexivas como "Ya sé cómo te sientes", o "Oh, puedes tener otro bebé", o "Es mejor que el bebé haya muerto antes de que hayas podido tener contacto con él". Aunque lo hagan de buena fe, no pueden entender que nadie que no haya perdido un bebé puede saber cómo se siente la mujer, que otro bebé nunca podrá sustituir al que se ha perdido, o que los padres pueden tomarle cariño a un bebé mucho antes de que éste nazca, algunas veces incluso antes de la concepción. Si la mujer tiene que oír a menudo estos comentarios, le pedirá a un pariente o a un buen amigo que explique sus sentimientos y que indique que prefiere que la gente se limite a decir que lamenta lo sucedido.

◆ Buscar apoyo en quienes ya han tenido esta experiencia. Como muchos otros padres, la pareja podrá encontrar fuerzas uniéndose a un grupo de progenitores que han perdido a sus hijos. Pero evitará que el grupo se convierta en una forma de soportar la rabia o el dolor. Si después de un año aún se tienen problemas para aceptar la situación (más pronto, si se tienen problemas para enfrentarse con las actividades cotidianas), se deberá pasar a una terapia individual.

◆ Que la mujer se cuide. En caso de que el dolor emocional sea demasiado, sus necesidades físicas posiblemente queden en último lugar. Esto no debe ser así. Es importante que coma, que duerma y que haga ejercicio no sólo para mantener la salud sino también para recuperarse. Haga un esfuerzo consciente por sentarse a la mesa a la hora de comer, aunque no tanga hambre. Tómese un baño caliente o haga ejercicios de relajación para tranquilizarse antes de ir a la cama y seguramente dormirá bien. Trate de planificar alguna actividad física en el transcurso del día, aunque sea una caminata antes de cenar. Y de vez en cuando permítase dejar a un lado el sufrimiento. Vea una película, acepte una invitación para visitar a algunos amigos, visite el campo un fin de semana, y disfrute de sí misma sin sentirse culpable. Después de todo, la vida sigue el rumbo y la embarazada necesita seguir viviendo.

◆ Recuerde al hijo haciendo algo por otros niños—establecer una fundación de becas escolares, si tiene capacidad de hacerlo; donar libros a un centro de cuidado diario para que los utilicen niños necesitados; hacer trabajo de voluntariado en un hogar para madres solteras (una vez se sienta lo suficientemente fuerte para enfrentarse a mujeres embarazadas y bebés). O bien, idee otra forma de conmemorar que tenga sentido para la embarazada. Por ejemplo, siembre un árbol o haga una jardinera en una escuela de enfermería o en el propio jardín.

◆ Volverse hacia la religión si encuentra consuelo en ella. Algunos padres están demasiado enfadados con Dios para hacerlo, pero para muchos la fe es un gran alivio. De esta forma se entiende que Dios no es el responsable de estas tragedias y que simplemente forman parte del mundo imperfecto en que vivimos.

◆ No esperar que tener otro bebé resolverá un dolor no resuelto. La mujer volverá a quedarse embarazada, si es eso lo que los dos desean—esperando primero todo el tiempo que el médico haya recomendado. Pero no hay que intentar concebir para sentirse mejor, aliviar la culpabilidad o la rabia, o conseguir la tranquilidad de espíritu. Eso no funciona, y podría suponer una pesada carga para el que va a venir. Cualquier decisión sobre la futura fertilidad de la mujer—ya sea tener otro bebé o ser esterilizada—debería posponerse hasta que haya pasado el período de tristeza profunda.

◆ Esperar que el dolor disminuya con el tiempo. Al principio sólo habrá días malos, luego unos pocos buenos entre los malos; finalmente más días buenos que malos. Pero hay que estar preparada para la posibilidad de que el dolor nunca desaparezca por completo. El proceso de sentir el dolor, con pesadillas y recuerdos que la asalten, a menudo no se completan del todo hasta al cabo de 2 años, pero lo peor suele haber pasado al cabo de tres a seis meses de la pérdida. Si después de seis a nueve meses el dolor continúa siendo el centro del universo, si la mujer pierde el inte-

---

ETAPAS DEL SUFRIMIENTO

Aunque la pérdida de un bebé suceda en las primeras o en las últimas etapas del embarazo, o durante el parto, la mujer experimentará muchos sentimientos y reacciones. Mientras no pueda ignorarlos, será de gran ayuda entenderlos para adaptarse a la pérdida. La mayoría de las personas que sufren una pérdida pasan por varias etapas para alcanzar la salud emocional. Éstas son comunes, aunque el orden en que ocurren puede variar; así también los sentimientos que experimente.

◆ *Shock* y negación. Puede haber incredulidad y entorpecimiento, el sentimiento de que "esto no pudo haberme pasado a mí". Éste es un mecanismo mental designado para proteger la siquis del trauma de la pérdida.

◆ Culpa y enojo. Desesperados por cargar en algo la culpa de una tragedia sin sentido, muchos padres se apropian de esa carga ("Seguramente hice algo mal que provocó la pérdida" o "Si hubiera deseado más al bebé, aún estaría vivo"). Posiblemente existan sentimientos de rabia por la injusticia—talvéz contra Dios o el médico (aunque no tiene culpa alguna). Probablemente, envidia de otras que están embarazadas o que ya tienen hijos, y hasta sentimientos fugaces de odio por ellas.

◆ Depresión. Posiblemente descubra que el sentimiento de tristeza la acompaña casi siempre o todo el tiempo porque llora constantemente, no puede dormir ni comer, no tiene interés en nada ni de seguir con la vida cotidiana. Posiblemente también sienta temor y piense "Yo nunca podré llevar un embarazo a buen término".

◆ Aceptación. Finalmente, aceptará la pérdida. No crea que esto significa olvidarla, simplemente que la embarazada podrá aceptarla y regresar a sus actividades cotidianas.

¿POR QUÉ?

Puede que la dolorosa pregunta "¿por qué?" nunca obtenga una respuesta.* Pero suele ser de gran ayuda que los afligidos padres tomen contacto con la realidad de la tragedia conociendo las causas físicas de la muerte del feto o el recién nacido. A menudo el bebé parece perfectamente normal, y la única forma de descubrir la causa de la muerte es examinar cuidadosamente el historial del embarazo y realizar un examen completo del feto o del bebé. Si el feto murió en el útero o murió al nacer, también será importante que un patólogo examine histológicamente la placenta. Puede ser que a primera vista no parezca que saber la causa de la muerte hará que la aceptación de la pérdida sea más fácil, pero a la larga hay que reconocer que será así. Saber lo sucedido no nos dice la razón de lo sucedido a la mujer y al bebé, pero pone una conclusión al acontecimiento, y ayudará a que la mujer se prepare para un futuro embarazo.

Desde luego, algunas veces es imposible determinar qué es lo que ha ido mal, y en ese caso la afligida pareja debe aceptar el acontecimiento a la luz de la propia filosofía personal. Puede que lo consideren la voluntad de Dios, o un suceso al azar sobre el que los seres humanos no tienen ningún control. En cualquier caso, la pérdida de un bebé nunca debería ser visto como un castigo.

*Para obtener ayuda al plantease esta pregunta, lea el libro *Cuando a las personas buenas les suceden cosas malas* (*When Bad Things Happen to Good People*) de Harold S. Kushner.

---

rés por todo lo demás y parece que no puede desempeñar sus funciones, deberá buscar ayuda. También buscará ayuda si desde el principio no ha podido sufrir ningún dolor.

◆ Reconocer que la culpabilidad puede unirse a la tristeza y hacer que sea más difícil adaptarse a la pérdida. Si la mujer cree que la pérdida del bebé ha sido un castigo por haber sido ambivalente sobre el embarazo, o por falta de cuidados y otras cualidades necesarias para la maternidad o por cualquier otra razón, buscará ayuda profesional para poder entender que tales sentimientos no son responsables en modo alguno de la pérdida. También buscará ayuda si se siente insegura sobre la feminidad y ahora cree que sus dudas han sido confirmadas (no ha podido producir un bebé vivo), o si cree que ha defraudado a la familia y amigos. Si la mujer se siente culpable incluso por volver a la vida normal debido a que cree que sería desleal con el bebé muerto, podrá serle de gran ayuda pedirle al bebé, en espíritu, que la perdone o pedirle permiso para volver a disfrutar de la vida. Podría tratar de escribir una "carta" en la que exprese todos sus sentimientos, esperanzas y sueños.

◆ Si existe la posibilidad o la certeza de que no podrá concebir nuevamente y/o llevar a buen término un embarazo, no se desespere. Hay muchos niños encantadores con mucha necesidad de tener unos padres amorosos. El suyo estará listo cuando la embarazada lo esté. Posiblemente la adopción no es lo que quiere en este momento, pero como millones de padres adoptivos pueden asegurarle, el niño que se adopta se convierte en propio poco a poco, como el que se lleva en el útero.

◆ ◆ ◆

Parte 5

EL PRÓXIMO BEBÉ

Preparación para el próximo bebé

En el mejor de los mundos seríamos capaces de planificar la vida según nuestros deseos. En el mundo real en el que vivimos la mayoría de nosotros, los planes mejor pensados sufren a menudo los cambios y giros inesperados de la fortuna, sobre los que tenemos muy poco control, sólo podemos aceptar, y aprovechar del mejor modo posible lo que se nos presenta.

Para asegurar el mejor de los embarazos, sabríamos por adelantado el momento de la concepción y podríamos hacer todos los cambios y todas las adaptaciones de nuestro modo de vida para ayudar a asegurar que el bebé tuviera todas las posibilidades de nacer vivo y sano. Esta planificación por adelantado es un lujo poco frecuente que muchas mujeres no podrán permitirse nunca a causa de la irregularidad del ciclo menstrual y/o de los fallos de la contracepción (o a la improvisación de la pareja). Y como se ha venido diciendo a lo largo de todo este libro, lo que la mujer hace antes de saber que está embarazada raras veces afectará el embarazo y la salud de el bebé. Pocas mujeres actúan como embarazadas desde el momento de la concepción, y sin embargo la gran mayoría dan a luz a bebés normales y sanos.

Pero no sería lógico descuidar y no ofrecer un plan para el mejor de los embarazos, debido a que para un número cada vez mayor de mujeres existe esta posibilidad, al ser más fiables las técnicas de planificación familiar. El plan es apropiado tanto si la mujer se halla ya en el proceso de intentar quedar en estado como si sólo está pensando en ello. Aunque nunca es demasiado tarde para empezar a cuidar el propio cuerpo, nunca es tampoco demasiado pronto. Y, de hecho, una buena atención durante el embarazo beneficiará no sólo al bebé, sino también a los bebés de éste.

Hay muchísimas formas en que los futuros padres pueden aumentar la fertilidad a la vez que aseguran la posibilidad de tener un embarazo seguro y la salud óptima del bebé, en cuanto el esperma se une con el óvulo. (Sin embargo, no se olvidará que, si ya se está embarazada, no hay razón para preocuparse si no se tomó todas estas precauciones antes de concebir. Simplemente se comenzará a leer este libro desde el capítulo 1 y se hará lo mejor por el tiempo que le queda de embarazo).

PREPARACIÓN PARA LA MADRE ANTES DE LA CONCEPCIÓN

Someterse a un buen examen físico. Visitar al internista o al médico de familia. Un examen detectará todos los problemas potenciales que se necesitan ser corregidos con anterioridad, o que se deberán ser controlados durante el embarazo.

Visitar al dentista. Pedir una sita para una limpieza y para una revisión a fondo. Se solicitará que se efectúe ahora todo el trabajo necesario, incluidas las radiografías, los empastes y las intervenciones quirúrgicas dentales para que no tener que hacerlo durante el embarazo. También se deberá asegurar de que las encías se encuentren en buen estado—investigaciones recientes han demostrado que la enfermedad de las encías periodontitis puede aumentar el riesgo de nacimientos prematuros. La embarazada continuará en casa con un buen cuidado preventivo; si aún no lo hace, comenzará por cepillar sus dientes y usar hilo dental regularmente.

Seleccionar un médico y acudir a un examen previo al embarazo. Resulta más fácil escoger un médico ahora, sin prisas, y no cuando el primer control prenatal es ya necesario. Por eso, se preguntará, investigará y se tomará el tiempo necesario para seleccionar el médico adecuado. Luego, se planificará un examen previo al embarazo. Aunque se piense utilizar los servicios de una comadrona certificada durante el embarazo, se debe contar también con la opinión de un obstetra o un médico de familia cuya opinión le merezca respeto para que le practique este examen con el fin de saber si el próximo embarazo caerá en la categoría de alto riesgo. Si el historial médico y/o el examen no demuestra la posibilidad de un embarazo de alto riesgo, puede seleccionar al médico que prefiera (véase Capítulo 1 para las opciones). Si existe la posibilidad o la certeza de un embarazo de alto riesgo, se necesitará los cuidados de un obstetra o incluso de un especialista en medicina materno fetal durante el embarazo.

Revisar el historial de embarazos. Si se ha tenido previamente problemas en un embarazo, tales como un aborto espontáneo, un parto prematuro u otra complicación, se discutirá con el médico las medidas que se pueden tomar para evitar que se repita.

Revisar el historial de embarazos de la madre. Si se sabe o se sospecha que la madre tomó dietilstilbestrol (DES, por sus siglas en inglés) cuando estaba embarazada, se lo hará saber al médico. La droga recetada hasta 1971 para evitar abortos, provocó daños a los órganos reproductores en el útero en algunas mujeres que se expusieron a ella. Si la mujer sabe que es un bebé DES y no la han examinado anteriormente, el médico posiblemente decida examinarle la vagina y el cuello uterino con un colposcopio (que permite un visión clara de estos órganos).

Someterse a exámenes de laboratorio. Exámenes que se recomiendan antes de quedar embarazada:

◆ Hemoglobina o hematocito (para detectar una anemia).

◆ Factor Rh (para saber si es positivo o negativo). Si el resultado es negativo, la pareja deberá realizarse el examen para verificar si es positivo. (Si ambos son negativos, no hay necesidad de considerar nuevamente dicho factor; véase página 29.)

◆ Rubéola, para verificar la inmunidad (sarampión alemán).

◆ Varicela, para verificar la inmunidad.

◆ Orina, para determinar si existe diabetes.

◆ Tuberculosis, este examen es necesario si vive en un área de alta incidencia.

◆ Hepatitis B—si está en la categoría de alto riesgo, como los trabajadores de salud y no ha recibido la inmunización.

◆ Citomegalovirus anticuerpos (para determinar si la mujer es inmune o no al CMV (véase página 464). Si ha sido diagnosticada con CMV, generalmente se recomienda que espere seis meses—cuando aparezcan anticuerpos en la sangre antes de concebir.

◆ Toxoplasmosis. Si la mujer tiene un gato o come a menudo carne cruda o de extraña procedencia o bebe leche no pasteurizada o trabaja en el jardín sin usar guantes. Si es inmune a ella, no se tendrá que preocupar de este problema ni ahora ni durante el embarazo. Si no, deberá empezar a tomar las precauciones desde este momento, véase página 67.

◆ Función de la tiroides. Debido a que la función de la tiroides puede afectar seriamente el embarazo y posiblemente reducir el coeficiente intelectual del niño, es bueno que haga un examen de la tiroides antes de la concepción. Es de mayor importancia si ha tenido problemas en la tiroides o los tiene ahora o si tiene historial familiar de dicha enfermedad (véase página 480).

◆ Enfermedades de transmisión sexual. Actualmente se recomienda que *todas* las mujeres embarazadas se realicen los exámenes para detectar *todo* tipo de enfermedades sexuales, incluyendo, sífilis, gonorrea, chlamydia, herpes, virus humano de papiloma, vaginitis bacterial, vaginitis Gardnerela y VIH. Es mejor tener los resultados de estos exámenes antes de la concepción; aunque esté segura de no padecer de ninguna de estas enfermedades, solicite que le practiquen las pruebas para estar fuera de peligro.

Recibir tratamiento. Si alguno de los exámenes presenta una condición que requiere de tratamiento, asegúrese de recibirlo antes de quedar embarazada. También tener las cirugías menores opcionales y de cualquier otro asunto médico o dental— mayor o menor—que se haya aplazado. Ahora es el momento de examinarse y/o tratarse todos los problemas que pudieran interferir con el embarazo, tales como:

◆ Pólipos uterinos, fibroides, quistes o tumores benignos.

◆ Endometriosis (cuando las células que ordinariamente forman el útero se esparcen en el cuerpo).

◆ Enfermedad inflamatoria de la pelvis.

◆ Infecciones recurrentes del tracto urinario.

◆ Una enfermedad de transmisión sexual.

Si alguna de estas condiciones requiere de cirugía láser, esperar seis meses antes de quedar embarazada.

Actualizar las vacunas. Si la mujer no tenido un refuerzo de la vacuna contra el tétanos y la difteria durante los últimos 10 años, deberá hacerlo ahora. También se deberá asegurar de ser inmune a la rubéola (sarampión alemán) ya sea por haber tenido la enfermedad o mediante una vacuna, si no es así, solicite la vacuna contra el sarampión, las paperas y la rubéola y espere tres meses antes de intentar quedar embarazada (pero no hay que asustarse si accidentalmente se concibe antes, los riesgos son puramente teóricos). Si los resultados demuestran que nunca ha tenido varicela, o está en riesgo alto de contraer hepatitis B, también seria recomendable que fuera inmunizada en este momento.

Poner bajo control cualquier otra enfermedad crónica. Si la mujer padece de diabetes, asma, una enfermedad del corazón o cualquier otra enfermedad crónica, se asegurará de contar con el permiso del médico para quedar embarazada, de que la enfermedad esté *bajo control* antes de concebir[1], y empezar a recibir los mejores cuidados desde ese mismo momento (véase Capitulo 19). Si fue una niña con fenilcetonuria (se preguntará a la madre si no se está segura, o se buscará en el historial médico), se empezará a tomar una dieta sin fenilalanina (por desagradable que sea) antes de concebir (véase página 487) y se proseguirá durante todo el embarazo.

Si necesita inyectarse antialérgicos, se ocupará de esto ahora. (Si se comienza ahora con la desensibilización alérgica, probablemente se podrá continuar una vez se quede embarazada). Ya que la depresión puede interferir con la concepción, se debería tratar antes de empezar la gran aventura.

Examen genético. Si alguno de los dos sufre un defecto genético (por ejemplo Tay–Sachs, anemia de glóbulos falciformes, talasemia, hemofilia, fibrosis quística, distrofia muscular, corea de Huntington, síndrome X frágil) u otros defectos congénitos (como el síndrome de Down), en

---

1. Lo mejor que podría hacer es tratar de mantener estas condiciones bajo control todo el tiempo, en caso de que concibiera en el momento menos esperado.

el historial personal o de los parientes consanguíneos o si existe retraso mental en la familia (que pudiera ser genético) se deberá visitar a un especialista en medicina materno–fetal o a un genetista. También se deberá pasar un examen de cualquier enfermedad genética común en el grupo étnico al que se pertenece: fibrosis sística si ambos son de raza blanca; Tay–Sachs, si alguno de los dos es de ascendencia judía europea (Ashkenazi), franco canadiense, judíoamericano o descendiente Cajun de Luisiana; anemia falciforme si se es de origen africano; una de las talasemias si se es de origen de Grecia, Italia, del sudeste asiático o filipino. Las dificultades obstétricas previas (tales como dos o más abortos espontáneos, haber dado a luz un bebé muerto, un largo período de infertilidad o un bebé con un defecto congénito) o estar casado con un primo u otro pariente consanguíneo, también constituyen buenas razones para buscar consejo genético.

Evaluar el método de control de la natalidad. Si la pareja está utilizando un método anticonceptivo que pueda presentar algún riesgo (por ligero que sea) para un futuro embarazo, deberá cambiarlo antes de pensar en concebir un bebé. Las pastillas anticonceptivas deben ser abandonadas varios meses antes de la concepción, si es posible, para permitir que el sistema reproductor pase por lo menos dos ciclos normales antes de empezar a fabricar un bebé. En algunos casos, la normalización de sus ciclos puede tomar más tiempo. Se deberá ser paciente. Si se usa un DIU, debe ser quitado antes del deseo de quedar en estado. Se esperará de tres a seis meses después de dejar las inyecciones de Depo–Provera (medroxiprogesterona) para intentar concebir. Si se usa Norplant, se debe esperar dos o tres ciclos antes de quedar embarazada. Para mayor seguridad, se descontinuará el uso de espermicidas (solos o con diafragma o condón) entre un mes y seis semanas antes de querer quedar embarazada. El método de control de la natalidad a utilizar mientras tanto: el condón (usado con precaución y sin espermicidas).

Mejorar la dieta. Primero, y lo más importante de todo, asegurarse de consumir suficiente ácido fólico. Los estudios demuestran que ingerir esta vitamina en la dieta de la mujer, antes de quedar embarazada y en los inicios del embarazo, puede reducir dramáticamente el riesgo de defectos en el tubo neural (como espina bífida) en la etapa de desarrollo. El ácido fólico se encuentra naturalmente en los granos enteros y en los vegetales de hojas verdes y, por ley, ya se le agrega a la mayoría de granos refinados. Pero también es importante tomar un suplemento especial para el embarazo que contenga ácido fólico (véase página 94).

También, se empezará a eliminar las comidas rápidas y los azúcares refinados de la dieta, aumentando en cambio los cereales integrales, frutas y vegetales (especialmente de hojas verdes y amarillas) y los productos lácteos bajos en grasa (importantes para el fortalecimiento de los huesos). Y se reducirá la grasa saturada porque en cantidades altas aumenta el riesgo de náuseas y vómitos severos durante el embarazo (hiperemesis gravídica). Para un buen plan básico de alimentación, puede guiarse con la Dieta para el embarazo (véase Capítulo 4), pero diariamente se necesitará sólo de dos porciones de proteínas y de tres de calcio hasta que se quede embarazada.

Si la mujer tiene algún hábito dietético inusual (tal como el ayuno periódico, el gusto por el almidón de planchar o la arcilla), sufre o ha sufrido de trastornos de la alimentación (tal como anorexia nerviosa o bulimia) o se sigue una dieta especial (vegetariana, macrobiótica, para diabéticos o cualquier otra), deberá informar al médico.

Mantener el peso lo más cercano a lo ideal. Tener sobrepeso o estar por debajo del peso ideal no sólo reduce las posibilidades de concebir, pero, si logra concebir, los problemas de peso pueden aumentar el riesgo de complicaciones en el embarazo. Por lo tanto, aumente o disminuya, según sea necesario, las calorías en el período previo a la concepción. Si se está tratando de bajar de peso, se asegurará de hacerlo de una forma lenta y sensata, incluso si ello significa retrasar la concepción durante un par de meses más. Una dieta muy dura o no balanceada (incluyendo dietas bajas en carbohidratos y altas en proteínas) puede dificultar la concepción y tener como resultado una deficiencia de nutrientes, algo con lo que la mujer no debería empezar el embarazo. Si la mujer ha hecho hace poco una dieta muy dura, se concederá unos pocos meses para que el cuerpo se vuelva a equilibrar antes de intentar concebir.

Tomar un suplemento vitamínico–mineral especial para el embarazo. Aunque se esté consumiendo la cantidad necesaria de alimentos altos en ácido fólico, se recomienda que se tome un suplemento que contenga 400 mcg de la vitamina y, de preferencia, comenzar dos meses antes de tratar de concebir[2]. Otra buena razón para comenzar a tomar un suplemento prenatal antes de la concepción: las investigaciones indican que las mujeres que toman un multivitamínico diario que contenga al menos 10 mg de vitamina B_6 antes de quedar embarazadas o durante las primeras cinco semanas de embarazo experimentaron menos episodios de vómitos y náuseas durante el embarazo (una vez empiezan las náuseas del em.barazo, ya es demasiado tarde). El suplemento también debe contener 15 mg de cinc, que puede mejorar la fertilidad. Se dejará de tomar otros suplementos nutricionales antes de concebir, ya que el exceso de ciertos nutrientes puede ser dañino.

Mejorar la forma física sin sobrecalentamiento. Un programa de ejercicios tonificará y reforzará los músculos de la mujer en preparación para las duras tareas del embarazo y el parto. También ayudará a eliminar el peso excesivo. No obstante, hay que evitar el sobrecalentamiento durante el entrenamiento, cuando se esté intentando quedar embarazada, dado que ello podría producir un aumento de la temperatura corporal que interferiría con la concepción. (Se evitarán los baños demasiado calientes y la exposición directa de almohadillas o mantas eléctricas por la misma razón). También se tendrá en cuenta que aunque el ejercicio es bueno para la futura madre, no debe ser excesivo. Demasiado ejercicio puede interferir con la ovulación—y si no se ovula, no se concibe.

Evitar las drogas ilegales. Todas las drogas como pueden ser la cocaína, el crack, la marihuana y la heroína, pueden ser peligrosas para el embarazo. En varios grados, pueden evitar que se conciba, y cuando esto se consibe, son muy peligrosas para el feto y también hacen aumentar los riesgos de aborto espontáneo, bebés prematuros y bebés muertos. Si la mujer toma drogas, de vez en cuando o con regularidad, debe abandonarlas de inmediato. Si no pudiera, buscará ayuda antes de intentar concebir[3].

Limitar la toma de medicamentos no prescritos. Dado que la mayoría de medicamentos no prescritos llevan advertencias sobre el uso durante el embarazo, se consultará al médico antes de tomarlos, una vez que se ha empezado a intentar concebir. No se harán duchas vaginales, ya que pueden interferir con la concepción.

Comprobar la seguridad de cualquier medicina recetada. Ciertos medicamentos (*pero no todos*) usados en el tratamiento de enfermedades o enfermedades crónicas están relacionados con el desarrollo de defectos congénitos; si la mujer está tomando cualquier medicina, consultará con el médico. Los medicamentos potencialmente peligrosos deberían dejarse de tomar al menos un mes (para algunas, de tres a seis meses) antes de empezar a intentar quedar embarazada, optando por una terapia alternativa segura hasta que haya pasado el embarazo (o hasta después del destete si el medicamento también constituye una amenaza para el bebé que toma el pecho). Algunas veces la reducción de la dosis será la solución del problema.

Accutane posee un riesgo extremadamente serio durante el embarazo; si ha estado tomando este medicamento, se debe descontinuar al menos un mes antes

---

2. Todas las mujeres en edad fértil deberían tomar un suplemento que contenga 400 mcg de ácido fólico, en el caso que queden embarazadas sin haberlo planificado.

3. Lea también el Libro de la recuperación.

de comenzar a tratar de concebir. Mientas se está tomando, no olvide tomar las precauciones necesarias para no quedar embarazada.

Cuidado con las hierbas u otros medicamentos alternativos. Las hierbas son naturales, pero lo natural no necesariamente significa siempre seguridad. Las hierbas populares como ginkgo biloba o la planta de San Juan puede interferir con la concepción. No tome ninguno de esos productos o suplementos nutricionales sin la aprobación de un médico familiarizado con las hierbas y las medicinas alternativas.

Reducir la cafeína. El moderar la ingestión de café, té y bebidas colas evitará más tarde la aparición de los síntomas de abstinencia al prescindir de estas sustancias una vez confirmado el embarazo (véase página 64). Otra razón para disminuir la cantidad de visitas al café bar, al menos por expresso: algunas investigaciones han vinculado el alto consumo de cafeína (más de tres tazas al día) con la disminución de la fertilidad. No está claro si ello se debe a que la cafeína tiene algún efecto biológico sobre la fertilidad o si el uso frecuente suele formar parte de un estilo de vida con gran estrés que puede comprometer las posibilidades de concebir de la pareja (o ambas). Sea lo que fuere, es una buena idea reducirla si la mujer toma mucho café.

Reducir el consumo de alcohol. Aunque en la fase de preparación anterior al embarazo, una bebida al día no es perjudicial, es mejor evitar la ingestión excesiva de alcohol, lo que podría interferir en la fertilidad trastornando el ciclo menstrual. A partir del momento en que la pareja intenta llegar a concebir, se dejarán las bebidas alcohólicas por completo (véase página 56).

Dejar de fumar. El tabaco no únicamente es peligroso para el embarazo (véase página 58), el aumento del riesgo de síndrome de muerte súbita del infante (SIDS), y la posibilidad de cáncer en el bebé, sino que también reduce la fertilidad y frustra los intentos por concebir. Un ambiente sin humo es uno de los

mejores regalos de nacimiento que se le puede hacer a un bebé.

Evitar exposiciones innecesarias a la radiación. Si por razones médicas son necesarios los rayos X, la mujer se asegurará de que sus órganos reproductivos queden protegidos (a menos que sean el objetivo) y de que se usen las dosis más pequeñas posibles. Una vez que la mujer ha empezado a intentar concebir, deberá tener en cuenta que quizás lo haya conseguido. Informará a cualquier médico que la esté tratando con radiaciones o a los técnicos de los rayos X de que puede que esté embarazada, y se les pedirá que tomen todas las precauciones necesarias. Sólo se permitirán las exposiciones a radiaciones que sean absolutamente indispensables para la salud de la madre o del bebé (véase página 70).

Evitar una exposición excesiva a productos químicos peligrosos. Algunos químicos (aunque casi ninguno y usualmente sólo en dosis bastante grandes) son potencialmente peligrosos para el esperma del marido y para los óvulos de la mujer antes de la concepción, y más tarde para el embrión o el feto en desarrollo. Aunque el riesgo es en la mayoría de los casos muy pequeño, ambos miembros de la pareja deberían evitar las exposiciones potencialmente peligrosas en el trabajo. En ciertos campos (medicina y odontología, arte, fotografía, transportes, granjas y jardinería, construcción, peluquería y cosmetología, tintorería y algunos trabajos industriales) deberían tomarse medidas especiales. Se contactará con la Administración de Salud y Seguridad Ocupacional para obtener las últimas informaciones sobre la seguridad en el trabajo y el embarazo; también se consultará la página 76. En algunos casos sería sensato cambiar de trabajo o puesto o tomar precauciones especiales antes de intentar concebir. Debido a que los elevados niveles de plomo cuando se concibe podrían acarrear problemas para el bebé, la mujer debería pasar un análisis para saber si ha sido expuesta al plomo en el lugar de trabajo o en cualquier otro, como por ejemplo debido al suministro de agua (véase página 71). Si los niveles de plomo en la sangre son altos, los expertos recomiendan una terapia de quelación para quitar el plomo de la sangre (el plomo es "atrapado" por un agente de quelación que se introduce vía intravenosa para luego ser eliminado por la orina), y luego reducir la exposición antes de intentar concebir. Hay que evitar una exposición excesiva a las toxinas domésticas.

Tener buena condición monetaria. Un bebé puede resultar bastante caro. Por eso, se reevaluará el presupuesto y se empezará a crear un plan monetario razonable. Como parte del plan, se averiguará si el seguro médico paga el costo del cuidado prenatal, del nacimiento y del cuidado del bebé. Si la cobertura no inicia hasta determinada fecha, se considerará retrasar el embarazo hasta entonces. Si se desea un cambio de pólizas, hacerlo antes de resultar embarazada. Algunas pólizas consideran al embarazo como una condición ya existente. Se averiguará cuánto tiempo de suspensión por maternidad le permite el empleador (véase página 112) o de qué otro beneficio gozará. Si todavía no se tiene un testamento, ya es el momento de redactarlo.

Empezar a seguir la pista. Una vez se haya cumplido con todas las etapas preparatorias, es momento de poner manos a la obra. Las posibilidades de concebir cuando se desea serán mucho mayores si se tienen relaciones sexuales durante los días fértiles del ciclo, en la ovulación. Para llevar un registro, se anotará el primer día de cada período menstrual en un calendario o agenda; también se intentará anotar el día de la ovulación. Ésta suele tener lugar en el punto medio del ciclo (el día 14 de un ciclo de 28, por ejemplo), pero es menos fácil de predecir en las mujeres con ciclos irregulares. De hecho, estudios recientes demuestran que únicamente el 30% de mujeres realmente ovulan a mitad del ciclo. La mayoría tiene una ventana de fertilidad desde antes del día 10 del ciclo hasta después del día 17. Los signos físicos de la ovulación son muy aparentes en algunas mujeres, y más evasivos en otras. Durante la ovulación, el moco vaginal es claro de consistencia parecida a la clara del huevo que forma fibras al estirarse y podrá experimentar mittelschmerz, que es un período corto de dolor en un lado de la espalda o en el área inferior del abdomen. Otro signo que no notaría si no se llevara un registro es el cambio de temperatura basal (la temperatura base en reposo). Para notar este cambio, se comprará un termómetro BBT especial de alta sensibilidad y se tomará la temperatura cada mañana antes de levantarse, se sacudirá el termómetro antes de irse a la cama para no afectar la temperatura basal con ese movimiento. La temperatura basal alcanzará el punto más bajo del mes, el día antes de que empiece el ciclo de ovulación, luego subirá bruscamente (indicando que la ovulación es inminente) y se mantendrá elevado hasta justo antes del período. Si se tiene problema para identificar la ovulación, pareciera que se está ovulando irregularmente (más probable si los períodos son irregulares), se tiene problemas para concebir o que solamente se quiere usar un método más fácil y efectivo, se puede adquirir un equipo casero para predecir la ovulación. Mantener un registro de las fechas en que se tuvo relaciones sexuales también le ayudará a saber exactamente cuándo concibió y a calcular fácilmente una fecha estimada de parto.

Relajarse. Esto es quizás lo más importante de todo. Sentirse inquieta y tensa ante el deseo de concebir puede impedir la concepción. Se aprenderá a hacer ejercicios de relajación para meditar y para eliminar lo más posible el estrés en la vida diaria (véase página 129).

Cuestión de tiempo. No olvidar que a una mujer normal y sana de 25 años le toma un promedio de seis meses para concebir y mucho más tiempo si son mujeres mayores. Posiblemente este período sea más tiempo si la pareja es mucho mayor. Por lo tanto, se mantendrá la calma si el milagro no sucede inmediatamente. Seguir divirtiéndose y darse al menos 1 año antes de consultar a un médico y, si fuera necesario, a un especialista en fertilidad. Si se tiene más de 35 años, posiblemente se deba visitar al médico después de seis meses de intentarlo.

PREPARACIÓN PARA EL PADRE ANTES DE LA CONCEPCIÓN

Visitar al médico. Someterse a un buen examen físico para asegurarse de que no tiene ninguna condición médica (como testículos no descendidos, quistes o tumores testiculares o depresión) que pudiera interferir con la concepción o con un embarazo saludable para la pareja. También pregunte sobre los efectos secundarios a la sexualidad de cualquier medicamento prescrito, medicamento de venta libre o de hierbas que se esté tomando. Algunos pueden provocar problemas de fertilidad y reducir el conteo de espermas, algo que no debería sucederle ahora.

Examen genético si es necesario. Debido al historial familiar, algunas parejas deberían visitar a un genetista para que los examine y discutan antes de tratar de concebir. (Véase página 46 para definir si es importante para él y la pareja.)

Cambiar los métodos de planificación familiar, si es necesario. Si se depende de las pastillas anticonceptivas, es necesario que la pareja deje de tomarlas al menos por un par de ciclos menstruales antes de tratar de concebir. Para estar seguros mientras esperan, use condones sin espermicida.

Mejorar la dieta. Cuanto mejor sea el estado de nutrición, tanto más sanos serán los espermatozoides. La dieta debería ser igual a la dieta en la mujer (véase página 539), con una ingestión calórica adaptada al peso y la actividad. Para estar seguro de que se ingiere cantidades adecuadas de los nutrientes más importantes (especialmente vitamina C, vitamina E, zinc, calcio y vitamina D que parecen afectar la fertilidad o la salud del esperma) se tomará un suplemento vitamínico–mineral mientras se intenta concebir. Asegurarse de que el suplemento contenga ácido fólico; una baja ingestión de este nutriente en el futuro padre se asocia con la disminución de la fertilidad, así como con los defectos congénitos. Si es diabético, se debe mantener bajo control el azúcar en la sangre.

Cambiar el estilo de vida. Aún no se conocen todas las respuestas, pero las investigaciones empiezan a demostrar que el uso de drogas (incluyendo las cantidades excesivas de alcohol) por parte del padre antes de la concepción podría evitar que ésta se produjera o hacer que las consecuencias de ello fueran malas. Los mecanismos no están claros, pero parece ser que las drogas y el exceso diario de bebidas alcohólicas pueden dañar el esperma así como reducir la cantidad, pueden alterar la función testicular y reducir los niveles de testosterona. Además, las sustancias son excretadas por el semen, lo que podría provocar defectos congénitos. El exceso de bebidas alcohólicas (equivalente a dos bebidas diarias o cinco en cualquier día) durante el mes anterior a la concepción también podría afectar el peso de el bebé. Tampoco se olvidará que si se reduce o se elimina la cantidad de alcohol que ingiere, será mucho más fácil para la pareja hacer lo mismo. Si no es capaz de dejar las drogas ni de reducir la ingestión de alcohol, se buscará ayuda ahora mismo.

Dejar el hábito de los cigarrillos. Fumar reduce el número de espermas en los hombres y les dificulta más la concepción. Además, si se deja ahora, mejorará la salud de toda la familia, ya que el humo indirecto es casi tan peligroso para ellos como lo es para el hombre el humo directo. De hecho, puede aumentar el riesgo de que el futuro bebé muera de SIDS.

No exponerse a los riesgos. Los altos niveles de plomo, así como algunos solventes orgánicos (como los que se encuentran en pintura, goma, barniz y desgrasante de metal) pesticidas u otros químicos pueden interferir con la fertilidad masculina, por eso es importante evitarlos o limitar el tiempo de exposición a ellos mientras se prepara para la concepción.

No se someterá a temperaturas demasiado altas. La producción de espermas se ve perjudicada cuando los testículos se someten a temperaturas demasiado altas. De hecho, es preferible que se mantengan un par de grados más abajo que el resto del cuerpo. Por eso, se evitarán los baños con agua demasiado caliente, los saunas y la ropa ajustada, como los jeans y los calzoncillos muy apretados (cambiarlos por los de estilo "boxers"). También se evitarán los pantalones y la ropa interior de fibra sintética que puede producir demasiado calor especialmente en el verano.

Cuídarse. Si se practica algún deporte rudo (incluyendo fútbol, baloncesto, hockey, béisbol, equitación) usar un equipo de protección para evitar lesiones en los genitales que pueden dañar la fertilidad. Aún montar bicicleta en exceso tiene el potencial de causar problemas. La presión constante del asiento de la bicicleta en los genitales puede, según algunos expertos, interferir con la concepción debido al daño en arterias y nervios. Si se experimenta adormecimiento en los genitales aunque se cambie el asiento o se levante de él periódicamente mientras monta bicicleta y no siente mejoría, sería bueno que

se dejara esta actividad durante el período en el que intenta concebir. Los genitales adormecidos no funcionan bien. Si el entumecimiento (y/o sensación de picazón) no desaparece, se visitará a el médico.

Relajarse. Esto es importante para el hombre y la pareja. El estrés no sólo afecta el libido y el funcionamiento, sino también afecta los niveles de testosterona y la producción de espermas. Mientras menos se preocupe más fácil le será concebir. Entonces ¡se relajará y disfrutará los intentos!

AHORA QUE YA LEYÓ EL FINAL . . .

L legó el momento de empezar el principio. Una vez se haya pasado por la etapa previa a la concepción y se encuentre en el período de la concepción, regrésese al Capítulo 1 para iniciar la lectura sobre el embarazo. ¡Qué la disfrute!

◆ ◆ ◆

Apéndice

ANÁLISIS HABITUALES DURANTE EL EMBARAZO

Su médico puede omitir algunos de estos exámenes o agregar otros, dependiendo de su historia médica y de su opinión profesional. Para más información sobre los temas individuales, vea el índice.

ANÁLISIS Y MOMENTO EN QUE SE REALIZA	PROCEDIMIENTO	RAZÓN
Tipo de sangre; en la primera visita	Examen de la sangre extraída del brazo.	Para determinar el grupo sanguíneo, el tipo de Rh y el factor Kell.
Hematocrito o hemoglobina; en la primera visita y otra vez a las 20 semanas	Se examina la sangre extraída del brazo.	Si el resultado demuestra una deficiencia de hierro o anemia, es necesario tomar hierro como suplemento.
Examen de la rubéola; en la primera visita	Se examina la sangre extraída del brazo.	Para chequear por inmunidad a la rubéola.
Examen de sífilis (VDRL); en la primera visita	Se examina la sangre extraída del brazo.	Para detectar si una infección de sífilis está presente, si la sífilis existe, un rápido tratamiento impedirá que perjudique al feto.
Análisis de VIH (SIDA); en la primera visita	Una muestra de sangre extraída del brazo es examinada.	El diagnóstico y el tratamiento pueden ayudar a la madre a reducir el riesgo de transmitir el virus VIH al feto.
Examen de la hepatitis B; en la primera visita	Se examina una muestra de sangre exraída del brazo.	Para descubrir una hepatitis B, y de ésta forma la madre y el bebé puedan ser tratados antes y después del nacimiento.
Citología para un Papanicolau; en la primera visita	Las secreciones cervicales son recogidas en un frotis y examinadas en el microscopio para detectar células anormales.	Para averiguar si existen células de cáncer u otras anormalidades.

ANÁLISIS Y MOMENTO EN QUE SE REALIZA	PROCEDIMIENTO	RAZÓN
Cultivo de gonorrea en la primera visita	Las secreciones vaginales son recogidas en un frotis y cultivadas en el laboratorio.	Si hay una infección, ésta podrá ser tratada.
Examen para la Chlamydia en la primera visita	Muestras son tomadas con un hisopo alrededor del cuello uterino, la uretra o el recto para chequear por organismos infecciosos.	Si hay una infección, ésta podrá ser tratada.
Bacterias en la orina; en la primera visita	Una muestra de orina es examinada.	La presencia de bacterias en la orina podría indicar una infección, ésta podrá ser tratada.
Detección de drogas; en la primera visita	Se examina una muestra de orina.	Cualquier abuso de drogas durante el embarazo es peligroso para el feto, debería ser tratado de inmediato.
Presión sanguínea; en cada visita	La presión sanguínea es medida con un aparato (esfigmomanómetro) y un estetoscopio, o con un instrumento electrónico.	Para determinar si hay presión alta debido al embarazo o preeclampsia.
Azúcar (glucosa) en la orina; en cada visita	Una tira reactiva es insertada en una muestra de orina.	Niveles altos de azúcar en la orina podrían ser una indicación de diabetes gestacional y podrían requerir exámenes adicionales.
Albúmina (proteína) en la orina; en cada visita	Una tira reactiva es insertada en una muestra de orina.	Los niveles altos de albúmina (proteína) podrían indicar una infección en la vejiga o podría estar relacionada con preeclampsia.
Un examen triple Alfa fetoproteína en suero materno (MSAFP, por sus siglas en inglés); entre las semanas 15 y 18	Se examina una muestra de sangre tomada del brazo.	Examen para el diagnóstico prenatal que examina la *posibilidad* de un defecto fetal y la necesidad de más exámenes.
Examen de tolerancia; a la semana 28 (más a menudo en diabéticas)	Examen de una serie de muestras de sangre tomadas después de tomar una bebida especial con glucosa.	Para examinar por posible diabetes gestacional.
Examen para detectar estreptococos del grupo B; acerca de la semana 37	Una muestra de material en el cuello uterino y el recto es examinada. Una muestra de orina también pude ser examinada.	Para averiguar si existen estreptococos B, la madre puede ser tratada para proteger al recién nacido.

TRATAMIENTOS SIN MEDICAMENTOS DURANTE EL EMBARAZO

SÍNTOMAS	TRATAMIENTO	PROCEDIMIENTO
Espalda adolorida	Calor	Tomar un largo baño caliente (no al máximo de calor que se pueda soportar), por la mañana y por la noche. Aplicar una almohadilla caliente envuelta en una toalla durante unos 15 minutos, 3 ó 4 veces al día.
	Medidas preventivas	Mantenga una postura corporal adecuada (véase la página 212).
Magulladuras debidas a un golpe o herida	Bolsa de hielo	Use una bolsa de hielo comercial. O use una bolsa plástica *zip-lock* con cubitos de hielo y toallas de papel para absorber la humedad, guárdela en el congelador; o una lata de jugo congelado o un paquete de vegetales congelados. Aplicar durante 30 minutos; repetir 30 minutos más tarde si la hinchazón o el dolor persisten, y cuando se precise.
	Compresas frías	Mojar un paño suave en un recipiente con cubitos de hielo y agua fría, escurrirlo y colocarlo sobre la zona afectada. Repetir cuando el frío se haya disipado.
Magulladuras en manos, muñecas, pies	Inmersión en agua fría	Colocar una o dos bandejas de cubitos de hielo en un recipiente (es mejor un balde de *styrofoam* o una hielera) con agua fría y sumergir la parte afectada durante 30 minutos; repetir 30 minutos más tarde si fuera necesario.
Quemaduras	Compresas frías	Vea magulladuras. No aplicar hielo directamente sobre una quemadura.

SÍNTOMAS	TRATAMIENTO	PROCEDIMIENTO
Resfriados	Gotas nasales de solución salina	Usar un preparado comercial o una solución de ¼ de cucharadita de sal en un vaso de agua de 8 onzas (medir cuidadosamente). Poner unas pocas gotas en cada orificio nasal, esperar de 5 a 10 minutos y sonarse.
	Vicks Vaporub	Seguir las instrucciones del envoltorio.
	Más líquidos	Beber un vaso de 8 onzas de líquido cada hora, incluyendo agua, jugos, sopas. Las bebidas calientes, particularmente la sopa de pollo, son las mejores. Limitar la ingestión de leche sólo si lo recomienda el médico.
	Inhalaciones	Utilizar un vaporizador, humidificador o una tetera hirviendo preparar una tienda de campaña colgando una tela sobre un paraguas abierto que descanse contra el respaldo de una silla; colocar el humidificador en la silla. Pasar 15 minutos 3 ó 4 veces al día bajo una especie de tienda de campaña; extender el tiempo a 30 minutos si no se está demasiado incómoda. (No permanezca en la tienda si está muy caliente.) Mantener el humidificador cerca cuando esté descansando o durmiendo.
	Tiritas nasales	Siga las instrucciones en el paquete.
Tos, debido a los resfriados o la gripe	Inhalaciones Mayor cantidad de líquidos	Véase Resfriados Véase Resfriados*
Diarrea	Mayor cantidad de líquidos	Tomarse un vaso de líquido de 8 onzas cada hora, incluyendo agua, jugo de frutas diluido (no jugo de ciruela), sopas ligeras.

SÍNTOMAS	TRATAMIENTO	PROCEDIMIENTO
Fiebre (llamara a su proveedor de cuidado de salud el mismo día si su fiebre es de más de 100 °F sin tener un resfriado o síntomas de gripe; llame inmediatamente si la fiebre es de más de 102 °F. Además de los tratamientos sin drogas, empiece a tomar acetaminofén rápidamente)	Baño de agua fría	Usar una bañera de agua tibia y enfriarla gradualmente añadiendo cubitos de hielo - parando de inmediato cuando se empiece a tiritar.
	Baño con toallas mojadas	Mojar toallas en un recipiente que contenga 2 litros de agua, ½ litro de alcohol de hacer masajes y 1 recipiente de un litro de cubitos de hielo; aplicar toallas frías a la piel.
Hemorroides	Baños de asiento	Sentarse en un baño con suficiente agua caliente (más caliente que la de un baño normal) para cubrir la zona afectada, durante 20 a 30 minutos, 2 ó 3 veces al día.
Picazón en el abdomen o en cualquier otro lugar	Medidas preventivas	Evitar las duchas y baños calientes muy prolongados y los jabones que resequen. Usar una buena crema hidratante, y extenderla mientras aún se está húmeda de la ducha. Para humedecer el aire del interior de la casa, véase página 459.
Picor y supuración de los ojos	Paños húmedos	Usar un paño mojado en agua templada, no caliente (se comprobará la temperatura en la parte interna del brazo) y aplicar en el ojo durante 5 ó 10 minutos cada 3 horas.
Dolores musculares, lastimaduras	Bolsas de hielo, compresas frías o baños fríos durante las primeras 24 a 48 horas	Véase Magulladuras.

SÍNTOMAS	TRATAMIENTO	PROCEDIMIENTO
Dolores musculares, magulladuras (*continuación*)	Después de 48 horas, baños calientes templados o almohadilla eléctrica	Mojar concienzudamente una toalla con agua caliente, escurrirla y colocarla sobre la zona afectada, cubriéndola por completo con una bola de plástico. Colocar una almohadilla eléctrica a media potencia sobre el plástico, vigilando que no entre en contacto con la toalla. Aplicar durante una hora 2 veces al día.
Congestión nasal		Véase Resfriados.
Sinusitis	Alternar compresas frías y calientes	Mojar un paño en agua caliente, escurrirlo y aplicarlo a la zona dolorida hasta que el calor se disipe, aproximadamente durante 30 segundos; luego aplicar una compresa fría hasta que el frío se disipe. Continuar alternando el calor y el frío durante 10 minutos, 4 veces al día.
Dolor o irritación de garganta	Gárgaras	Disolver ¼ de cucharada de sal en 8 onzas de agua caliente (la temperatura del té) y hacer gárgaras durante 5 minutos; repetir cuando sea necesario o cada 2 horas.

REQUERIMIENTOS CALÓRICOS Y DE GRASAS DE LA DIETA IDEAL

Los requerimientos de calorías y grasas varían según el peso y el nivel de actividad individuales; entran en juego factores tales como el metabolismo. Aunque las siguientes guías son aproximadas, pueden ayudar a planificar la ingestión diaria de grasas durante el embarazo. Estas raciones toman en consideración el hecho de que la mujer tomará al menos una ración de grasa al día en forma de "restos" de los alimentos "bajos en grasa".

Peso Ideal (en libra/kilos)	Nivel de Actividad*	Necesidad de Calórias diarias**	Ingestión Máxima de grasas (gramos)	Porciones de grasas completas diarias
100	1	1,500	50	2½
100	2	1,800	60	3½
100	3	2,500	83	5
125	1	1,800	60	3½
125	2	2,175	72	4
125	3	3,050	101	6
150	1	2,100	70	4
150	2	2,550	85	5
150	3	3,600	120	7½

*Los niveles de actividad serán: 1 sedentario, 2 moderadamente activo, 3 extremadamente activo; muy pocas embarazadas entran dentro de la categoría de la actividad extrema.
**Véase página 88.

CONTACTOS Y RECURSOS

"At Home." Educación sobre el parto. Para aquellos que no pueden asistir a las clases, de "The Childbirth Institute": (877) 31-BIRTH (312-4784) www.child birthinstitute.com.

ALACE. Para información y educación sobre el parto: PO Box 382724, Cambridge, MA 02238; (617) 441-2500; www.ALACE.com.

Alcohólicos Anónimos. Para información y asistencia en el tratamiento de abuso de bebidas alcohólicas: 468 Park Avenue South, New York, NY 10016; localice en el directorio telefónico el lugar de reuniónes más cercano en su comunidad.

Alexander Technique. Provee información sobre estos ejercicios: www.alexander technique.com.

American Board of Hypnotherapy. Para más información en hipnosis: (800) 872-9996 www.hypnosis.com/abh/abh.html.

American College of Nurse-Midwives. Para más información sobre comadronas: 818 Connecticut Avenue NW, Suite 900, Washington, DC 20006; (202) 728-9860.

American Massage Therapy Association. Para más información sobre el masaje sin riesgos para el embarazo: (847) 864-0123; www. amtamassage.org.

American Oriental Bodywork Therapy Association. (856) 782-1616; www.healthy. net/aobta

Association for Applied Psychophysiology and Biofeedback. Para más información sobre técnicas de medicina complementaria: (303) 422-8436; www. aapb.org.

Association of Christian Childbirth Professionals. Para información y educación sobre el nacimiento del niño: www.christian birth.org.

Bradley: American Academy of Husband-coached Childbirth. Para información sobre el nacimiento del niño: PO Box 5224, Sherman Oaks, CA 91413-5224; (800) 4-A-BIRTH (422-4784); www.bradley birth.com.

Center for Disease Control and Prevention. (Centro para la prevención y control de enfermedades). Línea directa para viajeros. Para más información sobre los riesgos en el nacimiento en áreas diversas: (877) FYI-TRIP (394-8747); www.cdc.gov/travel.

Programas para el embarazo patrocinados por la ciudad y el estado para la salud de la mujer, la salud, y la línea del medio ambiente. Para toda clase de información sobre el embarazo. Proveen información y referidos: Véase su directorio telefónico: (evite los teléfonos de las clínicas privadas a no ser que sea referido por su médico).

Doulas of North America. Para más información sobre doulas y comadronas: (206) 324-5440; www.dona.com.

Food and Drug Administration (FDA). Para toda clase de información sobre referidos: Parklawn Building, 5600 Fishers Lane, Rockville, MD 20857. Para información sobre medicamentos y alimentos seguros: (888) SAFE-FOOD (723-3366). Para información sobre la salud en general: (888) INFO-FDA (463-6332); www. fda.gov.

Healthy Mother, Healthy Babies Coalition. Le proporciona información sobre el cuidado del embarazo: 409 12th Street SW, Washington, DC; (800) 424-8576.

International Association for Medical Assistance to Travelers (IAMAT). Para consejos sobre las embarazadas que viajan: 417 Center Street, Lewiston, NY 14092; (716) 754-4883.

International Childbirth Education Association. Para información sobre la educación del nacimiento: PO Box 20048,

Minneapolis, MN 55420; (612) 854-8660; www.icea.org.

La Leche League. Para ayuda sobre la alimentación por medio del seno: PO Box 1209, Franklin Park, IL 60131; (800) La Leche (525-3243).

Lamaze International. Para información sobre la educación del nacimiento: 2025 M Street, Suite 800, Washington DC 20036-3309; (800) 368-4404; www.lamaze-childbirth.com.

March of Dimes Birth Defects Foundation, Community Services Division. Provee información acerca del embarazo, defectos del feto, genética, el abuso de drogas y el peligro del ambiente en el embarazo. (888) MODINES (663-4637); www.modines.org.

Midwives Alliance of North America. Para información sobre las comadronas: (888) 923-6262; www.mana.org.

National Acupuncture and Oriental Medicine Alliance. Para información sobre medicina complementaria y alternativa: (253) 851-6896; www.acuall.org.

National Cocaine Hotline. Provee información y asistencia a drogadictos y a sus familiares: (800) 262-2463.

National Council on Alcoholism. Provee información y asistencia en el tratamiento de abuso de bebidas alcohólicas: 733 Third Avenue, New York, NY 10017; (800) 622-2255 ó consulte la agencia local en su comunidad o estado.

National Institute for Occupational Safety and Health (NIOSH), Clearinghouse for Occupational Safety and Health Information. Para información sobre la seguridad en el trabajo: 4676 Columbia Parkway, Cincinnati, OH 45226; (800) 35-NIOSH (356-4674); www.cdc.gov/niosh/homepage.html.

National Institute on Drug Abuse. Provee información y asistencia a drogadictos y a sus familiares: (800) 662-HELP (662-4357).

National Library of Medicine. Proporciona una lista de más de 300 números de teléfono de organizaciones dedicadas a la salud: 8600 Rockville Pike, Bethesda, MD 20984; (800) 496-6308.

National Sanitation Foundation. Para información sobre la seguridad del agua: (800) NSF-Mark (673-6275).

Occupational Safety and Health Administration (OSHA). Para información sobre la seguridad en el trabajo: 200 Constitution Avenue NW, Washington, DC 20210; (202) 693-1999; www.osha.gov.

Pesticide Hotline. Este servicio provee información a profesionales y al público en general sobre los distintos pesticidas, sus efectos y sus usos adecuados. (800) 858-7378.

Sidelines National Support Network. Para mujeres con un embarazo complicado: PO Box 1808, Laguna Beach, CA 92652, (949) 497-2265; www.sidelines.org.

The American Academy of Pediatrics. Para información sobre los bebés y los niños: 141 Northwest Point Blvd., PO Box 927, Elk Grove Village, IL 60009; (800) 433-9016.

Centro de recursos "The American College of Obstetricians and Gynecologists (ACOG)." Ofrece información sobre el embarazo y la salud de la mujer: 409 12th Street SW, Washington DC 20024. Envíe un sobre con su dirección y una estampilla y especifique qué tipo de información desea tener.

The American Seafood Institute. Una fuente de información sobre la seguridad de la alimentación con pescado: (800) EAT-FISH (328-3474).

WIC. Le provee alimentos a las mujeres con bajos ingresos: 3101 Park Center Drive, Alexandria, VA 22302; (703) 305-2746; www.fns.usda.gov/wic.

Women's Bureau of the U.S. Department of Labor. Para la información sobre la familia, los asuntos y derechos de la mujer embarazada: Washington, DC 20210; (800) 827-5335.

Notas sobre el embarazo

Resultados de los exámenes prenatales

El aumento de peso semanal

Semana 1: _____

Semana 2: _____

Semana 3: _____

Semana 4: _____

Semana 5: _____

Semana 6: _____

Semana 7: _____

Semana 8: _____

Semana 9: _____

Semana 10: _____

Semana 11: _____

Semana 12: _____

Semana 13: _____

Semana 14: _____

Semana 15: _____

Semana 16: _____

Semana 17: _____

Semana 18: _____

Semana 19: _____

Semana 20: _____

Semana 21: _____

Semana 22: _____

Semana 23: _____

Semana 24: _____

Semana 25: _____

Semana 26: _____

Semana 27: _____

Semana 28: _____

Semana 29: _____

Semana 30: _____

Semana 31: _____

Semana 32: _____

Semana 33: _____

Semana 34: _____

Semana 35: _____

Semana 36: _____

Semana 37: _____

Semana 38: _____

Semana 39: _____

Semana 40: _____

Semana 41: _____

Semana 42: _____

Primer mes

Primer mes

Segundo mes

Segundo mes

Tercer mes

Tercer mes

Cuarto mes

Cuarto mes

Quinto mes

Quinto mes

Sexto mes

Sexto mes

Septimo mes

Septimo mes

Octavo mes

Octavo mes

Noveno mes

Noveno mes

Parto

Parto

Índice de Términos

Note: Las referencias con letra "n" indican la materia del texto se encuentra dentro de las notas al pie de la página.

Q

R